Implantes Cocleares

Implantes Cocleares

Susan B. Waltzman, PhD
Marica F. Vilcek Professor of Otolaryngology
Department of Otolaryngology-Head and Neck Surgery
Co-Director, NYU Cochlear Implant Center
New York University School of Medicine
NYU Langone Medical Center
New York, New York

J. Thomas Roland Jr., MD
Professor of Otolaryngology and Neurosurgery
Mendik Foundation Professor and Chairman
Department of Otolaryngology-Head and Neck Surgery
Co-Director, NYU Cochlear Implant Center
New York University School of Medicine
NYU Langone Medical Center
New York, New York

Terceira Edição

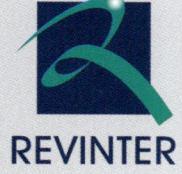

REVINTER

Implantes Cocleares, Terceira Edição
Copyright © 2016 by Livraria e Editora Revinter Ltda.

ISBN 978-85-372-0670-6

Todos os direitos reservados.
É expressamente proibida a reprodução
deste livro, no seu todo ou em parte,
por quaisquer meios, sem o consentimento,
por escrito, da Editora.

Tradução:
NELSON GOMES DE OLIVEIRA
Médico, Tradutor, RJ

Revisão Técnica:
ROBERTA SILVEIRA SANTOS LAURINDO
Medica Colaboradora do Serviço de Otorrinolaringologia da Universidade Federal do Rio de Janeiro
Mestranda pela Faculdade de Medicina da Universidade Federal do Rio de Janeiro

ROGÉRIO HAMERSCHMIDT
Professor Adjunto do Departamento de Oftalmo-Otorrinolaringologia do
Hospital de Clínicas da Universidade Federal do Paraná
Mestrado e Doutorado em Clínica Cirúrgica pela Universidade Federal do Paraná
Chefe do Serviço de Implante Coclear do HC-UFPR e do Hospital IPO – Curitiba, PR

CIP-BRASIL. CATALOGAÇÃO NA PUBLICAÇÃO
SINDICATO NACIONAL DOS EDITORES DE LIVROS, RJ

W197i
3. ed.

    Waltzman, Susan B.
        Implantes cocleares/Susan B. Waltzman, J. Thomas Roland Jr.; tradução Nelson Gomes de Oliveira. – 3. ed. – Rio de Janeiro: Revinter, 2016..
        il.

    Tradução de: Cochlear implants
    Inclui bibliografia e índice
    ISBN 978-85-372-0670-6

    1. Ciências médicas. 2. Implantes cocleares. I. Roland Jr., J. Thomas. II. Título.

15-27674   CDD: 617.89
                                     CDU: 616.28-089.843

Nota: A medicina é uma ciência em constante evolução. À medida que novas pesquisas e experiências ampliam os nossos conhecimentos, são necessárias mudanças no tratamento clínico e medicamentoso. Os autores e o editor fizeram verificações junto a fontes que se acredita sejam confiáveis, em seus esforços para proporcionar informações acuradas e, em geral, de acordo com os padrões aceitos no momento da publicação. No entanto, em vista da possibilidade de erro humano ou mudanças nas ciências médicas, nem os autores e o editor nem qualquer outra parte envolvida na preparação ou publicação deste livro garantem que as instruções aqui contidas são, em todos os aspectos, precisas ou completas, e rejeitam toda a responsabilidade por qualquer erro ou omissão ou pelos resultados obtidos com o uso das prescrições aqui expressas. Incentivamos os leitores a confirmar as nossas indicações com outras fontes. Por exemplo e em particular, recomendamos que verifiquem as bulas em cada medicamento que planejam administrar para terem a certeza de que as informações contidas nesta obra são precisas e de que não tenham sido feitas mudanças na dose recomendada ou nas contraindicações à administração. Esta recomendação é de particular importância em conjunto com medicações novas ou usadas com pouca frequência.

Título original:
Cochlear Implants, Third Edition
Copyright © by Thieme Medical Publishers, Inc.
ISBN 978-1-60406-903-7

Livraria e Editora REVINTER Ltda.
Rua do Matoso, 170 – Tijuca
20270-135 – Rio de Janeiro – RJ
Tel.: (21) 2563-9700 – Fax: (21) 2563-9701
livraria@revinter.com.br – www.revinter.com.br

Sumário

Prefácio, vii
Agradecimentos, viii
Colaboradores, ix
Abreviações, xiii

1 **História do Implante Coclear** 1
   Marc D. Eisen

2 **Genética da Perda Auditiva e Preditores de Resultado de Implante Coclear** 10
   Robert W. Eppsteiner, Richard K. Gurgel e Richard J.H. Smith

3 **Consequências da Surdez e Estimulação Elétrica do Sistema Auditivo Periférico e Central** 19
   James B. Fallon, David K. Ryugo e Robert K. Shepherd

4 **Neuroplasticidade Auditiva** 38
   Robert C. Froemke, Selena E. Heman-Ackah e Susan B. Waltzman

5 **Imitação das Funções Auditivas Normais com Processamento do Som do Implante Coclear – Passado, Presente e Futuro** . . 47
   Ward R. Drennan, Mario A. Svirsky, Matthew B. Fitzgerald e Jay T. Rubinstein

6 **Critérios em Expansão para Avaliação dos Candidatos a Implante Coclear** 61
   Susan Arndt, Roland Laszig, Antje Aschendorff e Rainer Beck

7 **Princípios de Imagem em Implante Coclear** 74
   Andrew J. Fishman e Selena E. Heman-Ackah

8 **Monitorização Intraoperatória durante Implantação Coclear** 100
   Maura K. Cosetti

9 **História do Projeto dos Eletrodos do Implante Coclear** 108
   Maja Svrakic e J. Thomas Roland Jr.

10 **Técnica Cirúrgica de Implantação Coclear** 118
   Peter S. Roland e J. Thomas Roland Jr.

11 **Novos Horizontes em Técnica Cirúrgica** 128
   Theodore R. McRackan, Robert F. Labadie, J. Thomas Roland Jr. e David S. Haynes

12 **Visão Global da Confiabilidade do Aparelho** 132
   Rolf-Dieter Battmer

13 **Revisão de Implantação Coclear** 141
   David R. Friedmann, J. Thomas Roland Jr. e Susan B. Waltzman

14 **Avanços em Programação de Implante Coclear** 148
   William H. Shapiro

15 **Resultados Auditivos e Linguísticos em Implantação Coclear Pediátrica** 158
   Gerard M. O'Donoghue e David B. Pisoni

16 **Resultados Auditivos na População Adulta** 167
   Oliver F. Adunka, Margaret T. Dillon e Craig A. Buchman

17 **Condutas Terapêuticas após Implantação Coclear** 182
   Warren Estabrooks, K. Todd Houston e Karen MacIver-Lux

18 **Processamento Acústico e Elétrico da Fala** 194
   Bruce J. Gantz, Sarah E. Mowry, Rick F. Nelson, Sean O. McMenomey, Chris J. James e Bernard Fraysse

19 **Percepção de Música** 203
   Alexis Roy e Charles J. Limb

20 **Implantes Auditivos de Tronco Cerebral** 212
   Shaun D. Rodgers, John G. Golfinos e J. Thomas Roland Jr.

21 **Aplicação da Tecnologia de Implante Coclear em Zumbido e Intervenções Vestibulares** 221
   Justin S. Golub, James O. Phillips e Jay T. Rubinstein

22 **Impacto da Implantação Coclear na Qualidade de Vida relacionada com a Saúde do Recebedor** 235
   Selena E. Heman-Ackah

23 **Tecnologia Futura** 248
   Susan B. Waltzman e J. Thomas Roland Jr.

Índice Remissivo 249

Prefácio

Esta terceira edição, totalmente atualizada, de *Implantes Cocleares* representa os soberbos esforços de muitos indivíduos que contribuíram significativamente para o campo. Edificamos sobre a edição precedente, acrescentando novos capítulos relativos à genética, neuroplasticidade, critérios em expansão para implantação, a aplicação da tecnologia de implante ao zumbido e problemas vestibulares, percepção de música, monitorização intraoperatória, confiabilidade do aparelho e reimplantação, e o uso de medidas de qualidade de vida e de resultado – áreas que ocupam a vanguarda da implantação coclear. Outros capítulos foram revisados para refletir a pesquisa e aplicações clínicas atuais e apresentam a informação mais recente relacionada com as ciências clínicas e de tradução que continuam a fazer avançar esta tecnologia provocante e sua implementação. Resultados de pacientes, critérios de elegibilidade, projeto técnico, técnica cirúrgica, conceitos de programação e processamento estão progredindo constantemente e números cada vez maiores de indivíduos estão ganhando importante benefício. Nosso objetivo foi criar um livro que venha a oferecer aos otorrinolaringologistas–cirurgiões de cabeça e pescoço experientes e iniciantes, neurotologistas, audiologistas, neurocientistas, neurofisiologistas, foniatras, professores de surdos, psicólogos e outros interessados em implantes cocleares um recurso extraordinário para os próximos anos. Agradecemos aos colaboradores pelo seu trabalho duro, dedicação e atenção aos detalhes. Achamos que este objetivo foi excedido e somos imensamente agradecidos a todos os envolvidos.

Agradecimentos

Agradecemos a todos os colaboradores desta terceira edição. Além disto, somos gratos a J. Owen Zurhellen, Timothy Hiscock e Chris Malone na Thieme Publishers, pela sua dedicação, orientação e paciência durante a elaboração deste livro; não poderíamos tê-lo feito sem o seu profissionalismo e apoio.

Colaboradores

Oliver F. Adunka, MD, FACS
Associate Professor
Otology/Neurotology/Skull Base Surgery
Department of Otolaryngology–Head and Neck Surgery
University of North Carolina at Chapel Hill
Chapel Hill, North Carolina

Susan Arndt, MD
Department of Otorhinolaryngology
Implant Center Freiburg
University of Freiburg
Freiburg, Germany

Antje Aschendorff, MD
Associate Professor
Department of Otorhinolaryngology
Head of Implant Center Freiburg
University of Freiburg
Freiburg, Germany

Rolf-Dieter Battmer, PhD
Professor and Director
Center for Clinical Technology Research
Trauma Hospital
Berlin, Germany

Rainer Beck, MD
Department of Otorhinolaryngology
Implant Center Freiburg
University of Freiburg
Freiburg, Germany

Craig A. Buchman, MD, FACS
Professor and Vice Chairman for Clinical Affairs
Chief Otology/Neurotology/Skull Base Surgery
Department of Otolaryngology–Head and Neck Surgery
University of North Carolina at Chapel Hill
Chapel Hill, North Carolina

Maura K. Cosetti, MD
Assistant Professor and Co-Director of
Otology/Neurotology
Departments of Otolaryngology–Head and Neck Surgery
and Neurosurgery
Louisiana State University Health Sciences Center
Shreveport, Louisiana

Margaret T. Dillon, AuD, CCC-A, F-AAA
Assistant Professor
Department of Otolaryngology–Head and Neck Surgery
University of North Carolina at Chapel Hill
Chapel Hill, North Carolina

Ward R. Drennan, PhD
Virginia Merrill Bloedel Hearing Research Center
Department of Otolaryngology–Head and Neck Surgery
University of Washington
Seattle, Washington

Marc D. Eisen, MD, PhD
Adjunct Clinical Assistant Professor
Department of Otorhinolaryngology–Head and Neck
Surgery
University of Pennsylvania
Philadelphia, Pennsylvania

Robert W. Eppsteiner, MD
Otolaryngology Resident T32 Research Fellow
Department of Otolaryngology–Head and Neck Surgery
University of Iowa Hospitals and Clinics
Iowa City, Iowa

Warren Estabrooks, M.Ed., Dip.Ed.Deaf, LSLS Cert. AVT
President and CEO
WE Listen International Inc.
Toronto, Ontario, Canada

James B. Fallon, PhD
Bionics Institute
Melbourne, Australia
and
Department of Medical Bionics
University of Melbourne
Melbourne, Australia

Andrew J. Fishman, MD
Director of Neurotology & Cranial Base Surgery
Director, Cochlear Implant Program
Cadence Neuroscience Institute
Winfield, Illinois
and
International Visiting Professor of Otolaryngology–Head &
Neck Surgery
NATO Military Hospital, Bydgoszcz, Poland
Professor of Pediatric Otolaryngology
Children's Hospital of Bydgoszcz
Bydgoszcz, Poland

Matthew B. Fitzgerald, PhD, CCC-A
Department of Otolaryngology–Head and Neck Surgery
New York University School of Medicine
NYU Langone Medical Center
New York, New York

Professor Bernard Fraysse
Chairman of the ENT Department
Hôpital Purpan
Toulouse, France

Colaboradores

David R. Friedmann, MD
Department of Otolaryngology–Head and Neck Surgery
New York University School of Medicine
NYU Langone Medical Center
New York, New York

Robert C. Froemke, PhD
Assistant Professor of Neuroscience and Otolaryngology
Department of Otolaryngology–Head and Neck Surgery
New York University School of Medicine
NYU Langone Medical Center
New York, New York

Bruce J. Gantz, MD, FACS
Professor and Head, Department of Otolaryngology–Head and Neck Surgery
Brian F. McCabe Distinguished Chair in Otolaryngology–Head and Neck Surgery
Professor, Department of Neurosurgery
University of Iowa Carver College of Medicine
Iowa City, Iowa

John G. Golfinos, MD
Chairman, Department of Neurosurgery
Associate Professor of Neurosurgery and Otolaryngology
New York University School of Medicine
NYU Langone Medical Center
New York, New York

Justin S. Golub, MD
Otology/Neurotology/Lateral Skull Base Surgery Fellow
Department of Otolaryngology–Head and Neck Surgery
University of Cincinnati
Cincinnati Children's Hospital Medical Center
Cincinnati, Ohio

Richard K. Gurgel, MD
Assistant Professor
Division of Otolaryngology–Head and Neck Surgery
University of Utah
Salt Lake City, Utah

David S. Haynes, MD, FACS
Otology Group of Vanderbilt
Vanderbilt University Medical Center
Nashville, Tennessee

Selena E. Heman-Ackah, MD, MBA
Otology, Neurotology and Skull Base Surgery
Medical Director of Otology, Neurotology, and Audiology
Division of Otolaryngology–Head and Neck Surgery
Department of Surgery
Beth Israel Deaconess Medical Center
Harvard Medical School
Boston, Massachusetts

K. Todd Houston, PhD, CCC-SLP, LSLS Cert. AVT
School of Speech-Language Pathology and Audiology
University of Akron
Akron, Ohio

Chris J. James, PhD
CHU Toulouse-Purpan and
Cochlear France SAS
Toulouse, France

Robert F. Labadie, MD, PhD
Professor and Director of Research
Department of Otolaryngology–Head and Neck Surgery
Professor, Department of Biomedical Engineering
Vanderbilt University
Nashville, Tennessee

Roland Laszig, MD
Head, Department of Otorhinolaryngology
Implant Center Freiburg
University of Freiburg
Freiburg, Germany

Charles J. Limb, MD
Associate Professor
Department of Otolaryngology–Head and Neck Surgery
Johns Hopkins Hospital
Johns Hopkins University School of Medicine
Peabody Conservatory of Music
Baltimore, Maryland

Karen MacIver-Lux, MA, Aud(C), LSLS Cert. AVT
Director
MacIver-Lux Auditory Learning Services
King City, Ontario, Canada

Sean O. McMenomey, MD
Professor of Otolaryngology and Neurosurgery
Department of Otolaryngology–Head and Neck Surgery
New York University School of Medicine
NYU Langone Medical Center
New York, New York

Theodore R. McRackan, MD
Department of Otolaryngology–Head and Neck Surgery
Vanderbilt University
Nashville, Tennessee

Sarah E. Mowry, MD
Department of Otolaryngology
Georgia Regents University
Augusta, Georgia

Rick F. Nelson, MD, PhD
Department of Otolaryngology–Head and Neck Surgery
University of Iowa Hospitals and Clinics
Iowa City, Iowa

Gerard M. O'Donoghue, MD
Consultant Neuro-Otologist
Nottingham University Hospitals NHS Trust
Queens Medical Centre
Honorary Professor of Otology and Neurotology
University of Nottingham
Co-founder, Nottingham Hearing Biomedical Research Unit
Nottingham, United Kingdom

James O. Phillips, PhD
Research Associate Professor
Department of Otolaryngology–Head and Neck Surgery
University of Washington
Seattle, Washington

David B. Pisoni, PhD
Distinguished Professor of Psychological and Brain Sciences
Chancellor's Professor of Cognitive Science
Department of Psychological and Brain Sciences
Indiana University
Bloomington, Indiana

Shaun D. Rodgers, MD
Department of Neurosurgery
New York University School of Medicine
NYU Langone Medical Center
New York, New York

J. Thomas Roland Jr., MD
Professor of Otolaryngology and Neurosurgery
Mendik Foundation Professor and Chairman
Department of Otolaryngology–Head and Neck Surgery
Co-Director, NYU Cochlear Implant Center
New York University School of Medicine
NYU Langone Medical Center
New York, New York

Peter S. Roland, MD
Professor and Chairman
Department of Otolaryngology–Head & Neck Surgery
Professor of Neurological Surgery
University of Texas Southwestern Medical Center
Dallas, Texas

Alexis Roy, MSc
Harvard Medical School
Boston, Massachusetts

Jay T. Rubinstein, MD, PhD
Virginia Merrill Bloedel Professor and Director
Virginia Merrill Bloedel Hearing Research Center
Professor of Otolaryngology and Bioengineering
University of Washington
Seattle, Washington

David K. Ryugo, PhD
Curran Foundation Professor
Garvan Institute of Medical Research
Darlinghurst, New South Wales
and
Conjoint Professor
School of Medical Sciences
University of New South Wales
Kensington, New South Wales
Australia

William H. Shapiro, AuD, CCC-A
Clinical Associate Professor
Supervising Audiologist
NYU Cochlear Implant Center
New York University School of Medicine
New York, New York

Robert K. Shepherd, PhD
Bionics Institute
Melbourne, Australia and
Department of Medical Bionics
University of Melbourne
Melbourne, Australia

Richard J.H. Smith, MD
Sterba Hearing Research Professor
Director, Molecular Otolaryngology and Renal Research Laboratories
Vice Chair, Department of Otolaryngology
Professor of Otolaryngology, Molecular Physiology & Biophysics, Pediatrics and Internal Medicine (Division of Nephrology)
University of Iowa Hospitals and Clinics
Iowa City, Iowa

Mario A. Svirsky, PhD
Noel L. Cohen Professor of Hearing Science and
Vice-Chairman of Research
Department of Otolaryngology-Head and Neck Surgery
New York University School of Medicine
NYU Langone Medical Center
New York, New York

Maja Svrakic, MD
Department of Otolaryngology-Head and Neck Surgery
New York University School of Medicine
NYU Langone Medical Center
New York, New York

Susan B. Waltzman, PhD
Marica F. Vilcek Professor of Otolaryngology
Department of Otolaryngology-Head and Neck Surgery
Co-Director, NYU Cochlear Implant Center
New York University School of Medicine
NYU Langone Medical Center
New York, New York

Abreviações

2-DG	2 desoxiglicose	CISS	interferência construtiva em estado estável
ABI	implante auditivo de tronco cerebral	CM	microfonia coclear
ABR	potenciais evocados auditivos do tronco cerebral	CMV	citomegalovírus
ACE	codificador avançado de combinação	CN	nervo craniano
ADHD	distúrbio de déficit de atenção com hiperatividade	CN	núcleo coclear
		CNC	consoante-núcleo-consoante
ADRO	otimização adaptativa de faixa dinâmica	CPA	audiometria de brincar condicionada
AEVs	médias de voltagens evocadas	CROS	envio contralateral de sinais fora de lado
AGC	controle automático de ganho	CSF	líquido cerebrospinal
AHL	perda auditiva assimétrica	CSR	taxa de sobrevida cumulativa
AI	córtex auditivo primário	CT	corda do tímpano
AIM	estrutura estereotáctica automática dirigida por imagem	CT	tomografia computadorizada
		CUNY	*City University of New York*
ALD	aparelho assistido de audição	DPOAE	emissão otoacústica produto de distorção
AN	neuropatia auditiva	DPT	teste de duração de padrões
ANSD	distúrbio do espectro de neuropatia auditiva	DWC	gato branco surdo
AOS	*Advance Off-Stylet*	EABR	resposta do tronco cerebral auditivo evocada eletricamente
APHAB	Perfil Abreviado de Benefício do Aparelho de Audição	EART	limiar de reflexo acústico evocado
		EAS	estimulação eletroacústica
ARNSHL	perda auditiva não sindrômica recessiva autossômica	ECAP	potencial de ação composto evocado
		ECoG	eletrococleografia
ART	telemetria de resposta auditiva	EECIS	CIS de invólucro aumentado
ASL	Linguagem de Sinais Americana	EEG	eletroencefalograma
ASSR	resposta auditiva em estado estável	EI	impedância de eletrodo
AST	treinamento de habilidades auditivas	EKG	eletrocardiograma
ATP	trifosfato de adenosina	ESRT	limiar de reflexo estapédico evocado eletricamente
AVCN	núcleo coclear anteroventral	EU	União Europeia
AVEd	educação auriroal	EVOR	reflexo vestíbulo-ocular evocado
AVT	terapia auditivo-verbal	FDA	*Food and Drug Administration*
BDNF	fator neurotrófico derivado do cérebro	FES	estimulação elétrica funcional
BiCi	implantação coclear bilateral	FFT	transformação rápida de Fourier
BIS	índice biespectral	FIESTA	sequência rápida empregando aquisição em estado estável
BKB-SIN	(teste de) *Bamford-Kowal-Bamford Speech-in-Noise*	FM	frequência modulada
BPF	filtro passa-faixa	fMRI	imagem de ressonância magnética funcional
BPPV	vertigem posicional paroxística benigna	FN	nervo facial
BTE	atrás da orelha	FSP	processamento de estrutura fina
CA	análogo(a) comprimido(a)	GABA	ácido γ-aminobutírico
CAP	potencial de ação composto	GASP	*Glendonald Auditory Screening Procedure*
CBP	melhor prática clínica	GBI	Inventário de Benefício de Glasgow
CC	cavidade comum	GHSI	Inventário de Estado de Saúde de Glasgow
CEN	Comitê Europeu de Padronização	HDCIS	amostragem intercalada contínua de alta definição
CENELEC	Comitê Europeu de Padronização Eletrotécnica	HDCIS	CIS de alta definição
CEP	potencial evocado cortical	HHIA	Inventário de Deficiência Auditiva em Adultos
CI	implante coclear	HI	surdo
CID	*Central Institute for the Deaf*	HINT	Teste de Audição em Ruído
CIS	amostragem intercalada contínua	HiRes	alta resolução

Abreviações

HL	nível de audição	pCREB	proteína ligadora de elemento de resposta a cAMP fosforilado
HPS	Escala de Participação na Audição	PDCI	surdez parcial implantação coclear
HRCT	tomografia computadorizada de alta resolução	PET	tomografia de emissão positrônica
HRQL	qualidade de vida relacionada à saúde	PMA	aprovação de pré-comercialização
HSM	teste de Hochmair-Schulz-Moser	PMMA	Medidas Primárias de Audição Musical
HSSE	codificador harmônico de banda lateral única	pps	pulso por segundo
HUI	Índice de Utilidades de Saúde	PSD	densidade pós-sináptica
IAC	canal auditivo interno	PTA	médios de tons puros
ICC	núcleo central do colículo inferior	QALY	ano de vida de qualidade ajustada
IDR	*input* de faixa dinâmica	RF	radiofrequência
IF	fluoroscopia intraoperatória	RI-TLS	Escala de Rosetti de Linguagem de Bebê-Criança Pequena
ILD	diferença de nível interaural	RWA	anel da janela redonda
IP	partição incompleta	RWN	nicho da janela redonda
IPG	*gap* interfásico	SAS	estratégia análoga simultânea
IS	estimulação inicial	SBC	células frondosas esféricas
ITD	diferença de tempo interaural	SEM	desvio-padrão da média
IT-MAIS	Escala de Integração Auditiva Significativa de Bebê-Criança Pequena	SGC	células do gânglio espiral
LED	diodo emissor de luz	SGNs	neurônios do gânglio espiral
LNT	*Lexical Neighbourhood Test*	SHL	perda auditiva sindrômica
LNTB	núcleo lateral do corpo trapezoide	SIR	Graduação da Inteligibilidade da Fala
LPF	filtro passa-baixa	SMSP	Processador de Sons de Máximos Espectrais
LSLS	Especialistas em Audição e Linguagem Falada	SNHL	perda auditiva neurossensorial
LSO	oliva superior lateral	SNR	relação sinal-ruído
MCI	identificação de contorno de melodia	SOE	difusão da excitação
MCL	audição mais confortável	SPEAK	estratégia de pico espectral
MEG	magnetencefalografia	SPL	nível de pressão sonora
MLNT	*Multisyllable Lexical Neighbourhood Test*	SRT	limiar de recepção de fala
MNTB	núcleo medial do corpo trapezoide	SSD	surdez neurossensorial unilateral
MPEAK	*multipeak*	SSQ	escala de audição de fala, espacial, e qualidades da audição
MPS	estratégia pulsátil múltipla	STR	limiar de recepção de fala
MPS	sequenciação paralela massiva	TAC	*Test of Auditory Comprehension*
MR	ressonância magnética	TC	comunicação total
MRA	arranjo de pesquisa modiolar	tDCS	estimulação de corrente contínua transcraniana
MRI	imagem por ressonância magnética	TEOAE	emissão otoacústica evocada transitória
MSO	oliva superior medial	TESM	máximos espectrais com ênfase transitória
MSTB	bateria de testes de fala mínimo	TFS	estrutura final temporal
MVP1	prótese vestibular multicanal 1	TGE	enriquecimento genômico direcionado
MVP2	prótese vestibular multicanal 2	TMS	estimulação elétrica transcraniana
NFP	potencial de campo próximo	tNRT	limiar de telemetria de resposta neural
NH	audição normal	TRT	terapia de retreinamento do zumbido
NHS	triagem auditiva neonatal	UCSF	*University of California at San Francisco*
NIH	*National Institutes of Health*	UHL	perda auditiva unilateral
NRI	imagem de resposta neural	UV	ultravioleta
NRT	telemetria de resposta neural	VA	aqueduto vestibular
NSHL	perda auditiva não sindrômica	VASs	escalas análogas visuais
OAE	emissão otoacústica	VEP	potencial evocado visual
OR	sala de operações	VOR	reflexo vestíbulo-ocular
OTOF	otoferlina	VRA	audiometria com reforço visual
PBK	*Phonetically Balanced Kindergarten*	WMC	capacidade de memória operacional
PC	implantação coclear percutânea		
PCI	implantação coclear percutânea		

Implantes Cocleares

1 História do Implante Coclear

Marc D. Eisen

Introdução

O implante coclear criou uma mudança de paradigma no tratamento da perda auditiva neurossensorial. O impacto que o implante exerceu é muito maior do que seria esperado considerando-se o breve tempo durante o qual seu desenvolvimento ocorreu. Em menos de quatro décadas, o implante coclear progrediu das primeiras tentativas de provocar audição pela estimulação elétrica direta do nervo auditivo para um aparelho comercialmente disponível que tem restaurado graus variados de audição a dezenas de milhares de pacientes surdos. Diversos temas que podem ser discernidos na história do implante são largamente aplicáveis ao desenvolvimento de outras próteses neurais. Por exemplo, o desenvolvimento do implante foi, verdadeiramente, um esforço interdisciplinar. Contribuições importantes vieram de profissionais em campos tão diferentes quanto engenharia, otologia, audiologia, neurofisiologia auditiva, psicoacústica e indústria. A interação entre estes atores nem sempre foi harmoniosa, mas o conflito produziu síntese e progresso.

Outro tema é a coragem de alguns clínicos ao arriscarem sua reputação e se esquivarem o dogma científico na esperança de ajudar os pacientes que procuraram seu cuidado. Um terceiro tema é a disposição dos pacientes de assumirem riscos substanciais ao servirem como sujeitos de pesquisa, algumas vezes sem qualquer promessa de ganho individual. Este capítulo não pode mencionar cada uma e toda contribuição que foi trazida ao desenvolvimento inicial do implante, mas em lugar disso cita eventos e caracteres selecionados que, com a ajuda do "retrospectoscópio", exemplificam estes temas e demonstram a progressão de eventos conduzindo a um aparelho que capacita o paciente que tinha perdido toda audição a ganhar novamente a capacidade de conversar ao telefone, e capacita a criança surda a desenvolver produção de fala e compreensão quase normais.

O desenvolvimento do implante ocorreu em várias fases. A primeira fase de pioneirismo e experimentação começou em 1957 e continuou através dos anos 1960. A segunda fase, que resultou em estudos de exequibilidade, ocorreu nos anos 1970. Estes estudos foram realizados para determinar se o implante estimulava de modo seguro a via auditiva e provocava audição útil. Uma terceira fase acarretou o desenvolvimento subsequente de uma prótese coclear de multieletrodos comercialmente viável.

Precursores

Várias descobertas feitas durante a primeira metade do século XX não foram diretamente relacionadas com a estimulação elétrica do nervo coclear, mas tiveram influência no desenvolvimento inicial do implante coclear e por essa razão merecem menção. Estes incluem o trabalho de Homer Dudley sobre a síntese de fala e seu "vocoder", Glenn Wever e sua descoberta da microfonia coclear, e a descrição por S.S. Stevens et al. da audição eletrofônica.

"Vocoder"

Homer Dudley era pesquisador no Bell Telephone Laboratories em Nova York. Ele descreveu e demonstrou, em 1939, um sintetizador de voz em tempo real que produzia fala inteligível usando circuito destinado a extrair a frequência fundamental da fala, a intensidade dos seus componentes espectrais, e sua energia. Os componentes espectrais eram extraídos com uma série de 10 filtros de passagem de banda cobrindo a faixa de frequências da fala.[1] Ele chamou o sintetizador de "vocoder", uma versão comprimida de "codificação da voz". Os princípios operacionais do vocoder para condensar a fala nos seus componentes principais formaram a base dos primeiros esquemas de processamento da fala para implantes cocleares de multicanais.

Microfonia Coclear

Em 1930, Wever e Bray[2] registraram e descreveram os potenciais elétricos na cóclea que reproduziam fielmente o estímulo sonoro. Este fenômeno se tornou conhecido como "efeito Wever–Bray". A fonte destes potenciais medidos foi inicialmente suposta, incorretamente, como representando descargas do nervo auditivo. Esta teoria da origem destes potenciais seria equivalente à teoria "do telefone" da audição, referindo-se à representação análoga da voz carregada ao longo do "cabo" do nervo auditivo como seria ao longo dos fios de uma linha telefônica. Na verdade, o que Wever e Bray estavam registrando não era uma resposta do nervo coclear, mas a microfonia coclear produzida pelas células ciliadas externas na cóclea. Independentemente do abandono final da teoria do telefone da audição, ela inspirou vários dos primeiros pioneiros do implante coclear.

Audição Eletrofônica

S.S. Stevens et al. descreveram classicamente nos anos 1930 o mecanismo pelo qual os elementos cocleares respondem à estimulação elétrica produzindo audição.[3] Este mecanismo foi denominado "audição eletrofônica". Agora sabemos que a audição eletrofônica resulta da oscilação mecânica da membrana basilar em resposta a alterações de voltagem. O princípio fundamental da sua descrição era o requisito de que a cóclea estivesse intacta. Antes de 1957, esforços para estimular audição eletricamente foram efetuados em sujeitos com cóclea funcionando pelo menos parcialmente. As respostas destes sujeitos podiam ser explicadas por audição eletrofônica em vez de estimulação nervosa direta. Além disso, os desenvolvedores dos esforços mais iniciais de implante coclear tiveram o encargo de provar que os implantes estavam estimulando diretamente o nervo coclear em vez de provocar audição eletrofônica.

Pioneiros: 1957–1973

André Djourno e Charles Eyriès

Embora numerosas tentativas de tratar surdez com eletricidade tenham sido relatadas nos últimos séculos,[4] a primeira estimulação direta descrita do nervo coclear para a finalidade de gerar audição apareceu tão recentemente quanto em 1957 com o trabalho de André Djourno e Charles Eyriès. Apesar do impacto revolucionário que o implante exerceu sobre todas as disciplinas auditivas, este início em Paris recebeu pouca atenção.

André Djourno (1904–1996) recebeu graus em ciência e medicina, todavia devotou sua carreira à ciência. Seus primeiros empreendimentos foram no estudo da eletrofisiologia do nervo periférico da rã.[5,6] Em seguida aventurou-se em aplicações médicas da eletricidade. Diversas das primeiras inovações de Djourno refletiram sua inventividade: um aparelho para medir o pulso continuamente,[7] estimulação elétrica com alta frequência para remover fragmentos metálicos de ossos,[8] e o uso da eletroencefalograma (EEG) para estudar narcolepsia.[9] Talvez o desenvolvimento mais pré-ciente deste período tenha sido a respiração artificial utilizando estimulação direta do nervo frênico.[10] Embora esta inovação não atingisse implementação clínica difundida, ela demonstrou o interesse de Djourno pelas próteses neurais.

Djourno focalizou a fase seguinte da sua carreira na fabricação e testagem de bobinas de indução implantáveis a serem usadas para "telestimulação", ou estimulação através de acoplamento indutivo sem fios. Djourno montava ele próprio estas bobinas de indução e as chamava *microbobinages*, uma vez que as bobinas de fio enrolado se assemelhavam a pequenos carretéis de fio (▶ Fig. 1.1).

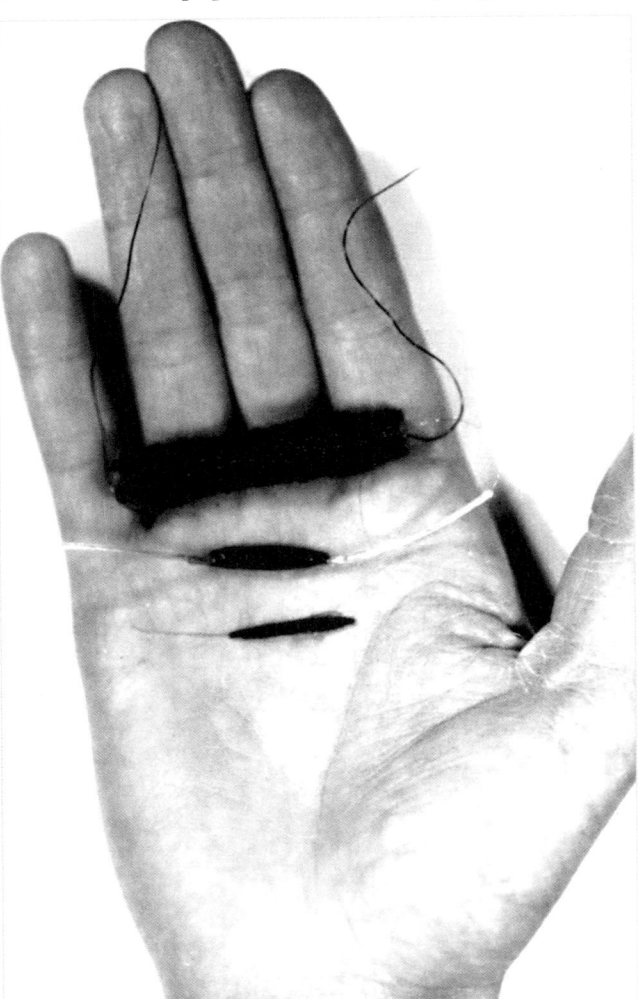

Fig. 1.1 Exemplo das bobinas de indução implantáveis (*microbobinages*) montadas por Djourno no seu laboratório. Bobinas de indução, como as acima mostradas, foram usadas em várias aplicações, inclusive estimulação da via auditiva. A mão que apresenta as bobinas dá perspectiva do tamanho do implante. (Cortesia de John Q. Adams Center.)

Tanto a bobina ativa quanto o eletrodo terra eram implantados sob a pele de um animal, e a estimulação era *trans*cutânea (em vez de *per*cutânea). As bobinas implantáveis foram primeiro usadas para estimular o nervo ciático e assim disparar um comportamento de salto em coelhos. Djourno estudou numerosos aspectos da telestimulação, incluindo biocompatibilidade de eletrodo (descreveu o uso de uma das primeiras resinas biorresistentes, *araldite*, por exemplo, para revestir os eletrodos).[11] Estudou o efeito da frequência do estímulo na contração muscular, e observou que com estímulos de mais alta frequência, os músculos não se contrairiam, enquanto com frequência mais baixa a contração muscular era dolorosa. Djourno achou a frequência "certa" de estímulo entre 400 e 500 Hz. Uma vez que esta frequência estava dentro da faixa da fala, começou a usar o sinal análogo da sua própria voz como estímulo telestimulador.[12] Disparar um nervo com sua voz bem pode ter contribuído para a ideia de estimular o nervo coclear para restaurar audição.

Djourno também estudou a segurança da estimulação repetitiva do tecido, demonstrando que o nervo ciático de um coelho implantado, quando examinado histológica e macroscopicamente, não mostrou alterações após 2 anos de estimulação repetitiva.[13] Durante todos este tempo Djourno revelou pouco interesse pela audição. Ele reconheceu, no entanto, o potencial de usar as microbobinagens para estimular o sistema auditivo, como anotou em uma publicação de 1954 sobre a possibilidade de "tratar a surdez" como uma aplicação potencial.[12]

Charles Eyriès (1908–1996) completou seu treinamento em otorrinolaringologia em Paris no começo dos anos 1940. Clinicamente, Eyriès ganhou reconhecimento cedo pela sua descrição de um procedimento para tratar *ozena*, ou rinite atrófica, colocando implantes embaixo da mucosa nasal para diminuir o calibre das vias nasais.[14] Este procedimento ficou conhecido na literatura francesa como a "operação de Eyriès". Eyriès foi nomeado chefe de otorrinolaringologia e diretor de cirurgia de cabeça e pescoço no Institut Prophylactique em 1953, o qual desde então foi redenominado Institut Arthur Vernes. Embora principalmente um clínico, ele tinha interesses de pesquisa em neuroanatomia e embriologia do nervo facial, e escreveu sobre anastomose cirúrgica do nervo facial.[15] Eyriès tinha mostrado pouco interesse na audição a esta altura da sua carreira e nunca havia trabalhado com Djourno, embora ele conhecesse Djourno porque ele e Djourno tinham laboratórios na escola de medicina associada com o hospital.

Como perito local em reparos de nervo facial, Eyriès foi chamado em fevereiro de 1957 para ver em consulta um desafortunado paciente, um homem de 57 anos que sofria de grandes colesteatomas bilaterais. Uma ressecção do osso temporal direito foi efetuada 5 dias antes da consulta e uma ressecção extensa do osso temporal esquerdo fora realizada vários anos antes. Ambos os procedimentos envolveram ablação do labirinto e secionamento do nervo facial. Como resultado, o paciente foi deixado com surdez bilateral e paralisia bilateral dos nervos faciais. Eyriès foi consultado para considerar um enxerto de nervo facial para anastomose.[16]

Ao exame, Eyriès constatou que o calibre do nervo restante no paciente era pequeno demais para suportar uma transferência de nervo local. Eyriès por essa razão partiu para pesquisar um material de enxerto apropriado. Foi à escola de medicina procurando material de cadáver e encontrou Djourno, que ofereceu ajuda e sugeriu estimular a audição ao mesmo tempo. Embora Eyriès estivesse principalmente interessado na anastomose do nervo facial do seu paciente, ele concordou em implantar um eletrodo no paciente no momento da cirurgia. A justificativa de Eyriès para concordar com a implantação foi que a cavidade já estava exposta e o paciente nada tinha a perder em se submeter ao procedimento extra.[16] Do ponto de vista de Djourno, o paciente era surdo e pedia para escapar do silêncio que o perseguia, e ele ficara fascinado pela oportunidade de telestimular o sistema auditivo.[17]

O procedimento foi realizado em 25 de fevereiro de 1957. Eyriès efetuou o enxerto no nervo facial direito usando nervo ciático fetal como material de enxerto, o qual aparentemente comprovou-se bem-sucedido. No momento da cirurgia, o coto do nervo coclear proximal foi constatado significativamente fragmentado. Djourno e Eyriès escolheram assentar o eletrodo ativo dentro do coto restante e colocar a bobina de indução dentro do músculo temporal. Uma radiografia de crânio lateral pós-operatória confirmou sua colocação (▶ Fig. 1.2).

Alguma testagem foi feita intraoperatoriamente. Os traçados de estímulo incluíram surtos de um sinal de impulso de 100 Hz administrado 15 a 20 vezes por minuto, corrente alternada de baixa frequência, e o sinal análogo de palavras faladas em um microfone. O paciente descreveu detectar sensações auditivas. Diversas observações qualitativas foram feitas: a discriminação de intensidade do paciente foi boa; a discriminação de frequência foi má; nenhum reconhecimento de fala foi evidente. O paciente submeteu-se a uma extensa reabilitação pós-operatória com o implante sob a orientação de terapeuta da fala. Durante os meses subsequentes, estímulos mais complexos foram administrados, e o paciente foi capaz de diferenciar entre frequência mais alta (descrita como "rasgar seda") e frequência mais baixa (descrita como "rasgar tecido grosseiro"). Ele apreciava ruídos ambientais e várias palavras, mas não era capaz de compreender fala. A publicação que resultou deste trabalho é a citação seminal da estimulação direta do nervo coclear.[18]

Vários meses mais tarde, durante teste, o eletrodo subitamente parou de funcionar. Djourno e Eyriès foram para a sala de operações investigar. Descobriram que uma solda conectando os fios ao eletrodo terra incluso no músculo temporal tinha quebrado, e o implante foi substituído. O segundo implante, no entanto, sofreu o mesmo destino. Eyriès responsabilizou Djourno pelos eletrodos quebrados e recusou efetuar uma terceira implantação.[19] A desavença entre os dois homens por causa deste problema foi o fim do envolvimento de Eyriès no projeto. Depois deste evento, ele e Djourno raramente conversaram pelo resto da vida.

Entretanto, este não foi totalmente o fim da história para Djourno. Ele partiu para lidar com vários aspectos da audição aplicáveis à estimulação elétrica. Por exemplo, examinou a representação oscilográfica de palavras faladas, em um esforço para dar aos pacientes surdos uma representação visual que eles pudessem usar para *biofeedback* quando estivessem aprendendo a falar.[20] Depois do primeiro esforço de implante, um colega chegou a Djourno para entrar em um negócio para desenvolver o implante. O colega propôs que em troca de um arranjo de exclusividade no projeto, ele forneceria a Djourno o suporte financeiro e de engenharia da indústria.[17] Djourno sempre fora um idealista acadêmico, e não acreditava em lucrar com suas descobertas. Além disso, detestava a indústria e não queria tomar partido em conceder exclusividade. Por questão de princípio, Djourno escolheu fazer outro implante com um otorrinolaringologista diferente, Roger Maspétiol.[17] Este segundo paciente, ensurdecido por ototoxicidade de estreptomicina, foi implantado com um eletrodo próximo do promontório, em vez de no interior do osso temporal. A paciente mostrou pouco entusiasmo pelo seu aparelho, e foi perdida do acompanhamento apenas poucos meses depois de ter recebido o implante. Djourno subsequentemente encontrou financiamento para trabalho de implante adicional.[21] Isto assinalou o fim da participação de Djourno no desenvolvimento de uma prótese auditiva.

O legado do trabalho de Djourno e Eyriès foi sustentado apesar da partida abrupta dos dois homens. Claude-Henri Chouard, que fora estudante no laboratório de Eyriès trabalhando no nervo facial, retomou o trabalho sobre implante coclear vários anos mais tarde. Chouard serviu de instrumento para o desenvolvimento de um dos primeiros implantes multicanais funcionais, e deu a Charles Eyriès o crédito como sua principal fonte de inspiração.[22]

Embora a implantação de Djourno e Eyriès em 25 de fevereiro de 1957 seja tipicamente creditada como o primeiro implante coclear, uma avaliação mais estreita da anatomia do paciente levanta dúvida de se o nervo coclear ou o tronco cerebral auditivo era estimulado pelos eletrodos implantados, uma vez que a degeneração walleriana pode ter destruído as células ganglionares cocleares.[23] Se Djourno e Eyriès estimularam o nervo coclear ou o núcleo coclear não deve nublar a importância do seu trabalho. Métodos elétricos para tratar surdez tinham sido descritos por numerosos clínicos por quase dois séculos antes de 1957, começando com o trabalho clássico de Alessandro Volta em fins do século XVIII.[4] Este esforços precedentes, no entanto, visaram tratar surdez com estimulação elétrica terapêutica ou foram exemplos de audição eletrofônica.

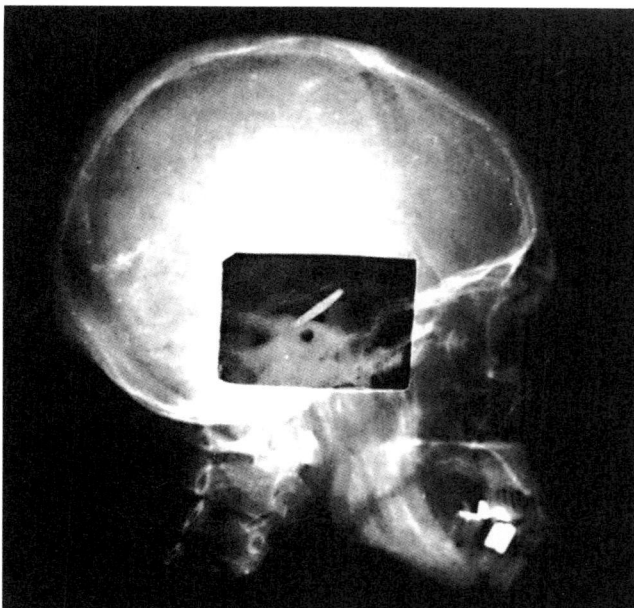

Fig. 1.2 Radiografia de crânio lateral do primeiro implante de Djourno e Eyriès após a cirurgia. A bobina foi inclusa no músculo temporal, enquanto os eletrodos foram colocado perto do coto restante do nervo coclear. (Cortesia de John Q. Adams Center.)

Primeiros Avanços no Hemisfério Ocidental

A disseminação do trabalho de Djourno e Eyriès foi a princípio lenta no Hemisfério Ocidental. Isto é provavelmente atribuível ao fato de que sua publicação apareceu apenas na literatura médica em língua francesa. Adicionalmente, do par, o mais tendente a apresentar seu trabalho entre os clínicos era Eyriès, e era um otorrinolaringologista. Eyriès demonstrara pouco entusiasmo pelo projeto, no entanto, e seu interesse foi de curta duração. Djourno era fisiologista em vez de clínico, tornando a interação entre ele e otorrinolaringologistas americanos menos provável apesar do seu próprio interesse continuado. Menção do seu trabalho alcançou William F. House na Califórnia por feliz acaso em algum momento em torno de 1959, quando um paciente seu lhe passou um resumo em inglês do trabalho de Djourno e Eyriès.[24] O sumário era otimista a respeito de estimulação elétrica para repor audição, e House foi inspirado.

Los Angeles

William F. House foi um dentista tornado otologista que começou a trabalhar com seu irmão Howard P. House no Otologic Medical Group em Los Angeles após completar sua residência em 1956. Cedo na sua carreira ele já tinha feito contribuições importantes à otologia e neurotologia, incluindo a via de acesso do recesso facial. Ele estava trabalhando na época na via de acesso pela fossa média ao canal auditivo interno em colaboração com John Doyle, um neurocirurgião que também clinicava no St. Vincent's Hospital em Los Angeles.[25] House e Doyle primeiro procuraram registrar a resposta do nervo coclear ao som quando o nervo era exposto durante a via de acesso pela fossa média para neurectomia vestibular como tratamento para doença de Ménière. Especificamente, procuraram registrar a saída nervosa associada a zumbido.[26] Eles confiaram no irmão de Doyle, James Doyle, um engenheiro eletricista, para lidar com o desafio técnico de registrar esses sinais intraoperatoriamente. A saída do nervo foi registrada, mas nenhum zumbido foi observado. Registros bem-sucedidos de potenciais do nervo coclear induzidos por som, no entanto, inspiraram estimular o nervo com ondas semelhantes a fim de restaurar audição.

House e Doyle primeiro tentaram estimulação elétrica para evocar audição durante cirurgia do estribo, colocando um eletrodo de agulha no promontório ou dentro da janela oval aberta. Um espéculo de ouvido inserido no canal auditivo externo servia como fio-terra. Com estímulos de onda quadrada, os pacientes relataram ouvir o estímulo sem desconforto, tonteira ou estimulação do nervo facial. Estas respostas foram suficientes para animar House e Doyle a implantar em um paciente um aparelho de fio sólido. O primeiro sujeito disposto foi um homem de 40 anos com otosclerose grave e surdez. Estimulação do ouvido direito em 5 de janeiro de 1961 revelou respostas constantes. Em 9 de janeiro, portanto, um eletrodo de fio de ouro foi inserido sob anestesia local através de uma via de acesso pós-auricular dentro da janela redonda. O fio exteriorizado através da pele pós-auricular.[27] O paciente relatou ouvir os estímulos elétricos, mas ele tinha pouca tolerância à intensidade. Várias semanas mais tarde o fio foi removido.

Um segundo paciente também foi implantado em janeiro de 1961. A mulher tinha surdez, zumbido e vertigem associados à sífilis congênita, e foi trazida à sala de operações para uma neurectomia vestibular pela via de acesso da fossa média. Durante o procedimento, um eletrodo único de fio de ouro foi colocado pela via de acesso da fossa média dentro da rampa do tímpano na parte basal da cóclea. O fio foi exteriorizado através de uma incisão na pele. A paciente descreveu ouvir a estimulação de onda quadrada ao acordar da anestesia. Durante os dias a seguir, a intensidade de corrente necessária para evocar uma resposta aumentou. Por temor de infecção ou edema, o fio foi removido.

Com as respostas animadoras do primeiro paciente, e com a esperança de produzir discriminação de frequências mais altas, House e Doyle decidiram reimplantar nele um arranjo eletrodo de cinco fios inserido através do recesso facial mastóideo e janela redonda. O arranjo eletrodo foi ligado a um sistema de indução de eletrodo mais permanente sediado no crânio. Durante um período de teste de várias semanas, a necessidade de intensidade do paciente aumentou, e sua pele pós-auricular começou a inchar. Este aparelho também foi removido por risco de infecção. Seguiram-se preocupações com a biocompatibilidade dos materiais.

A base teórica do desenho com múltiplos eletrodos foi dissipar estímulos de alta frequência entre eletrodos espacialmente separados. Pela estimulação de diferentes subpopulações de fibras nervosas auditivas a frequências mais lentas que o seu período refratário, pensavam eles, a somação entre as subpopulações aparentemente forneceria uma resposta de alta frequência global ao longo do nervo integral. Este desenho de implante e sua base teórica se tornaram o fundamento para um pedido de patente de implante coclear inicial proposto por James Doyle e Earle Ballantyne em 1961. A patente não foi concedida até 1969.[28] Apesar de ser baseada no que depois foi demonstrado ser uma teoria errônea de estimulação elétrica, a patente ironicamente foi pré-ciente em sua declaração de que uma unidade de 16 canais seria necessária aos pacientes de implante serem capazes de conversar ao telefone.

Notícia dos dois pacientes implantados chegou à imprensa leiga. Os breves artigos foram excessivamente otimistas na sua descrição de um "ouvido artificial", indo a ponto de anunciar que "a implantação cirúrgica de um aparelho transistorizado projetado para restaurar audição de pessoas surdas está marcada para dentro de 30 dias".[29] Estes relatos fizeram leitores surdos ligarem para House e Doyle procurando uma cura para sua surdez, e suscitaram o interesse de investidores procurando lucrar com tecnologia médica emergente. House reconheceu o perigo nessa publicidade, e tornar público o trabalho do implante se tornou uma questão de considerável conflito entre os Doyles e House. Desacordo sobre com que agressividade prosseguir com o implante, dados os problemas iniciais de bioincompatibilidade, abriu uma fenda irreparável entre House e os Doyles, a qual pôs fim à sua colaboração. House tinham uma clínica otológica muito movimentada, e o desenvolvimento do implante teve baixa prioridade por vários anos seguintes. Os Doyles, por outro lado, continuaram a experimentar, implantando em numerosos sujeitos. Eles colaboraram com o otorrinolaringologista de Los Angeles Frederick Turnbull, cujo consultório foi usado para a maior parte da testagem. Relataram seus resultados em fóruns locais[30] e nacionais,[31] declarando otimisticamente que a estimulação elétrica poderia produzir percepção da fala, mas não oferecendo testagem ou análise sistemática. Os Doyles cessaram suas investigações em 1968 em decorrência de uma falta de financiamento para pesquisa.[26]

Stanford University

F. Blair Simmons tinha trabalhado como pesquisador associado no laboratório de S.S. Stevens em Harvard como estudante de medicina e a seguir com Robert Galambos no Walter Reed Institute antes da sua residência em otorrinolaringologia na Stanford University em Stanford, California. Simmons era professor assistente na Divisão de Otorrinolaringologia de Stanford em 1962 havia menos de um mês quando se apresentou uma oportunidade inesperada de estimular o nervo coclear intraoperatoriamente. O paciente era um homem de 18 anos que tinha desenvolvido uma recorrência de ependimoma cerebelar que se manifestara como perda auditiva moderada. Foi planejada craniotomia exploradora sob anestesia local, e o nervo coclear seria exposto durante o procedimento. Antes da cirurgia, Simmons discutiu estimular o nervo coclear do paciente eletricamente. O paciente concordou com a testagem intraoperatória e com uma sessão de treinamento auditivo pré-operatória. Durante a craniotomia acordada, o paciente foi solicitado a descrever o que ele ouvia quando um eletrodo bipolar era usado para estimular o nervo coclear exposto com pulsos de onda quadrada de 100 microssegundos. O paciente descreveu sensações auditivas e foi capaz de discriminar frequências de estimulação de até 1 kHz.[32]

O primeiro aparelho implantado de Simmons foi então colocado 2 anos mais tarde, em 1964. Este segundo sujeito era um homem de 60 anos que tinha uma surdez unilateral por vários anos, e cujo ouvido com melhor audição então se tornou anacúsico. Ele sofria também de retinite pigmentar e tinha deficiência visual grave associada. Apesar de ter sido completamente cientificado de que a implantação provavelmente não teria sucesso e muito provavelmente não produziria audição útil, o sujeito concordou em se submeter à implantação. Foi usada anestesia local, e o promontório exposto através de uma via de acesso retroauricular transmeatal com elevação de um retalho timpanomeatal. Uma cocleostomia de 2 mm e a seguir furo de broca de 0,1 mm no modíolo foram executados. Uma mastoidectomia parcial também foi realizada e entrada no ouvido médio anterior ao nervo facial por remoção da bigorna. Um arranjo de seis eletrodos foi colocado através da abertura mastóidea para dentro do epitímpano e a seguir pela cocleostomia e a abertura modiolar até uma profundidade de 3 a 4 mm. Os eletrodos foram conectados a um plugue que a seguir foi fixado no osso cortical da mastoide. Testagem psicoacústica foi realizada em Stanford e nos Bell Laboratories em New Jersey.[33] Infelizmente, a combinação de incapacidades do sujeito tornou muito difícil a testagem psicofísica. Com base nestas experiências desfavoráveis, Simmons se tornou pessimista sobre o futuro da implantação. Ele estimou a probabilidade de que estimulação elétrica do nervo auditivo pudesse alguma vez fornecer um meio clinicamente útil de comunicação fosse "consideravelmente abaixo de 5%".[34] Implantação humana em Stanford foi adiada até que testagem adicional em animal pudesse provar sua utilidade.

House Reassume Seu Trabalho

Com os avanços em marca-passos e *shunts* ventriculoperitoneais em fins dos anos 1960, o interesse de House pela implantação coclear reacendeu-se com maior confiança na segurança e eficácia de aparelhos de demora (▶ Fig. 1.3). House estava trabalhando com um talentoso engenheiro de nome Jack Urban, uma colaboração mais bem conhecida por vários avanços influentes em instrumentos neuro-otológicos. House e Urban perseguiram agressiva-

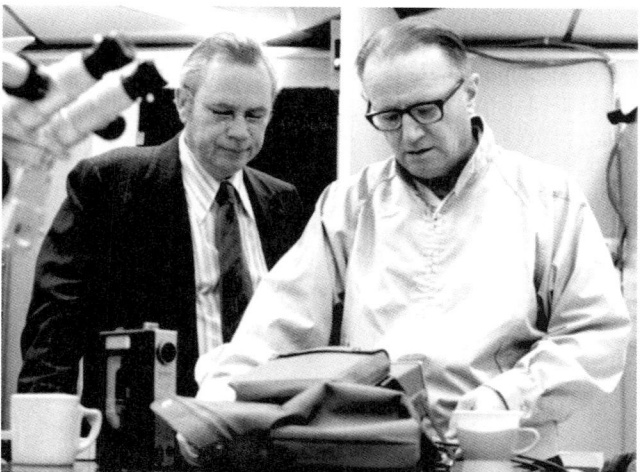

Fig. 1.3 William F. House (esquerda) e Robin Michelson (direita) colaborando no começo dos anos 1970. (Cortesia de John Q. Adams Center.)

mente implantação do seu aparelho monocanal em pacientes humanos. Tanto quanto qualquer outro parâmetro, a durabilidade e segurança do aparelho estavam na mente de House com este grupo de pacientes. De vários pacientes que receberam implantes em 1969, um necessitou de remoção do seu implante em decorrência da rejeição tecidual, e outro foi perdido do acompanhamento. Entretanto, um terceiro paciente, Charles Graser, se tornou sujeito de experimentação a longo prazo. Em Graser, House encontrou níveis e resultados de estimulação que permaneceram estáveis ao correr dos anos. Isto deu confiança na segurança da estimulação elétrica.

Charles Graser fora surdo por 10 anos em decorrência da ototoxicidade. Pós-implantação, ele trabalhou intensamente como sujeito de pesquisa, e assim continuou com entusiasmo por muitos anos. Muitas das observações e modificações que House e Urban descreveram nos anos 1960 foram baseadas na testagem de só um sujeito – Graser. Por exemplo, um dos achados surpreendentes do trabalho com Graser foi que um sinal de frequência portadora de 16.000 Hz o ajudou a apreciar frequências mais altas, e a modulação de amplitude do portador com o sinal acústico geralmente soava melhor. Esta estratégia de processamento de sinal se tornou padrão no implante coclear House/3M. A descrição destes resultados iniciais ocorreu, principalmente, pela experiência testemunhal dos sujeitos individuais, em vez de estudo sistemático. Outro resultado importante destes primeiros estudos foi o abandono dos sistemas de múltiplos eletrodos pelo eletrodo de fio único.[35]

San Francisco

Robin Michelson (▶ Fig. 1.3) era otorrinolaringologista na clínica particular nos anos 1960 em Redwood City, California. Era neto do físico ganhador do Prêmio Nobel Albert Michelson. A inspiração a Robin Michelson para implantação coclear veio de ver um paciente, T.I. Moseley, que tinha zumbido grave e otosclerose. Michelson tinha procurado monitorar a microfonia coclear durante uma estapedectomia como meio de *feedback* imediato, uma vez que ele efetuava o procedimento sob anestesia local. Moseley, engenheiro, concordou em construir para ele um amplificador de alto ganho com uma peça auricular que Michelson pudesse usar na sala de operações. Michelson concordou em colocar um eletrodo em contato com a janela redonda. *Feedback* do amplificador provocava a sensação de som para o paciente que Michelson subsequentemente conseguia combinar em frequência.[36]

Michelson, como House, originalmente concordara com a teoria do telefone da audição – de que a cóclea apresentava ao nervo auditivo o sinal elétrico análogo do estímulo auditivo, e tudo que era necessário para restaurar a audição era estimular o nervo auditivo com um sinal semelhante. Em uma tentativa de demonstrar que a estimulação elétrica do nervo auditivo evocava respostas auditivas, ele implantou um eletrodo na cóclea do gato e mediu a microfonia coclear na orelha oposta. Observou que a estimulação elétrica suprimia a microfonia coclear contralateral similarmente a estímulos acústicos. Concluiu, portanto, que estimulação elétrica era levada ao longo das vias auditivas.[37] Embora Michelson estivesse provavelmente demonstrando eletrofonia em vez de estimulação elétrica direta do nervo auditivo, este resultado o inspirou a fazer um implante em um voluntário humano com perda auditiva.

O primeiro implante de Michelson foi um aparelho monocanal implantado em uma mulher com surdez congênita. Testagem após implantação revelou que ela obtinha sensações auditivas pela estimulação, e que percepção de tonalidade era possível com frequências de estímulo menores que cerca de 600 Hz. Mais interessante para Michelson, no entanto, foi que a paciente foi capaz de diferenciar um estímulo de onda quadrada de um estímulo de onda senoidal.[36] Michelson interpretou isto como indicando que a estrutura fina do estímulo elétrico podia ser transmitida ao longo das vias auditivas. O eletrodo de fio de ouro endureceu vários dias após a operação, quebrou do resto do implante, e teve que ser removido. Diversos pacientes adicionais receberam aparelhos monocanal completamente implantáveis, e este trabalho preliminar foi apresentado à American Academy of Ophthalmology and Otolaryngology em outubro de 1970; um estudo de acompanhamento foi apresentado no congresso de 1971 da American Otological Society. Os pacientes tinham percepção de tonalidade baseada na frequência do estímulo e eram capazes de reconhecer estímulos de fala, mas não tinham compreensão de palavras. Todos os pacientes implantados perderam qualquer audição residual que tinham antes da implantação.[38]

Foi por volta desta época que Francis Sooy visitou Michelson em Redwood City e viu seu trabalho em progresso com implantação. Sooy era o catedrático do nascente Departamento de Otorrinolaringologia na Universidade da Califórnia em San Francisco, e esta interação com Michelson confirmou sua crença no potencial da implantação coclear. Ele persuadiu Michelson a se juntar aos docentes na UCSF e trazer suas investigações de implante para a Universidade. Sooy também acreditava que o desenvolvimento bem-sucedido do implante coclear exigia uma fundação científica baseada em universidade. Depois de recrutar Michelson, Sooy recrutou então Michael Merzenich da Universidade de Wisconsin. Merzenich era um jovem neurofisiologista cujo interesse era mapear o colículo inferior. Ele se juntou à docência da UCSF e começou a trabalhar em registros do colículo inferior por vários meses antes de se encontrar com Michelson no implante coclear. Merzenich foi inicialmente bastante cético sobre os méritos dos implantes e mostrou pouco interesse em se unir ao esforço de desenvolvimento. Depois de ver alguns pacientes em um filme documentário criado pelo residente de otorrinolaringologia C. Robert Pettit, no entanto, Merzenich ficou convencido do seu potencial.[39] A colaboração entre Michelson, um pioneiro clínico, e Merzenich, um cientista básico talentoso com uma base sólida de neurofisiologia, foi planejada nos bastidores por Sooy, e foi um elemento indispensável no desenvolvimento do programa de implante coclear de UCSF.

Um dos primeiros estudos que Merzenich realizou foi registrar as propriedades de resposta de unidades isoladas no colículo inferior do gato em resposta à estimulação sonora em um ouvido e estimulação elétrica do outro ouvido nos gatos com implante. Ele mostrou que os neurônios do colículo inferior respondiam similarmente a estímulos elétricos e sonoros, mas que as curvas de afinação para estimulação elétrica eram muito achatadas e mostravam pouca afinação. Adicionalmente, as respostas de animais com destruição de células ciliadas induzida por ototoxina mostravam as mesmas respostas a estímulos elétricos que cóclea não tratada. Esta foi a primeira demonstração definitiva de que a sensação auditiva com implantes se originava da estimulação direta do nervo auditivo em vez de efeitos de eletrofonia. As respostas no gato foram então comparadas com medidas psicoacústicas nos sujeitos humanos com implantes usando-se os mesmos estímulos elétricos em ambos os grupos. As conclusões deste trabalho foram que com aparelhos de um só eletrodo, periodicidade de frequência até cerca de 600 Hz é possível, mas nenhuma codificação de local de frequência é possível. Assim, a fim de transportar sons complexos como fala, seriam necessários arranjos de múltiplos eletrodos.[40] Este trabalho foi apresentado no congresso anual da American Otological Society de 1973 em St. Louis, e marcou o início da corrida para o desenvolvimento de um implante coclear multicanal.

Controvérsias e Dúvidas

O ano de 1973 representa uma encruzilhada no desenvolvimento do implante coclear. Até esta época, a implantação coclear teria sido considerada, na melhor hipótese, uma ideia com potencial de ajudar algumas pessoas surdas em algum tempo no futuro, e na pior nada melhor do que informação vibrotáctil. Simmons subestimara o potencial dos implantes e abandonara implantação humana. Os únicos clínicos efetuando implantes humanos, House e Michelson, eram cirurgiões distantes da corrente principal e cujo financiamento era de fontes privadas. Para que o desenvolvimento do implante prosseguisse, os implantes necessitariam ganhar legitimidade como um empreendimento válido de pesquisa com financiamento dos *National Institutes of Health* (NIH) e demonstrar aplicação clínica bem fundamentada. Esta seção realça eventos dos anos 1970 que ambas realizaram.

National Institutes of Health

O próprio NIH foi em parte responsável por dar legitimidade científica ao implante coclear. Em 1970, o Neural Prosthesis Program foi estabelecido dentro do National Institute of Neurological Diseases visando promover a pesquisa fora dos limites do NIH, principalmente, capitalizando o mecanismo de contrato do NIH.[41] Inicialmente o programa não focalizou uma prótese auditiva, mas sim em desenvolver uma prótese visual para os cegos, e os primeiros contatos focalizaram este objetivo. Além de fechar contratos, o Neural Prosthesis Program sob a orientação de F. Terry Hambrecht iniciou e manteve o Neural Prosthesis Workshop anual. O grupo de trabalho reuniu um grupo multidisciplinar de empreendedores e consultores no campus do NIH para discutir achados de pesquisa, delinear problemas importantes e desenvolver estratégias para o desenvolvimento de próteses neurais. No terceiro grupo de trabalho, em janeiro de 1973, próteses auditivas pela primeira vez comandaram uma parte importante da agenda. Os participantes incluíram Michelson, Merzenich e Simmons. Ambos Merzenich e Simmons também obtiveram financiamento fora do NIH para sua pesquisa relacionada com implante nesta época.[41]

Primeiras Reuniões de Implante Coclear

Diversas reuniões durante os vários anos seguintes contrapuseram os pioneiros do implante ao *establishment* da otologia/ciência auditiva. Estes simpósios começaram a colocar a implantação coclear sob a luz dos refletores, frequentemente resultando em considerável controvérsia. Entre 1971 e 1973, um importante trabalho removeu dúvidas de que o nervo auditivo pudesse ser estimulado diretamente com o implante. Preocupações que os otocientistas proeminentes expressaram em relação ao implante portanto mudaram e coalesceram durante os congressos em 1973 e 1974 da Otological Society, a Primeira Conferência Internacional sobre Estimulação Elétrica em San Francisco, e o Terceiro Workshop do Programa de Prótese Neural. Estas preocupações e suas fundamentações foram as seguintes:

- *Preocupação: A população de fibras nervosas restante na surdez não é suficiente para suportar a estimulação tonotópica do nervo.* Isto foi com base nos achados de Hal Schuknecht *et al.* de que só uma minoria dos ossos temporais examinados demonstrava mais de 2/3 da população normal de células ganglionares cocleares.[42] Adicionalmente, Nelson Y.S. Kiang, um neurofisiologista do Massachusetts Institute of Technology que tinha definido como as unidades de nervo auditivo isoladas respondem ao som no gato, conduziu uma veemente oposição à implantação coclear em humanos. Seu ponto de vista era que implantes cocleares com o desenho atual nunca poderiam produzir compreensão da fala ou "audição útil" porque estímulos elétricos não poderiam transmitir os complexos estímulos auditivos que a cóclea fornecia.[43] Implantar em humanos aparelhos que ofereciam pouco mais que leitura labial, considerava ele, não poderia ser considerado prudente.
- *Preocupação: Estimulação elétrica poderia transmitir sons fora da faixa de frequências da fala.* A lesão coclear na surdez é tipicamente na sua metade basal, onde estímulos de alta frequência são transduzidos. Os eletrodos descritos na época se estendiam apenas adentro da parte basal proximal da cóclea. Portanto, se o princípio de lugar fosse utilizado, a estimulação elétrica forneceria apenas frequências de som mais altas que a faixa da fala.[44]
- *Preocupação: A faixa dinâmica de volume com estimulação elétrica seria demasiado estreita para transmitir informação sonora útil.* Embora o volume cresça com a intensidade do som na coclear sobre uma faixa de aproximadamente 100 dB, a faixa de intensidade com estimulação elétrica é apenas de cerca de 6 dB, o que limitaria gravemente a discriminação de volume (intensidade). A faixa dinâmica de descarga das fibras nervosas no gato em resposta a ambas as estimulações elétrica e acústica revelou um achado semelhante – que a faixa dinâmica em resposta ao som é 20 a 40 dB, e a estímulos elétricos 4 dB.[43]
- *Preocupação: A manipulação intracoclear que ocorreria com a implantação coclear resultaria em dano importante à cóclea; qualquer coisa que cause distúrbio da rampa média causaria degeneração das fibras sensitivas restantes.* Esta preocupação se originou de estudos de Schuknecht mostrando que um aspecto da patologia coclear era degeneração das fibras do nervo auditivo.[45] Por que, então, fazer um procedimento invasivo como o implante coclear quando um aparelho usado externamente como um estimulador vibrotáctil poderia ser usada para o mesmo fim?

As preocupações acima não dissuadiram o grupo nuclear de desenvolvedores de implante de prosseguir em frente, embora uma forte aura de dúvida rodeasse o implante coclear. Na vanguarda do apoio ao implante coclear, no entanto, estava Francis Sooy, que foi responsável por reunir os devotados ao implante em outubro de 1974 com o suporte do NIH a fim de avaliar o progresso e definir os objetivos de pesquisa para o implante, e estabelecer as diretrizes para seleção de pacientes e protocolos de implantação. Duas decisões importantes foram tomadas nesta reunião. Primeira, foram delimitados critérios de implantação: consentimento informado completo de que o procedimento é experimental; nenhuma audição útil em qualquer orelha; só os pacientes capazes e desejosos de participar na testagem psicofísica; pacientes sadios sob os demais aspectos; e, finalmente, adultos apenas. Segunda, uma decisão de consenso foi tomada de parar a implantação de todos os aparelhos monocanal até que uma avaliação objetiva dos pacientes já com implantes pudesse ser realizada.[46] O NIH tomou a liderança nesta avaliação objetiva com uma chamada de candidatos para uma avaliação objetiva formal dos recebedores de monocanais. O futuro do desenvolvimento do implante ficou repousando sobre esta avaliação objetiva, uma vez que um achado de que o implante tinha limitada utilidade poderia ter cortado a alocação de recursos adicionais para o Neural Prostheses Program. O contrato para realizar a avaliação objetiva foi concedido em junho de 1975 a uma equipe da Universidade de Pittsburgh liderada por Robert Bilger.

Relatório Bilger

Treze sujeitos de implante monocanal adultos, 11 implantados por House e dois por Michelson, foram levados de avião para Pittsburgh para uma sessão de testagem de uma semana para tomarem parte no estudo. Os sujeitos foram submetidos a extensa testagem audiológica, psicoacústica e vestibular. Vários dos resultados não foram surpreendentes: Sujeitos não conseguiam compreender fala com o implante unicamente, mas o implante ajudava os escores de leitura labial dos pacientes. Também não foi surpresa o achado de que a qualidade de vida dos sujeitos foi ajudada pelo implante. Um achado surpreendente, no entanto, foi que a *produção* de fala pelos sujeitos foi significativamente ajudada pelos seus implantes. Os investigadores concluíram do estudo que os implantes monocanais ajudaram pacientes surdos. Embora esta conclusão possa não parecer profunda, ela foi a primeira avaliação objetiva, científica, do desempenho do implante, concluindo que os sujeitos receberam benefício do implante com mínimo risco.[47] A partir daqui, a prótese coclear ganhou a legitimidade necessária para justificar esforços de pesquisa na direção de um aparelho multicanal. Além disso, enquanto o mundo aguardava o implante multicanal, o aparelho monocanais era viável.

Desenvolvimento de um Aparelho Multicanal

Com o estudo Bilger confirmando a utilidade de um aparelho monocanal, House fez um movimento à frente com refinamento do seu implante. Ele e Jack Urban uniram forças com a 3M Company.

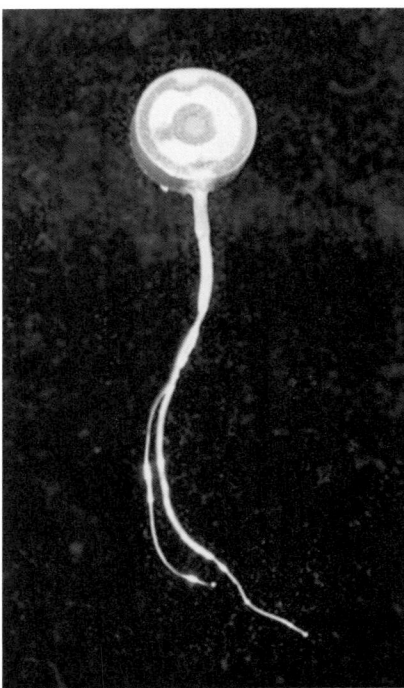

Fig. 1.4 Uma versão inicial do aparelho monocanal House/3M. Sendo mostrados o receptor/estimulador implantado e fios eletrodos. (Cortesia de John Q. Adams Center.)

O aparelho monocanal House/3M Company (Fig. 1.4) foi implantado em vários milhares de pacientes até o começo de 1980, e em 1984 a *Food and Drug Administration* (FDA) concedeu aprovação ao aparelho. Outros centros, no entanto, concentraram seus esforços em pesquisar e desenvolver um aparelho multicanal. Na vanguarda desta competição, estavam Merzenich, Michelson, Robert Schindler, *et al.* na UCSF (Fig. 1.5), e Graham Clark na Universidade de Melbourne na Austrália.

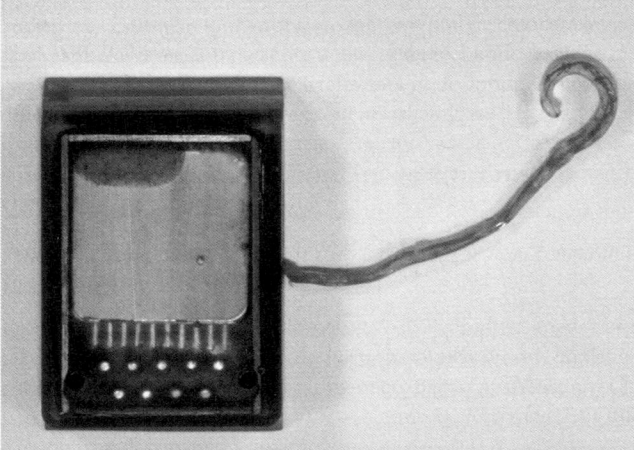

Fig. 1.5 Eletrodo e receptor iniciais, revestidos de epóxi, de oito canais, desenhados por Robin Michelson e montados por Mel Bartz. A parte intracoclear do arranjo de eletrodos era formada de Silastic para encher a rampa do tímpano. (Cortesia de Stephen Rebscher, University of California at San Francisco.)

Clark, um otorrinolaringologista treinado clinicamente, começou a investigar o implante coclear como estudante graduado nos anos 1960. Ele percebeu já na sua tese de graduação, em 1969, que o aparelho monocanal tinha limitada utilidade,[48] e procurou usar uma abordagem científica ao desenvolvimento de um aparelho de multieletrodos. A abordagem tinha várias frentes: desenvolver estratégias de processamento da fala, otimizar o arranjo de eletrodos, e desenvolver um receptor-estimulador implantável seguro, confiável. Os esforços no sentido do que se tornaria o implante Nucleus da Cochlear Corporation foram principalmente uma empreitada australiana, uma vez que o financiamento vinha das maratonas de doação da televisão e firmas de engenharia associadas ao governo, e em parte de doações governamentais.[49] Clark *et al.* relataram diversos achados importantes, dois dos quais foram que inserir o arranjo de eletrodos em uma direção anterógrada através de uma única cocleostomia no nicho da janela redonda para dentro da rampa do tímpano era menos traumático para as estruturas cocleares do que inserção retrógrada ou múltiplas cocleostomias,[50,51] e a dissolução de eletrodos de platina com estímulos pulsáteis bifásicos era mínima, significando estimulação segura a longo prazo.[52] Clark primeiro implantou em um sujeito humano em 1978, e cerca de 1981 mostrou que sujeitos eram capazes de compreender alguma fala de conjunto aberto com seus implantes e sem a ajuda de leitura labial.[53] A aprovação da FDA para o implante multicanal Nucleus (Cochlear, Melbourne, Austrália) foi concedida para pacientes adultos em 1985 e crianças com apenas 2 anos em 1990.

À medida que vários desafios técnicos foram superados nos anos 1980, os implantes cocleares multicanais se tornaram uma opção segura para adultos e crianças surdos profundos. Pacientes com implante esperavam ter uma melhora da qualidade de vida e algum reconhecimento de fala de conjunto aberto. Outro desenvolvimento era necessário, no entanto, para melhorar dramaticamente o reconhecimento da fala provida pelo implante, e isto foi o desenvolvimento de estimulação intercalada de alta frequência. Estimulação com múltiplos eletrodos confia no princípio do lugar de codificação dos estímulos auditivos ao longo da cóclea. Para que eletrodos separados sejam efetivos em evocar respostas de diferentes frequências, a extensão espacial dos seus estímulos tem que ser diferente. Vários estudos em fins dos anos 1970 e começo dos anos 1980 demonstraram que interferência importante (conhecida como "interação") resultava da estimulação simultânea de múltiplos eletrodos.[54,55] Foi observado que a interação de eletrodos podia ser minimizada estimulando-se os eletrodos em um padrão intercalado, não simultâneo.[54] Outra descoberta foi que estimulação não simultânea a frequências de pulsos maiores que 1 kHz foi especialmente efetiva para melhorar a compreensão da fala de um sujeito com implante. Uma colaboração entre a UCSF e o Research Triangle Institute (Research Triangle, NC) resultou na implementação e testagem de um esquema de processamento da fala que utilizou este conceito. O conceito foi patenteado e se tornou conhecido como amostragem intercalada contínua (CIS). A implementação do CIS forneceu uma melhora imensa no desempenho dos recebedores de implante para reconhecimento da fala.[56]

Desde aquela época, houve numerosos aperfeiçoamentos tecnológicos notáveis no desenho e codificação do aparelho, e o futuro promete avanços ainda maiores para aumentar ainda mais o desempenho na população com audição prejudicada que recebeu implante.

Conclusão

O desenvolvimento do implante coclear começou em 1957 com as primeiras tentativas de restaurar audição com estimulação elétrica do nervo auditivo. Nos anos que se seguiram, os proponentes principais de implantes foram alguns otologistas tentando ajudar seus pacientes com aparelhos monocanais, apesar de considerável oposição de líderes no campo. Não fossem estes pioneiros, os implantes cocleares bem poderiam ter sido retardados por muitos anos. Subsequentemente ao estudo Bilger, a pesquisa de implante coclear ganhou apoio da corrente principal, e esforços na direção de um aparelho multicanal comercializável foram empreendidos. Aperfeiçoamentos são incessantes e oferecem um futuro brilhante à população com audição comprometida.

Referências

1. Dudley H. Remaking speech. J Acoust Soc Am 1939;11:169-177
2. Wever EG, Bray CW. The nature of the acoustic response: the relation between sound frequency of impulses in the auditory nerve. J Exp Psychol 1930;13:373-387
3. Stevens SS. On hearing by electrical stimulation. J Acoust Soc Am 1937;8:191-195
4. Shah SB, Chung JH, Jackler RK. Lodestones, quackery, and science: electrical stimulation of the ear before cochlear implants. Am J Otol 1997;18:665-670
5. Djourno A, Strohl A. Modifications du courant de peau de grenouille pendant l'excitation électrique. CR Soc Biol (Paris) 1937;125:625
6. Djourno A. Variation de l'excitabilite du sciatique de grenouille suivant l'écart des électrodes. CR Soc Biol (Paris) 1946;140:183
7. Djourno A. Sur la mésure instantanée de la fréquence du pouls. Paris Med(Paris)1938;37:83
8. Djourno A. Masmonteil, Roucayrol JC. Une application de la haute fréquence a l'extraction de protheses métalliques. Soc Electrother Radiol. 1948;29:637-638
9. Djourno A, Delay J, Verdeaux G Un cas de narcolepsie avec étude électroencéphalographique. Congres d'Electro-encephalographie de Langue française, Paris 1949
10. Djourno A. La respiration électrophrenique. Presse Med 1952;60:1532-1533
11. Djourno A. Excitation électrique localisée à distance. C R Acad Sciences. 1953;236:2337-2338
12. Djourno A, Kayser D. La méthode des excitations induites a distance. J Radiol 1954;36:117-118
13. Djourno A, Kayser D, Guyon L. Sur la tolérance par le nerf d'appareils électriques d'excitation inclus à démeure. CR Soc Biol (Paris) 1955;149:1882-1883
14. Eyries C. Traitement de l'ozene par un nouveau précéde de prothèse chirurgicale. Ann Otolaryng. 1946;13:581-586
15. Olivier G, Eyries C. Repères chirurgicaux et aspects du nerf facial extra petreux. Med trop. 1953;13:720-723
16. Eyries C. Expérience personelle. Cahiers d'Oto-Rhino-Laryngologie. 1979;14:679-681
17. Djourno A. Interview with Phillip Seitz, January 12, 1994. John Q. Adams Center Archives
18. Djourno A, Eyries C, Vallancien B. De l'excitation électrique du nerf cochleaire chez l'homme, par induction à distance, à l'aide d'un micro-bobinage inclus à demeure. CR Soc Biol (Paris) 1957;151:423-425
19. Eyries C. Interview with Phillip Seitz, January 10, 1994. John Q. Adams Center Archives
20. Djourno A. Analyse oscillographique instantanée de la voix parlée. CR Soc Biol (Paris) 1959;153:197-198
21. Djourno A. A propos de prothèse sensorielle totale. Bull Acad Natl Med 1977;161:282-283
22. Chouard CH. Entendre sans Oreilles. Paris: Robert Laffont. 1973
23. Eisen MD. Djourno, Eyries, and the first implanted electrical neural stimulator to restore hearing. Otol Neurotol 2003;24:500-506
24. House WF A personal perspective on cochlear implants. In: Schindler RA, Merzenich MM, eds. Cochlear Implants. New York: Raven Press 198513-198516
25. House WF. Cochlear Implants: My Perspective. Newport Beach, CA: AllHear, 1995
26. Doyle JB. Interview with Philip Seitz, August 22, 1993. John Q. Adams Center Archives
27. House WF. Cochlear implants: beginnings (1957-1961). Ann Otol Rhinol Laryngol 1976;85:3-6
28. Doyle JB, Ballantyne EW, inventors Artificial sense organ, U.S. Patent 3,449,768, June 17, 1 969
29. Anonymous. California electronics firm readies "artificial ear" implant. Space Age News. 1961;3:1
30. Doyle JB, Doyle JH, Turnbull FM, Abbey J, House L. Electrical stimulation in eighth nerve deafness. Bull Los Angel Neuro Soc 1963;28:148-150
31. Doyle JH, Doyle JB, Turnbull FM. Electrical stimulation of the eighth cranial nerve. Arch Otolaryngol 1964;80:388-391
32. Simmons FB, Mongeon CJ, Lewis WR, Huntington DA. Electrical stimulation of acoustical nerve and inferior colliculus;results in man. Arch Otolaryngol 1964;79:559-568
33. Simmons FB, Epley JM, Lummis RC et al. Auditory nerve: electrical stimulation in man. Science 1965;148:104-106
34. Simmons FB. Electrical stimulation of the auditory nerve in man. Arch Otolaryngol 1966;84:2-54
35. House WF, Urban J. Long term results of electrode implantation and electronic stimulation of the cochlea in man. Ann Otol Rhinol Laryngol 1973;82:504-517
36. Michelson RP. Interview with Phillip Seitz, November 7, 1 995. John Q. Adams Center Archives
37. Michelson RP. The crossed cochlea effect. Trans Am Acad Ophthal Otolaryngol 1968
38. Michelson RP. Electrical stimulation of the human cochlea. A preliminary report. Arch Otolaryngol 1971;93:317-323
39. Merzenich MM Interview with Marc Eisen, March 26, 2004
40. Merzenich MM, Michelson RP, Pettit CR, Schindler RA, Reid M. Neural encoding of sound sensation evoked by electrical stimulation of the acoustic nerve. Ann Otol Rhinol Laryngol 1973;82:486-503
41. Hannaway C. Contributions of the National Institutes of Health to the Development of Cochlear Prostheses. Bethesda, MD: National Institutes of Health, 1996
42. Kerr A, Schuknecht HF. The spiral ganglion in profound deafness. Acta Otolaryngol 1968;65:586-598
43. Kiang NYS, Moxon EC. Physiological considerations in artificial stimulation of the inner ear. Ann Otol Rhinol Laryngol 1972;81:714-730
44. Lawrence M, Johnsson L-G. The role of the organ of Corti in auditory nerve stimulation. Ann Otol Rhinol Laryngol 1973;82:464-472
45. Schuknecht HF. Lesions of the organ of Corti. Trans Am Acad Ophthalmol Otolaryngol 1953;57:366-383
46. Merzenich MM, Sooy FA Report on a workshop on cochlear implants, University of California at San Francisco, October 23-25 1 974
47. Bilger RC. Evaluation of subjects presently fitted with implanted auditory prostheses. Ann Otol Rhinol Laryngol 1977;86 Suppl38:1-176
48. Clark G. Middle Ear and Neural Mechanisms in Hearing and in the Management of Deafness [Doctor of Philosophy Thesis]. Sydney: University of Sydney, 1969
49. Clark G. Sounds from Silence. Adelaide: Allen & Unwin, 2000
50. Clark GM, Hallworth RJ, Zdanius K. A cochlear implant electrode. J Laryngol Otol 1975;89:787-792
51. Clark GM. An evaluation of per-scalar cochlear electrode implantation techniques. An histopathological study in cats. J Laryngol Otol 1977;91:I85-I99
52. Black FO, Wall C, O'Leary DP, Bilger RC, Wolf RV. Galvanic disruption of vestibulospinal postural control by cochlear implant devices. J Otolaryngol 1978;7:519-527
53. Clark GM, Tong YC, Martin LF. A multiple-channel cochlear implant: an evaluation using open-set CID sentences. Laryngoscope 1981;91:628-634
54. Eddington DK, Dobelle WH, Brackmann DE, Mladejovsky MG, Parkin JL. Auditory prostheses research with multiple channel intracochlear stimulation in man. Ann Otol Rhinol Laryngol 1978;87:1-39
55. White M. Design Considerations of a Prosthesis for the Profoundly Deaf. Berkeley, CA: University of California, Berkeley, 1978
56. Wilson BS, Finley CC, Lawson DT, Wolford RD, Eddington DK, Rabinowitz WM. Better speech recognition with cochlear implants. Nature 1991;352:236-238

2 Genética da Perda Auditiva e Preditores de Resultado de Implante Coclear

Robert W. Eppsteiner, Richard K. Gurgel e Richard J.H. Smith

■ Introdução

Implantação coclear é o tratamento padrão para restauração da audição em pacientes com perda auditiva neurossensorial (SNHL) profunda bilateral. Embora todos os candidatos a implante coclear compartilhem o diagnóstico de SNHL, as causas divergentes de perda auditiva criam uma população de pacientes heterogênea. Esta heterogeneidade em etiologia provavelmente contribuiu para o espectro de desempenho do implante coclear. Se nós compreendêssemos melhor a causa da SNHL nos pacientes surdos, provavelmente prediríamos melhor seu resultado de audição após implantação.

A surdez resulta da interação de fatores ambientais e genéticos que afetam a via auditiva. Com o advento de novas tecnologias para enriquecimento genômico e sequenciamento de alto rendimento, o campo da genética começou um renascimento. Sequenciar o genoma humano inteiro, que levou mais de uma década para o Projeto Genoma Humano, pode agora ser feito em questão de dias. Esta nova acessibilidade da informação genética está revolucionando o estudo molecular da doença e o seu tratamento. Entre as transformações está uma mudança de paradigma na avaliação da pessoa surda/com deficiência auditiva, especialmente se a história da família sugerir que a perda auditiva é herdada.

A pedra angular da avaliação da perda auditiva permanece sendo a história médica e o exame físico, complementados por uma avaliação audiológica completa, mas o teste seguinte que deve ser pedido é um exame genético abrangente. Este algoritmo realça a importância das características genéticas de uma pessoa no processo da tomada de decisão médica.[1] Este capítulo revê a base genética da perda de audição, tecnologias recentes usadas para testagem genética abrangente e o impacto da genética no desempenho do implante coclear (CI).

■ Base Genética da Perda Auditiva

Nas nações desenvolvidas, perda auditiva é diagnosticada em aproximadamente 1 de cada 500 recém-nascidos, tornando-a o mais comum defeito sensitivo congênito.[2] Ela é 3 vezes mais prevalente do que síndrome de Down e fibrose cística.[3,4] As causas de SNHL congênita podem ser ambientais (p. ex., citomegalovírus congênito e ototoxicidade induzida por antibiótico) ou genéticas.[3] Em 70% dos casos, a perda auditiva é não sindrômica (NSHL), significando que a perda da audição é a única anormalidade fenotípica reconhecida. Nos restantes 30% dos casos, no entanto, outros achados físicos, como heterocromia da íris ou fossetas pré-auriculares segregam-se junto com o déficit auditivo. Coletivamente, estes tipos de perda auditiva são chamados de sindrômicos (SHL).

A maioria das formas de SHL pode ser reconhecida desde o nascimento, mas há duas exceções importantes, notáveis porque elas são ambas recessivas e relativamente comuns. Síndrome de Usher, da qual há três tipos, se apresenta com perda auditiva congênita e retinite pigmentar com início mais tarde, e síndrome de Pendred, que pode-se apresentar com perda auditiva congênita ou pós-lingual e bócio com início mais tarde, ambas aparecem como NSHL, ao nascimento, e assim nos referimos a estes três tipos de SHL como símiles de NSHL. Sem testagem genética os símiles de NSHL não podem ser distinguidos da verdadeira NSHL. O objetivo da testagem reside no fato de que a NSHL é extremamente heterogênea. Mais de 67 genes causadores de NSHL foram identificados; entretanto, o número total provavelmente é o dobro, com base em dados que atribuem posições genômicas a 130 loci de NSHL (um lócus é uma posição genômica que abriga um gene causador de NSHL).[5]

A maioria da NSHL (80%) é recessiva autossômica (ARNSHL), e, muito inesperadamente, mutações em um gene se responsabilizam por 50% da ARNSHL grave a profunda congênita em muitas populações diferentes no mundo.[3] *GJB2* codifica uma proteína chamada conexina 26, que fabrica junções de espaço hexaméricas para ligar células como um sincício funcional. As contribuições relativas trazidas por outros genes para ARNSHL grave a profunda, e para outros graus de perda auditiva congênita, não foram determinadas principalmente porque até recentemente o projeto experimental era proibitivamente complexo, caro e intensivo de trabalho.

Dos 67 genes implicados em NSHL, 38 causam ARNSHL e 25 causam NSHL dominante autossômica. Há duas causas ligadas ao X de NSHL e, em adição, ocorre NSHL associada a RNA mitocondrial e microRNA.[6,7] Estes genes codificam uma ampla variedade de proteínas que são expressadas na cóclea e na via neural auditiva e têm um variado espectro de funções. As proteínas estruturais incluem actinas (ACTG1), proteínas associadas a actina (TRIOBP, RDX) e miosinas (MYO7A, MYO15A, MYO6, MYO1A, MYH9, MYH14); proteínas de junção/adesão celular incluem otoancorina (OTOA), claudina-14 (CLDN14), e as junções de espaço (GJB2, GJB6); moléculas de ligação extracelular incluem caderina 23 (CDH23) e protocaderina 15 (PCDH15); e transportadoras e canais incluem pendrina (SLC26A4) e canais de potássio (KCNQ4) (▶ Tabela 2.1).

■ Tecnologia de Sequenciação Avançada para Testagem Genética de Surdez

Em 1977, Frederick Sanger, o único bilaureado Nobel em química, desenvolveu a sequenciação de Sanger, o padrão ouro para testagem genética.[8] A sequenciação de Sanger utiliza inibidores didesoxinucleotídeos terminadores de cadeia para determinar sequência de nucleotídeos, e até recentemente era o único método usado para sequenciação de genes totais. Durante os últimos anos, no entanto, diversas tecnologias genômicas avançadas que paralelizam o processo de sequenciação (por essa razão são chamadas coletivamente de tecnologias de sequenciação paralela massiva [MPS]) foram desenvolvidas. Estas tecnologias produzem milhões de sequências de uma vez que são alinhadas bioinformaticamente alinhadas ao genoma humano pai e interrogadas quanto a diferenças de nucleotídeos. Para uma revisão em profundidade destas tecnologias conforme aplicadas à perda auditiva, encaminhamos o leitor a Shearer *et al.*[9]

Tabela 2.1 Lista dos Genes Incluídos na Plataforma OtoSCOPE com os Correspondentes Nomes das Proteínas, Função e Desempenho do Implante Coclear

Gene	Proteína	Função	Desempenho do CI	Referência
Genes do Labirinto Membranoso				
CDH23	relacionado à caderina 23	estrutural (adesão celular)	+	18, 19
CLDN14	Claudina 14	estrutural (junção íntima)	desconhecido	–
COL11AA2	colágeno, tipo XI, alfa 2	estrutural (matriz extracelular)	desconhecido	–
ESPN	espina	estrutural (citoesqueleto de feixe ciliar)	desconhecido	–
GJB2	proteína de junção de espaço, beta 2	homeostasia iônica	+	22, 28–33
GJB6	proteína de junção de espaço, beta 6	homeostasia iônica	+	62
ILDR1	receptor contendo domínio semelhante a Ig 1	desconhecida	desconhecida	–
LOXHD1	lipoxigenase contendo domínio de homologia 1	proteína estereociliar	+	63
MYO3A	miosina IIIA	proteína motora (feixe ciliar)	desconhecida	–
MYO6	miosina VI	proteína motora (feixe ciliar)	desconhecida	–
MYO7A	miosina VIIA	proteína motora (feixe ciliar)	+	19
MYO15A	miosina XVA	proteína motora (feixe ciliar)	desconhecida	–
OTOA	otoancorina	estrutural (matriz extracelular)	desconhecida	–
OTOF	otoferlina	transmissão sináptica (exocitose na sinapse de fita auditiva)	+	41–44
PTPRQ	receptor a proteína tirosina fosfatase	estrutural (conectores de haste de célula ciliada)	desconhecida	–
RDX	radixina	estrutural (citoesqueleto do feixe ciliar)	desconhecida	–
SLC26A5	família portador de soluto 26, membro 5	proteína motora (OHC)	desconhecida	–
STRC	estereocilina	estrutural (matriz extracelular)	desconhecida	–
TECTA	tectorina alfa	estrutural (matriz extracelular)	desconhecida	–
TMC1	semelhante a canal transmembrânico 1	desconhecida	+	63
TMIE	transmembrânico orelha interna	desconhecida	desconhecida	–
TRIOBP	proteína ligadora de TRIO e F-actina	estrutural (citoesqueleto do feixe ciliar)	desconhecida	–
USH1C	homóloga de síndrome de Usher 1C	estrutural (proteína armação do feixe ciliar)	desconhecida	–
WHRN	Whirlina	estrutural (proteína armação do feixe ciliar)	desconhecida	–
MYH14	miosina, cadeia pesada 14, não muscular	desconhecida	desconhecida	–
POU4F3	pou classe 4 homeobox 3	fator de transcrição	desconhecida	–
TJP2	proteína de junção íntima 2	estrutural (junção íntima)	desconhecida	–
POU3F4	fator de transcrição 4 de pou domínio classe 3	fator de transcrição	+	64, 65, 66
SLC26A4	família portadora de soluto 26, membro 4	homeostasia iônica	+	36–40
ACTG1	actina gama 1	estrutural (citoesqueleto do feixe ciliar)	desconhecida	–
COCH	homóloga de fator C da coagulação, coclina	estrutural (matriz extracelular)	+	67
CRYM	cristalina mu	homeostasia iônica	desconhecida	–
DFNA5	surdez dominante autossômica 5	desconhecida	desconhecida	–
SERPINB6	SERPINB6	inibidor de protease (células ciliadas)	desconhecida	–
Genes do Gânglio Espiral				
ESRRB	receptor relacionado na estrogênio beta	fator de transcrição	desconhecida	–
CCDC50	domínio contendo rolos 50	estrutural (citoesqueleto do feixe ciliar)	desconhecida	–
GIPC3	GAIP proteína interativa C terminal 3	proposto papel na aquisição e propagação de sinal nas células ciliadas cocleares	desconhecida	–
GJB3	proteína de junção de espaço, beta 3	homeostasia iônica	desconhecida	–
PCDH15	relacionada a protocaderina 15	estrutural (adesão celular no feixe ciliar)	desconhecida	–
PJVK	pejvakina	sinalização na via auditiva (células ciliadas e neuronal)	desconhecida	–
TMPRSS3	protease transmembrânica serina 3	desconhecida	variável	51, 52
KCNQ4	canal de potássio ativado pela voltagem	homeostasia iônica	desconhecida	–
MYH9	miosina, cadeia pesada 9, não muscular	proteína motora (célula ciliada)	+	68, 69
WFS1	síndrome de Wolfram 1 (wolframina)	homeostasia iônica	desconhecida	–

Tabela 2.1 Continuação

Gene	Proteína	Função	Desempenho do CI	Referência
GPSM2	moduladora de sinalização de proteína G	receptor da via de sinalização acoplado a proteína G	desconhecida	–
GRXCR1	glutarredoxina rica em cisteína 1	desconhecida	desconhecida	–
HGF	fator de crescimento para hepatócitos	mitogênio, motogênio e fator neurotrófico	desconhecida	–
LHFPL5	semelhante a parceira de fusão de lipoma HMGIC1	pode funcional em morfogênese de feixe ciliar	desconhecida	–
LRTOMT	OMT transmembrânica rica em leucina	desenvolvimento de células receptoras auditivas	desconhecida	–
MARVELD2	contendo domínio MARVEL 2	formação de barreira epitelial	desconhecida	–
TPRN	taperina	desconhecida	desconhecida	–
PRPS1	fosforribosilpirofosfato sintetase 1	desenvolvimento do sistema nervoso e síntese de nucleotídeo	desconhecida	–
GRLH2	semelhante a cabeça granulosa 2	fator de transcrição	desconhecida	–
MYO1A	miosina 1A	movimento de organelas ao longo de filamentos de actina	desconhecida	–
SLC17A3	família portadora de soluto 17, membro 3	transporte iônico e de neurotransmissor transmembrânico	desconhecida	–
DIAPH1	homólogo diáfano 1	estrutural (citoesqueleto do feixe ciliar)	desconhecida	–
DSPP	dentina sialofosfoproteína	desenvolvimento de tecido biomineral	desconhecida	–
EYA4	olhos ausentes homóloga 4	fator de transcrição	desconhecida	–
CLRN1	clarina 1	pode modular neurotransmissão na sinapse célula ciliar–célula do gânglio espiral	desconhecida	–
GPR98	receptor acoplado a proteína g 98	pode ter papel no desenvolvimento do sistema nervoso central	desconhecida	–
USH1G	SANS (também dita proteína de síndrome de Usher tipo 1G)	estrutural (feixes de células ciliadas)	desconhecida	–
USH2A	usherina 2A	estrutural (adesão celular)	desconhecida	–
MSRB3	metionina-R-sulfóxido redutase B3	reparo de proteína	desconhecida	–
DIABLO	homóloga diablo, mitocondrial	promove apoptose ativando caspases	desconhecida	–
CEACAM16	molécula de adesão celular relacionada com o antígeno carcinoembrionário 16	possível proteína estrutural (entre membrana tectorial e estereocílios)	desconhecida	–
EYA1	proteína EYA1	desconhecida	desconhecida	–
FOXI1	proteína box forcado I1	fator de transcrição	desconhecida	–
KCNJ10	canal de potássio 10 retificador para dentro sensível ao trifosfato de adenosina (ATP)	homeostasia iônica	desconhecida	–

+, representa bom desempenho do implante coclear.
[a]Genes foram divididos com base na sua localização de expressão principal. Genes listados como expressados no gânglio espiral em certos casos podem também ser expressados no labirinto membranoso, mas estão listados como genes expressados no gânglio espiral.

Painéis Multigênicos Usando Microarranjos

Uma das primeiras estratégias genômicas avançadas aplicadas à perda auditiva hereditária foi o microarranjo de extensão de nucleotídeos isolados (HHL APEX).[10] Estes arranjos de detecção de mutação incorporam *primers* ligados aos quais é hibrido DNA genômico. Nucleotídeos fluorescentes são adicionados, e sua ligação a bases de *primers* superprojetadas é detectada por imagem. HHL APEX não interroga genes inteiros, mas apenas 198 bases em oito genes nos quais foram descritas variedades patogênicas.

Outra plataforma baseada em microarranjos é OtoCHIP. Ela oferece uma vantagem importante porque usa ressenquenciação de microarranjos para triar genes específicos quanto a alterações de nucleotídeos. DNA genômico biotinilado é hibridado ao seu sensor complementar no arranjo, que é imageado repetidamente para determinar o nucleotídeo em cada posição genômica. A versão atual do OtoCHIP interroga 19 genes (70.000 bases).[11]

Painéis Multigênicos Usando Enriquecimento Genômico Direcionado

Uma alternativa à hibridação baseada em arranjos é hibridação baseada em solução, um exemplo da qual é enriquecimento genômico direcionado (TGE). Na TGE, DNA genômico compartilhado é hibrido a sensores marcados com biotina (também conhecidos como *baits*) que são complementares a sequências específicas de interesse. Hibridação ocorre em solução (também é possível hibridação em fase sólida), e a seguir complexos DNA-*bait* são capturados usando-se contas de estreptavidina. DNA genômico não capturado é lavado, deixando uma biblioteca enriquecida quanto a uma região específica de interesse. Existem atualmente dois painéis abrangentes para perda auditiva que empregam TGE: OtoSCOPE e um painel desenhado pela Otogenetics Corporation (Atlanta, GA).[12,13]

Medicina Genômica Personalizada

Além dos painéis direcionados para surdez descritos acima, é possível sequenciar o exoma (sequência genética de codificação) inteiro de uma pessoa ou mesmo o genoma inteiro de uma pessoa usando-se sequenciação de geração seguinte. Não é mais absurdo considerar os clínicos tendo acesso à sequência genômica inteira de um paciente para ajudar no diagnóstico e tratamento de doença. Por uma variedade de razões técnicas e bioinformáticas, entretanto, atualmente é mais eficiente usar painéis multigênicos do que alternativas mais abrangentes.

Papel da Testagem Genética no Tratamento de Pacientes

O papel da testagem genética no tratamento do paciente surdo/deficiente de audição está evoluindo rapidamente. Com plataformas como OtoSCOPE, todas as causas genéticas conhecidas de NSHL podem ser triadas simultaneamente, deslocando para a vanguarda o papel da testagem genética no tratamento dos pacientes.

Testagem Genética para Candidatos a Implante Coclear

Atualmente, quando uma criança ou adulto com surdez grave a profunda se apresenta para uma avaliação de CI, testagem genética não faz parte da avaliação padrão. Propomos um paradigma de avaliação no qual a testagem genética faz parte da avaliação pré-operatória de *todos* os candidatos a CI com suspeita de NSHL (▶ Fig. 2.1). Testagem genética pré-operatória pode diminuir o número de testes de triagem pedidos, mudar o tratamento cirúrgico e melhorar a seleção de pacientes para implantação, desse modo diminuindo os custos de assistência à saúde.

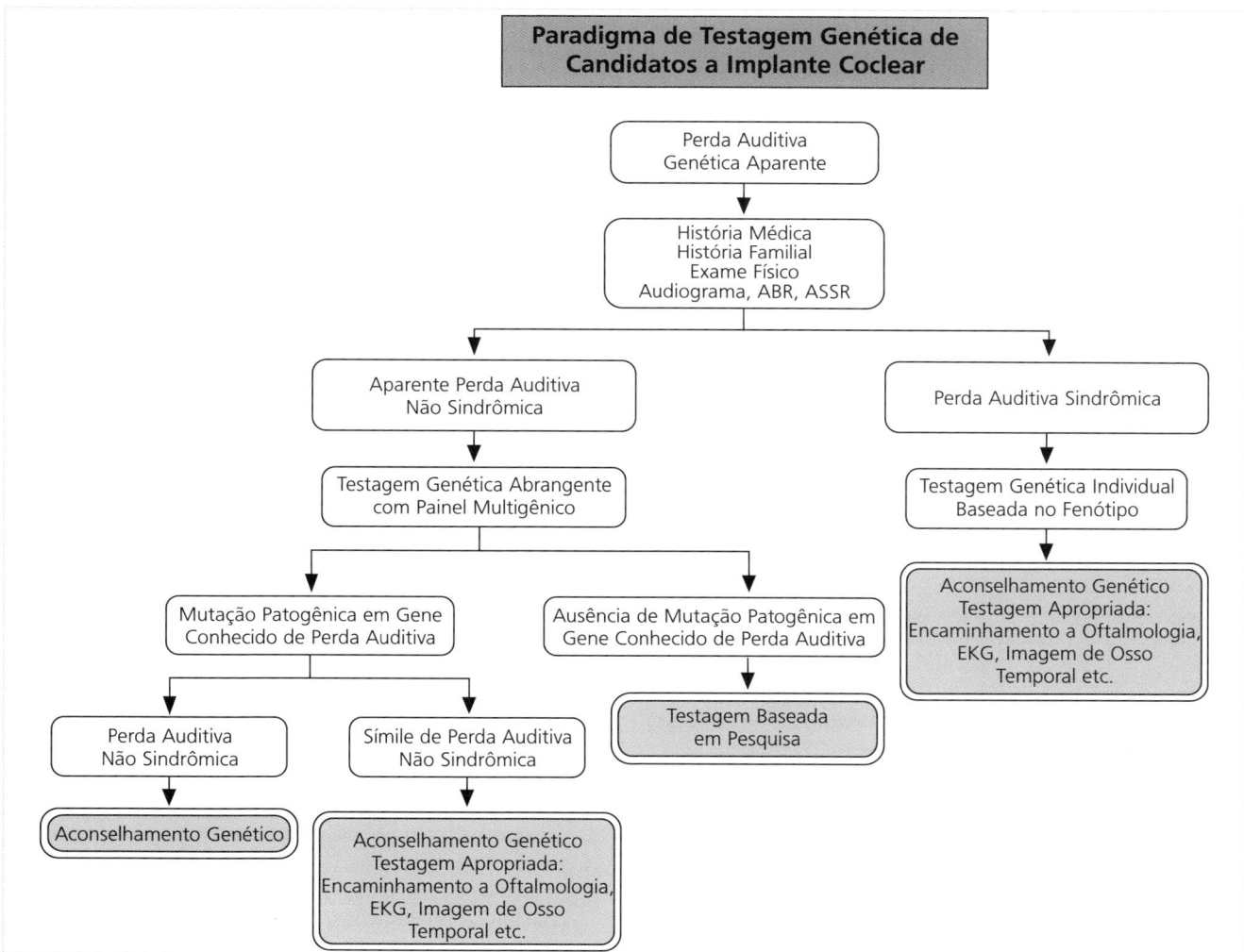

Fig. 2.1 Paradigma proposto de testagem genética para candidatos a CI. Em casos nos quais surdez herdada não tem aspectos sindrômicos, recomendamos testagem genética abrangente. Isto determinará se os indivíduos têm perda auditiva não sindrômica verdadeira ou perda auditiva causada por um gene símile de perda genética não sindrômica como na síndrome de Usher ou de Pendred. Quando uma mutação em um gene símile não sindrômico é identificada, o encaminhamento para avaliação clínica adicional deve ser realizado. Indivíduos nos quais um diagnóstico genético não é alcançado são excelentes candidatos para testagem baseada em pesquisa e descoberta de novos genes. ABR, potenciais evocados auditivos do tronco cerebral; ASSR, resposta auditiva em estado estável; EKG, eletrocardiograma.

Triagem Genética em Candidatos a Implante Coclear com Síndrome de Usher

A síndrome de Usher, um tipo recessivo autossômico de SNL que cai sob a rubrica dos símiles de NSHL, é a principal causa genética de surdez e cegueira, e ilustra a utilidade da testagem genética de surdez antes da implantação coclear. Secundárias a mutações em *GJB2*, as mutações nos genes na síndrome de Usher são a causa mais comum de perda auditiva na população de CI congenitamente surda (20% dos casos).[14] Como a surdez é congênita mas o comprometimento visual é retardado, sem testagem genética pode ser muito difícil diferenciar o recém-nascido com síndrome de Usher de um recém-nascido com outra forma de perda auditiva congênita grave a profunda.[15] Mas a diferenciação é importante por muitas razões. Primeira, quando o diagnóstico de síndrome de Usher é feito cedo, precauções como o uso de óculos canceladores de raios ultravioleta (UV) podem ser tomadas para retardar o início da perda da visão. Segunda, em pacientes com síndrome de Usher, implantes bilaterais simultâneos são aconselhados, porque a localização do som é melhorada.[16] Uma vez que os pacientes com *USH1* eventualmente desenvolvem cegueira, implantação coclear bilateral assegura que os resultados de audição sejam otimizados antes que a visão seja perdida.[17] Terceira, testagem genética pré-operatória fornece informação prognóstica valiosa, uma vez que os pacientes com síndrome de Usher têm excelentes resultados auditivos após implantação coclear.[18,19]

Seleção Aperfeiçoada de Pacientes para Implantação Coclear com Testagem Genética

Estima-se que 3 a 7% dos recebedores de CI não se beneficiem da implantação; entretanto, estes pacientes não podem ser identificados antes da implantação.[20,21] Uma vez que a maioria dos recebedores de CI com NSHL têm perfis audiométricos muito semelhantes, a testagem audiológica não pode ser usada para prognosticar resultados de CI. É possível, no entanto, que o desempenho do CI possa ser relacionado com a causa genética da perda auditiva. Por exemplo, estudos de desempenho de CI em pessoas com surdez relacionada a *GJB2* mostraram que o resultados são tipicamente excelentes, enquanto a implantação em pessoas com surdez relacionada com *DDP1/TIMM8a* não é aconselhável.[22,23] A disponibilidade de painéis de surdez multigênicos como OtoSCOPE torna possíveis estudos abrangentes desta relação. Dados preliminares sugerem que se a perda auditiva for secundária a um gene expressado no labirinto membranoso (*GJH2, CDH23, MYO7A*), o resultado tem probabilidade de ser bom; em contrastes, se a perda auditiva for decorrente de um gene expressado no gânglio espiral (*DDP1/TIMM8a*), o desempenho do CI pode ser mau (ver a seguir).

Necessidade Diminuída de Testes de Triagem

A avaliação de um paciente surdo/deficiente auditivo com NSHL aparente não está padronizada. Depois de um audiograma, imagem do osso temporal, muitas vezes, é pedida reflexamente, muitas vezes com mais testes de triagem incluindo eletrocardiograma, ultrassom renal, exame de urina e avaliação oftalmológica.[24] Ocasionalmente, testagem genética, tipicamente só para *GJB2*, é considerada. Este tipo de paradigma de avaliação não é com base em evidência nem é lógico ou custo efetivo. Como alternativa, nós propomos que, depois de um audiograma, todo paciente com suspeita de NSHL faça testagem genética abrangente. Se um diagnóstico for estabelecido, grande número de testes de triagem exploratórios pode ser evitado e uma avaliação dirigida pode ser completa. Se for suspeitada SHN, testes apropriados de triagem podem ser pedidos conforme necessário (▶ Fig. 2.2).[25,26]

Impacto de Mutação Genética no Desempenho de Implante Coclear

Apesar de mais de 60 relatórios estudando mutação genética e resultado de CI, há poucas correlações firmemente estabelecidas de genótipo-fenótipo e desempenho de CI (▶ Tabela 2.1). Intuitivamente, o local de patologia ao longo da via auditiva deve ser um arcabouço útil para predizer o impacto de uma lesão no desempenho do CI. Por exemplo, mutações em genes expressados no labirinto membranoso deveriam predizer um bom resultado de CI porque o implante contornaria a lesão e estimularia diretamente os neurônios do gânglio espiral. Em contraste, mutações em genes expressados no gânglio espiral deveriam predizer desempenho pior por causa da disfunção no local da estimulação elétrica. Estudos precedentes sugerem que estas suposições são corretas (▶ Fig. 2.2).[25,26]

Genes Expressados no Labirinto Membranoso

A vasta maioria das correlações genótipo-fenótipo estabelecidas foi publicada sobre genes que codificam proteínas do labirinto membranoso incluindo *GJB2, SLC26A4, OTOF, LOXHD1, KCNQ1, MYH9, CDH23, MYO7A, TMC1, COCH, POU3F4*, e os genes expressados nas mitocôndrias. Uma vez que CI contorna o labirinto membranoso, as pessoas com estes tipos genéticos de perda auditiva devem estar entre o grupo de bons usuários de CI, e de fato este é quase sempre o caso.

GJB2

GJB2 é o gene de perda auditiva mais bem estudado e tem correlações genótipo-fenótipo firmemente estabelecidas. A proteína codificada, conexina 26, é expressada nas células de suporte, limbo espiral e ligamento espiral do labirinto membranoso, e pode ser importante na reciclagem de íon K^+ na células de suporte e na *stria vascularis*.[27] Há mais de 25 relatos (incluindo mais de 420 indivíduos) de correlações de genótipo-fenótipo *GJB2* e desempenho de CI, com o consenso geral sendo que surdez relacionada com *GJB2* é associada a bom desempenho. De fato, alguns estudos observaram que surdez relacionada com *GJB2* se desempenham melhor que outras causas de surdez quando pacientes de CI são divididos em dois grupos com bases na situação *GJB2*.[22,28–33] Há só um relato de um paciente com surdez relacionada a *GJB2* se desempenhar mal; entretanto, o implante não foi feito até a idade de 36 anos.[34] Compativelmente com este mau resultado, surdez profunda prolongada antes da implantação está associada às mais altas taxas de degeneração do gânglio espiral, o que é um determinante importante do desempenho do CI.[25,26]

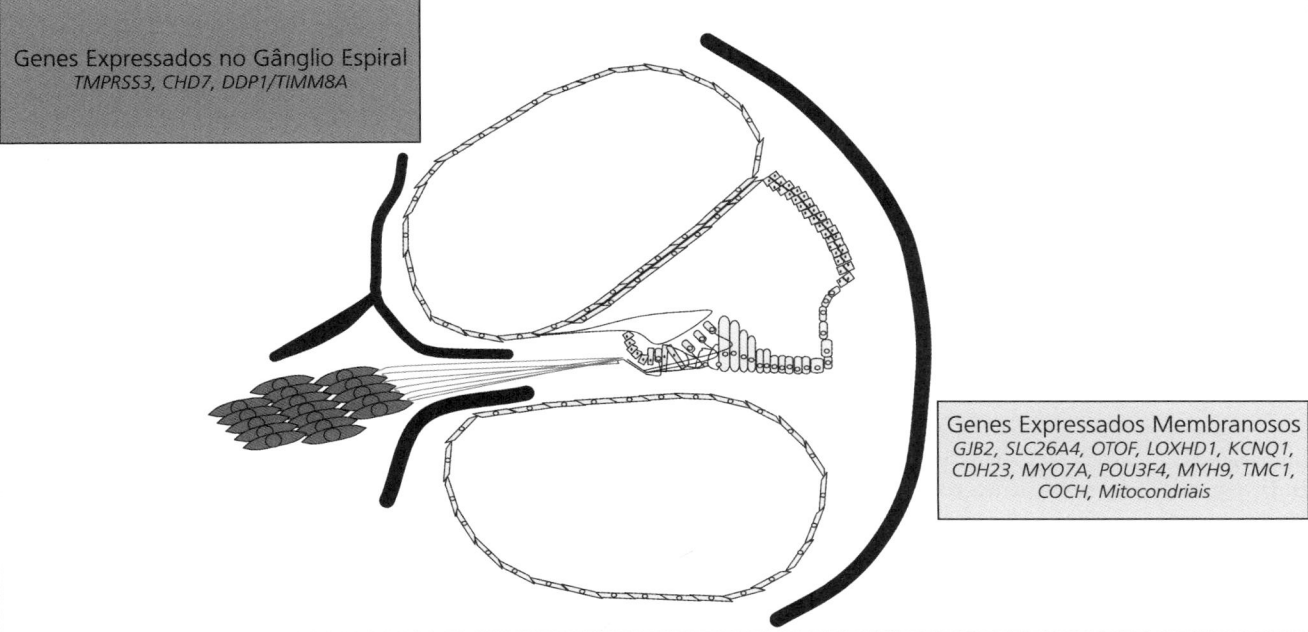

Fig. 2.2 Genes com correlações genótipo-fenótipo estabelecidas e sua localização de expressão. (Adaptada de Hereditary Hearing Loss Homepage (hereditaryhearingloss.org) com permissão de G. Van Camp e R.J.H. Smith.)

SLC26A4

SLC26A4 codifica a proteína pendrina, um importador de cloreto/iodeto independente de sódio, e é implicado na síndrome de Pendred (SNHL, aqueduto vestibular alargado, anormalidades tireóideas). Houve cinco relatórios de 49 pacientes com perda auditiva relacionada a SLC26A4 correlacionando desempenho com CI com mutações de SLC26A4. A maioria destes pacientes tinha SNHL e aqueduto vestibular aumentado. A base fisiopatológica da perda auditiva de SLC26A4 parece ser secundária à disfunção do labirinto membranoso, e como tal se esperaria que estes recebedores de CI se desempenhassem bem.[35] Todos os relatos confirmam que este de fato é o caso.[36-40]

OTOF

Houve quatro relatos (12 pacientes) de desempenho de CI em pacientes com mutações de otoferlina (OTOF), todos os quais se beneficiaram da implantação.[41-44] A proteína transmembrânica codificada controla ligação de cálcio e liberação de vesículas na interface das células ciliadas internas e externas e o nervo auditivo.[45] Por isso, mutações da otoferlina causam um fenótipo único, que é símile de neuropatia auditiva ou dissincronia. A perda auditiva é congênita; entretanto, pacientes frequentemente passam triagens de audição em recém-nascido com base em testagem de emissão otoacústica (OAE), mas demonstram surdez profunda na testagem de respostas auditivas do tronco cerebral. Estes resultados refletem o padrão de expressão da otoferlina nas células ciliadas externas e interna. Na presença de mutações de OTOF, as células ciliadas internas são afetadas primeiro (daí más ABRs), seguindo-se degeneração progressiva das células ciliadas externas (as OAEs são perdidas por último).[46] Uma vez que CIs estimulam diretamente os neurônios do gânglio espiral, a lesão causadora é contornada na surdez relacionada com OTOF.

Surdez Mitocondrial

Houve mais de 14 relatórios (23 casos) de desempenho de CI em surdez mitocondrial. Surdez mitocondrial geralmente é pós-lingual, progressiva, e em muitos casos sindrômica. Em geral todas as células, inclusive aquelas na orelha interna, dependem das mitocôndrias para produção de trifosfato de adenosina (ATP) via fosforilação oxidativa. Tipicamente, quando um fenótipo se manifesta em doença mitocondrial-associada, ele o faz em células com altas necessidades de energia. Como existem muitas dessas células em muitos sistemas de órgãos diferentes, o resultado é, muitas vezes, um fenótipo sindrômico multissistêmico. Na cóclea, as células com as mais altas demandas de energia são as células ciliadas e células intermediárias na *stria vascularis*. Consequentemente, surdez mitocondrial resulta em dano às células ciliadas e à *stria vascularis*, e, como seria de esperar, os pacientes com surdez mitocondrial são bons desempenhadores com CI.[47-49]

Genes Expressados no Gânglio Espiral

Implantes cocleares estimulam células do gânglio espiral. Por essa razão, em pessoas com degeneração extensa destas células, o desempenho de CI será mau. Embora haja muito poucos relatos de correlações genótipo-fenótipo em genes com robusta expressão no gânglio espiral, nos poucos casos em que são disponíveis parece que os resultados de CI são mais variáveis.

TMPRSS3

TMPRSS3 é robustamente expressado no gânglio espiral, *stria vascularis*, e células de sustentação da cóclea e codifica uma serina protease transmembrânica que é crítica para a função do gânglio espiral.[50] Embora a função de TMPRSS3 não tenha sido completamente elucidada, ele pode estar envolvido na clivagem de neurotrofinas nas células do gânglio espiral, e, quando defeituoso, a neurotransmissão pode ser prejudicada.[51] Houve três estudos publicados sobre correlações genótipo-fenótipo em pessoas com perda auditiva relacionada com *TMPRSS3*.[51-53] No primeiro trabalho, descrevendo quatro irmãos com perda auditiva pós-lingual progressiva, a idade média do início da perda auditiva foi aos 6 anos, e pelos 20 anos os limiares de audição estavam na faixa grave a profunda. Desempenho de CI foi constatado bom; entretanto, as medições da avaliação de desempenho não foram descritas. Outro relatório de nove pacientes com CI demonstrou desempenho melhorado no teste de palavras consoante-núcleo-consoante (CNC) em comparação com grupos-controle.[51] Entretanto, em um terceiro estudo, dois recebedores de CI adultos demonstraram mau desempenho no Teste de Audição em Ruído (HINT) bem como na lista de palavras CNC.[53] É necessária pesquisa adicional para esclarecer o impacto da surdez relacionada com *TMPRSS3* no desempenho com CI.

CHD7

CHD7 é difusamente expressado em um grande número de tecidos por todo o corpo. Expressão no ouvido é encontrada nas células do gânglio espiral, células ciliadas cocleares, epitélios sensitivos vestibulares e ossículos.[54] Mutações levam à síndrome CHARGE (coloboma, defeitos cardíacos, atresia de coanas, crescimento e desenvolvimento retardados, hipoplasia genital, anormalidades do ouvido), a qual inclui diversos fenótipos da orelha que podem comprometer qualquer parte da orelha interna, média ou externa. Houve dois estudos que examinaram o impacto da síndrome CHARGE no desempenho do CI. Em um, de oito pessoas com síndrome CHARGE, três se desempenharam mal com seus implantes cocleares.[55] No segundo, cinco pessoas foram estudadas e outra vez o resultado foi variável.[56] Uma vez que variabilidade fenotípica é comum na síndrome CHARGE, não é sem razão a hipótese de que o nível de patologia do gânglio espiral possa variar, levando a resultados inconstantes após implantação coclear. O desempenho também pode ser confundido por deficiências cognitivas.

DDP1/TIMM8a

Síndrome de surdez-distonia-neuronopatia óptica (síndrome de Mohr–Tranebjærg, DFN-1) é causada por mutação do gene de surdez-distonia-peptídeo (*DDP1/TIMM8a*). O fenótipo inclui SNHL pós-lingual, distonia, psicose e atrofia óptica. Histologia do osso temporal mostra degeneração de células do gânglio espiral na ausência de dano ao labirinto membranoso, e compatível com este achado, o desempenho com CI é mau.[23,57]

Variabilidade nos Resultados em Genes Expressados no Gânglio Espiral

Falta de *input* sensitivo para as células do gânglio espiral durante um período de tempo prolongado resulta em degeneração dos neurônios do gânglio espiral, e um número diminuído de neurônios no gânglio espiral leva a maus resultados do CI.[25,26] O impacto de mutações em genes expressados no gânglio espiral sobre o desempenho de CI é mais difícil de quantificar porque a degeneração e morte das células obedece a um *continuum*, o que pode explicar alguns dos resultados variáveis após implantação coclear. Estudos do osso temporal correlacionando morte de células do gânglio espiral com genótipo seriam valiosos para afirmar esta hipótese.

Implantes Cocleares em Neuropatia Auditiva

Neuropatia auditiva (AN) ou dessincronismo é perda auditiva causada por neurotransmissão aberrante do nervo coclear levando a processamento dessincronizado, no tempo, do *input* auditivo.[58] Uma vez que um CI não contorna o nervo auditivo, poderia ser esperado que os pacientes com AN fossem maus candidatos a CI. Entretanto, AN é uma doença heterogênea, com mutações em *OTOF* responsabilizando-se por 50% dos casos. Como o desempenho de CI na presença de mutações de *OTOF* é bom, refletindo uma lesão distal, é provável que dentro da coorte de pacientes com AN o desempenho com CI varie, com base no local de patologia. Em geral, no entanto, AN está associada a bom desempenho de CI.[59-61]

Limitações das Correlações Genótipo-Fenótipo

Correlações genótipo-fenótipo em pacientes de CI são limitadas. Até recentemente, não foi possível avaliar genótipo como uma variável ao estimar desempenho de CI. A disponibilidade aumentada de painéis multigênicos, no entanto, agora torna possível aos clínicos determinar a causa genética da perda auditiva em recebedores de CI. Mais causas genéticas de degeneração do gânglio espiral serão encontradas, e, ao correr do tempo, provavelmente corroborar uma associação com mau desempenho de CI. É possível que implantação coclear nestes pacientes então venha a se tornar um debate ético. Estudos do osso temporal sobre sobrevida das células do gânglio espiral podem ajudar a resolver esta questão.

Conclusão

A tecnologia avançada genômica e de sequenciação mudou o paradigma de avaliação da pessoa surda/deficiente auditiva colocando testagem genética na vanguarda do tratamento clínico. A incorporação da testagem genética na avaliação do paciente de CI provavelmente nos habilitará a prognosticar desempenho de CI mais acuradamente do que foi possível até então. Até agora, parece que mutações nos genes expressados no labirinto membranoso não comprometem o desempenho do CI; em contraste, mutações em genes expressados nos neurônios do gânglio espiral podem levar ao mau desempenho com CI. Esta observação pode facilmente ser confirmada aplicando-se testagem genética abrangente à população de CI e avaliando-se o genótipo como uma variável independente com relação ao desempenho de CI. Se um efeito do genótipo puder ser substanciado, dada a despesa dos implantes cocleares e a limitação dos dólares de assistência à saúde, esta informação pode ter impacto sobre a decisão de colocar implantes cocleares e sobre a agressividade da terapia auditiva pós-operatória nos desempenhadores preditos de mau desempenho. Em última análise, aplicação da testagem genética abrangente na população de implante coclear possibilitará maior quantidade de assistência centrada no paciente baseada nas características genéticas únicas de um indivíduo.

Referências

1. Hudson KL. Genomics, health care, and society. N Engl J Med 2011;365:1033-1041
2. Morton CC, Nance WE. Newborn hearing screening–a silent revolution. N Engl J Med 2006;354:2151-2164

3. Smith RJ, Bale JF, White KR. Sensorineural hearing loss in children. Lancet 2005;365:879-890
4. O'Sullivan BP, Freedman SD. Cystic fibrosis. Lancet 2009;373:1891-1904
5. Van Camp G, Smith RJ. Hereditary hearing loss homepage. http://heritaryhearingloss.org/. Updated 2010
6. Scarpelli M, Zappini F, Filosto M, Russignan A, Tonin P, Tomelleri G. Mitochondrial sensorineural hearing loss: a retrospective study and a description of cochlear implantation in a MELAS patient. Genet Res Int 2012;2012:287432
7. Patel M, Hu BH. MicroRNAs in inner ear biology and pathogenesis. Hear Res 2012;287:6-14
8. Sanger F, Nicklen S, Coulson AR. DNA sequencing with chain-terminating inhibitors. Proc Natl Acad Sci U S A 1977;74:5463-5467
9. Shearer AE, Hildebrand MS, Sloan CM, Smith RJ. Deafness in the genomics era. Hear Res 2011;282:1-9
10. Rodriguez-Paris J, Pique L, Colen T, Roberson J, Gardner P, Schrijver I. Genotyping with a 198 mutation arrayed primer extension array for hereditary hearing loss: assessment of its diagnostic value for medical practice. PLoS ONE 2010;5:e11804
11. Kothiyal P, Cox S, Ebert J et al. High-throughput detection of mutations responsible for childhood hearing loss using resequencing microarrays. BMC Biotechnol 2010;10:10
12. Shearer AE, DeLuca AP, Hildebrand MS et al. Comprehensive genetic testing for hereditary hearing loss using massively parallel sequencing. Proc Natl Acad Sci USA 2010;107:21104-21109
13. Tang W, Qian D, Ahmad S et al. A low-cost exon capture method suitable for large-scale screening of genetic deafness by the massively-parallel sequencing approach. Genet Test Mol Biomarkers 2012;16:536-542
14. Kimberling WJ, Hildebrand MS, Shearer AE et al. Frequency of Usher syndrome in two pediatric populations: implications for genetic screening of deaf and hard of hearing children. Genet Med 2010;12:512-516
15. Liu XZ, Angeli SI, Rajput K et al. Cochlear implantation in individuals with Usher type 1 syndrome. Int J Pediatr Otorhinolaryngol 2008;72:841-847
16. Godar SP, Litovsky RY. Experience with bilateral cochlear implants improves sound localization acuity in children. Otol Neurotol 2010;31:1287-1292
17. Tange RA, Grolman W, Dreschler WA. What to do with the other ear after cochlear implantation. Cochlear Implants Int 2009;10:19-24
18. Liu XZ, Angeli SI, Rajput K et al. Cochlear implantation in individuals with Usher type 1 syndrome. Int J Pediatr Otorhinolaryngol 2008;72:841-847
19. Pennings RJ, Damen GW, Snik AF, Hoefsloot L, Cremers CW, Mylanus EA. Audiologic performance and benefit of cochlear implantation in Usher syndrome type I. Laryngoscope 2006;116:717-722
20. Archbold SM, Nikolopoulos TP, Lloyd-Richmond H. Long-term use of cochlear implant systems in paediatric recipients and factors contributing to non-use. Cochlear Implants Int 2009;10:25-40
21. Raine CH, Summerfield Q, Strachan DR, Martin JM, Totten C. The cost and analysis of nonuse of cochlear implants. Otol Neurotol 2008;29:221-224
22. Bauer PW, Geers AE, Brenner C, Moog JS, Smith RJ. The effect of GJB2 allele variants on performance after cochlear implantation. Laryngoscope 2003;113:2135-2140
23. Brookes JT, Kanis AB, Tan LY, Tranebjaerg L, Vore A, Smith RJ. Cochlear implantation in deafness-dystonia-optic neuronopathy (DDON) syndrome. Int J Pediatr Otorhinolaryngol 2008;72:121-126
24. Morzaria S, Westerberg BD, Kozak FK. Evidence-based algorithm for the evaluation of a child with bilateral sensorineural hearing loss. J Otolaryngol 2005;34:297-303
25. Clopton BM, Spelman FA, Miller JM. Estimates of essential neural elements for stimulation through a cochlear prosthesis. Ann Otol Rhinol Laryngol Suppl 1980;89:5-7
26. Nadol JB, Young YS, Glynn RJ. Survival of spiral ganglion cells in profound sensorineural hearing loss:implications for cochlear implantation. Ann Otol Rhinol Laryngol 1989;98:411-416
27. Chang EH, Van Camp G, Smith RJ. The role of connexins in human disease. Ear Hear 2003;24:314-323
28. Connell SS, Angeli SI, Suarez H, Hodges AV, Balkany TJ, Liu XZ. Performance after cochlear implantation in DFNB1 patients. Otolaryngol Head Neck Surg 2007;137:596-602
29. Green GE, Scott DA, McDonald JM et al. Performance of cochlear implant recipients with GJB2-related deafness. Am J Med Genet 2002;109:167-170
30. Fukushima K, Sugata K, Kasai N et al. Better speech performance in cochlear implant patients with GJB2-related deafness. Int J Pediatr Otorhinolaryngol 2002;62:151-157
31. Sinnathuray AR, Toner JG, Clarke-Lyttle J, Geddis A, Patterson CC, Hughes AE. Connexin 26 (GJB2) gene-related deafness and speech intelligibility after cochlear implantation. Otol Neurotol 2004;25:935-942
32. Matsushiro N, Doi K, Fuse Y et al. Successful cochlear implantation in prelingual profound deafness resulting from the common 233delC mutation of the GJB2 gene in the Japanese. Laryngoscope 2002;112:255-261
33. Gérard JM, Deggouj N, Hupin C et al. Evolution of communication abilities after cochlear implantation in prelingually deaf children. Int J Pediatr Otorhinolaryngol 2010;74:642-648
34. Lustig LR, Lin D, Venick H et al. GJB2 gene mutations in cochlear implant recipients: prevalence and impact on outcome. Arch Otolaryngol Head Neck Surg 2004;130:541-546
35. Yoshino T, Sato E, Nakashima T et al. Distribution of pendrin in the organ of Corti of mice observed by electron immunomicroscopy. Eur Arch Otorhinolaryngol 2006;263:699-704
36. Wu CC, Lee YC, Chen PJ, Hsu CJ. Predominance of genetic diagnosis and imaging results as predictors in determining the speech perception performance outcome after cochlear implantation in children. Arch Pediatr Adolesc Med 2008;162:269-276
37. Lai R, Hu P, Zhu F et al. Genetic diagnosis and cochlear implantation for patients with nonsyndromic hearing loss and enlarged vestibular aqueduct. J Laryngol Otol 2012;126:349-355
38. Wu CC, Liu TC, Wang SH, Hsu CJ, Wu CM. Genetic characteristics in children with cochlear implants and the corresponding auditory performance. Laryngoscope 2011;121:1287-1293
39. de Wolf MJ, Honings J, Joosten FB, Hoefsloot L, Mylanus EA, Cremers CW.Two siblings with progressive, fluctuating hearing loss after head trauma, treated with cochlear implantation. J Laryngol Otol 2010;124:86-89
40. Vescan A, Parnes LS, Cucci RA, Smith RJ, MacNeill C. Cochlear implantation and Pendred's syndrome mutation in monozygotic twins with large vestibular aqueduct syndrome. J Otolaryngol 2002;31:54-57
41. Wu CC, Liu TC, Wang SH, Hsu CJ, Wu CM. Genetic characteristics in children with cochlear implants and the corresponding auditory performance. Laryngoscope 2011;121:1287-1293
42. Rouillon I, Marcolla A, Roux I et al. Results of cochlear implantation in two children with mutations in the OTOF gene. Int J Pediatr Otorhinolaryngol 2006;70:689-696
43. Rodríguez-Ballesteros M, del Castillo FJ, Martín Y et al. Auditory neuropathy in patients carrying mutations in the otoferlin gene (OTOF). Hum Mutat 2003;22:451-456
44. Loundon N, Marcolla A, Roux I et al. Auditory neuropathy or endocochlear hearing loss? Otol Neurotol 2005;26:748-754
45. Roux I, Safieddine S, Nouvian R et al. Otoferlin, defective in a human deafness form, is essential for exocytosis at the auditory ribbon synapse. Cell 2006;127:277-289
46. Santarelli R. Information from cochlear potentials and genetic mutations helps localize the lesion site in auditory neuropathy. Genome Med 2010;2:91
47. Sudo A, Takeichi N, Hosoki K, Saitoh S. Successful cochlear implantation in a patient with mitochondrial hearing loss and m.625G>A transition. J Laryngol Otol 2011;125:1282-1285
48. Ulubil SA, Furze AD, Angeli SI. Cochlear implantation in a patient with profound hearing loss with the A1555G mitochondrial DNA mutation and no history of aminoglycoside exposure. J Laryngol Otol 2006;120:230-232
49. Counter PR, Hilton MP, Webster D et al. Cochlear implantation of a patient with a previously undescribed mitochondrial DNA defect. J Laryngol Otol 2001;115:730-732
50. Guipponi M, Vuagniaux G, Wattenhofer M et al. The transmembrane serine protease (TMPRSS3) mutated in deafness DFNB8/10 activates the epithelial sodium channel (ENaC) in vitro. Hum Mol Genet 2002;11:2829- 2836
51. Weegerink NJ, Schraders M, Oostrik J et al. Genotype-phenotype correlation in DFNB8/10 families with TMPRSS3 mutations. J Assoc Res Otolaryngol 2011;12:753-766
52. Elbracht M, Senderek J, Eggermann T et al. Autosomal recessive postlingual hearing loss (DFNB8):compound heterozygosity for two novel TMPRSS3 mutations in German siblings. J Med Genet 2007;44:e81
53. Eppsteiner RW, Shearer AE, Hildebrand MS et al. Prediction of cochlear implant performance by genetic mutation: the spiral ganglion hypothesis. Hear Res 2012;292:51-58
54. Hurd EA, Adams ME, Layman WS et al. Mature middle and inner ears express Chd7 and exhibit distinctive pathologies in a mouse model of CHARGE syndrome. Hear Res 2011;282:184-195
55. Song MH, Cho HJ, Lee HK et al. CHD7 mutational analysis and clinical considerations for auditory rehabilitation in deaf patients with CHARGE syndrome. PLoS ONE 2011;6:e24511
56. Bauer PW, Wippold FJ, Goldin J, Lusk RP. Cochlear implantation in children with CHARGE association. Arch Otolaryngol Head Neck Surg 2002;128:1013-1017
57. Nadol JB, Merchant SN. Histopathology and molecular genetics of hearing loss in the human. Int J Pediatr Otorhinolaryngol 2001;61:1-15

58. Zeng FG, Oba S, Garde S, Sininger Y, Starr A. Temporal and speech processing deficits in auditory neuropathy. Neuroreport 1999;10:3429-3435
59. Roush P, Frymark T, Venediktov R, Wang B. Audiologic management of auditory neuropathy spectrum disorder in children: a systematic review of the literature. Am J Audiol 2011;20:159-170
60. Mason JC, De Michele A, Stevens C, Ruth RA, Hashisaki GT. Cochlear implantation in patients with auditory neuropathy of varied etiologies. Laryngoscope 2003;113:45-49
61. Breneman AI, Gifford RH, Dejong MD. Cochlear implantation in children with auditory neuropathy spectrum disorder: long-term outcomes. J Am Acad Audiol 2012;23:5-17
62. Taitelbaum-Swead R, Brownstein Z, Muchnik C et al. Connexin-associated deafness and speech perception outcome of cochlear implantation. Arch Otolaryngol Head Neck Surg 2006;132:495-500
63. Edvardson S, Jalas C, Shaag A et al. A deleterious mutation in the LOXHD1 gene causes autosomal recessive hearing loss in Ashkenazi Jews. Am J Med GenetA 2011;155A:1170-1172
64. Makishima T, Kurima K, Brewer CC, Griffith AJ. Early onset and rapid progression of dominant nonsyndromic DFNA36 hearing loss. Otol Neurotol 2004;25:714-719
65. Stankovic KM, Hennessey AM, Herrmann B, Mankarious LA. Cochlear implantation in children with congenital X-linked deafness due to novel mutations in POU3F4 gene. Ann Otol Rhinol Laryngol 2010;119:815-822
66. Lee HK, Lee SH, Lee KY et al. Novel POU3F4 mutations and clinical features of DFN3 patients with cochlear implants. Clin Genet 2009;75:572-575
67. Vermeire K, Brokx JP, Wuyts FL et al. Good speech recognition and quality-oflife scores after cochlear implantation in patients with DFNA9. Otol Neurotol 2006;27:44-49
68. Lalwani AK, Linthicum FH, Wilcox ER et al. A five-generation family with late-onset progressive hereditary hearing impairment due to cochleosaccular degeneration. Audiol Neurootol 1997;2:139-154
69. Hildebrand MS, de Silva MG, Gardner RJ et al. Cochlear implants for DFNA17 deafness. Laryngoscope 2006;116:2211-2215

3 Consequências da Surdez e Estimulação Elétrica do Sistema Auditivo Periférico e Central

James B. Fallon, David K. Ryugo e Robert K. Shepherd

Introdução

Implantes cocleares proveem importantes dicas auditivas necessárias para a consciência auditiva e para percepção da fala em pacientes com perda auditiva grave a profunda. Durante as últimas três décadas, mais de 220.000 adultos e crianças em todo o mundo receberam estes aparelhos. A experiência clínica mostrou, no entanto, uma grande variabilidade de resultado entre os usuários de implantes. Os fatores que predizem um resultado clínico bem-sucedido refletem a importância da experiência auditiva – seja antes de uma perda auditiva adquirida seja com uso de um implante coclear. Além disso, as crianças surdas, com pouca ou nenhuma experiência auditiva precedente, podem obter importante benefício de um implante coclear contanto que o seu aparelho seja adaptado em uma idade jovem. Esta experiência clínica sugere que essa resposta pode ser pelo menos em parte atribuída à plasticidade dentro do sistema auditivo.

Este capítulo revê a resposta do sistema auditivo à surdez e à sua reativação através de um implante coclear, e inclui dados experimentais a partir de modelos em animais bem como material humano, quando aplicável. Compreensão das complexidades desta resposta ajudará a fornecer um substrato para compreender a variabilidade clínica entre os usuários de implante coclear.

Modelos de Surdez

No sistema auditivo dos mamíferos, há um período durante o qual o desenvolvimento normal da fala e audição é adversamente afetado pela privação de som. Depois de um período dessa privação, as patologias resultantes não podem ser remediadas mesmo que o som seja completamente restaurado. A natureza desta época, chamada "período crítico", é conceitualmente semelhante através das espécies, mas indubitavelmente varia em cronologia e magnitude de efeito. As estratégias de intervenção no caso de pacientes pediátricos com uma perda auditiva neurossensorial (SNHL) profunda se concentraram nos implantes cocleares, e há uma tendência crescente a implantá-los nas crianças surdas em idades cada vez mais precoces. Parece necessário, no entanto, adquirir melhor conhecimento dos fatores que afetam a estrutura e função do sistema auditivo quando é usada estimulação elétrica.

Em um esforço para compreender a influência da estimulação acústica sobre o cérebro em desenvolvimento, foram feitas manipulações experimentais dos órgãos finais para privar o sistema de *input*. A anacusia foi produzida por manipulações cirúrgicas ou farmacológicas da periferia auditiva, por trauma sonoro, e por defeitos congênitos ou hereditários. Cada forma de surdez é acompanhada pela sua própria complicação potencial. É preciso ser vigilante de trauma cirúrgico indireto, efeitos inespecíficos de drogas, dano por ruído inconstante, e influências genéticas "corrente abaixo". Achei q "corrente abaixo" ficou péssimo, mas realmente não consigo encontrar uma boa tradução. Talves "vazante" fique melhor mas tenho medo que perca um pouco o sentido da palavra. Então, nesse caso, acho melhor deixar mesmo traduzido " ao pé da letra" e entre aspas.

A manipulação menos invasiva do sistema auditivo é produzida pela introdução de uma perda auditiva de condução. Este método basicamente envolve "vedar" o canal auditivo com uma substância maleável ou remover um dos ossículos. Oclusão da orelha resulta em pouca alteração na cóclea, e alterações no sistema auditivo central foram inconstantes, provavelmente em virtude das altas taxas de descargas espontâneas nas fibras nervosas auditivas, que não são afetadas por esta manipulação.[1] Mesmo com estratégias de extrema obstrução, os efeitos podem ser relativamente pequenos e mostrar sinais de recuperação.[2-4]

Em contraste, ablação cirúrgica das cócleas constitui talvez a manipulação mais invasiva e resulta em uma SNHL profunda. Os efeitos centrais de uma intervenção tão dramática são dependentes da cronologia (*i. e.*, antes ou depois do fechamento dos períodos críticos), com ablação precoce resultando em perda celular, enquanto ablação mais tarde resulta em alterações predominantemente tróficas (ver seções a seguir para mais detalhes).

Em certa época, trauma acústico (ou hiperestimulação auditiva) causado por um som intenso era considerado como produzindo lesões cocleares localizadas e déficits de audição que eram específicos da composição espectral do ruído.[5,6] Após trauma acústico, o padrão de perda de células ciliadas se correlacionava com o estímulo traumatizante e era usado para mapear a representação de frequências coclear.[7] Outros trabalhos, no entanto, argumentaram que havia pouca relação da perda de células ciliadas com a estimulação traumática; em vez disso, o dano aos estereocílios das células ciliadas era o evento causal.[8,9] Embora diferissem os detalhes precisos do dano, análises de microscopia óptica e eletrônica sugeriram que o dano aos estereocílios na região da lâmina reticular coincidia com a perda auditiva. Outros detalhes do trauma acústico levantaram preocupações com a confiabilidade dos resultados porque o grau de lesão do ouvido interno foi relacionado com as condições pré-exposição, genética da raça e níveis de estresse.[10,11] Juntos, estes relatos enfatizam as complicações que rodeiam trauma pelo ruído como uma ferramenta para interpretar mecanismos de surdez induzida pelo ruído no sistema auditivo.

Uma forma alternativa de causar anacusia é proporcionada pela administração de drogas ototóxicas. Estas drogas (p. ex., amicacina, neomicina, canamicina) causam uma perda de receptores nas células ciliadas e surdez,[12-15] assim, conforme descrito acima, assegurando perda de neurônios do gânglio espiral (SGNs).[16] Drogas ototóxicas também podem ser usadas para produzir uma perda auditiva parcial em animais neonatais[17] ou adultos,[18] com lesões da cóclea geralmente prosseguindo de uma maneira de altas para baixas frequências com as frequências abaixo da lesão tipicamente exibindo limiares normais.[19]

Modelos genéticos de surdez, particularmente no camundongo[20] e no gato branco surdo (DWC) congênito[21-29] representam uma quarta alternativa para estes tipos de estudos. DWCs há mui-

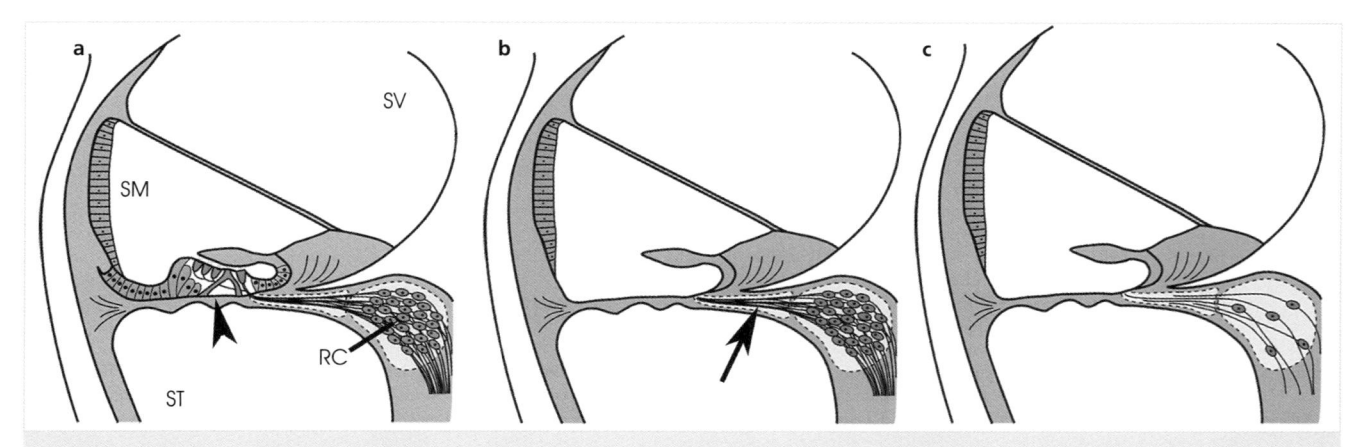

Fig. 3.1 a-c Diagrama esquemático de uma única volta coclear ilustrando as alterações degenerativas que ocorrem após perda do órgão de Corti. (a) Cóclea normal, ilustrando as três câmaras cheias de líquido (rampa do tímpano [ST]; rampa média [SM]; e rampa do vestíbulo [SV]), o órgão de Corti contendo as células ciliadas sensitivas *(ponta de seta)*, e o canal de Rosenthal (RC) contendo o soma do neurônio do gânglio espiral (SGN). (b) As formas mais comuns de SNHL atingem as células ciliadas do órgão de Corti, afinal resultando na degeneração do órgão de Corti. A perda de células ciliadas inicialmente induz perda de processos periféricos dos SGN *(seta)* que normalmente inervariam o órgão de Corti. (c) Alterações degenerativas mais graduais subsequentes à perda de células ciliadas inclui perda extensa de processos periféricos, perda gradual e continuada de SGNs, e retração importante dos SGNs sobreviventes. Esta é tipicamente a situação das cócleas que recebem um implante coclear. (De: Shepherd RK, Wise AK, Fallon JB. Cochlear implants. In: Celesia G, Ed. Handbook of Clinical Neurophysiology, vol. 10: Disorders of Peripheral and Central Auditory Processing. New York: Elsevier, em impressão. Reimpressa com permissão.)

to têm sido de interesse porque é um gene dominante autossômico que liga cor do pelo, pigmento do olho e surdez.[30-34] Esta síndrome bem documentada é uma síndrome com penetrância variável e expressão variável que afeta diversas características incluindo patologia coclear[35] que foi descrita primeiro em pacientes com perda auditiva congênita.[36,37] A patologia no DWC varia de uma protuberância ligeiramente para fora da membrana de Reissner que leva à perda moderada de células ciliadas até o colapso completo do órgão de Corti com graus correspondentes de perda auditiva.[22,23,26,38,39] Nos animais com uma SNHL profunda, a surdez é manifestada pelo colapso da membrana de Reissner por sobre o órgão de Corti indiferenciado, adelgaçamento da *stria vascularis*, e malformação da membrana tectoria.

Cóclea

Fisiopatologia após Surdez

Os neurônios do gânglio espiral, cujos corpos estão localizados dentro do canal de Rosenthal (▶ Fig. 3.1), são os neurônios-alvo dos implantes cocleares. Estes aparelhos despolarizam eletricamente populações locais de SGNs, iniciando a geração de potenciais de ação via um arranjo de eletrodos tipicamente localizado na rampa do tímpano (uma descrição da iniciação de um potencial de ação por meio de um estímulo elétrico é descrita em outro local[40]). É importante enfatizar que uma vez o potencial de ação tenha sido iniciado, o implante não desempenha nenhum papel adicional na sua propagação ao longo da via auditiva ascendente; condução saltatória ao longo do processo central do SGN e sua passagem através de sinapses dentro do núcleo coclear (CN) ou centros auditivos superiores são realizadas por processos fisiológicos normais.

A sobrevida destes neurônios é dependente da integridade do órgão de Corti. SGNs estão sujeitos a alterações atróficas e degenerativa que ocorrem secundárias a uma SNHL. Embora o número mínimo de SGNs necessários para obter desempenho clínico aceitável com um implante coclear não esteja claro, o maior número de SGNs viáveis disponíveis para estimulação tende a resultar em desempenho clínico melhorado.[41,42] Discutiremos aqui as alterações fisiopatológicas que ocorrem na cóclea após SNHL e descreveremos técnicas que podem levar à preservação dos SGNs.

Patologia Coclear

As células ciliadas do órgão de Corti são sensíveis a muitas formas de dano patológico incluindo trauma acústico, drogas ototóxicas, anormalidades congênitas e envelhecimento. Diferentemente das células ciliadas das aves, as células ciliadas dos mamíferos não são capazes de se regenerar espontaneamente; perda de células ciliadas resulta em uma SNHL permanente. Várias alterações atróficas e patológicas ocorrem nos SGNs em seguida à perda do epitélio sensitivo e as células de sustentação do órgão de Corti. Primeiro, há uma perda rápida e extensa dos processos periféricos não mielinizados dentro do órgão de Corti.[43] Este processo é seguido por uma degeneração mais gradual da parte mielinizada dos processos periféricos dentro da lâmina espiral óssea e dos corpos celulares dentro do canal de Rosenthal (▶ Fig. 3.1).[14,44,45] O processo degenerativo também resulta em desmielinização da soma residual do SGN e, possivelmente, de parte dos seus processos centrais.[14,44,46] Finalmente, o pericário dos SGNs residuais sofre considerável retração,[47-49] uma resposta que é repetida através de toda a via auditiva central após uma SNHL (ver a seguir), embora os efeitos funcionais desta atrofia sejam desconhecidos.

A degeneração secundária dos SGNs após a perda do órgão de Corti é um processo continuado, resultando em números muito pequenos de neurônios sobreviventes (▶ Fig. 3.2).[14,45] Conforme descreveremos abaixo, estas alterações patológicas afetam a resposta fisiológica dos SGNs a um estímulo elétrico. A degeneração incessante dos SGNs foi amplamente descrita através de espécies de mamíferos, subsequentemente, a várias etiologias apontadas para o órgão de Corti: camundongo;[50] rato;[51,52] chinchila;[53] cobaio;[54] e gato.[14,23,26,45,55-57] É importante enfatizar que a velocidade

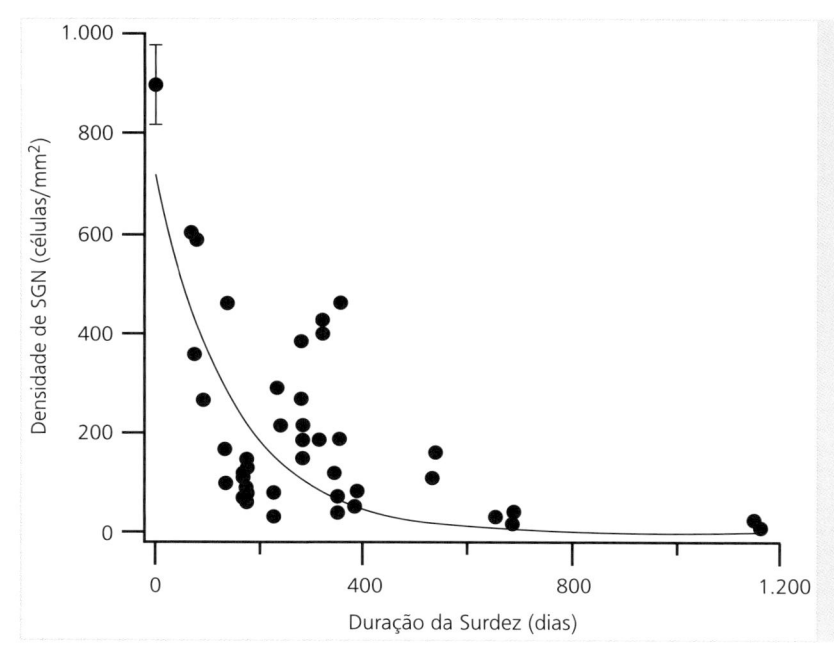

Fig. 3.2 Gráfico que ilustra a velocidade de perda de SGNs na volta basal superior da cóclea do gato em função da duração da surdez. Embora haja variabilidade individual relativamente ampla nos dados, há uma clara redução na sobrevida de SGN com durações aumentadas de surdez. Padrões degenerativos semelhantes são observados em outros mamíferos ainda que a velocidades diferentes. Embora roedores, como cobaias, exibam uma perda mais rápida de SGNs em comparação com gatos, é importante enfatizar que a perda de células ganglionares é significativamente mais lenta em humanos. Estes dados são fundamentados em contagens de 48 cócleas de gato incluindo 16 controles com audição normal. Margem de erro = ±1 desvio-padrão da média (SEM).

de degeneração do SGN exibe considerável variação entre as espécies – um tema ao qual retornaremos ao discutir perda de SGN em humanos.

Na maioria das formas de SNHL, degeneração de SGN é secundária à perda das células ciliadas e células de suporte do órgão de Corti.[58-60] Estas alterações parecem ser decorrentes, pelo menos em parte, da supressão de fatores neurotróficos normalmente expressados pelas células ciliadas[61-64] e fatores de crescimento de nervo liberados pelas células de sustentação.[65] Esta trajetória de perda de SGN é comum a muitas formas de SNHL descritas clinicamente, e seria de esperar que resultassem em uma degeneração secundária gradual mas continuada dos SGNs conforme descrito acima. É importante assinalar que as etiologias que atingem diretamente os SGNs, incluindo labirintite viral e bacteriana, trauma mecânico e interrupção da vasculatura coclear tendem a resultar em uma perda mais rápida e extensa de neurônios auditivos.

As descrições de padrões de degeneração dos SGNs em cócleas humanas após uma SNHL profunda são geralmente compatíveis com os estudos experimentais que acabamos de sumariar. Degeneração de processos periféricos é mais extensa que a dos somas de SGNs ou dos processos centrais, e a extensão da patologia tipicamente varia com a distância ao longo da porção coclear de uma maneira que reflete a extensão da lesão do órgão de Corti – sendo mais extensa na volta basal com patologia menos extensa em direção apical.[42,58,59,66-69]

A análise da sobrevida de SGN de ossos temporais adultos profundamente surdos revela uma perda moderada a grave de neurônios auditivos. Otte et al.[68] estudaram 62 ouvidos profundamente surdos e demonstraram que 45% das cócleas tinham uma população de SGN acima de 10.000, isto é, aproximadamente 1/3 do normal (28.418 ± 3.675). Nadol et al.[42] estudaram 66 ouvidos profundamente surdos e mostraram que a população média de SGN era, aproximadamente, metade daquela em ouvidos normais, embora o desvio-padrão, como em todos os estudos deste tipo, fosse grande (14.061 ± 8.063). A perda total de SGN tendeu a ser maior em sujei-

tos mais velhos em comparação com mais jovens, e, compativelmente com estudos animais, perda maior foi observada com mais longas durações de surdez. Entretanto, o determinante isolado mais significante da perda de SGN em humanos foi a etiologia,[42,67] com perda mais extensa em pacientes com labirintite viral pós-natal, surdez congênita ou genética, ou meningite bacteriana – isto é, patologias que atingem diretamente SGNs ou pacientes que têm longas durações de surdez. Pacientes com anacusia em decorrência de antibióticos aminoglicosídicos ou surdez idiopática súbita tipicamente exibiram os menores níveis de patologia de SGN.

Embora muitos dos achados observados em ossos temporais adultos também tenham sido descritos em ossos temporais de crianças profundamente surdas, duas diferenças importantes foram observadas: (1) a população de SGN em crianças não mostrou evidência de perda continuada com duração de surdez dentro da faixa etária até 9 anos, e (2) houve uma distribuição mais uniforme de SGNs em toda a extensão das cócleas.[70] Estes resultados fornecem achados animadores para implantação coclear pediátrica, e enfatizam a velocidade relativamente lenta da degeneração de SGN evidente em humanos em comparação com animais experimentais. Esta situação pode refletir, pelo menos em parte, a ausência de uma diminuição no desempenho clínico com o uso do aparelho.[71]

Resposta Fisiológica dos Neurônios do Gânglio Espiral à Surdez

Apesar das alterações patológicas extensas que ocorrem nos SGNs após uma SNHL, estes neurônios permanecem capazes de iniciar e propagar potenciais de ação evocados por um estímulo elétrico, mesmo em cócleas ensurdecidas por muitos anos, com populações neurais sobreviventes de < 5% do normal.[45] Em geral, as propriedades básicas de resposta dos SGNs nas cócleas ensurdecidas permanecem semelhantes às observadas em cócleas normais – isto é, as células mostram um aumento na probabilidade de descarga e uma diminuição na latência de resposta e no *jitter* na cronologia da resposta com aumento da corrente de estímulo. Há, no entanto, alterações mais sutis vistas nas propriedades de resposta neural em cócleas submetidas a longos períodos de surdez; estas alterações induzidas pela patologia têm o potencial de degradar a qualidade perceptual dos implantes cocleares. Primeiro, perda de processos periféricos e perda continuada de SGNs resultam em um aumento no limiar.[52,72-74] Isto provavelmente terá um efeito adverso sobre o consumo de energia e resultará em uma redução da seletividade espacial do arranjo de eletrodos.[75] Segundo, desmielinização resulta em um aumento na capacitância da membrana,[76,77] reduzindo a eficiência de um neurônio para iniciar e propagar potenciais de ação em resposta a estímulos elétricos e uma diminuição na facilitação.[78] No sistema auditivo, há evidência de resolução temporal reduzida em cócleas deficientes em mielina ou ensurdecidas,[79] bem como um aumento importante nas propriedades refratárias das fibras do nervo auditivo[52] e evidência de bloqueio da condução.[17]

Efeitos da Estimulação Elétrica

Questões de Segurança

Estimulação elétrica não lesiva tipicamente consiste em pulsos de corrente bifásica de carga balanceada de curta duração (< 200 µs/fase) (Fig. 3.3) aplicados usando-se eletrodos de platina e operando a densidades de carga de < 60 µC/cm² geom. por fase.[80-86] Estas diretrizes de estímulo asseguram que o processo de injeção de carga seja realizado usando-se reações eletroquímicas reversíveis localizadas na interface eletrodo–tecido, minimizando a probabilidade de liberar produtos eletroquímicos potencialmente nocivos dentro do ambiente tecidual.[87-89] Implantes cocleares contemporâneos operando em uma configuração monopolar tipicamente produziriam densidades de carga de uma ordem de magnitude abaixo destes níveis.

Embora teoricamente pulsos de corrente bifásica de carga balanceada não devam resultar na produção de corrente contínua potencialmente lesiva, na prática não é possível gerar estímulos perfeitamente balanceados. Dano neural e formação de novo osso é observada após estimulação crônica com níveis de corrente contínua maiores que 0,4 µA.[90,91] Proteção contra corrente contínua, e as alterações de pH local que ocorrem como resultado de desequilíbrio de carga, podem ser obtidas colocando-se em curto os eletrodos entre os pulsos de corrente ou colocando-se um capacitor em série com cada eletrodo.[92,93] Uma ou uma combinação destas técnicas é usada para assegurar recuperação completa de carga nos sistemas de implante coclear contemporâneos.

Efeitos da Implantação Coclear e Estimulação Elétrica na Sobrevida das Células Ciliadas

O desempenho clínico dos pacientes de implante coclear com algum nível de audição residual é tipicamente significativamente maior que o dos recebedores de implante profundamente surdos.[94,95] Embora haja vários que contribuem para esta melhora, está claro que a combinação de audição elétrica e acústica fornece importantes dicas auditivas adicionais para uso na compreensão da fala. Estes achados clínicos conduziram a considerável interesse no desenvolvimento de estratégias para proteger as células ciliadas após implantação coclear. Contanto que a cóclea não produza uma resposta inflamatória adversa devida, por exemplo, a infecção, trauma ou o uso de materiais não biocompatíveis, os estudos experimentais usando arranjos de eletrodos "*free-fit*" de pequeno diâmetro tipicamente mostram boa sobrevida das células ciliadas a longo prazo após implantação coclear.[96-100] Esta sobrevida das células ciliares é quase sempre restrita à parte da cóclea apical ao arranjo de eletrodos. Em aproximadamente 30% dos animais implantados cronicamente, foi observada perda disseminada de células ciliadas, a qual foi quase sempre associada à resposta inflamatória extensa dentro da cóclea com implante.[96,99,101] Terapias destinadas a minimizar a resposta inflamatória seguinte à implantação coclear necessitam ser desenvolvidas a fim de aumentar a probabilidade de preservar audição. Finalmente, estimulação elétrica crônica usando pulsos de corrente bifásicos de carga balanceada a intensidades que são tipicamente usadas clinicamente mostram ausência de evidência estatística de uma diminuição funcional na audição (medida por meio de respostas do tronco cerebral evocadas com cliques) quando comparada com a orelha controle contralateral.[99,102]

Efeitos Tróficos da Estimulação Elétrica na Sobrevida dos Neurônios do Gânglio Espiral

Na surdez, há uma falta de atividade neural dirigida e reduções significantes nos níveis de atividade espontânea,[26,57,73,103] tal que os SGNs raramente sofrem atividade sofrem despolarização espontânea. Entretanto, considera-se que a atividade neural desempenha um papel importante na sobrevida do SGN; despolarização é suficiente para manter sobrevida neuronal *in vitro* sem a adição de fatores neurotróficos.[104] Despolarização da membrana parece promover sobrevida do SGN ao elevar concentrações de cálcio intracelular e desencadear cascata de várias vias de sinalização intracelular.[104] É importante que o suporte tróficos dos SGNs via despolarização *in vitro* parece ser aditivo com as ações de algumas neurotrofinas.[105]

Diversos estudos *in vivo* descreveram aumentos importantes na sobrevida de SGN, para níveis de até 70% a mais que cócleas controles não estimuladas, em animais ensurdecidos ototoxicamente, após estimulação elétrica crônica do nervo auditivo.[106-114] Entretanto isto não é um achado universal; trabalho de outros laboratórios descreveu ausência dessa influência trófica.[80,82,115-118] Há acordo geral, no entanto, de que a estimulação elétrica crônica em ouvidos ensurdecidos resulta em alterações morfológicas sutis

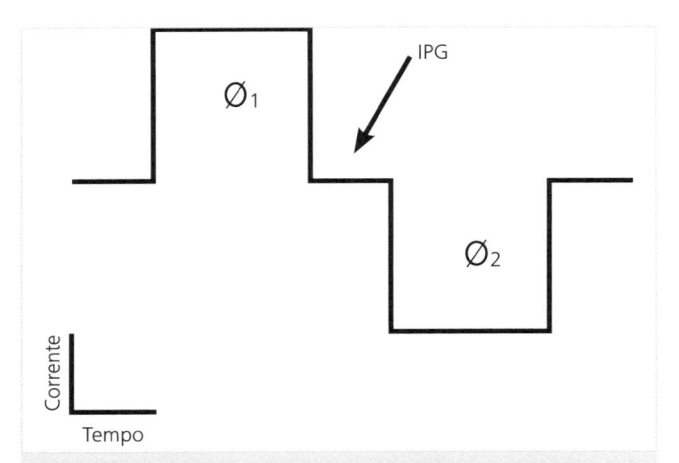

Fig. 3.3 Diagrama esquemático que ilustra os pulsos de corrente bifásicos de carga balanceada tipicamente usados em implantes cocleares. A carga na segunda fase (Ø2) é igual em magnitude mas oposta em polaridade à carga na primeira fase (Ø1). A duração de cada fase tipicamente varia de 10 a 50 µs/fase para estimulação monopolar e 50 a 200 µs/fase para a estimulação bipolar menos eficiente. IPG, *gap* interfásico.

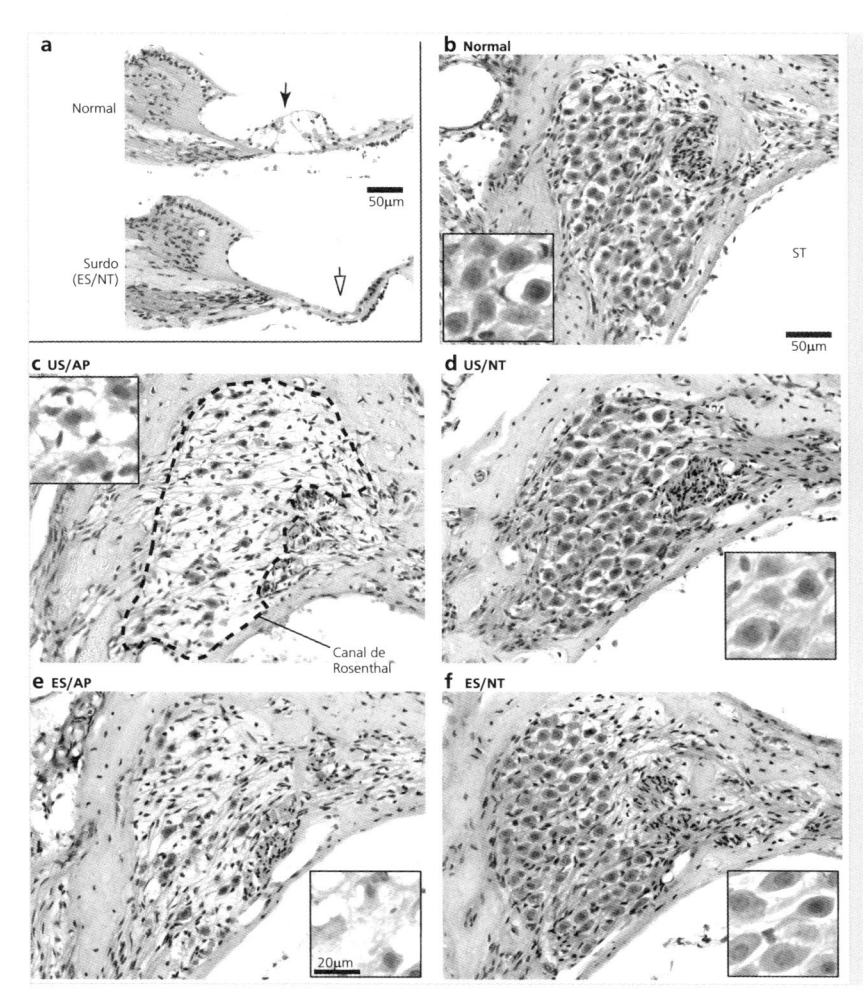

Fig. 3.4 a-f Cortes histológicos de cóclea da volta basal de cobaias. (a) Um órgão de Corti intacto em uma cóclea normal *(seta sólida)* comparado com um órgão de Corti degenerado em uma cóclea surda crônica *(seta aberta)*. (b-f) Imagens representativas do canal de Rosenthal [p. ex., *linha tracejada* em (c) da cóclea esquerda (tratada)] para (b) normal; (c) cóclea ensurdecida não estimulada (US) tratada com perilinfa artificial (AP); (d) cóclea ensurdecida não estimulada (US) tratada com BDNF; (e) cóclea ensurdecida estimulada (ES) tratada com perilinfa artificial; e (f) cóclea ensurdecida estimulada (ES) tratada com BDNF. Somas de SGN aparecem menores e a densidade de concentração mais baixa em cócleas AP comparadas com cócleas tratadas com NT e controles normais. Imagens de mais alta amplificação de somas de SGN de diferentes cócleas estão mostradas nos detalhes. Degeneração morfológica dos somas foi aparente em animais tratados com AP, diferentemente de cócleas tratadas com NT. (De: Landry TG, Wise AK, Fallon JB, Shepherd RK. Spiral ganglion neuron survival and function in the deafened cochlea following chronic neurotrophic treatment. Hear Res 2011;282:303–313.)

dos SGNs. Por exemplo, vários estudos mostraram um aumento pequeno mas significante na área do soma de SGNs em cócleas ensurdecidas e cronicamente estimuladas comparadas com controles ensurdecidos.[80,114] Este aumento na área do soma presumivelmente reflete um aumento na atividade de biossíntese dentro do soma do SNG após reativação via um estímulo elétrico.

Suporte Terapêutico dos Neurônios do Gânglio Espiral

Controle da Inflamação

A implantação de um arranjo de eletrodos evocará uma resposta do hospedeiro destinada a expelir qualquer corpo estranho. A dimensão desta reação dependerá de muitos fatores incluindo a extensão de qualquer trauma cirúrgico, biocompatibilidade dos materiais e as características mecânicas do implante com relação ao ambiente do hospedeiro. A natureza da resposta tecidual também variará ao longo do tempo à medida que o edema agudo e a proliferação de células inflamatórias reativas forem gradualmente substituídos por uma cápsula de tecido maduro em torno do implante.[119] Minimizar estas reações na interface eletrodo–tecido é particularmente importante, uma vez que uma reação de corpo estranho extensa e perda neural poderia afetar significativamente o desempenho de um implante coclear.[120] Esteroides glicocorticoides como dexametasona têm sido usados para minimizar a resposta tecidual subsequente à implantação coclear, embora sua eficácia até agora não tenha sido claramente demonstrada.[121] Pesquisa adicional nesta área é claramente justificada.

Resgate de Neurônios do Gânglio Espiral

Diversas famílias de fatores de crescimento mostraram desempenhar papéis importantes no desenvolvimento, manutenção e proteção contra lesão dos SGNs.[122] Células ciliadas pré-sinápticas, células de suporte e neurônios pós-sinápticos dentro do CN são necessários para sobrevida do SGN, refletindo suporte neurotrófico complementar. Estas neurotrofinas incluem fator neurotrófico derivado do cérebro (BDNF) e neurotrofina-3 (NT-3),[61,62,123] com receptores para ambas estas neurotrofinas expressados nos SGNs.[61,62] Além disso, sobrevida de SGNs na ausência do órgão de Corti foi promovida por BDNF ou NT-3 exógenos *in vivo*.[51,54,124-126]

Esta pesquisa foi alargada para demonstrar sobrevida aumentada de SGN em cócleas não funcionantes tratadas com neurotrofinas exógenas e estimulação elétrica (▶ Fig. 3.4).[110,127-130] Relevantemente, este trabalho também mostrou uma vantagem funcional, na forma de limiares de resposta evocada do tronco cerebral significativamente reduzido nos ouvidos tratados com neurotrofinas,[127,128,130,131] o que pode ser associado a um crescimento mediado por neurotrofina dos processos periféricos do SGN na direção da rampa do tímpano.[126,129,130,132] Reduções nos limiares elétricos reduziriam o consumo de energia de um implante coclear, desse modo conferindo várias vantagens de engenharia incluindo a possibilidade de contatos de eletrodos menores, mais numerosos.

Estes resultados são promissores, mas de uma perspectiva clínica é necessária pesquisa adicional antes que neurotrofinas possam ser combinadas com implantes cocleares. Embora aplicação de neurotrofina tenha sido usada clinicamente para tratar diversas doenças neurológicas,[133] e estudos pré-clínicos tenham mostrado ausência de efeitos adversos importantes da aplicação de neurotrofina a longo prazo dentro do ouvido interno, restam diversas questões a serem examinadas. Primeiro, há evidência de resposta tecidual aumentada dentro da cóclea após aplicação de neurotrofina exógena.[128] A extensão e implicações desta resposta inflamatória exige mais estudo. Segundo, há evidência de pequenas alterações da morfologia dos SGNs expostos à aplicação de neurotrofina exógena;[127,130,134] o significado a longo prazo destas alterações necessita ser explorado. Finalmente, embora terapia com neurotrofina tenha mostrado proteger SGNs após agressão ao órgão de Corti, não está claro se neurotrofinas seriam efetivas em etiologias que atingem diretamente os SGNs como trauma mecânico ou infecção.

Técnicas de Administração de Drogas

Há evidência de que a remoção de BDNF exógeno leva a uma perda acelerada de SGNs,[135] embora estimulação elétrica crônica possa reduzir esta perda.[136] Este achado significa que a neurotrofina precisa ser suprida durante semanas e meses em vez de horas e dias. A via mais eficiente é a aplicação da neurotrofina diretamente no interior do ouvido interno. Aplicação direta de uma droga dentro da perilinfa resultará na sua distribuição à maioria das estruturas dentro da cóclea incluindo o órgão de Corti, os SGNs, o ligamento espiral e a lâmina espiral; só a rampa média e a *stria vascularis* não são acessíveis por esta via em virtude da presença de junções íntimas.[137] O uso de sistemas de aplicação de "bomba grande" deve ser desaconselhado por causa dos riscos de introduzir infecção dentro do ouvido interno. Métodos alternativos de administração usando vetores virais,[110,138,139] terapias celulares,[129,140] aplicações de lenta liberação inspiradas em nanotecnologia,[141-143] e métodos de aplicação de droga com base em microfluídica[144] encerram considerável promessa como técnicas de aplicação clinicamente viáveis. Diversas destas tecnologias têm o potencial de aplicar uma larga variedade de drogas terapêuticas em adição a neurotrofinas. Estas incluem agentes anti-inflamatórios para minimizar resposta tecidual após implantação coclear, antioxidantes para proteção das células ciliadas,[145,146] neurotransmissores para supressão de zumbido, anticorpos monoclonais para doença autoimune do ouvido interno, e inibidores de apoptose para resgate de células ciliadas.[147]

■ Núcleo Coclear

Privação auditiva no animal em desenvolvimento produz anormalidades graves na via central (▶ Fig. 3.5), enquanto animais mais velhos são menos afetados.[25,148-153] Estudos de autópsia dos raros casos humanos em que a perda auditiva profunda do indivíduo é documentada revelaram retração somática de até 50% no CN com reconhecimento de que muitas variáveis contribuem para os resultados não uniformes.[154-157] Observações clínicas relacionadas com a surdez congênita sugerem que os melhores candidatos para im-

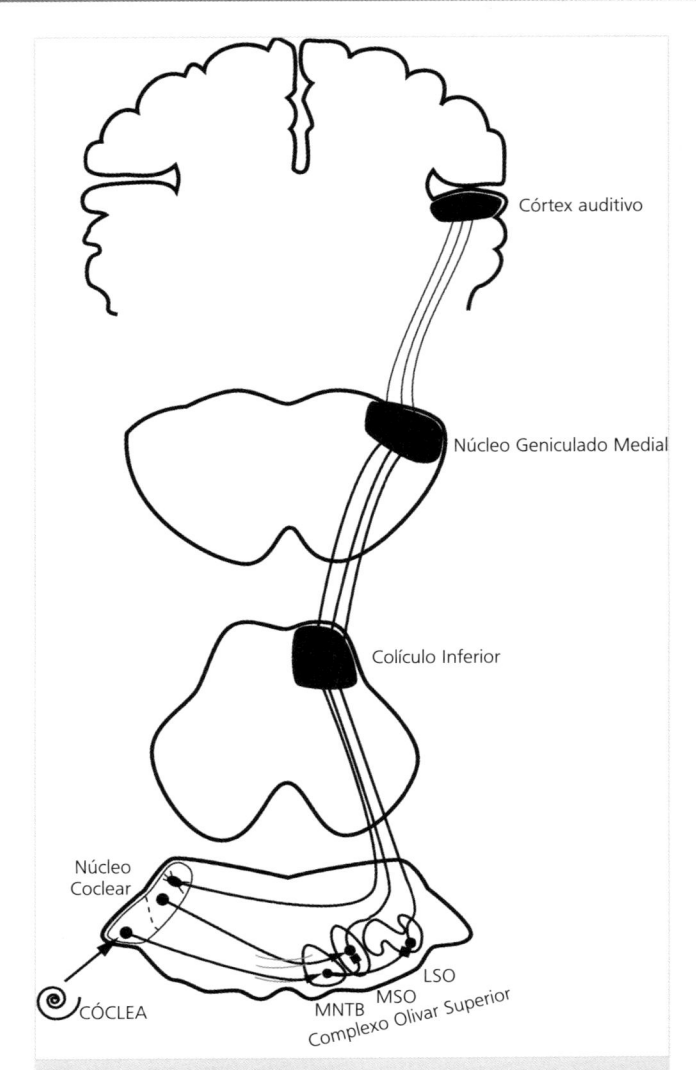

Fig. 3.5 Diagrama esquemático do sistema auditivo central ilustrando os principais núcleos auditivos e as conexões ascendentes predominantes. MNTB, núcleo medial do corpo trapezoide; MSO, oliva superior medial; LSO, oliva superior lateral.

plantes cocleares são crianças muito novas, e que com o aumento da idade, os resultados se tornam menos ótimos.[158-160] A implicação é que a estimulação sensitiva, quer natural quer protética, é necessária durante o começo da vida para assegurar o desenvolvimento normal do sistema auditivo central.

O CN serve como portão para o sistema auditivo central, e as células frondosas esféricas e globulares representam duas classes celulares importantes no CN ventral que foram bem estudadas. As células frondosas esféricas recebem grandes terminações axossomáticas chamadas bulbos terminais de Held, enquanto as células frondosas globulares recebem bulbos terminais menores. Os efeitos da surdez de longa duração e da estimulação elétrica do implante coclear sobre estas células e suas sinapses diferem e são discutidos em detalhe adiante.

Fisiopatologia Subsequente à Surdez

Como foi mencionado previamente, os efeitos da introdução de perda auditiva condutiva foram inconstantes e relativamente pequenos, e eles mostram sinais de recuperação.[2-4] Entretanto, uma semana de perda auditiva de condução pode resultar em uma alteração na expressão de receptores ionotrópicos excitatórios e inibitórios,[161] o que, por sua vez, poderia contribuir para processamento anormal de sinais auditivos.

Em contraste, ablação cirúrgica das cócleas em animais neonatais resulta em aproximadamente 50% de perda de volume ipsolateral, 30 a 40% de retração de corpos celulares, e > 50% de morte neural no CN.[151,162,163] Relevantemente, a perda de neurônios centrais subsequente à ablação coclear é restrita a um período crítico que parece terminar ao início da audição.[164,165] Embora a desaferentação durante desenvolvimento coclear resulte em perda neural disseminada no CN, dano coclear semelhante depois do início da audição resulta em alterações atróficas mas não perda neural. Dado que a maioria das formas de SNHL ocorre após o início da audição,[17,166,167] estes resultados significam que os principais efeitos transneuronais da surdez são atróficos com quantidades relativamente pequenas de perda neural.

SNHL ototoxicamente induzida resulta em uma perda secundária de SGN, a qual, por sua vez, causa uma redução no volume do CN e retração celular distinta em gatos, gerbos e cobaios,[45,168-170] com o efeito sobre o CN ventral muito maior em comparação com aquele sobre o CN dorsal. Além disso, SNHL ototoxicamente induzida resulta em uma redução na ramificação de bulbos terminais, redução nas vesículas pré-sinápticas, e achatamento e hipertrofia das densidades pós-sinápticas.[171]

O grau variável de degeneração dos SGNs, e sua natureza continuada, visto no DWC,[33,39] resulta em aspectos atróficos distintos evidentes no CN incluindo uma redução de 50% no volume nuclear e uma retração diferencial de tipos separados de células.[21,25,26,172,173] Além disso, uma hipertrofia das sinapses é vista em alguns mas não todos os neurônios do CN.[82] Similarmente ao ensurdecimento ototóxico, surdez congênita resulta em uma redução na ramificação de bulbos terminais, redução das vesículas pré-sinápticas e perda de canais intermembranosos. Sinapses sobre células frondosas esféricas são gravemente afetadas por uma SNHL, enquanto aquelas sobre células frondosas globulares o são menos. Em contraste, as sinapses sobre células multipolares não parecem, absolutamente, ser afetadas (▶ Fig. 3.6).[25,28,174]

As anormalidades estruturais nos neurônios do CN em resposta à SNHL parecem uma consequência natural de *inputs* anormais a partir do nervo auditivo. Surdez congênita abole, e surdez ototóxica reduz significativamente, os níveis de atividade espontânea nas fibras nervosas auditivas do gato.[26,103] Variações na atividade espontânea nas fibras do nervo auditivo têm um efeito sobre as células frondosas esféricas mesmo em gatos com audição normal.[175] Alterações induzidas pela surdez são expressadas como limiares aumentados para ativação,[52] potenciais de ação menores, menores pós-hiperpolarizações, e mais curtas constantes de tempo na membrana.[176]

Efeitos da Estimulação Elétrica

Surge naturalmente a questão se a estimulação elétrica do nervo auditivo é capaz de efetivamente prevenir, melhorar ou reverter os efeitos deletérios da surdez sobre os neurônios do CN. Inerente à interpretação dos resultados da implantação e estimulação é uma consideração sobre se qualquer uma ou ambas as manipulações podem contribuir para alterações adicionais àquelas causadas pela SNHL, e a natureza destas alterações não é previsível necessariamente. Inobstante, dada a noção de um "período crítico" no desenvolvimento do sistema auditivo, animais ensurdecidos estão sendo usados para desenvolver modelos experimentais. Além disso, está postulado que crianças, especialmente crianças com surdez pré-lingual, recebem benefício adicional da estimulação elétrica precoce via implantes cocleares. A fundamentação é que a preservação de neurônios e sinapses representa o substrato para desenvolvimento melhorado de habilidades de linguagem.

Os resultados da estimulação elétrica do nervo auditivo sobre a estrutura do CN não foram uniformes. Em cobaias anacúsicas, estimulação elétrica crônica de uma cóclea resultou em um aumento no tamanho das células polvos no CN ipsolateral comparadas com aquelas no lado contralateral.[177] Se tipos específicos de células não forem considerados, a análise de todos os neurônios sugeriu que não houve efeito da estimulação elétrica. Similarmente, não houve diferença estatisticamente significativa no volume nuclear entre os lados ipsolateral e contralateral. Em um estudo semelhante usando estimulação elétrica unilateral de gatos ototoxicamente ensurdecidos, o tamanho das células frondosas esféricas foi reduzido 20% pelo ensurdecimento, mas a estimulação não produziu qualquer diferença entre os lados ipsolateral e contralateral.[178] Em estudos correlatos, estas mesmas comparações revelaram um aumento pequeno (6%), mas estatisticamente significativo na área de seção transversa somática entre células frondosas esféricas ipsolaterais e contralaterais.[168,179] Houve também resultados mistos a respeito de diferenças nos volumes dos núcleos cocleares e tamanhos somáticos de vários tipos de células nos lados estimulado e não estimulado. Os resultados mais provocantes foram que a estimulação elétrica do nervo auditivo restaura a morfologia das sinapses dos bulbos terminais nas células frondosas esféricas no CN anteroventral (▶ Fig. 3.6).[171,180,181]

A conclusão destas observações é que a estimulação elétrica da cóclea em animais surdos, independentemente da causa da surdez, restaura estrutura sináptica quando o animal é tratado a uma idade jovem. Em suma, a estimulação de gatos surdos jovens restaura a densidade pós-sináptica de sinapses do nervo auditivo para sua forma de cúpula e pequeno tamanho característicos, e faz retornar a densidade de vesículas sinápticas a níveis compatíveis com aqueles de gatos com audição normal. Relevantemente, estes animais mostram evidência de que eles são capazes de processar sons de uma maneira biologicamente relevante.

A questão se estimulação elétrica de um ouvido surdo tem benefícios tangíveis, além de transmitir informação ao cérebro, reside em se as células estimuladas são mais robustas do que suas contrapartes não estimuladas. Tem importância se os neurônios ipsolaterais ao implante coclear são maiores, mostram mais altas taxas de sobrevida, ou são de outro modo mais sadios em aparência? Por outro lado, parece que aparências não significam muito. Chen *et al*.[118] demonstraram que os melhores resultados da estimulação elétrica sobre as sinapses ocorreram independentemente destes parâmetros físicos. Em contraste, outros pesquisadores afirmam que a estimulação produz um pequeno aumento no tamanho somático; entretanto, há várias considerações que moderam esta interpretação. Primeira, nem sempre é claro que as células amostradas foram aquelas que foram estimuladas. Uma vez que os eletrodos estimuladores são colocados na extremidade basal (altas frequências) da cóclea, a amostragem precisa também ocorrer nas

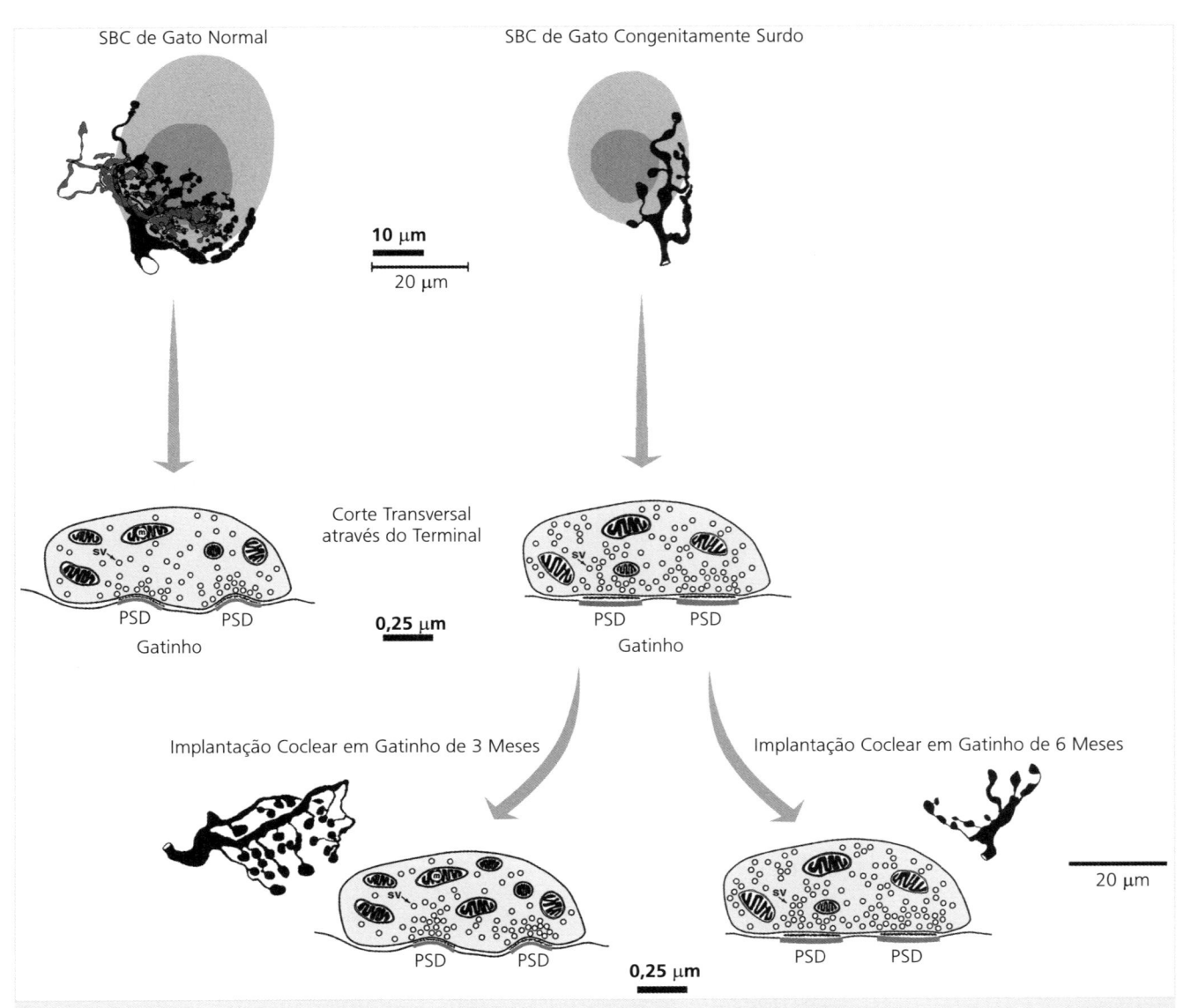

Fig. 3.6 Diagrama-sumário ilustrando a plasticidade dos bulbos terminais sob condições de audição normal, surdez congênita e surdez congênita com implantação coclear. Surdez resulta em uma redução da arborização dos bulbos terminais. As sinapses dos bulbos terminais de animais surdos exibem densidades pós-sinápticas (PSDs) hipertróficas, perdem sua forma de cúpula e aumentam a densidade de vesículas sinápticas. Estimulação elétrica através de um implante coclear em gatos jovens, mas não em mais velhos, restaura a morfologia sináptica. As sinapses retomam seu pequeno tamanho, forma de cúpula, distribuição pontilhada, e densidade normal de vesículas sinápticas. O próprio bulbo terminal não retoma completamente sua arborização altamente ramificada, nem as dilatações retornam ao pequeno tamanho típico daquelas em gatos com audição. SBC, células frondosas esféricas. (Modificada de Redd EE, Pongstaporn T, Ryugo DK. The effects of congenital deafness on auditory nerve synapses and globular bushy cells in cats. Hear Res 2000;147:160–174; O'Neill JN, Limb CJ, Baker CA, Ryugo DK. Bilateral effects of unilateral cochlear implantation in congenitally deaf cats. J Comp Neurol 2010;518(12):2382–2404; e Shepherd RK, Meltzer NE, Fallon JB, Ryugo DK. Consequences of deafness and electrical stimulation on the peripheral and central auditory system. Em: Waltzman SB, Roland JT, eds. Cochlear Implants, 2nd ed. New York: Thieme, 2006:25–39.)

regiões de altas frequências dos núcleos. Em vários estudos, a amostragem foi de células frondosas esféricas no polo rostral do CN anteroventral, e esta região é conhecida como sendo responsiva principalmente a baixas frequências.[182] Segunda, usar o CN contralateral como controle pode não ser apropriado com evidência de fortes conexões comissurais entre os núcleos cocleares.[183-187] Estimulação do CN ipsolateral pelas fibras do nervo auditivo indubitavelmente afeta a atividade no CN contralateral via projeções comissurais, uma vez que há sinais claros de que há uma alteração na direção do normal na estrutura das sinapses.[181] Os efeitos bilaterais sobre o sistema auditivo central pela estimulação de um único implante coclear unilateral têm grande relevância para aqueles que consideram implantes cocleares bilaterais (uma revisão de implantes cocleares bilaterais é disponível em outra fonte[188]). Se essa alteração refletir uma preservação parcial do sistema contralateral, então a ideia de adicionar um segundo implante coclear algum tempo depois do primeiro se torna mais admissível.[189]

O que emerge destes estudos é a conclusão de que a surdez congênita, independentemente da sua causa, resulta em alterações transneuronais que são expressadas ao nível do CN. Agora examinaremos efeitos induzidos pela surdez nos centros superiores do sistema auditivo. As projeções para fora do CN exibem vias anormais[163,190-192] que impactam na estrutura dos núcleos do tronco cerebral, incluindo os núcleos olivares superiores[21,24,193] e colículo inferior.[194-197] Estas amplas anormalidades são implicadas como parte da explicação para a variabilidade nos resultados clínicos com implantes cocleares.

Centros Auditivos Superiores

As várias anormalidades sinápticas dentro do CN em resposta à SNHL, sumariadas na ▶ Fig. 3.6, podem contribuir para diferentes atrasos na transmissão ao longo das vias centrais (▶ Fig. 3.5), levando ao processamento temporal corrompido da informação auditiva iniciada pelos implantes cocleares. Alterações dentro do CN poderiam obviamente ter efeitos disseminados, porque esta estrutura serve como porta de entrada para o sistema auditivo central. À medida que se ascende na via auditiva, parece que alterações transneuronais podem ocorrer em todos os níveis.

Complexo Olivar Superior

Os efeitos deletérios da surdez evidentes dentro do CN são também vistos em estruturas mais centrais. No DWC, análise microscópica da oliva superior lateral e medial e do núcleo medial do corpo trapezoide demonstraram que as áreas dos somas neurais e dos núcleos foram 33 a 50% menores nos gatos surdos em comparação com ouvintes.[21] Os tamanhos das células de Purkinje cerebelares não foram afetados por uma SNHL. Houve também uma diminuição de 35% no número de sinapses por unidade de comprimento somático nestes núcleos nos DWCs.[24] Análise da oliva superior medial de humanos surdos sugere uma redução de 20 a 30% na área do soma neural da estrutura desnervada.[157] A especificidade deste efeito da surdez foi indicada pelo tamanho das células de Purkinje cerebelares, que não foi afetado por SNHL.

A oliva superior medial (MSO) foi considerada um "detector de coincidência" e é implicada no processamento de diferenças de tempo interaurais (ITDs) usadas para localização de som de baixa frequência. Os neurônios principais da MSO têm seu corpos celulares alinhados em uma coluna alongada com dois dendritos estendendo-se bilateralmente[198] e recebem *inputs* excitatórios bilaterais das células frondosas esféricas do núcleo coclear anteroventral (AVCN).[199-203] Os *inputs* a partir do AVCN terminam nos dendritos de face para a esquerda, enquanto aqueles do AVCN direito terminam nos dendritos de face para a direita. As células frondosas esféricas são especializadas em preservar características de cronologia dos estímulos acústicos.[202,204] Como resultado, as células MSO são especialmente adequadas para comparar a cronologia de *inputs* excitatórios ipsi e contralaterais. Os corpos celulares da MSO recebem *input* inibitório dos núcleos medial e lateral do corpo trapezoide (MNTB, LNTB), o qual é integrado com a excitação dendrítica para fornecer sensibilidade de ITD.[201,205-207]

Estudos dos neurônios da MSO revelaram refinamento espacial dos *inputs* sinápticos durante o desenvolvimento. Em fatias de tronco cerebral de gerbo, o efeito dos receptores a ácido γ-aminobutírico B [GABA(B)] em animais jovens é mais forte para transmissão excitatória em comparação com inibitória nas células principais, mas em animais maturos os receptores GABA(B) controlam principalmente a inibição. Durante este mesmo período do desenvolvimento há uma mudança em localização destes receptores dos dendritos para o corpo celular.[208] Este refinamento não se desenvolve em mamíferos que não usam ITDs para localização do som; a surdez rompe estes padrões de *input* excitatório e inibitório espacialmente segregado.[207] Surdez produz anormalidades em estrutura e função em todo o sistema auditivo central,[21,24-26,56,209,210] de modo que uma questão óbvia é se a patologia pode ser revertida pela introdução de estimulação via um implante coclear.

Os padrões axossomático e axodendrítico de organização sináptica foram determinados nos neurônios principais da MSO de gatos com audição, gatos surdos e gatos surdos com implantes cocleares.[211] Os resultados mostram que a proporção de terminais axossomáticos inibitórios foi significativamente menor em animais surdos quando comparados com animais ouvintes. Entretanto, depois de um período de estimulação elétrica via implante coclear, a proporção de *inputs* inibitórios retornou àquela de animais ouvintes. Adicionalmente, os botões axodendríticos excitatórios dos gatos com audição foram observados significativamente maiores do que aqueles dos gatos surdos. Botões dos gatos estimulados foram também significativamente maiores que os botões em gatos surdos, embora não tão grandes como nos gatos ouvintes, indicando uma recuperação parcial de *inputs* excitatórios para excitação dos dendritos na MSO após estimulação. Estes resultados exemplificam a plasticidade dinâmica no tronco cerebral auditivo e revelam que a atividade neural evocada via estimulação elétrica tem um efeito restaurador na organização sináptica na MSO.

Colículo Inferior

No mesencéfalo, o núcleo central do colículo inferior (ICC) representa uma estrutura-chave na via auditiva central. Ele é organizado tonotopicamente e recebe forte *input* excitatório do ouvido contralateral, embora a maioria dos neurônios do ICC seja influenciada binauralmente. *Inputs* para o ICC originam-se bilateralmente do complexo olivar superior via lemnisco lateral (fibras decussadas representam a via principal) e contralateralmente dos núcleos cocleares dorsal e ventral.[212,213]

Fisiopatologia Subsequente à Surdez

Depois de uma SNHL, anormalidades estruturais importantes são observadas em animais jovens unilateralmente surdos quando comparados com animais de audição normal e bilateralmente ensurdecidos. Esses estudos revelam um aumento na projeção aferente a partir do CN normal para o ICC ipsolateral.[190,191,214] Em contraste, animais bilateralmente surdos mostram simetria da projeção ascendente que é semelhante àquela em animais com audição normal.[27,215] Parece que estas alterações são dirigidas por *input* assimétrico para o sistema auditivo central como resultado de surdez unilateral. Vale notar que a grande maioria dos sujeitos com implante coclear também recebe um *input* fortemente assimétrico via um único implante coclear.

Nenhuma diferença foi encontrada entre animais com audição e unilateralmente surdos ao se estudar ultraestrutura do ICC após 1 ano de surdez quimicamente induzida, embora em gatos bilateralmente surdos houvesse uma redução no número de sinapses em comparação com gatos com audição parcial ou com audição normal.[194] Uma redução pequena, mas estatisticamente significante na área do soma neuronal, pode estar presente em gatos bilateralmente mas não unilateralmente surdos.[196]

Efeitos da Estimulação Elétrica

Em pacientes que receberam alguma exposição à estimulação elétrica via um implante coclear, a faixa de tamanho do soma neuronal no ICC foi observada até 30% menor que a normal.[157] Pequeno tamanho do estudo, *viés* de amostragem e lateralidade de estimulação podem ter mascarado efeitos tróficos se eles estavam presentes, porque todas áreas médias celulares foram menores que em controles com audição normal. Área de soma celular foi menor em casos de patologia coclear que em casos de secionamento do nervo auditivo. Postulou-se que este achado foi decorrente de um efeito distrófico sobre os neurônios por uma cóclea doente, em vez da perda de atividade trófica. Esta inferência pode ter implicações para modelos de surdez com base em anormalidades cocleares. Alternativamente, tamanho de soma neuronal pode não ser um parâmetro relevante (ou na melhor hipótese é grosseiro) na avaliação de alterações do sistema nervoso central decorrentes de surdez e estimulação elétrica.

Marcadores metabólicos como 2-desoxiglicose (2-DG) foram usados para estudar a extensão da ativação neural no ICC em resposta à estimulação elétrica do nervo auditivo. Brown *et al.*[216] compararam os efeitos de estimulação elétrica *vs.* auditiva na captação de 2-DG em gatos. Usando animais com surdez aguda unilateral, Brown *et al.* observaram que a captação de 2-DG evocada da cóclea ensurdecida eletricamente estimulada foi semelhante àquela vista no ICC contralateral acusticamente estimulado. A localização e extensão da captação de 2-DG foi dependente da configuração do eletrodo, localização do eletrodo e intensidade do estímulo, embora qualquer aumento na captação de 2-DG também possa refletir um componente aditivo originado da estimulação auditiva ipsolateral. Em um conjunto diferente de experimentos, cobaias com surdez bilateral não exibiram atividade de 2-DG significativamente reduzida no ICC, e permaneceram responsivas à estimulação elétrica aguda após 15 meses de surdez.[217] Schwartz *et al.*[218] similarmente observaram captação normal de 2-DG em cobaias surdas eletricamente estimuladas. A marcação com 2-DG igualou, mas não ultrapassou níveis observados em controles com audição normal estimulados acusticamente. Este efeito foi visto com níveis aumentados de estimulação e com estimulação crônica. Coletivamente, estes estudos sugerem que no estado não estimulado, vias básicas de informação auditiva nos animais surdos permanecem em grande parte funcional e estruturalmente intactas, indicando um controle poderoso para programação genética de conexões auditivas.

Atividade de células isoladas evocada por estimulação elétrica do nervo auditivo em gatos com surdez neonatal revelou que características fisiológicas principais do ICC são preservadas ao longo de largas durações de surdez.[195] A afinação espacial do ICC estudada nestes gatos agudamente estimulados revelou que a surdez de longa duração reduziu a distância entre a representação neural de eletrodo basal e apical no ICC comparada com aquela vista em gatos com mais experiência auditiva.

Experimentos usando gatos com surdez neonatal crônica eletricamente estimulados também foram realizados. Snyder *et al.*[219] observaram um aumento na representação neural no ICC dos setores eletricamente estimulados de nervo auditivo. Correlação da profundidade de registro do ICC com atividade neural demonstrou um aumento importante na representação neural daquele setor do nervo auditivo submetido a estimulação crônica. Além disso, estimulação crônica do nervo auditivo pode induzir um grau semelhante de expansão plástica no ICC de gatos adulto-surdos que tiveram implante.[220] Mais recentemente, registros do ICC usando arranjos de multieletrodos foram implementados.[221] Quando aplicada cronicamente, esta técnica promete fornecer uma vista longitudinal da atividade neural através do ICC em resposta à implantação coclear.

Estimulação alternada de áreas separadas do nervo auditivo pode preservar, ou talvez mesmo aguçar, a representação no ICC desses setores estimulados do nervo auditivo.[222] Estes estudos indicam que mesmo em surdez de início precoce prolongada, representação cocleotópica e neural básica de estímulos elétricos pode ser evocada no ICC. Este aspecto no desenvolvimento, no entanto, é claramente modificável pela experiência sensitiva. A plasticidade neural do ICC parece expandir a representação neural de setores cronicamente estimulados do nervo auditivo, mesmo quando esses setores recebem estimulação muito tempo depois da instalação da surdez.

A capacidade dos neurônios no ICC de sincronizar suas descargas em picos a um estímulo auditivo é chamada propriedades de resposta temporal. Estas propriedades permitem a codificação de características sonoras para reconhecimento de fala e discriminação de palavras. Propriedades como latência, *jitter* e frequência de picos foram estudadas. Os dados são colhidos apresentando-se diferentes estímulos elétricos a animais surdos implantados, e modificando-se a duração da surdez, a duração da estimulação elétrica ou as características da estimulação. A evidência sugere que surdez de início precoce seguida por estimulação elétrica crônica do nervo auditivo pode aumentar a capacidade do ICC de codificar altas frequências de pulsos, além daquelas vistas em animais com audição normal.[223] Além disso, há uma frequência máxima de pulsos elétricos que pode ser codificada pelo ICC, achados que têm implicações para parâmetros de estímulo na aplicação de implantes cocleares.[195,223] Os neurônios no ICC também parecem ter mais alta resolução temporal quando estimulados usando-se pulsos elétricos de amplitude modulada em comparação com estímulos não modulados.[224] A maioria dos neurônios do ICC é capaz de codificar estímulos de frequência modulada até 40 Hz. A frequência de pulso portadora que evocou resposta dos neurônios no ICC foi 104 pulsos por segundo em estímulos não modulados. Modulando amplitude dos estímulos, a frequência de pulsos portadora pôde exceder 600 pulsos por segundo. Distorção da resposta neural foi observada à medida que a proporção de modulação para frequência portadora se aproximou de 1/4 a 1/6. Esta observação pode ser importante, porque os implantes cocleares podem exceder estes parâmetros. Após estimulação crônica a altas frequências, o ICC parece capaz de aumentar sua frequência de acompanhamento máxima média.[225] Altas frequências de estimulação não parecem impactar a frequência máxima de acompanhamento máxima.

Latência e *jitter* aumentado de respostas de unidades isoladas foram vistas em gatos surdos de longo prazo agudamente estimulados.[195] Gatos brancos congenitamente surdos de 1 a 2 anos exibiram sensibilidade significativamente menor a diferenças de tempo interaurais quando bilateralmente estimulados com pulsos elétricos. Os neurônios do ICC tiveram aproximadamente metade dos neurônios ITD-sensíveis em comparação com gatos surdos previamente com audição normal.[226] Neurônios do ICC de animais congenitamente surdos exibiram níveis muito maiores de atividade espontânea, o que poderia refletir uma "liberação de inibição" decorrente da proporção diminuída de *inputs* inibitórios para os neurônios da MSO.[211] Estimular cronicamente gatos surdos a altas frequências reduziu a latência média abaixo daquela vista em gatos com audição normal[225] e parece razoável predizer que estimulação crônica poderia restaurar parâmetros mais funcionais no ICC.

Globalmente, o ICC dos animais surdos parece reter muitas das propriedades neurais básicas exibidas pelos animais com audição normal, mas elas são degradadas pela surdez. Estimulação elétrica crônica pode aumentar a capacidade de resolução temporal do ICC, e a importância desta especulação seria resolução melhorada de ITD e audição espacial para uso de implante coclear bilateral em humanos.

Córtex Auditivo

Em 1942, Woolsey e Walzl[227] descreveram as primeiras respostas corticais à estimulação elétrica do nervo auditivo em gatos com audição normal. Subsequentemente, o córtex auditivo primário (AI) no animal com audição normal foi demonstrado cocleotopicamente organizado, e neurônios individuais dentro das camadas III/IV têm funções de *input-output* bem caracterizadas para estimulação elétrica e latências de resposta diminuindo (até um mínimo em torno de 8 ms) com o aumento da força do estímulo.[228-231]

As alterações no córtex auditivo após uma SNHL são dependentes de muitos fatores, incluindo a gravidade da SNHL, se a SNHL é unilateral ou bilateral, e a fase de desenvolvimento ao tempo da SNHL.[232] Uma complicação a mais na interpretação de alterações no córtex auditivo em resposta a uma SNHL é que muitas alterações "corrente abaixo" ocorrem como resultado da SNHL (ver seções precedentes), que afetam o *input*, e a organização desse *input* para dentro do córtex auditivo. Pelo menos algumas das alterações que ocorrem no córtex auditivo como resultado de uma SNHL são plásticas, e o retorno do *input* ao córtex auditivo, via estimulação elétrica do nervo auditivo, resulta na reorganização do córtex auditivo. É a natureza plástica do córtex auditivo que provavelmente é um fator subjacente na melhoria continuada no desempenho dos pacientes com implante coclear com uso do aparelho.[233]

Alterações Morfológicas Subsequentes à Surdez

Em contraste com os centros auditivos inferiores, há escassez de dados sobre as alterações morfológicas que ocorrem no córtex auditivo como resultado de uma SNHL a longo prazo.[55] Inobstante, foi descrito que coelhos que foram ensurdecidos unilateralmente quando recém-nascidos mostraram ausência de alteração na área do soma do neurônio, número de ramos dendríticos ou comprimento dendrítico basal total.[234] Entretanto, há uma redução aparente no número de espinhos ao longo dos dendritos basais dos neurônios piramidais da lâmina III/IV do córtex auditivo,[235] e uma reorganização dos dendritos "livres de espinhos" mas não dos "espinhosos", com um aumento no comprimento dos dendritos "não espinhosos" predominantemente em uma direção tangencial.[236] Em combinação, estes resultados indicam uma perda de sinapses dentro do córtex auditivo depois de uma privação prolongada de *input* sensitivo durante o desenvolvimento.

Embora tenha havido relatos de que após estimulação com tons puros a localização de neurônios cFOS (uma proteína associada com aprendizado[237]) – positivos dentro do córtex auditivo se equiparava à organização tonotópica esperada,[238] não houve relatos dos efeitos de SNHL sobre sua localização ou expressão. Entretanto, foi relatado que uma SNHL reduziu a expressão de proteína ligadora de elemento de resposta (pCREB) a adenosina monofosfato cíclico fosforilado (cAMP)/Ca^{2+} e BDNF.[239] DWCs também exibem uma prolongação da sinaptogênese normal, com ultrapassagem e eliminação consideradas como sendo parte do fechamento do período crítico.[240]

Alterações Fisiológicas Subsequentes à Surdez

O lema "use-o ou perca-o" é frequentemente adequado para centros corticais, e assim relatos da ativação do córtex auditivo por outras modalidades depois de uma SNHL cedo não são surpreendentes.[241-244] Entretanto, como é o caso do ICC, há evidência do desenvolvimento de uma "representação cocleotópica rudimentar" dentro da AI, mesmo quando completamente privada de *input*,[55,245] embora este achado não seja universal.[246-249] Outros centros auditivos corticais "de mais alta ordem", incluindo o córtex auditivo secundário, por outro lado parecem ser mais suscetíveis à "infiltração" por outras modalidades e exibem mais plasticidade do que AI no gato.[244,250,251]

Potenciais de campo e registro de unidades isoladas e multiunidades das camadas III/IV do centro auditivo no DWC mostraram que não apenas está presente uma representação cocleotópica rudimentar, mas propriedades básicas de resposta, incluindo funções de crescimento e latências, foram semelhantes àquelas em gatos com audição normal.[245] Resultados de corroboração de propriedades de resposta básica estável foram descritas em gatos neonatalmente ototoxicamente ensurdecidos.[249,252] SNHL a longo prazo, no entanto, reduz o processamento temporal dentro da AI,[253,254] e é aparente sob a forma de uma latência P1 retardada em humanos.[255]

Claramente, a AI não se desenvolve inteiramente normalmente na ausência de *input* sensitivo; de fato, surdez induz variações no desenvolvimento de diferentes camadas dentro da AI. Embora o DWC desenvolva uma representação cocleotópica rudimentar nas camadas III/IV, há uma diminuição nos ralos de corrente (e, portanto, presumivelmente correntes sinápticas) em latências longas (> 30 ms) nas camadas II, III e IV.[210,256] A diminuição nos ralos de corrente é ainda mais evidente nas camadas mais profundas (infragranulares) IV, V e VI, e, nestas camadas mais profundas, a diminuição é evidente em todas as latências. Uma vez que as camadas infragranulares são consideradas as camadas de *output* da AI, há uma redução no *output* de AI em ambas as estruturas subcorticais e corticais de ordem mais alta.[257] Estas alterações resultam em uma diminuição global no acoplamento entre AI e outros centros auditivos, embora o padrão de alteração seja complexo e dependente de outros fatores associados ao fim dos períodos sensíveis (revisto em outra fonte[258]). O desenvolvimento do córtex auditivo é também altamente influenciado por efeitos de cima para baixo e pela natureza multissensitiva dos eventos do mundo real.[240]

Os efeitos de uma SNHL unilateral restrita em animais adultos, resultante de uma lesão da cóclea, e subsequente exposição a pelo menos algum *input* auditivo, em vez de uma SNHL bilateral completa, são aparentes na reorganização da AI contralateral (▶ Fig. 3.7). Nessas condições, a organização cocleotópica normal da AI contralateral é distorcida, e frequências acústicas que correspondem a regiões da cóclea próxima da margem da lesão se tornam grosseiramente super-representadas.[259-263] SNHL unilateral não apenas afeta a AI contralateral, mas também resulta em a AI ipsola-

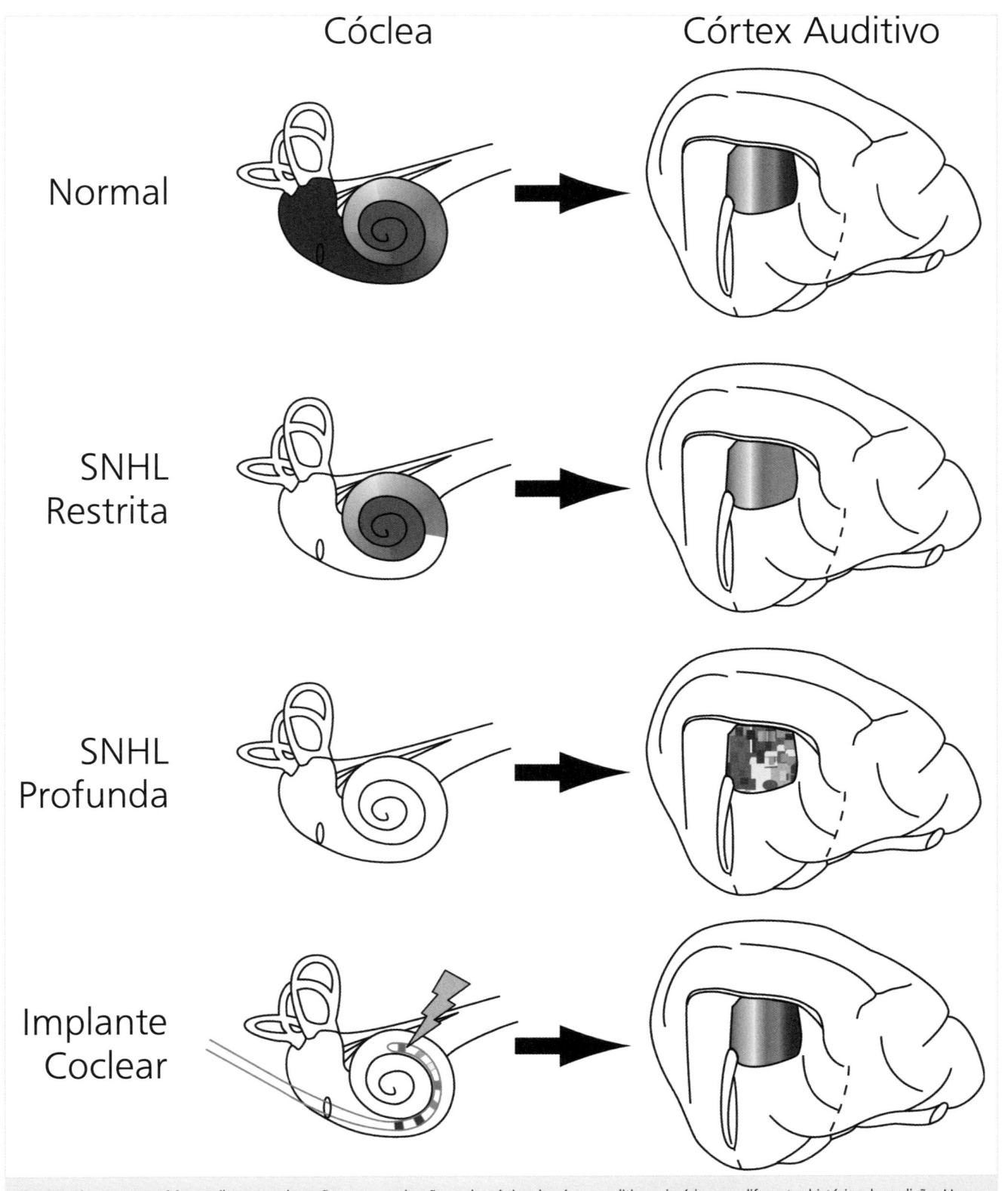

3 Consequências da Surdez e Estimulação Elétrica do Sistema Auditivo Periférico e Central

Fig. 3.7 Diagrama-sumário que ilustra as alterações na organização cocleotópica do córtex auditivo primário com diferentes histórias de audição. Uma perda restrita de audição de alta frequência resulta em uma super-representação da frequência da margem, enquanto uma perda completa resulta em uma interrupção completa da organização. O uso de um implante coclear mantém/restaura a organização cocleotópica normal.

teral se tornar mais sensível.[261,264-266] Essa reorganização poderia ser decorrente da "rápida desinibição ou reorganização plástica verdadeira com alterações morfológicas",[257] e uma contribuição a partir da reorganização de projeções corticocorticais inter-hemisféricas não pode ser excluída.

Muitos dos estudos de alterações induzidas por SNHL no córtex auditivo utilizam modelos animais com surdez congênita ou neonatal, o que permite acesso ao período crítico inicial no desenvolvimento. Entretanto, as alterações na resposta dos neurônios dentro do córtex auditivo a uma SNHL não são limitadas a este período crítico, mas podem ocorrer mais tarde no desenvolvimento.[266] Há um volume crescente de trabalho que suporta a plasticidade do córtex auditivo adulto, incluindo a AI.[267-269]

Resposta à Estimulação Elétrica Crônica

Estimulação elétrica intracoclear crônica, comportamentalmente relevante, resulta em alterações plásticas no córtex auditivo surdo. Estimulação elétrica aumenta a expressão de pCREB e BDNF, bem como a atividade na via de sinalização de proteína cinase ativada por mitogênio,[239] a qual foi implicada em formas de longa duração de plasticidade sináptica.

Em comparação com controles surdos não estimulados, gatos submetidos à estimulação elétrica crônica exibem um aumento nos potenciais de campo de latência longa (> 150 ms), maiores densidades de fontes de corrente (particularmente nas camadas II e III), e atividade mais sustentada de unidades isoladas e multiunidades.[245,270] Há também uma expansão na área de córtex ativada pela estimulação elétrica do nervo auditivo[270] e uma manutenção/restabelecimento da organização cocleotópica normal.[249] Além disso, com treinamento comportamental há capacidade aumentada de acompanhamento de frequência dos neurônios corticais, sugerindo alguma restauração do processamento temporal na AI dos animais surdos a longo prazo.[253,254] As propriedades de resposta resultantes da AI em gatos com surdez crônica estimulados são semelhantes àquelas descritas em animais com audição normal. As respostas de latência longa são consideradas mediadas por alças corticotalâmicas, e está proposto que elas são essenciais para memória e processamento a curto prazo em centros auditivos de mais alta ordem.[257]

Os efeitos da estimulação elétrica crônica com uma SNHL restrita foram menos bem estudados. Contudo, estimulação elétrica crônica parece limitar a super-representação de frequências da margem da lesão,[271] embora tendo pouco efeito sobre as propriedades de resposta acústica básica. O córtex auditivo é capaz de integrar estímulos "de dois tons" em uma larga faixa de frequências, com uma dependência complexa da frequência, intensidade e cronologia dos dois estímulos;[272] entretanto, a capacidade do córtex auditivo de integrar ambas as estimulações, acústica e elétrica, está menos clara.

Por essas razões, estimulação elétrica intracoclear crônica comportamentalmente relevante parece possibilitar ao córtex auditivo alcançar uma maturação dependente da experiência, ainda que não precisamente como teria ocorrido na ausência de uma SNHL.

Observações Clínicas

Muitos dos relatos de alterações no córtex auditivo em pacientes surdos, como nos estudos animais do córtex, foram focalizados no cenário "use-o ou perca-o".[273] Portanto, não chega a ser surpresa que tenha sido relatado que em pacientes com surdez pré-lingual "a região cerebral geralmente reservada para audição pode ser ativada por outras modalidades de sensibilidade".[274] Entretanto, a "tomada" de áreas auditivas induzida por privação auditiva parece ser limitada a áreas secundárias (giro supratemporal/região perissylviana), que são normalmente usadas para processamento auditivo e linguagem.[274-276]

Compativelmente com os resultados descritos dos modelos animais, as conexões à AI parecem ser mais robustamente organizadas do que aquelas às áreas auditivas secundárias. Não há evidência de ativação modal cruzada da AI, seja usando tomografia de emissão positrônica (PET)[277] seja imagem de ressonância magnética funcional (fMRI),[278] embora haja evidência de alguma plasticidade da organização tonotópica.[279] Potenciais evocados auditivos registrados de sujeitos com implante coclear e sujeitos com audição normal também sugerem maturação quase normal das camadas corticais médias (IV e III profunda). Entretanto, parece haver maturação ou *input* alterado para as camadas superficiais (II e III superior),[280] particularmente na ausência de *input* auditivo durante o período crítico inicial.[281,282] Por essas razões, como nos modelos animais, parece que o córtex auditivo, e em particular AI, permanece em um estado imaturo nos pacientes surdos pré-linguais.[283]

Diferenças ipsolaterais-contralaterais nas respostas do córtex auditivo em sujeitos com surdez unilateral são menores que em sujeitos com audição normal (magnetencefalografia [MEG][284-287] e fMRI[288]). As alterações ipsolaterais-contralaterais também podem ocorrer em sujeitos adultos como resultado de perda auditiva unilateral de início tardio,[289] novamente salientando a plasticidade do sistema auditivo no cérebro adulto. Algumas alterações podem-se manifestar dentro de semanas da perda auditiva,[290] mas alterações continuam a ocorrer durante um curso de tempo prolongado de 2 anos ou mais,[289] sugerindo que pode haver tanto um desmascaramento de *inputs* ordinariamente silenciosos quanto alterações morfológicas. Curiosamente, alterações na resposta do córtex auditivo ipsolateral também podem ser dependentes de em que lado ocorreu a surdez unilateral,[291] indicando que estas alterações podem ser pelo menos parcialmente um resultado de alterações periféricas ao córtex auditivo. Estes resultados enfatizam as dificuldades para determinar se alterações funcionais na resposta do córtex auditivo são o resultado de alterações dentro do próprio córtex ou um resultado de alterações "corrente abaixo".

Apesar de muitos anos de privação auditiva, durante os quais níveis muito baixos de atividade são evidentes em AI, sua ativação pode ser vista usando-se uma variedade de técnicas de imagem depois do retorno de *input* auditivo por meio de um implante coclear.[292-295] De fato, depois de longo tempo de uso de implante coclear, potenciais evocados auditivos registrados de pacientes surdos pré-linguais implantados cedo na infância parecem quase normais, sugerindo uma maturação, induzida pela ativação, do córtex auditivo.[255,296] Há também alterações plásticas dentro dos centros auditivos "de mais alta ordem", com a quantidade de atividade nestes centros em pacientes surdos pré-linguais com um implante coclear diminuindo com o uso do implante.[297] Há também menos atividade observada nos centros auditivos de mais alta ordem em pacientes com implante coclear surdos pré-linguais do que em pacientes com implante coclear surdos pós-linguais.[298]

Finalmente, uso de implante coclear a longo prazo também parece aumentar a modulação por *feedback* "de cima para baixo" do processamento dentro dos centros auditivos inferiores.[273]

Uma observação final interessante é que existe uma correlação positiva entre percepção da fala e baixa atividade em repouso na AI antes da implantação coclear no surdo pré-lingual.[297,299] Esta circunstância sugere que embora AI e outros centros auditivos de mais alta ordem sejam capazes de alteração plástica, conforme evidente na melhora continuada no desempenho auditivo com o aumento da experiência usando um implante coclear,[233] os melhores resultados clínicos dos pacientes com implante coclear podem de fato ocorrer com o córtex auditivo mais imaturo, ou "a folha mais em branco".

Conclusão

A experiência auditiva desempenha um papel-chave em assentar a fina estrutura organizacional da via auditiva sobre um arcabouço gerado por dicas genéticas. Uma falta de experiência auditiva durante o desenvolvimento resulta em uma via mais rudimentar; entretanto, este nível reduzido de organização parece suficiente para fornecer as dicas temporais e espaciais necessárias para percepção da fala usando um implante coclear. Relevantemente, a capacidade desta via de sofrer reorganização plástica após implantação coclear é agora reconhecida como um fator capital subjacente ao sucesso clínico destes aparelhos. Este capítulo reviu as alterações degenerativas e atróficas que ocorrem dentro da via auditiva após uma SNHL e a reorganização trófica e funcional que ocorre subsequentemente à reaferentação por meio de um implante coclear.

Agradecimentos

Este trabalho foi financiado pelo *National Institutes of Health* NIDCD (HHS-N-263–2007–00053-C), um Life Sciences Research Award do NSW Office for Science and Medical Research, dotações NHMRC APP1005071, APP1009482 e APP1002430, e uma dotação da Garnett Passe e Rodney Williams Memorial Foundation. O Bionics Institute agradece o suporte que recebe do governo de Victoria, Austrália, através do seu Operational Infrastructure Support Program. O Prof. Dexter Irvine forneceu comentário crítico sobre uma versão anterior deste capítulo, pela qual somos imensamente gratos.

Referências

1. Tucci DL, Rubel EW. Afferent influences on brain stem auditory nuclei of the chicken: effects of conductive and sensorineural hearing loss on n. magnocellularis. J Comp Neurol 1985;238:371-381
2. Hood LJ, Webster DB. Reversible conductive hearing loss in mice. Ann Otol Rhinol Laryngol 1988;97:281-285
3. Doyle WJ, Webster DB. Neonatal conductive hearing loss does not compromise brainstem auditory function and structure in rhesus monkeys. Hear Res 1991;54:145-151
4. Moore DR, Hine JE, Jiang ZD, Matsuda H, Parsons CH, King AJ. Conductive hearing loss produces a reversible binaural hearing impairment. J Neurosci 1999;19:8704-8711
5. Bohne BA. Safe level for noise exposure? Ann Otol Rhinol Laryngol 1976;85:711-724
6. Eldredge DH, Miller JD, Bohne BA. A frequency-position map for the chinchilla cochlea. J Acoust Soc Am 1981;69:1091-1095
7. Ou HC, Harding GW, Bohne BA. An anatomically based frequency-place map for the mouse cochlea. Hear Res 2000;145:123-129
8. Liberman MC. Chronic ultrastructural changes in acoustic trauma: serial-section reconstruction of stereocilia and cuticular plates. Hear Res 1987;26:65-88
9. Kaltenbach JA, Czaja JM, Kaplan CR. Changes in the tonotopic map of the dorsal cochlear nucleus following induction of cochlear lesions by exposure to intense sound. Hear Res 1992;59:213-223
10. Yoshida N, Hequembourg SJ, Atencio CA, Rosowski JJ, Liberman MC. Acoustic injury in mice: 129/SvEv is exceptionally resistant to noise-induced hearing loss. Hear Res 2000;141:97-106
11. Wang Y, Liberman MC. Restraint stress and protection from acoustic injury in mice. Hear Res 2002;165:96-102
12. Hawkins JE. Comparative otopathology: aging, noise, and ototoxic drugs. Adv Otorhinolaryngol 1973;20:125-141
13. Russell NJ, Fox KE, Brummett RE. Ototoxic effects of the interaction between kanamycin and ethacrynic acid. Cochlear ultrastructure correlated with cochlear potentials and kanamycin levels. Acta Otolaryngol 1979;88:369-381
14. Leake PA, Hradek GT. Cochlear pathology of long term neomycin induced deafness in cats. Hear Res 1988;33:11-33
15. Fleckeisen CE, Harrison RV, Mount RJ. Effects of total cochlear haircell loss on integrity of cochlear nucleus. A quantitative study. Acta Otolaryngol Suppl 1991;489:23-31
16. Leake PA, Rebscher S. Anatomical considerations and long-term effects of electrical stimulation. In: Zeng FG, Popper AN, Fay RR, eds. Auditory Prostheses, Springer Handbook of Auditory Research. New York: Springer Verlag; 2004:101-148
17. Shepherd RK, Martin RL. Onset of ototoxicity in the cat is related to onset of auditory function. Hear Res 1995;92:131-142
18. Hawkins JE. The ototoxicity of kanamycin. Trans Am Otol Soc 1959;47:67-86
19. Shepherd RK, Clark GM. Progressive ototoxicity of neomycin monitored using derived brainstem response audiometry. Hear Res 1985;18:105-110
20. Kikkawa Y, Seki Y, Okumura K *et al*. Advantages of a mouse model for human hearing impairment. Exp Anim 2012;61:85-98
21. West CD, Harrison JM. Transneuronal cell atrophy in the congenitally deaf white cat. J Comp Neurol 1973;151:377-398
22. Bosher SK, Hallpike CS. Observations on the histological features, development and pathogenesis of the inner ear degeneration of the deaf white cat. Proc R Soc Lond B Biol Sci 1965;162:147-170
23. Mair IW. Hereditary deafness in the white cat. Acta Otolaryngol Suppl 1973;314:1-48
24. Schwartz IR, Higa JF. Correlated studies of the ear and brainstem in the deaf white cat: changes in the spiral ganglion and the medial superior olivary nucleus. Acta Otolaryngol 1982;93:9-18
25. Ryugo DK, Pongstaporn T, Huchton DM, Niparko JK. Ultrastructural analysis of primary endings in deaf white cats: morphologic alterations in end bulbs of Held. J Comp Neurol 1997;385:230-244
26. Ryugo DK, Rosenbaum BT, Kim PJ, Niparko JK, Saada AA. Single unit recordings in the auditory nerve of congenitally deaf white cats: morphological correlates in the cochlea and cochlear nucleus. J Comp Neurol 1998;397:532-548
27. Heid S, Jähn-Siebert TK, Klinke R, Hartmann R, Langner G. Afferent projection patterns in the auditory brainstem in normal and congenitally deaf white cats. Hear Res 1997;110:191-199
28. Redd EE, Pongstaporn T, Ryugo DK. The effects of congenital deafness on auditory nerve synapses and globular bushy cells in cats. Hear Res 2000;147:160-174
29. Brown KS, Bergsma DR, Barrow MV. Animal models of pigment and hearing abnormalities in man. Birth Defects Orig Artic Ser 1971;07:102-109
30. Rawitz B. Gehörorgan und gehirn eines weissen Hundes mit blauen Augen. Morphol. Arbeit. 1896;6:545-554
31. Bamber RC. Correlation between white coat colour, blue eyes and deafness in cats. J Genet 1933;27:407-413
32. Wolff D. Three generations of deaf white cats. J Hered 1942;33:39-43
33. Wilson TG, Kane F. Congenital deafness in white cats. Acta Otolaryngol 1959;50(3-4):269-275
34. Bergsma DR, Brown KS. White fur, blue eyes, and deafness in the domestic cat. J Hered 1971;62:171-185
35. Ryugo DK, Cahill HB, Rose LS, Rosenbaum BT, Schroeder ME, Wright AL. Separate forms of pathology in the cochlea of congenitally deaf white cats. Hear Res 2003;181:73-84
36. Scheibe A. A case of deaf-mutism with auditory atrophy and anomalies of development in the membranous labyrinth of both ears. Arch Otolaryngol 1892;21:12-22
37. Scheibe A. Bildungsanomalien im hautigen labyrinth bei taubstummheit. Z. Ohrenheilk. 1895;27:95-99
38. Pujol R, Rebillard M, Rebillard G. Primary neural disorders in the deaf white cat cochlea. Acta Otolaryngol 1977;83:59-64
39. Rebillard M, Pujol R, Rebillard G. Variability of the hereditary deafness in the white cat. II. Histology. Hear Res 1981;5:189-200

40. Grill WM. Electrical stimulation of the peripheral nervous system: Biophysics and excitation properties. In: Horch KW, Dhillon GS, eds. Neuroprosthetics: Theory and Practice. Vol 2. Singapore: World Scientific Publishing Co.; 2004:319-341
41. Gantz BJ, Woodworth GG, Knutson JF, Abbas PJ, Tyler RS. Multivariate predictors of audiological success with multichannel cochlear implants. Ann Otol Rhinol Laryngol 1993;102:909-916
42. Nadol JB, Young YS, Glynn RJ. Survival of spiral ganglion cells in profound sensorineural hearing loss: implications for cochlear implantation. Ann Otol Rhinol Laryngol 1989;98:411-416
43. Terayama Y, Kaneko Y, Kawamoto K, Sakai N. Ultrastructural changes of the nerve elements following disruption of the organ of Corti. I. Nerve elements in the organ of Corti. Acta Otolaryngol 1977;83:291-302
44. Spoendlin H. Factors inducing retrograde degeneration of the cochlear nerve. Ann Otol Rhinol Laryngol Suppl 1984;112:76-82
45. Hardie NA, Shepherd RK. Sensorineural hearing loss during development: morphological and physiological response of the cochlea and auditory brain-stem. Hear Res 1999;128:147-165
46. Shepherd RK, Hardie NA. Deafness-induced changes in the auditory pathway: implications for cochlear implants. Audiol Neurootol 2001;6:305-318
47. Spoendlin H, Schrott A. Analysis of the human auditory nerve. Hear Res 1989;43:25-38
48. Elverland HH, Mair IW. Hereditary deafness in the cat. An electron microscopic study of the spiral ganglion. Acta Otolaryngol 1980;90:360-369
49. Nadol JB. Degeneration of cochlear neurons as seen in the spiral ganglion of man. Hear Res 1990;49:141-154
50. Steel KP, Bock GR. Electrically-evoked responses in animals with progressive spiral ganglion degeneration. Hear Res 1984;15:59-67
51. Guinness SL, Shepherd RK. Exogenous BDNF rescues rat spiral ganglion neurons in vivo. Otol Neurotol 2005;26:1064-1072
52. Shepherd RK, Roberts LA, Paolini AG. Long-term sensorineural hearing loss induces functional changes in the rat auditory nerve. Eur J Neurosci 2004;20:3131-3140
53. Takeno S, Wake M, Mount RJ, Harrison RV. Degeneration of spiral ganglion cells in the chinchilla after inner hair cell loss induced by carboplatin. Audiol Neurootol 1998;3:281-290
54. Gillespie LN, Clark GM, Marzella PL. Delayed neurotrophin treatment supports auditory neuron survival in deaf guinea pigs. Neuroreport 2004;15:1121-1125
55. Shepherd RK, Hartmann R, Heid S, Hardie N, Klinke R. The central auditory system and auditory deprivation: experience with cochlear implants in the congenitally deaf. Acta Otolaryngol Suppl 1997;532:28-33
56. Heid S, Hartmann R, Klinke R. A model for prelingual deafness, the congenitally deaf white cat-population statistics and degenerative changes. Hear Res 1998;115:101-112
57. Liberman MC, Kiang NY. Acoustic trauma in cats. Cochlear pathology and auditory-nerve activity. Acta Otolaryngol Suppl 1978;358:1-63
58. Johnsson LG. Sequence of degeneration of Corti's organ and its first-order neurons. Ann Otol Rhinol Laryngol 1974;83:294-303
59. Suzuka Y, Schuknecht HF. Retrograde cochlear neuronal degeneration in human subjects. Acta Otolaryngol Suppl 1988;450:1-20
60. Imamura SI, Adams JC. Changes in cytochemistry of sensory and nonsensory cells in gentamicin-treated cochleas. J Assoc Res Otolaryngol 2003;4:196-218
61. Ylikoski J, Pirvola U, Moshnyakov M, Palgi J, Arumäe U, Saarma M. Expression patterns of neurotrophin and their receptor mRNAs in the rat inner ear. Hear Res 1993;65:69-78
62. Schecterson LC, Bothwell M. Neurotrophin and neurotrophin receptor mRNA expression in developing inner ear. Hear Res 1994;73:92-100
63. Fritzsch B, Barbacid M, Silos-Santiago I. Nerve dependency of developing and mature sensory receptor cells. Ann N YAcad Sci 1998;855:14-27
64. Ernfors P, Van De Water T, Loring J, Jaenisch R. Complementary roles of BDNF and NT-3 in vestibular and auditory development. Neuron 1995;14:1153-1164
65. Stankovic K, Rio C, Xia A et al. Survival of adult spiral ganglion neurons requires erbB receptor signaling in the inner ear. J Neurosci 2004;24:8651-8661
66. Hinojosa R, Marion M. Histopathology of profound sensorineural deafness. Ann N YA cad Sci 1983;405:459-484
67. Nadol JB. Patterns of neural degeneration in the human cochlea and auditory nerve: implications for cochlear implantation. Otolaryngol Head Neck Surg 1997;117:220-228
68. Otte J, Schunknecht HF, Kerr AG. Ganglion cell populations in normal and pathological human cochleae. Implications for cochlear implantation. Laryngoscope 1978;88:1231-1246
69. Felix H, Pollak A, Gleeson M, Johnsson LG. Degeneration pattern of human first-order cochlear neurons. Adv Otorhinolaryngol 2002;59:116-123
70. Miura M, Sando I, Hirsch BE, Orita Y. Analysis of spiral ganglion cell populations in children with normal and pathological ears. Ann Otol Rhinol Laryngol 2002;111:1059-1065
71. Waltzman SB, Cohen $_{NL}$ Green J, Roland JT. Long-term effects of cochlear implants in children. Otolaryngol Head Neck Surg 2002;126:505-511
72. Javel E, Shepherd RK. Electrical stimulation of the auditory nerve. III. Response initiation sites and temporal fine structure. Hear Res 2000;140:45-76
73. Hartmann R, Topp G, Klinke R. Discharge patterns of cat primary auditory fibers with electrical stimulation of the cochlea. Hear Res 1984;13:47-62
74. van den Honert C, Stypulkowski PH. Physiological properties of the electrically stimulated auditory nerve. II. Single fiber recordings. Hear Res 1984;14:225-243
75. Frijns JH, de Snoo SL, ten Kate JH. Spatial selectivity in a rotationally symmetric model of the electrically stimulated cochlea. Hear Res 1996;95:33-48
76. Tasaki I. New measurements of the capacity and the resistance of the myelin sheath and the nodal membrane of the isolated frog nerve fiber. Am J Physiol 1955;181:639-650
77. Koles ZJ, Rasminsky M. A computer simulation of conduction in demyelinated nerve fibres. J Physiol 1972;227:351-364
78. Heffer LF, Sly DJ, Fallon JB, White MW, Shepherd RK, O'Leary SJ. Examining the auditory nerve fiber response to high rate cochlear implant stimulation: chronic sensorineural hearing loss and facilitation. J Neurophysiol 2010;104:3124-3135
79. Zhou R, Abbas PJ, Assouline JG. Electrically evoked auditory brainstem response in peripherally myelin-deficient mice. Hear Res 1995;88:98-106
80. Araki S, Kawano A, Seldon L, Shepherd RK, Funasaka S, Clark GM. Effects of chronic electrical stimulation on spiral ganglion neuron survival and size in deafened kittens. Laryngoscope 1998;108:687-695
81. Xu J, Shepherd RK, Millard RE, Clark GM. Chronic electrical stimulation of the auditory nerve at high stimulus rates: a physiological and histopathological study. Hear Res 1997;105:1-29
82. Shepherd RK, Matsushima J, Martin RL, Clark GM. Cochlear pathology following chronic electrical stimulation of the auditory nerve: II. Deafened kittens. Hear Res 1994;81:150-166
83. Ni D, Shepherd RK, Seldon HL, Xu SA, Clark GM, Millard RE. Cochlear pathology following chronic electrical stimulation of the auditory nerve. I: Normal hearing kittens. Hear Res 1992;62:63-81
84. Shepherd RK, Clark GM, Black RC. Chronic electrical stimulation of the auditory nerve in cats. Physiological and histopathological results. Acta Otolaryngol Suppl 1983;399:19-31
85. Leake-Jones PA, Rebscher SJ. Cochlear pathology with chronically implanted scala tympani electrodes. Ann N Y Acad Sci 1983;405:203-223
86. Walsh SM, Leake-Jones PA. Chronic electrical stimulation of auditory nerve in cat: physiological and histological results. Hear Res 1982;7:281-304
87. Brummer SB, Turner MJ. Electrochemical considerations for safe electrical stimulation of the nervous system with platinum electrodes. IEEE Trans Biomed Eng 1977;24:59-63
88. Robblee LS, McHardy J, Agnew WF, Bullara LA. Electrical stimulation with Pt electrodes. VII. Dissolution of Pt electrodes during electrical stimulation of the cat cerebral cortex. J Neurosci Methods 1983;9:301-308
89. Rose TL, Robblee LS. Electrical stimulation with Pt electrodes. VIII. Electrochemically safe charge injection limits with 0.2 ms pulses. IEEE Trans Biomed Eng 1990;37:1118-1120
90. Shepherd RK, Linahan N, Xu J, Clark GM, Araki S. Chronic electrical stimulation of the auditory nerve using non-charge-balanced stimuli. Acta Otolaryngol 1999;119:674-684
91. Matsushima J-I, Shepherd RK, Seldon HL, Xu S-A, Clark GM. Electrical stimulation of the auditory nerve in deaf kittens: effects on cochlear nucleus morphology. Hear Res 1991;56:133-142
92. Huang CQ, Carter PM, Shepherd RK. Stimulus induced pH changes in cochlear implants: an in vitro and in vivo study. Ann Biomed Eng 2001;29:791-802
93. Huang CQ, Shepherd RK, Carter PM, Seligman PM, Tabor B. Electrical stimulation of the auditory nerve: direct current measurement in vivo. IEEE Trans Biomed Eng 1999;46:461-470
94. Gantz BJ, Turner C, Gfeller KE, Lowder MW. Preservation of hearing in cochlear implant surgery: advantages of combined electrical and acoustical speech processing. Laryngoscope 2005;115:796-802
95. von Ilberg CA, Baumann U, Kiefer J, Tillein J, Adunka OF. Electric-acoustic stimulation of the auditory system: a review of the first decade. Audiol Neurootol 2011;16 Suppl 2:1-30
96. Shepherd RK, Clark GM, Black RC. Chronic electrical stimulation of the auditory nerve in cats. Physiological and histopathological results. Acta Otolaryngol Suppl 1983;399:19-31
97. Shepherd RK, Clark GM, Xu SA, Pyman BC. Cochlear pathology following reimplantation of a multichannel scala tympani electrode array in the macaque. Am J Otol 1995;16:186-199

98. Burton MJ, Shepherd RK, Clark GM. Cochlear histopathologic characteristics following long-term implantation. Safety studies in the young monkey. Arch Otolaryngol Head Neck Surg 1996;122:1097-1104
99. Xu J, Shepherd RK, Millard RE, Clark GM. Chronic electrical stimulation of the auditory nerve at high stimulus rates: a physiological and histopathological study. Hear Res 1997;105:1-29
100. Coco A, Epp SB, Fallon JB, Xu J, Millard RE, Shepherd RK. Does cochlear implantation and electrical stimulation affect residual hair cells and spiral ganglion neurons? Hear Res 2007;225:60-70
101. Ni D, Shepherd RK, Seldon HL, Xu S-A, Clark GM, Millard RE. Cochlear pathology following chronic electrical stimulation of the auditory nerve. I: Normal hearing kittens. Hear Res 1992;62:63-81
102. Fallon JB, Shepherd RK, Brown M, Irvine DR. Effects of neonatal partial deafness and chronic intracochlear electrical stimulation on auditory and electrical response characteristics in primary auditory cortex. Hear Res 2009;257:93-105
103. Shepherd RK, Javel E. Electrical stimulation of the auditory nerve. I. Correlation of physiological responses with cochlear status. Hear Res 1997;108:112-144
104. Hegarty JL, Kay AR, Green SH. Trophic support of cultured spiral ganglion neurons by depolarization exceeds and is additive with that by neurotrophins or cAMP and requires elevation of Ca2+1i within a set range. J Neurosci 1997;17:1959-1970
105. Hansen MR, Zha XM, Bok J, Green SH. Multiple distinct signal pathways, including an autocrine neurotrophic mechanism, contribute to the survival-promoting effect of depolarization on spiral ganglion neurons in vitro. J Neurosci 2001;21:2256-2267
106. Lousteau RJ. Increased spiral ganglion cell survival in electrically stimulated, deafened guinea pig cochleae. Laryngoscope 1987;97:836-842
107. Hartshorn DO, Miller JM, Altschuler RA. Protective effect of electrical stimulation in the deafened guinea pig cochlea. Otolaryngol Head Neck Surg 1991;104:311-319
108. Miller CA, Woodruff KE, Pfingst BE. Functional responses from guinea pigs with cochlear implants. I. Electrophysiological and psychophysical measures. Hear Res 1995;92:85-99
109. Mitchell A, Miller JM, Finger PA, Heller JW, Raphael Y, Altschuler RA. Effects of chronic high-rate electrical stimulation on the cochlea and eighth nerve in the deafened guinea pig. Hear Res 1997;105:30-43
110. Kanzaki S, St&ver T, Kawamoto K et al. Glial cell line-derived neurotrophic factor and chronic electrical stimulation prevent VIII cranial nerve degeneration following denervation. J Comp Neurol 2002;454:350-360
111. Leake PA, Hradek GT, Rebscher SJ, Snyder RL. Chronic intracochlear electrical stimulation induces selective survival of spiral ganglion neurons in neonatally deafened cats. Hear Res 1991;54:251-271
112. Leake PA, Snyder RL, Hradek GT, Rebscher SJ. Chronic intracochlear electrical stimulation in neonatally deafened cats: effects of intensity and stimulating electrode location. Hear Res 1992;64:99-117
113. Leake PA, Snyder RL, Hradek GT, Rebscher SJ. Consequences of chronic extracochlear electrical stimulation in neonatally deafened cats. Hear Res 1995;82:65-80
114. Leake PA, Hradek GT, Snyder RL. Chronic electrical stimulation by a cochlear implant promotes survival of spiral ganglion neurons after neonatal deafness. J Comp Neurol 1999;412:543-562
115. Li L, Parkins CW, Webster DB. Does electrical stimulation of deaf cochleae prevent spiral ganglion degeneration? Hear Res 1999;133:27-39
116. Coco A, Epp SB, Fallon JB, Xu J, Millard RE, Shepherd RK. Does cochlear implantation and electrical stimulation affect residual hair cells and spiral ganglion neurons? Hear Res 2007;225:60-70
117. Agterberg MJ, Versnel H, de Groot JC, van den Broek M, Klis SF. Chronic electrical stimulation does not prevent spiral ganglion cell degeneration in deafened guinea pigs. Hear Res 2010;269:169-179
118. Chen I, Limb CJ, Ryugo DK. The effect of cochlear-implant-mediated electrical stimulation on spiral ganglion cells in congenitally deaf white cats. J Assoc Res Otolaryngol 2010;11:587-603
119. Clark GM. Cochlear Implants: Fundamentals and Applications. New York: Springer-Verlag; 2003
120. Newbold C, Richardson R, Millard R et al. Changes in biphasic electrode impedance with protein adsorption and cell growth. J Neural Eng 2010;7:056011
121. Braun S, Ye Q, Radeloff A, Kiefer J, Gstoettner W, Tillein J. Protection of inner ear function after cochlear implantation: compound action potential measurements after local application of glucocorticoids in the guinea pig cochlea. ORLJ Otorhinolaryngol Relat Spec 2011;73:219-228
122. Fritzsch B, Pirvola U, Ylikoski J. Making and breaking the innervation of the ear: neurotrophic support during ear development and its clinical implications. Cell Tissue Res 1999;295:369-382
123. Lefebvre PP, Weber T, Rigo J-M, Staecker H, Moonen G, Van De Water TR. Peripheral and central target-derived trophic factor(s) effects on auditory neurons. Hear Res 1992;58:185-192
124. Ernfors P, Duan ML, ElShamy WM, Canlon B. Protection of auditory neurons from aminoglycoside toxicity by neurotrophin-3. Nat Med 1996;2:463-467
125. Miller JM, Chi DH, O'Keeffe LJ, Kruszka P, Raphael Y, Altschuler RA. Neurotrophins can enhance spiral ganglion cell survival after inner hair cell loss. Int J Dev Neurosci 1997;15:631-643
126. Staecker H, Kopke R, Malgrange B, Lefebvre P, Van de Water TR. NT-3 and/or BDNF therapy prevents loss of auditory neurons following loss of hair cells. Neuroreport 1996;7:889-894
127. Shepherd RK, Coco A, Epp SB, Crook JM. Chronic depolarization enhances the trophic effects of brain-derived neurotrophic factor in rescuing auditory neurons following a sensorineural hearing loss. J Comp Neurol 2005;486:145-158
128. Landry TG, Wise AK, Fallon JB, Shepherd RK. Spiral ganglion neuron survival and function in the deafened cochlea following chronic neurotrophic treatment. Hear Res 2011;282:303-313
129. Wise AK, Fallon JB, Neil AJ et al. Combining cell-based therapies and neural prostheses to promote neural survival. Neurotherapeutics 2011;8:774-787
130. Leake PA, Hradek GT, Hetherington AM, Stakhovskaya O. Brain-derived neurotrophic factor promotes cochlear spiral ganglion cell survival and function in deafened, developing cats. J Comp Neurol 2011;519:1526-1545
131. Shinohara T, Bredberg G, Ulfendahl M et al. Neurotrophic factor intervention restores auditory function in deafened animals. Proc Natl Acad Sci U S A 2002;99:1657-1660
132. Wise AK, Hume CR, Flynn BO et al. Effects of localized neurotrophin gene expression on spiral ganglion neuron resprouting in the deafened cochlea. Mol Ther 2010;18:1111-1122
133. Zanin MP, Pettingill LN, Harvey AR, Emerich DF, Thanos CG, Shepherd RK. The development of encapsulated cell technologies as therapies for neurological and sensory diseases. J Control Release 2012;160:3-13
134. Agterberg MJ, Versnel H, de Groot JC, Smoorenburg GF, Albers FW, Klis SF. Morphological changes in spiral ganglion cells after intracochlear application of brain-derived neurotrophic factor in deafened guinea pigs. Hear Res 2008;244:25-34
135. Gillespie LN, Clark GM, Bartlett PF, Marzella PL. BDNF-induced survival of auditory neurons in vivo: cessation of treatment leads to accelerated loss of survival effects. J Neurosci Res 2003;71:785-790
136. Shepherd RK, Coco A, Epp SB. Neurotrophins and electrical stimulation for protection and repair of spiral ganglion neurons following sensorineural hearing loss. Hear Res 2008;242:100-109
137. Swan EE, Mescher MJ, Sewell WF, Tao SL, Borenstein JT. Inner ear drug delivery for auditory applications. Adv Drug Deliv Rev 2008;60:1583-1599
138. Stöver T, Yagi M, Raphael Y. Transduction of the contralateral ear after adenovirus-mediated cochlear gene transfer. Gene Ther 2000;7:377-383
139. Wise AK, Hume CR, Flynn BO et al. Effects of localized neurotrophin gene expression on spiral ganglion neuron resprouting in the deafened cochlea. Mol Ther 2010;18:1111-1122
140. Pettingill LN, Wise AK, Geaney MS, Shepherd RK. Enhanced auditory neuron survival following cell-based BDNF treatment in the deaf guinea pig. PLoS ONE 2011;6:e18733
141. Tan J, Wang Y, Yip XP, Glynn F, Shepherd RK, Caruso F. Nanoporous peptide particles for encapsulating and releasing neurotrophic factors in an animal model of neurodegeneration. Adv Mater 2012;3:3362-3366
142. Richardson RT, Wise AK, Thompson BC et al. Polypyrrole-coated electrodes for the delivery of charge and neurotrophins to cochlear neurons. Biomaterials 2009;30:2614-2624
143. Praetorius M, Brunner C, Lehnert B et al. Transsynaptic delivery of nanoparticles to the central auditory nervous system. Acta Otolaryngol 2007;127:486-490
144. McCall AA, Swan EE, Borenstein JT, Sewell WF, Kujawa SG, McKenna MJ. Drug delivery for treatment of inner ear disease: current state of knowledge. Ear Hear 2010;31:156-165
145. Abi-Hachem RN, Zine A, Van De Water TR. The injured cochlea as a target for inflammatory processes, initiation of cell death pathways and application of related otoprotectives strategies. Recent Patents CNS Drug Discov 2010;5:147-163
146. Eastwood H, Pinder D, James D et al. Permanent and transient effects of locally delivered n-acetyl cysteine in a guinea pig model of cochlear implantation. Hear Res 2010;259:24-30
147. Salt AN, Plontke SK. Principles of local drug delivery to the inner ear. Audiol Neurootol 2009;14:350-360
148. Powell TPS, Erulkar SD. Transneuronal cell degeneration in the auditory relay nuclei of the cat. J Anat 1962;96:249-268

149. Webster DB. A critical period during postnatal auditory development of mice. Int J Pediatr Otorhinolaryngol 1983;6:107-118
150. Webster DB. Conductive hearing loss affects the growth of the cochlear nuclei over an extended period of time. Hear Res 1988;32:185-192
151. Hashisaki GT, Rubel EW. Effects of unilateral cochlea removal on anteroventral cochlear nucleus neurons in developing gerbils. J Comp Neurol 1989;283:5-73
152. Sininger YS, Doyle KJ, Moore JK. The case for early identification of hearing loss in children. Auditory system development, experimental auditory deprivation, and development of speech perception and hearing. Pediatr Clin North Am 1999;46:1-14
153. Marianowski R, Liao WH, Van Den Abbeele T et al. Expression of NMDA, AMPA and GABA(A) receptor subunit mRNAs in the rat auditory brainstem. I. Influence of early auditory deprivation. Hear Res 2000;150:1-11
154. Clark GM, Shepherd RK, Franz BK-H et al. The histopathology of the human temporal bone and auditory central nervous system following cochlear implantation in a patient. Correlation with psychophysics and speech perception results. Acta Otolaryngol Suppl 1988;448:1-65
155. Seldon HL, Clark GM. Human cochlear nucleus: comparison of Nissl-stained neurons from deaf and hearing patients. Brain Res 1991;551:185-194
156. Moore JK, Niparko JK, Miller MR, Linthicum FH. Effect of profound hearing loss on a central auditory nucleus. Am J Otol 1994;15:588-595
157. Moore JK, Niparko JK, Perazzo LM, Miller MR, Linthicum FH. Effect of adult-onset deafness on the human central auditory system. Ann Otol Rhinol Laryngol 1997;106:385-390
158. Waltzman SB, Cohen NL, Shapiro WH. Effects of chronic electrical stimulation on patients using a cochlear prosthesis. Otolaryngol Head Neck Surg 1991;105:797-801
159. Niparko JK, Kirk KI, Mellon NK, Robbins AM, Tucci DL, Wilson BS. Cochlear Implants: Principles and Practices. Philadelphia: Lippincott Williams & Wilkins; 2000
160. Sarant JZ, Blamey PJ, Dowell RC, Clark GM, Gibson WP. Variation in speech perception scores among children with cochlear implants. Ear Hear 2001;22:18-28
161. Wang H, Yin G, Rogers K, Miralles C, De Blas AL, Rubio ME. Monaural conductive hearing loss alters the expression of the GluA3 AMPA and glycine receptor α1 subunits in bushy and fusiform cells of the cochlear nucleus. Neuroscience 2011;199:438-451
162. Trune DR. Influence of neonatal cochlear removal on the development of mouse cochlear nucleus: I. Number, size, and density of its neurons. J Comp Neurol 1982;209:409-424
163. Moore DR, Kowalchuk NE. Auditory brainstem of the ferret: effects of unilateral cochlear lesions on cochlear nucleus volume and projections to the inferior colliculus. J Comp Neurol 1988;272:503-515
164. Tierney TS, Russell FA, Moore DR. Susceptibility of developing cochlear nucleus neurons to deafferentation-induced death abruptly ends just before the onset of hearing. J Comp Neurol 1997;378:295-306
165. Mostafapour SP, Cochran SL, Del Puerto NM, Rubel EW. Patterns of cell death in mouse anteroventral cochlear nucleus neurons after unilateral cochlea removal. J Comp Neurol 2000;426:561-571
166. Marot M, Uziel A, Romand R. Ototoxicity of kanamycin in developing rats: relationship with the onset of the auditory function. Hear Res 1980;2:111-113
167. O'Leary SJ, Moore DR. Development of cochlear sensitivity to aminoglycoside antibiotics. Ann Otol Rhinol Laryngol 1998;107:220-226
168. Lustig LR, Leake PA, Snyder RL, Rebscher SJ. Changes in the cat cochlear nucleus following neonatal deafening and chronic intracochlear electrical stimulation. Hear Res 1994;74:29-37
169. Lesperance MM, Helfert RH, Altschuler RA. Deafness induced cell size changes in rostral AVCN of the guinea pig. Hear Res 1995;86:77-81
170. Russell FA, Moore DR. Effects of unilateral cochlear removal on dendrites in the gerbil medial superior olivary nucleus. Eur J Neurosci 1999;11:1379-1390
171. Ryugo DK, Baker CA, Montey KL et al. Synaptic plasticity after chemical deafening and electrical stimulation of the auditory nerve in cats. J Comp Neurol 2010;518:1046-1063
172. Larsen SA, Kirchhoff TM. Anatomical evidence of synaptic plasticity in the cochlear nuclei of white-deafcats. Exp Neurol 1992;115:151-157
173. Saada AA, Niparko JK, Ryugo DK. Morphological changes in the cochlear nucleus of congenitally deaf white cats. Brain Res 1996;736:315-328
174. Redd EE, Cahill HB, Pongstaporn T, Ryugo DK. The effects of congenital deafness on auditory nerve synapses: Type I and Type II multipolar cells in the anteroventral cochlear nucleus of cats. J Assoc Res Otolaryngol 2002;3:403-417
175. Ryugo DK, Sento S. Auditory nerve terminals and cochlear nucleus neurons: Endbulb of Held and spherical bushy cells. In: Ainsworth WA, ed. Advances in Speech, Hearing and Language Processing. London: Jai Press;1996:19-40
176. Francis HW, Manis PB. Effects of deafferentation on the electrophysiology of ventral cochlear nucleus neurons. Hear Res 2000;149:91-105
177. Chouard CH, Meyer B, Josset P, Buche JF. The effect of the acoustic nerve chronic electric stimulation upon the guinea pig cochlear nucleus development. Acta Otolaryngol 1983;95:639-645
178. Hultcrantz M, Snyder R, Rebscher S, Leake P. Effects of neonatal deafening and chronic intracochlear electrical stimulation on the cochlear nucleus in cats. Hear Res 1991;54:272-280
179. Matsushima JI, Shepherd RK, Seldon HL, Xu SA, Clark GM. Electrical stimulation of the auditory nerve in deaf kittens: effects on cochlear nucleus morphology. Hear Res 1991;56:133-142
180. Ryugo DK, Kretzmer EA, Niparko JK. Restoration of auditory nerve synapses in cats by cochlear implants. Science 2005;310:1490-1492
181. O'Neil JN, Limb CJ, Baker CA, Ryugo DK. Bilateral effects of unilateral cochlear implantation in congenitally deaf cats. J Comp Neurol 2010;518:2382-2404
182. Bourk TR, Mielcarz JP, Norris BE. Tonotopic organization of the anteroventral cochlear nucleus of the cat. Hear Res 1981;4:215-241
183. Cant NB, Gaston KC. Pathways connecting the right and left cochlear nuclei. J Comp Neurol 1982;212:313-326
184. Wenthold RJ. Evidence for a glycinergic pathway connecting the two cochlear nuclei: an immunocytochemical and retrograde transport study. Brain Res 1987;415:183-187
185. Shore SE, Godfrey DA, Helfert RH, Altschuler RA, Bledsoe SC. Connections between the cochlear nuclei in guinea pig. Hear Res 1992;62:16-26
186. Schofield BR, Cant NB. Origins and targets of commissural connections between the cochlear nuclei in guinea pigs. J Comp Neurol 1996;375:128-146
187. Schofield BR, Cant NB. Projections from the ventral cochlear nucleus to the inferior colliculus and the contralateral cochlear nucleus in guinea pigs. Hear Res 1996;102:1-14
188. van Hoesel R. Bilateral Cochlear Implants. In: Zeng FG, Popper AN, Fay RR, eds. Auditory Prostheses: New Horizons. New York: Springer; 2011:13-57
189. Firszt JB, Reeder RM, Skinner MW. Restoring hearing symmetry with two cochlear implants or one cochlear implant and a contralateral hearing aid. J Rehabil Res Dev 2008;45:749-767
190. Moore DR, Kitzes LM. Projections from the cochlear nucleus to the inferior colliculus in normal and neonatally cochlea-ablated gerbils. J Comp Neurol 1985;240:180-195
191. Nordeen KW, Killackey HP, Kitzes LM. Ascending projections to the inferior colliculus following unilateral cochlear ablation in the neonatal gerbil, Meriones unguiculatus. J Comp Neurol 1983;214:144-153
192. Russell FA, Moore DR. Afferent reorganisation within the superior olivary complex of the gerbil: development and induction by neonatal, unilateral cochlear removal. J Comp Neurol 1995;352:607-625
193. Jean-Baptiste M, Morest DK. Transneuronal changes of synaptic endings and nuclear chromatin in the trapezoid body following cochlear ablations in cats. J Comp Neurol 1975;162:111-134
194. Hardie NA, Martsi-McClintock A, Aitkin LM, Shepherd RK. Neonatal sensorineural hearing loss affects synaptic density in the auditory midbrain. Neuroreport 1998;9:2019-2022
195. Shepherd RK, Baxi JH, Hardie NA. Response of inferior colliculus neurons to electrical stimulation of the auditory nerve in neonatally deafened cats. J Neurophysiol 1999;82:1363-1380
196. Nishiyama N, Hardie NA, Shepherd RK. Neonatal sensorineural hearing loss affects neurone size in cat auditory midbrain. Hear Res 2000;140:18-22
197. Vale C, Sanes DH. The effect of bilateral deafness on excitatory and inhibitory synaptic strength in the inferior colliculus. Eur J Neurosci 2002;16:2394-2404
198. Scheibel ME, Scheibel AB. Neuropil organization in the superior olive of the cat. Exp Neurol 1974;43:339-348
199. Jeffress LA. A place theory of sound localization. J Comp Physiol Psychol 1948;41:35-39
200. Stotler WA. An experimental study of the cells and connections of the superior olivary complex of the cat. J Comp Neurol 1953;98:401-431
201. Cant NB, Hyson RL. Projections from the lateral nucleus of the trapezoid body to the medial superior olivary nucleus in the gerbil. Hear Res 1992;58:26-34
202. Smith PH, Joris PX, Yin TC. Projections of physiologically characterized spherical bushy cell axons from the cochlear nucleus of the cat: evidence for delay lines to the medial superior olive. J Comp Neurol 1993;331:245-260
203. Grothe B, Schweizer H, Pollak GD, Schuller G, Rosemann C. Anatomy and projection patterns of the superior olivary complex in the Mexican free-tailed bat, Tadarida brasiliensis mexicana. J Comp Neurol 1994;343:630-646
204. Babalian AL, Ryugo DK, Rouiller EM. Discharge properties of identified cochlear nucleus neurons and auditory nerve fibers in response to repetitive electrical stimulation of the auditory nerve. Exp Brain Res 2003;153:452-460
205. Cant NB. The fine structure of the lateral superior olivary nucleus of the cat. J Comp Neurol 1984;227:63-77
206. Clark GM. Responses of cells in the superior olivary complex of the cat to electrical stimulation of the auditory nerve. Exp Neurol 1969;24:124-136

207. Kapfer C, Seidl AH, Schweizer H, Grothe B. Experience-dependent refinement of inhibitory inputs to auditory coincidence-detector neurons. Nat Neurosci 2002;5:247-253
208. Hassfurth B, Grothe B, Koch U. The mammalian interaural time difference detection circuit is differentially controlled by GABAB receptors during development. J Neurosci 2010;30:9715-9727
209. Kral A, Hartmann R, Tillein J, Heid S, Klinke R. Hearing after congenital deafness: central auditory plasticity and sensory deprivation. Cereb Cortex 2002;12:797-807
210. Kral A, Tillein J, Heid S, Hartmann R, Klinke R. Postnatal cortical development in congenital auditory deprivation. Cereb Cortex 2005;15:552-562
211. Tirko NN, Ryugo DK. Synaptic plasticity in the medial superior olive of hearing, deaf, and cochlear-implanted cats. J Comp Neurol 2012;520:2202-2217
212. Jahn AF, Santos-Sacchi J, eds. Physiology of the Ear. New York: Raven Press; 1988
213. Ehret G. The auditory midbrain, a "shunting-yard" of acoustical information processing. In: Ehret G, Romand R, eds. The central auditory system. Oxford: Oxford University Press; 1997:259-316
214. McAlpine D, Martin RL, Mossop JE, Moore DR. Response properties of neurons in the inferior colliculus of the monaurally deafened ferret to acoustic stimulation of the intact ear. J Neurophysiol 1997;78:767-779
215. Moore DR. Auditory brainstem lesions in infancy do not affect the number of neurons projecting from the cochlear nucleus to the inferior colliculus. Brain Res Dev Brain Res 1990;54:125-130
216. Brown M, Shepherd RK, Webster WR, Martin RL, Clark GM. Cochleotopic selectivity of a multichannel scala tympani electrode array using the 2-deoxyglucose technique. Hear Res 1992;59:224-240
217. el-Kashlan HK, Noorily AD, Niparko JK, Miller JM. Metabolic activity of the central auditory structures following prolonged deafferentation. Laryngoscope 1993;103:399-405
218. Schwartz DR, Schacht J, Miller JM, Frey K, Altschuler RA. Chronic electrical stimulation reverses deafness-related depression of electrically evoked 2-deoxyglucose activity in the guinea pig inferior colliculus. Hear Res 1993;70:243-249
219. Snyder RL, Rebscher SJ, Cao KL, Leake PA, Kelly K. Chronic intracochlear electrical stimulation in the neonatally deafened cat. I: Expansion of central representation. Hear Res 1990;50:7-33
220. Moore CM, Vollmer M, Leake PA, Snyder RL, Rebscher SJ. The effects of chronic intracochlear electrical stimulation on inferior colliculus spatial representation in adult deafened cats. Hear Res 2002;164:82-96
221. Snyder RL, Bierer JA, Middlebrooks JC. Topographic spread of inferior colliculus activation in response to acoustic and intracochlear electric stimulation. J Assoc Res Otolaryngol 2004;5:305-322
222. Leake PA, Snyder RL, Rebscher SJ, Moore CM, Vollmer M. Plasticity in central representations in the inferior colliculus induced by chronic single- vs. two-channel electrical stimulation by a cochlear implant after neonatal deafness. Hear Res 2000;147:221-241
223. Snyder R, Leake P, Rebscher S, Beitel R. Temporal resolution of neurons in cat inferior colliculus to intracochlear electrical stimulation: effects of neonatal deafening and chronic stimulation. J Neurophysiol 1995;73:449-467
224. Snyder RL, Vollmer M, Moore CM, Rebscher SJ, Leake PA, Beitel RE. Responses of inferior colliculus neurons to amplitude-modulated intracochlear electrical pulses in deaf cats. J Neurophysiol 2000;84:166-183
225. Vollmer M, Snyder RL, Leake PA, Beitel RE, Moore CM, Rebscher SJ. Temporal properties of chronic cochlear electrical stimulation determine temporal resolution of neurons in cat inferior colliculus. J Neurophysiol 1999;82:2883-2902
226. Hancock KE, Noel V, Ryugo DK, Delgutte B. Neural coding of interaural time differences with bilateral cochlear implants: effects of congenital deafness. J Neurosci 2010;30:14068-14079
227. Woolsey CN, Walzl EM. Topical projection of nerve fibers from local regions of the cochlea to the cerebral cortex. Bull Johns Hopkins Hosp 1942;71:315-344
228. Popelár J, Hartmann R, Syka J, Klinke R. Middle latency responses to acoustical and electrical stimulation of the cochlea in cats. Hear Res 1995;92:63-77
229. Raggio MW, Schreiner CE. Neuronal responses in cat primary auditory cortex to electrical cochlear stimulation. I. Intensity dependence of firing rate and response latency. J Neurophysiol 1994;72:2334-2359
230. Schreiner CE, Raggio MW. Neuronal responses in cat primary auditory cortex to electrical cochlear stimulation. II. Repetition rate coding. J Neurophysiol 1996;75:1283-1300
231. Raggio MW, Schreiner CE. Neuronal responses in cat primary auditory cortex to electrical cochlear stimulation: IV. Activation pattern for sinusoidal stimulation. J Neurophysiol 2003;89:3190-3204
232. Fallon JB, Irvine DRF, Shepherd RK. Cochlear implants and brain plasticity. Hear Res 2008;238:110-117
233. Blamey P, Arndt P, Bergeron F et al. Factors affecting auditory performance of postlinguistically deaf adults using cochlear implants. Audiol Neurootol 1996;1:293-306
234. McMullen NT, Goldberger B, Glaser EM. Postnatal development of lamina III/IV nonpyramidal neurons in rabbit auditory cortex: quantitative and spatial analyses of Golgi-impregnated material. J Comp Neurol 1988;278:139-155
235. McMullen NT, Glaser EM. Auditory cortical responses to neonatal deafening: pyramidal neuron spine loss without changes in growth or orientation. Exp Brain Res 1988;72:195-200
236. McMullen NT, Goldberger B, Suter CM, Glaser EM. Neonatal deafening alters nonpyramidal dendrite orientation in auditory cortex: a computer microscope study in the rabbit. J Comp Neurol 1988;267:92-106
237. Kandiel A, Chen S, Hillman DE. c-fos gene expression parallels auditory adaptation in the adult rat. Brain Res 1999;839:292-297
238. Zuschratter W, Gass P, Herdegen T, Scheich H. Comparison of frequency-specific c-Fos expression and fluoro-2-deoxyglucose uptake in auditory cortex of gerbils (Meriones unguiculatus). Eur J Neurosci 1995;7:1614-1626
239. Tan J, Widjaja S, Xu J, Shepherd RK. Cochlear implants stimulate activity-dependent CREB pathway in the deaf auditory cortex: implications for molecular plasticity induced by neural prosthetic devices. Cereb Cortex 2008;18:1799-1813
240. Kral A, O'Donoghue GM. Profound deafness in childhood. N Engl J Med 2010;363:1438-1450
241. Rebillard G, Rebillard M, Pujol R. Factors affecting the recording of visual-evoked potentials from the deaf cat primary auditory cortex (AI). Brain Res 1980;188:252-254
242. Rebillard G, Carlier E, Rebillard M, Pujol R. Enhancement of visual responses on the primary auditory cortex of the cat after an early destruction of cochlear receptors. Brain Res 1977;129:162-164
243. Ahn SH, Oh SH, Lee JS et al. Changes of 2-deoxyglucose uptake in the rat auditory pathway after bilateral ablation of the cochlea. Hear Res 2004;196:33-38
244. Lomber SG, Meredith MA, Kral A. Cross-modal plasticity in specific auditory cortices underlies visual compensations in the deaf. Nat Neurosci 2010;13:1421-1427
245. Hartmann R, Shepherd RK, Heid S, Klinke R. Response of the primary auditory cortex to electrical stimulation of the auditory nerve in the congenitally deaf white cat. Hear Res 1997;112:115-133
246. Dinse HR, Godde B, Hilger T et al. Optical imaging of cat auditory cortex cochleotopic selectivity evoked by acute electrical stimulation of a multi-channel cochlear implant. Eur J Neurosci 1997;9:113-119
247. Dinse HR, Godde B, Reuter G, Cords SM, Hilger T. Auditory cortical plasticity under operation: reorganization of auditory cortex induced by electric cochlear stimulation reveals adaptation to altered sensory input statistics. Speech Commun 2003;41:201-219
248. Dinse HR, Reuter G, Cords SM, Godde B, Hilger T, Lenarz T. Optical imaging of cat auditory cortical organization after electrical stimulation of a multichannel cochlear implant: differential effects of acute and chronic stimulation. Am J Otol 1997;18 Suppl:S17-S18
249. Fallon JB, Irvine DRF, Shepherd RK. Cochlear implant use following neonatal deafness influences the cochleotopic organization of the primary auditory cortex in cats. J Comp Neurol 2009;512:101-114
250. Diamond DM, Weinberger NM. Physiological plasticity of single neurons in auditory cortex of the cat during acquisition of the pupillary conditioned response: II. Secondary field (AII). Behav Neurosci 1984;98:189-210
251. Weinberger NM, Hopkins W, Diamond DM. Physiological plasticity of single neurons in auditory cortex of the cat during acquisition of the pupillary conditioned response: I. Primary field (AI). Behav Neurosci 1984;98:171-188
252. Raggio MW, Schreiner CE. Neuronal responses in cat primary auditory cortex to electrical cochlear stimulation. III. Activation patterns in short- and longterm deafness. J Neurophysiol 1999;82:3506-3526
253. Beitel RE, Vollmer M, Raggio MW, Schreiner CE. Behavioral training enhances cortical temporal processing in neonatally deafened juvenile cats. J Neurophysiol 2011;106:944-959
254. Vollmer M, Beitel RE. Behavioral training restores temporal processing in auditory cortex of long-deaf cats. J Neurophysiol 2011;106:2423-2436
255. Sharma A, Gilley PM, Dorman MF, Baldwin R. Deprivation-induced cortical reorganization in children with cochlear implants. Int J Audiol 2007;46:494-499
256. Kral A, Hartmann R, Tillein J, Heid S, Klinke R. Congenital auditory deprivation reduces synaptic activity within the auditory cortex in a layer-specific manner. Cereb Cortex 2000;10:714-726
257. Kral A, Hartmann R, Tillein J, Heid S, Klinke R. Delayed maturation and sensitive periods in the auditory cortex. Audiol Neurootol 2001;6:346-362

258. Kral A, Sharma A. Developmental neuroplasticity after cochlear implantation. Trends Neurosci 2012;35:111-122
259. Robertson D, Irvine DRF. Plasticity of frequency organization in auditory cortex of guinea pigs with partial unilateral deafness. J Comp Neurol 1989;282:456-471
260. Rajan R, Irvine DRF, Wise LZ, Heil P. Effect of unilateral partial cochlear lesions in adult cats on the representation of lesioned and unlesioned cochleas in primary auditory cortex. J Comp Neurol 1993;338:17-49
261. Reale RA, Brugge JF, Chan JC. Maps of auditory cortex in cats reared after unilateral cochlear ablation in the neonatal period. Brain Res 1987;431:281-290
262. Reser DH, Fishman YI, Arezzo JC, Steinschneider M. Binaural interactions in primary auditory cortex of the awake macaque. Cereb Cortex 2000;10:574-584
263. Rajan R, Irvine DR. Severe and extensive neonatal hearing loss in cats results in auditory cortex plasticity that differentiates into two regions. Eur J Neurosci 2010;31:1999-2013
264. Kitzes LM. Some physiological consequences of neonatal cochlear destruction in the inferior colliculus of the gerbil, Meriones unguiculatus. Brain Res 1984;306:171-178
265. Kitzes LM, Hollrigel GS. Response properties of units in the posterior auditory field deprived of input from the ipsilateral primary auditory cortex. Hear Res 1996;100:120-130
266. Popelár J, Erre JP, Aran JM, Cazals Y. Plastic changes in ipsi-contralateral differences of auditory cortex and inferior colliculus evoked potentials after injury to one ear in the adult guinea pig. Hear Res 1994;72:125-134
267. Bao S, Chang EF, Davis JD, Gobeske KT, Merzenich MM. Progressive degradation and subsequent refinement of acoustic representations in the adult auditory cortex. J Neurosci 2003;23:10765-10775
268. Polley DB, Heiser MA, Blake DT, Schreiner CE, Merzenich MM. Associative learning shapes the neural code for stimulus magnitude in primary auditory cortex. Proc Natl Acad Sci U S A 2004;101:16351-16356
269. Beitel RE, Schreiner CE, Cheung SW, Wang X, Merzenich MM. Reward-dependent plasticity in the primary auditory cortex of adult monkeys trained to discriminate temporally modulated signals. Proc Natl Acad Sci U S A 2003;100:11070-11075
270. Klinke R, Kral A, Heid S, Tillein J, Hartmann R. Recruitment of the auditory cortex in congenitally deaf cats by long-term cochlear electrostimulation. Science 1999;285:1729-1733
271. Fallon JB, Shepherd RK, Brown M, Irvine DR. Effects of neonatal partial deafness and chronic intracochlear electrical stimulation on auditory and electrical response characteristics in primary auditory cortex. Hear Res 2009;257:93-105
272. Kadia SC, Wang X. Spectral integration in A1 of awake primates: neurons with single- and multipeaked tuning characteristics. J Neurophysiol 2003;89:1603-1622
273. Giraud AL, Truy E, Frackowiak R. Imaging plasticity in cochlear implant patients. Audiol Neurootol 2001;6:381-393
274. Nishimura H, Hashikawa K, Doi K et al. Sign language 'heard' in the auditory cortex. Nature 1999;397:116
275. Sadato N, Okada T, Honda M et al. Cross-modal integration and plastic changes revealed by lip movement, random-dot motion and sign languages in the hearing and deaf. Cereb Cortex 2005;15:1113-1122
276. Petitto LA, Zatorre RJ, Gauna K, Nikelski EJ, Dostie D, Evans AC. Speech-like cerebral activity in profoundly deaf people processing signed languages: implications for the neural basis of human language. Proc Natl Acad Sci U S A 2000;97:13961-13966
277. Nishimura H, Doi K, Iwaki T et al. Neural plasticity detected in short- and long-term cochlear implant users using PET. Neuroreport 2000;11:811-815
278. Hickok G, Bellugi U, Klima ES. The basis of the neural organization for language: evidence from sign language aphasia. Rev Neurosci 1997;8:205-222
279. Thai-Van H, Veuillet E, Norena A, Guiraud J, Collet L. Plasticity of tonotopic maps in humans: influence of hearing loss, hearing aids and cochlear implants. Acta Otolaryngol 2010;130:333-337
280. Ponton CW, Eggermont JJ. Of kittens and kids: altered cortical maturation following profound deafness and cochlear implant use. Audiol Neurootol 2001;6:363-380
281. Eggermont JJ, Ponton CW. Auditory-evoked potential studies of cortical maturation in normal hearing and implanted children: correlations with changes in structure and speech perception. Acta Otolaryngol 2003;123:249-252
282. Sharma A, Dorman MF, Spahr AJ. A sensitive period for the development of the central auditory system in children with cochlear implants: implications for age of implantation. Ear Hear 2002;23:532-539
283. Ponton CW, Don M, Eggermont JJ, Waring MD, Kwong B, Masuda A. Auditory system plasticity in children after long periods of complete deafness. Neuroreport 1996;8:61-65
284. Vasama JP, Mäkelä JP, Parkkonen L, Hari R. Auditory cortical responses in humans with congenital unilateral conductive hearing loss. Hear Res 1994;78:91-97
285. Vasama JP, Mäkelä JP. Auditory pathway plasticity in adult humans after unilateral idiopathic sudden sensorineural hearing loss. Hear Res 1995;87:132-140
286. Vasama JP, Mäkelä JP, Pyykkü I, Hari R. Abrupt unilateral deafness modifies function of human auditory pathways. Neuroreport 1995;6:961-964
287. Vasama JP, Mäkelä JP. Auditory cortical responses in humans with profound unilateral sensorineural hearing loss from early childhood. Hear Res 1997;104:183-190
288. Scheffler K, Bilecen D, Schmid N, Tschopp K, Seelig J. Auditory cortical responses in hearing subjects and unilateral deaf patients as detected by functional magnetic resonance imaging. Cereb Cortex 1998;8:156-163
289. Ponton CW, Vasama JP, Tremblay K, Khosla D, Kwong B, Don M. Plasticity in the adult human central auditory system: evidence from late-onset profound unilateral deafness. Hear Res 2001;154:32-44
290. Suzuki M, Kouzaki H, Nishida Y, Shiino A, Ito R, Kitano H. Cortical representation of hearing restoration in patients with sudden deafness. Neuroreport 2002;13:1829-1832
291. Khosla D, Ponton CW, Eggermont JJ, Kwong B, Don M, Vasama JP. Differential ear effects of profound unilateral deafness on the adult human central auditory system. J Assoc Res Otolaryngol 2003;4:235-249
292. Berthezène Y, Truy E, Morgon A et al. Auditory cortex activation in deaf subjects during cochlear electrical stimulation. Evaluation by functional magnetic resonance imaging. Invest Radiol 1997;32:297-301
293. Herzog H, Lamprecht A, Kühn A, Roden W, Vosteen KH, Feinendegen LE. Cortical activation in profoundly deaf patients during cochlear implant stimulation demonstrated by $H_2(15)O$ PET. J Comput Assist Tomogr 1991;15:369-375
294. Ito J. Auditory cortex activities in severely hearing-impaired and cochlear implant patients. Positron emission tomographic study. Adv Otorhinolaryngol 1993;48:29-34
295. Ito J, Sakakibara J, Iwasaki Y, Yonekura Y. Positron emission tomography of auditory sensation in deaf patients and patients with cochlear implants. Ann Otol Rhinol Laryngol 1993;102:797-801
296. Eggermont JJ, Ponton CW, Don M, Waring MD, Kwong B. Maturational delays in cortical evoked potentials in cochlear implant users. Acta Otolaryngol 1997;117:161-163
297. Lee DS, Lee JS, Oh SH et al. Cross-modal plasticity and cochlear implants. Nature 2001;409:149-150
298. Naito Y, Hirano S, Honjo I et al. Sound-induced activation of auditory cortices in cochlear implant users with post- and prelingual deafness demonstrated by positron emission tomography. Acta Otolaryngol 1997;117:490-496
299. Lee HJ, Giraud AL, Kang E et al. Cortical activity at rest predicts cochlear implantation outcome. Cereb Cortex 2007;17:909-917

4 Neuroplasticidade Auditiva

Robert C. Froemke, Selena E. Heman-Ackah e Susan B. Waltzman

■ Pesquisa Básica sobre Neuroplasticidade: Relevância para o Projeto de Implante Coclear

O implante coclear é o aparelho protético mais amplamente adotado, e é usado por mais de 200.000 pessoas em todo o mundo. O sucesso deste aparelho origina-se em parte de uma longa história de colaboração entre pesquisa básica e clínica sobre a função, projeto, e interface biológica do implante coclear com o sistema nervoso central. Este capítulo revê brevemente a história da pesquisa básica sobre implantes cocleares, focalizando a neuroplasticidade – a capacidade do cérebro de ser modificado por alterações nos padrões da experiência sensitiva e estado motivacional. A seguir discutimos a pesquisa mais recente sobre a plasticidade do sistema auditivo central, e o impacto que estes estudos têm sobre o projeto de implante coclear, treinamento e resultados a longo prazo.

Neuroplasticidade no Sistema Auditivo Central Humano

Conforme descrito no Capítulo 1 deste livro, os primeiros estudos de implantes cocleares foram efetuados em sujeitos humanos antes de trabalho experimental em modelos animais. Depois do trabalho pioneiro em pacientes surdos realizado por House, Michelson e outros em fins dos anos 1950 ao início dos anos 1970, Michael Merzenich foi contratado pelo Departamento de Otorrinolaringologia na Universidade da Califórnia em San Francisco para examinar os mecanismos neurobiológicos básicos da função do implante coclear. Merzenich et al. realizaram experimentos sobre os efeitos da estimulação elétrica da cóclea em gatos, registrando no colículo inferior e no córtex auditivo.[1,2] Estes experimentos revelaram que os neurônios, no sistema auditivo central de animais surdos, respondiam robustamente à estimulação coclear. Durante anos após a implantação, os neurônios no mesencéfalo podiam ser confiavelmente ativados por estimulação elétrica de uma maneira semelhante à estimulação acústica, embora as curvas de afinação fossem muito mais achatadas e as respostas fossem artificialmente mais síncronas com latência mais curta. Assim, mesmo em animais congenitamente surdos ou após períodos prolongados de perda auditiva, o sistema auditivo adulto retém a capacidade de funcionar e transmitir sinais para as regiões cerebrais superiores, suportando o uso de implantes cocleares em sujeitos mais velhos.[3]

Em alguns pacientes, o uso do aparelho é limitado ou desprezível imediatamente após a implantação, mas melhora progressivamente com o tempo. Por exemplo, Waltzman et al[4] em 1990 observaram que a produção de fala, reconhecimento de fonemas e leitura labial puderam aumentar substancialmente após 1 ano de uso. Similarmente, Chatelin et al.[5], em 2004, observaram que o reconhecimento de palavras em pacientes adultos aumentou aproximadamente 50% durante o primeiro ano pós-operatório, de 30% correto após 3 meses para 45% correto após 6 a 12 meses pós-implantação. Uma vez que o próprio aparelho fica inalterado (ou, de fato, degrada-se em funcionalidade) após a implantação inicial, este desempenho melhorado é considerado como refletindo um processo neuroplástico dentro do sistema auditivo central, moldado pelo padrão estatístico de estimulação elétrica em conjunto com variáveis de estado interno como o nível de motivação e atenção aos estímulos.[6]

Alterações positivas na compreensão e produção da fala com tempo e treinamento após implantação não devem ser surpreendentes, dada a grande literatura sobre plasticidade dentro do sistema auditivo humano com relação ao aprendizado da linguagem e capacidades musicais, e após perda auditiva.[7,8] Um tema comum entre estes estudos é que o córtex auditivo, em particular, pode sofrer rápida, profunda e persistentemente reorganização por alterações no *input* sensitivo e prática com produção e compreensão de fala e música. O córtex perissylviano do lobo temporal contém as áreas de Broca e de Wernicke, e foi observado que tem um período maturacional prolongado, continuado através de pelo menos 14 anos de idade com relação à percepção da fala e 30 anos de idade para espessura da substância cinzenta.[9,10] Embora haja indubitavelmente um período crítico durante o desenvolvimento no começo da infância para aprendizado da linguagem,[11] recentemente Schlegel et al.[12] usaram imagem de tensor de difusão para examinar alterações na substância branca em adultos aprendendo uma segunda língua. Durante um período de 9 meses de um curso intensivo de chinês moderno, estudos de imagem em estudantes de Dartmouth indicaram que a mielinização aumentou nos centros de linguagem corticais, e o grau de alteração em cada sujeito correlacionou-se com sua proficiência com a nova língua. De uma maneira semelhante, a prática com instrumentos musicais leva a representações aumentadas de notas musicais no córtex auditivo humano, conforme medido por encefalografia magnética.[13] Assim, prática e exposição são ligadas a formas positivas de plasticidade cortical auditiva que poderiam servir à proficiência aumentada com música, fala e habilidades de linguagem.

Relevantemente, o córtex parece permanecer funcional e plástico depois de privação sensitiva. Foi observado que formas de surdez como perda auditiva de condução e perda auditiva neurossensorial afetam o sistema auditivo em múltiplos níveis.[14] Entretanto, estimulação acústica no ouvido intacto evoca respostas detectáveis em ambos os córtices auditivos contralateral e ipsolateral nos pacientes com perda auditiva.[15] Depois que os pacientes recebem implante coclear, respostas corticais também podem ser detectadas no hemisférico contralateral após estimulação elétrica, inclusive em pacientes que são congenitamente surdos.[16,17] Apesar das reduções nos níveis de atividade e coerência, e potencial plasticidade modal-cruzada (p. ex., por *inputs* visuais), o uso de implante coclear parece capaz de recuperar algum grau de funcionalidade em regiões auditivas centrais em face de atrofia e degeneração periféricas.[9,18]

Neuroplasticidade em Modelos Animais de Função Auditiva e Aprendizado Perceptual

Estudos em modelos animais revelaram os mecanismos básicos pelos quais as alterações na experiência sensitiva modificam circuitos neurais de uma maneira adaptativa, comportamentalmente relevante. Há evidência substancial de que alterações nos circuitos neurais do sistema auditivo são induzidas pelo treinamento. Além disso, um número crescente de estudos sugere que estas modificações não são simplesmente correlativas, mas causais, suportando alterações comportamentais e capacidades perceptuais melhoradas como detecção e discriminação sensitiva. Talvez mais significativamente, está claro que o sistema auditivo central, e o córtex auditivo em particular, permanece plástico durante toda a vida.[19,20]

Plasticidade de Desenvolvimento

Classicamente, acreditava-se que o sistema nervoso era predominantemente ou exclusivamente lábil durante o desenvolvimento pós-natal.[21] Por esta razão, a maioria dos estudos de plasticidade auditiva foi efetuada em animais jovens, ou animais que foram expostos ou privados de *inputs* no começo da vida. Grande parte deste trabalho focalizou os efeitos de perda auditiva condutiva ou neurossensorial, geralmente em gatos e roedores. Estas manipulações afetam grandemente as estações subcorticais do sistema auditivo, levando à degeneração de neurônios periféricos e neurônios centrais, alargamento das curvas de afinação no mesencéfalo, e interrupções de respostas auditivas do tronco cerebral e elevações dos limiares.[22-26] A perda auditiva leva também à reorganização cortical, incluindo alterações da estrutura do mapa tonotópico, aumento na eficácia das projeções cruzadas calosas no caso de privação unilateral, e degradação de células e circuitos inibitórios.[26-29]

Força inibitória diminuída do acido γ-aminobutírico (GABA)érgica após o desenvolvimento da perda auditiva no desenvolvimento é uma observação geral através de todo o sistema auditivo do tronco cerebral ao córtex, talvez em decorrência da falha dos programas maturacionais que determinam a força impulsora para correntes neuronais GABAérgicas e refinam os circuitos interneuronais para equilibrar excitação e inibição.[30-35]

Equilíbrio excitatório-inibitório é uma característica fundamental dos circuitos neurais, e se refere a observações constantes (mais frequentemente em redes corticais de animais adultos) de que as forças dos *inputs* inibitórios são proporcionais aos *inputs* excitatórios coafinados.[36,37] Por exemplo, registros intracelulares *in vivo* do córtex auditivo primário do rato adulto revelaram que as curvas de afinação de frequência de excitação sináptica e inibição sináptica são coafinadas e altamente correlacionadas (▶ Fig. 4.1a).

Esta ponderação e afinação do *input* inibitório para se equiparar ao perfil do *input* excitatório é importante para cronologia precisa da geração de potencial de ação, bem como para limitar plasticidade espúria e atividade epiléptica.[38] Trabalho recente do nosso laboratório mostrou que equilíbrio excitatório-inibitório emerge de uma maneira dependente da experiência durante o primeiro mês pós-natal no córtex auditivo primário do rato, um período tido como equivalente ao último trimestre *in utero* das crianças humanas.[39,40] O início da audição em roedores começa no dia pós-natal

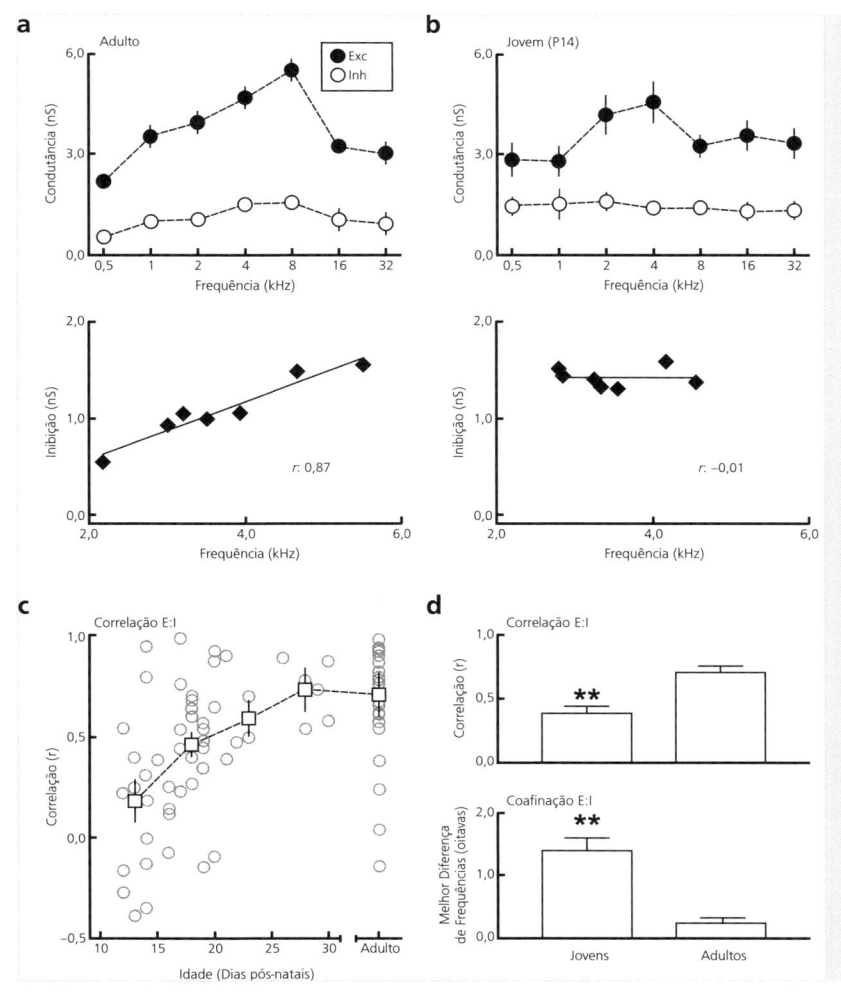

Fig. 4.1 a-d Desenvolvimento do equilíbrio excitatório-inibitório. (a) Registro intracelular *in vivo* (célula inteira) de neurônio no córtex auditivo primário do rato adulto, exibindo excitação e inibição equilibradas: (em cima) afinação de frequência das respostas sinápticas excitatórias (Exc; círculo cheio) e inibitórias (Inh; círculo aberto); (embaixo): correlação. (b) Afinação excitatória e inibitória desequilibrada no início do desenvolvimento. Registro de um rato P14. Inibição é não afinada e não correlacionada com excitação. (c) Aumento do equilíbrio excitatório-inibitório durante o desenvolvimento. Depois da semana 2, excitação e inibição eram não correlacionadas. Pelo fim do primeiro mês, excitação e inibição foram balanceadas; (d) Sumário das alterações do equilíbrio excitatório-inibitório em jovens (P12–21) e adultos; (embaixo) diferença nas melhores frequências excitatórias e inibitórias em jovens e adultos. (Adaptada de Dorrn AL, Yuan K, Barker AJ et al. Developmental sensory experience balances cortical excitation and inhibition. Nature 2010;465:932–936. Reimpressa com permissão.)

(P) 12, uma vez que os ratos nascem cegos e surdos. Nestas idades jovens, as sinapses inibitórias são funcionais e podem ser igualmente tão fortes quanto as sinapses excitatórias. Entretanto, os perfis de afinação de frequência das respostas inibitórias, conforme medidos com tons puros entre P12 e P21, foram observados não afinados e descombinados com os perfis de respostas excitatórias dos mesmos neurônios (▶ Fig. 4.1b-d).

Gradualmente, durante o primeiro mês pós-natal, a correspondência entre excitação e inibição aumentou, à medida que os *inputs* inibitórios se tornaram afinados e calibrados às forças locais de *inputs* excitatórios. Esta melhora então reflete a plasticidade nativa dentro do córtex auditivo possivelmente similar a outros períodos críticos do desenvolvimento, para a análise de objetos auditivos mais complexos e aprendizado da linguagem em humanos.[41,42]

Engajamento bem-sucedido deste processo do desenvolvimento exigiu padrões estruturados e confiáveis de *input* sensitivo. Estimulação repetitiva com uma dada frequência tonal durante vários minutos (estimulação "padronizada", em contraste com as sequências aleatórias de tons usadas para medir inicialmente as curvas de afinação) levou a um grande aumento na força da excitação e inibição evocadas por aquela frequência. Ademais, as respostas sinápticas evocadas por frequências dentro de uma oitava também aumentaram em tamanho. Em contraposição, as melhores frequências originais de excitação e inibição diminuíram em amplitude. Estas formas de plasticidade sináptica a longo prazo tiveram duas consequências: primeira, a melhor frequência para *inputs* excitatórios e inibitórios se tornou a frequência usada durante estimulação padronizada; e segunda, a correlação entre excitação e inibição aumentou, melhorando o equilíbrio excitatório-inibitório global.[39] Esta forma de plasticidade exigiu estatísticas confiáveis de estimulação sensitiva durante apenas alguns minutos, e não foi observada em animais adultos nos quais *inputs* excitatórios e inibitórios já são altamente correlacionados.

Plasticidade Adulta

Embora breves episódios de estimulação padronizada só fossem efetivos em animais jovens, não adultos, isto não significa que o sistema nervoso central adulto não seja plástico. Uma vez que a inibição equilibrada, coafinada provavelmente impede ajustamento de circuitos neurais em animais adultos, descobriu-se que manipulações que transitoriamente interrompem ou reduzem a inibição abrem a porta ou habilitam modificações sinápticas em redes neurais maduras. Exposição sensitiva prolongada durante dias a semanas pode levar a adaptações de longa duração do córtex auditivo em gatos adultos, uma vez que os neurônios corticais se tornam insensíveis ao ruído de fundo.[43] Em contraposição, apresentação pareada repetitiva de um estímulo fraco, não preferido, com a melhor frequência de um dado neurônio leva a mudanças nas curvas de afinação na direção do estímulo pareado mais fraco.[44] Nestes casos, estimulação sensitiva com um padrão específico de *inputs* ou com ruído de fundo presumivelmente leva à adaptação de circuitos inibitórios, tornando plásticas transitoriamente as redes corticais e suscetíveis a reorganização na direção de ou afastando-se dos estímulos super-representados. Outros métodos mais invasivos de afetar diretamente as sinapses inibitórias também são efetivos para abrir janelas de plasticidade no córtex adulto, incluindo aplicação de bloqueadores dos GABA-receptores e transplantação de células progenitoras embrionárias para dentro do córtex mais antigo.[45,46]

Entretanto, treinamento comportamental em tarefas de aprendizado perceptual demonstrou ser o método mais confiável e mais bem documentado de modificação de circuitos centrais.[47,48] Admite-se que treinamento comportamental impulsiona plasticidade cortical via ativação de sistemas neuromodulatórios subcorticais que significam contexto comportamental. Achados de vários laboratórios determinaram que a plasticidade cortical é governada por várias estruturas subcorticais que se projetam ao córtex e fornecem *input* neuromodulatório. Em primeiro lugar entre estas situa-se o *nucleus basalis* do prosencéfalo basal, a principal fonte de acetilcolina no córtex. Liberação de acetilcolina está predominantemente envolvida em atenção seletiva e estimulação, e assim é importante para aprendizado e memória.[49,50] Um extenso número de estudos usando registros extracelulares mostrou que pareamento de tons puros de uma frequência específica com estimulação elétrica do *nucleus basalis* ("pareamento do *nucleus basalis*") induz grandes aumentos de longa duração da produção de pontas.[20,51-53] Estas alterações são robustas através das espécies e sistemas, e são observáveis ao nível de potenciais de campo, registros de unidades isoladas e multiunidades, e mapas corticais como um todo. Acetilcolina tem uma larga variedade de efeitos nos neurônios corticais, mas uma observação constante é excitabilidade aumentada e supressão da transmissão sináptica intracortical.[54-57] Entretanto, não ficou claro como estes efeitos poderiam produzir aumento de resposta a longo prazo específico para estímulos particulares, como tons puros da frequência pareada, e como estas alterações poderiam afetar a percepção sensitiva e processamento de sinal dos *inputs* pareados.

A fim de determinar como a modulação colinérgica habilita a plasticidade sináptica cortical adulta, nós combinados registro de célula inteira *in vivo* com estimulação do *nucleus basalis*.[49] Estes experimentos servem como um modelo para compreender os princípios básicos da neuromodulação e plasticidade sináptica em animais intactos. Eletrodos de estimulação foram primeiro implantados no *nucleus basalis* em ratos adultos anestesiados, e a seguir fizemos registros de célula total de neurônios do córtex auditivo primário (▶ Fig. 4.2a). De cada célula, medimos perfis de afinação de frequência sináptica usando sequências de tons aleatórios (▶ Fig. 4.2b), e a seguir tons pareados repetitivamente de uma frequência não preferida específica com estimulação de alta frequência simultânea do *nucleus basalis*, para aumentar grandemente os níveis de acetilcolina em todo o manto cortical.[58]

Modulação colinérgica diminuiu transitoriamente a força de respostas inibitórias evocadas pelo tom pareado. Consequentemente, esta diminuição na inibição habilitou as sinapses excitatórias a se tornarem muito mais fortes. Estas modificações sinápticas inibitórias e excitatórias foram de longa duração: observamos que o pareamento do *nucleus basalis* levou a um aumento a longo prazo na proporção da excitação para inibição, devido aos efeitos cooperativos da supressão de inibição e aumento da excitação (▶ Fig. 4.2c). Entretanto, esta alteração na excitabilidade com o tom pareado, e com outros tons, continuou a evoluir durante horas após o pareamento, com inibição eventualmente aumentado a um nível mais alto que antes, para reequilibrar o aumento persistente de excitação à frequência pareada (▶ Fig. 4.2d).

Estes resultados indicam que a dinâmica da transmissão dinâmica poderia servir como uma memória sináptica vestígio do evento de pareamento.[49] A duração da desinibição *input*-seletiva permite a reorganização das curvas de afinação cortical para enfatizar a

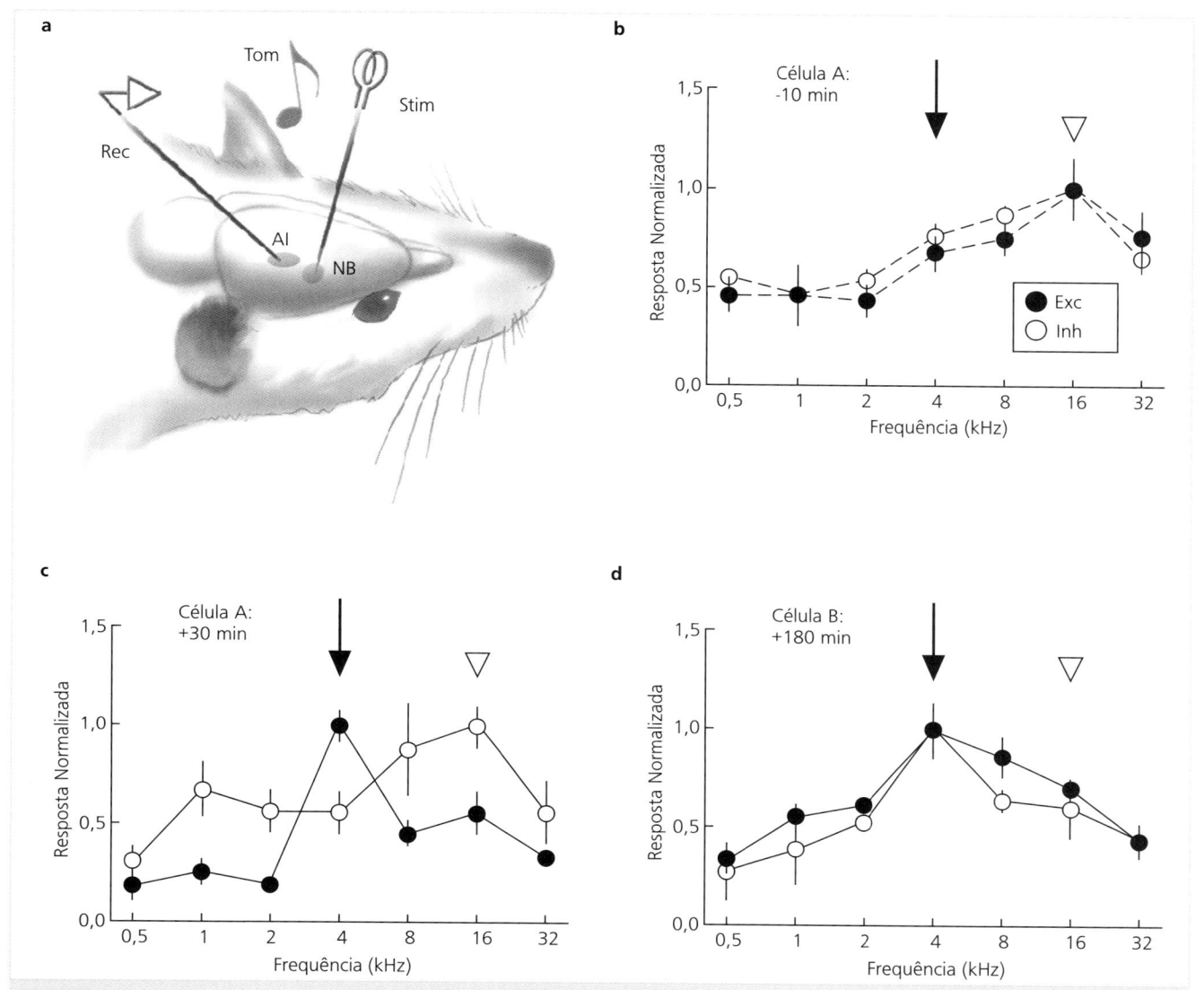

Fig. 4.2 a-d Plasticidade de campo receptivo sináptico no córtex auditivo primário adulto. (a) Montagem experimental. Um eletrodo de estimulação (Stim) foi implantado agudamente (AI) no *nucleus basalis* (NB) e registros de célula total (Rec) foram obtidos de neurônios corticais auditivos em ratos adultos anestesiados. (b) Afinação da frequência sináptica de excitação (Exc) e inibição (Inh) da primeira célula 10 minutos antes de parear tons de 4 kHz *(seta)* com estimulação do *nucleus basalis*. Notar o equilíbrio inicial (r: 0,9) e coafinação de excitação e inibição (melhores frequências originais de ambas são 16 kHz, *ponta de seta*). (c) Afinação de frequência da mesma célula em b, registrada 30 minutos após pareamento. Excitabilidade a 4 kHz foi aumentada em virtude da intensificação da excitação e supressão de inibição após o pareamento, enquanto o balanço global excitatório-inibitório foi reduzido (r: 0,3). (d) Outra célula da mesma localização do córtex auditivo no mesmo animal que em b e c, registrada 3 horas após pareamento. A frequência pareada foi a melhor frequência para ambas excitação e inibição, e o equilíbrio excitatório-inibitório foi restaurado (r: 0,9). (Adaptada de Froemke RC, Merzenich MM, Schreiner CE. A synaptic memory trace for cortical receptive field plasticity. Nature 2007;450:425–429. Reimpressa com permissão.)

nova preferência pelo estímulo pareado, de uma maneira independente de liberação adicional evocada de neuromodulador. Sob condições naturais, este vestígio de memória representaria episódios ou estímulos que adquiriram novo significado comportamental, ou poderia ser semelhante aos tipos de alterações corticais que ocorrem durante aprendizado perceptual, especialmente das tarefas que exigem atenção focal e discriminação sensitiva. Trabalho em andamento no nosso laboratório está investigando os efeitos perceptuais destas alterações das curvas de afinação cortical, em termos de melhorar detecção sensitiva e reconhecimento de tons pareados com recompensa, excitando estímulos e estimulando diretamente os centros neuromodulatórios.[59]

Finalmente, trabalho novo em animais surdos com implante coclear adaptado sugere que o treinamento comportamental potencialmente pode aumentar o desempenho e melhorar o uso de implante. Em 2011, Vollmer e Beitel[60] examinaram gatos adultos com perda auditiva precoce e implante coclear. As respostas corticais à estimulação estavam reduzidas e tinham pouca precisão temporal, provavelmente em virtude da perda substancial de células do gânglio espiral (geralmente < 6% dos números de células controles). Estimulação passiva teve pequeno efeito a longo prazo sobre as respostas, mas a combinação de estimulação elétrica com treinamento comportamental (um choque brando predito por estimulação de alta frequência da cóclea) melhorou grandemente as taxas de resposta e as capacidades de acompanhamento temporal dos neurônios corticais de volta aos níveis controles, apesar da degeneração periférica extensa.

Em suma, o sistema auditivo central permanece plástico durante toda a vida, mesmo após longos períodos de privação sensitiva e perda auditiva. Alterações no padrão estatístico de *inputs*, incluindo *inputs* artificiais gerados pelos implantes cocleares, podem modificar com sucesso as sinapses centrais, especialmente no córtex auditivo, para desempenho comportamental melhorado. Estas modificações tendem a aumentar a representação cortical dos *inputs* confiáveis ou *inputs* que se tornaram comportamentalmente significativos.

Perspectiva Clínica: Neuroplasticidade em Recebedores de Implante Coclear

A neuroplasticidade do sistema auditivo desempenha um papel crítico na funcionalidade de alto nível dos implantes cocleares, particularmente em indivíduos com surdez pré-lingual que receberam implante após a infância inicial. Estimulação externa é crítica para o desenvolvimento neurológico normal de redes funcionais essenciais e conexões neurais durante o começo do desenvolvimento.[61,62] Privação auditiva demonstrou resultar em maturação anormal ou retardada dentro do córtex auditivo.[63,64] Como tal, a percepção auditiva bem como desenvolvimento de fala e linguagem além deste período inicial de desenvolvimento é altamente dependente de neuroplasticidade resultando em sinaptogênese mais tarde.

Impacto Clínico da Privação Auditiva

O impacto da privação auditiva tem sido há muito tempo investigado. Embora existam propriedades inatas do sistema auditivo, o desenvolvimento do sistema auditivo é altamente dependente de *input* extrínseco.[65] Várias alterações foram identificadas dentro do sistema auditivo como uma função da privação auditiva, incluindo reorganização extensa que leva ao desenvolvimento anormal, em estudos de indivíduos com surdez congênita e pré-lingual.[66-69] Redução de tamanho foi observada em tipos de células neurais dentro do núcleo coclear.[70] Surdez também foi associada com uma redução no volume de neurônios dentro do núcleo coclear, desenvolvimento de gliose, e substituição de muito do neurópilo por processos gliais levando à tomada do córtex auditivo por outros processos.[71,72] Em virtude destes achados iniciais na privação auditiva, implantação coclear tardia em pacientes com surdez congênita e pré-lingual há muito tem sido depreciada.

Alterações na via auditiva com privação auditiva foram investigadas em pacientes com implante coclear em função da duração da surdez e privação sensitiva. Nenhuma diferença foi identificada dependente da idade à implantação, no potencial de ação composto evocado do nervo auditivo e do tronco cerebral subsequentemente à implantação coclear.[73] Entretanto, diferenças foram descritas em função de ordem superior ao longo da via auditiva. Variações críticas foram identificadas dependentes da idade de implantação em estudos do tempo de latência P1 de potencial evocado auditivo cortical. Com a idade, a latência entre apresentação de estímulo auditivo e potencial P1 do pico do potencial evocado cortical diminui em indivíduos com audição normal, indicando um período de tempo mais curto necessário para resposta cortical a um estímulo auditivo.

Sharma *et al*.[74] investigaram a latência P1 cortical em crianças após implantação coclear. Imediatamente depois da implantação, crianças implantadas na idade de 3 anos demonstraram exibir latências P1 similares àquelas de recém-nascidos. Pelos 8 meses pós-ativação do implante, os valores de latência P1 foram observados apropriados para a idade. Em um estudo subsequente, Sharma e Campbell[61] compararam as latências P1 corticais de crianças surdas pré-linguais implantadas antes de 3,5 anos de idade, entre 3,5 e 7 anos de idade, e após 7 anos de idade. Latências P1 corticais normais foram descritas em crianças surdas pré-linguais implantadas antes da idade de 3,5 anos dentro de 6 meses de uso de implante. Na avaliação de crianças implantadas depois da idade de 7 anos, foi observada latência P1 anormal, a qual nunca alcançou latências normais após uso de implante, e foi sugerido que estas diferenças podem ser críticas para desenvolvimento ótimo da fala e linguagem.[61]

Estudos adicionais investigaram o impacto da idade de implantação sobre o desempenho em teste de percepção da fala. Harrison *et al*[75] estudaram desempenho de implante coclear em função da idade de implantação em 82 crianças implantadas entre 2 anos e 13 anos de idade. Crianças implantadas aos 5 anos de idade ou menos demonstraram superar todos os seus pares em todas as tarefas de percepção de fonemas e da fala, com as crianças implantadas aos 2 anos de idade excedendo todos os outros grupos. Quando, corrigidas para a duração da surdez, a divisão ótima foi encontrada nas idades de 4,4 anos e 5,6 baseada nos escores do *Glendonald Auditory Screening Procedure* (GASP) e *Testo of Auditory Comprehension* (TAC), respectivamente. Estes achados suportam a afirmativa de que implantação coclear precoce fornece o melhor desempenho de implante coclear, que, provavelmente, é associado com um grau mais alto de plasticidade sináptica dentro do sistema auditivo. Entretanto, estes achados também revelam que os indivíduos implantados em idade mais tarde teriam benefício da implantação indicativa da capacidade de neuroplasticidade dentro do córtex auditivo e sistema auditivo.

Estudos da função cortical dentro do córtex auditivo foram realizados, fornecendo achados que suportam as observações clínicas anotadas em pacientes com implantação coclear retardada. Truy *et al*.[76] investigaram a capacidade cortical de estimulação auditiva em pacientes com privação auditiva de longa duração. Em três indivíduos surdos pré-linguais destros com duração de surdez de 16 e 26 anos, a atividade regional cerebral foi medida usando-se água marcada com ^{15}O e tomografia de emissão positrônica (PET) em repouso e durante estimulação coclear elétrica (pulsos quadrados brutos de corrente constante) da orelha direita. Sensibilidade auditiva foi percebida em apenas dois dos três sujeitos. Entretanto, algum grau de ativação foi observada no córtex auditivo em todos os sujeitos: o córtex ipsolateral em um sujeito e o córtex contralateral em dois sujeitos. Este estudo fornece evidência de que apesar de períodos prolongados de privação sensitiva, a via auditiva pode ser estimulada mesmo até o nível do córtex auditivo, embora a percepção de tais estímulos como som possa ser variável.

Em contraposição, Lee *et al*[77] investigaram neuroplasticidade no córtex auditivo de pacientes com implante coclear examinando a correlação entre função pré-implantação dentro do córtex auditivo e escores de percepção da fala pós-implantação.[77] Quinze indivíduos surdos pré-linguais com idades de 2 a 20 anos foram avaliados e comparados com 17 adultos jovens com audição normal. PET com ^{18}F-fluorodesoxiglicose e mapeamento paramétrico estatístico foram efetuados pré-operatoriamente e correlacionados com a versão coreana dos escores de teste do *Central Institute for the Deaf* (CID). Houve uma correlação positiva ($r = 0,81$, $p < 0,005$) entre hipofunção dentro dos córtices auditivos e escores CID. Hipofunção dentro das regiões do córtex auditivo investigadas diminuiu à medida que aumentou a duração da surdez. Estes achados sugerem que a falta de tomada do córtex auditivo por função alternativa permite função melhorada do implante coclear e níveis mais altos de percepção da fala. Similarmente, em pacientes com função quase normal dentro do córtex auditivo apesar de uma história extensa de privação, estes achados sugerem que a presença da tomada (subjunção) do córtex auditivo por funções alternativas leva a resultados menos bem-sucedidos em termos de percepção da fala. Curiosamente, na investigação de indivíduos que usam linguagem de sinais como seu modo principal de comunicação, Nishimura et al.[72] notaram ativação do córtex auditivo durante sinalização, indicando subsunção do córtex auditivo. Os achados destes dois estudos fornecem evidência para suportar o achado de que os indivíduos que usam linguagem de sinais como sua modalidade principal de comunicação tendem a se desempenhar abaixo dos seus pares combinados por idade após implantação coclear.[78-80]

Adicionalmente, Buckley e Tobey[81] forneceram evidência de que a subsunção do córtex auditivo por processos alternativos impacta negativamente o desempenho com implante coclear. Potencial evocado visual (VEP) N1 foi registrado sobre o lobo temporal direito em resposta a estímulos de movimento visual periférico em indivíduos com surdez pré-lingual ($n = 10$) e surdez pós-lingual ($n = 12$). Embora a correlação não fosse estatisticamente significante, amplitude aumentada do VEP N1 registrado no lobo temporal direito foi associada a escores diminuídos de percepção da fala em indivíduos com perda auditiva pré-lingual grave a profunda. Esta associação não foi identificada dentro da coorte com surdez pós-lingual, outra vez sugerindo que a plasticidade modal-cruzada do córtex auditivo impacta negativamente no desempenho de implante coclear.

Implantação Coclear na Infância Avançada e Idade Adulta

Apesar das alterações que ocorrem em função da privação auditiva, evidência recente sugere que neuroplasticidade residual permanece dentro do sistema auditivo, capacitando indivíduos surdos pré-linguais a se beneficiarem da implantação coclear além dos primeiros anos de vida. Há dados emergindo que suportam o benefício da implantação coclear tardia em indivíduos com surdez pré-lingual. Em uma revisão por Caposecco et al.[78] de 38 indivíduos com perda auditiva neurossensorial bilateral diagnosticada antes da idade de 3 anos que receberam implantação coclear aos 14 anos de idade ou mais velhos, o resultado de desempenho com implante coclear foi investigado; 28 pacientes tiveram um diagnóstico confirmado de surdez pré-lingual grave a profunda (antes da idade de 3 anos), e 10 pacientes tiveram um diagnóstico de perda auditiva neurossensorial antes da idade de 3 anos com progressão para perda auditiva neurossensorial grave a profunda de 3 anos de idade em diante. Apesar de serem implantados a uma média de idade de 33 anos, todos os pacientes melhoraram além da detecção de som. Cinquenta e três por cento dos pacientes atingiram reconhecimento de fala de conjunto aberto com escores de > 30% na testagem com *City University of New York* (CUNY) e Central Institute for the *Deaf Everyday Sentence Lists* (CID), com 21% dos sujeitos atingindo escores de mais de 90% da testagem CUNY e CID. A capacidade de compreender fala com dicas visuais foi muito melhorada após implantação coclear em 90% dos pacientes; 85% dos pacientes acharam que o implante teve um efeito positivo ou algo positivo no seu emprego. Além disso, 70% dos pacientes relataram o uso do telefone após implantação. Implantes cocleares eram usados por mais de 8 horas por dia em 81% dos pacientes. Três fatores foram considerados como tendo um impacto importante do desempenho do implante coclear dentro desta população: modo de comunicação na infância (comunicação oral *versus* total ou *American Sign Language*), perda auditiva estável *versus* progressiva, e tempo se uso de um aparelho de audição no ouvido implantado. Os pacientes que usavam comunicação oral tinham perda auditiva progressiva e usavam um aparelho de audição no ouvido implantado tenderam mais a obter melhores resultados de percepção da fala provavelmente secundária à manutenção de alguma estimulação extrínseca dentro da via auditiva diminuindo o grau de subsunção.

Similarmente, Zeitler et al.[79] efetuaram uma revisão retrospectiva do desempenho do implante coclear em uma coorte de 67 pacientes com surdez pré-lingual. A duração média da surdez foi 11,5 anos; a idade média associada à implantação coclear foi 12,9 anos. Sessenta e um por cento dos pacientes tinham uma história de perda auditiva neurossensorial congênita. Melhora importante nos escores de percepção de fala em ambos os escores da lista de sentenças do Teste de Audição em Ruído (HINT) e teste de palavras monossilábicas consoante-núcleo-consoante (CNC) foi notada aos 12 meses do pós-operatório com alterações do escore médias de 51,1 e 32,2%, respectivamente ($p < 0,001$). As alterações médias nos escores HINT e CNC no fim do estudo foram 60 e 38,7%, respectivamente ($p < 0,001$), indicando que a maior parte da melhora em desempenho ocorre dentro do primeiro ano de uso do implante coclear. Similarmente aos achados de Caposecco et al.,[78] adolescentes com surdez progressiva e aqueles usando comunicação oral tiveram desempenho do implante coclear significativamente melhor do que os pares combinados por idade.

Santarelli et al.[82] estudaram retrospectivamente 18 adolescentes e adultos jovens surdos pré-linguais (idade 13 a 30 anos) implantados, avaliando desempenho de implante coclear aos 6 meses, 1 ano, 2 anos e 3 anos. Escores de identificação de fonemas, palavras e sentenças melhoraram significativamente após implantação coclear nestes sujeitos tardiamente implantados, com melhora sendo demonstrada além do intervalo de 1 ano pós-implantação. Valores médios de aproximadamente 10% no pré-operatório melhoraram para 38,7, 51,6 e 65,6% no pós-operatório para escores dissilábicos, trissilábicos e de sentenças, respectivamente.

Melhoria significante na percepção auditiva foi similarmente demonstrada após implantação coclear em adultos surdos pré-linguais. Em uma revisão por Yang et al.[80] adultos surdos pré-linguais que receberam implantação coclear exibiram melhora importante nos escores de percepção de conjunto aberto (sentenças) após implantação com uma alteração média de escore de 7 para 46,7% ($p < 0,05$). Desempenho melhorado nesta população correlacionou-se positivamente com limiares mais altos pré-implantação e correlacionou-se negativamente com o uso principal de linguagem de sinais para comunicação pré-implantação.

De acordo com a definição atual de sucesso e a metodologia utilizada para avaliar sucesso, a implantação coclear tardia em indivíduos surdos pré-linguais foi demonstrada benéfica. Entretanto, pode-se argumentar que dentro desta população uma definição mais branda de benefício e expectativas deve ser utilizada. No estudo por Caposecco et al.,[78] embora reconhecimento de fala de conjunto aberto de > 90% não fosse atingido na vasta maioria dos pacientes, > 90% dos pacientes descreveram melhora na capacidade de comunicação. Os principais benefícios da implantação coclear nesta população podem ser ajudar na consciência do som, leitura labial e capacidade global de comunicação, bem como a possibilidade de compreensão da fala conforme mostrado em vários artigos publicados. Embora o desempenho associado possa não ser paralelo a indivíduos de audição normal pareados por idade ou aqueles implantados em uma idade mais jovem, implantação coclear tardia em indivíduos com surdez pré-lingual fornece um benefício de comunicação que não deve ser negado. Dado que estes pacientes relatam que a implantação impacta positivamente na sua vida, a capacidade de se comunicar, oportunidades de emprego, e assim qualidade de vida, implantação coclear nesta população deve ser considerada uma opção viável para os pacientes com aconselhamento pré-operatório, expectativas realísticas e motivação positiva.

Reabilitação Auditiva e Treinamento

Apesar dos numerosos avanços feitos em tecnologia de implante coclear, compreender a fala no ruído e perceber a complexidade tonal da música ainda impõe um grande desafio aos usuários de implante coclear. Isto é considerado secundário às limitações dentro da resolução espectrotemporal tecnológica atual bem como a deficiências atribuíveis ao ouvido implantado.[83-86] Curiosamente, para superar este obstáculo, treinamento auditivo foi investigado como meio de melhorar a percepção da fala no ruído bem como apreciação de música. Melhoras importantes na percepção da fala e da música foram descritas em pacientes com implante coclear após treinamento auditivo.[87-90] Fu e Galvin[91], em 2008, estudaram o impacto do treinamento auditivo direcionado em vários ambientes acústicos. Com treinamento auditivo, os sujeitos exibiram melhora no reconhecimento de fala telefônica simulada, identificação de contorno melódico, fala no silêncio, bem como fala no ruído. Entretanto, substancial variabilidade foi observada entre os melhores desempenhadores e os piores desempenhadores.

Em 2009, Yucel et al.[92] investigaram o impacto de um treinamento musical orientado para a família sobre a percepção de fala e música em crianças implantadas. Nove crianças recém-implantadas foram submetidas a um programa de treinamento musical que foi iniciado na época da ativação. Estes pacientes foram comparados com nove pacientes controles que foram ativados sem treinamento musical subsequente. Todos os pacientes foram programados no modo de estimulação de alta resolução (HiRes). Não foram notadas diferenças significantes entre os grupos controle e de música com 1 ano pós-ativação em termos de consciência do som, reação geral, diferenciação de melodia, alterações dinâmicas, rítmicas, e aspectos emocionais do desenvolvimento musical. Entretanto, pelo fim do segundo ano, o grupo de música superou o grupo controle em todos os aspectos de habilidade musical ($p < 0,05$). Este estudo demonstra que o treinamento musical pode intensificar a neuroplasticidade auditiva conforme relacionada com a apreciação de música. Estes achados suportam adicionalmente a afirmativa de que a tecnologia de implante coclear isoladamente pode não preencher completamente as necessidades acústicas do receptores de implante, e reabilitação auditiva adicional tem probabilidade de maximizar o benefício do aparelho de implante.

Direções Futuras

A plasticidade auditiva central desempenha um grande papel nos resultados de implante coclear. Até hoje, foi sugerido que os candidatos potenciais a implante coclear que foram surdos por um longo tempo, particularmente crianças e adultos com perda auditiva neurossensorial profunda congênita, devem ou esquecer implantação ou compreender a possibilidade de um mau resultado. Outras configurações, incluindo estimulação eletroacústica (EAS) e surdez neurossensorial unilateral (SSD), que exigem que o sistema auditivo realize fusão de dois sinais vastamente diferentes, são consideradas similarmente impactadas pela plasticidade, embora, conforme declarado neste capítulo, estudos recentes tenham relatado percepção da fala de conjunto aberto em pacientes cuja demografia poderia sugerir maus resultados de desempenho. Apesar do fato de que a literatura suportou a plasticidade dentro do córtex auditivo humano ao mostrar reorganização significante como resultado de alterações em *input* e treinamento, a transição para o desenvolvimento de ferramentas clínicas para executar estas alterações tem sido modesta. A possibilidade de desenvolver materiais de treinamento que possam criar mudanças no sistema neural, resultando em níveis melhorados de compreensão da fala com implantes cocleares e aparelhos de audição, seria verdadeiramente estimulante. A colaboração entre neurocientistas, clínicos e engenheiros envolvidos em aperfeiçoar tecnologia apresenta uma oportunidade única para melhora da qualidade de vida da população com audição comprometida e proporciona oportunidade para aumentar nosso conhecimento do cérebro humano.

Referências

1. Michelson RP, Merzenich MM, Pettit CR, Schindler RA. A cochlear prosthesis: further clinical observations;preliminary results of physiological studies. Laryngoscope 1973;83:1116-1122
2. Raggio MW, Schreiner CE. Neuronal responses in cat primary auditory cortex to electrical cochlear stimulation. III. Activation patterns in short- and longterm deafness. J Neurophysiol 1999;82:3506-3526
3. Hartmann R, Shepherd RK, Heid S, Klinke R. Response of the primary auditory cortex to electrical stimulation of the auditory nerve in the congenitally deaf white cat. Hear Res 1997;112:115-133
4. Waltzman S, Cohen NL, Spivak L et al. Improvement in speech perception and production abilities in children using a multichannel cochlear implant. Laryngoscope 1990;100:240-243
5. Chatelin V, Kim EJ, Driscoll C et al. Cochlear implant outcomes in the elderly. Otol Neurotol 2004;25:298-301
6. Moore DR, Shannon RV. Beyond cochlear implants: awakening the deafened brain. Nat Neurosci 2009;12:686-691
7. Merzenich MM, Jenkins WM, Johnston P, Schreiner C, Miller SL, Tallal P. Temporal processing deficits of language-learning impaired children ameliorated by training. Science 1996;271:77-81
8. Eggermont JJ. The role of sound in adult and developmental auditory cortical plasticity. Ear Hear 2008;29:819-829
9. Ross LA, Molholm S, Blanco D, Gomez-Ramirez M, Saint-Amour D, Foxe JJ. The development of multisensory speech perception continues into the late childhood years. Eur J Neurosci 2011;33:2329-2337
10. Sowell ER, Thompson PM, Leonard CM, Welcome SE, Kan E, Toga AW. Longitudinal mapping of cortical thickness and brain growth in normal children. J Neurosci 2004;24:8223-8231
11. Kuhl PK. Brain mechanisms in early language acquisition. Neuron 2010;67:713-727
12. Schlegel AA, Rudelson JJ, Tse PU. White matter structure changes as adults learn a second language. J Cogn Neurosci 2012;24:1664-1670

13. Pantev C, Ross B, Fujioka T, Trainor LJ, Schulte M, Schulz M. Music and learning-induced cortical plasticity. Ann N Y Acad Sci 2003;999:438-450
14. Sanes DH, Bao S. Tuning up the developing auditory CNS. Curr Opin Neurobiol 2009;19:188-199
15. Vasama JP, Mäkelä JP, Parkkonen L, Hari R. Auditory cortical responses in humans with congenital unilateral conductive hearing loss. Hear Res 1994;78:91-97
16. Sharma A, Nash AA, Dorman M. Cortical development, plasticity and reorganization in children with cochlear implants. J Commun Disord 2009;42:272-279
17. Kral A, Tillein J, Heid S, Klinke R, Hartmann R. Cochlear implants: cortical plasticity in congenital deprivation. Prog Brain Res 2006;157:283-313
18. Sandmann P, Dillier N, Eichele T et al. Visual activation of auditory cortex reflects maladaptive plasticity in cochlear implant users. Brain 2012;135:555-568
19. de Villers-Sidani E, Merzenich MM. Lifelong plasticity in the rat auditory cortex: basic mechanisms and role of sensory experience. Prog Brain Res 2011;191:119-131
20. Froemke RC, Martins AR. Spectrotemporal dynamics of auditory cortical synaptic receptive field plasticity. Hear Res 2011;279:149-161
21. Katz LC, Shatz CJ. Synaptic activity and the construction of cortical circuits. Science 1996;274:1133-1138
22. Spoendlin H. Retrograde degeneration of the cochlear nerve. Acta Otolaryngol 1975;79:266-275
23. Leake PA, Kuntz AL, Moore CM, Chambers PL. Cochlear pathology induced by aminoglycoside ototoxicity during postnatal maturation in cats. Hear Res 1997;113:117-132
24. Gröschel M, Götze R, Ernst A, Basta D. Differential impact of temporary and permanent noise-induced hearing loss on neuronal cell density in the mouse central auditory pathway. J Neurotrauma 2010;27:1499-1507
25. Sanes DH, Constantine-Paton M. Altered activity patterns during development reduce neural tuning. Science 1983;221:1183-1185
26. Popescu MV, Polley DB. Monaural deprivation disrupts development of binaural selectivity in auditory midbrain and cortex. Neuron 2010;65:718-731
27. Syka J. Plastic changes in the central auditory system after hearing loss, restoration of function, and during learning. Physiol Rev 2002;82:601-636
28. Kotak VC, Takesian AE, Sanes DH. Hearing loss prevents the maturation of GABAergic transmission in the auditory cortex. Cereb Cortex 2008;18:2098-2108
29. Scholl B, Wehr M. Disruption of balanced cortical excitation and inhibition by acoustic trauma. J Neurophysiol 2008;100:646-656
30. Takesian AE, Kotak VC, Sanes DH. Developmental hearing loss disrupts synaptic inhibition: implications for auditory processing. Future Neurol 2009;4:331-349
31. Ben-Ari Y. Excitatory actions of gaba during development: the nature of the nurture. Nat Rev Neurosci 2002;3:728-739
32. Lamsa KP, Kullmann DM, Woodin MA. Spike-timing dependent plasticity in inhibitory circuits. Front Synaptic Neurosci 2010;2:8
33. Lin J, Feng L, Hamajima Y et al. Directed differentiation of mouse cochlear neural progenitors in vitro. Am J Physiol Cell Physiol 2009;296:C441-C452
34. Kandler K, Clause A, Noh J. Tonotopic reorganization of developing auditory brainstem circuits. Nat Neurosci 2009;12:711-717
35. Froemke RC, Jones BJ. Development of auditory cortical synaptic receptive fields. Neurosci Biobehav Rev 2011;35:2105-2113
36. Wehr M, Zador AM. Balanced inhibition underlies tuning and sharpens spike timing in auditory cortex. Nature 2003;426:442-446
37. Tan AY, Zhang LI, Merzenich MM, Schreiner CE. Tone-evoked excitatory and inhibitory synaptic conductances of primary auditory cortex neurons. J Neurophysiol 2004;92:630-643
38. Hensch TK. Critical period plasticity in local cortical circuits. Nat Rev Neurosci 2005;6:877-888
39. Dorrn AL, Yuan K, Barker AJ, Schreiner CE, Froemke RC. Developmental sensory experience balances cortical excitation and inhibition. Nature 2010;465:932-936
40. Romijn HJ, Hofman MA, Gramsbergen A. At what age is the developing cerebral cortex of the rat comparable to that of the full-term newborn human baby? Early Hum Dev 1991;26:61-67
41. Doupe AJ, Kuhl PK. Birdsong and human speech: common themes and mechanisms. Annu Rev Neurosci 1999;22:567-631
42. Insanally MN, Köver H, Kim H, Bao S. Feature-dependent sensitive periods in the development of complex sound representation. J Neurosci 2009;29:5456-5462
43. Noreña AJ, Gourévitch B, Aizawa N, Eggermont JJ. Spectrally enhanced acoustic environment disrupts frequency representation in cat auditory cortex. Nat Neurosci 2006;9:932-939
44. Dahmen JC, Hartley DE, King AJ. Stimulus-timing-dependent plasticity of cortical frequency representation. J Neurosci 2008;28:13629-13639
45. Harauzov A, Spolidoro M, DiCristo G et al. Reducing intracortical inhibition in the adult visual cortex promotes ocular dominance plasticity. J Neurosci 2010;30:361-371
46. Southwell DG, Froemke RC, Alvarez-Buylla A, Stryker MP, Gandhi SP. Cortical plasticity induced by inhibitory neuron transplantation. Science 2010;327:1145-1148
47. Buonomano DV, Merzenich MM. Cortical plasticity: from synapses to maps. Annu Rev Neurosci 1998;21:149-186
48. Karmarkar UR, Dan Y. Experience-dependent plasticity in adult visual cortex. Neuron 2006;52:577-585
49. Froemke RC, Merzenich MM, Schreiner CE. A synaptic memory trace for cortical receptive field plasticity. Nature 2007;450:425-429
50. Parikh V, Kozak R, Martinez V, Sarter M. Prefrontal acetylcholine release controls cue detection on multiple timescales. Neuron 2007;56:141-154
51. Rasmusson DD, Dykes RW. Long-term enhancement of evoked potentials in cat somatosensory cortex produced by co-activation of the basal forebrain and cutaneous receptors. Exp Brain Res 1988;70:276-286
52. Bakin JS, Weinberger NM. Induction of a physiological memory in the cerebral cortex by stimulation of the nucleus basalis. Proc Natl Acad Sci U S A 1996;93:11219-11224
53. Kilgard MP, Merzenich MM. Cortical map reorganization enabled by nucleus basalis activity. Science 1998;279:1714-1718
54. Woody CD, Gruen E. Acetylcholine reduces net outward currents measured in vivo with single electrode voltage clamp techniques in neurons of the motor cortex of cats. Brain Res 1987;424:193-198
55. Metherate R, Kaur S, Kawai H, Lazar R, Liang K, Rose HJ. Spectral integration in auditory cortex: mechanisms and modulation. Hear Res 2005;206:146-158
56. Sarter M, Parikh V. Choline transporters, cholinergic transmission and cognition. Nat Rev Neurosci 2005;6:48-56
57. Xiang Z, Huguenard JR, Prince DA. Cholinergic switching within neocortical inhibitory networks. Science 1998;281:985-988
58. Metherate R, Ashe JH. Nucleus basalis stimulation facilitates thalamocortical synaptic transmission in the rat auditory cortex. Synapse 1993;14:132-143
59. Froemke RC, Carcea I, Barker AJ et al. Long-Term Modification of Cortical Synapses Improves Sensory Perception. Salt Lake City: Cosyne Abstracts, 2012
60. Vollmer M, Beitel RE. Behavioral training restores temporal processing in auditory cortex of long-deaf cats. J Neurophysiol 2011;106:2423-2436
61. Sharma A, Campbell J. A sensitive period for cochlear implantation in deaf children. J Matern Fetal Neonatal Med 2011;24 Suppl 1:151-153
62. Pallas SL. Intrinsic and extrinsic factors that shape neocortical specification. Trends Neurosci 2001;24:417-423
63. Kral A, Hartmann R, Tillein J, Heid S, Klinke R. Congenital auditory deprivation reduces synaptic activity within the auditory cortex in a layer-specific manner. Cereb Cortex 2000;10:714-726
64. Kral A, Hartmann R, Tillein J, Heid S, Klinke R. Delayed maturation and sensitive periods in the auditory cortex. Audiol Neurootol 2001;6:346-362
65. Kral A, Pallas SL. Development of the auditory cortex. In: Winer JA, Schreiner CE, eds. The Auditory Cortex. New York: Springer, 2010:443-464
66. Zhang LI, Bao S, Merzenich MM. Disruption of primary auditory cortex by synchronous auditory inputs during a critical period. Proc Natl Acad Sci U S A 2002;99:2309-2314
67. Stanton SG, Harrison RV. Abnormal cochleotopic organization in the auditory cortex of cats reared in a frequency augmented environment. Aud Neurosci 1996;2:97-102
68. Kitzes LM, Semple MN. Single-unit responses in the inferior colliculus: effects of neonatal unilateral cochlear ablation. J Neurophysiol 1985;53:1483-1500
69. Kral A, Sharma A. Developmental neuroplasticity after cochlear implantation. Trends Neurosci 2012;35:111-122
70. Webster DB, Webster M. Effects of neonatal conductive hearing loss on brain stem auditory nuclei. Ann Otol Rhinol Laryngol 1979;88:684-688
71. Moore JK, Wu BJC. Human cochlear nuclei: shape and volume in normal and in deaf subjects. Assoc Res Otolaryngol 1992;15:153
72. Nishimura H, Hashikawa K, Doi K et al. Sign language "heard" in the auditory cortex. Nature 1999;397:116
73. Gordon KA, Papsin BC, Harrison RV. Activity-dependent developmental plasticity of the auditory brain stem in children who use cochlear implants. Ear Hear 2003;24:485-500
74. Sharma A, Dorman MF, Spahr AJ. Rapid development of cortical auditory evoked potentials after early cochlear implantation. Neuroreport 2002;13:1365-1368
75. Harrison RV, Gordon KA, Mount RJ. Is there a critical period for cochlear implantation in congenitally deaf children? Analyses of hearing and speech perception performance after implantation. Dev Psychobiol 2005;46:252-261

76. Truy E, Deiber MP, Cinotti L, Mauguière F, Froment JC, Morgon A. Auditory cortex activity changes in long-term sensorineural deprivation during crude cochlear electrical stimulation: evaluation by positron emission tomography. Hear Res 1995;86:34-42
77. Lee DS, Lee JS, Oh SH et al. Cross-modal plasticity and cochlear implants. Nature 2001;409:149-150
78. Caposecco A, Hickson L, Pedley K. Cochlear implant outcomes in adults and adolescents with early-onset hearing loss. Ear Hear 2012;33:209-220
79. Zeitler DM, Anwar A, Green JE et al. Cochlear implantation in prelingually deafened adolescents. Arch Pediatr Adolesc Med 2012;166:35-41
80. Yang WS, Moon IS, Kim HN, Lee WS, Lee SE, Choi JY. Delayed cochlear implantation in adults with prelingual severe-to-profound hearing loss. Otol Neurotol 2011;32:223-228
81. Buckley KA, Tobey EA. Cross-modal plasticity and speech perception in pre-and postlingually deaf cochlear implant users. Ear Hear 2011;32:2-15
82. Santarelli R, De Filippi R, Genovese E, Arslan E. Cochlear implantation outcome in prelingually deafened young adults. A speech perception study. Audiol Neurootol 2008;13:257-265
83. Donaldson GS, Dawson PK, Borden LZ. Within-subjects comparison of the HiRes and Fidelity120 speech processing strategies: speech perception and its relation to place-pitch sensitivity. Ear Hear 2011;32:238-250
84. Firszt JB, Holden LK, Reeder RM, Skinner MW. Speech recognition in cochlear implant recipients: comparison of standard HiRes and HiRes 120 sound processing. Otol Neurotol 2009;30:146-152
85. Plant K, Holden L, Skinner M et al. Clinical evaluation of higher stimulation rates in the nucleus research platform 8 system. Ear Hear 2007;28:381-393
86. Vandali AE, Whitford LA, Plant KL, Clark GM. Speech perception as a function of electrical stimulation rate: using the Nucleus 24 cochlear implant system. Ear Hear 2000;21:608-624
87. Galvin JJ, Fu QJ, Nogaki G. Melodic contour identification by cochlear implant listeners. Ear Hear 2007;28:302-319
88. Oba SI, Fu QJ, Galvin JJ. Digit training in noise can improve cochlear implant users' speech understanding in noise. Ear Hear 2011;32:573-581
89. Stacey PC, Raine CH, O'Donoghue GM, Tapper L, Twomey T, Summerfield AQ. Effectiveness of computer-based auditory training for adult users of cochlear implants. Int J Audiol 2010;49:347-356
90. Wu $_{JL}$, Yang HM, Lin YH, Fu QJ. Effects of computer-assisted speech training on Mandarin-speaking hearing-impaired children. Audiol Neurootol 2007;12:307-312
91. Fu QJ, Galvin JJ. Maximizing cochlear implant patients' performance with advanced speech training procedures. Hear Res 2008;242:198-208
92. Yucel E, Sennaroglu G, Belgin E. The family oriented musical training for children with cochlear implants: speech and musical perception results of two year follow-up. Int J Pediatr Otorhinolaryngol 2009;73:1043-1052

5 Imitação das Funções Auditivas Normais com Processamento do Som do Implante Coclear – Passado, Presente e Futuro

Ward R. Drennan, Mario A. Svirsky, Matthew B. Fitzgerald e Jay T. Rubinstein

Introdução

Os implantes cocleares (CIs) representam o primeiro caso em que um sentido humano foi substituído com sucesso através de meios eletrônicos. Ao passar dos anos, os resultados clínicos da implantação coclear aumentaram sistematicamente. No caso de usuários de CI com surdez pós-lingual, isto acontece porque os padrões de ativação neural causados pelo implante, embora relativamente rudes de muitas maneiras, são suficientemente próximos daqueles que eram causados pela estimulação acústica normal quando os pacientes possuíam audição acústica. Esta imitação da função auditiva ocorre dentro do processador sonoro, o centro funcional do implante coclear.

Os processadores de som sofreram extenso desenvolvimento durante os últimos 45 anos. O desenvolvimento se deslocou de um monocanal para multicanais, de extratores de características da fala para codificadores de som, de excitação simultânea para excitação intercalada, e de frequências lentas de estimulação para altas frequências. Desde o início, nos anos 1950 e 1960, o CI transformou-se de um aparelho que fornece apenas uma sensação de som, melhorando a consciência acústica do surdo, para um aparelho que traz compreensão confiável da fala para a maioria dos usuários. Os esforços atuais de pesquisa e desenvolvimento continuam a mostrar audição aperfeiçoada com novas estratégias de processamento do som.

O desenvolvimento do CI confrontou numerosos desafios. Primeiro, teve que ser desenvolvida aparelhagem *(hardware)* que fosse capaz de fornecer sinais elétricos com segurança dentro da orelha interna. Segundo, tiveram que ser desenvolvidos processadores que fossem capazes de transmitir com sucesso informação acústica ao nervo auditivo. Terceiro, as condições dos sistemas auditivos dos usuários são largamente variáveis, e assim os aparelhos e processadores tiveram que ser otimizados para se adequar aos indivíduos. Os resultados foram amplamente variáveis; entretanto, a maioria dos usuários, particularmente adultos com surdez pós-lingual e crianças surdas implantadas cedo, têm aproveitado grande benefício das suas próteses. Este capítulo focaliza o desenvolvimento dos processadores sonoros, incluindo estratégias passadas, presentes e futuras.

Implantes Monocanais

Os primeiros implantes usavam um único canal. Os primeiros protótipos de implante coclear foram desenvolvidos e implantados na França por Djourno et al.[1] O mais inicial implante monocanal a ser produzido em massa foi o implante House/3M, desenvolvido por William F. House et al. em Los Angeles. Este implante monocanal teve sucesso em transmitir eletricamente informação acústica ao nervo auditivo, mas pouco podia ser compreendido uma vez que havia mínima informação frequência-específica fornecida ao implantado. O aparelho também não fornecia qualquer compressão. A portadora de 16 kHz tinha um código envoltório temporal que fornecia alguma informação de periodicidade abaixo de 300 Hz.[2] Duração e algumas dicas de vocalização na fala eram discerníveis. Alguns ouvintes "estrelas" eram capazes de compreender fala, mas na maior parte dos casos este aparelho fornecia apenas consciência ("atenção") acústica e servia como auxílio para leitura labial.

No começo dos anos 1980, tornou-se acessível o implante monocanal Vienna/3M. Este aparelho incorporava controle de volume e compressão.[3,4] A compressão minimizava captação de picos *(peak clipping)*, fornecendo codificação aperfeiçoada do invólucro temporal. Inobstante, mínima informação de frequência estava disponível, de modo que, embora os resultados melhorassem,[5,6] o desempenho ainda estava à margem do almejado. Ver o Capítulo 1 para mais informação sobre a história do desenvolvimento dos CIs.

Representação Espacial da Frequência

A orelha humana funciona, em parte, como um analisador de frequências, transformando frequência acústica ao longo da membrana basilar.[7] Assim, células ciliadas em diferentes partes da membrana basilar respondem, de preferência, a diferentes frequências. Embora originalmente se pensasse que um implante não poderia, de modo real, alcançar a fina representação de frequências dos milhares de células ciliadas, atingir alguma representação de frequência certamente era possível. Um arranjo de eletrodos foi criado e usado para entregar informação frequência-específica de acordo com o lugar.

No final dos anos 1970 e começo dos anos 1980, pesquisadores australianos introduziram processadores multicanais que extraíam características da fala do *input* acústico. Por exemplo, as vogais são identificadas pela frequência dos seus picos espectrais, também conhecidos como formantes (ver *The Handbook of Speech Perception*[8] para revisões da percepção da fala). O processador F0/F2[9,10] identificava uma frequência fundamental (F0) e a segunda frequência formante (F2). F0, extraída com cruzamentos do zero, determinava a frequência de impulsos elétricos fornecidos a um lugar específico ao longo do arranjo de eletrodos correspondente a F2, recriando as propriedades de codificação de frequência da orelha interna. A frequência de estimulação era igual à estimativa F0 para sons de voz, e era aleatória (em média algumas centenas de Hz) para sons sem voz. O processamento foi implementado usando-se um CI de 22 canais. Esse processamento trouxe melhora no desempenho com relação aos aparelhos monocanais,[11] mas o esquema fornecia apenas uma pequena fração da informação presente no estímulo da fala.

No começo dos anos 1980, a estratégia de processamento F0/F1/F2 foi introduzida.[12] Este esquema de processamento acrescentou informação da primeira formante (F1). O reconhecimento de sentenças do *Central Institute for the Deaf* (CID) mais que duplicou (de 16 para 35%) com a adição do componente F1.[13] O reconhecimento de palavras do Northwestern University Auditory Test No. 6 (NU-6) mais que triplicou (de 8 para 28%). A estratégia de processamento não incorporou informação de consoantes de mais alta frequência que poderia melhorar ainda mais a compreensão da fala.

Uma nova estratégia chamada MultiPEAK (MPEAK) foi introduzida em fins dos anos 1980. Esta abordagem usava o codificador F0/F1/F2 e adicionava informação de alta frequência para ajudar a codificar consoantes. Três bandas de informação acústica acima de 2.000 Hz (2.000 a 2.800 Hz, > 2.800 a 4.000 Hz, e > 4.000 Hz) foram codificadas usando-se um detector invólucro. Esta informação era passada aos eletrodos mais basais usando pulsos elétricos. O desempenho, outra vez, melhorou de modo marcante com esta informação. A identificação de consoantes melhorou de 17 para 28%,[14] e o reconhecimento de sentenças também melhorou.[15,16] Se existisse ruído de qualquer tipo competindo, no entanto, particularmente, fala, os processadores frequentemente cometeriam erros na seleção das frequências fundamental e formantes.

▪ Estimulação Análoga Comprimida

Concomitantemente com o desenvolvimento dos processadores de fala australianos, uma estratégia análoga comprimida (CA) foi desenvolvida nos Estados Unidos.[17,18] O processador era multicanal, usando fluxo de corrente contínuo e simultâneo em cada eletrodo. Originalmente, usando o aparelho Ineraid, a onda acústica, ao chegar era comprimida, filtrada para quatro canais e passada via corrente elétrica para o eletrodo apropriado. A abordagem incorporou compressão usando um controle automático de ganho (AGC), que comprimia a larga faixa dinâmica acústica dentro da faixa dinâmica elétrica muito mais estreita. Dorman *et al.*[19] descreveram larga faixa de capacidades variando de 0 a 100% de reconhecimento de sentença CID. O desempenho médio foi 45% correto, excedendo muitíssimo o desempenho dos implantes monocanais.

O aparelho Ineraid não está mais disponível; entretanto, processamento CA atualmente está disponível na forma da estratégia análoga simultânea[20] (SAS) com o aparelho Clarion (*Advanced Bionics*, Valencia, CA). SAS forneceu avanço sobre CA com um AGC pós-filtro que limitou as distorções espectrais causadas pela compressão de ação rápida implementada antes da filtragem. SAS também usou passos de corrente individualizados atualizando, cada 75 microssegundos. O Clarion II é capaz de implementar a estratégia SAS com até 16 canais. As abordagens CA e SAS preservaram o traçado de onda temporal eletricamente, incluindo cruzamentos do zero e estrutura fina temporal; entretanto, os usuários, tipicamente, podiam apenas perceber essa estrutura fina até cerca de 300 Hz.[2,21] Além disso, a abordagem análoga simultânea causava interação extensa dos canais em razão da somação de campos elétricos.[22] Esta interação limitou a resolução espectral e a efetividade das abordagens análogas simultâneas.

▪ Amostragem *(Sampling)* Intercalada Contínua

Wilson *et al.*[23] introduziram a amostragem intercalada contínua (CIS), que lidou com o problema de excessiva interação de canais. CIS usou varreduras de pulsos rápidas, não simultâneas, através do arranjo de eletrodos para representar o espectro acústico variando no tempo. Processamento CI usou um processo *vocoder*[24] para extrair envoltórios temporais frequência-específicos a partir do sinal acústico. A onda acústica ao chegar, era filtrada para múltiplos canais de frequências. Então, os invólucros de cada *output* de canal eram extraídos usando retificação e filtro de baixa passagem. Finalmente, os invólucros de amplitude eram multiplicados por sequências de pulsos bifásicos não simultâneos, e cada sequência de pulsos era fornecida a um diferente eletro de estimulação intracoclear. ▶ Fig. 5.1 mostra um esquema do processo.[25]

A extração de modulações de amplitude frequência-específicas transmitiu com sucesso a informação espectral, mas eliminou a periodicidade e a estrutura fina temporal nas frequências acima da frequência máxima do filtro de baixa passagem. A transformada de Hilbert, usada nos modernos aparelhos Med-El (Innsbruck, Áustria), é capaz de realizar o mesmo objetivo. A transformada de Hilbert converte a onda acústica original em dois *outputs*: um invólucro e estrutura fina temporal (fase de Hilbert). O invólucro extraído é multiplicado por uma série de pulsos bifásicos que são passados para os eletrodos apropriados no implante após compressão da faixa dinâmica do *input* acústico para a faixa dinâmica elétrica do usuário. Estudos empíricos mostraram que a fala pode ser bem compreendida usando-se a abordagem CIS.[23] CIS frequentemente forneceu desempenho superior a SAS, e hoje, geralmente, todas as estratégias de processamento oferecem algum tipo de estratégia com base em CIS.

A maioria das pessoas experimentando ambas as estratégias SAS e CIS prefere CIS;[26-28] entretanto, Battmer *et al.*[29] mostraram que alguns usuários de SAS podem alcançar excelente compreensão da fala. Osberger e Fisher[28] mostraram ausência de diferença significativa em desempenho após 6 meses de experiência, mas notaram uma velocidade mais rápida de aprendizado em usuários de SAS. As preferências dependem do *hardware* específico usado. Por exemplo, o arranjo de eletrodos Clarion "HiFocus" é desenhado para assentar-se mais perto do centro da cóclea. Em um grupo de 56 usuários de Clarion HiFocus, Zwolan *et al.*[30] relataram que a maioria preferiu SAS. Em outro grupo de tamanho semelhante que não usava HiFocus, a maioria preferiu CIS, como nos outros estudos. Zwolan *et al.* especularam que o arranjo HiFocus limitava interações de canais, permitindo melhor desempenho com SAS. Ainda não houve uma demonstração de uma larga superioridade clínica de qualquer das estratégias, mas a vasta maioria dos implantados, atualmente, usa alguma forma de processamento intercalado.

▪ Processadores de Pico Espectral

Edificando em cima do conceito da CIS, foi desenvolvida uma abordagem de "n-de-m".[31] Os aparelhos da Cochlear Corporation (Sydney, Austrália) e Med-EL (Innsbruck, Áustria) atualmente usam esta abordagem. Uma estratégia de "n-de-m" operou muito parecido com CIS exceto que, dados m eletrodos totais, um subconjunto de n eletrodos com os mais altos níveis de *output* do filtro foi selecionado para apresentação durante cada ciclo de estimulação. O grupo australiano desenvolveu o Processador de Sons de Máximos Espectrais (SMSP).[32] O som foi processado para dentro de 16 filtros de passagem de banda. Pulsos foram fornecidos apenas aos seis canais tendo o *output* máximo. Os níveis de corrente nos filtros com *outputs* mais baixos foram postos em zero. Portanto, n (6) de m (16) eletrodos eram ativados em cada ciclo de estimulação a uma frequência de cerca de 250 ciclos por segundo. McKay *et al.*[33]

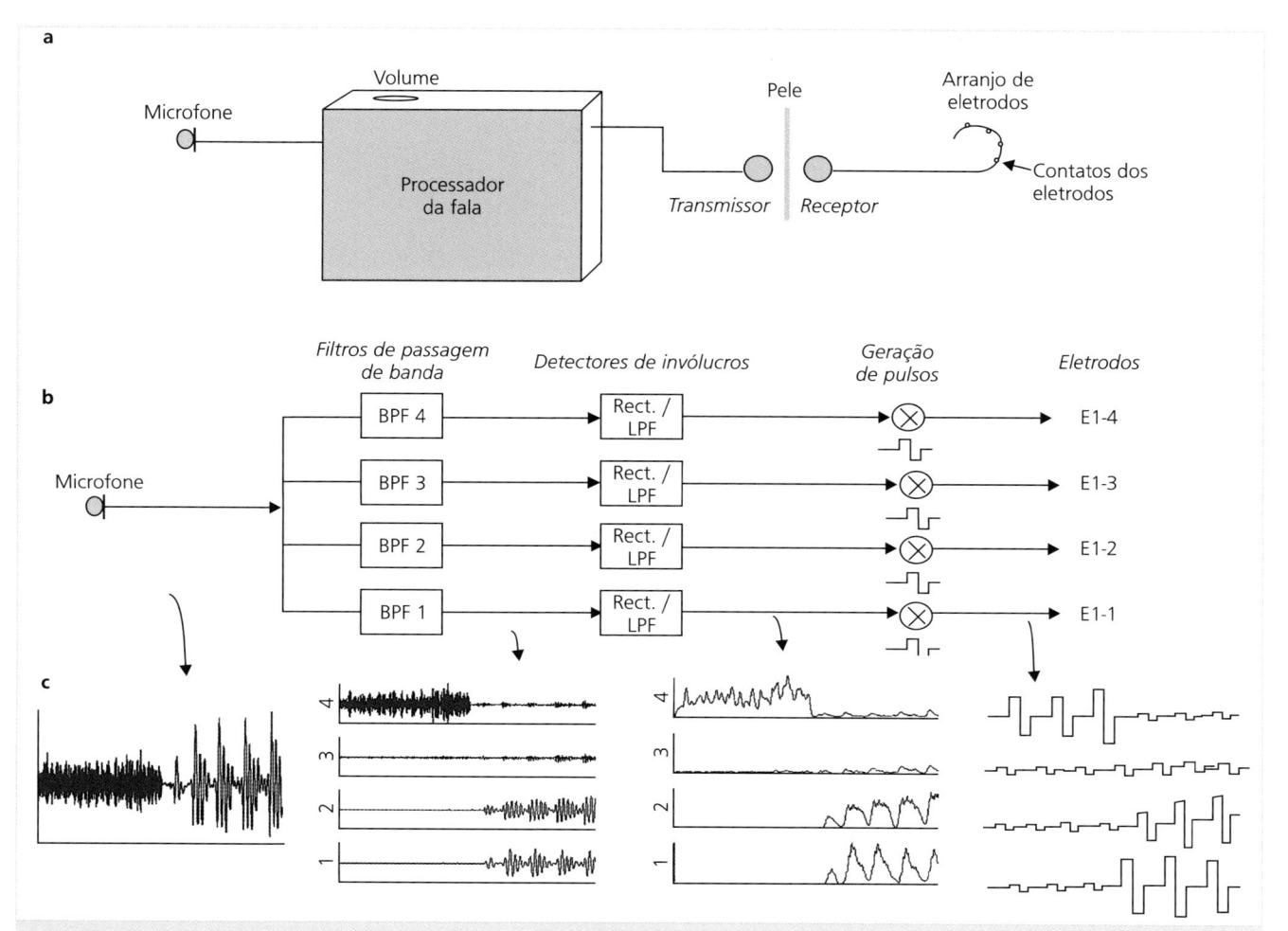

Fig. 5.1 *(Em cima)* Esquema do implante coclear. *(Meio)* Esquema mais detalhado do processador de som para amostragem intercalada contínua (CIS). O *input* é filtrado para dentro de quatro canais de passagem de banda (apenas quatro estão mostrados, para simplicidade). Os *outputs* de passagem de banda são retificados e filtrados em baixa passagem, criando um invólucro temporal para cada banda de frequência. Os invólucros temporais são multiplicados por sequências de pulsos bifásicos não simultâneas que são aplicados por corrente elétrica através da cóclea via arranjo de eletrodos. *(Embaixo)* A onda acústica é transformada em uma série de pulsos elétricos bifásicos. (De: Loizou P. Mimicking the humane ear: an overview of signal-processing estrategies for converting sound into electrical signals in cochlear implants. IEEE Signal Processing Magazine 1998;98:101–130. Reimpressa com permissão.)

mostraram que o processador fornecia reconhecimento da fala marcadamente melhor do que a abordagem de MPEAK fala-característica-extração.

O processador SMSP foi desenvolvido para a estratégia de pico espectral (SPEAK), que atualmente está disponível com os implantes da Cochlear Corporation. No SPEAK, como com SMSP, um subconjunto de eletrodos é selecionado para estimular em cada varredura com base nos filtros com os maiores *outputs*. Os números totais de máximos são selecionados de 20 canais. O número de picos selecionados é variável, usando até 10 canais. Canais abaixo de certo limiar de ruído não seriam selecionados mesmo se estivessem entre os 10 mais fortes. Esta abordagem conserva energia e limita ainda mais a interação dos canais. SPEAK mostrou desempenho superior a MPEAK mesmo depois de controlar quanto às exigências mais lenientes para candidaturas, o que permitiu aos usuários de CI com melhor audição pré-operatória, e, presumivelmente, sistemas auditivos mais sadios, obter implantes cocleares.[34]

O processador da SPEAK operava a uma frequência de pulsos fixa e relativamente lenta (250 pulsos por segundo por canal [pps/ch]). Então o codificador avançado de combinação[35] (ACE) foi implementado nos CIs Nucleus (Cochlear Corporation) e usou uma frequência de pulsos mais alta que SPEAK, o que se esperava que melhorasse a codificação temporal. Avaliações de estratégia ACE geralmente mostraram desempenho superior a SPEAK.[36,37] Essas melhoras foram demonstradas independentes de mudar requisitos de candidaturas.[34] A maioria dos usuários preferiu processamento ACE, sugerindo que ele seria apropriado a uso na adaptação inicial para usuários do Nucleus;[36] contudo, a variabilidade entre diferentes usuários foi alta. Vandali et al.,[38] por exemplo, notaram ampla variabilidade no desempenho de reconhecimento de palavras de conjunto aberto entre cinco sujeitos usando ACE, com fala apresentada em ruído de múltiplos falantes. Loizou et al.[39] também descreveram variabilidade entre ouvintes dependente das frequências de pulsos e durações dos pulsos. Assim, nos usuários de implantes, uma frequência de pulsos não é adequada a todos. Otimização individual da frequência de pulsos e parâmetros de duração dos pulsos poderia levar a um desempenho significativamente melhorado.

Desenvolvimento: Lidando com as Fraquezas no Processamento do Som pela Imitação da Função Auditiva Normal

Idealmente, um implante recriaria com perfeição os padrões de excitação neural de uma pessoa com audição normal com estimulação acústica. O implante alcança graus variados de sucesso dependendo do tipo de informação a ser transferida.[40] Um implante coclear tem muitas limitações. Primeira, a faixa dinâmica nos implantes é altamente limitada, levando a problemas complexos a respeito da maneira de compressão requerida. Segunda, o poder de resolução espectral dos implantes é pouco. Terceira, a capacidade dos implantes de fornecer estrutura fina temporal é altamente limitada. Finalmente, poderia ocorrer uma descombinação em que o *output* de frequência do processador de som é mapeado para uma localização coclear que corresponde a uma região de frequência diferente em um ouvido com audição normal.

Problema da Faixa Dinâmica

As faixas dinâmicas pequenas nos usuários de CI exigem compressão extensa. Para diminuir a quantidade de compressão, e para minimizar ruído de fundo, os sons mais brandos frequentemente são eliminados. Sons calmos processados também podem ser facilmente mascarados por sons mais intensos. James *et al.*[41] introduziram a otimização adaptativa de faixa dinâmica (ADRO), que, atualmente, está disponível nos aparelhos da Cochlear Corporation. A ADRO procura tornar todos os *outputs* confortavelmente fortes. Ao assim fazer, a ADRO aumenta os sons mais fracos da fala e melhora a inteligibilidade. Sem ruído de fundo, ela melhora o reconhecimento de sentenças de conjunto aberto de níveis de fala baixos a moderados em 16 a 20%. Esses aumentos nos pulsos de baixo nível poderiam reduzir efeitos refratários supraliminares que podem mascarar sons baixos.[42]

Usando outra abordagem, Geurts e Wouters[43] introduziram CIS de invólucro aumentado (EECIS), que visou introduzir efeitos de adaptação coclear rápida ao processamento elétrico. O EECIS também pôde aumentar os sons da fala de nível mais baixo (p. ex., consoantes). A capacidade de reconhecimento de palavras foi 7% melhor com EECIS do que com CIS. Os máximos espectrais com ênfase transitória (TESM)[44] também visaram magnificar indícios de fala de curta duração que tinham níveis baixos. Melhorias no reconhecimento de consoantes e palavras foram observadas com TESM. Melhoras adicionais de 9 a 11% foram observadas em metade dos participantes em reconhecimento de palavras no ruído a uma relação sinal-ruído (SNR) de 10 dB.

Outras questões concernentes ao controle de faixa dinâmica envolvem a velocidade de compressão e balanceamento de volume. Stone e Moore[45] notaram que compressão de ação curta pôde reduzir a capacidade dos implantados de perceberem modulações de amplitude em razão da profundidade diminuída da modulação. Compressão de ação rápida também aumenta a comodulação através dos canais de frequência, o que poderia aumentar a probabilidade de agrupamento perceptual de fala e ruído,[46] diminuindo a capacidade dos implantados de segregar os sons.

O uso de um estímulo "condicionador" ou "dessincronizador" pode aumentar a faixa dinâmica elétrica em usuários de CI.[47] Na ausência de células ciliadas funcionantes, o nervo auditivo tem pouca atividade espontânea aleatória. A resposta à estimulação elétrica é altamente sincronizada e determinística, contribuindo para a pequena faixa dinâmica. Um estímulo condicionador é uma sequência de pulsos de baixo nível, em alta frequência, que visa estimular atividade espontânea no nervo.[48] O estímulo é destinado a ativar levemente o nervo auditivo o tempo todo, recriando atividade espontânea como um nervo auditivo funcionando normalmente. Estudos fisiológicos mostraram que o uso de um condicionador cria um padrão mais normal de respostas do nervo auditivo.[49] Estudos fisiológicos mostraram que o uso de um condicionar cria um padrão mais normal de respostas do nervo auditivo.[49] Trabalho psicofísico com um condicionador mostrou que esse condicionador aumenta a faixa dinâmica.[47] Condicionamento tende a baixar o limiar para estimulação elétrica, estendendo a faixa dinâmica usável.

Um estímulo condicionador poderia, teoricamente, ser adicionado a qualquer estratégia de processamento. Estudos preliminares não publicados mostraram que um estímulo condicionador de alta frequência (5.000 pps), nível baixo (próximo do limiar), implementado com estratégia semelhante a CIS fornece importante, e às vezes, substancial benefício para compreender a fala em ruído em alguns ouvintes. Experiências realizadas na Universidade de Iowa mostraram que cerca de 1/3 dos participantes usando esta estratégia tiveram melhoras acentuadas no reconhecimento da fala no meio de ruído. Uma pessoa com o condicionador teve um limiar de recepção de fala (SRT) em ruído de murmúrio de –9 dB, notável em um usuário de implante e comparável ao SRT de uma pessoa com perda auditiva moderada. Duas outras mostraram melhoras objetivas importantes com SRTs, melhorando de 5 para 19 dB. Três outras preferiram a estratégia de condicionamento, mas não mostraram benefício objetivo significativo, e mais três não gostaram do condicionamento e mudaram para sua estratégia original. As razões exatas para benefício não estão claras, mas elas poderiam ser relacionadas com a faixa dinâmica aumentada com o condicionamento. Também é especula-se que o condicionamento poderia melhorar sensibilidades temporais, especialmente se ele fosse implementado em uma estratégia de processamento que codificasse estrutura fina temporal de alguma maneira. Diversas estratégias para codificar estrutura fina temporal foram implementadas sem condicionamento e são discutidas adiante.

Poder de Resolução Espectral

O poder de resolução espectral dos usuários de implante também é limitado. Fishman *et al.*,[50] Dorman *et al.*[51] e Friesen *et al.*,[52] por exemplo, observaram que apesar de haver até 22 canais de processamento, compreensão da fala não melhora, significativamente, com mais de cerca de oito canais. Embora oito canais sejam suficientes para boa compreensão da fala no silêncio,[53] mais canais são necessários para boa compreensão da fala no ruído[52] e para boa percepção de música.[54,55] Algumas tentativas de melhorar a informação espectral incluem o uso de implantes abraçando o modíolo e o uso de configurações de eletrodos que são capazes de diminuir dispersão de corrente dentro da cóclea. Nenhuma das condutas teve, ainda, impacto significativo nos resultados clínicos.[13,56,57] Uma razão poderia ser a sobrevida comprometida do nervo dos usuários de implante.[58-60] Trabalho ambicioso está sedo realizado para lidar com este problema com investigações sobre fatores de crescimento do nervo[61-63] e regeneração de células ciliadas.[64-66] Embora o progresso seja animador, a quantidade de tempo exigida para desenvolver e aprovar esses futuros tratamentos biológicos poderia ser extensa.

Uma abordagem com tecnologia atual envolve melhorar a codificação de lugar da informação de frequência usando "direcionamento de corrente" pela alteração do balanço dos níveis de corrente entre eletrodos vizinhos.[67] O direcionamento atual faz uso de corrente elétrica apresentada simultaneamente a eletrodos vizinhos. A corrente em cada eletrodo é balanceada para "guiar" a corrente para múltiplas posições entre os eletrodos, assim, teoricamente, aumentando a quantidade de informação espectral fornecida a um usuário de CI (▶ Fig. 5.2).[68]

Em sua forma presente, direcionamento de corrente está clinicamente disponível no implante da Advanced Bionics, que usa uma transformação rápida de Fourier (FFT) para extrair informação espectral. Neste processamento chamado "HiRes Fidelity 120", há 120 "bins" possíveis de frequência de excitação incluindo múltiplos lugares entre os eletrodos. O processamento balanceia a carga entre os eletrodos para criar os *bins* entre eletrodos. O direcionamento atual mostrou fornecer mais percepções de frequência aos ouvintes[68] e melhorar a resolução espectral.[69,70] O direcionamento da corrente, no entanto, mostrou resultar em informação temporal degradada, em razão do tempo mais longo (~15 ms) da janela de deslizamento requerido para a FFT, e, consequentemente, não demonstrou fornecer benefício constante para percepção de fala ou música.[70]

Estrutura Fina Temporal

A falta de capacidade dos CIs de passar a estrutura fina temporal das ondas acústicas para o nervo auditivo é, ainda, outra limitação. A capacidade de segregar fala de ruído,[71] de perceber fala tonal[72] e de

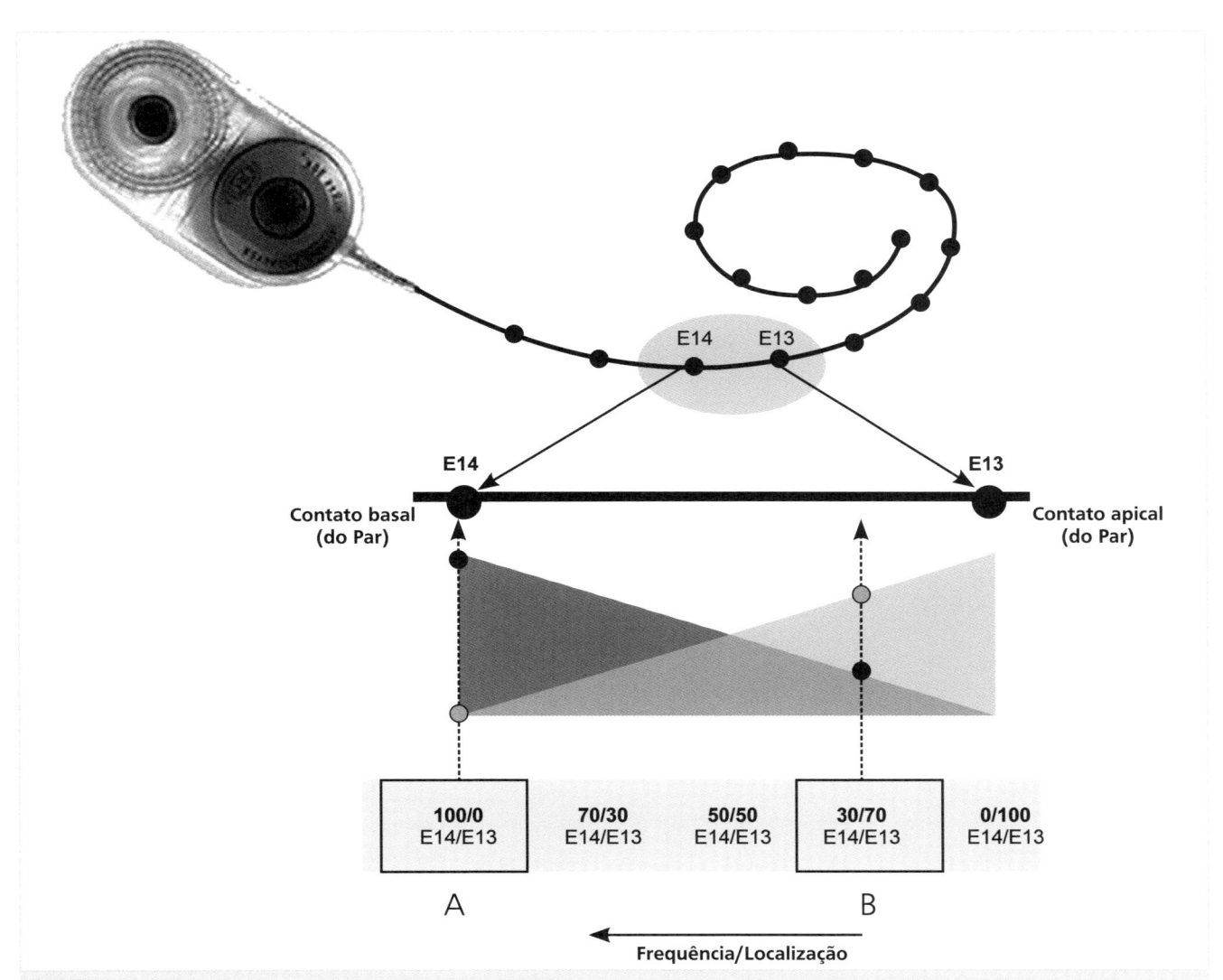

Fig. 5.2 Esquema do direcionamento de corrente entre os eletrodos 13 e 14 de um implante coclear. Usando estimulação elétrica simultânea, a corrente a partir destes eletrodos vizinhos é balanceada de modo que ela é "dirigida" para uma posição intermediária. A caixa A mostra o lugar alvo de excitação no eletrodo 14 quando 100% da corrente vai para o eletrodo 14 e 0% para o eletrodo 13. A caixa B mostra o balanço de corrente quando o lugar alvo de excitação é a 3/10 do caminho do eletrodo 13 ao eletrodo 14; assim, 3/10 da corrente vão para o eletrodo 14, e 7/10 para o eletrodo 14. (De: Firszt JB, Koch DB, Downing M, Litvak L. Current steering creates additional pitch percepts em adult cochlear implant recipients. Otol Neurotol 2007;5:629–636. Reimpressa com permissão.)

ouvir melodias musicais[54,73] repousam todas pesadamente sobre a estrutura fina temporal. Além disso, estrutura fina temporal é um elemento crítico da audição binaural em que diferenças de tempo interaurais são críticas.[74,75] Por exemplo, uma festa de coquetel, com numerosos falantes competindo, apresenta um problema sério para usuários de implante, porque eles não conseguem distinguir facilmente um falante de outro. A capacidade de segregar frequências fundamentais (F0) é um elemento crítico que ajuda os ouvintes a distinguirem um falante de outro.[76,77] Essa informação é codificada na periodicidade da onda acústica, a qual faz parte da estrutura fina temporal.[78] Fornecimento de informação de estrutura fina temporal poderia fornecer indícios para segregação de falante baseada na periodicidade. O desmascaramento binaural resultante de diferenças de tempo interaurais (ITDs) pode fornecer benefício adicional em uma situação de festa de coquetel.[79] Com implantação bilateral, informação de estrutura fina temporal poderia melhorar ainda mais a compreensão da fala em ruído, que é espacialmente separado do sinal. Zeng et al.[80] mostraram, usando simulações de CI, que codificar modulações de frequência pode melhorar compreensão de fala em ruído. Modulações de frequência poderiam ser mais bem codificadas com estrutura fina temporal. Assim, fornecimento bem-sucedido de informação de estrutura fina temporal aos usuários de CI poderia fornecer benefícios clinicamente significativos.

Existem três estratégias de processamento de som que poderiam melhorar o fornecimento elétrico de estrutura fina temporal: (1) uma abordagem de rastreamento da frequência fundamental chamada F0mod; (2) um rastreador de frequência harmônica experimental chamado Harmonic Single Side-Band Encoder, que usa uma abordagem exclusiva, livre de distorção, para fornecer informação harmônica; e (3) processamento de estrutura fina (FSP) do Med-El.

O F0mod[81,82] é fundamentado em processamento ACE, usando o mesmo processamento início-fim inicial. Quando fala não manifestada ou ruído está presente, ele opera como ACE. Quando harmônicos estão presentes com voz manifestada ou com tons musicais, F0 mod extrai a frequência fundamental e modula todos os canais com modulação 100% na F0. Este processamento demonstrou fornecer benefício em testagem off-line de informação de classificação de frequência, contorno de melodia e identificação,[82] bem como para detecção de tom em mandarim com vozes masculinas.[81]

O codificador harmônico de banda lateral única (HSSE – Harmonic Single Side-Band Encoder)[83] usa uma abordagem exclusiva de codificação temporal linear. Diferentemente das abordagens tradicionais que usam os processos não lineares de retificação de meia onda com filtragem de baixa passagem ou a transformada de Hilbert, HSSE extrai a frequência fundamental dos estímulos harmônicos e muda para baixo o domínio de frequência para colocar a informação harmônica na faixa perceptível para usuários de CI (< 300 Hz). Usando um modelo de nervo auditivo, isto mostrou fornecer informação de frequência temporal (estrutura fina harmônica) sobre e acima daquela fornecida pelo CIS.[84] Os resultados iniciais com simulações e com usuários de CI com uma interface de pesquisa mostram que HSSE pode fornecer benefício para percepção de linguagens tonais,[84] bem como para percepção de timbre.[85]

Processamento de estrutura fina (FSP) foi implementado comercialmente no aparelho Opus da Med-El. FSP usa o mesmo processamento início-fim que o CIS tradicional e é construído sobre CIS de alta definição (HDCIS) usando altas frequências de pulsos. FSP extrai informação de cruzamento de zero da onda sonora e fornece esta informação ao mais baixo dos três canais apicais.[86] Os canais mais altos operam com HDCIS. Testagem original foi feita comparando FSP em um processador Opus, que processou estímulos abaixo até 70 Hz, com processamento CIS em um processador mais antigo Tempo+ que processava estímulos abaixo até 200 Hz.[86,87] Os resultados indicaram desempenho superior do FSP.

Riss et al.[88], mais tarde, mostraram que os benefícios, provavelmente, eram decorrentes da faixa de frequências aumentada. Quando pareados quanto à faixa de frequência, seu estudo mostrou ausência de benefício do FSP sobre CIS para fala em silêncio ou ruído, e nenhum benefício para reconhecimento de melodia. O benefício da faixa de frequência alargada no processador Opus *versus* o Tempo+ poderiam, no entanto, refletir os efeitos das descombinações comuns de frequências observadas em usuários de CI. Os problemas e soluções potenciais são discutidas nas seções seguintes.

Descombinações de Frequências

Um problema potencialmente importante para usuários de CI é a possível descombinação entre a frequência de *input* (acústica) e a frequência característica dos neurônios que são estimulados pelo implante. Por sua vez, isto causaria uma descombinação entre as representações a longo prazo da fala nos ouvintes, desenvolvida quando eles tinham audição acústica normal, e a estimulação aplicada pelo CI.

Prática Clínica Atual e Diferenças Individuais

A descombinação de frequência em usuários de CI com surdez pós-lingual é uma função da localização do eletrodo, mapeamento frequência-eletrodo e do tamanho coclear. Com relação à localização de eletrodo, os desenhos atuais de arranjo de eletrodos incluem dois marcadores não estimuladores, separados por alguns milímetros, que visam guiar o cirurgião sobre a que distância o arranjo de eletrodos deve ser inserido dentro da cóclea. Tipicamente, as instruções do fabricante (HiRes 90K Surgeons's Manual; Nucleus 24 Contour Surgeons's Guide) requerem que o cirurgião insira o arranjo de eletrodos de tal modo que o marcador não estimulador mais proximal fique tão junto quando possível da cocleostomia, assegurando uma profundidade padrão da inserção do arranjo de eletrodos além da cocleostomia. Embora esta conduta faça muito para assegurar que o eletrodo seja totalmente inserido na cóclea, esta abordagem "um tamanho serve para todos" não acomoda diferentes tamanhos cocleares, levantando a possibilidade de que arranjos de eletrodos completamente inseridos possam estimular populações neurais de diferentes frequências características em diferentes pacientes dependendo do tamanho das suas cócleas.

Como com as instruções de inserção de eletrodo, os pacotes atuais de *software* para programação de CI usam uma abordagem "um tamanho serve para todos" porque elas usam uma tabela padrão *(default)* frequência-eletrodo para todos os pacientes. Dependendo da versão do *software* de adaptação, a capacidade de alterar a tabela padrão de frequências varia de muito limitada (SoundWave Professional Suite 2.1, 2011, Advanced Bionics) a relativamente flexível (Custom Sound 3.2, 2011, Cochlear Corp.). Entretanto, mesmo quando há flexibilidade dentro do *software* de adaptação para ajustar a tabela de frequência, os manuais do audiologista não fornecem orientação aos clínicos sobre quais alocações de frequências selecionar. Como resultado, a vasta maioria dos usuários de CI recebem adaptação com a tabela de frequência padrão recomendada pelo *software* de adaptação. Um problema importante é que as cócleas normais podem variar em tamanho até 40%.[89] Uma revisão recente de estudos do comprimento do ducto coclear[90] encontrou um comprimento médio de 33,5 mm, um desvio-padrão de 2,28 mm e uma diferença de 13,78 mm entre a mais curta e a mais longa. Uma vez que os humanos têm a mesma faixa aproximada de sensibilidade à frequência, uma localização particular na membrana basilar que é uma distância dada desde a base da cóclea pode ser associada a uma frequência acústica muito diferente dependendo do tamanho da cóclea do indivíduo. Consequentemente, a frequência característica dos neurônios do gânglio espiral presumidos estimulados por eletrodo nessa localização também diferirá, significativamente, entre cócleas de diferentes tamanhos.

Por exemplo, de acordo com a correção para o gânglio espiral de Stakhovskaya *et al.*,[91] para a equação de Greenwood,[92] uma localização de eletrodo que é a 24 mm da base coclear estimularia neurônios do gânglio espiral com uma frequência característica média de 76 Hz em uma cóclea que tenha 28 mm de comprimento, e 1.020 Hz em uma que tenha 42 mm de comprimento. Prática clínica atual a respeito da inserção de eletrodo e atribuição da tabela de frequência não pode possivelmente resultar em uma combinação perfeita de frequência entre a frequência de *input* acústico e a frequência característica dos neurônios estimulados em todos os paciente. Ademais, esta descombinação tende a ser ainda mais pronunciada em casos em que a inserção é mais rasa do que o normal, como quando uma obstrução é encontrada na cóclea.

Por que este desvio de frequência poderia representar um problema para os usuários de CI com surdez pós-lingual? Diversamente dos seus pares com surdez pré-lingual, que formam representações de sons da fala baseando-se exclusivamente no *input* fornecido pelo CI, os pacientes com CI surdos (HIs) pós-linguais formaram suas representações de sons da fala com base nas funções tonotópicas de frequência-lugar inerentes às respostas da cóclea a *input* acústico. Assim, uma descombinação de frequência causaria padrões de estimulação que diferem daqueles que estes ouvintes esperam, possivelmente afetando a percepção da fala.

Evidência de Adaptação Parcial ou Completa à Descombinação de Frequência em Usuários de Implante Coclear

É útil distinguir entre as consequências agudas e crônicas da descombinação de frequência sobre a percepção da fala em usuários de CI. Uma vez que os humanos são capazes de se adaptar em alguma extensão a um mapa de frequências periféricas distorcido,[93-98] parece razoável manter a hipótese de que o efeito negativo da descombinação de frequência será a maior de todas logo depois da estimulação inicial (a fase aguda), e diminuirá com o tempo à medida que o ouvinte se adaptar ao novo *input*. De fato, há evidência convergente de que usuários de CI surdos pós-linguais se adaptam, pelo menos em alguma extensão, a tabelas de frequência desviadas ou distorcidas. Evidência deste conceito foi observada em vários paradigmas experimentais: (1) análise longitudinal e modelagem matemática da identificação de vogais e discriminação de eletrodos após estimulação inicial;[98] (2) análise do espaço perceptual de vogais em usuários de CI recentemente implantados[97] e a longo prazo;[95] (3) comparação da percepção de vogais com diferentes tabelas de frequência-eletrodo antes e depois de treinamento;[93] (4) estudos, a longo prazo da percepção da fala após imposição de grande desvio de frequência;[94] e (5) combinação de frequência entre percepções elétricas e acústicas em usuários de CI com audição residual.[96] O último estudo mostrou uma quantidade notável de adaptação em usuários do CI Hybrid-S, que é inserido apenas 10 mm dentro da cóclea a fim de preservar audição residual na orelha implantada. Onze dos 20 sujeitos foram acompanhados durante pelo menos um ano, e na maioria deles os valores mais recentes de combinação de frequência foram muito próximos (ou pelo menos ficaram mais próximos com o tempo) à faixa de frequência atribuídas pelos seus processadores clínicos.

Por outro lado, há também evidência de que usuários de CI humanos não têm uma capacidade infinita de se adaptar a desvios de frequência. Por exemplo, Fu *et al.*[94] testaram três sujeitos usando uma tabela de frequência que era cerca de uma oitava mais baixa que a tabela clínica padrão que estes sujeitos estavam usando por um longo tempo. Todos os três sujeitos atingiram níveis assintóticos de percepção da fala cedo no período de 3 meses, mas estes níveis foram mais baixos que aqueles que eles tinham obtido com a tabela clínica padrão. Fu *et al.* sugeriram que poderia haver uma limitação na capacidade de alguns sujeitos de se adaptar a um mapa de frequências gravemente desviado, e isto foi mais tarde confirmado com modelagem matemática dos seus dados.[99] Evidência adicional de que alguns usuários de CI poderiam não se adaptar completamente às suas tabelas de frequências clínicas padrão é dada por Skinner *et al.*,[100] que estudaram um grupo de 26 usuários do CI Nucleus-22 programado com a estratégia de estimulação SPEAK. Todos estes sujeitos tinham usado seu CI durante, pelo menos, 1 ano, provavelmente lhes permitindo atingir níveis assintóticos de percepção da fala. Após prática de adaptação padrão, o canal de frequência mais baixa para a maioria dos sujeitos tinha uma margem de frequência baixa de 120 a 150 Hz e uma margem de frequência alta de 280 a 350 Hz. A localização típica do eletrodo mais apical, associado à banda de frequência mais baixa, foi 310 a 384° desde o começo da volta basal na maioria dos sujeitos. Usando o mapa de frequência do gânglio espiral humano de Stakhovskaya *et al.*,[91] estas localizações de eletrodos intracocleares correspondem a frequências estimadas com características dos neurônios do gânglio espiral de 1.200 e 725 Hz, respectivamente, que são muito mais altas que a faixa de frequência atribuída ao eletrodo mais apical nestes sujeitos. Houve, também, sujeitos cujo eletrodo mais apical foi a tão pouco quanto 190° ou tanto quanto 507° da base, resultando em frequências características variando entre 3.600 e 390 Hz, respectivamente.

Em suma, a maioria dos sujeitos neste estudo provavelmente experimentou algum grau de descombinação de frequência em direção basal – muito pequena ou inexistente no caso do paciente com 507°, muito mais pronunciado na maioria dos sujeitos, e extremamente grande no caso do paciente com a inserção rasa a 190°. Talvez mais relevantemente, Skinner *et al.*[100] observaram uma correlação significante entre profundidade de inserção e escores de reconhecimento da fala. Eles especularam que os sujeitos se acomodaram ao desvio em frequência, mas esta acomodação foi menos bem-sucedida naqueles com inserção mais rasa de eletrodo, dando origem à correlação observada. Em outras palavras, inserções rasas tendem a resultar em maior descombinação de frequência, o que é mais difícil de superar completamente. Por sua vez, a descombinação de frequência não compensada resultou em escores piores de reconhecimento da fala.

Embora a maioria das descombinações de frequência sejam consideradas como sendo em direção basal em usuários de CI com surdez pós-lingual, há alguns casos documentados de descombinação em direção apical, devido a inserção profunda de eletrodo. Dois sujeitos descritos por Kos et al.[101] tiveram inserções de 720° e se queixaram de o som ser "de tom muito grave" mesmo após anos de experiência com o seu aparelho. Quando eles foram reprogramados usando-se a mesma faixa de frequência aplicada apenas aos seis eletrodos mais basais (isto é, excluindo os dois mais apicais), os escores de percepção da fala melhoraram em ambos os sujeitos uma média de 7 pontos percentuais. Os escores de um paciente melhoraram ainda mais quando o eletrodo foi puxado cirurgicamente para uma posição mais basal. Outro estudo examinou cinco sujeitos com inserções profundas variando de 605 a 720°.[102] Todos estes sujeitos tiveram mais altos escores de identificação de vogais e consoantes quando usando tabelas que excluíram um ou mais eletrodos apicais, o que pode ter resultado da minimização da descombinação de frequência em direção apical. Estes estudos corroboram com a ideia de que usuários de CI com surdez pós-lingual nem sempre se adaptam completamente à descombinação de frequência.

Uma nova fonte importante de dados sobre descombinação de frequência vem de estudos examinando os números crescentes de ouvintes que têm suficiente audição residual acústica para combinar a frequência da sua audição acústica e elétrica. Os dois maiores estudos até agora[103,104] testaram, respectivamente, 10 e 14 ouvintes que foram implantados com arranjos de eletrodos de tamanho total. O eletrodo mais apical no aparelho Nucleus está tipicamente, associado a uma frequência central de 250 Hz. Se estes ouvintes tiverem se adaptado completamente à sua tabela de frequência clínica, eles devem ter combinado o eletrodo mais apical a um tom acústico de 250 Hz. Todavia, este não foi o caso. Os 10 sujeitos de Francart et al.[103] eram todos usuários experientes de CI, mas só três deles tinham combinações de frequência dentro da faixa de 240 a 260 Hz, e apenas cinco estavam dentro da faixa de 195 a 310 Hz. No estudo de McDermott et al.,[104] cinco usuários de CI foram testados antes de terem tido qualquer experiência com implante, enquanto os outros nove sujeitos tinham 7 a 48 meses de uso de CI. Os sujeitos experientes combinaram frequência do seu eletrodo mais apical a diferentes frequências, variando de cerca de 250 a 500 Hz. Só dois dos 14 sujeitos combinaram seus eletrodos mais apicais a uma frequência dentro da faixa de 188 a 313 Hz. Curiosamente, os cinco sujeitos que foram testados antes de terem qualquer experiência de ouvir com o CI combinaram suas percepções do eletrodo mais apical a frequências mais altas que os usuários experientes (577 a 884 Hz), sugerindo que os usuários de Nucleus com surdez pós-lingual estão sujeitos a grandes descombinações de frequência em direção basal na estimulação inicial e que a quantidade de descombinação, presumivelmente, diminui com o tempo. Dados de combinação de frequência de estudos longitudinais envolvendo sujeitos implantados com um arranjo curto de eletrodos (aparelho Nucleus Hybrid[96,105]) também indicam diminuições na descombinação de frequência com o tempo. Estes dados de combinação de frequência sugerem que alguns sujeitos poderiam não ser capazes de se adaptar completamente a esta descombinação de frequência mesmo depois de meses ou anos de experiência.

A prática clínica atual com usuários de CI com surdez pós-lingual é baseada na hipótese implícita de que eles se adaptarão às tabelas de frequência que estão em uso clínico padrão. Entretanto, a literatura aqui revista mostra, claramente, que a plasticidade auditiva humana tem limitações. Se os ouvintes se adaptassem completamente às tabelas de frequência padrão apesar de diferenças em comprimento de inserção e tamanho coclear, não deveria haver correlação significante entre ângulo de inserção e escores de percepção da fala – mas há.[100] Se os ouvintes fossem capazes de se adaptar a qualquer tabela de frequência, os três sujeitos no estudo de Fu et al.[94] deveriam ter tido escores muito mais altos com sua tabela experimental depois de 3 meses de experiência, mas em vez disso eles atingiram escores assintóticos baixos depois de um mês, mais ou menos. Similarmente, resultados obtidos por Kos et al.[101] e Gani et al.[102] mostram que usuários de CI que poderiam não ter se adaptado às suas tabelas de frequência padrão podem melhorar seus escores de percepção da fala com o uso de tabelas de frequência alternativas. Estas tabelas de frequência alternativas poderiam ajudar a reduzir descombinação de frequência em casos em que a adaptação é incompleta. Finalmente, se os ouvintes foram capazes de se adaptar completamente às tabelas de frequências usadas pelo processador de fala Nucleus, aqueles que têm audição residual combinariam frequência do eletrodo mais apical a 250 Hz. Entretanto, isto só acontece com cerca da metade dos sujeitos que foram estudados. Estes resultados sugerem que o cérebro humano poderia não ser infinitamente plástico quando se trata de adaptar-se a mapas diferentes de frequências periféricas.

Desenvolvimento de Ferramentas para Seleção de Tabelas de Frequência

Infelizmente, há poucas ferramentas, se alguma, que possam ser usadas para avaliar a descombinação de frequência de um ouvinte entre a frequência característica dos neurônios estimulados e a que é designada pela tabela de frequência. Uma possível maneira de lidar com esta questão é permitir ao paciente selecionar uma tabela de frequência preferida com a intenção de maximizar a inteligibilidade da fala. A pressuposição subjacente a esta abordagem é que se um paciente selecionar uma tabela de frequência que difere do padrão, então o paciente poderia não ter-se adaptado completamente a uma potencial descombinação de frequência imposta pela tabela de frequência padrão. Esta abordagem, no entanto, exige uma ferramenta que possa ser usada rapidamente e selecionar rapidamente uma tabela de frequências que maximize a inteligibilidade da fala percebida pelo paciente. Até agora, houve poucos esforços lidando diretamente com esta questão, embora tenha havido dois procedimentos que foram investigados anteriormente e poderiam, teoricamente, ser usados para fazer isso: o procedimento simples[106-109] e o algoritmo genético.[110-113]

O procedimento simples é um procedimento adaptativo que faz uso de comparações pareadas entre diferentes estímulos diferindo ao longo de dimensões pré-especificadas, como a quantidade de ganho que um aparelho de audição produz em uma determinada região de frequências. Uma matriz (frequentemente 5 × 5) é criada onde cada célula corresponde a um sinal com certas características. À medida que nos movemos ao longo do eixo dos x ou o eixo dos y, o valor correspondente a esse eixo (como ganho em baixa frequência ou alta frequência) aumenta ou diminui. Um procedimento de escolha forçada de comparações pareadas é, então, usado para comparar diferentes células na matriz, e um procedimento adaptativo é usado para determinar o par de estímulos a ser comparado. Por exemplo, duas sentenças que variaram ao longo de determinada dimensão seriam apresentadas consecutivamente, e o ouvinte relataria que sinal era mais inteligível. Esta decisão, então, determinaria o conjunto seguinte de comparações, até que uma célula "vencedora" com determinado conjunto de parâmetros de estímulo tenha sido identificada. Esta abordagem foi usada, principalmente, para adaptar ganho de aparelho de audição,[106,107,114,115] embora ela também tenha sido aplicada a outros aspectos como redução de ruído ou aumento espectral.[116,117]

Algoritmos genéticos também fazem uso de comparações que podem ser usadas para determinar os parâmetros ideais de adaptação para um aparelho de audição ou um CI.[110] Neste procedimento, um "gene" é uma combinação de diferentes parâmetros de estímulo que são pré-especificados pelo experimentador. Por exemplo, um estudo que usou uma estimulação acústica de um implante coclear incluiu três parâmetros como genes: o número de canais de ruído-vocoder, a magnitude do desvio de frequência, e a faixa total de frequência.[113] Diferentes genes são, a seguir, comparados um com outro e o resultado dessa comparação é usado para determinar se certo gene é usado no conjunto seguinte de comparações de acordo com o algoritmo genético utilizado. Esta abordagem é, teoricamente, muito flexível, e até agora tem sido utilizada com simulações acústicas de um CI,[112,113] bem como com os próprios pacientes de CI.[111]

Outra abordagem é desenvolver ferramentas que permitam rápida apresentação sucessiva de estímulos processados com diferentes ajustes de parâmetros (p. ex., diferentes tabelas de frequência) e fazer o ouvinte usar um procedimento de método de ajustamento para selecionar o parâmetro ou faixa de parâmetros que resulta em inteligibilidade percebida máxima. A velocidade à qual diferentes comparações podem ser apresentadas tende a ser importante porque um extenso volume de evidência indica que comparações entre diferentes estímulos sensitivos são mais precisas quando o tempo entre cada apresentação de estímulo é curto.[118,119] Durante os últimos anos, duas plataformas de processamento da fala foram desenvolvidas para implementar esta abordagem.[120-122] Umas das ferramentas desenvolvidas é chamada RTStream, refletindo o fato de que ela faz corrente de fala processada em tempo real. RTStream permite a comparação de dúzias de tabelas de frequência dentro de alguns minutos, o que é, pelo menos, uma ordem de magnitude mais rápida do que é possível com as ferramentas clínicas atualmente disponíveis. O *software* necessita realizar quatro tarefas simultâneas: digitalizar o sinal que chega, executar todo processamento de sinal necessário, fornecer o sinal de *output* e monitorizar atividade de teclado a fim de trocar parâmetros de processamento em tempo real. Um fator complicador adicional é que o tempo total de processamento precisa ser pequeno (idealmente abaixo de 20 ms) de tal modo que o *output* de estimulação elétrica permaneça sincronizado com a face do falante para experimentos audiovisuais. Além disso, todas estas tarefas devem ser completadas sem perda de dados mesmo quando o sistema operacional (Windows) realiza operações de autocuidado. O processamento de sinal é implementado em Microsoft C++ e inclui todas as operações típicas em processador de fala de CI: controle automático de ganho, compressão de faixa dinâmica, pré-ênfase, análise espectral (usando filtros Butterworth de 6ª ordem), extração do invólucro de cada *output* de filtro, mapeamento acústico-para-elétrico de cada canal de estimulação, e seleção de canal de acordo com as estratégias de estimulação CIS ou ACE/n-de-m. O *output* também pode ser usado para um modelo acústico de um CI em que os *outputs* de filtros modulam bandas de ruído passado de banda que simulam eletrodos com diferentes localizações intracocleares.

A segunda ferramenta, chamada Gridstream, também foi desenvolvida na New York University para selecionar tabelas de frequência para usuários da família Nucleus-24 de CIs. A interface gráfica de usuário consiste em uma grade bidimensional. Quando os ouvintes clicam diferentes quadrados, os parâmetros da tabela de frequência correspondente mudam de maneira sistemática. Gridstream exige que os estímulos de fala sejam pré-processados para apresentação, e, assim, o processamento de sinal não é, na realidade, feito em tempo real com esta ferramenta. Em vez disso, os estímulos são processados *offline* usando-se os limiares e os níveis de audição mais confortáveis (MCL) de um determinado ouvinte. Entretanto, o Gridstream tem a vantagem de não exigir interface de *hardware* sob medida, e também permite apresentação sucessiva rápida de uma sentença falada usando muitas tabelas de frequência diferentes.

Tabelas Selecionadas pelo Ouvinte em Simulação Acústica de Implante Coclear

Depois de desenvolver a plataforma descrita na seção precedente, surgem muitas questões de exequibilidade. Os ouvintes são capazes de selecionar, constantemente, uma tabela preferida? Se afirmativo, essa tabela é próxima de ser combinada de frequência? Notar que essa questão não pode ser respondida em experimentos com usuários de CI porque a exata frequência característica dos neurônios estimulados por um dado eletrodo não é conhecida. Entretanto, é possível lidar com a questão indiretamente usando sujeitos com audição normal ouvindo um modelo acústico de um CI. Neste caso, as bandas de ruído que simulam cada eletrodo podem ser precisamente especificadas, e a descombinação entre as bandas de ruído e o banco filtro selecionado pelo ouvinte podem ser determinados com precisão. É possível que as tabelas de frequência selecionadas pelos ouvintes venham a ser pelo menos ligeiramente diferentes de uma tabela de frequência perfeitamente combinada. A percepção da fala com tabelas selecionadas pelo ouvinte é tão boa quanto com uma tabela perfeitamente combinada?

Dados preliminares obtidos de ouvintes com audição normal sugerem que quando expostos pela primeira vez a uma estimulação acústica de um CI e instados a dizer a tabela de frequência que torna o som da fala mais inteligível, os ouvintes selecionam uma tabela que se aproxima estreitamente de uma tabela de frequência combinada que tem pouca mudança de frequência com relação às bandas de ruído usadas na simulação. Entretanto, na tabela selecionada pelo ouvinte, a média foi desviada ligeiramente na direção de uma "tabela informação certa" que contém a maioria da informação importante para percepção da fala e se aproxima da faixa de frequência de uma tabela clínica de CI (250 a 6.800 Hz). Este resultado sugere que os ouvintes estavam tentando minimizar desvio de frequência enquanto estavam obtendo tanta informação de baixa frequência quanto possível sobre o *input* da fala. Tabelas selecionadas pelo ouvinte, bem como resultados individuais representativos, estão mostrados na ▶ Fig. 5.3 juntamente com a tabela de frequência combinada, e a tabela de informação certa. Estes dados são notáveis porque sugerem que a autosseleção de tabelas de frequência pode ser uma ferramenta pela qual é possível se aproximar de uma tabela combinada de frequência em usuários reais de CI; atualmente, não há métodos disponíveis para fazer isso.

Nesta situação de audição aguda, estes indivíduos compreendem a fala ainda melhor com a tabela selecionada por ouvintes do que com as tabelas de "lugar certo" ou "informação certa". Escores de fonemas para a tabela selecionada por ouvintes (47%) foram um pouco mais significativamente melhores ($p = 0{,}032$) do que aqueles observados com a tabela "lugar certo" (43,4%), e foram claramente superiores ($p < 0{,}001$) àqueles obtidos com a tabela "informação certa" (18,7%). Estes dados sugerem que, em situações de audição aguda (brevemente depois da estimulação inicial), os usuários de CI com surdez pós-lingual poderiam se desempenhar melhor com uma tabela selecionada pelo ouvinte do que com uma tabela clínica padrão.

Tabelas Selecionadas pelo Ouvinte: Resultados Preliminares com Usuários de Implante Coclear

Tabelas de frequência selecionadas pelo ouvinte em usuários dos CIs Advanced Bionics e Nucleus-24 recentemente foram obtidas na NYU. Quase todos os sujeitos conseguiam ouvir alterações na qualidade e inteligibilidade do som com diferentes tabelas de frequências, e foram capazes de usar aquelas alterações para dirigir sua capacidade de selecionar uma tabela preferida que soasse mais inteligível, suportando a exequibilidade da abordagem.

Além disso, muitas tabelas selecionadas pelo ouvinte obtidas em usuários experientes de aparelhos Advanced Bionics e Cochlear Corporation tiveram faixas de frequência que eram razoavelmente próximas das faixas cobertas pela sua tabela clínica (aquela que usavam todo dia), mas nem sempre eram idênticas a ela. Entretanto, outros ouvintes selecionaram tabelas de frequência que eram diferentes das suas tabelas clínicas, e cerca da metade selecionou uma faixa de baixa frequência que era mais alta que sua tabela clínica (só um usuário de CI Nucleus selecionou uma faixa de frequência que começava mais baixo que a clínica). Estes resultados sugerem que até a metade dos usuários de CI com surdez pós-lingual não se adapta completamente à faixa de frequência que é rotineiramente, atribuída ao eletrodo mais apical. A ▶ Fig. 5.4 mostra dados representativos de sete pacientes com Advanced Bionics, seis dos quais tinham pelo menos 1 ano de experiência de audição com seu CI e um ouvinte virgem que foi testado apenas 1 mês depois da estimulação inicial. Tomados juntos, estes dados de seleção de tabela de frequência sugerem que alguns ouvintes poderiam não ter-se adaptado completamente à sua tabela de frequência, ou que ele tinha achado a fala mais inteligível ao usarem uma tabela de frequência com uma largura de banda diferente. O indivíduo recém-implantado que foi testado (barra mais à direita na ▶ Fig. 5.4) selecionou uma tabela de frequência cujo extremo inferior foi a 426 Hz, quase uma oitava mais alto que o extremo inferior da sua tabela clínica, e mais alta que (ou igual a) os extremos inferiores das tabelas selecionadas pela maioria dos usuários experientes de Advanced Bionics.

Alguns dos sujeitos foram capazes de permanecer no laboratório para obter escores de percepção de fala com duas tabelas de frequência: a selecionada pelo ouvinte e uma aproximação estreita da tabela clínica. A maioria destes escores foi obtida com duas listas de palavras de consoante-núcleo-consoante (CNC) de cada tabela. Em alguns casos, outros testes foram usados, por exemplo, para

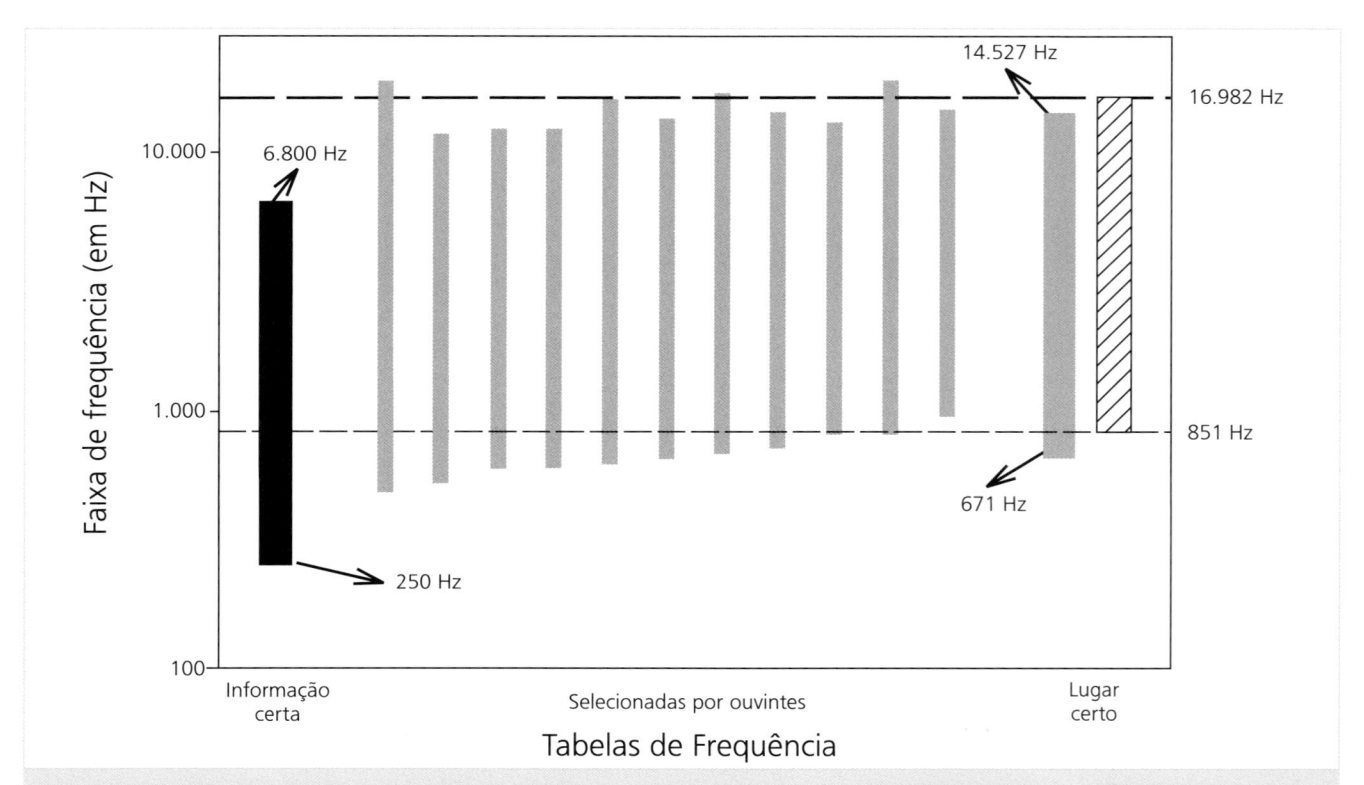

Fig. 5.3 Seleção de mapa de frequência por sujeitos com audição normal ouvindo um vocoder de ruído de oito canais. As seguintes tabelas são mostradas: informação certa *(barra preta grossa na extrema esquerda)*, perfeitamente combinada *(barra hachuriada grossa na extrema direita)*, selecionada por média de ouvintes *(barra cinzenta grossa)*, e mapas representativos selecionados por ouvintes individuais *(barras cinzentas finas)*. Linhas tracejadas indicam as margens do mapa perfeitamente combinado.

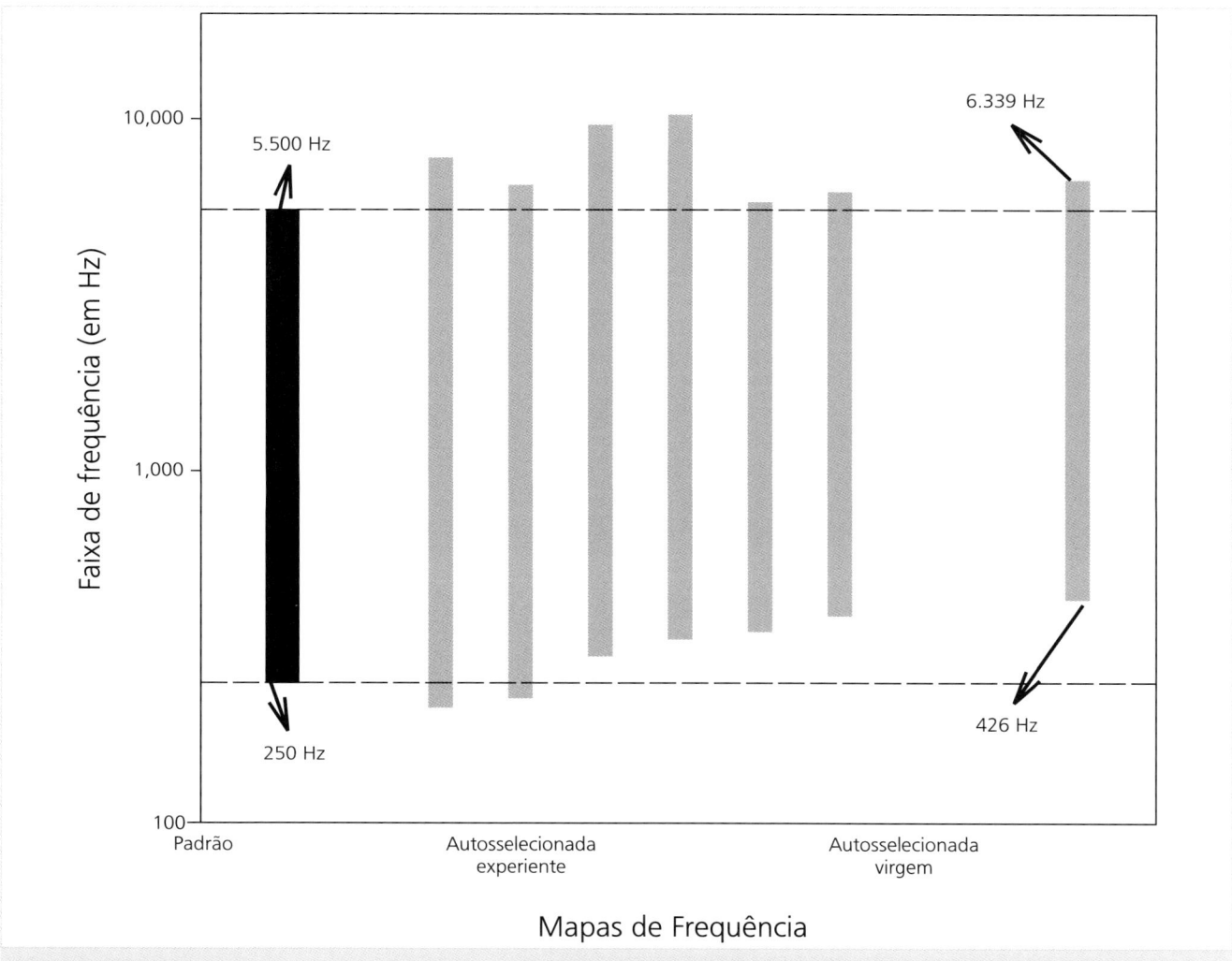

Fig. 5.4 Faixas de frequência do mapa clínico padrão *(barra preta)* e os mapas selecionados pelo ouvinte de sete usuários representativos do CI Advanced Bionics 90K *(barras cinzentas)*. Seis eram usuários de longo prazo e o sétimo *(barra à extrema direita)* tinha apenas 1 mês pós–estimulação inicial.

evitar efeitos de piso em sujeitos cujos escores de palavras CNC era zero. No caso dos usuários de Advanced Bionics, a testagem com ambas as tabelas foi feita usando-se RTStream para ter certeza de que quaisquer diferenças seriam decorrentes, exclusivamente, da própria tabela de frequência e não fatores como o microfone usado, faixa dinâmica do *input*, parâmetros de AGC, curvas de crescimento de volume e muitos outros que são potencialmente diferentes no RTStream no que diz respeito ao processador de fala clínico. No caso dos usuários de Nucleus, eles foram testados com seus próprios processadores de fala, que foram programados para uma aproximação estreita da sua tabela de frequência autosselecionada. A maioria dos sujeitos experientes que foram testados não se saiu tão bem com sua tabela selecionada pelo ouvinte quanto com a tabela clínica, apesar da exposição limitada que tiveram à tabela selecionada pelo ouvinte. Cerca de 1/3 dos sujeitos mostraram melhoras entre 9 e 16% quando usando as tabelas autosselecionadas. A diferença mais notável em desempenho entre as tabelas selecionadas pelo ouvinte e as clínicas foi observada na usuária recentemente implantada de Advanced Bionics, que descreveu pouca a nenhuma compreensão de conjunto aberto naquele momento. Compatível com o relato dela, ela teve escore de apenas 2% correto em um Teste de Audição em Ruído (HINT – Hearing-in-Noise Test) com lista de sentenças. Em contraste como a sua tabela selecionada pela ouvinte, ela contou 11% corretos e relatou que sentia que poderia compreender fala muito melhor com esta tabela. Globalmente, estes resultados sugerem que o uso de uma tabela selecionada pelo ouvinte não dificulta percepção de fala, mesmo em base aguda, e pode até mesmo ajudar uma porcentagem limitada de usuários de CI. É possível que um número maior de usuários de CI possa se beneficiar do uso de uma tabela de frequência autosselecionada, contanto que seja concedida uma quantidade suficiente de experiência de audição diariamente com a nova tabela de frequência.

Conclusão

De início, aparelhos de canal único foram empregados com sucesso marginal; seus usuários tinham o benefício da "consciência" acústica, mas ficaram mal, na maior parte, em compreensão da fala. Mais tarde, aparelhos multicanais foram empregados usando estimulação elétrica e sucessiva do nervo auditivo. O trabalho inicial incluiu tentativas de extrair parâmetros de fala do estímulo acústico. Como regra geral, fornecimento de mais informação de fala produziu melhor resultado clínico. Outro trabalho, mais tarde, mostrou que estratégias intercaladas de "captação de picos" eram mais bem-sucedidas. Estas são atualmente implementadas na estratégia "n-de-m" do Med-El e nas estratégias SPEAK e ACE da Cochlear Corporation. A principal limitação com todos os processadores de som é a incapacidade de os usuários reconhecerem fala em ruído, reconhecerem fala tonal, e ouvirem melodias musicais. Estas limitações provavelmente resultam da faixa dinâmica elétrica limitada, da incapacidade dos processadores de som para transmitir suficiente resolução espectral e estrutura fina temporal, e de descombinações de frequência em usuários de CI.

Várias abordagens de compressão ativa como ADRO foram introduzidas para lidar com o problema de faixa dinâmica. Outra abordagem usa um estímulo condicionado. Um estímulo condicionado poderia ser aplicado a qualquer estratégia para aumentar a faixa dinâmica e, possivelmente, melhorar as capacidades de percepção. Embora ainda experimental, um estímulo condicionado forneceu melhoras substanciais em aproximadamente 1/3 dos usuários de implantes cocleares testados na Universidade de Iowa e na Universidade de Washington.

Embora limitações fisiológicas retardem a progressão para melhorar resolução espectral, algumas abordagens de processamento de sinal lidaram com o problema. O direcionamento de corrente implementado no HiRes Fidelity 120 mostrou melhorar o desempenho em tarefas espectrais, mas o direcionamento de corrente não demonstrou benefício clínico constante para percepção de fala ou música. Fornecimento de estrutura fina temporal está ausente nas estratégias de processamento mais modernas, mas aplicação bem-sucedida desta informação aos usuários de CI poderia prover numerosos benefícios clínicos. Muitas tentativas foram feitas para transmitir estrutura fina temporal. O Med-El tem disponível um programa de processamento de estrutura fina temporal, mas este não mostrou fornecer benefício clínico quando testado com mapas de frequência combinando. Duas outras estratégias promissoras, atualmente, em estudo incluem F0 mod[81,82] e HSSE,[83-85] desenvolvidas em Louvain, Bélgica, e na Universidade de Washington, respectivamente. Ambas as estratégias fornecem dicas de frequência fundamental através de todos os eletrodos, assim fornecendo alguma informação de estrutura fina temporal aos usuários. Estas estratégias mostram possíveis benefícios para percepção de música e percepção de linguagem tonal. Parece que os ouvintes com CI não são capazes de se adaptar completamente ao longo do tempo a descombinações de frequência e que esta descombinação influencia as capacidades de percepção da fala. Diversas abordagens estão sendo exploradas para desenvolver um método eficiente de gerar melhor mapa de frequência durante a adaptação clínica. Todos os esforços aqui descritos visam fornecer melhor audição com um implante coclear. Algumas ou todas estas abordagens poderiam fornecer desempenho clínico aperfeiçoado.

Agradecimentos

Elizabeth Anderson forneceu comentários úteis sobre uma versão mais inicial deste original. Este trabalho teve suporte do VM Bloedel Hearing Research Center e dotações dos National Institutes of Health DC007525, DC010148, DC00242, DC003937, DC011329 e DC009459.

Referências

1. Djourno A, Eyries C, Vallancien P. Preliminary attempts of electrical excitation of the auditory nerve in man, by permanently inserted micro-apparatus. Bull Acad Natl Med 1957;141:481-483
2. Zeng F-G. Temporal pitch in electric hearing. Hear Res 2002;174:101-106
3. Hochmair ES, Hochmair-Desoyer IJ, Burian K. Investigations towards an artificial cochlea. Int J Artif Organs 1979;2:255-261
4. Hochmair ES, Hochmair-Desoyer IJ. Percepts elicited by different speech-coding strategies. Ann N Y Acad Sci 1983;405:268-279
5. Hochmair-Desoeyer I, Hochmair E, Stiglbrunner H. Psychoacoustic temporal processing and speech understanding in cochlear implant patients. New York: Raven Press, 1985:291-304
6. Tyler RS. Open-set word recognition with the 3M/Vienna single-channel cochlear implant. Arch Otolaryngol Head Neck Surg 1988;114:1123-1126
7. Bekesy GV. Experiments in Hearing. New York: McGraw-Hill, 1960
8. Pisoni DB, Remez RE. The Handbook of Speech Perception. Malden, MA: Blackwell, 2005
9. Tong YC, Clark GM, Seligman PM, Patrick JF. Speech processing for a multiple-electrode cochlear implant hearing prosthesis. J Acoust Soc Am 1980;68:1897-1898
10. Clark GM, Tong YC, Martin LF. A multiple-channel cochlear implant: an evaluation using open-set CID sentences. Laryngoscope 1981;91:628-634
11. Dowell RC, Clark GM, Seligman PM, Brown AM. Perception of connected speech without lipreading, using a multi-channel hearing prosthesis. Acta Otolaryngol 1986;102:7-11
12. Blamey PJ, Dowell RC, Clark GM, Seligman PM. Acoustic parameters measured by a formant-estimating speech processor for a multiple-channel cochlear implant. J Acoust Soc Am 1987;82:38-47
13. Dowell RC, Seligman PM, Blamey P, Clark GM. Evaluation of a two-formant speech processing strategy for a multichannel cochlear prosthesis. Ann Otol Rhinol Laryngol 1987;96 Suppl 128:132-134
14. von Wallenberg EL, Battmer RD Wallenberg ELv. Comparative speech recognition results in eight subjects using two different coding strategies with the Nucleus 22 channel cochlear implant. Br J Audiol 1991;25:371-380
15. Dowell RC, Dawson PW, Dettman SJ et al. Multichannel cochlear implantation in children: a summary of current work at the University of Melbourne. Am J Otol 1991;12 Suppl:137-143
16. Skinner MW, Holden LK, Holden TA et al. Performance of postlinguistically deaf adults with the Weable Speech Processor (WSP III) and Mini Speech Processor (MSP) of the Nucleus multi-electrode cochlear implant. Ear Hear 1991;23:207-223
17. Eddington DK. Speech discrimination in deaf subjects with cochlear implants. J Acoust Soc Am 1980;68:885-891
18. Merzenich MM, Rebscher SJ, Loeb GE, Byers CL, Schindler RA. The UCSF cochlear implant project. Adv Audiol. 1984;2:119-144
19. Dorman MF, Hannley MT, Dankowski K, Smith L, McCandless G. Word recognition by 50 patients fitted with the Symbion multichannel cochlear implant. Ear Hear 1989;10:44-49
20. Boëx C, de Balthasar C, Kós MI, Pelizzone M. Electrical field interactions in different cochlear implant systems. J Acoust Soc Am 2003;114:2049-2057
21. Shannon RV. Multichannel electrical stimulation of the auditory nerve in man. I. Basic psychophysics. Hear Res 1983;11:157-189
22. White MW, Merzenich MM, Gardi JN. Multichannel cochlear implants. Channel interactions and processor design. Arch Otolaryngol 1984;110:493-501
23. Wilson BS, Finley CC, Lawson DT, Wolford RD, Eddington DK, Rabinowitz WM. Better speech recognition with cochlear implants. Nature 1991;352:236-238
24. Dudley H. Remaking speech. J Acoust Soc Am 1939;11:169-1 77
25. Loizou P. Mimicking the human ear: an overview of signal-processing strategies for converting sound into electrical signals in cochlear implants. IEEE Signal Process Mag 1998;98:101-130
26. Stollwerck LE, Goodrum-Clarke K, Lynch C et al. Speech processing strategy preferences among 55 European CLARION cochlear implant users. Scand Audiol Suppl 2001;52:36-38
27. Frijns JH, Briaire JJ, de Laat JA, Grote JJ. Initial evaluation of the Clarion CII cochlear implant: speech perception and neural response imaging. Ear Hear 2002;23:184-197
28. Osberger MJ, Fisher L. New directions in speech processing: patient performance with simultaneous analog stimulation. Ann Otol Rhinol Laryngol 2000;109:70-73
29. Battmer RD, Zilberman Y, Haake P, Lenarz T. Simultaneous analog stimulation (SAS)-continous interleaved sampler (CIS) pilot comparison study in Europe. Ann Otol Rhinol Laryngol Suppl 1999;177:69-73
30. Zwolan T, Kileny PR, Smith S, Mills D, Koch D, Osberger MJ. Adult cochlear implant patient performance with evolving electrode technology. Otol Neurotol 2001;22:844-849

31. Wilson BS, Finley CC, Farmer JC et al. Comparative studies of speech processing strategies for cochlear implants. Laryngoscope 1988;98:1069-1077
32. McDermott HJ, McKay CM, Vandali AE. A new portable sound processor for the University of Melbourne/Nucleus Limited multielectrode cochlear implant. J Acoust Soc Am 1992;91:3367-3371
33. McKay CM, McDermott HJ, Vandali AE, Clark GM. A comparison of speech perception of cochlear implantees using the Spectral Maxima Sound Processor (SMSP) and the MSP (MULTIPEAK) processor. Acta Otolaryngol 1992;112:752-761
34. David EE, Ostroff JM, Shipp D et al. Speech coding strategies and revised cochlear implant candidacy: an analysis of post-implant performance. Otol Neurotol 2003;24:228-233
35. King AJ, Kacelnik O, Mrsic-Flogel TD, Schnupp JWH, Parsons CH, Moore DR. How plastic is spatial hearing? Audiol Neurootol 2001;6:182-186
36. Kiefer J, Hohl S, Stürzebecher E, Pfennigdorff T, Gstoettner W. Comparison of speech recognition with different speech coding strategies (SPEAK, CIS, and ACE) and their relationship to telemetric measures of compound action potentials in the nucleus CI 24M cochlear implant system. Audiology 2001;40:32-42
37. Skinner MW, Holden LK, Whitford LA, Plant KL, Psarros C, Holden TA. Speech recognition with the nucleus 24 SPEAK, ACE, and CIS speech coding strategies in newly implanted adults. Ear Hear 2002;23:207-223
38. Vandali AE, Whitford LA, Plant KL, Clark GM. Speech perception as a function of electrical stimulation rate: using the Nucleus 24 cochlear implant system. Ear Hear 2000;21:608-624
39. Loizou PC, Poroy O, Dorman M. The effect of parametric variations of cochlear implant processors on speech understanding. J Acoust Soc Am 2000;108:790-802
40. Moore BCJ. Coding of sounds in the auditory system and its relevance to signal processing and coding in cochlear implants. Otol Neurotol 2003;24:243- 254
41. James CJ, Blamey PJ, Martin L, Swanson B, Just Y, Macfarlane D. Adaptive dynamic range optimization for cochlear implants: a preliminary study. Ear Hear 2002;23 Suppl:49S-58S
42. van Wieringen A, Carlyon RP, Long CJ, Wouters J. Pitch of amplitude-modulated irregular-rate stimuli in acoustic and electric hearing. J Acoust Soc Am 2003;114:1516-1528
43. Geurts L, Wouters J. Enhancing the speech envelope of continuous interleaved sampling processors for cochlear implants. J Acoust Soc Am 1999;105:2476-2484
44. Vandali AE. Emphasis of short-duration acoustic speech cues for cochlear implant users. J Acoust Soc Am 2001;109:2049-2061
45. Stone MA, Moore BCJ. Effect of the speed of a single-channel dynamic range compressor on intelligibility in a competing speech task. J Acoust Soc Am 2003;114:1023-1034
46. Hall JW, Grose JH. Comodulation masking release and auditory grouping. J Acoust Soc Am 1990;88:119-125
47. Hong RS, Rubinstein JT. High-rate conditioning pulse trains in cochlear implants: dynamic range measures with sinusoidal stimuli. J Acoust Soc Am 2003;114:3327-3342
48. Rubinstein JT, Wilson BS, Finley CC, Abbas PJ. Pseudospontaneous activity: stochastic independence of auditory nerve fibers with electrical stimulation. Hear Res 1999;127: 108-118
49. Litvak L, Delgutte B, Eddington D. Improved neural representation of vowels in electric stimulation using desynchronizing pulse trains. J Acoust Soc Am 2003;114:2099-2111
50. Fishman K, Shannon RV, Slattery WH. Speech recognition as a function of the number of electrodes used in the SPEAK cochlear implant speech processor. J Speech Hear Res 1997;32:524-535
51. Dorman MF, Loizou PC, Fitzke J, Tu Z. The recognition of sentences in noise by normal-hearing listeners using simulations of cochlear-implant signal processors with 6-20 channels. J Acoust Soc Am 1998;104:3583-3585
52. Friesen LM, Shannon RV, Baskent D, Wang X. Speech recognition in noise as a function of the number of spectral channels: comparison of acoustic hearing and cochlear implants. J Acoust Soc Am 2001;110:1150-1163
53. Shannon RV, Zeng F-G, Kamath V, Wygonski J, Ekelid M. Speech recognition with primarily temporal cues. Science 1995;270:303-304
54. Smith ZM, Delgutte B, Oxenham AJ. Chimaeric sounds reveal dichotomies in auditory perception. Nature 2002;416:87-90
55. Pfingst BE, Franck KH, Xu L, Bauer EM, Zwolan TA. Effects of electrode configuration and place of stimulation on speech perception with cochlear prostheses. J Assoc Res Otolaryngol 2001;2:87-103
56. Kileny PR, Zwolan TA, Telian SA, Boerst A. Performance with the 20+2 L lateral wall cochlear implant. Am J Otol 1998;19:313-319
57. Zwolan TA, Kileny PR, Ashbaugh C, Telian SA. Patient performance with the Cochlear Corporation "20+2" implant: bipolar versus monopolar activation. Am J Otol 1996;17:717-723
58. Nadol JB, Xu WZ. Diameter of the cochlear nerve in deaf humans: implications for cochlear implantation. Ann Otol Rhinol Laryngol 1992;101:988-993
59. Hinojosa R, Lindsay JR. Profound deafness. Associated sensory and neural degeneration. Arch Otolaryngol 1980;106:193-209
60. Otte J, Schunknecht HF, Kerr AG. Ganglion cell populations in normal and pathological human cochleae. Implications for cochlear implantation. Laryngoscope 1978;88:1231-1246
61. Nakaizumi T, Kawamoto K, Minoda R, Raphael Y. Adenovirus-mediated expression of brain-derived neurotrophic factor protects spiral ganglion neurons from ototoxic damage. Audiol Neurootol 2004;9:135-143
62. Shinohara T, Bredberg G, Ulfendahl M et al. Neurotrophic factor intervention restores auditory function in deafened animals. Proc Natl Acad Sci U S A 2002;99:1657-1660
63. Miller JM, Chi DH, O'Keeffe LJ, Kruszka P, Raphael Y, Altschuler RA. Neurotrophins can enhance spiral ganglion cell survival after inner hair cell loss. Int J Dev Neurosci 1997;15:631-643
64. Izumikawa M, Minoda R, Kawamoto K et al. Auditory hair cell replacement and hearing improvement by Atoh1 gene therapy in deaf mammals. Nat Med 2005;11:271-276
65. Parker MA, Cotanche DA. The potential use of stem cells for cochlear repair. Audiol Neurootol 2004;9:72-80
66. Stone JS, Rubel EW. Cellular studies of auditory hair cell regeneration in birds. Proc Natl Acad Sci U S A 2000;97:11714-11721
67. Geurts L, Wouters J. Better place-coding of the fundamental frequency in cochlear implants. J Acoust Soc Am 2004;115:844-852
68. Firszt JB, Koch DB, Downing M, Litvak L. Current steering creates additional pitch percepts in adult cochlear implant recipients. Otol Neurotol 2007;28:629-636
69. Koch DB, Downing M, Osberger MJ, Litvak L. Using current steering to increase spectral resolution in CII and HiRes 90K users. Ear Hear 2007;28 Suppl:38S-41S
70. Drennan WR, Won JH, Nie K, Jameyson E, Rubinstein JT. Sensitivity of psycho-physical measures to signal processor modifications in cochlear implant users. Hear Res 2010;262:1-8
71. Kong Y-Y, Stickney GS, Zeng F-G. Speech and melody recognition in bin-aurally combined acoustic and electric hearing. J Acoust Soc Am 2005;117:1351-1361
72. Xu L, Pfingst BE. Relative importance of temporal envelope and fine structure in lexical-tone perception. J Acoust Soc Am 2003;114:3024-3027
73. Kong Y -Y, Cruz R, Jones JA, Zeng F-G. Music perception with temporal cues in acoustic and electric hearing. Ear Hear 2004;25:173-185
74. Middlebrooks JC, Green DM. Sound localization by human listeners. Annu Rev Psychol 1991;42:135-159
75. Wightman FL, Kistler DJ. The dominant role of low-frequency interaural time differences in sound localization. J Acoust Soc Am 1992;91:1648-1661
76. Summerfield Q, Assmann PF. Perception of concurrent vowels: effects of harmonic misalignment and pitch-period asynchrony. J Acoust Soc Am 1991;89:1364-1377
77. Culling JF, Darwin CJ. Perceptual separation of simultaneous vowels: within and across-formant grouping by F0. J Acoust Soc Am 1993;93:3454-3467
78. Faulkner A, Rosen S, Smith C. Effects of the salience of pitch and periodicity information on the intelligibility of four-channel vocoded speech: implications for cochlear implants. J Acoust Soc Am 2000;108:1877-1887
79. Zurek PM. Binaural advantages and directional effects in speech intelligibility. In: Acoustical Factors Affecting Hearing Aid Performance, 2nd ed. Needham Heights, MA: Allyn and Bacon, 1993
80. Zeng F-G, Nie K, Stickney GS et al. Speech recognition with amplitude and frequency modulations. Proc Natl Acad Sci U S A 2005;102:2293-2298
81. Milczynski M, Chang JE, Wouters J, van Wieringen A. Perception of Mandarin Chinese with cochlear implants using enhanced temporal pitch cues. Hear Res 2012;285:1-12
82. Milczynski M, Wouters J, Wieringen AV. Improved fundamental frequency coding in cochlear implant signal processing. J Acoust Soc Am 2009;125:2267-2271
83. Li X, Nie K, Atlas LE, Rubinstein JT. Harmonic coherent demodulation for improving sound coding in cochlear implants. Proceedings of the IEEE International Conference on Acoustics, Speech and Signal Processing (ICASSP). Piscataway, NJ: IEEE Service Center, 2010:5462-5465
84. Li X, Nie K, Imennov NS et al. Improved perception of speech in noise and Mandarin tones with acoustic simulations of harmonic coding for cochlear implants. J Acoust Soc Am 2012;132:3387-3398
85. Nie K, Li X, Won JH, Imennov N, Atlas L, Rubinstein JT. Preliminary results with a harmonic single sideband encoding strategy for improving temporal fine structure coding in cochlear implants. Paper presented at: 2011 Conference on Implantable Auditory Prostheses, 2011, Pacific Grove, CA
86. Arnoldner C, Riss D, Brunner M, Durisin M, Baumgartner W-D, Hamzavi J-S. Speech and music perception with the new fine structure speech coding strategy: preliminary results. Acta Otolaryngol 2007;127:1298-1303
87. Riss D, Arnoldner C, Reiss S, Baumgartner W-D, Hamzavi J-S. 1-year results using the Opus speech processor with the fine structure speech coding strategy. Acta Otolaryngol 2009;129:988-991

88. Riss D, Hamzavi J-S, Selberherr A *et al.* Envelope versus fine structure speech coding strategy: a crossover study. Otol Neurotol 2011;32:1094-1101
89. Hardy M. The length of the organ of Corti in man. Am J Anat 1938;62:291-311
90. Miller JD. Sex differences in the length of the organ of Corti in humans. J Acoust Soc Am 2007;121:EL151-EL155
91. Stakhovskaya O, Sridhar D, Bonham BH, Leake PA. Frequency map for the human cochlear spiral ganglion: implications for cochlear implants. J Assoc Res Otolaryngol 2007;8:220-233
92. Greenwood DD. A cochlear frequency-position function for several species - 29 years later. J Acoust Soc Am 1990;87:2592-2605
93. Fu QJ, Galvin JJ. Perceptual learning and auditory training in cochlear implant recipients. Trends Amplif 2007;11:193-205
94. Fu Q-J, Shannon RV, Galvin JJ. Perceptual learning following changes in the frequency-to-electrode assignment with the Nucleus-22 cochlear implant. J Acoust Soc Am 2002;112:1664-1674
95. Harnsberger JD, Svirsky MA, Kaiser AR, Pisoni DB, Wright R, Meyer TA. Perceptual "vowel spaces" of cochlear implant users: implications for the study of auditory adaptation to spectral shift. J Acoust Soc Am 2001;109:2135-2145
96. Reiss LAJ, Gantz BJ, Turner CW. Cochlear implant speech processor frequency allocations may influence pitch perception. Otol Neurotol 2008;29:160-167
97. Svirsky MA, Silveira A, Neuburger H, Teoh SW, Suárez H. Long-term auditory adaptation to a modified peripheral frequency map. Acta Otolaryngol 2004;124:381-386
98. Svirsky MA, Silveira A, Suarez H, Neuburger H, Lai TT, Simmons PM. Auditory learning and adaptation after cochlear implantation: a preliminary study of discrimination and labeling of vowel sounds by cochlear implant users. Acta Otolaryngol 2001;121:262-265
99. Sagi E, Fu QJ, Galvin JJ, Svirsky MA. A model of incomplete adaptation to a severely shifted frequency-to-electrode mapping by cochlear implant users. J Assoc Res Otolaryngol 2010;11:69-78
100. Skinner MW, Ketten DR, Holden LK *et al.* CT-derived estimation of cochlear morphology and electrode array position in relation to word recognition in Nucleus-22 recipients. J Assoc Res Otolaryngol 2002;3:332-350
101. Kos MI, Boex C, Guyot JP, Pelizzone M. Partial withdrawal of deeply inserted cochlear electrodes: observations of two patients. Eur Arch Otorhinolaryngol 2007;264:1369-1372
102. Gani M, Valentini G, Sigrist A, Kós MI, Boëx C. Implications of deep electrode insertion on cochlear implant fitting. J Assoc Res Otolaryngol 2007;8:69-83
103. Francart T, Brokx J, Wouters J. Sensitivity to interaural level difference and loudness growth with bilateral bimodal stimulation. Audiol Neurootol 2008;13:309-319
104. McDermott H, Sucher C, Simpson A. Electro-acoustic stimulation. Acoustic and electric pitch comparisons. Audiol Neurootol 2009;14 Suppl 1:2-7
105. Reiss LAJ, Turner CW, Erenberg SR, Gantz BJ. Changes in pitch with a cochlear implant over time. J Assoc Res Otolaryngol 2007;8:241-257
106. Preminger JE, Neuman AC, Bakke MH, Walters D, Levitt H. An examination of the practicality of the simplex procedure. Ear Hear 2000;21:177-193
107. Neuman AC, Levitt H, Mills R, Schwander T. An evaluation of three adaptive hearing aid selection strategies. J Acoust Soc Am 1987;82:1967-1976
108. Franck KH, Xu L, Pfingst BE. Effects of stimulus level on speech perception with cochlear prostheses. J Assoc Res Otolaryngol 2003;4:49-59
109. Amlani AM, Schafer EC. Application of paired-comparison methods to hearing AIDS. Trends Amplif 2009;13:241-259
110. Holland JH. Adaptation in Natural and Artificial Systems. Ann Arbor, MI: University of Michigan Press, 1975
111. Wakefield GH, van den Honert C, Parkinson W, Lineaweaver S. Genetic algorithms for adaptive psychophysical procedures: recipient-directed design of speech-processor MAPs. Ear Hear 2005;26 Suppl:57S-72S
112. Baskent D, Edwards B. Simulating listener errors in using genetic algorithms for perceptual optimization. J Acoust Soc Am 2007;121:EL238-EL243
113. Baskent D, Eiler CL, Edwards B. Using genetic algorithms with subjective input from human subjects: implications for fitting hearing aids and cochlear implants. Ear Hear 2007;28:370-380
114. Kuk FK, Pape NMC. The reliability of a modified simplex procedure in hearing aid frequency-response selection. J Speech Hear Res 1992;35:418-429
115. Stelmachowicz PG, Lewis DE, Carney E. Preferred hearing-aid frequency responses in simulated listening environments. J Speech Hear Res 1994;37:712-719
116. Franck BAM, Boymans M, Dreschler WA. Interactive fitting of multiple algorithms implemented in the same digital hearing aid. Int J Audiol 2007;46:388-397
117. Franck BAM, Dreschler WA, Lyzenga J. Methodological aspects of an adaptive multidirectional pattern search to optimize speech perception using three hearing-aid algorithms. J Acoust Soc Am 2004;116:3620-3628
118. Pisoni DB. Auditory and phonetic memory codes in the discrimination of consonants and vowels. Percept Psychophys 1973;13:253-260
119. Clément S, Demany L, Semal C. Memory for pitch versus memory for loudness. J Acoust Soc Am 1999;106:2805-2811
120. Jethanamest D, Tan CT, Fitzgerald MB, Svirsky MA. A new software tool to optimize frequency table selection for cochlear implants. Otol Neurotol 2010;31:1242-1247
121. Fitzgerald MB, Morbiwala TA, Svirsky MA. Customized selection of frequency maps in an acoustic simulation of a cochlear implant. Conf Proc IEEE Eng Med Biol Soc 2006;1:3596-3599
122. Svirsky MA, Fitzgerald MB, Neuman A *et al.* Current and planned cochlear implant research at New York University Laboratory for Translational Auditory Research. J Am Acad Audiol 2012;23:422-4

6 Critérios em Expansão para Avaliação dos Candidatos a Implante Coclear

Susan Arndt, Roland Laszig, Antje Aschendorff e Rainer Beck

Introdução

A implantação coclear se desenvolveu a partir de um tratamento experimental de pacientes adultos surdos bilaterais com perda auditiva profunda neurossensorial permanente no começo dos anos 1980 a uma forma clínica reconhecida de terapia para um grupo crescente de indivíduos com audição prejudicada de todas as idades. As indicações para implantação coclear têm-se expandido continuamente e ainda estão evoluindo. Inicialmente, surdez profunda neurossensorial bilateral em adultos era considerada a única indicação de implantação coclear. Logo depois, crianças bilateralmente surdas também foram tratadas com um implante coclear (CI) unilateral. Hoje em dia, implantação coclear bilateral em crianças é, em muitas áreas, considerada prática clínica de rotina. Em décadas recentes as indicações se expandiram para incluir pacientes com audição residual útil de baixo grau, que não conseguiam atingir compreensão adequada da fala mesmo com um aparelho de audição digital otimamente adaptado. Os avanços tecnológicos em CIs e os resultados alcançados levaram a discussões e relatos de implantação coclear mesmo em casos difíceis. Este capítulo apresenta uma visão geral atual das dificuldades, condições e resultados das indicações expandidas para implantação coclear e as considerações críticas para seleção de pacientes, avaliação e aconselhamento para estas indicações.

Idade à Implantação Coclear

Seleção cuidadosa dos pacientes é um dos pré-requisitos mais importantes para o sucesso da implantação coclear, não apenas em crianças, mas também em adolescentes e adultos. A introdução generalizada da triagem auditiva neonatal (NHS) possibilitou diagnóstico precoce de crianças com comprometimento auditivo uni ou bilateral. Além disso, o número de pacientes idosos, com 70 anos ou mais, está aumentando. A população em envelhecimento será acompanhada por aumento na prevalência e gravidade de perda auditiva em decorrência da correlação direta entre idade e perda auditiva. Por essas razões, a implantação coclear é considerara uma intervenção de rotina para compensar os efeitos negativos da perda auditiva substancial, independentemente da idade.

Implantação Coclear Pediátrica

Em decorrência da implementação do programa NHS em muitos países, agora é possível identificar, confiavelmente, as crianças com surdez de alto grau nos primeiros meses de idade e iniciar diagnósticos adicionais e o processo de decisão para tratamentos terapêuticos.[1] As possibilidades e consequências resultantes levantam a questão do benefício potencial *versus* os riscos da implantação coclear em crianças antes de 1 ano de idade, balanceando os benefícios previstos, como audição melhorada e acelerada e desenvolvimento da fala *versus* os problemas potenciais relacionados com a idade, como a confiabilidade dos diagnósticos disponíveis, os riscos cirúrgicos inerentes e o processo de reabilitação.

Diagnóstico da Perda Auditiva

Diagnóstico confiável de perda auditiva bilateral em crianças com menos de 1 ano é controverso e há um perigo inerente de erro diagnóstico e um risco potencial de não perceber a presença e o impacto subsequente de incapacidades adicionais que ainda não se manifestaram nessa idade jovem. Além disso, há possibilidade de melhora imprevista na audição como resultado da maturação das vias auditivas. Os exames devem consistir em audiometria com reforço visual (VRA) e testes auditivos objetivos, como emissão otoacústica evocada transitória e produto de distorção (TEOAE e DPOAE), timpanometria e testagem de reflexo acústico, e potencial evocado auditivo do tronco cerebral (ABR). Todos os métodos objetivos têm limitações, ou na identificação de perda auditiva branda (OAE, ABR, VRA) ou na diferenciação de perda auditiva grave de perda auditiva profunda (ABR).[2] Medições mais frequência-específicas podem ser efetuadas com a resposta auditiva em estado estável (ASSR), e assim estão disponíveis mais alta especificidade e sensibilidade com relação ao diagnóstico de limiares auditivos em crianças.[3] Usando eletrococleografia (ECoG), que determina a microfonia coclear (CM), potencial de somação coclear e potencial de ação composto (CAP), o diagnóstico pode ser confirmado em casos pouco claros, ou é possível diagnosticar ou excluir neuropatia/dessincronia auditiva e examinar crianças com múltiplas deficiências. Este exame exige sedação ou anestesia geral das crianças, o que, frequentemente, é efetuado em conjunto com exame radiológico. Estes métodos de exame devem possibilitar determinação do limiar auditivo em bebês, de modo que uma experiência com aparelho auditivo possa ser iniciada. A maioria dos autores considera uma experiência com aparelho auditivo durante um prazo de tempo clinicamente aceitável pré-definido como obrigatório[4,5] para documentar, formalmente, uma ausência ou *apenas mínima melhora no desempenho auditivo* durante o tempo de referência.

Contrariamente a esta visão, Colletti et al.[6] recomendam um exame com tomografia computadorizada (CT) e imagem de ressonância magnética (MRI) em bebês sem microfonia coclear e sem potenciais de ação compostos, bem como reavaliação por um neurologista pediátrico, e realização de implantação coclear sem experiência auditiva prévia para evitar retardar estimulação auditiva nas vias auditivas em privação, durante qualquer tempo mais. Para limiares de audição de 75 dB de nível de audição (HL) para medidas objetivas de teste auditivo, Colletti et al.[6] recomendam uma fase de experiência com aparelho auditivo de 3 meses antes de tomar a decisão de candidatura a CI. O uso adicional de questionários pelos pais, tanto em suspeita de comprometimento auditivo quanto depois do teste com aparelho auditivo como a Escala de Integração Auditiva Significativa de Bebê-Criança Pequena (IT-MAIS), um relato dos pais do desenvolvimento auditivo inicial, pode confirmar ou reforçar as observações feitas através das medições objetivas.[7]

O uso de uma bateria extensa de métodos diagnósticos subjetivos e objetivos que devem ser repetidos e comparados ao longo do tempo pode servir para confirmar, confiavelmente, a presença de uma perda auditiva bilateral permanente, especialmente no caso de o período de experiência com aparelho de audição ter resultado em ausência de benefícios adicionais mensuráveis. Tomografia computadorizada de alta resolução (HRCT) e MRI possibilitam diagnóstico de malformações da orelha interna e aplasias de nervo auditivo. O uso de CT unicamente, MRI unicamente, ou o uso combinado de ambas varia na prática clínica e permanece um tópico de controvérsia. Caso aplasia de nervo auditivo seja suspeitada, MRI está indicada uma vez que é o método clinicamente mais sensível de identificar essas anomalias físicas anatômicas.

Risco da Anestesia

Em adição à preocupação com um procedimento cirúrgico no seu filho recém-nascido, os pais também temem os efeitos colaterais da anestesia. Estudos anteriores mostraram de fato que as crianças com menos de 12 meses um risco maior com anestesia no que concerne à morbidade, mortalidade e eventos ameaçadores à vida do que as crianças com 12 meses de idade ou mais velhas.[8,9] Estudos mais recentes e várias publicações sobre anestesia bem-sucedida em bebês com menos de 12 meses de idade sugerem que crianças sadias não têm um risco cardiorrespiratório elevado.[6,7,10] Jöhr et al.[11] diferenciaram entre riscos relacionados ao paciente e riscos da anestesia. Os riscos relacionados com o paciente incluem a idade jovem do bebê, que leva à discussão continuada do risco potencial dos agentes anestésicos. Além disso, o pequeno tamanho do paciente e baixo peso corporal são fatores importantes. A relação de uma área de superfície corporal relativamente grande em comparação com o baixo peso corporal acoplada com pele fina, bem perfundida, exige controle muito estreito da temperatura corporal para evitar hipertermia durante cirurgia. Outra questão é o volume sanguíneo. Perda rápida de sangue nos primeiros meses de vida leva à baixa concentração de hemoglobina.[11] O sistema pulmonar jovem com um consumo de oxigênio consideravelmente mais alto em comparação com o baixo peso corporal é também um fator a considerar na avaliação dos riscos relacionados com a idade. Em referência ao sistema cardiovascular, doenças cardíacas imprevistas podem ser reveladas pela anestesia geral mesmo em bebês aparentemente sadios. A experiência do anestesista na população pediátrica é um fator influenciador potencial sobre a frequência de complicações originadas da anestesia.[11] Por esta razão, os bebês em muito baixa idade devem ser submetidos à cirurgia apenas em hospitais especializados com apropriado conhecimento e *expertise* em anestesia e a fácil disponibilidade de enfermarias de terapia intensiva para recém-nascidos.[9-12] Tempos mais longos de operação, como pode ser necessário para implantação bilateral no bebê jovem, sem complicações são possíveis sob bom controle da anestesia e monitoramento da crianças durante e após a cirurgia. Inobstante, quanto mais curto o tempo de operação e o tempo de anestesia, e quanto menor o impacto fisiológico, mais baixo o risco de complicações sob a supervisão de um anestesista experiente.

Risco Cirúrgico

O problema potencial mais importante durante cirurgia é perda sanguínea excessiva. Medula óssea e veias emissárias têm maior perigo de trauma, levando à perda sanguínea importante. No bebê jovem o osso da mastoide muitas vezes ainda é pouco pneumatizado, e o nervo facial está posicionado perto da superfície e lateralmente. O ouvido médio e ouvido interno já atingiram proporções adultas. Além disso, o osso craniano muitas vezes é muito fino – menos de 1 mm. Como consequência, a criação de um leito ósseo adequado para colocação firme do receptor-estimulador do implante muitas vezes não é possível. Muitos autores recomendaram exposição circular da dura, formação de uma bolsa firme de tecido mole e fixação do implante com uma sutura.[13-16] Com atenção suficiente às condições citadas acima para o bebê pequeno e restringindo o tempo de cirurgia a menos de 90 minutos, o cirurgião pode manter os riscos cirúrgicos inerentes ao mesmo nível que o experimentado na criança mais velha. Segurança a longo prazo após procedimentos cirúrgicos estritos foi demonstrada por pesquisadores com um período de acompanhamento tão longo quanto 4 e 6,8 anos.[10,15] As complicações pós-operatórias descritas pelos pesquisadores são comparáveis à incidência descrita com procedimentos de implante efetuados em crianças mais velhas.

Resultados na Percepção da Fala e Desenvolvimento da Linguagem

Nos últimos 10 anos, muitos autores demonstraram que os resultados da produção de fala e compreensão da fala em crianças implantadas com menos de 24 meses de idade foram significativamente melhores que em crianças implantadas mais tarde.[7,15,17-19] Com base nestes excelentes resultados, após diagnóstico precoce, idealmente, a implantação deve ser efetuada entre o primeiro e o segundo ano de vida. Isto também é com base no conhecimento de que a maturação fisiológica das vias da audição ocorre maximamente durante uma janela crítica de desenvolvimento que é limitada a um período muito curto nos primeiros anos de vida. O sistema auditivo tem plasticidade máxima nos primeiros 2 a 3,5 anos de vida. Além disso, parece haver plasticidade limitada até o 7º ano, mas com progresso mais lento e mais limitado do desenvolvimento de habilidades auditivas após implantação.[20] Outros estudos mostraram que há outra fase sensível do 6º mês de gestação ao 12º mês após o nascimento que afeta a capacidade de habilidades fonológicas.[21] Dettman et al.[22] fizeram a suposição de que distinção fonológica retardada (mais tarde que 12 meses após o nascimento) pode levar a dificuldades de mais longa duração nas capacidades de processamento da linguagem. Eles compararam as habilidades de comunicação de 19 crianças implantadas com menos de 12 meses de idade com aquelas de crianças que tinham mais de 12 meses na época da implantação. As crianças implantadas mais cedo mostraram habilidades receptivas e de linguagem significativamente melhores que as crianças implantadas mais tarde, conforme medido com a Escala de Rosetti de Linguagem de Bebê-Criança Pequena (RI-TLS).

Os resultados dos implantados mais jovens foram comparáveis àqueles dos pares com audição normal. Holt e Svirsky[20] também conseguiram demonstrar melhores habilidades receptivas de linguagem em crianças implantadas abaixo da idade de 1 ano, mas não encontraram diferença com relação a habilidades de expressão.

Em um estudo observacional não controlado, Colletti et al.[6] compararam quatro grupos de crianças pequenas implantadas em idades cronológicas sucessivas – entre 2 e 6 meses ($n = 12$), entre 7 e 12 meses ($n = 9$), entre 13 e 18 meses ($n = 11$), e entre 19 e 24 meses ($n = 13$) – depois de acompanhamento de 48 meses. Os bebês implantados antes de 6 meses de idade mostraram resultados significativamente melhores em desempenho auditivo (Categories of Auditory Perception Scales II), em vocabulário receptivo (Peabody Picture Vocabulary Test-revises [PPVT-RJ]) e em um teste de produção de fala (Bortolino Test) do que os grupos etários mais velhos testados pós-implantação. Não foram encontradas diferenças significantes em compreensão de palavras e sentenças entre os grupos. Os autores atribuem os resultados significativamente melhores observados no grupo mais jovem à estimulação auditiva precoce durante a fase inicial crítica e sensível responsável pelo desenvolvimento fonológico e, mais tarde, pela linguagem falada. Evidentemente, precisam ser obtidos resultados a mais longo prazo, e um número maior de bebês é necessário para confirmar ainda mais esta vantagem da implantação muito precoce.

Implantação Coclear no Idoso

Globalmente, perda auditiva é a principal causa de incapacidade, e a prevalência de perda auditiva é particularmente alta no idoso. Em uma amostra de estudo representativa da população dos Estados Unidos, Lin et al.[23] encontraram perda auditiva branda ou pior em 63% dos indivíduos acima da idade de 70. Perda auditiva moderada e grave ou profunda foi prevalente em 26 e 0,6%, respectivamente. Idade avançada não é uma contraindicação à implantação coclear. Em geral, os indivíduos idosos com prejuízo auditivo após implantação podem esperar alcançar capacidades auditiva pós-operatórias semelhantes às das suas contrapartes mais jovens. Anestesia geral é bem tolerada pelos pacientes idosos submetidos à implantação coclear, e a taxa de complicação intraoperatória está mais relacionada com o risco pré-operatório que com a idade por si própria. A necessidade de receber anestesia foi identificada como o principal obstáculo para os candidatos a CI aceitarem tratamento. As razões deste subencaminhamento potencial poderiam estar arraigadas em uma falta de conhecimento concernente à segurança da implantação coclear e em expectativas não claras entre os profissionais encaminhadores e os candidatos sobre os benefícios auditivos para os idosos. Embora idade, perda auditiva e perda cognitiva sejam inter-relacionadas positivamente,[24,25] e as capacidades de processamento auditivo tenham demonstrado declinar com a idade,[26,27] a implantação coclear no idoso é altamente efetiva, e o desempenho auditivo pós-implantação é considerado próximo ou no mesmo nível atingido pelos recebedores mais jovens. Em uma amostra de 78 indivíduos com surdez pós-lingual e idade superior a 75 anos, Friedland et al.[28] não encontraram uma correlação significante entre a idade a implantação e o desempenho auditivo em condições silenciosas com 1 ano pós-operatório, embora uma tendência moderada a uma diminuição na compreensão da fala testada com sequências sob ruído fosse descrita. Similarmente, Budenz et al.[29] compararam 60 indivíduos com idade à implantação acima de 70 anos com um grupo de 48 usuários de CI mais jovens com desempenho pré-operatório pareado. Eles observaram desempenho intergrupos semelhante para escores de sentenças em silêncio e ruído e escores ligeiramente mais altos para consoante-núcleo-consoante (CNC) no grupo mais jovem. Esta diferença se correlacionou mais com a duração da surdez que com a idade à implantação.

Noble et al.[30] concluíram da literatura que "idade cronológica adulta não parece ter uma influência sobre a efetividade da implantação coclear". Nos seus próprios dados, eles não encontraram uma diferença significante em reconhecimento de palavras ou capacidade de localização entre usuários de CI acima e abaixo de 60 anos de idade à implantação. Usando o Inventário de Deficiência Auditiva no Idoso e o Questionário de Deficiência de Audição, Noble et al. encontraram níveis semelhantes de deficiência auditiva pós-operatória em ambos os grupos etários, com uma tendência à maior redução de deficiência pré- para pós-operatória no grupo de idosos implantados unilateralmente; a tendência foi a oposta na condição de CI bilateral. Olze et al.[31] compararam um grupo de 20 usuários de CI unilateral com idade à implantação superior a 70 anos com um grupo de 35 recebedores mais jovens. Ambos os grupos alcançaram desempenho auditivo pós-operatório semelhante no silêncio e no ruído e como medido com o questionário Inventário de Oldeburg. Por outro lado, incômodo por zumbido pós-operatório e estresse percebido foram reduzidos a um nível semelhante em ambos os grupos. A melhora pré- para pós-operatória em escores de qualidade de vida específicos de doença medida com o Questionário de Implante Coclear de Nijmegen foi mais pronunciada no grupo idoso do que no grupo mais jovem de participantes do estudo ($p < 0,0001$). Recebedores idosos de CI mostraram procurar menos suporte pós-operatório para enfrentar sua perda auditiva ($p < 0,05$).

Carlson et al.[32] relataram taxas similares de complicação pós-operatória em um grupo de 50 usuários de CI com idade à implantação superior a 80 anos comparado com um grupo de 208 recebedores mais jovens. Uma vez que em média os idosos tinham piores classificações de estado físico pré-operatório, houve mais complicações relacionadas com a anestesia nesse grupo levando a uma porcentagem reduzida de tratamentos como pacientes externos. Inobstante, os autores concluem que, dado planejamento pré-operatório completo, o perfil favorável de segurança justifica implantação coclear de rotina em octogenários e nonagenários. Coelho et al.[33] reviram os prontuários médicos de 70 recebedores de CI com idade superior a 70 anos, os quais eles dividiram em um grupo com risco de anestesia mais baixo (American Society of Anesthesiologists ÁSSA] I/II, $n = 44$) e mais alto (ASA III/IV, $n = 26$). Não houve complicações relacionadas com a anestesia no grupo de risco mais baixo e 12% dos indivíduos no grupo de risco mais alto tiveram complicação com consequências temporárias.

Sumário

Os resultados auditivos positivos após implantação em bebês surdos bilaterais abaixo de 12 meses de idade indica que intervenção precoce é apropriada e necessária para muitos aspectos do desenvolvimento da criança, como comunicação auditiva e verbal com seus pais, e de um ponto de vista socioeconômico. Os riscos da cirurgia e anestesia podem ser reduzidos a um mínimo se realizadas em centros especializados. Pré-requisitos para se submeter à intervenção precoce incluem diagnóstico confiável de perda auditiva profunda, aconselhamento profissional aos pais e equipe de anestesia pediátrica experiente e excelentemente treinada com disponibilidade de instalações de terapia intensiva pediátrica, cirurgiões experientes em cirurgia neonatal e experientes audiologistas pediátricos, terapeutas da fala e professores.

Implantação coclear é considerada uma intervenção de rotina para compensar os efeitos negativos da perda auditiva substancial independentemente da idade. Experiência clínica adicional é necessária para melhor predizer o benefício adicional da implantação coclear bilateral em indivíduos idosos selecionados. Consideração especial deve ser dada ao aconselhamento pré-operatório a respeito da avaliação médica global do paciente e possíveis comorbidades existentes que possam ter impacto adicional sobre a cirurgia, bem como cuidado pós-implantação depois da cirurgia.

Implantação Coclear Bilateral e Implante Coclear em Surdez Neurossensorial Unilateral e Perda Auditiva Assimétrica

Embora a diferença entre audição em uma orelha e nenhuma audição seja bastante evidente, as diferenças funcionais para a vida diária entre audição em uma orelha somente (monaural) *versus* audição em ambas as orelhas (binaural) é muito mais difícil de discernir. Múltiplos efeitos, entre eles a diferente posição espacial das duas orelhas e um processamento central muito distinto, dependendo do *input* de cada orelha, entram em jogo e resultam no aparecimento da audição binaural. Alguns componentes são bem compreendidos, mas outros ainda são complexos demais para serem facilmente aplicados a situações cotidianas. Por essas razões, os problemas associados à audição monaural serão descritos primeiro, seguidos por um sumário dos efeitos psicoacústicos mais relevantes que contribuem para um ganho binaural, levando à discussão da implantação coclear bilateral e ao tratamento da perda auditiva unilateral (UHL).

Cerne da Audição Monaural

Na vida diária, o panorama de som em torno de nós é complexo: informação relevante é entrelaçada com fontes sonoras distraindo como carros se movendo ou o retinir de talheres. Para separar eventos acústicos relevantes de irrelevantes, o sistema auditivo constantemente processa e avalia a corrente de som e leva para nossa consciência o bits que procuramos acompanhar, estando sempre pronto a mudar o foco com aviso de um instante. Este fenômeno é chamado análise da cena auditiva[1] e é essencial à comunicação verbal em um ambiente onde o ruído está sempre presente. A este respeito, salas de aula são o protótipo de uma situação de audição difícil. Tudo que um professor ou um colega fala tem que ser compreendido, de modo que o estudante não pode ser perturbado pelos ruídos produzidos pelo resto da turma. Esta dificuldade leva à má compreensão e perda de esclarecimento dos fatos em crianças com audição monaural (p. ex., UHL, displasia do canal auditivo). Por essa razão, elas tendem a se desempenhar pior que seus pares com audição normal e têm um risco mais alto de necessitar repetir um ano escolar.[34-36] Carteira especial, otimizar a acústica ou suporte técnico como transmissores sem fio destinados a aumentar a relação sinal-ruído (SNR) para crianças com audição monaural podem atenuar algo deste efeito.[37,38] Adultos com UHL sofrerão as mesmas limitações. Seu ambiente geralmente não é tão restritivo quanto um contexto escolar, tornando possível adaptar-se ao seu comprometimento auditivo de diferentes maneiras. Adultos com audição monaural podem adaptar arranjos de assento para seu benefício ou limitar suas escolhas profissionais para evitar situações de audição difícil. Mas eles ainda experimentam estresse relacionado com a comunicação verbal, resultando em perda de qualidade de vida.[36] Embora menos prejudicial do que compreensão limitada da fala em ruído, a incapacidade de localizar fontes de som também é um obstáculo. Algumas pessoas com audição monaural implementam estratégias como virar a cabeça para obter bons resultados em tarefas de localização,[36,39] mas a maioria é gravemente limitada. Isto resulta em situações potencialmente perigosas no trânsito, bem como aborrecimentos como portas de elevador que se fecham antes que o elevador possa ser identificado.

Blocos Construtivos da Percepção Binaural

Quando um som atinge um ouvido, a percepção do segundo ouvido difere principalmente em dois aspectos: amplitude e latência. Ambos são um resultado direto do arranjo espacial dos órgãos sensitivos e do caminho resultante da respectiva frente de onda. Na maioria dos casos, um ouvido estará mais perto da fonte de som e a frente de onda chegará mais cedo e com mais alta amplitude, resultando em uma diferença de tempo interaural (ITD) e uma diferença de nível interaural (ILD) específicas em comparação com o ouvido mais distante da fonte sonora. Além disso, a forma e a massa da cabeça amortecem a frente de onda no seu caminho para o segundo ouvido. Este efeito é mais proeminente com as frequências mais altas, uma vez que as frequências mais baixas se difratam em torno do crânio em razão dos seus mais longos comprimentos de onda em vez de serem refletidas ou absorvidas. A cabeça, portanto, cria uma "sombra sonora" para os componentes do som com frequências mais altas (> 2.000 Hz). Embora, teoricamente, a ITD não seja frequência-específica, ela só é mensurável se os picos que chegam a ambos os ouvidos puderem ser claramente correlacionados. Isto só é verdadeiro para frequências abaixo de 800 Hz, uma vez que comprimentos de onda mais curtos não permitem mapeamento claro dos picos correspondentes. ITD e ILD são, portanto, indicações básicas usadas na audição binaural, ITD sendo relevante para sons de baixa frequência, ILD para sons de alta frequência, resultando no efeito de sombra da cabeça, o efeito de somação e o efeito de supressão (ou opressão).[40]

Efeito de Sombra da Cabeça

Quando ruído e sinal-alvo são posicionados em lados opostos da cabeça, a orelha ipsolateral à fonte sonora fornece uma SNR melhor em virtude da ILD e, assim, não exige qualquer processamento central especial. Em pessoas com boa audição bilateral, um ouvido está sempre mais próximo da fonte-alvo, enquanto em pessoas com audição unilateral, o "lado bom" pode bem estar apontado para o lado afastado da fonte-alvo, tornando a audição muito mais difícil por causa do efeito de sombra da cabeça.

Efeito de Somação

O limiar para um som que é apresentado a ambos os ouvidos simultaneamente é 3 dB mais brando que o limiar de audição de qualquer dos ouvidos isoladamente. Isto pode contribuir para compreensão aumentada da fala em situações difíceis de audição, mas só é útil se a fonte de som competidora estiver posicionada diferentemente e não se beneficiar do efeito de somação também.

Efeito de Supressão

Usando ITD, ILD diferenças espectrais, o tronco cerebral é capaz de extrair uma representação mais clara de sinais de fala e ruído originando-se de fontes acústicas espacialmente diferentes. Isto resulta em supressão efetiva dos sons competitivos e aumenta a compreensão da fala.

Localização

Diferenças em ITD e ILD são as principais fontes para a localização de fontes sonoras. Uma vez que ambos os componentes requerem que a frente de onda atinja ambos os ouvidos, os ouvintes são capazes de localizar fontes de som na frente deles mais precisamente, e de pior maneira quando elas estão posicionadas em qualquer dos dois lados.

Implantação Coclear Bilateral

Normalmente, os humanos percebem sons das duas orelhas funcionando; isto é, audição binaural é a condição de audição natural para o sistema auditivo. Mantendo em mente as implicações da audição monaural, implantação coclear bilateral pode ser vista como uma ferramenta para restaurar audição binaural "natural". Os benefícios potenciais da implantação coclear bilateral são fundamentados em vários efeitos diferentes: benefícios físicos, benefícios decorrentes do processamento central e considerações médicas.

Benefícios Físicos

Dois implantes autônomos em lados opostos da cabeça fornecem dois sinais distintos com a característica óbvia de tornar possível uma SNR melhorada, bem como fornecer redundância como um sistema de reserva no caso de uma falha de aparelho. No futuro, à medida que mais crianças forem implantadas mais cedo e a população geral com CI se tornar mais velha, a probabilidade durante toda a vida de falha de aparelho pode aumentar. Isto é especialmente verdadeiro em crianças pequenas porque traumatismo craniano é a principal causa de implantes defeituosos no começo da infância. Perda de audição decorrente da falha do aparelho só pode ser melhorada por diagnóstico, cirurgia e reabilitação pós-operatória, levando 4 a 6 meses até que seja restaurada audição útil. Sendo encaminhado para a corrente principal no sistema de educação e, mais tarde, na vida profissional significa que cair de volta na surdez é inaceitável aos pacientes que sofrem uma falha de aparelho. Um segundo CI fornece segurança e estabilidade uma vez que serve como opção à prova de erro e como ligação ao ambiente que é suportada pela comunicação oral-verbal. Ele fornece nível de segurança aos pais e facilita decisões a respeito de atividades recreacionais ou, eventualmente, escolhas na carreira pessoal do paciente. Não obstante outros benefícios, redundância, unicamente, pode ser considerada um argumento suficiente para implantação coclear bilateral.

A separação física dos dois arranjos de microfones conectados a dois implantes diferentes resulta em outro benefício da implantação bilateral: haverá sempre uma orelha/arranjo de microfones que está localizado mais perto da fonte sonora. Esta circunstância simples fornece uma melhor SNR e potencialmente aumenta a compreensão da fala. Os pacientes com CIs são muito sensíveis a SNR de *input* porque a transmissão do sinal é limitada pelas faixas dinâmicas da interface eletrodo/neural, fornecendo assim uma SNR de *output* reduzida em primeiro lugar. Além disso, os usuários de CI são abertos a serem abordados por ambos os lados porque são capazes de discernir fontes sonoras, bilateralmente, e não dependem de um único lócus de percepção de som – um efeito confiável, valioso e estável, observável na vida diária. O benefício descrito está relacionado com o efeito de sombra da cabeça que fornece SNR aumentada em virtude do amortecimento de fontes de som indesejado opostos ao arranjo de microfones receptor simples em razão de a cabeça estar entre os dois microfones. Por essas razões, este efeito pode ser visto em todos os pacientes com CIs bilaterais, especialmente naqueles com compreensão razoável da fala em ambas as orelhas.[41-43] Igualmente importante é o efeito de somação também presente em quase todos os pacientes implantados bilateralmente. Ele é manifestado como níveis de corrente reduzidos quando os níveis C (níveis confortáveis de audição com CI) são ajustados à condição de audição bilateral *versus* a unilateral.

Benefícios Decorrentes do Processamento Central

Em comparação com os efeitos da sombra da cabeça e de somação, benefícios originados puramente de estratégias de processamento de sinal binaural do cérebro são muito mais difíceis de verificar. É evidente que as redes neurais encarregadas de processamento binaural se desenvolvem diferentemente em indivíduos sofrendo de surdez congênita quando comparados com aqueles com perda auditiva de início tardio progressiva, porque as vias neurais se formam nos primeiros anos de vida. Além disso, outros fatores como a quantidade de uso de aparelho de audição, etiologia da perda auditiva, ou o tempo decorrido desde a detecção do som à estimulação elétrica do nervo auditivo podem influenciar. É muito difícil controlar todas as covariadas, tornando difícil observar os efeitos do processamento central do sinal; nada obstante, alguma evidência de processos de audição binaural verdadeira em operação existe em alguns pacientes. Em adição ao efeito de somação, alguns usuários de CIs bilaterais demonstram um ganho adicional de 1 a 2 dB SNR se a fonte de som e ruído estiverem localizadas frontalmente. Isto pode ser decorrente da redundância binaural, uma vez que ambas as orelhas recebem partes idênticas (e parcialmente complementares) da informação auditiva, possibilitando sensibilidade aumentada à intensidade e frequência. Este efeito não pode ser visto em todos os pacientes com CIs bilaterais, uma vez que ele pode depender da história da perda auditiva.[44,45] Similarmente, o efeito de supressão binaural só pode ser demonstrado em alguns pacientes.[46] Isto acontece porque o mecanismo exige estruturas desenvolvidas no tronco cerebral e ele pode ser ainda mais suscetível à história da perda auditiva. Embora supressão binaural ofereça vantagens, o efeito da sombra da cabeça já contribui com mais ganho na SNR.

A última qualidade substancial do processamento binaural do som é a localização. Quando pessoas com audição binaural podem mostrar alguma capacidade de localizar fontes sonoras, isto é, predominantemente, uma função de audição bilateral. As dicas auditivas essenciais são fornecidas pela ITD e ILD, como descrito acima. A ILD pode ser percebida quando usando CIs bilaterais com a condição de que ambos os implantes sejam adaptados para evocar perceptos semelhantes de volume; isto é, balanceamento de volume foi efetuado entre os dois implantes. Para discriminar pequenas diferença de tempo de chegada de frentes de onda, o processamento de sinal de ambos os lados deve estar "sincronizado". O retardo decorrente da conversão de sinais acústicos para estímulos elétricos precisa ser muito pequeno e comparável nos dois lados. Isto, no entanto, pode não ser sempre o caso com CIs bilaterais uma vez que as estratégias de processamento de sinal podem ser diferentes em decorrência das estratégias diferentes de adaptação ou ao uso de modelos diferentes de processador do som. Pode-se concluir que as capacidades de localização são melhores em pessoas de audição normal, seguidas pelos usuários de aparelho de audição (preservação de dicas temporais), e, por último, por aqueles com CIs bilaterais.[47] Apesar de tudo, indivíduos com CIs bilaterais se desempenham melhor que aqueles implantados monauralmente, em decorrência de sua capacidade de estimar ILD.[41] Se alguns pacientes são capazes de usar ITD e as circunstâncias específicas, constitui assunto de intensa pesquisa.

Considerações Médicas

Recomendar implantação coclear bilateral não deve ser motivado só pela perspectiva de estratégias de processamento binaurais verdadeiras, mas também deve ser motivado pela intenção de fornecer a melhor percepção de fala atingível em condições de silêncio também. Isto é mais claramente observado em pacientes com compreensão limitada da fala que estão usando seu primeiro CI porque eles se beneficiam, predominantemente, da informação acústica aumentada disponível a eles.[48] Uma vez que as vias neurais se desfazem como resultado de longos períodos de desuso ou não são formadas desde o começo, os pacientes que recebem CIs bilaterais simultâneos ou um implante depois do outro, com um retardo curto (< 2 anos), mostram melhores resultados e têm melhor potencial de se beneficiarem de processamento de sinal binaural. Isto é especialmente verdadeiro em crianças nascidas com perda auditiva grave, uma vez que a estimulação monaural prolongada pode, de fato, inibir o desenvolvimento de vias contralaterais; por essa razão, implantação bilateral é mais efetiva quando efetuada cedo na vida.[49] Finalmente, implantação em ambas as orelhas assegura que o lado com melhores pré-condições sempre será uma orelha de escolha para implantação. Esta é uma consideração importante porque a prática usual é que a orelha com menos audição residual ou mais longo tempo de surdez seja implantada primeiro, fornecendo benefícios liimitados em comparação com os resultados da orelha com melhor audição.

Sumário

A maioria dos benefícios da implantação coclear bilateral pode ser rastreada a condições relativamente simples: redundância com respeito à falha de aparelho, posições separadas de arranjos de microfones permitindo o efeito de sombra da cabeça ou o de somação, habilidades aumentadas de localização e implantação garantida na orelha que mostra as melhores pré-condições. Ainda não está esclarecido se estratégias de processamento binaural verdadeiro desempenham um papel nos benefícios alcançados em usuários individuais de CI, e é, principalmente, uma consideração acadêmica. A consideração mais importante é que as vantagens ganhas com implantação bilateral são sentidas pelos usuários individuais de CI em situações da vida real.

Implante Coclear em Surdez Neurossensorial Unilateral e Perda Auditiva Assimétrica

Perda auditiva assimétrica (AHL) é definida como audição normal ou próxima do normal em um ouvido e perda auditiva neurossensorial unilateral profunda no outro. AHL profunda, também chamada de surdez neurossensorial unilateral (SSD), é um exemplo da mais extrema configuração de perda auditiva assimétrica, isto é, quando o ouvido pior se apresenta com surdez neurossensorial profunda e o ouvido contralateral exibe audição normal ou próxima dos limiares normais de audição (i. e., até uma perda auditiva branda com limiares médios para tons puros [PTA] de 40 dB HL ou menos).[50] Perda auditiva assimétrica (AHL) ainda não foi definida, mas a diferença entre os PTA do melhor ouvido e do pior ouvido devem ser pelo menos 30 dB para obedecer ao critério de assimetria.

Até agora, dois tipos de sistemas de amplificação são disponíveis para pacientes com perda auditiva unilateral os quais transferem sinais que chegam ao lado da cabeça com o pior ouvido para o ouvido com melhor audição via encaminhamento contralateral do som. Isto é realizado ou externamente, usando-se um aparelho de audição de encaminhamento contralateral dos sinais fora de lado (CROS), ou transcranialmente, via aplicação de um implante auditivo de condução óssea (sistemas auditivos ancorados no osso [Baha]). Mas estes dois sistemas não são capazes de oferecer ao paciente as vantagens da audição binaural, o que exige que o som chegue em cada ouvido, independentemente, para o processamento das diminutas diferenças entre os sons de cada ouvido pelo ouvido como descrito anteriormente.

Após relatos de implantação coclear bimodal bem-sucedida em pacientes com audição residual adequada no lado contralateral e a possibilidade de integrar o *input* acústico por meio de um aparelho de audição em um lado e *input* elétrico no outro lado com o CI,[51-53] bem como relatos de tratamento híbrido bem-sucedido (*i. e.*, implantação coclear e aparelho de audição juntos em um lado), surge a questão de se a integração central da estimulação elétrica em um lado e estimulação acústica no outro lado pode ser possível para capacitar audição binaural em pacientes com SSD. Relatos preliminares de implantações cocleares bem-sucedidas em pacientes com UHL e audição normal ou moderado comprometimento auditivo no lado contralateral foram publicados em 2008.[54] A intenção da implantação coclear nestes 21 pacientes não foi, no entanto, reabilitação de audição binaural e melhora da audição direcional, mas, em vez disso, o tratamento de zumbido muito perturbador. Pesquisadores relataram uma redução ou supressão total de zumbido enquanto usando o implante, descrita em escalas de avaliação visual e questionários subjetivos; com o desligamento do CI, o zumbido retorna aos níveis originais. Em adição à redução de zumbido, estes pacientes relataram compreensão da fala consideravelmente melhorada em ruído competitivo e na audição direcional.[55] Com estes resultados positivos, os autores assim refutaram a reserva inicial de que a dominância do ouvido melhor ou normal sobre o ouvido CI-implantado ou interferência com a percepção de som no ouvido contralateral possa levar ao uso descontinuado ou mesmo não uso do CI. Desde então, os estudos publicados de pacientes com AHL mostraram benefícios para compreensão da fala em ruído competitivo espacialmente separado e apresentado, coincidentemente,[55-58] capacidade de localização,[55-57,59] e, subjetivamente, através de escalas de avaliação padrão sobre a condição do melhor ouvido sozinho.[55-59] Além disso, a evidência sugere que processamento central, conhecido como integração binaural do sinal chegando através do CI no pior ouvido com o sinal auditivo recebido pelo ouvido com audição normal, é possível.[55-57,59,60]

Arndt et al.[56,57] publicaram relatos de examinarem sucessivamente adultos com SSD inscritos em um projeto de estudo comparativo prospectivo de sujeito único envolvendo medidas longitudinais repetidas do desempenho auditivo para avaliar resultados de tratamentos convencionais de comprometimento auditivo, e também ponderara os resultados com relação aos benefícios obtidos com CI nesta população. Concluíram de uma comparação clínica controlada de tratamentos em 11 sujeitos submetendo-se a tratamento com CI que uma melhora significante foi notada já tão cedo quanto aos 6 meses pós-cirurgia de CI sobre o desempenho com CROS e aparelhos de audição ancorados no osso (Baha) em uma variedade de situações de audição diária (▶ Fig. 6.1; ▶ Fig. 6.2). Ademais, eles relatam uso diário constante do CI em conjunção com o ouvido de audição normal. Além disso, dentro de 6 a 12 meses pós-cirurgia de CI, foram demonstrados benefícios auditivos binaurais para localização, compreensão da fala no ruído, e ausência de quaisquer efeitos deletérios sobre a audição com o ouvido contrala-

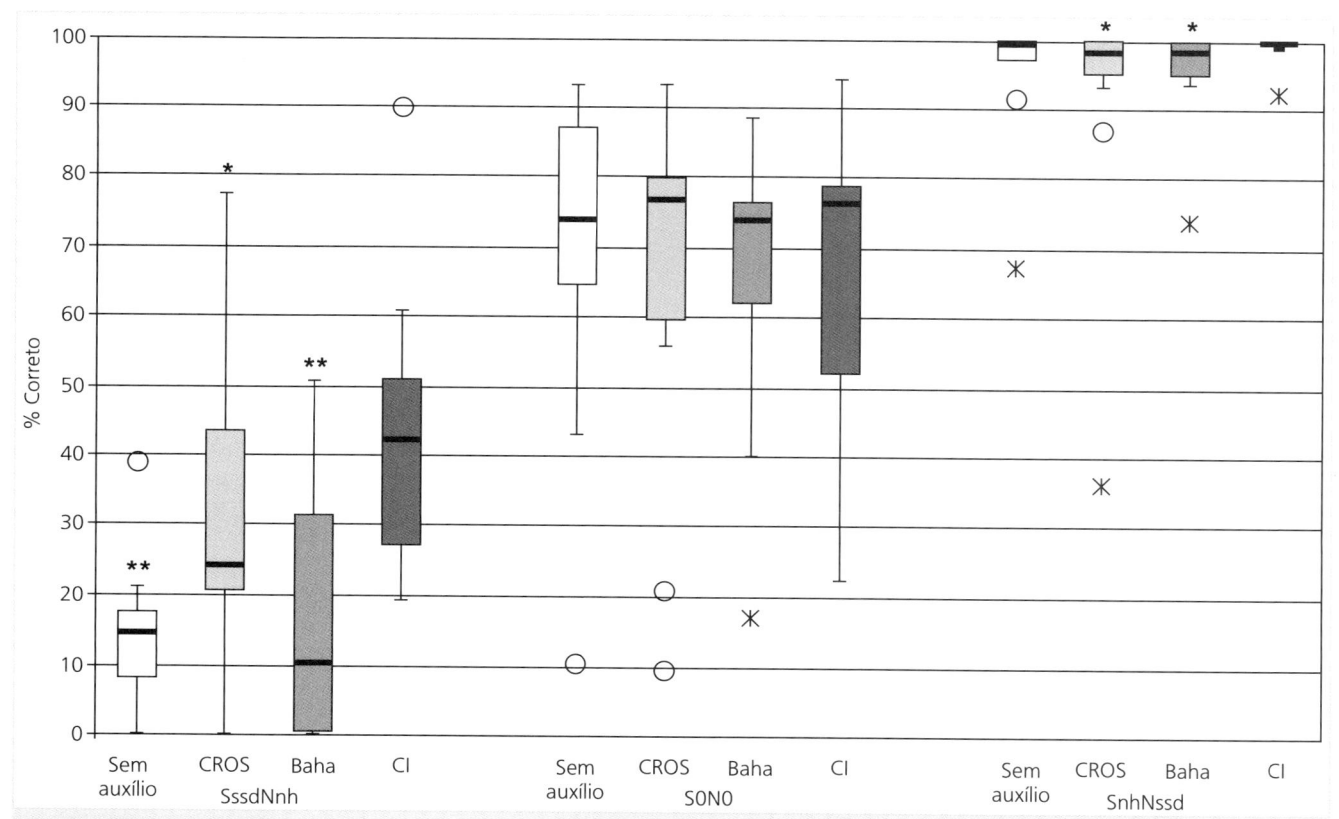

Fig. 6.1 Gráficos *box-whisker* dos escores corretos percentuais no teste de sentença em ruído (SNR 0 dB) de Hochmair-Schulz-Moser (HSM) de 11 sujeitos para as configurações de apresentação S0N0 (fala e ruído de frente). SnhNssd (fala pelo lado de audição normal/ruído pelo lado surdo unilateral), e SssdNnh (fala pelo lado surdo uniteral/ruído pela frente) nas condições sem auxílio bem omo as condições auxiliadas com um aparelho de audição CROS, um Baha, e um CI após 6 meses. Melhora significante usando o CI comparado com cada uma das outras condições está mostrada em cima dos seus gráficos de *box*: *$p < 0,05$; **$p < 0,01$ (teste *signed-rank* de Wilcoxon). (De: Arndt S, Aschendorff A, Laszig R *et al*. Comparison of pseudobinaural hearing to real binaural hearing rehabilitation after cochlear implantation in patients with unilateral deafness and tinnitus. Otol Neurotol 2011;32:39–47. Reimpressa com permissão.)

teral. Ademais, relataram uma redução importante no zumbido em sujeitos usando o CI e melhora global na qualidade de vida.[56,57] Os sujeitos melhoraram escores em todas as seções da escala de audição de fala, espacial e qualidades de audição (SSQ) com o CI (▶ Fig. 6.3).

Até agora, nenhum relatório foi publicado investigando os benefícios de um CI em crianças com SSD e AHL. Nossa própria experiência de duas crianças com SSD e AHL adquirida usando as mesmas avaliações que para nossos pacientes adultos confirma benefícios importantes para ambas as crianças após tratamento com CI na compreensão da fala em silêncio e ruído e em localização (▶ Fig. 6.4; ▶ Fig. 6.5). Acresce que, em comparação com o grupo de SSD e AHL adulto, as crianças mostram maiores efeitos de supressão binaurais, levando a melhoras mais importantes para compreensão da fala no ruído do que observado nos pacientes adultos após implantação (dados não publicados). Isto sugere bom potencial de "espremer" a capacidade do cérebro mais jovem de se readaptar à presença de um sinal a partir do ouvido com audição prejudicada e integrar o sinal deste ouvido, facilmente, com aquele recebido do ouvido com audição normal. Resta por ser investigado se esta tendência será mantida à medida que aumentarem os números de crianças e adultos com UHL. Nós admitimos que as crianças com UHL podem obter pelo menos tanto benefício com um CI quanto mostrado pelos adultos com SSD e AHL.

Esta pesquisa levantou a seguinte questão: até que duração de surdez seria o CI bem-sucedido em pacientes com SSD e AHL? Até agora, a maioria dos pacientes com SSD e AHL em que bons resultados seriam esperados na pesquisa tinham uma duração de surdez adquirida relativamente curta de 1 mês a 15 anos. Jacob *et al*.[59] relataram o caso de uma mulher de 27 anos que sofria de surdez possivelmente congênita. Também foi possível obter localização nesta paciente, embora a compreensão da fala se desenvolvesse mais lentamente que em outros pacientes. Devemos, no entanto, levar em conta que pode haver um número mais alto de não usuários entre pacientes com surdez unilateral congênita e longa duração de surdez do que entre pacientes com duração mais curta de surdez.

Crianças com surdez congênita, e também crianças com surdez de alto grau bilateral devem receber implantação no momento mais precoce possível para possibilitar maturação adequada da via auditiva e, assim, criar as melhores condições possíveis para desempenho acadêmico ideal. Deve ser lembrado que a maturação da via auditiva está essencialmente completada pelo sexto ano de vida.

Sumário

Estes resultados positivos indicam os benefícios, para os pacientes com SSD e AHL, do tratamento com CI sobre as condições pré-implante de audição com um ouvido normal, bem como sobre

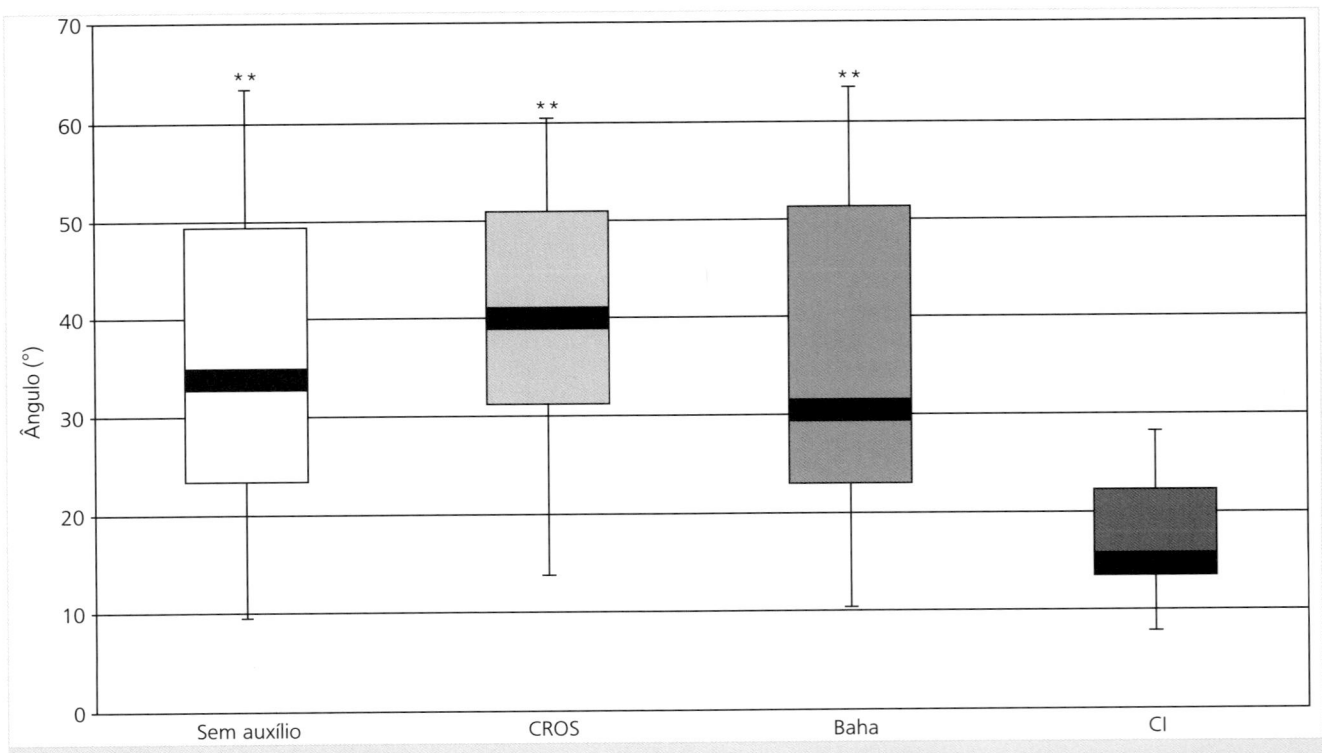

Fig. 6.2 Gráficos *box-whisker* de desvios de localização de 11 sujeitos nas condições sem auxílio e auxiliada com um aparelho de audição CROS, um Baha Intenso, e CI após 6 meses. Melhora significante usando o CI em comparação com cada uma das outras condições está mostrada em cima dos seu gráficos de *box*: **$P < 0,01$ (teste *signed-rank* de Wilcoxon). (De: Arndt S, Aschendorff A, Laszig R *et al.* Comparison of pseudobinaural hearing to real binaural hearing rehabilitation after cochlear implantation in patients with unilateral deafness and tinnitus. Otol Neurotol 2011;32:39–47. Reimpressa com permissão.)

os aparelhos convencionais CROS e Baha. Nada obstante, seleção cuidadosa dos pacientes é necessária. Instrução concernente às vantagens e desvantagens de todas as opções de terapia e sua testagem durante pelo menos 2 semanas é necessária. As desvantagens resultantes de surdez unilateral e as expectativas do paciente a respeito do CI também devem ser checadas. A reabilitação necessária e a iniciativa do próprio paciente para treinar o ouvido implantado devem ser tornadas claras. Com estas premissas, tratamento com CI unilateral em indivíduos com SSD e AHL pode ajudar a restaurar capacidades auditivas experimentadas com *input* sonoro em dois ouvidos, como compreender a fala em situações de ruído e localização dos sons e da fala. Também pode ajudar a reduzir a fadiga ao ouvir, e o zumbido perturbador quando usando o aparelho.

Desvantagens Adicionais

O principal objetivo de qualquer implantação coclear é obter ou restaurar a comunicação através da audição. No tratamento com CI em crianças, o foco também é no desenvolvimento da linguagem expressiva e receptiva, necessidades e realização educacionais, e, em última análise, desenvolvimento profissional ou ocupacional a longo prazo no futuro. Idealmente, intervenção precoce seria feita com tratamento por CI, muitas vezes efetuado bilateralmente, o que possibilita desenvolvimento de capacidades de linguagem normais ou quase normais com desenvolvimento normal apropriado à idade e produção de linguagem falada inteligível. Relatos clínicos indicam que desvantagens (*handicaps*) adicionais são encontradas em mais de 30% das crianças com prejuízo auditivo.[61] Concomitantemente, a introdução de programas nacionais de triagem da audição neonatal conduziu ao diagnóstico mais precoce do comprometimento auditivo e adaptação de aparelhos de audição e à necessidade subsequente de enfrentar a decisão de implantar em casos de surdez bilateral grave ou profunda em tão jovens quando aos 8 a 10 meses de idade. Nessa idade tão jovem, é difícil se não impossível identificar ou avaliar o tipo e grau de desvantagens adicionais. Além disso, muitos tipos de déficits funcionais podem ainda não estar aparentes. Um exemplo é autismo no início da infância, que se torna sintomático no 10º ao 12º mês de vida; no caso da síndrome de Asperger, uma forma de autismo, os déficits são manifestados apenas depois do terceiro ano de vida. Como consequência, implantação é empreendida em um número cada vez maior de crianças, muitas vezes sem o conhecimento de desvantagens adicionais existentes. Isto levanta dificuldades adicionais para a equipe de implantação, tanto em diagnóstico quanto em tratamento.

Definição de Desvantagens Adicionais e Resultado da Reabilitação

Em uma revisão da literatura publicada, já existem vários relatos incluindo observação e avaliação de resultados após tratamento com CI em crianças com desvantagens múltiplas.[62-65] As deficiências adicionais descritas incluem capacidade mental retardada ou reduzida, com deficiências físicas adicionais. A complexidade e natureza das deficiências adicionais torna difícil a comparação de

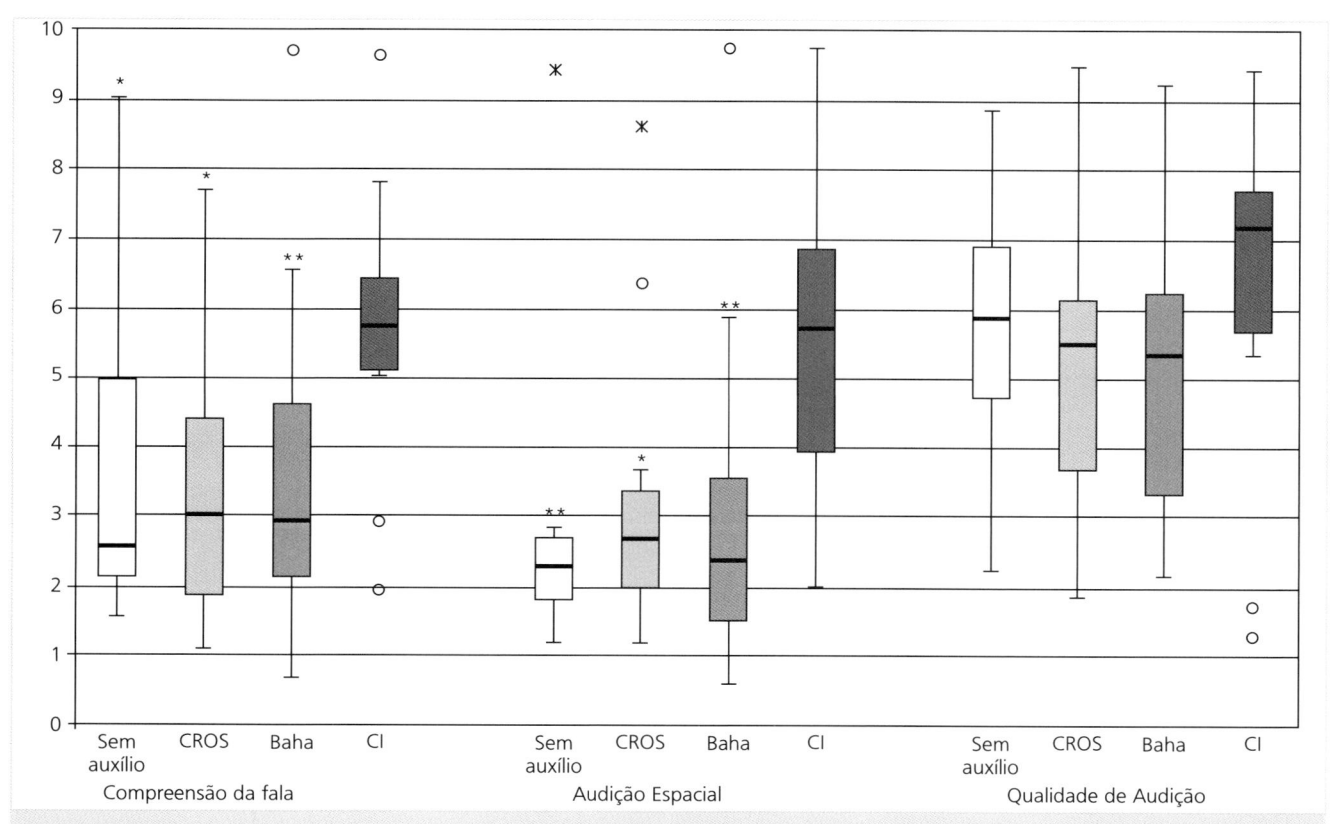

Fig. 6.3 Gráficos *box-whisker* dos escores de 11 sujeitos de cada seção da SSQ nas condições sem auxílio bem como com auxílio com um aparelho de audição CRS, um Baha Intenso, e um CI após 6 meses. Melhora significante usando o CI comparada com cada uma das outras condições está mostrada no topo de cada um dos seus gráficos em *box*: *$p < 0,05$; ** $p < 0,01$ (teste *signed-rank* de Wilcoxon). (De: Arndt S, Aschendorff A, Laszig R et al. Comparison of pseudobinaural hearing to real binaural hearing rehabilitation after cochlear implantation in patients with unilateral deafness and tinnitus. Otol Neurotol 2011;32:39–47. Reimpressa com permissão.)

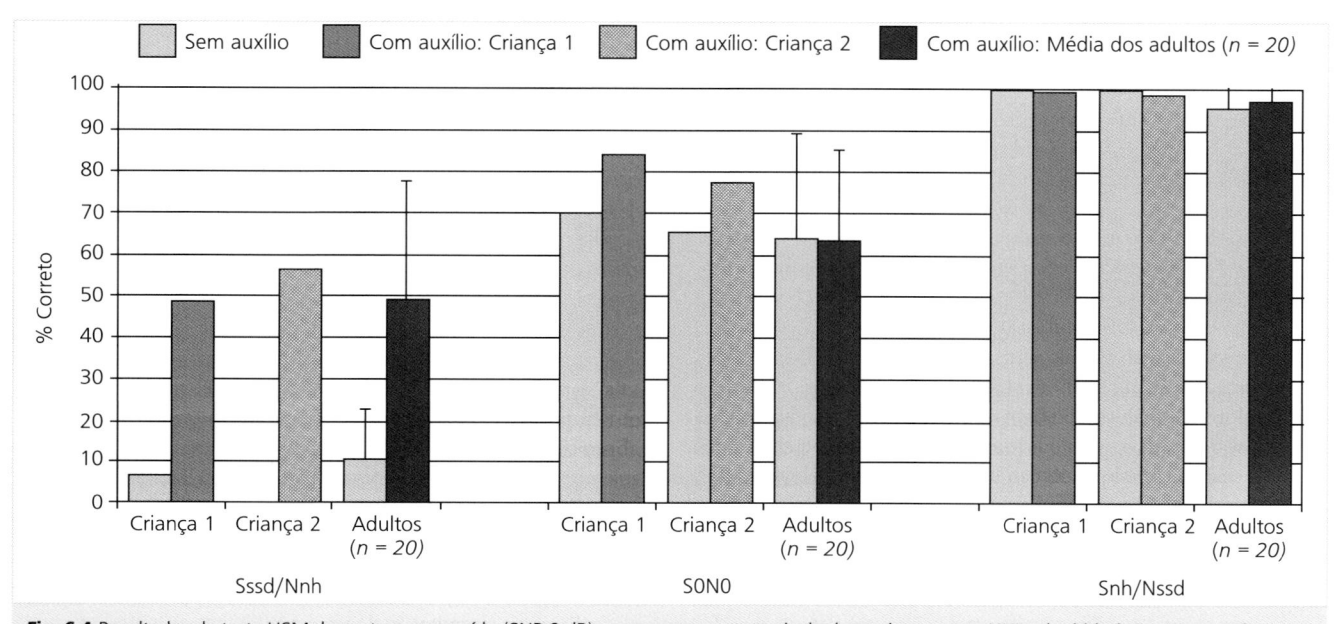

Fig. 6.4 Resultados de teste HSM de sentença em ruído (SNR 0 dB) em escores percentuais de duas crianças com UHL adquirida (10 e 11 anos de idade), e resultados médios de 20 sujeitos adultos com UHL para as configurações de apresentação S0N0 (fala e ruído pela frente), SnhNssd (fala pelo lado com audição normal/ruído pelo lado surdo unilateral), e SssdNnh (fala pelo lado surdo unilateral/ruído pelo lado com audição normal) na condição sem auxílio e com um CI após 12 meses.

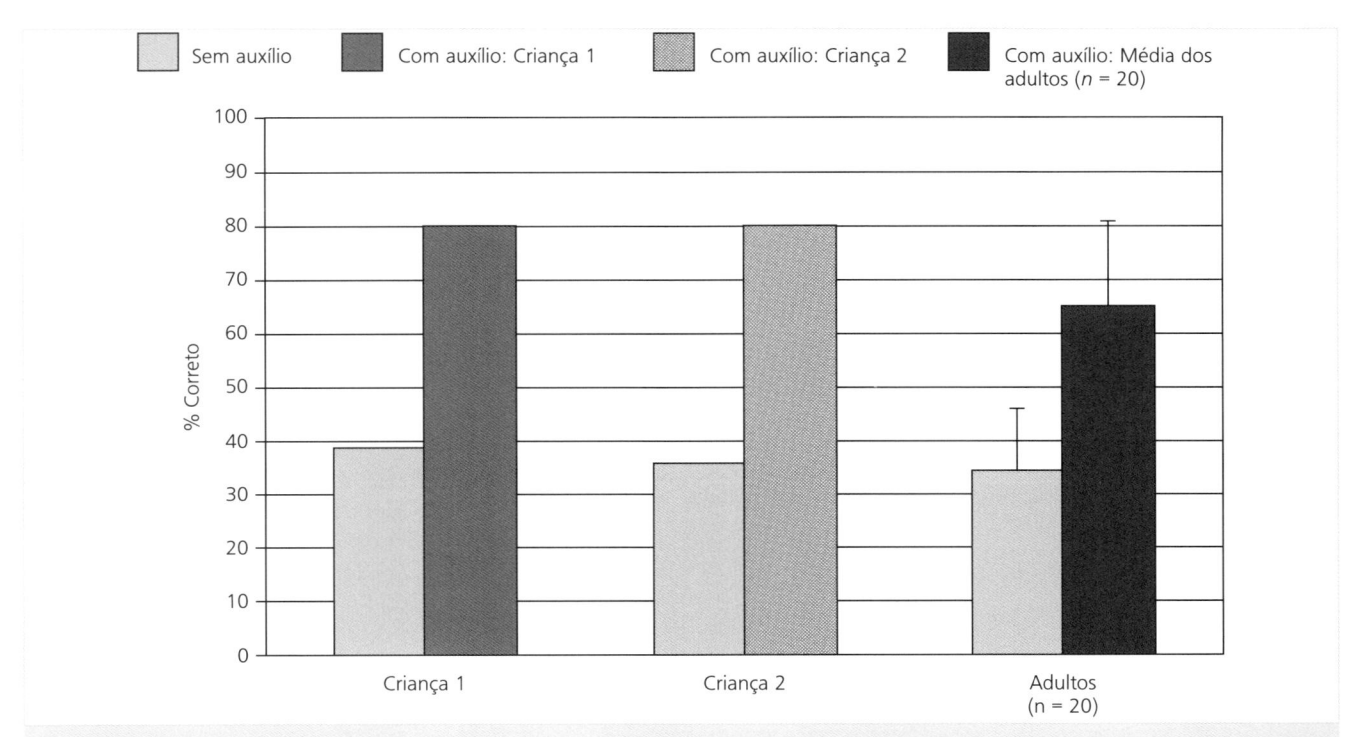

Fig. 6.5 Resultados dos escores perceptuais de localização correta de duas crianças com UHL adquirida (10 e 11 anos de idade), e resultados médios de 20 sujeitos adultos com UHL na condição sem auxílio e com um CI após 12 meses.

resultados ao longo do tempo intrassujeitos ou intergrupos de sujeitos. Ao mesmo tempo, há diferentes síndromes ou também doenças adquiridas, como as resultantes de meningite bacteriana ou infecção por citomegalovírus (CMV), que podem afetar o desenvolvimento mental. Lesinski et al.[62] sugeriram uma classificação das desvantagens adicionais diferenciada de acordo com a influência sobre os resultados após implantação coclear. Nesta classificação, deficiências adicionais não tendo influência sobre habilidades de percepção auditiva, como doenças clínicas, doenças endocrinológicas ou anomalias anatômicas foram diferenciadas de limitações do processamento central que eram consideradas como tendo uma influência, como déficits motores, limitações visuais ou epilepsia. Entretanto, como existem exceções, os limites para diferenciar entre as deficiências que têm um impacto sobre o desempenho auditivo e aquelas que não têm não são fixos.

A consideração das desvantagens adicionais para determinar o caminho de (re)abilitação incluindo tratamento com CI representa uma questão muito complexa. Cada caso individual deve ser examinado para lidar com o prognóstico potencial e, ainda mais importante, as necessidades específicas e capacidade da criança de receber e derivar benefício do processo de reabilitação. Ao liberalizarem as indicações de CI, equipes de CI multidisciplinares que decidem se recomendarão ou não tratamento com CI devem ser capazes de estimar a influência das desvantagens adicionais, especialmente para suportar o aconselhamento aos pacientes e seus pais para ajudá-los a desenvolver expectativas apropriadas após o tratamento bem como compreender as necessidades especiais para envolvimento no processo de reabilitação. As deficiências mais frequentes são retardo do desenvolvimento motor e mental. Amirsalari et al.[66] examinaram os resultados de reabilitação de um grupo de 262 crianças com surdez profunda pré-lingual. Dez por cento das crianças tinham déficits motores brandos e moderados, enquanto as crianças apresentando desenvolvimento motor gravemente retardado e/ou deficiências cognitivas adicionais tinham sido excluídas deste estudo. Para avaliação das suas habilidades de percepção auditiva, foram usadas as Categorias de Escalas de Percepção Auditiva e Graduação da Inteligibilidade da Fala (SIR) antes da cirurgia e, outra vez, aos 2 anos após a ativação. Eles relataram ausência de diferença significante em desempenho entre crianças com retardo brando ou moderado do desenvolvimento motor e crianças sem. Limitações cognitivas e desenvolvimento retardado são encontrados em um número significante de pacientes de implantação coclear.[61,62] Em pacientes que estejam submetendo-se à intervenção com CI precoce, pode ser difícil estimar a extensão das limitações cognitivas.

Holt e Kirk[67] avaliaram o desenvolvimento da fala em crianças com retardo cognitivo e observaram que, na presença de desenvolvimento cognitivo brandamente limitado, podem ser esperados resultados muito bons em desenvolvimento de audição e fala. Foi notável que as crianças com retardo cognitivo brando necessitaram de mais tempo e experiência com seus CIs para atingir compreensão de sentença comparável àquela de crianças com desenvolvimento normal. Contrariamente à percepção da fala, no entanto, a capacidade de produção de fala e habilidades de vocabulário receptivo diferiram significativamente. Linguagem expressiva também mostrou desenvolvimento menos favorável que em crianças sem limitações cognitivas. Globalmente, no entanto, houve considerável variabilidade entre as crianças individuais. Em 2010, Lee et al.[68] mostraram que resultados positivos puderam ser registrados de crianças com retardo mental brando 2 anos após implantação coclear. Também foi mostrado que crianças com retardo mental moderado tinham recebido seu CI mais tarde que as crianças com apenas brando retardo mental. Assim, a idade mais velha à implantação pode ter tido uma influência sobre o desenvolvimento pós-operatório menos favorável. Basicamente, ele pode ser considerado mais favorável quando as crianças recebem o CI tão cedo quanto possível, acoplado com suporte apropriado, relativamente independente da extensão de retardo mental presente. Deve-se enfatizar que as crianças que nascem surdas com deficiências adicionais não são capazes de cooperar em várias avaliações em razão de sua curta abrangência de atenção ou habilidades cognitivas insuficientes. Por essas razões, para o futuro, há uma necessidade de que novos procedimentos de teste objetivo sejam desenvolvidos que sejam capazes de graduar desempenho pré- e pós-operatório independentemente da capacidade da criança de responder ativamente.[68]

Até agora, relativamente pouca informação existe disponível sobre o desenvolvimento e exame de crianças com paralisia cerebral. Steven et al.[69] descreveram 36 crianças com paralisia cerebral implantadas. Observou que as crianças demonstraram desenvolvimento positivo após implante de CI no caso de limitações cognitivas brandas. Pacientes com uma infecção CMV congênita, que é a causa infecciosa mais comum de perda auditiva congênita, compreendem outro grupo importante de candidatos a CI com potenciais deficiências adicionais. Yamazaki et al.[70] mostraram que 9 de 11 pacientes de CI com infecção CMV congênita se apresentaram com anomalias psiconeurológicos, como a síndrome de distúrbio de déficit de atenção com hiperatividade (ADHD), desenvolvimento retardado ou retardo mental. Em geral, pacientes com infecção CMV congênita mostraram retardos significantes em habilidades de desenvolvimento da fala em comparação com pacientes com perda auditiva decorrente de causas genéticas. Dois pacientes em que o desenvolvimento da fala foi consideravelmente retardado também apresentaram distúrbios do espectro autista. Malik et al.[71] também mostraram resultados menos favoráveis em um grupo de 14 crianças com infecção CMV congênita comparadas com outras crianças. Entretanto, houve também considerável variabilidade nos resultados de desempenho, o que se correlacionou negativamente com a gravidade das desvantagens motoras e cognitivas adicionais presentes. Pacientes com distúrbios do espectro autista também compreendem um grupo muito heterogêneo em termos dos resultados mostrados pós-implantação. A dificuldade existe especialmente em tratar crianças muito pequenas nas quais esse distúrbio não é detectado ou ainda não é evidente sintomaticamente. Deve ser pelo menos suposto que este padrão de doença pode ter uma influência desfavorável sobre o desenvolvimento de habilidades de fala e audição.[64] Basicamente, ao tratar pacientes com múltiplas deficiências, é importante considerar não apenas a constelação individual dos sintomas e comorbidades separadas, mas também definir as expectativas do tratamento de implantação coclear. Estabelecer contato entre a criança com CI e membros da família, mesmo no caso de a linguagem falada ser inteligível apenas para os pais, pode ser uma vantagem considerável na capacidade de comunicação e desenvolvimento subsequente do paciente afetado.[64] Por esta razão, pacientes com déficits ou limitações adicionais não devem ter negado seu tratamento com CIs.

Globalmente, parece difícil fazer predições válidas de maneira geral; nada obstante, o estudo por Nikolopoulos et al.[64] mostrou que os resultados a longo prazo dos pacientes com desvantagens adicionais dependem, essencialmente, do número de desvantagens adicionais. O estudo mostrou que 70% das crianças com CI com anomalias adicionais puderam desenvolver fala inteligível, dentro da qual a qualidade da fala foi claramente inferior àquela no grupo-controle de pacientes sem desvantagens adicionais. Para estimar resultados a longo prazo, Wiley et al.[72] efetuaram um estudo prospectivo aplicando o Inventário Avaliação de Incapacidade Pediátrico. Observou-se que o desenvolvimento da fala receptiva desempenha um papel decisivo na capacidade de funcionamento social destes pacientes. Em crianças consideradas casos complexos, os objetivos do tratamento com CI não são, necessariamente, a obtenção de compreensão de fala de conjunto aberto e correspondentes capacidades de comunicação oral/aural. O objetivo pode ser reconhecimento das vozes dos pais ou capacitação de "consciência", contato, e um sentido de segurança com seu ambiente, os quais concomitantemente têm uma influência positiva sobre as capacidades funcionais em áreas de comportamento social ou emocional. Entretanto, é enormemente importante que o processo de reabilitação após tratamento com CI apropriadamente se dirija para as necessidades destas crianças complexas.[63,73] Em um estudo de crianças com síndrome CHARGE (coloboma, defeito cardíaco, atresia de coanas, crescimento e desenvolvimento retardados, hipoplasia genital e anormalidades auriculares), Arndt et al.[73] mostraram que implantação em uma idade mais avançada também pode ser um fator de influência negativa sobre o desenvolvimento da percepção da fala e produção de fala. Em nossa opinião, o cuidado destas crianças especiais em centros especializados apropriados é obrigatório. Só uma equipe multidisciplinar de médicos, técnicos e terapeutas experientes, em cooperação com neuropediatras, psicólogos e outros pode contribuir para definir e adaptar o programa individual de reabilitação às necessidades específicas das crianças multideficientes para alcançar o melhor resultado possível para o paciente e seus pais.

Perspectivas Clínicas Futuras

Como demonstrou este capítulo, as indicações de implantação coclear estão em contínuo desenvolvimento e evoluíram de diretrizes extremamente estritas para incluir indivíduos com audição prejudicada que antes eram excluídos de tratamento com CI, mas agora demonstram benefícios claros. Como consequência do desenvolvimento e avanço continuados em uma variedade de aspectos clínicos – estratégias de codificação da fala para CIs, possibilidades e resoluções radiológicas diagnósticas, recursos técnicos pré- e intraoperatórios, e a experiência clínica cumulativa ganha com a variedade e grandes números de pacientes tratados até agora – as indicações de CI continuarão a crescer e mudar nos anos por vir. A triagem auditiva neonatal generalizada e acompanhamento consciencioso dos recém-nascidos diagnosticados com deficiência auditiva levam ao diagnóstico muito precoce de comprometimento auditivo uni ou bilateral congênito. Isto possibilita diagnóstico muito cedo de comprometimento da audição bem como iniciação de medidas imediatas de reabilitação, como adaptação de aparelho auditivo e logopedia para estas crianças bem como determinação de elegibilidade para CI de uma maneira gradativa. Estas medidas estabelecem o rumo para implantação coclear suficientemente precoce se desenvolvimento da fala não for aparente pelo fim do primeiro ano de vida, ou mesmo pelo fim do 6º mês após o nascimento. Se for confirmado comprometimento auditivo da orelha interna profundo bilateral, experiência positiva indica que estas crianças podem receber implantação bilateral simultânea sem previsão de complicações adicionais quando for tomado cuidado apropriado. Isto requer anestesiologistas pediátricos e altamente experientes e tratamento pós-operatório especial, bem como uma equipe cirúrgica com experiência suficiente para reduzir a um mínimo o tempo de operação para implantação bilateral. Além disso, uma equipe especializada de reabilitação é necessária que possua experiência na reabilitação de bebês e crianças muito pequenas e no ajuste de CIs bilaterais.

Ademais, implantação coclear em pacientes surdos unilaterais, levando em conta critérios de seleção, se tornará estabelecida para reabilitação da audição acoplada com redução de zumbido. A triagem auditiva neonatal levará também ao diagnóstico consideravelmente mais precoce em crianças com UHL ou prejuízo auditivo profundo, tornando necessário decidir, no futuro próximo, como estas crianças serão tratadas. A estas crianças não deve ser negada audição binaural, para que elas tenham a mesma probabilidade de educação e treinamento ocupacional que as crianças com audição binaural normal.

Adicionalmente, há uma necessidade de triagem de comprometimento auditivo na população idosa porque ela poderia ter um impacto social importante: CI pode oferecer melhoria na audição e independência e qualidade de vida mesmo na nossa população em envelhecimento. Idade e comorbidades nos idosos não são contraindicações, e os benefícios relativos são comparáveis a pacientes mais jovens.

Por outro lado, um número crescente de crianças será diagnosticado através de triagens, que nasceram surdas ou com deficiência auditiva com síndromes e desvantagens adicionais. Muitos estudos mostraram que crianças com múltiplas desvantagens pode, também, demonstrar benefícios de graus variáveis a partir da implantação coclear, e que "quanto mais cedo melhor" se aplica também a estas crianças.

Referências

1. Gross M, Buser K, Freitag U et al. [Universal hearing screening for babies–recommendations for the organization and performance of the universal screening of babies for hereditary hearing disorders in Germany]. Z Geburtshilfe Neonatol 2004;208:239-45.
2. Cosetti M, Roland JT. Cochlear implantation in the very young child:issues unique to the under-1 population. Trends Amplif 2010;14:46-57
3. Swanepoel D, Ebrahim S. Auditory steady-state response and auditory brain-stem response thresholds in children. Eur Arch Otorhinolaryngol 2009;266:213-219
4. Cosetti M, Roland JT. Cochlear implantation in the very young child: issues unique to the under-1 population. Trends Amplif 2010;14:46-57
5. Heman-Ackah SE, Roland JT, Haynes DS, Waltzman SB. Pediatric cochlear implantation: candidacy evaluation, medical and surgical considerations, and expanding criteria. Otolaryngol Clin North Am 2012;45:41-67
6. Colletti L, Mandalà M, Colletti V. Cochlear implants in children younger than 6 months. Otolaryngol Head Neck Surg 2012;147:139-146
7. Waltzman SB, Roland JT. Cochlear implantation in children younger than 12 months. Pediatrics 2005;116:e487-e493
8. Morray JP, Geiduschek JM, Ramamoorthy C et al. Anesthesia-related cardiac arrest in children:initial findings of the Pediatric Perioperative Cardiac Arrest (POCA) Registry. Anesthesiology 2000;93:6-14
9. Keenan RL, Shapiro JH, Dawson K. Frequency of anesthetic cardiac arrests in infants:effect of pediatric anesthesiologists. J Clin Anesth 1991;3:433-437
10. Colletti L, Mandalà M, Zoccante L, Shannon RV, Colletti V. Infants versus older children fitted with cochlear implants:performance over 10 years. Int J Pediatr Otorhinolaryngol 2011;75:504-509
11. Jöhr M, Ho A, Wagner CS, Linder T. Ear surgery in infants under one year of age: its risks and implications for cochlear implant surgery. Otol Neurotol 2008;29:310-313
12. Keenan RL, Shapiro JH, Kane FR, Simpson PM. Bradycardia during anesthesia in infants. An epidemiologic study. Anesthesiology 1994;80:976-982
13. Balkany TJ, Whitley M, Shapira Y et al. The temporalis pocket technique for cochlear implantation:an anatomic and clinical study. Otol Neurotol 2009;30:903-907
14. Davids T, Ramsden JD, Gordon KA, James AL, Papsin BC. Soft tissue complications after small incision pediatric cochlear implantation. 2009;119:980-983
15. Roland JT, Cosetti M, Wang KH, Immerman S, Waltzman SB. Cochlear implantation in the very young child: long-term safety and efficacy. Laryngoscope 2009;119:2205-2210
16. Hassepass F, Arndt S, Beck R, Schild C, Maier W, Aschendorff A. [Modified cochlear implant fixation using a single suture] Laryngorhinootologie 2011;90:262-263
17. May-Mederake B. Early intervention and assessment of speech and language development in young children with cochlear implants. Int J Pediatr Otorhinolaryngol 2012;76:939-946
18. Miyamoto RT, Hay-McCutcheon MJ, Kirk KI, Houston DM, Bergeson-Dana T. Language skills of profoundly deaf children who received cochlear implants under 12 months of age:a preliminary study. Acta Otolaryngol 2008;128:373-377
19. Waltzman SB, Cohen NL. Cochlear implantation in children younger than 2 years old. Am J Otol 1998;19:158-162
20. Holt RF, Svirsky MA. An exploratory look at pediatric cochlear implantation:is earliest always best? Ear Hear 2008;29:492-51 1
21. Ruben RJ. A time frame of critical/sensitive periods of language development. Acta Otolaryngol 1997;117:202-205
22. Dettman SJ, Pinder D, Briggs RJ, Dowell RC, Leigh JR. Communication development in children who receive the cochlear implant younger than 12 months: risks versus benefits. Ear Hear 2007;28 Suppl:11 S-18S
23. Lin $_{FR}$, Thorpe R, Gordon-Salant S, Ferrucci L. Hearing loss prevalence and risk factors among older adults in the United States. J Gerontol A Biol Sci Med Sci 2011;66:582-590
24. Lin FR, Metter EJ, O'Brien RJ, Resnick SM, Zonderman AB, Ferrucci L. Hearing loss and incident dementia. Arch Neurol 2011;68:214-220
25. Lin FR, Ferrucci L, Metter EJ, An Y, Zonderman AB, Resnick SM. Hearing loss and cognition in the Baltimore Longitudinal Study of Aging. Neuropsychology 2011;25:763-770
26. Schvartz KC, Chatterjee M, Gordon-Salant S. Recognition of spectrally degraded phonemes by younger, middle-aged, and older normal-hearing listeners. J Acoust Soc Am 2008;124:3972-3988
27. Souza P, Arehart K, Miller CW, Muralimanohar RK. Effects of age on F0 discrimination and intonation perception in simulated electric and electroacoustic hearing. Ear Hear 2011;32:75-83
28. Friedland DR, Runge-Samuelson C, Baig H, Jensen J. Case-control analysis of cochlear implant performance in elderly patients. Arch Otolaryngol Head Neck Surg 2010;136:432-438
29. Budenz CL, Cosetti MK, Coelho DH et al. The effects of cochlear implantation on speech perception in older adults. J Am Geriatr Soc 2011;59:446-453
30. Noble W, Tyler RS, Dunn CC, Bhullar N. Younger- and older-age adults with unilateral and bilateral cochlear implants: speech and spatial hearing self-ratings and performance. Otol Neurotol 2009;30:921-929
31. Olze H, Gräbel S, Förster U et al. Elderly patients benefit from cochlear implantation regarding auditory rehabilitation, quality of life, tinnitus, and stress. Laryngoscope 2012;122:196-203
32. Carlson ML, Breen JT, Gifford RH et al. Cochlear implantation in the octogenarian and nonagenarian. Otol Neurotol 2010;31:1343-1349
33. Coelho DH, Yeh J, Kim JT, Lalwani AK. Cochlear implantation is associated with minimal anesthetic risk in the elderly. Laryngoscope 2009;119:355-358
34. Bovo R, Martini A, Agnoletto M et al. Auditory and academic performance of children with unilateral hearing loss. Scand Audiol Suppl 1988;30:71-74
35. Bess FH, Tharpe AM. Performance and management of children with unilateral sensorineural hearing loss. Scand Audiol Suppl 1988;30:75-79
36. Wie OB, Pripp AH, Tvete O. Unilateral deafness in adults:effects on communication and social interaction. Ann Otol Rhinol Laryngol 2010;119:772-781
37. Holstrum WJ, Gaffney M, Gravel JS, Oyler RF, Ross DS. Early intervention for children with unilateral and mild bilateral degrees of hearing loss. Trends Amplif 2008;12:35-41
38. Lieu JE. Speech-language and educational consequences of unilateral hearing loss in children. Arch Otolaryngol Head Neck Surg 2004;130:524-530
39. Gray L, Kesser B, Cole E. Understanding speech in noise after correction of congenital unilateral aural atresia: effects of age in the emergence of binaural squelch but not in use of head-shadow. Int J Pediatr Otorhinolaryngol 2009;73:1281-1287
40. Colburn HS, Latimer JS. Theory of binaural interaction based on auditory-nerve data. III. Joint dependence on interaural time and amplitude differences in discrimination and detection. J Acoust Soc Am 1978;64:95-106

41. van Hoesel RJ, Tyler RS. Speech perception, localization, and lateralization with bilateral cochlear implants. J Acoust Soc Am 2003;113:1617-1630
42. Laszig R, Aschendorff A, Stecker M et al. Benefits of bilateral electrical stimulation with the nucleus cochlear implant in adults: 6-month postoperative results. Otol Neurotol 2004;25:958-968
43. Litovsky RY, Johnstone PM, Godar SP. Benefits of bilateral cochlear implants and/or hearing aids in children. Int J Audiol 2006;45 Suppl 1:S78-S91
44. Ramsden R, Greenham P, O'Driscoll M et al. Evaluation of bilaterally implanted adult subjects with the nucleus 24 cochlear implant system. Otol Neurotol 2005;26:988-998
45. Tyler RS, Dunn CC, Witt SA, Noble WG. Speech perception and localization with adults with bilateral sequential cochlear implants. Ear Hear 2007;28 Suppl:86S-90S
46. Litovsky RY, Parkinson A, Arcaroli J et al. Bilateral cochlear implants in adults and children. Arch Otolaryngol Head Neck Surg 2004;130:648-655
47. Verschuur CA, Lutman ME, Ramsden R, Greenham P, O'Driscoll M. Auditory localization abilities in bilateral cochlear implant recipients. Otol Neurotol 2005;26:965-971
48. Steffens T, Lesinski-Schiedat A, Strutz J et al. The benefits of sequential bilateral cochlear implantation for hearing-impaired children. Acta Otolaryngol 2008;128:164-176
49. Gordon KA, Papsin BC. Benefits of short interimplant delays in children receiving bilateral cochlear implants. Otol Neurotol 2009;30:319-331
50. Clark JG. Uses and abuses of hearing loss classification. ASHA 1981;23:493-500
51. Ching TYC, van Wanrooy E, Dillon H. Binaural-bimodal fitting or bilateral implantation for managing severe to profound deafness: a review. Trends Amplif 2007;11:161-192
52. Iwaki T, Blamey P, Kubo T. Bimodal studies using adaptive dynamic range optimization (ADRO) technology. Int J Audiol 2008;47:311-318
53. Sucher CM, McDermott HJ. Bimodal stimulation: benefits for music perception and sound quality. Cochlear Implants Int 2009;10(Suppl 1):96-99
54. Van de Heyning P, Vermeire K, Diebl M, Nopp P, Anderson I, De Ridder D Van de HP. Incapacitating unilateral tinnitus in single-sided deafness treated by cochlear implantation. Ann Otol Rhinol Laryngol 2008;117:645-652
55. Vermeire K, Van de Heyning P. Binaural hearing after cochlear implantation in subjects with unilateral sensorineural deafness and tinnitus. Audiol Neurootol 2009;14:163-171
56. Arndt S, Aschendorff A, Laszig R et al. Comparison of pseudobinaural hearing to real binaural hearing rehabilitation after cochlear implantation in patients with unilateral deafness and tinnitus. Otol Neurotol 2011;32:39-47
57. Arndt S, Laszig R, Aschendorff A et al. [Unilateral deafness and cochlear implantation: audiological diagnostic evaluation and outcomes] HNO 2011;59:437-446
58. Buechner A, Brendel M, Lesinski-Schiedat A et al. Cochlear implantation in unilateral deaf subjects associated with ipsilateral tinnitus. Otol Neurotol 2010;31:1381-1385
59. Jacob R, Stelzig Y, Nopp P, Schleich P. [Audiological results with cochlear implants for single-sided deafness] HNO 2011;59:453-460
60. Stelzig Y, Jacob R, Mueller J. Preliminary speech recognition results after cochlear implantation in patients with unilateral hearing loss: a case series. J Med Case Reports 2011;5:343
61. Holden-Pitt L, Albertorio J. Thirty years of the Annual Survey of Deaf and Hard-of-Hearing Children & Youth: a glance over the decades. Am Ann Deaf 1998;143:72-76
62. Lesinski A, Hartrampf R, Dahm MC, Bertram B, Lenarz T. Cochlear implantation in a population of multihandicapped children. Ann Otol Rhinol Laryngol Suppl 1995;166:332-334
63. Meinzen-Derr J, Wiley S, Grether S, Choo DI. Language performance in children with cochlear implants and additional disabilities. Laryngoscope 2009
64. Nikolopoulos TP, Archbold SM, Wever CC, Lloyd H. Speech production in deaf implanted children with additional disabilities and comparison with age-equivalent implanted children without such disorders. Int J Pediatr Otorhinolaryngol 2008;72:1823-1828
65. Cosetti MK, Waltzman SB. Outcomes in cochlear implantation: variables affecting performance in adults and children. Otolaryngol Clin North Am 2012;45:155-171
66. Amirsalari S, Yousefi J, Radfar S et al. Cochlear implant outcomes in children with motor developmental delay. Int J Pediatr Otorhinolaryngol 2012;76:100-103
67. Holt RF, Kirk KI. Speech and language development in cognitively delayed children with cochlear implants. Ear Hear 2005;26:132-148
68. Lee YM, Kim LS, Jeong SW, Kim JS, Chung SH. Performance of children with mental retardation after cochlear implantation: speech perception, speech intelligibility, and language development. Acta Otolaryngol 2010;130:924-934
69. Steven RA, Green KM, Broomfield SJ, Henderson LA, Ramsden RT, Bruce IA. Cochlear implantation in children with cerebral palsy. Int J Pediatr Otorhinolaryngol 2011;75:1427-1430
70. Yamazaki H, Yamamoto R, Moroto S et al. Cochlear implantation in children with congenital cytomegalovirus infection accompanied by psycho-neurological disorders. Acta Otolaryngol 2012;132:420-427
71. Malik V, Bruce IA, Broomfield SJ, Henderson L, Green KM, Ramsden RT. Outcome of cochlear implantation in asymptomatic congenital cytomegalovirus deafened children. Laryngoscope 2011;121:1780-1784
72. Wiley S, Meinzen-Derr J, Grether S, Choo DI, Hughes ML. Longitudinal functional performance among children with cochlear implants and disabilities: a prospective study using the Pediatric Evaluation of Disability Inventory. Int J Pediatr Otorhinolaryngol 2012;76:693-697
73. Arndt S, Laszig R, Beck R et al. Spectrum of hearing disorders and their management in children with CHARGE syndrome. Otol Neurotol 2010;31:67-73

7 Princípios de Imagem em Implante Coclear

Andrew J. Fishman e Selena E. Heman-Ackah

■ Introdução

A imagem radiológica desempenha um papel fundamental em implantação coclear no que se refere à avaliação de elegibilidade pré-operatória, bem como pesquisa e técnicas experimentais. No mínimo, implantação coclear bem-sucedida exige que impulsos elétricos sejam aplicados a uma população sobrevivente de células do gânglio espiral, e que estes impulsos sejam transmitidos a um córtex auditivo funcionante por uma conexão neural existente. Por conseguinte, exames de imagem da via auditiva do candidato a implante é necessário para triar quanto a condições morfológicas que impediriam ou complicariam o processo de implantação. A resolução cada vez maior da tecnologia da tomografia computadorizada (CT) e da imagem de ressonância magnética (MRI) tem fornecido ao clínico informação mais detalhada sobre a integridade da via auditiva. À medida que as tecnologias evoluem, uma compreensão clara de qual a informação que pode ser obtida bem como as limitações das várias modalidades de imagem é essencial para avaliação correta da elegibilidade, e a seleção da orelha a receber implantação em casos complexos.

Também importante é o efeito que a presença de um implante coclear tem no exame de imagem futuro das regiões da cabeça e pescoço em um implantado. No passado, a presença de um implante coclear era considerada uma contraindicação importante à MRI.[1] Uma vez que agora é possível obter imagens úteis com os avanços na tecnologia de CT e MRI, a questão da compatibilidade do aparelho com MRI abriu uma nova área de investigação.

■ Exames de Imagem no Pré-Operatório

Avaliação radiológica pré-operatória serve de instrumento para determinar a exequibilidade e facilidade da implantação coclear. A análise é efetuada por uma abordagem em degraus, respondendo às seguintes três questões: Há anomalias cocleovestibulares que impeçam implantação? Há evidência de obstrução da luz? Há achados adicionais que possam complicar a cirurgia ou o tratamento subsequente do paciente? Esta seção não tem intenção de rever princípios ou técnicas de aquisição de imagem, mas em vez disso oferecer uma plataforma para discussão entre a equipe de implante e o radiologista.

Há Anomalias Cocleovestibulares que Impeçam Implantação?

Até 35% dos pacientes com perda auditiva neurossensorial (SNHL) congênita têm anomalias morfológicas radiograficamente identificáveis da orelha interna.[2,3] Em geral, malformações da orelha interna podem estar associadas a uma larga variedade de sensibilidade auditiva.[4] Estes pacientes podem manifestar progressão da perda auditiva, embora muitos possam reter audição útil adentro da vida adulta. Como regra geral, no entanto, a gravidade da deformidade se correlaciona positivamente com a gravidade da perda auditiva.[4] Em virtude da variabilidade e natureza progressiva da perda auditiva nestas doenças, a maioria dos grandes centros de implante tende a avaliar numerosos pacientes com uma variedade de malformações. Dada a tecnologia atual, o requisito mínimo para implantação coclear é a presença de uma cavidade implantável na proximidade de elementos neurais estimuláveis cujas projeções se conectem ao córtex auditivo. Por conseguinte, a primeira questão que precisa ser respondida é: existem quaisquer anomalias cocleovestibulares que impeçam implantação?

Embriologia

Para apreciar por completo a ampla variedade de malformações cocleovestibulares possíveis, é útil rever, primeiro, a embriogênese da orelha interna. Consideraremos, separadamente, a formação do labirinto membranoso, a cápsula ótica óssea, e os nervos e gânglios cocleovestibulares.

O desenvolvimento do sistema combinado coclear e labiríntico membranoso começa com a formação do placoide ótico sob a forma de um espessamento ectodérmico que se forma na superfície do tubo neural na 3ª semana gestacional. O placoide ótico se invagina a partir da superfície e forma o otocisto na 4ª semana gestacional. O otocisto desenvolve três pregas para dentro na 5ª semana. As bolsas resultantes representam: o saco e ducto endolinfáticos primordiais; o utrículo e canais semicirculares; e o sáculo e cóclea. Começando na 6ª semana, o ducto coclear cresce do seu botão primordial começando da região basal espiralando, apicalmente, para atingir suas 2,5 a 2,75 voltas completas pela 8ª à 10ª semana. Os órgãos finais neuroepiteliais continuam a se desenvolver além deste período, com o órgão de Corti completando sua formação na 25ª semana.

Os canais semicirculares começam sua formação sob a forma de três pequenas evaginações pregueadas no apêndice vestibular primordial. Eles se desenvolvem como projeções em forma de discos cujos centros eventualmente se comprimem e fundem para afinal formar a estrutura dos ductos semicirculares. Pela 6ª semana de vida gestacional, esta compressão e fusão aconteceram primeiro no canal superior e a seguir o posterior. Os três canais continuam a aumentar e completam sua formação até tamanho adulto em sequência começando pelo superior por volta da 20ª semana, seguido pelo canal posterior e, finalmente, o lateral. Curiosamente, o saco e ducto endolinfáticos são os primeiros a aparecer e os últimos a completar seu desenvolvimento.

A cápsula ótica óssea eventualmente se forma a partir de um modelo precursor cartilaginoso completamente desenvolvido via 14 centros de ossificação, começando cerca da 15ª semana gestacional e é completada durante a 23ª semana gestacional. O modelo cartilaginoso e o labirinto membranoso subjacente continuam a crescer na região dos canais semicirculares posterior e lateral, enquanto outras estruturas, que atingiram previamente a forma e tamanho finais, começaram a ossificar. Os nervos e gânglios cocleovestibulares se desenvolvem em concerto com o labirinto membranoso e órgãos terminais cocleovestibulares. Eles têm origem na crista neural e migram entre a camada epitelial e a membrana basal da vesícula ótica durante a 4ª semana gestacional.

Malformações Cocleares

Há muita confusão na literatura a respeito da nomenclatura das anomalias morfológicas cocleares especialmente a respeito do termo *malformação de Mondini*. Em 1791, Carlo Mondini apresentou seus achados sobre uma dissecção anatômica de um menino surdo jovem.[5] De acordo com seus escritos, relatos prévios de surdez humana foram atribuídos a anormalidades do canal auditivo externo e da tuba auditiva, membrana timpânica, orelha média e ossículos, ou compressão do nervo auditivo. Durante sua dissecção na face posterior do osso petroso ele descobriu importante aumento do aqueduto vestibular e comentou que o lábio ósseo usual que "protege o aqueduto vestibular" estava faltando e fora substituído por uma lâmina membranosa da dura-máter. Ele observou que o vestíbulo não estava deformado, mas era de tamanho maior que o usual. Também notou um aumento no tamanho do recesso elíptico embora fosse de tamanho normal. Comentou que os canais semicirculares pareciam normais e que as posições das suas aberturas para dentro do vestíbulo não eram dignas de nota. Ao observar a abertura medial do aqueduto vestibular, ele comentou que estava muito aumentado e era maior que o tamanho do pilar comum. No que concerne à cóclea, ela foi descrita como possuindo só 1,5 volta. Ele descreveu a cóclea como terminando em uma cavidade correspondente à última volta espiral, e descreveu uma lâmina entre as rampas (interescalar) da cóclea incompletamente formada. Malformações de Mondini foram identificadas como achados isolados ou em associação a outras síndromes nominadas, a saber: de Klippel-Feil, de Pendred e de DiGeorge.[6] O termo mais contemporâneo, *partição incompleta*, é comumente usado para descrever esta anomalia clássica e denota este aspecto específico da deformidade.[7]

Phelps *et al.* reservam o termo "deformidade de Mondini" para cóclea cuja volta basal é normal e possui uma deficiência do septo inter-rampas da 1,5 volta distal.[8] Eles diferenciam estas cócleas daquelas chamadas "displásicas" em virtude de sua volta basal alargada que está em comunicação larga com um vestíbulo dilatado. De acordo com Phelps, a importância está na ausência clínica de vazamento de CSF espontâneo e meningite nos pacientes com esta definição estrita da deformidade de Mondini em oposição aos pacientes com displasia que manifestaram estas complicações em uma série de 20 pacientes estudados.

Desde os artigos de Mondini, vários pesquisadores documentaram uma variedade de malformações da orelha interna. Embora não tenham sido os primeiros a descrever ou dar nome a estas malformações, Jackler *et al.* propuseram um sistema de classificação para a orelha interna congenitamente malformada, em 1987, baseando-se na teoria de que uma variedade de deformidades resulta da parada do desenvolvimento em diferentes estádios da embriogênese.[4] Os autores reconhecem que a sua classificação não poderia descrever todas as anormalidades observáveis, mas pretendia servir como um arcabouço ao qual outras anomalias descritíveis poderiam ser acrescentadas, que pela sua suposição teriam resultado de desenvolvimento aberrante em vez de interrompido.

Este trabalho merece menção, como é frequentemente citado, e serve bem como uma base sistemática inicial para a interpretação de imagens. Jackler *et al.* formularam seu sistema de classificação em cima da revisão de politomografias e CTs de 63 pacientes com 98 orelhas congenitamente malformadas, e ofereceram a seguinte categorização:[4]

- Cóclea ausente ou malformada.
  1. Aplasia completa do labirinto.
  2. Aplasia da cóclea.
  3. Hipoplasia da cóclea.
  4. Partição incompleta.
  5. Cavidade comum.
- Cóclea normal.
  1. Vestíbulo: displasia do canal semicircular lateral.
  2. Aqueduto vestibular alargado.

As doenças identificadas como tendo cóclea normal foram subdivididas apenas para as finalidades do esquema de classificação de Jackler. É importante conceber que as doenças do vestíbulo, canais semicirculares e aqueduto vestibular são também, muitas vezes, encontradas em conjunção com malformações cocleares. Deformidades da orelha interna tendem a ocorrer bilateralmente em 65%,[4] e quando elas são bilaterais, há uma chance de 93% de que sejam semelhantes, embora várias combinações de classes morfológicas tenham sido documentadas.[4]

Mais recentemente, em 2002, Sennaroglu e Saatci propuseram um sistema de classificação modificado para malformações cocleares com base em achados radiográficos que ganhou popularidade (▶ Tabela 7.1).[7] Deformidade de Michel é a malformação mais grave e mais rara de todas (▶ Fig. 7.1).[7] Aplasia de Michel representa aplasia labiríntica (ausência completa de todas as estruturas cocleares e vestibulares). Isto resulta de parada embriológica antes da formação do otocisto resultando em ausência completa de desenvolvimento da orelha interna.[4] Aplasia coclear é definida como ausência completa da cóclea. Esta é a segunda mais rara malformação coclear, representando, aproximadamente, 3 a 7% das malformações cocleares identificadas.[4,7] O termo cavidade comum (CC) é usado para denotar confluência da cóclea e vestíbulo em uma cavidade rudimentar comum que geralmente não tem uma

Tabela 7.1 Sistema de Sennaroglu e Saatci de Classificação das Malformações Cocleares

Classificação	Descrição
Deformidade de Michel	Ausência completa de todas as estruturas cocleares e vestibulares
Aplasia da cóclea	Ausência completa da cóclea
Deformidade de cavidade comum	Uma cavidade cística representando a cóclea e vestíbulo sem mostrar qualquer diferenciação em cóclea e vestíbulo
Hipoplasia da cóclea	A cóclea e o vestíbulo são separados um do outro, mas suas dimensões são menores que o normal.
Partição incompleta tipo I (IP-I)	A cóclea é desprovida do modíolo inteiro e da área cribriforme, resultando em uma aparência cística.
Partição incompleta tipo II (IP-II)	Também conhecida como uma malformação de Mondini. A cóclea consiste em 1,5 volta, e as voltas média e apical coalescem para formar um ápice cístico, acompanhados por um vestíbulo dilatado e VA aumentado.
Partição incompleta tipo III (IP-III)	Fundo e volta basal da cóclea bulbosos, ausência da lâmina crivosa.

Dados de Sennaroglu L, Saatci I. A new classification for cochleovestibular malformations. Laryngoscope. 2002;112:2230–41.

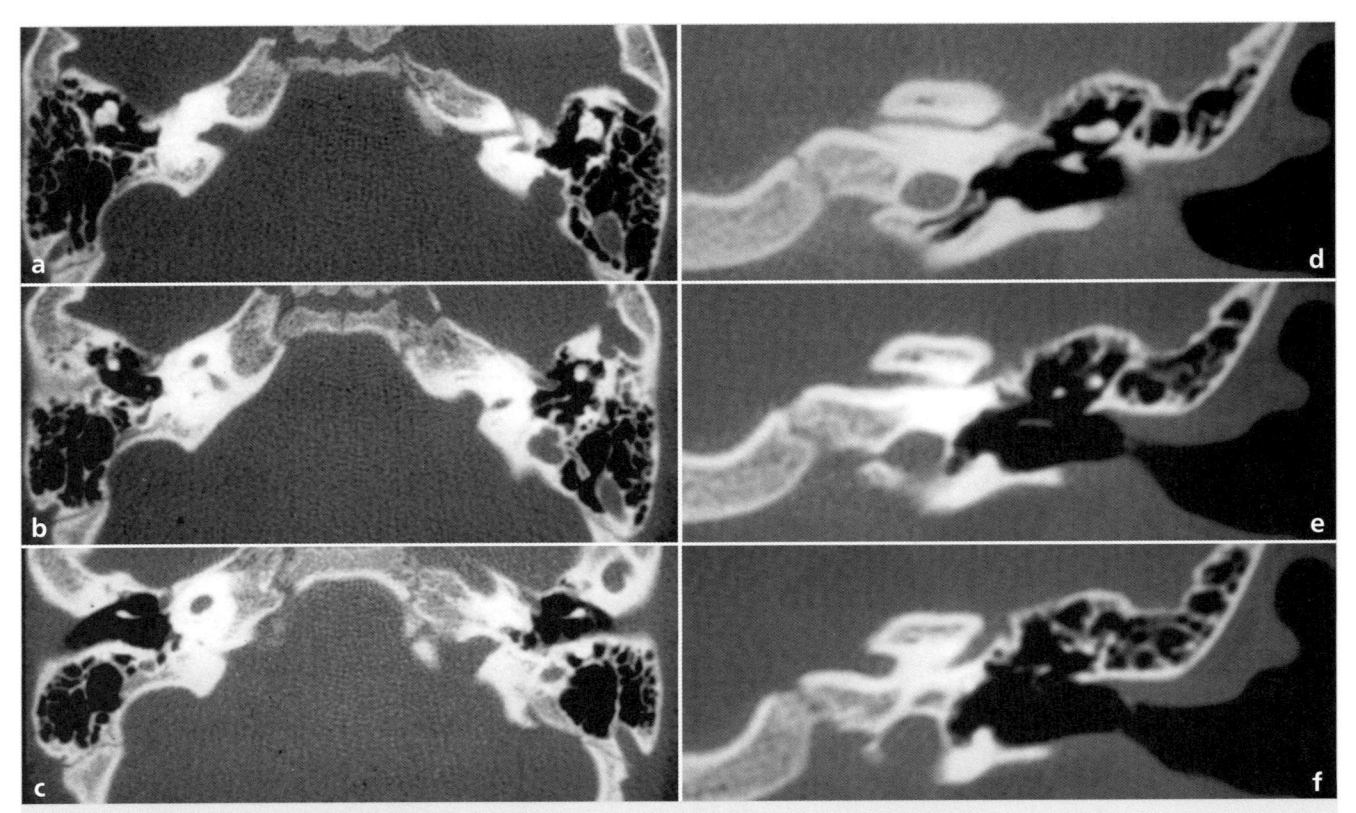

Fig. 7.1 Imagem de tomografia computadorizada (CT) de um paciente com deformidade de cavidade comum à direita e aplasia cocleovestibular completa à esquerda. (a-c) Cortes axiais são apresentados de superior a inferior. Imagem b demonstra o canal auditivo interno (IAC) à direita se comunicando com a cavidade comum. Imagem (a) demonstra um IAC à esquerda contendo apenas um nervo facial. (d-f) Cortes coronais através do osso temporal esquerdo demonstram a ausência da cápsula ótica com apenas os canais da carótida e nervo facial visíveis na região. O músculo tensor do tímpano é visto em d. Este paciente foi implantado com sucesso no ouvido direito.

arquitetura interna e é, muitas vezes, associada a canais semicirculares anormalmente formados.[4,7] Esta é a terceira anormalidade mais comum de acordo com este sistema de classificação modificado (▶ Fig. 7.2).[7]

Hipoplasia da cóclea, de acordo com Sennaroglu e Saatci (2002), descreve uma malformação em que a cóclea e vestíbulo são separados um do outro, mas as dimensões são menores que o normal.[7] Esta representa 7 a 15% de todas as malformações cocleares (▶ Fig. 7.3).[4,7] Partição incompleta tipo I (IP-I) refere-se a malformações nas quais a cóclea não possui o modíolo inteiro e a área cribriforme resultando em um aspecto cístico.[7] Esta foi a segunda mais comum malformação notada por Sennaroglu e Saatci.[7] A malformação final descrita por Sennaroglu e Saatci é partição incompleta tipo II (IP-II), que representa a malformação de Mondini clássica previamente descrita.[7] Esta compreendeu a maioria das malformações encontradas na sua série.[7] Admite-se que ela represente parada do desenvolvimento durante a 7ª semana gestacional, uma época na qual a cóclea teria completado 1 a 1,5 volta.[4] Radiograficamente, estas cócleas possuem apenas 1,5 volta compreendida por uma volta basal levando à aparência de uma volta média e apical confluentes que também podem ser vistas e descritas como particionamento incompleto por um septo inter-rampas deficiente (▶ Fig. 7.4).[4,7]

Além das malformações descritas no sistema de classificação modificado descrito acima, uma partição incompleta tipo III (IP-III) foi descrita (▶ Fig. 7,5).[9-13] IP-III é associada à surdez ligada ao X que foi radiograficamente descrita e geneticamente identificada.[9,10] Ela é vista em alguns pacientes do sexo masculino gravemente surdos que possuem uma deficiência de osso entre a extremidade lateral do IAC bulboso e a volta basal da cóclea.[9] Adicionalmente, ausência da lâmina crivosa foi descrita em associação.[11,13] As implicações clínicas destes achados são de comunicação anormal entre o IAC contendo CSF e a cóclea. Isto foi associado a um risco aumentado de inserção no canal auditivo interno dos eletrodos multicanais durante implantação coclear.[12,14,15]

Finalmente, anormalidades do canal auditivo interno foram descritas. Um IAC estreito com diâmetro 2 a 2,5 mm ou menos em imagem convencional ou CT foi relatado em associação a uma orelha interna normal bem como uma variedade de malformações da orelha interna.[9,16] Ele foi descrito uni e bilateralmente, em associação a uma variedade de outras anomalias congênitas e como uma afecção isolada. O significado clínico deste achado com relação à avaliação pré-implantação é que há alta probabilidade de que isto represente a presença de apenas um nervo facial e ausência do nervo cocleovestibular ou deficiência do nervo coclear. Tradicionalmente, um IAC de menos de 2 a 2,5 mm, conforme demonstrada por CT dos ossos temporais, tem sido considerado por muitos autores como sendo uma contraindicação absoluta à implantação coclear porque foi associado à deficiência ou ausência do nervo coclear.[9,16,17] Este conceito está evo-

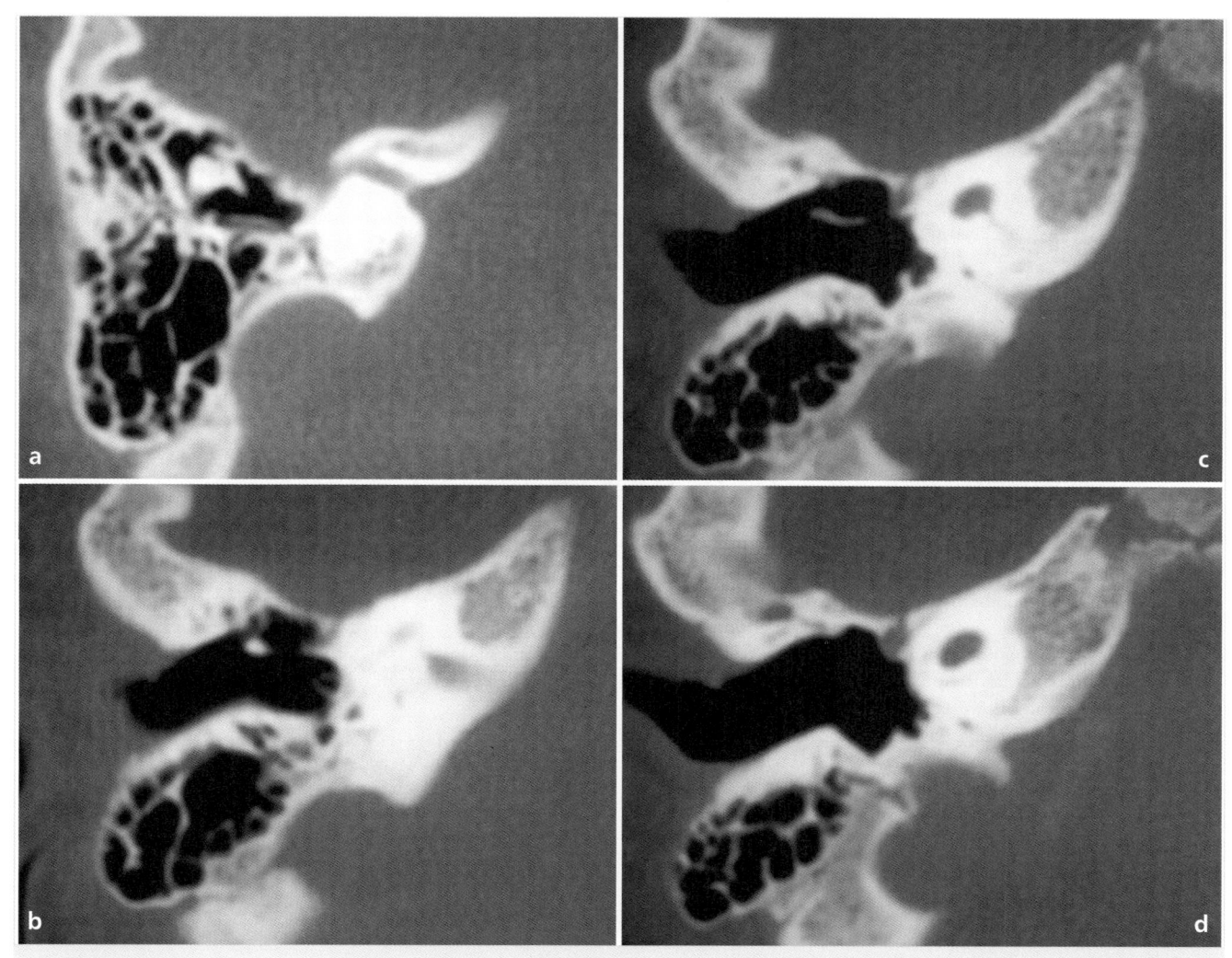

Fig. 7.2 a-d Imagens de CT axial do osso temporal direito do paciente na ►Fig. 7.1, apresentadas de superior a inferior. Notar a porção labiríntica do nervo facial labiríntico passando anterior e superiormente à câmara cocleovestibular comum. No paciente mostrado em a, os canais semicirculares são ausentes. O aqueduto coclear ósseo é visível nas imagens c e d.

luindo.[18] Estudos recentes sugeriram que o diâmetro do IAC isoladamente é um marcador inconfiável quanto à integridade do nervo coclear.[19-21] Diâmetro do canal do nervo coclear em tomografia computadorizada de alta resolução (HRCT) dos ossos temporais e MRI do IAC demonstrou ter uma correlação mais alta com deficiência ou ausência do nervo coclear.[19-21] Um estudo recente propõe que uma diminuição no diâmetro do canal do nervo coclear em HRCT do osso temporal pode ser mais altamente indicadora de deficiência do nervo coclear, que tem menos de 1,5 mm.[19] Atualmente, MRI do IAC se tornou a modalidade preferencial de imagem na avaliação de pacientes com suspeita de deficiência ou ausência do nervo coclear.

Outra anomalia recentemente identificada do canal auditivo interno é um IAC duplicado estreito.[22] A presença de um IAC duplicado estreito geralmente está associada à ausência ou deficiência de nervo coclear.[22-25] Entretanto, função e integridade anatômica do nervo facial permanecem intactas.[22-25] Como tal, este achado em imageamento pré-operatório pode representar uma contraindicação à implantação coclear.

Avaliação do Paciente

A avaliação radiológica inicial do candidato a implante coclear é tipicamente efetuada com uma imagem de HRCT dos ossos temporais ou MRI de alta resolução da cápsula ótica e canal auditivo interno. Contraste raramente está indicado. O protocolo pelo qual HRCT e MRI são empregadas em avaliação de paciente permanece um pouco variável. A escolha da modalidade de imagem inicial é em grande parte dependente da idade do paciente, a etiologia presumida da perda auditiva, e o protocolo de avaliação por imagem desenvolvido pelo respectivo centro de implante coclear.

Dentro da população adulta com perda auditiva adquirida, HRCT dos ossos temporais é efetuada comumente. HRCT é benéfica para identificar a posição do nervo facial, ossificação labiríntica, aeração do osso temporal, posição do seio sigmoide, bulbo jugular em posição alta, deiscência de artéria carótida, divertículos jugulares, e tamanho do aqueduto vestibular. Confirmação da presença ou ausência de um nervo coclear não é preocupação nesta população. Portanto, MRI da cápsula ótica e IAC geralmente é reservada para

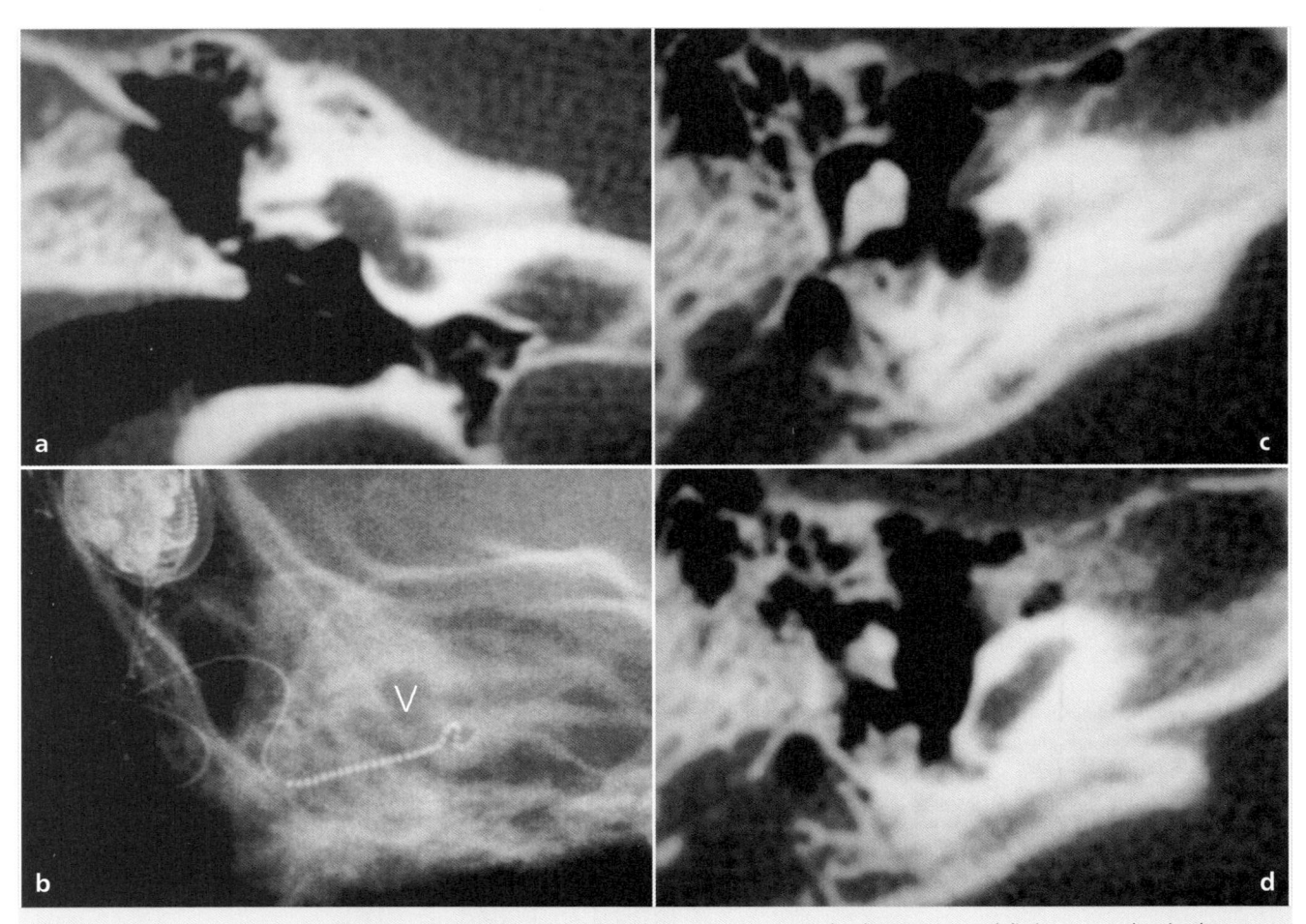

Fig. 7.3 a-d Imagens de CT de um paciente com hipoplasia coclear bilateral. Imagens são mostradas do osso temporal direito que recebeu implante com sucesso. (a) Um corte coronal através do vestíbulo demonstra a formação relativamente normal do aparelho vestibular, bem como a presença de uma janela oval. A janela oval e ossículos também são vistos em imagem axial. (b) Radiografia simples transorbitária intraoperatória do arranjo de eletrodos multicanal implantado neste paciente. Esta é a aparência esperada do arranjo colocado nesta cavidade pequena. Notar que a morfologia é muito semelhante ao corte coronal na imagem (a). O vestíbulo (v) está marcado para referência. (c) Estes são marcos anatômicos cirúrgicos úteis porque permitem a formação de um mapa do caminho topográfico quando implantando em cócleas anormais. Só a volta basal proximal da cóclea está presente. (d) As voltas média e apical estão ausentes.

pacientes adultos com fatores de risco etiológicos (p. ex., história de meningite, fratura de osso temporal, labirintite etc.) para perda auditiva, a fim de avaliar quanto à patência da cóclea se houver uma preocupação com a presença de labirintite ossificante. Isto será discutido em maior detalhe mais tarde no capítulo.

O uso de HRCT e MRI é aplicado, mais variavelmente, na população pediátrica para avaliação por imagem inicial. Dentro da população pediátrica, várias anomalias do osso temporal podem ser identificadas por HRCT: displasia coclear, ossificação labiríntica, posição do nervo facial, aeração do osso temporal, posição do seio sigmoide, bulbo jugular em posição alta, deficiência do modíolo e displasia do canal semicircular lateral. Similarmente, MRI é benéfica para avaliar a anatomia da cápsula ótica e canal auditivo interno; displasia coclear, ossificação labiríntica, posição do seio sigmoide, tamanho do aqueduto vestibular, estreitamento do canal do nervo coclear, deficiência do modíolo, displasia do canal semicircular lateral, avaliação do conteúdo neural do canal auditivo interno, e o calibre do nervo coclear (▶ Fig. 7.6).

Cada uma destas modalidades possui suas forças próprias (i. e., MRI na identificação da ossificação do labirinto e hipoplasia ou agenesia do nervo coclear; HRCT na identificação de aqueduto vestibular aumentado e calibre do canal do nervo coclear).[26-28] Nenhum benefício foi demonstrado utilizando triagem com dupla modalidade (HRCT e MRI) na população pediátrica antes da implantação coclear.[28] Uma vez que especificidade e valor preditivo negativo de ambas, MRI e HRCT, isoladamente, são altos e sem diferença significativa para predizer anormalidades da orelha interna,[28] a escolha da modalidade de triagem primária antes de implantação coclear pediátrica pode variar conforme a equipe e o centro de implante coclear. É importante salientar, no entanto, que estudos com CT e MR são apenas avaliações macroscópicas do aparelho cocleovestibular; forma não significa função necessariamente.

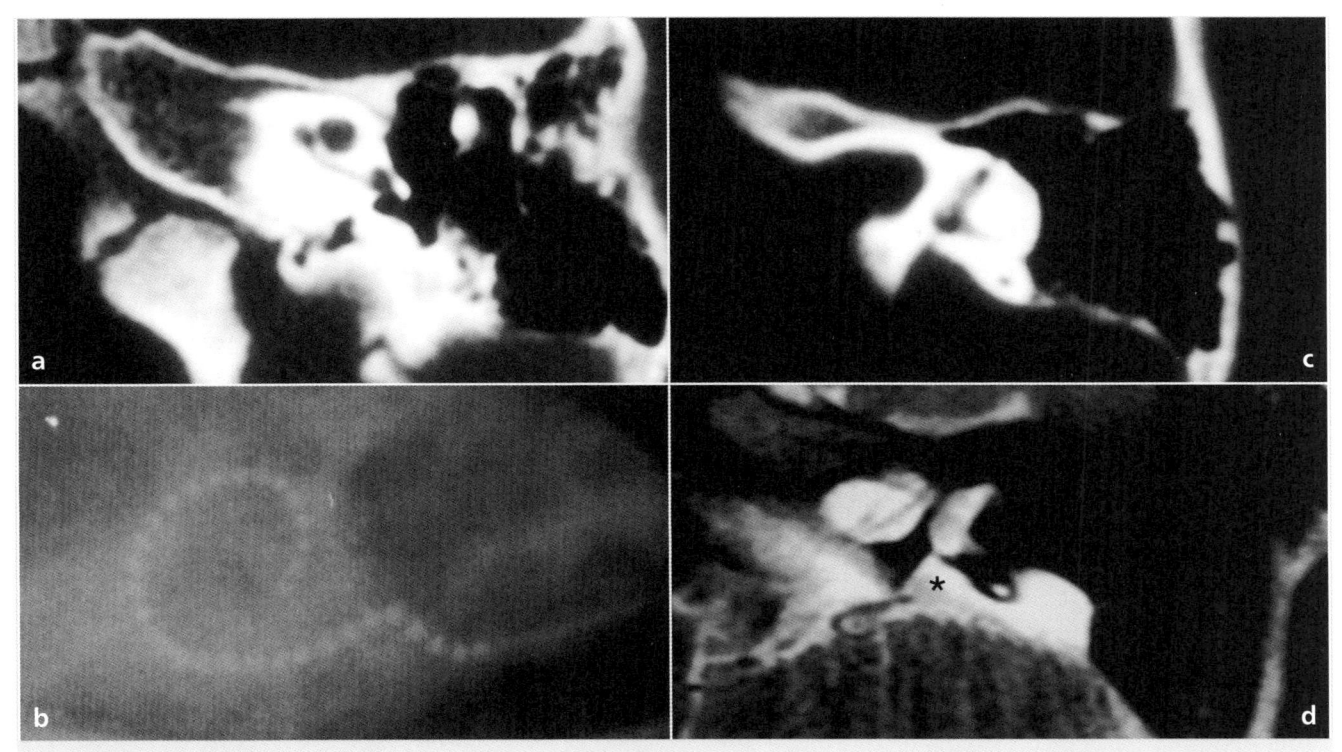

Fig. 7.4 a-d Imagens de um paciente com partição incompleta tipo II bilateral. (a) Imagem de CT axial mostra claramente uma volta basal intacta e voltas média e apical confluentes. (b) Observar que um arranjo de eletrodos multicanal foi implantado aproximadamente uma volta inteira com alguns anéis endurecedores permanecendo fora da cocleostomia. Este paciente também tinha um aqueduto vestibular alargado conforme é visto na imagem de CT axial (c), bem como na MRI ponderada em T2 (d) marcado por um (*). Intraoperatoriamente, saída de líquido cerebrospinal (CSF) foi facilmente controlada com tamponamento de fáscia em torno do arranjo na cocleostomia.

Evidência da existência de uma via neural auditiva estimulável, por documentação ou audição residual ou pela utilização de testagem de estimulação no promontório, prediz um resultado mais favorável (▶ Fig. 7.7; ▶ Fig. 7.8).

Algumas anomalias cocleovestibulares impedem implantação. Aplasia labiríntica completa seria uma contraindicação absoluta à implantação no lado afetado. A determinação de aplasia da cóclea deve envolver a diferenciação cuidadosa de uma deformidade de cavidade comum por uma combinação de MRI e estimulação no promontório em pacientes selecionados a fim de avaliar a possível presença de uma população de células ganglionares do nervo coclear estimuláveis adjacentes. Tradicionalmente, a falha em identificar um nervo coclear por MRI de alta resolução também contraindicaria implantação independentemente da presença de uma cavidade

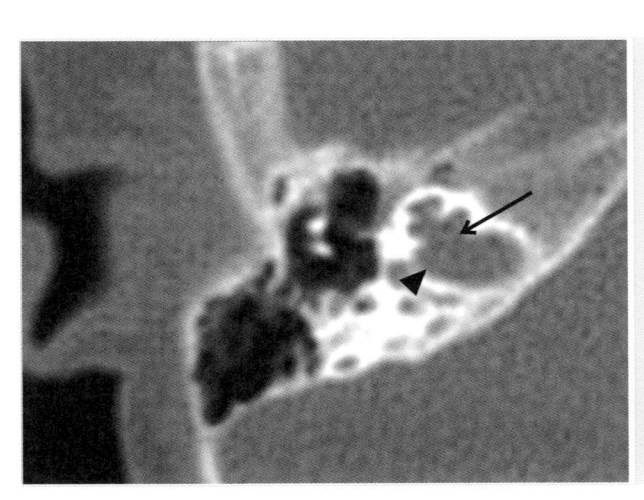

Fig. 7.5 Imagem de CT axial do osso temporal direito de um paciente com partição incompleta tipo III. Ausência da lâmina crivosa está assinalada pela seta preta. O fundo bulboso característico está assinalado pela ponta de seta preta.

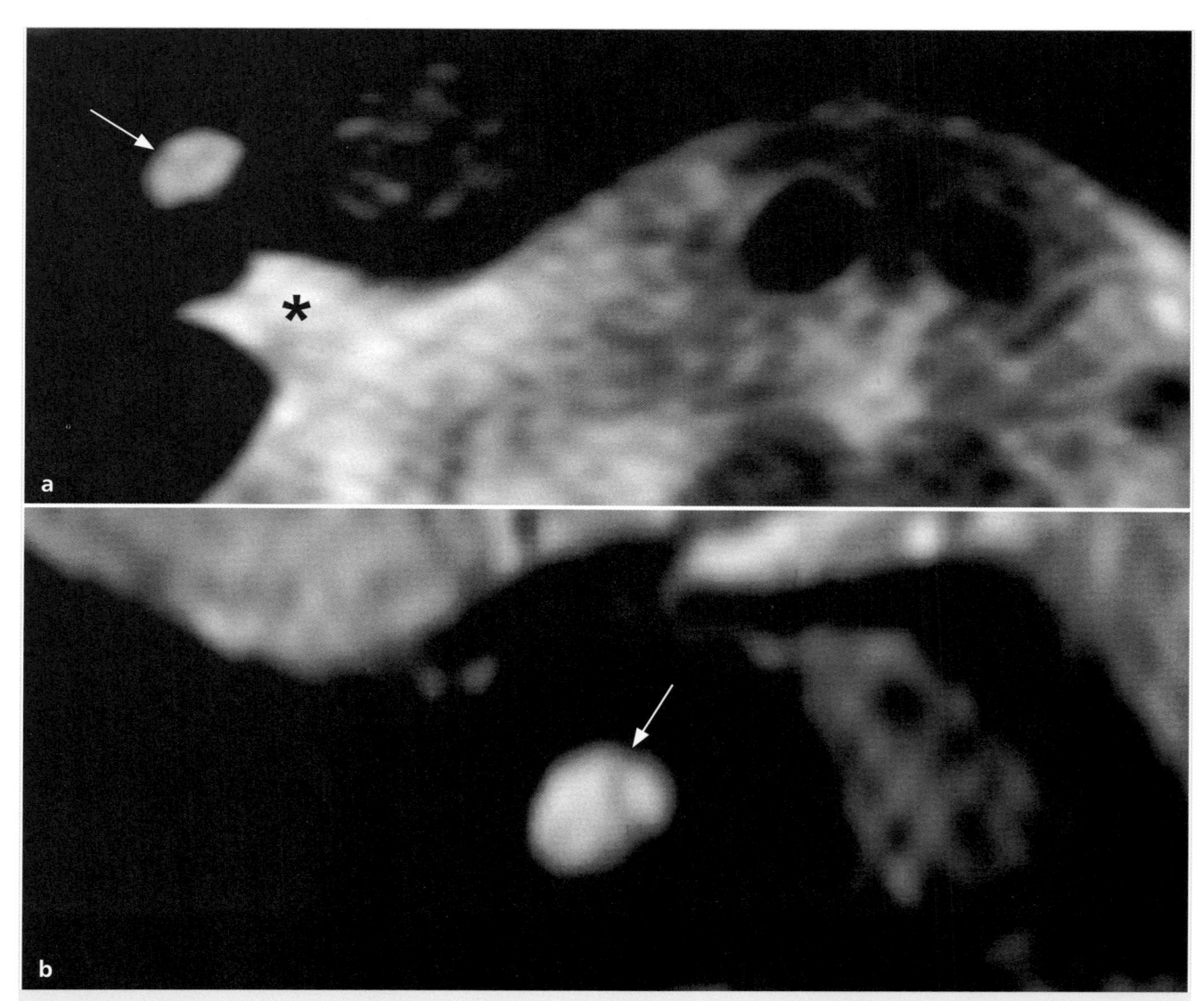

Fig. 7.6 MRI ponderada em T2 demonstrando particionamento não ósseo de uma cavidade comum. Estas imagens são da mesma orelha interna mostrada na ▶ Fig. 7.4. (a) Notar o sinal brilhante de líquido visto dentro do IAC e a câmara cocleovestibular no corte axial. Há septações de baixa intensidade de sinal visíveis dentro da cavidade comum em ambas as imagens axial (a) e coronal (b) que não são vistas em escaneamento de CT (setas brancas).

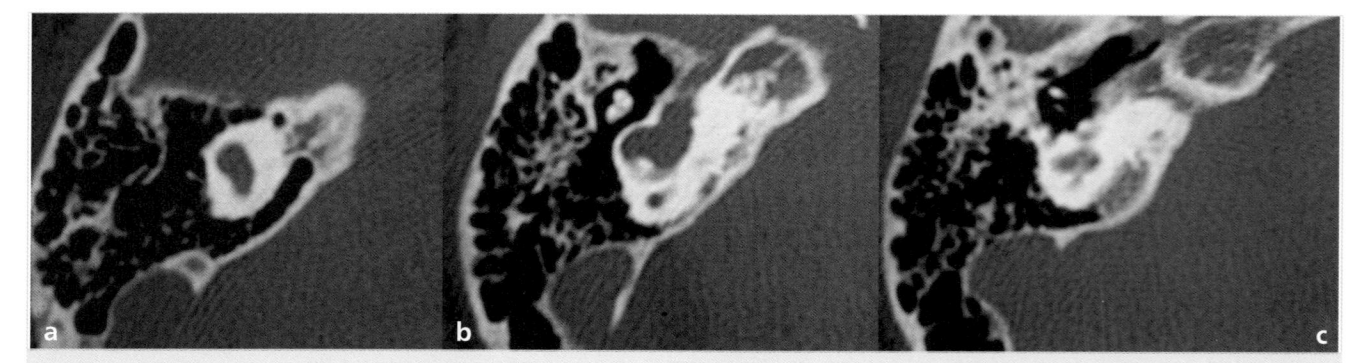

Fig. 7.7 Imagens de CT axial em outra paciente com uma deformidade de cavidade comum. Aplasia de Michel estava presente no lado contralateral. Painéis a-c estão apresentados de superior a inferior. Notar a formação de canais semicirculares rudimentares (b). O IAC torna-se aparente no corte c. Esta paciente demonstrava algumas sensações auditivas subjetivas pré-operatórias e desenvolvimento de linguagem. Estimulação do promontório também indicava a presença de percepção auditiva. Ela foi implantada com sucesso com um aparelho multicanal e, atualmente, deriva benefício importante do uso do implante.

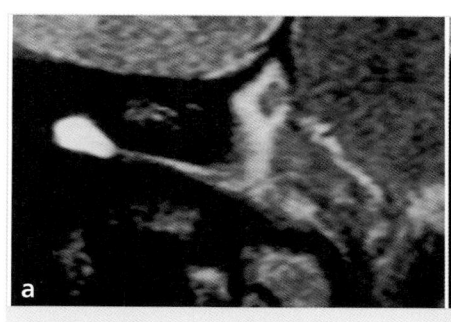

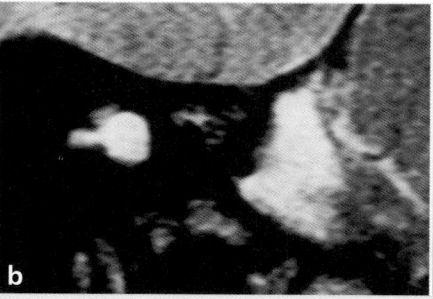

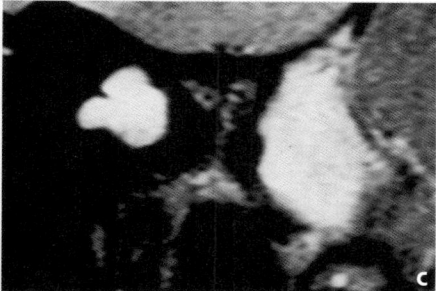

Fig. 7.8 MRI coronal ponderada em T2 da orelha interna representada na Fig. 7.6. Painéis a-c são apresentados de anterior a posterior. Observar o IAC estreito levando à cavidade cocleovestibular comum contendo líquido (a). Imagens (b, c). A formação de canais semicirculares rudimentares que também contêm líquido.

implantável. Entretanto, estudos recentes questionaram este conceito relatando percepção auditiva após implantação em pacientes com achados radiográficos de aplasia ou deficiência do nervo coclear, embora os resultados relatados tipicamente não se equiparam aos dos pares sem anomalias do nervo coclear.[29-32]

Com seleção cuidadosa de pacientes e planejamento pré-operatório, utilizando as várias modalidades de imageamento e testagem eletrofisiológica disponíveis, e programadores experientes de aparelhos, muitos pacientes com uma variedade de malformações cocleares receberam implantação bem-sucedida.[3,33-40]

Há Evidência de Obstrução da Luz?

Na ausência de contraindicações morfológicas à implantação, aqui está a questão seguinte que precisa ser respondida: Existe qualquer evidência de obstrução luminal? Inflamação da orelha interna, anormalidades do metabolismo ósseo ou trauma, podem em última análise resultar em obstrução luminal pelo crescimento invasivo de tecido cicatricial fibroso ou neo-ossificação patológica. A etiologia mais comumente encontrada, especialmente em candidatos pediátricos a implante coclear, é labirintite ossificante pós-meningite.[41] Outras causas pós-inflamatórias incluem labirintite supurativa secundária a otite média ou colesteatoma, e infecções hematogênicas (p. ex., septicemia, caxumba, rubéola ou outras infecções virais). Doenças ósseas metabólicas incluem otosclerose e doença de Paget.[42] Causas pós-traumáticas comuns incluem labirintectomia e fratura de osso temporal. Granulomatose de Wegener, anemia falciforme, doenças internas autoimunes e síndrome de Cogan também foram descritas resultando em ossificação labiríntica.[43-46]

Meningite bacteriana é a causa mais comum de perda auditiva neurossensorial grave em crianças.[47] Algum grau de perda auditiva foi descrito em 5 a 35% dos sobreviventes de meningite.[48,49] Surdez pode seguir-se à meningite bacteriana em crianças em 2 a 11%.[47-49] Os organismos comumente responsáveis por surdez pós-meningite são *Haemophilus influenzae* e *Streptococcus pneumoniae*.[48,49] *Neisseria meningitidis* também é um organismo causador, embora se considere que resulta em uma incidência mais baixa de surdez pós-infecciosa.[48,49] Embora as taxas de meningite bacteriana tenham declinado significativamente com os protocolos atuais de imunização, o *H. influenzae* é o principal organismo causador de meningite; entretanto, uma proporção mais alta de indivíduos com meningite em associação a pneumococo desenvolve perda auditiva. Pneumococo permanece o patógeno microbiano mais comum em associação à perda auditiva pós-meningite.[48,49] Meningite pneumocócica, que apresenta uma exotoxina Gram-positiva, está associada, adicionalmente, com ossificação grave, enquanto a ossificação associada a *Haemophilus* geralmente é menos grave porque os efeitos de endotoxina podem ser diminuídos por corticosteroides.[50] Algum grau de neo-ossificação coclear pode ser encontrado intraoperatoriamente em cerca de 70% dos pacientes ensurdecidos por meningite.[41]

Fisiopatologia da Ossificação Labiríntica

O aqueduto coclear é um canal ósseo que conecta o espaço subaracnóideo da fossa posterior do crânio à rampa do tímpano. Ele se abre adjacente à janela redonda e é revestido com uma rede frouxa de tecido fibroso chamado ducto perilinfático, que é uma extensão da aracnoide.[51] Admite-se que este seja o local de origem do processo inflamatório para a orelha interna em casos de meningite. Outras vias possíveis incluem o IAC e o modíolo, as janelas da orelha média secundariamente a otite média, fistulização do canal lateral secundária a processos inflamatórios crônicos, trauma e disseminação hematogênica.[52,53] Quando encontrada, ossificação é quase sempre mais grave na região da janela redonda e rampa do tímpano proximal na volta basal, adjacente à abertura do aqueduto coclear.[46] As voltas média e apical são afetadas menos comumente e a rampa do vestíbulo é frequentemente poupada.[54] Uma vez que a maioria dos casos de labirintite ossificante é parcial e a extensão da obstrução comumente se manifesta de forma assimétrica dentro de um paciente individual, imagem pré-operatória desempenha um papel essencial na seleção do lado a implantar.[55] Ossificação coclear total pode ocorrer, e é vista mais comumente em crianças que em adultos.[54-56]

Alterações na arquitetura do osso temporal há muito têm sido descritas com ossificação coclear. Ossificação coclear após meningite está associada a uma perda grave de células ciliadas cocleares, bem como com uma população diminuída de células do gânglio espiral.[57] Não existe relação claramente previsível entre a extensão da ossificação e o número de células do gânglio espiral lesionadas. Hinojosa *et al.* estudaram os ossos temporais de pacientes surdos com labirintite ossificante e observaram que a população remanescente de células neuronais variou de 6.310 a 28.196, com uma média de 17.152.[58] Compare-se isto com a população neuronal coclear total de aproximadamente 35.500 no bebê humano.[59] Linthicum *et al.* estudaram os efeitos post-mortem de implantes sobre a população neuronal e observaram que benefício pode ocorrer com apenas 3.300 neurônios.[60] Ossificação coclear não contraindica implantação coclear por si própria; entretanto ela complica inserção do eletrodo.[61]

Há várias teorias a respeito da patogênese da neo-ossificação labiríntica. Em 1936, Druss descreveu dois tipos de osso novo: osso metaplástico se origina de cicatriz fibrosa ou invasão de tecido conjuntivo, enquanto osso osteoplástico se origina da cápsula ótica adjacente após interrupção do endósteo.[62] Admite-se que a ossificação pós-labirintite ocorra pelo processo metaplástico. Durante a fase aguda inicial de infecção, bactérias dentro dos espaços perilinfáticos induzem uma reação inflamatória aguda caracterizada por infiltração leucocitária bem como proliferação fibroblástica.[63] Fibrose labiríntica é considerada a fase inicial da ossificação e pode ocorrer dentro de semanas da infecção inicial.[46,63,64] Ossificação segue-se, eventualmente, na que é chamada fase óssea ou tardia da labirintite ossificante. De acordo com Suigura e Paparella, células mesenquimais indiferenciadas originadas no endósteo, espaços modiolares e membrana basal provavelmente se diferenciam em fibroblastos e subsequente, ou diretamente, em osteoblastos, e formam depósitos ósseos locais ou difusos.[63,65]

Diversos autores postularam que a patogênese da formação de osso metaplástico pode ser relacionada a interrupções do suprimento sanguíneo coclear, que foram demonstradas experimentalmente e observadas, histologicamente, no osso temporal de pacientes submetidos a uma variedade de procedimentos cirúrgicos.[66-71] Esta teoria foi apoiada por experimentos de culturas celulares efetuados por Gorham e West, nos quais a baixa tensão de oxigênio favorece formação de osso enquanto alta tensão de oxigênio favorece reabsorção osteoclástica.[72] Outros pesquisadores comentaram os achados semelhantes entre a ossificação de oclusão vascular e a da labirintite supurativa.[63,65]

Os dois tipos de neo-ossificação foram ainda mais caracterizados em estudos histológicos realizados por Kotzias e Linthicum em ossos temporais humanos com uma variedade de processos patológicos incluindo pacientes que tinham sido submetidos a uma variedade de procedimentos neurotológicos.[66] A forma metaplástica é caracterizada por alta celularidade e a relativa ausência de eosinofilia. Não há osteoblastos na superfície. Embora suas margens sejam indistintas, ela fica limitada à luz da cóclea. A forma osteoplástica ocorre somente quando houve descontinuidade do endósteo, como ocorre com trauma ou com um defeito cirúrgico. Ela é caracterizada por menos celularidade e eosinofilia aumentada, e é, caracteristicamente, de forma lamelar, com margens claras e osteoblastos na superfície e não claramente distinta da camada endosteal.

A ossificação pós-meningite é descrita como ocorrendo através do processo metaplástico com o osso ectópico sendo geralmente semelhante a giz, enquanto o osso da cápsula ótica nativa geralmente é de tonalidade marfim.[73] A diferença em cor e seu confinamento à luz da cóclea ajuda na diferenciação do osso neo-ossificado e a cápsula ótica nativa durante perfuração da cóclea ossificada durante o procedimento de implantação.

Otosclerose avançada pode, em raros casos, causar obstrução luminal que é, geralmente, limitada à janela redonda ou primeiros milímetros da rampa do tímpano.[46] Foi sugerido por Kotzias e Linthicum que o processo otosclerótico pode danificar a camada endosteal resultando na forma osteoplástica de neo-ossificação.[66] Em 1991, Green et al. identificaram histologicamente focos de otosclerose dentro das áreas de neo-ossificação.[46] Todos os seus espécimes demonstraram a patologia limitada aos primeiros 6 mm da volta basal na rampa do tímpano.

Avaliação da Patência Coclear

Vários autores relataram discrepâncias entre a interpretação em CT da patência coclear e os achados na cirurgia de implante. Isto, provavelmente, é devido, em parte, aos cortes de imagem mais espessos disponíveis na época em que estes estudos foram efetuados, em como a fase inicial de experiência dos intérpretes das imagens. Alterações fibro-ossificadas frequentemente encontradas durante cirurgia em pacientes pós-meningite muitas vezes não são identificadas em pacientes no escaneamento com CT, particularmente cedo no curso de tempo para alterações fibro-ósseas. Isto seria especialmente provável quando há pouca ossificação dentro da matriz fibrosa. A evolução temporal da ossificação metaplástica é muito variável, mas se admite que comece com fibrose já aos 8 dias a algumas semanas após o insulto inicial.[65-67] A cronologia e extensão finais da eventual deposição óssea é muito variável. Foi descrito que ela é detectada tão cedo quanto aos dois meses pós-meningite, em humanos, por CT.[64] Evidência de ossificação continuada também foi detectada como presente histologicamente em ossos temporais humanos tão tarde quanto 30 anos depois do insulto inicial.[46]

A precisão descrita da imagem de CT de alta de resolução na identificação da ossificação e fibrose coclear é limitada variando de 53% a mais 90%.[4,73,74] Em virtude da variabilidade na confiabilidade dos achados de CT sobre ossificação e fibrose cocleares, MRI de alta resolução da cápsula ótica e IAC se tornou a modalidade de imagem de escolha na avaliação da patência coclear. Imagens ponderadas para T2 de MRI de alta resolução do IAC permitem visualização de endolinfa e perilinfa dentro da cóclea indicadora de patência coclear. Em 2003, Gleeson et al. observaram que os achados de MRI se correlacionaram com os achados intraoperatórios em 88% dos pacientes durante implantação coclear.[28] Em 2009, Isaacson et al. procuraram determinar sensibilidade e especificidade da MRI na avaliação da patência coclear.[75] A sensibilidade e especificidade da MRI em avaliar patência coclear foi estimada em 94,1 e 87,5%, respectivamente.[75] Similarmente, os valores preditivos positivo e negativo foram demonstrados, aproximadamente, 95 e 88%, respectivamente (▶ Figs. 7.9 a 7.12).[75]

Há Achados Adicionais que Possam Complicar a Cirurgia ou o Tratamento Subsequente do Paciente?

Os objetivos iniciais da imagem tomográfica pré-operatória são a determinação da morfologia coclear e do desimpedimento da luz. Pode ser derivada informação útil adicional que pode otimizar a segurança e facilidade da cirurgia, bem como influenciar o tratamento subsequente do paciente. Planejamento cirúrgico adequado deve envolver uma revisão cuidadosa das imagens secionais de modo a que complicações potenciais possam ser previstas e adequadamente tratadas. Imagem pré-operatória frequentemente fornece informação valiosa que não impediria implantação, mas em vez disso ajuda a determinar qual orelha seria tecnicamente a orelha mais fácil a implantar.

7 Princípios de Imagem em Implante Coclear

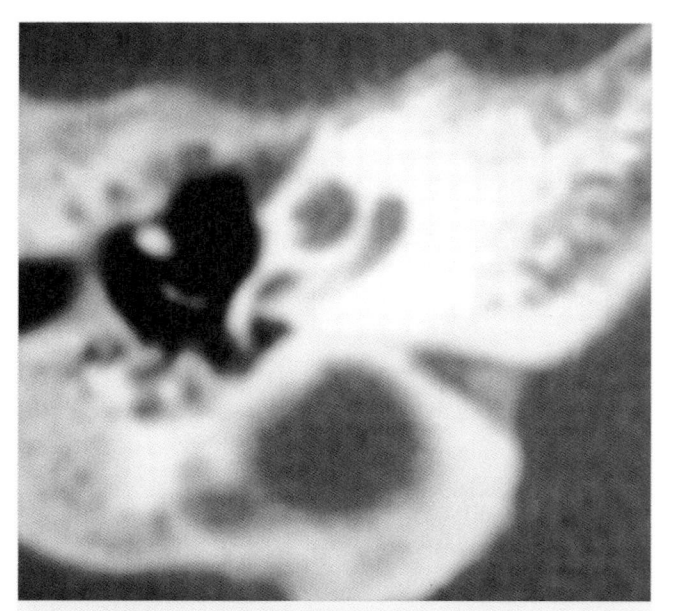

Fig. 7.9 Imagem de CT de um paciente com surdez bilateral por meningite demonstra obstrução óssea limitada à volta basal proximal. Embora as voltas média e apical pareçam patentes na CT, avaliação adicional com MRI está justificada para avaliar ainda mais a possibilidade de fibrose na luz. Notar que a relação entre a janela redonda e o aqueduto coclear está muito bem demonstrada neste corte.

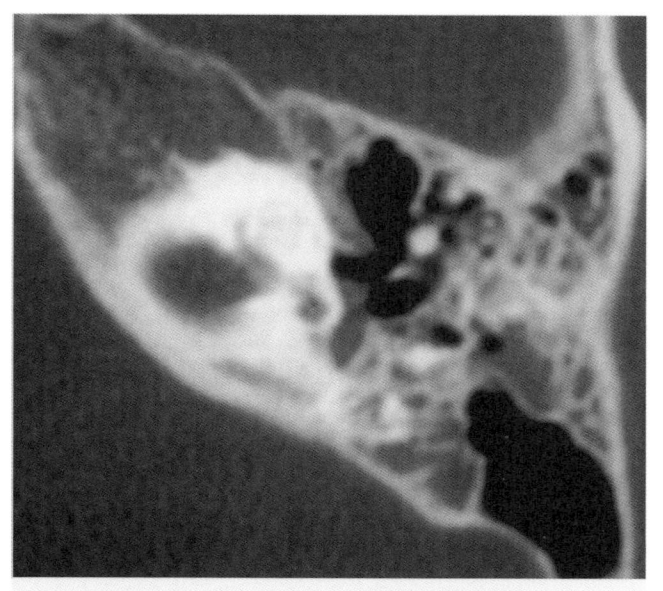

Fig. 7.11 Imagem de CT de um paciente com surdez bilateral por meningite demonstra extensa obliteração óssea comprometendo todas as voltas da cóclea. O lado oposto apareceu patente. Notar o aspecto bulboso incomum do IAC.

Anatomia Vascular

Anatomia vascular aberrante da orelha média que possa complicar mastoidectomia e uma via de acesso pelo recesso facial para a cocleostomia pode ser prevista pela aquisição de rotina de CT pré-operatória. Um desvio anterior extremo do seio sigmoide com aproximação contra a parede do canal posterior foi descrito em 1,6%, e um bulbo jugular em posição alta pode estar presente em 6% da população geral.[76] É raro, embora possível, que um bulbo ou divertículo jugular possa ser sobrejacente ao nicho da janela redonda ou o promontório (Fig. 7.13). A distância entre a janela redonda e a artéria carótida pode ser determinada em casos nos quais um procedimento de retirada com perfuração seja planejado. Curso anormal ou deiscência do canal carotídeo também pode ser detectado.

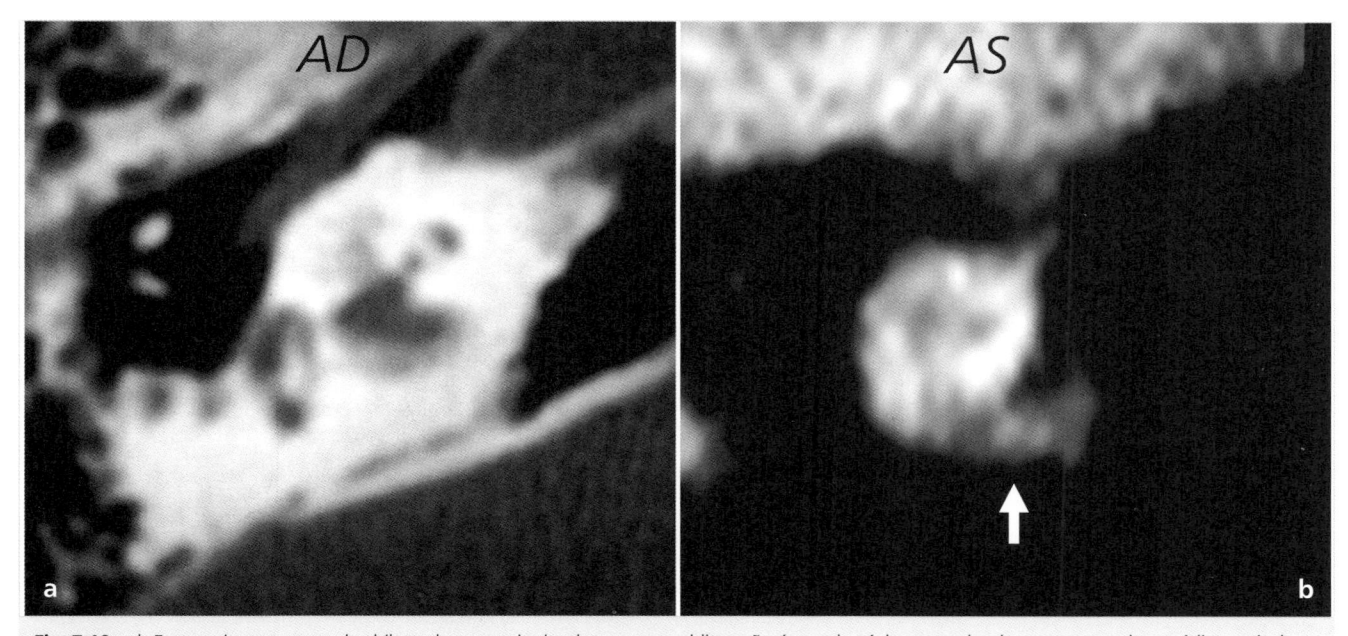

Fig. 7.10 a, b Este paciente com surdez bilateral por meningite demonstrou obliteração óssea da cóclea estendendo-se para as voltas média e apical no lado direito (a). A cóclea esquerda pareceu patente por CT; entretanto, a MRI coronal (b) demonstra a presença de sinal intermediário dentro da volta basal *(seta branca)*, que é sugestivo de fibrose luminal.

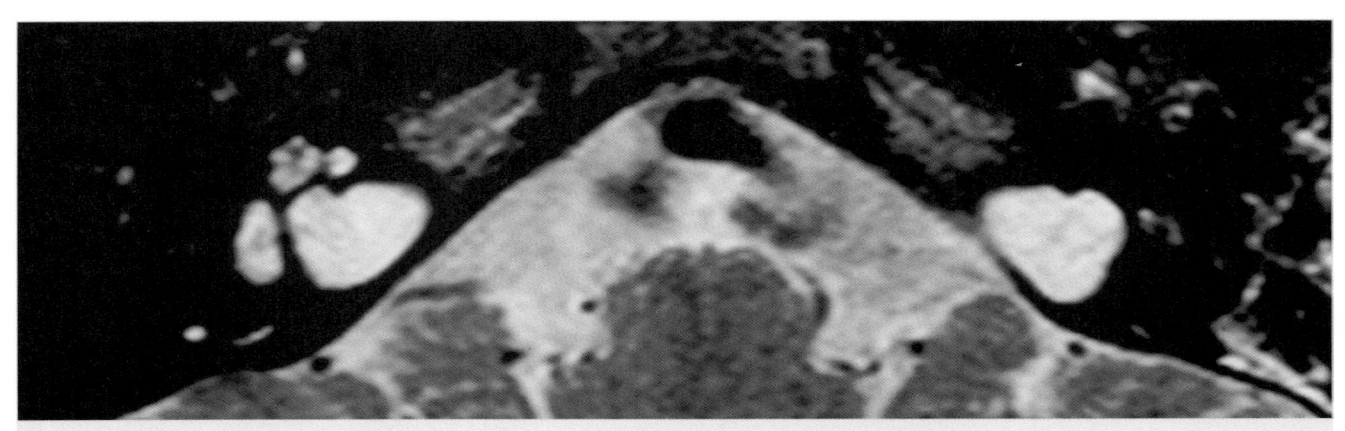

Fig. 7.12 MRI do mesmo paciente apresentado na Fig. 7.10. Observar a morfologia bulbosa anormal bilateralmente dos IACs conforme demonstrada pelo sinal brilhante do CSF nesta imagem ponderada em T2. Um sinal brilhante do líquido também está presente na luz da cóclea direita, mas ausente no lado esquerdo, o qual demonstrou extensa obliteração óssea em CT.

Nervo Facial

Imagem de CT pré-operatória é especialmente útil para identificar a posição do nervo facial anormal que pode ser associada a malformações cocleares. Foi bem documentado, nesses casos, que o trajeto do nervo facial pode ser bastante inusual e estar em risco aumentado de lesão durante cirurgia de implantação.[54] Pelo mapeamento pré-operatório cuidadoso do curso do canal do nervo facial, esses pacientes podem ser implantados segura e bem-sucedidamente (Fig. 7.14). Revisão cuidadosa da posição do nervo facial também está justificada em pacientes sem malformações cocleares, uma vez que pode haver deiscências da parte intratimpânica que podem ser encontradas durante acesso ao local da cocleostomia.

Em alguns pacientes com otosclerose, achados de otospongiose na HRCT se correlacionaram bastante com achados histopatológicos de otospongiose.[77] A presença de osso espongiótico entre a volta apical da cóclea e o canal do nervo facial pré-genicular permite estimulação indesejada do nervo facial durante uso de implante.[78,79] Análise cuidadosa do estudo de CT ajuda a prever que certos eletrodos exigirão desprogramação (Fig. 7.15).

Mastoide e Cavidade Timpânica

O sistema de aeração das células da mastoide e a cavidade timpânica devem também ser incluídos na análise dos estudos de CT pré-operatórios. O grau de pneumatização das células da mastoide é uma informação especialmente útil ao operar crianças muito novas. Embora considerado completamente desenvolvido ao nascimento, a profundidade do recesso facial bem como seu grau de pneumatização podem ser previstos.

Achados radiográficos em conjunção com gravidade clínica podem ser considerados na seleção do lado bem como determinação do curso de terapia mais apropriado para pacientes com doença crônica associada do ouvido. Doença crônica da orelha não necessita ser uma contraindicação absoluta à implantação coclear se pacientes cuidadosamente selecionados foram tratados com procedimentos estadiados. Cirurgia tradicional para cima pela parede do canal ou uma exenteração mais extensa com uma operação tipo fundo-cego e sutura por cima é apropriada em casos mais graves. Implantação subsequente pode ser efetuada em uma cavidade mastóidea obliterada com gordura, estável, bem protegida, e bem curada.

Os marcos anatômicos usuais para realizar a mastoidectomia e o recesso facial podem estar distorcidos ou ausentes em pacientes com anormalidades cocleares. Revisão cuidadosa de imagens de CT é essencial para operar com segurança nestes pacientes. Muitas vezes há anormalidades morfológicas associadas do sistema vestibular e cadeia ossicular.[4,7] Globalmente, o canal semicircular lateral é considerado a estrutura da orelha interna mais frequentemente malformada, o que se especula que seja decorrente da sua formação embrionária tardia.[4]

Aqueduto Vestibular

A associação de aumento do aqueduto vestibular e perda auditiva neurossensorial congênitas está bem reconhecida.[80-83] Radiograficamente, ela pode ocorrer em conjunção com outras anomalias da orelha interna identificáveis conforme previamente discutido, ou como um achado isolado em CT ou MRI (Fig. 7.4; Fig. 7.16).

Fig. 7.13 Notar como um bulbo jugular deiscente pode-se estender sobre o promontório, possivelmente interferindo com a perfuração de uma cocleostomia.

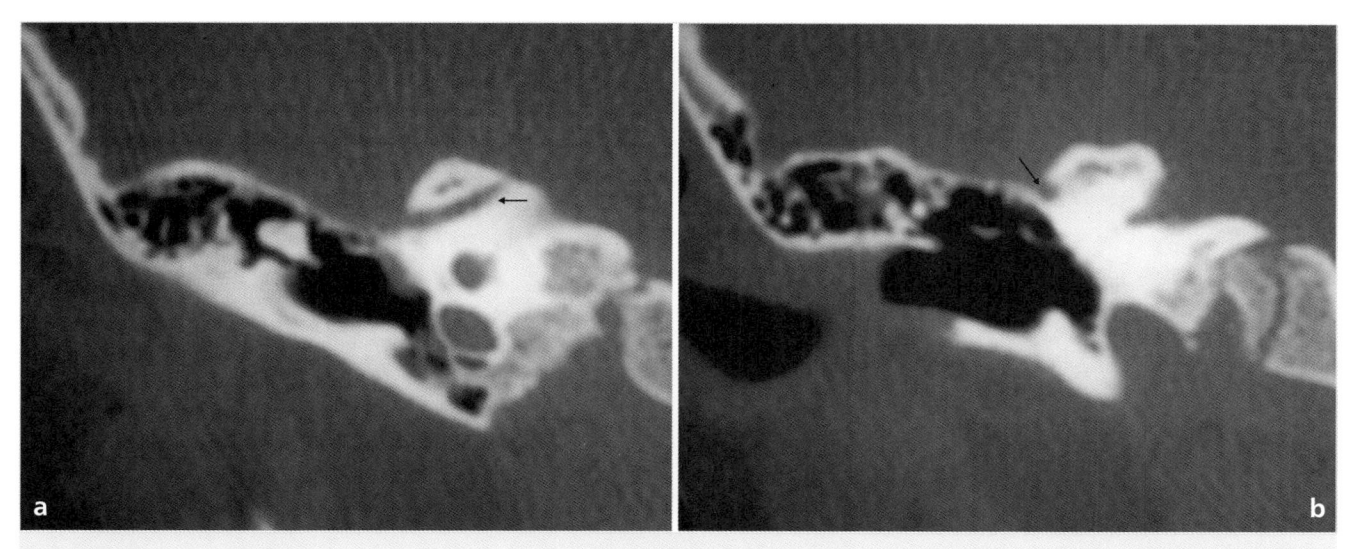

Fig. 7.14 a, b Imagem de CT coronal de um paciente com uma deformidade de cavidade comum. (a) O nervo facial passando superiormente sobre a câmara cocleovestibular comum *(seta preta)*. (b) Um corte mais posterior, demonstrando que o nervo facial viaja ao longo do tégmen. Intraoperatoriamente, o nervo foi identificado na sua parte descendente e acompanhado, superiormente, na região antral. Aqui, ele formava seu segundo joelho com a parte timpânica que corria ao longo do *tegmen tympani* como visto na imagem b. Conhecimento pré-operatório deste trajeto anômalo foi tido como aumentando a segurança cirúrgica da implantação coclear neste paciente.

Aumento do aqueduto vestibular existe quando o diâmetro do aqueduto é maior que 1,5 mm no seu ponto médio, medido entre o pilar comum e a abertura externa para dentro da fossa posterior com base nos critérios de Valvassori.[84]

A síndrome do aqueduto vestibular alargado é tradicionalmente considerada uma entidade clínica distinta em pacientes com evidência radiográfica de aumento do aqueduto vestibular.[85,86] Perda auditiva é tipicamente bilateral e progressiva, com decréscimos graduais muitas vezes associados a episódios de trauma craniano relativamente pequeno. Aumento do aqueduto vestibular é considerado também um achado relativamente comum em crianças com perda auditiva neurossensorial congênita.[82] Aqueduto vestibular aumentado pode ocorrer como uma malformação solitária ou pode ocorrer em associação a várias síndromes (p. ex., síndrome de Pendred, ácido tubular renal distal, síndrome de Waardenburg, surdez mista congênita ligada ao X, síndrome brânquio-otorrenal, síndrome otocervicofacial e síndrome de Noonan).[82,87-94]

A principal hipótese tradicional a respeito da patogênese desta anomalia envolve desenvolvimento aberrante ou parado do sistema do ducto e saco endolinfático, que é baseada na observação de que cedo na embriogênese o ducto é mais curto, mais reto, e, proporcionalmente, muito mais largo que mais tarde, na maturidade.[85] Há uma variedade de teorias especulativas sobre a perda auditiva associada a esta afecção com base principalmente, em observações clínicas, radiográficas e cirúrgicas, bem como algumas análises

Fig. 7.15 Imagem de CT de um paciente com otosclerose. Notar as alterações otospongióticas presentes adjacentes à parte labiríntica do nervo facial neste corte coronal *(seta branca)*. Essa patologia poderia predispor o paciente à estimulação do nervo facial pelos eletrodos nesta região.

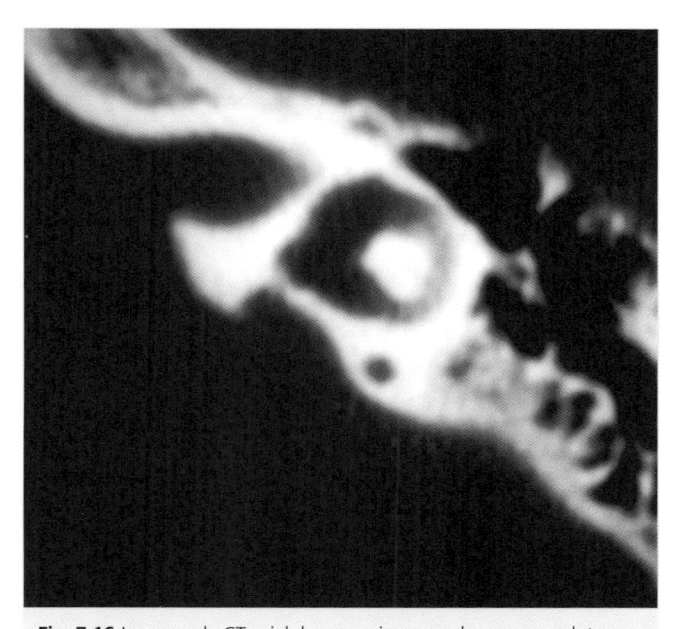

Fig. 7.16 Imagem de CT axial de uma criança surda com aqueduto vestibular alargado.

da composição química endolinfática. Entre elas estão dano secundário à transdução de pressão do CSF; refluxo de endolinfa hiperosmolar rica em proteína do saco endolinfático para dentro da cóclea através do ducto largamente patente; e anormalidades funcionais inerentes do sistema endolinfático levando à composição e dinâmica anormais do líquido intracoclear.[82]

A importância clínica de aumentos radiográficos do aqueduto vestibular e do sistema do ducto e o saco endolinfáticos no que concerne ao candidato a implante coclear é dupla. Eles podem servir como diagnóstico, bem como um indicador da necessidade potencial de tratar um vazamento de CSF intraoperatório no momento da cocleostomia. Apesar deste risco, muitos desses pacientes têm sido implantados com sucesso com o tratamento apropriado.[95-97]

Sumário

Tomografia pré-operatória é uma ferramenta vital para confirmar a presença e a natureza de uma luz coclear implantável. Análise por imagem deve incluir a detecção de malformações, obstrução luminal e variantes anatômicas ou patologia da orelha média que possam complicar o processo de implantação. Avaliação pré-implante destes pacientes, muitas vezes, é bastante complexa, levando em conta uma variedade de dados clínicos e eletrofisiológicos.

Exames de Imagem no Pós-Operatório

Os objetivos dos exames de imagem no pós-operatório dos pacientes de implante coclear incluem imagem do próprio *hardware* do implante bem como imagem diagnóstica de estruturas adjacentes ou distantes. Radiografia simples pode confirmar colocação cirúrgica inicial correta do arranjo de eletrodos do implante coclear. Radiografias simples em intervalos podem ser obtidas quando houver suspeita de movimento ou má função que, frequentemente, é anunciada por alterações nos mapas de programas. Os pacientes com implantes cocleares também podem exigir tomografia diagnóstica por razões não relacionadas ao próprio implante. Uma vez que os implantes cocleares contêm componentes metálicos com variadas propriedades ferromagnéticas, sua presença afeta a segurança e a capacidade de obter imagens úteis de estruturas adjacentes, dependendo de que técnica tomográfica seja utilizada. Com a popularidade aumentada da MR como modalidade de imagem diagnóstica, é importante compreender as questões que rodeiam sua compatibilidade com os aparelhos atualmente fabricados, bem como os aparelhos implantados anteriormente que podem ser encontrados em pacientes hoje.

Determinação e Monitorização de Posição de Eletrodo

Atualmente, na maioria dos centros de implante coclear, radiografias simples intraoperatórias dos ossos temporais estão disponíveis para ajudar na determinação da posição de eletrodo de implante coclear. Radiografias simples permanecem um método simples, barato e confiável de determinar posição de eletrodo.[98] Muitos centros fazem, rotineiramente, uma radiografia simples portátil intraoperatória para conformar a posição final do eletrodo à conclusão da cirurgia, antes da reversão da anestesia. Esta imagem confirmará antes de tudo que o implante foi colocado intracoclearmente em cócleas normais e em casos de malformação grave. Estes filmes também

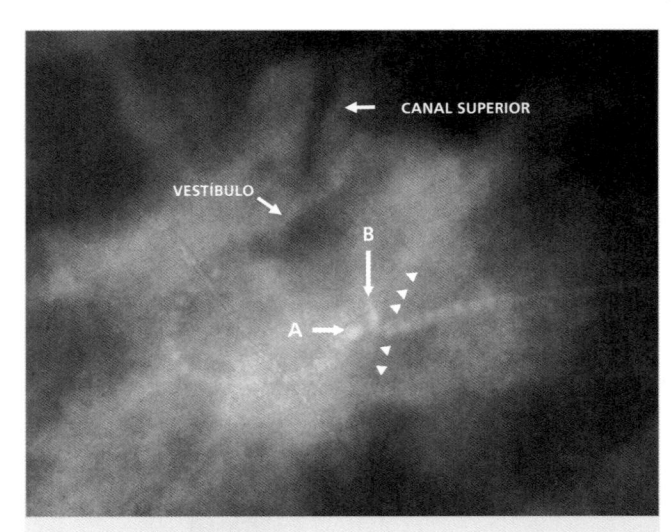

Fig. 7.17 Radiografia simples de uma cabeça de cadáver com um arranjo de eletrodos intracoclear no lugar. Marcadores de bário foram colocados na janela redonda (A) e na cocleostomia (B). A posição da cocleostomia pode ser avaliada aproximadamente em relação ao ponto em que o arranjo de eletrodos cruza o osso denso da cápsula ótica, isto é, a margem coclear inferior *(pontas de seta)*. Os anéis contados que jazem posteriores a esta interseção são considerados como estando claramente fora da cóclea.

servem como base de comparação com quaisquer filmes futuros. Além disso, cientificam a equipe de implante de mau posicionamento ou dano do arranjo de eletrodos, o que seria extremamente útil se tiver havido dificuldade indevida durante a inserção ou suspeita de má função ao monitorização eletrofisiológica intraoperatória. Informação adicional que pode ser ganha da análise de radiografias simples intraoperatórias e pós-operatórias inclui detecção de extrusão de aparelho como uma etiologia de má função, e posicionamento do eletrodo com relação à porção labiríntica do nervo facial em casos de estimulação indesejada pós-operatória do nervo facial. Constitui nossa orientação comparar uma radiografia simples pós-operatória recentemente obtida com uma radiografia mais antiga, para avaliação de suspeita de má função ou alterações significantes nas medidas psicofísicas.

Utilização de intensificador de imagem para escopias dinâmicas intraoperatórias geralmente são realizadas em uma vista oblíqua anti-Stenver ou uma orientação transorbitária. Uma série de mastoide com três vistas (de Stenver, transorbitária, base) pode ser feita no primeiro dia pós-operatório. Radiografias de acompanhamento são feitas em múltiplas incidências para que possa ser encontrado um filme que combine melhor com a orientação da radiografia intraoperatória.

É essencial ser familiarizado com as aparências características dos arranjos de eletrodos em cócleas normais e malformadas e utilizar um método constante de determinação da profundidade de inserção dos eletrodos. Técnicas trigonométricas de determinação da localização da janela redonda em radiografias simples foram descritas.[99-101] Posição de eletrodo intracoclear é, então, discernida a partir deste ponto de referência. Estas técnicas são dependentes de radiografias de boa qualidade com incidências apropriadas para que os marcos anatômicos importantes sejam facilmente visíveis. Filmes intraoperatórios são, muitas vezes, de pior qualidade que filmes pós-operatórios em razão da natureza do equipamento de raios X portátil e a impossibilidade de colocar o lado implantado mais perto do filme radiográfico. Eles são frequentemente de baixo contraste e não permitem a visualização fácil das estruturas finas do labirinto. Nestas situações, temos achado útil utilizar um método melhorado por computador para determinação da posição da cocleostomia. Nosso método de interpretação foi desenvolvido através da análise de ossos temporais de cadáver e confirmado usando-se análise em vídeo de vários casos clínicos. Uma descrição do processo encontra-se detalhada nas ▶ Fig. 7.17 e ▶ Fig. 7.18.

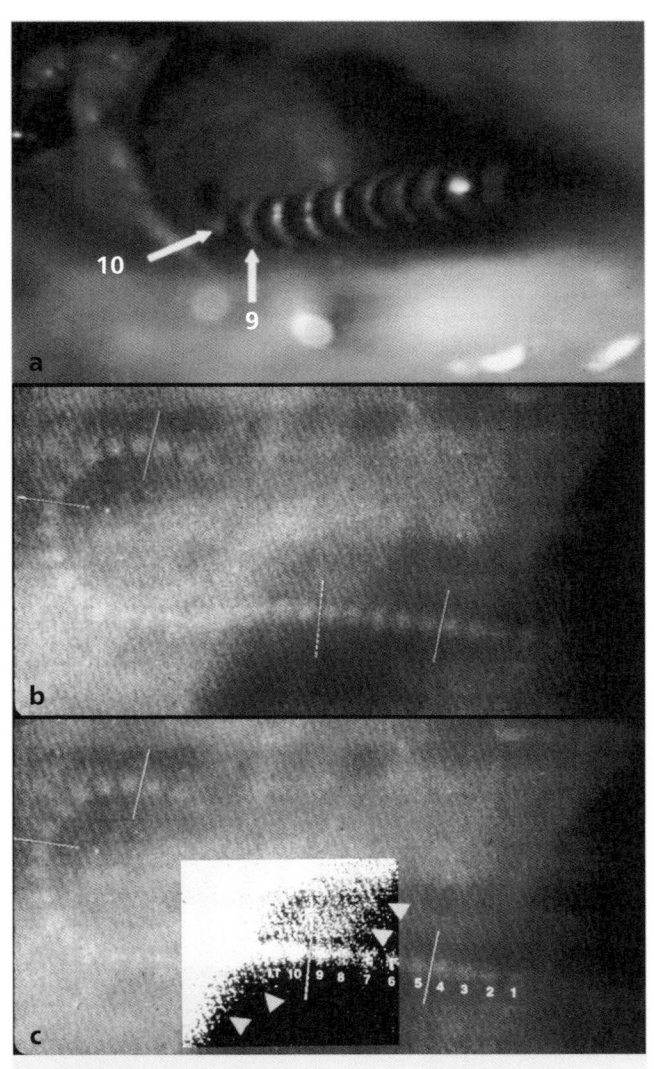

Fig. 7.18 a-c Confirmação da validade do marco anatômico para contagem dos eletrodos foi avaliada com vários casos clínicos. A análise em vídeo intraoperatória é comparada com a radiografia pós-operatória imediata. Os filmes são escaneados digitalmente em uma estação de trabalho gráfico. Filtros de contraste de imagem aumentam a visibilidade do arranjo de eletrodos e estruturas ósseas circundantes. A margem coclear inferoposterior é facilmente visível e é feita determinação do ponto no qual o arranjo de eletrodos entra na cápsula ótica óssea densa. (a) Imagem pós-inserção capturada em vídeo de um caso clínico revela que a banda 10 é intracoclear enquanto a banda 9 está na cocleostomia. (b) Imagem de radiografia digitalmente escaneada com marcadores de referência colocados para facilitar a contagem. (c) Ajustes de limiares demonstram a margem coclear inferoposterior *(pontas de seta)* e as posições relativas das bandas dos eletrodos. Notar a posição das bandas 9 e 10.

Radiografias Simples

As ▶ Figs. 7.19 a 7.28 ilustram o aspecto esperado de arranjos de eletrodos adequada e inadequadamente colocados conforme determinado por radiografias simples. Diversos exemplos de casos clínicos interessantes também são oferecidos.

Compatibilidade dos Implantes Cocleares com a Imagem de Ressonância Magnética

Imagem de ressonância magnética é o estudo diagnóstico de escolha para muitas entidades mórbidas. Três campos eletromagnéticos são gerados durante aquisição de dados para MRI. Um campo magnético estático, forte, constante alinha os prótons; um pequeno gradiente de campo magnético que se altera rapidamente é desen-

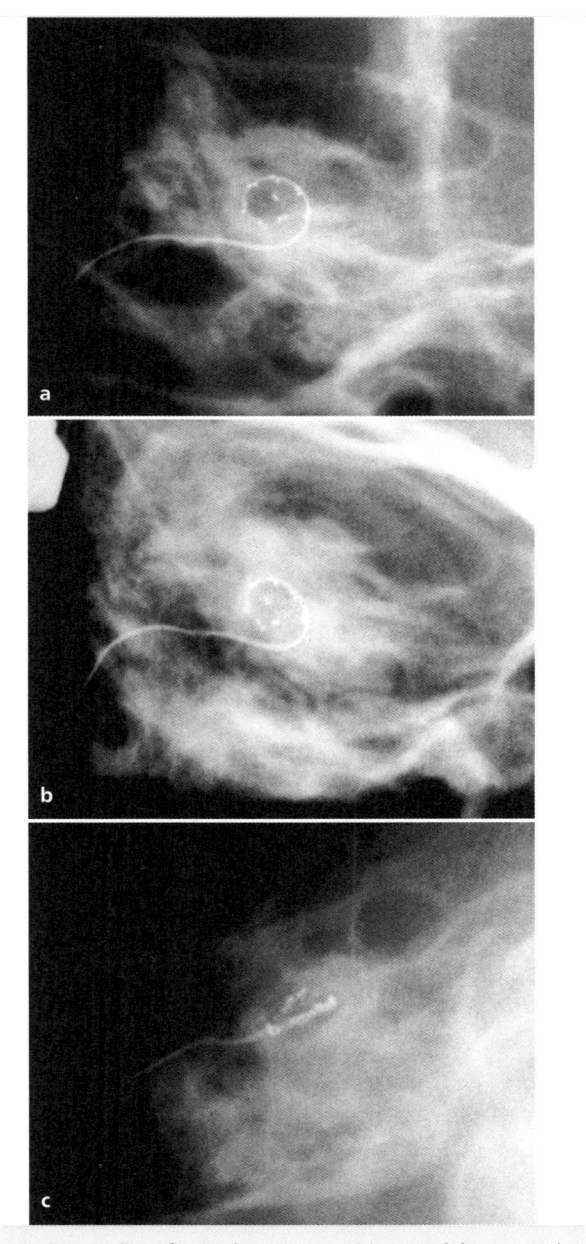

Fig. 7.19 a-c Radiografia simples pós-operatória normal de um arranjo de eletrodos de implante coclear multicanal implantado na cóclea direita. (a) Vista de Stenver, (b) Vista transorbitária, e (c) Vista da base.

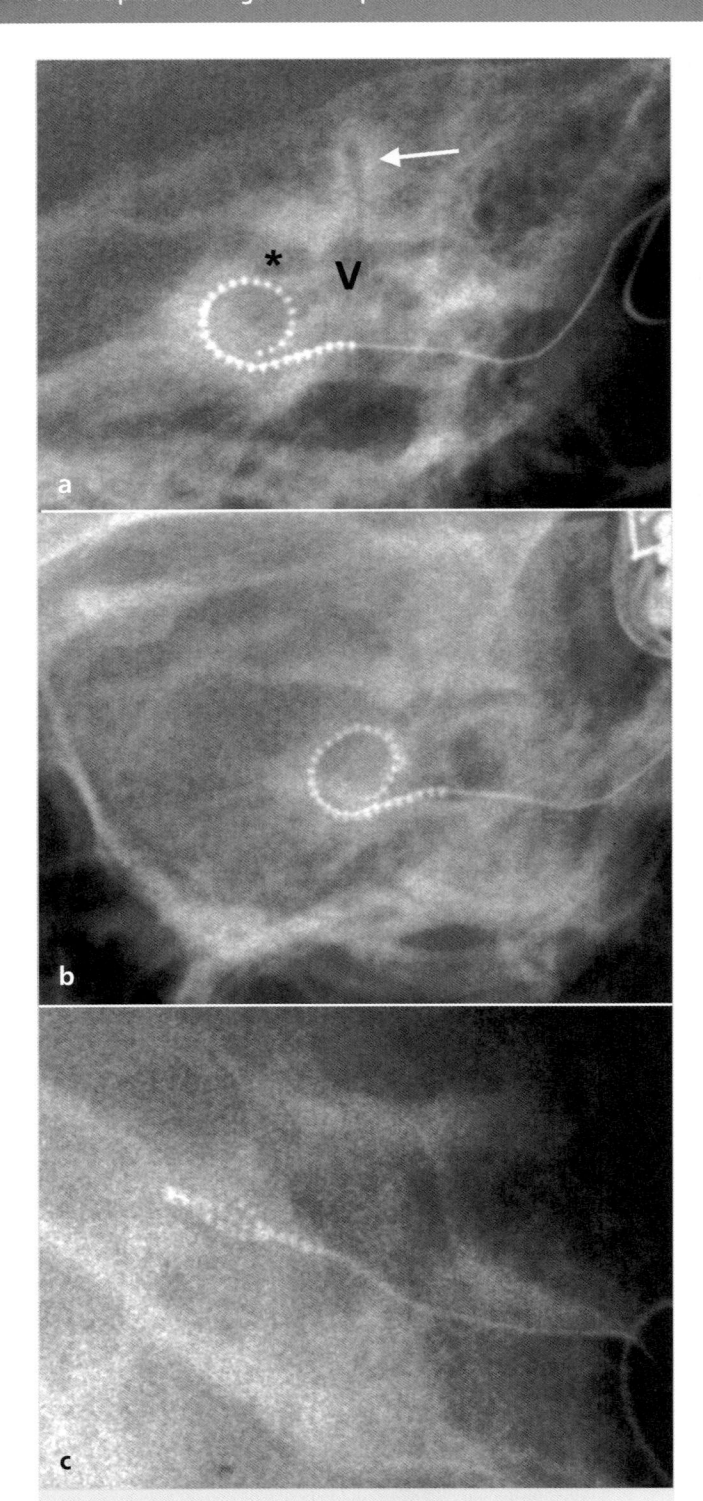

Fig. 7.20 a-c Radiografia simples pós-operatória normal de um arranjo de eletrodos de implante coclear multicanal Nucleus 24 implantado na cóclea esquerda. (a) Vista de Stenver, (b) Vista transorbitária, e (c) Vista da base. Em a, o IAC (*), vestíbulo (v) e canal semicircular superior *(seta branda)* são vistos.

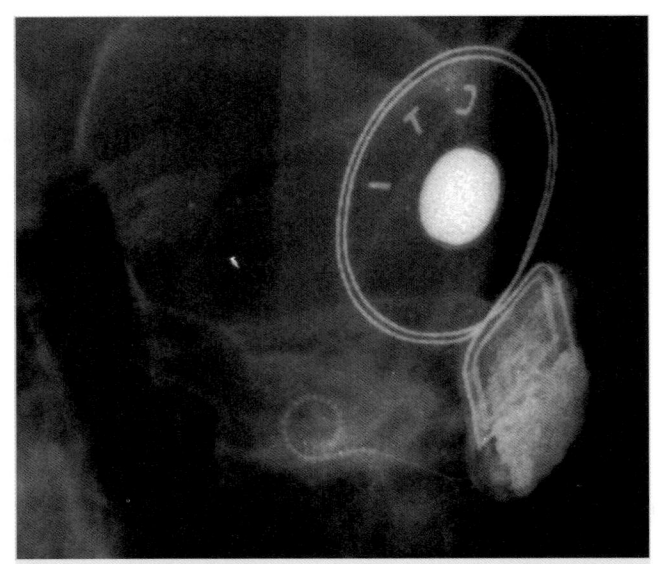

Fig. 7.21 Radiografia simples portátil intraoperatória (projeção transorbitária) do paciente apresentado na ▶ Fig. 7.19. Observar que apesar da resolução diminuída da imagem, o arranjo de eletrodos pode ser claramente identificado dentro da densidade da cápsula ótica e obedece apropriadamente à forma da luz da cóclea.

volvido para localização espacial; pulsos de radiofrequência (RF) produzem alterações do estado de energia dos prótons.[102] As forças dos campos são proporcionais à graduação em teslas (T) do magneto de MRI. Tempo de captação de imagem, sequências de pulsos e emissões de RF também contribuem para força de campo. Embora inofensivos para tecido humano normal, estes campos têm o potencial de gerar torque e força sobre os componentes ferromagnéticos de aparelhos implantados. Preocupações adicionais incluem a geração de calor ou correntes elétricas nos ou em torno de aparelhos eletrônicos que possam danificar tecidos circundantes, danificar o aparelho, ou causas *output* não intencional do aparelho. Ímãs internos podem ser desmagnetizados, tornando-se disfuncionais, e distorção das imagens necessárias pode tornar os estudos não interpretáveis ou inadequados.

Quando é impossível estudar adequadamente uma região anatômica na proximidade de um aparelho compatível com MRI, a adequação de modalidades alternativas de imagem (CT) deve ser ponderada com relação aos riscos e benefícios da explantação. Entretanto, constitui uma suposição razoável que cada criança nascida nos Estados Unidos necessitará fazer uma MRI em algum ponto durante sua vida.[103] Problemas de compatibilidade e potencial dano humano surgem quando o recebedor de um aparelho médico implantado incorre na necessidade de um estudo de MRI. O paciente com um implante coclear e o candidato potencial ao implante necessitando de MRI ou MRIs seriadas apresentam ao médico um processo único de tomada de decisão clínica. Os implantes cocleares, muitas vezes, contêm partes eletrônicas e invólucros ferromagnéticos e um magneto interno que alinha uma antena externa no couro cabeludo sobrejacente.

Tradicionalmente, a presença de um implante coclear foi julgada uma contraindicação à MRI. Durante o processo de consentimento, os pacientes devem ser informados da preocupação com exposição a MRI.[103] Vários estudos avaliaram o impacto da exposição a MRI em indivíduos com aparelhos de implante coclear. Com mais alta força de campo magnético, Dubrulle *et al.* testaram aparelhos de implante *in vitro* e *in vivo* afixados no couro cabeludo de voluntários em 2013 para avaliar desmagnetização, alteração de temperatura e mau funcionamento eletrônico usando-se MRI de 3

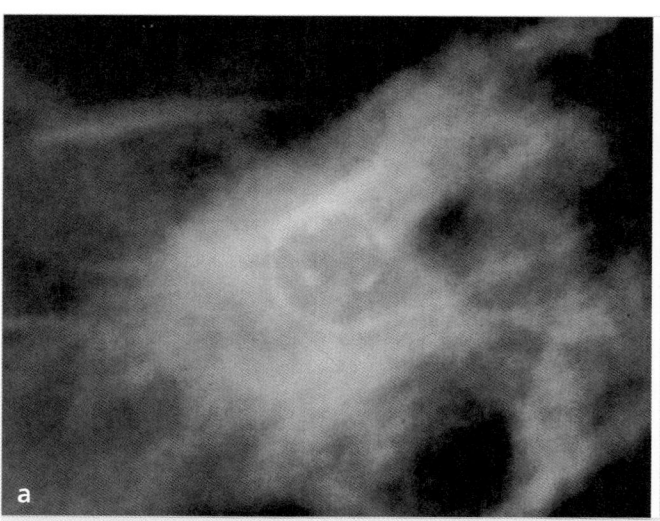

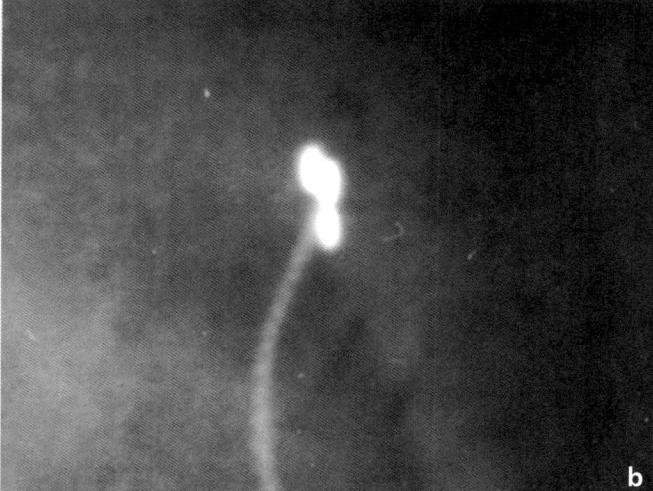

Fig. 7.22 a, b (a) Radiografia simples portátil intraoperatória de um arranjo de eletrodos de implante coclear multicanal Med-El. (b) Notar a configuração em folha de trevo do eletrodo terra livre.

T.[104] O grau de desmagnetização foi observado dependente do ângulo entre o campo magnético do implante (bi) e o campo magnético de MRI. Com um ângulo de 90°, o risco de desmagnetização foi constatado baixo (6,6%); com ângulos de menos de 90°, nenhuma desmagnetização foi observada. Entretanto, em ângulos acima de 90°, desmagnetização ocorre em quase 60% dos pacientes. Estes achados se correlacionam com o relatório de 2008 por Majdani et al.[105] Em análise em cadáver usando MRI de 1,5 T, observou-se desvio moderado a grave do magneto do aparelho interno.[106] Entretanto, aplicação de um curativo compressivo pode evitar este desvio quando exposto a MRI de 1,5 T.[106]

No caso de um implantado necessitar de MRI, a compatibilidade do aparelho deve, primeiro, ser determinada. As respostas às seguintes questões dirigem o processo de tomada de decisão clínica.

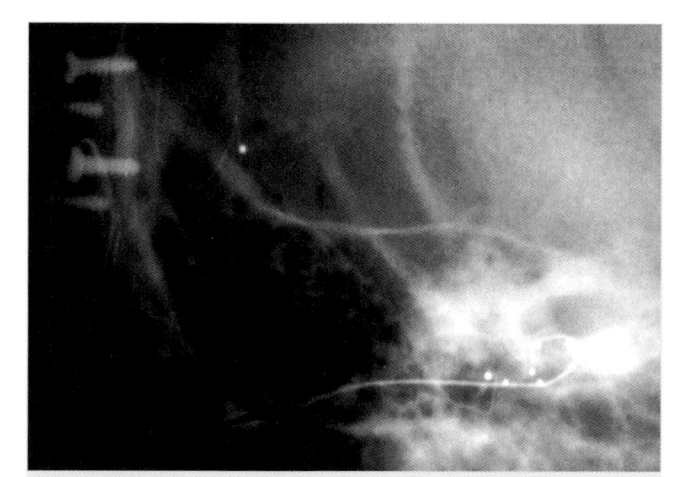

Fig. 7.23 Radiografia simples normal de um arranjo de eletrodos de implante coclear multicanal Ineraid implantado na cóclea direita (projeção de Stenver). Observar os parafusos que fixam o pedestal transcutâneo ao crânio. Observar que há seis eletrodos de bola, bem como dois eletrodos terra (promontório e livre).

1. O aparelho contém um ímã interno? Todas as principais companhias de implante coclear atualmente fabricam aparelhos padrão com magneto interno. As companhias também fabricam aparelhos sob "pedido especial" sem magneto interno para implantação em pacientes com necessidades conhecidas de MRI. Estes aparelhos especiais exigem o uso de um ímã externo no couro cabeludo com dorso adesivo para posicionar a antena externa sobre o receptor. Se a condição de um implante particular for desconhecida, o clínico deve fazer contato com a companhia, fornecendo-lhe o número de identificação do paciente e número de série do aparelho.

2. O magneto é removível? Na maioria dos aparelhos Advanced Bionics e Nucleus, o magneto é removível. Magnetos dentro de aparelhos Med-El não são removíveis.

3. São ferromagnéticos os componentes internos e o invólucro e resistentes a dano pelos campos magnéticos gerados pela máquina de MRI? A construção do aparelho pode ser determinada pela análise com filme simples das letras radiopacas e/ou fazendo-se contato com a companhia, com o número de série do aparelho e a identificação do paciente. Em razão da diversidade de aparelhos atualmente circulando dentro da população com implante coclear, os pacientes e os prestadores são incentivados a fazer contato com o fabricante com qualquer dúvida a respeito de ferromagnetismo de aparelho interno.

Se for determinado pelas três perguntas acima citadas que um aparelho é compatível com MRI, o escaneamento pode ser realizado. Todo *hardware* externo deve primeiro ser removido do paciente, uma vez que estes componentes não são MRI-compatíveis. Adicionalmente, haverá uma zona de artefato de suscetibilidade com distorção dos campos magnéticos locais na região do implante independentemente da sua resistência à lesão interna ou lesão local de tecido. A ▶ Fig. 7.29 apresenta uma sequência de imagens de MR obtida em um paciente implantado com um aparelho Nucleus Mini-22 modificado que tinha um neuroma acústico no lado oposto. Imagens seriadas satisfatórias foram obtidas com uma máquina

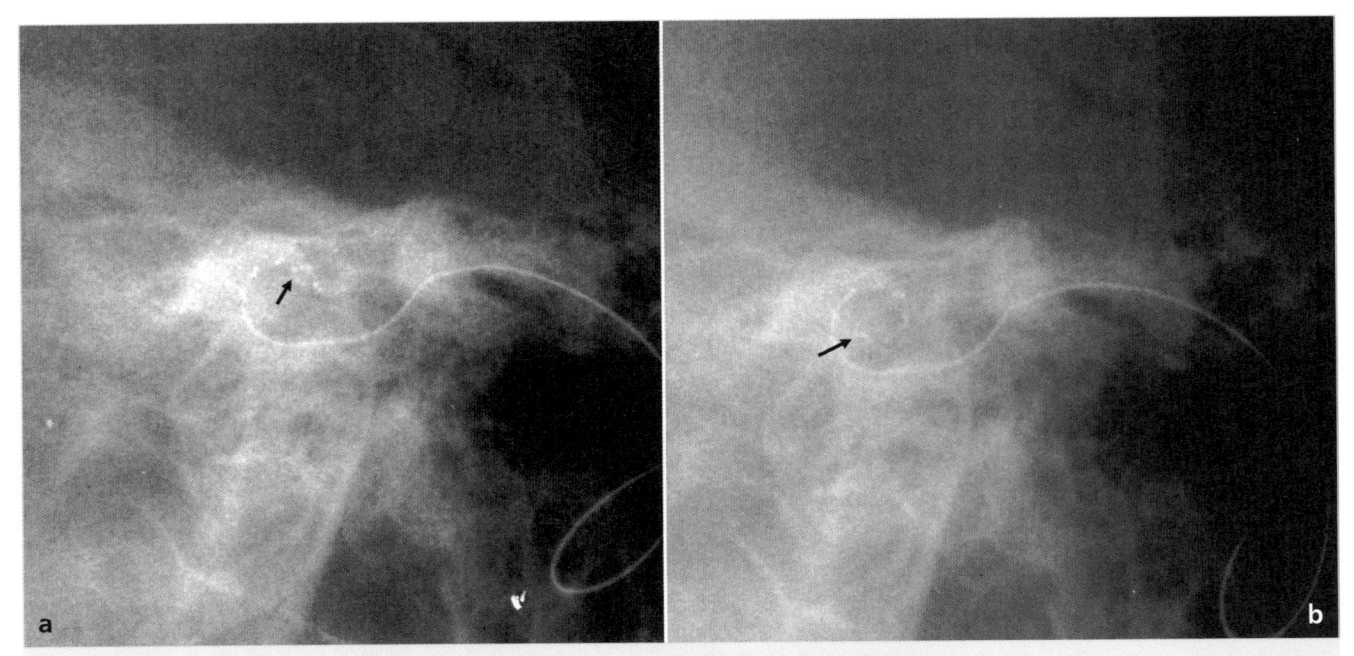

Fig. 7.24 a, b (a) Imagem após inserção de um arranjo de eletrodos de implante coclear multicanal Clarion. Notar que a ponta dobrou sobre si mesma *(seta)*. (b) Imagem após reinserção do mesmo aparelho. Notar a posição certa do par distal de eletrodos *(seta)*.

de 1,5 T, fornecendo informação necessária para o tratamento do paciente.

Suscetibilidade a artefato é aumentada com a força do magneto em teslas e está relacionada com a sequência de pulsos utilizada. Consideração deve ser dada à utilização de um sistema de MRI mais baixo em teslas a fim de obter imagem adequada. Tempo de imagem e ajustes de RF devem também ser otimizados. Quanto mais afastada do aparelho for a área anatômica de interesse para o estudo, menor problema se torna a força do campo magnético do ímã.

Em casos nos quais MRI foi considerada uma necessidade médica, foram desenvolvidos protocolos para remoção do magneto associado ao aparelho de implante coclear.[107] Nos Estados Unidos, aparelhos produzidos por três fabricantes foram aprovados pela *Food and Drug Administration* (FDA): Advanced Bionics,

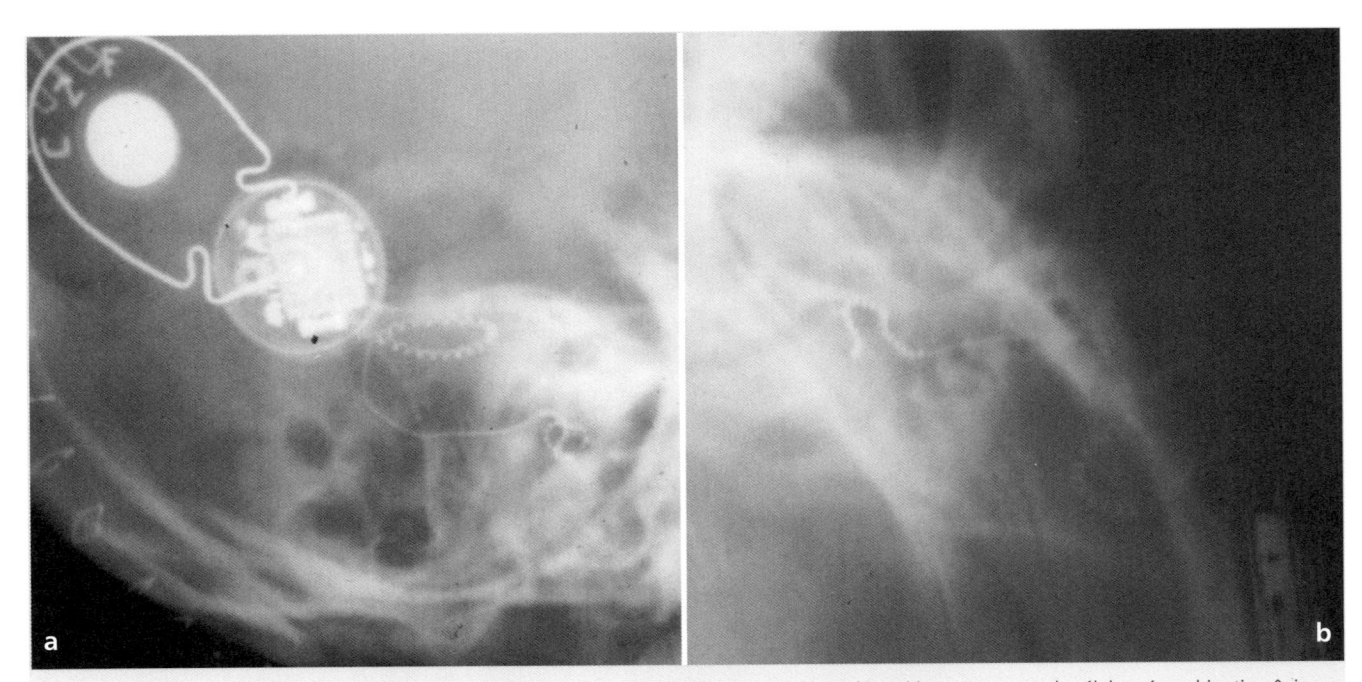

Fig. 7.25 a, b Radiografias simples pós-operatórias tiradas de um arranjo de eletrodos multicanal inserido em um trato de células aéreas hipotimpânico (a). Notar que em a o eletrodo tem uma configuração incomum e está localizado abaixo do osso denso da cápsula ótica. (b) Vista de base do mesmo implante.

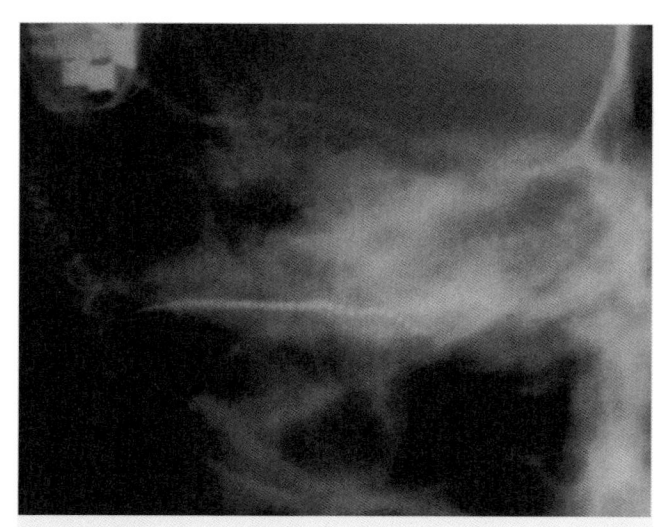

Fig. 7.26 Radiografia simples transorbitária tirada depois da implantação de um arranjo de eletrodos multicanal dentro da perfuração de um túnel reto para dentro da volta basal de um paciente com labirintite obliterante bilateral extensa.

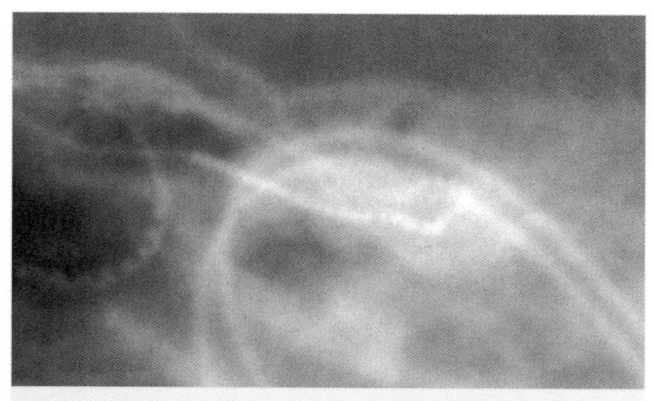

Fig. 7.27 Radiografia simples portátil intraoperatória (projeção lateral) de um arranjo de eletrodos de implante coclear multicanal implantado dentro da cavidade comum do paciente apresentado na ▶ Fig. 7.4. Notar como o eletrodo assume uma configuração recurvada e está localizado dentro da densidade do osso da cápsula ótica. Nesta imagem, há cabos de eletrodos superpostos que são usados para monitorização eletrofisiológica intraoperatória.

Cochlear Americas, e Med-El. Aparelhos fabricados pela Advanced Bionics e Cochlear Americas são, atualmente, desenhados com magnetos removíveis. Isto permite remoção, se necessária, para compatibilidade com MRI. Os aparelhos atuais fabricados pela Med-El não têm magneto removível.

Em junho de 2013, a FDA aprovou os primeiros aparelhos de implante coclear MRI-compatíveis para exames com MRI de 1,5 T. Três modelos de aparelhos produzidos pela Med-El foram aprovados. Estudo adicional está em andamento para aumentar a MRI-compatibilidade dos aparelhos de implante coclear.

Se for determinado que o aparelho de um paciente não é MRI-compatível, então várias opções podem ser estudadas, incluindo a determinação da adequação de modalidades de imagem alternativas ou explantação temporária ou permanente com a possibilidade de reimplantação com um aparelho compatível com MRI.

No passado, a presença de um implante coclear era considerada uma contraindicação importante a MRI.[1] Com avanços na tecnologia de implante e compreensão dos fatores de RF, sequência de pulsos, e tempo de imagem, agora é possível obter imagens úteis. Na prática, o candidato a implante coclear com necessidades conhecidas de MRI futura deve ser implantado com um aparelho considerado MRI-compatível pelos critérios supramencionados. Implantação de um aparelho com um magneto removível potencialmente proveria ao paciente a opção de uma retroadaptação de magneto caso MRI futura não fosse mais necessária. Alternativamente, um aparelho aprovado pela FDA para MRI de 1,5 T pode ser considerado para implantação, dessa maneira anulando a necessidade de remoção do magneto e retroadaptação. Adicional-

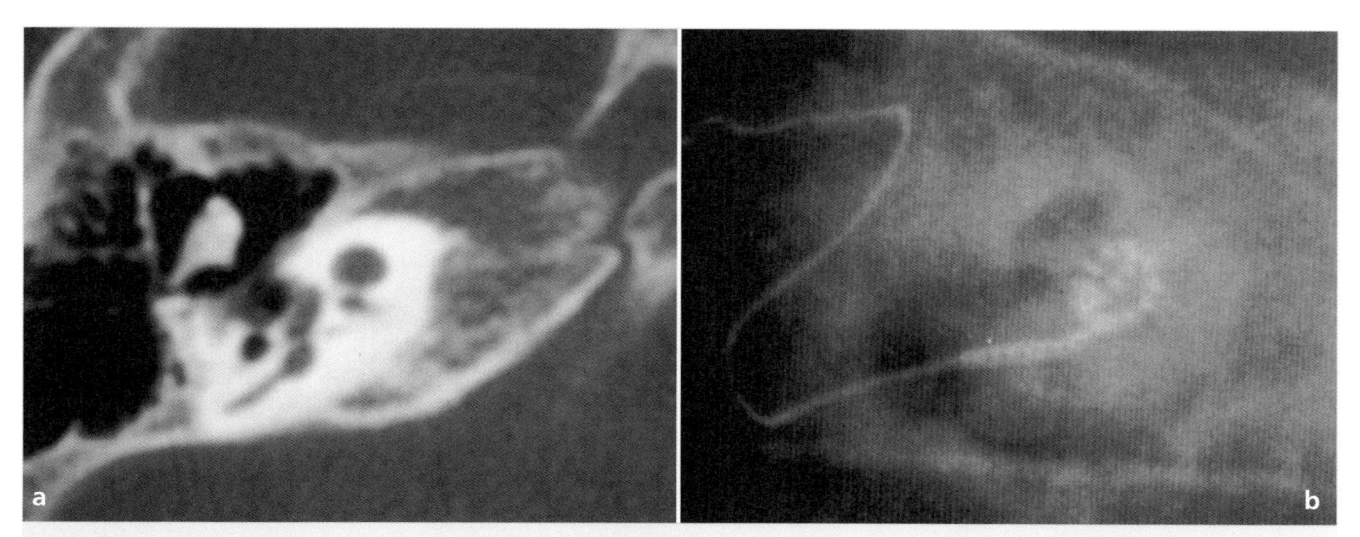

Fig. 7.28 a, b (a) Imagem de CT axial de um paciente com cóclea gravemente hipoplásica. A cóclea é uma pequena cavidade esférica, que é vista nesta imagem anterior ao vestíbulo e janela oval. (b) Um arranjo de eletrodos multicanal assume uma configuração em "rabo-de-porco" ao se enrolar dentro da luz coclear.

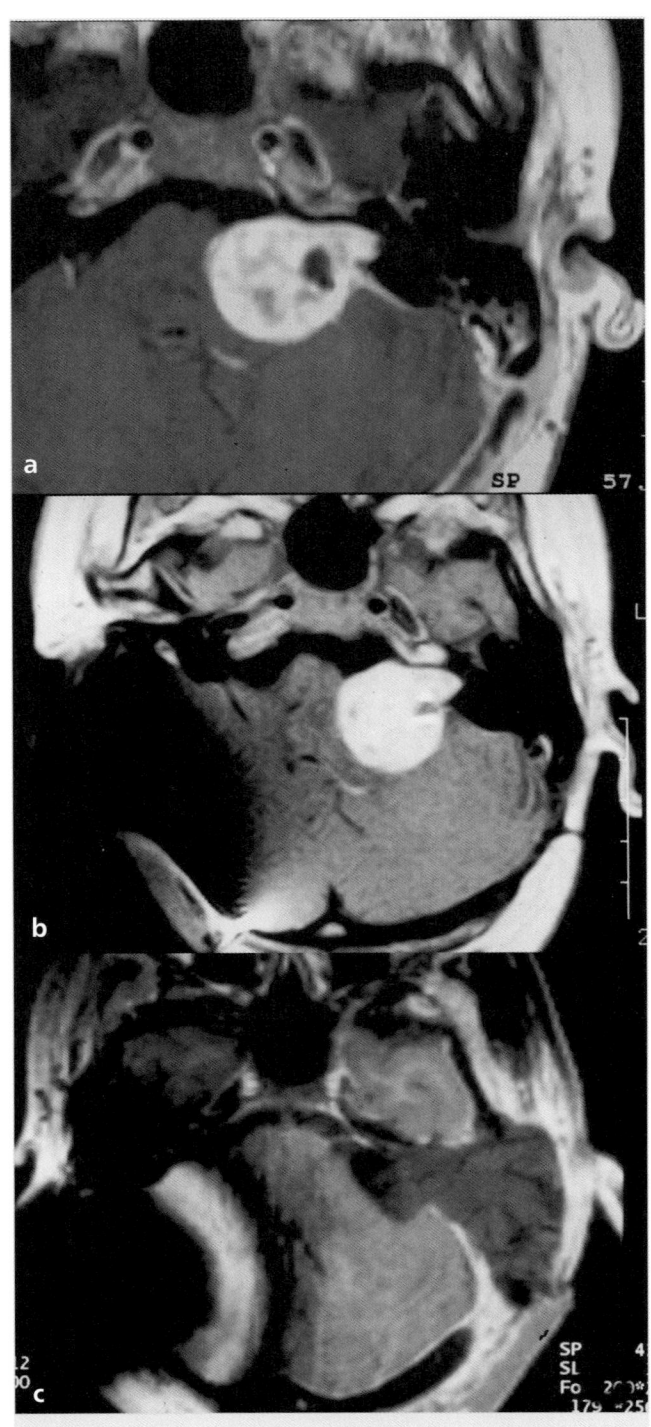

Fig. 7.29 a-c (a) MR com contraste ponderada em T1 mostrando grande neuroma acústico esquerdo em um paciente com surdez de longo prazo contralateral. (b) MRI tirada pós-implantação de um implante coclear sem magneto Nucleus Mini-22 modificado no ouvido direito. Notar que artefato de suscetibilidade gerado pelo aparelho sem ímã ainda permite monitorização de um processo de doença contralateral. (c) MRI pós-operatória básica mostrando remoção tumoral total translabiríntica delineia anatomia na região do tumor apesar de artefato de suscetibilidade por um implante coclear sem ímã contralateral.

mente, aparelho sem magneto sob "pedido especial" com componentes internos não ferromagnéticos pode ser obtido de todos os principais fabricantes de implantes.

Implantação Coclear Assistida por Fluoroscopia

Implantação coclear assistida fluoroscopicamente permite visualização da inserção de eletrodos em tempo real. Esta técnica foi inicialmente desenvolvida para estudo laboratorial de protótipos de eletrodos e para avaliar técnica cirúrgica.[108] Ângulo de inserção, profundidade e posição da cocleostomia foram estudados e otimizados com avaliação fluoroscópica. Simulação de complicação forneceu informação útil a respeito da prevenção de dano coclear e aos eletrodos. Ossos temporais de cadáver foram implantados sob direcionamento fluoroscópico a fim de avaliar a dinâmica da inserção e mecanismos de trauma intracoclear usando arranjos de eletrodos implantados convencionalmente bem como uma variedade de protótipos perimodiolares. A informação colhida destes estudos forneceu *feedback* necessário que, eventualmente, afetou o desenho de eletrodos pelos engenheiros. Fluoroscopia em tempo real fornece uma imagem visual que se correlaciona com sensações tácteis que um cirurgião pode experimentar durante inserção de eletrodo.[109] Fluoroscopia intraoperatória demonstrou-se benéfica para ajudar a visualização da trajetória do implante coclear durante implantação em pacientes com malformações cocleares.[109,110]

Técnica

Fluoroscopia intraoperatória (IF) é efetuada usando-se a unidade de braço em C utilizada para cirurgia neurocirúrgica, ortopédica e angiográfica convencional. O paciente é colocado na mesa em uma posição padrão para implante coclear: supino com a cabeça virada para o lado oposto do cirurgião operando. O braço em C é colocado com o gerador do feixe embaixo da mesa dirigido em uma vista anti-Stenver (em contraste com Stenver tradicional, na qual a orelha de interesse é colocada contra a placa de imagem). Estreitamento e centragem do feixe sobre a cóclea amplifica a imagem. Assistência fluoroscópica pode ser empregada no caso de malformação da orelha interna ao tempo da cocleostomia para determinar colocação adequada, bem como durante a inserção de eletrodos. Imagens são registradas em tempo real em vídeo para análise futura. Toma-se cuidado para evitar colocação de cabos de monitorização radiodensos no caminho da imagem. Ajustes pré-estabelecidos usados para procedimentos ortopédicos tipicamente fornecem a melhor qualidade de imagem. Ajustamentos de posição e características do feixe são feitos de tal modo que a cápsula ótica densa seja bem visualizada com mínima interferência de estruturas cranianas e instrumentação adjacentes. Cirurgia é executada conforme a rotina (▶ Fig. 7.30).

Segurança

Fluoroscopia é utilizada tão brevemente quanto possível a fim de manter os níveis de exposição bem abaixo da tolerância a exposição da lente humana, a estrutura mais vulnerável à exposição.[111] Estreitamento do feixe minimizará a radiação recebida pelo paciente.

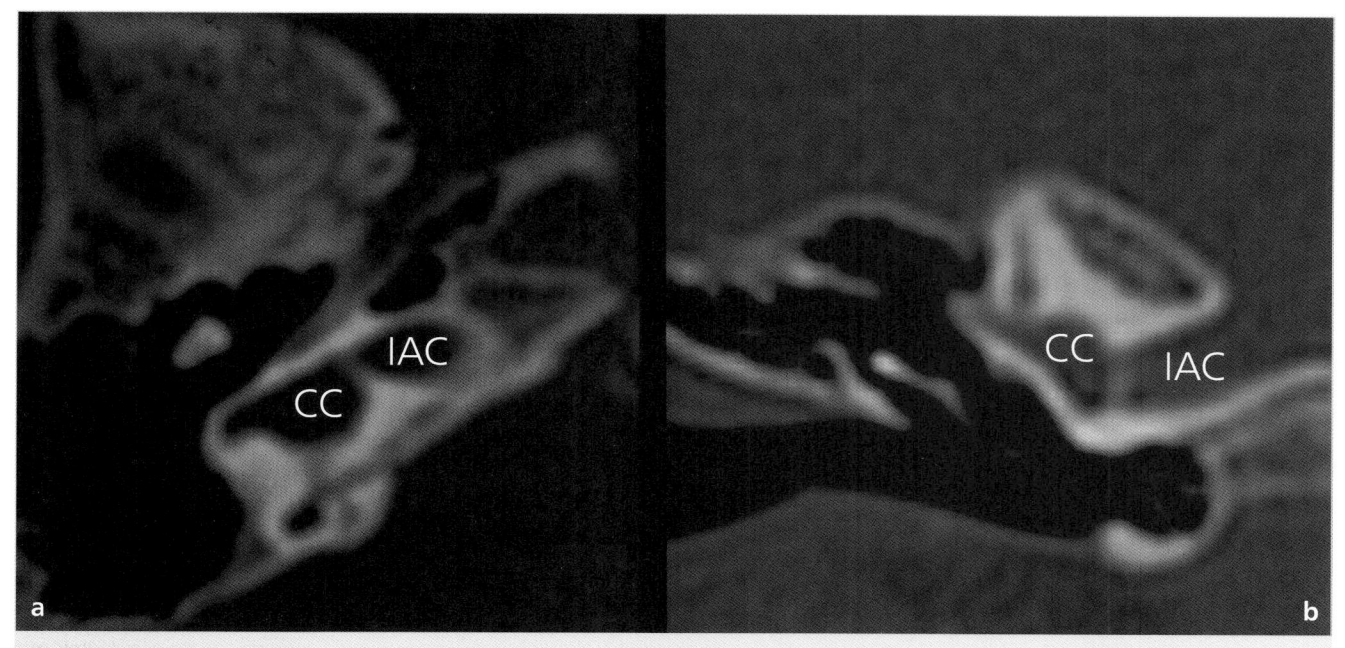

Fig. 7.30 a, b (a) Vista axial e (b) coronal de um paciente com uma malformação de cavidade comum que foi implantada sob direcionamento fluoroscópico. Notar a cavidade comum (CC) e o canal auditivo interno (IAC). (De: Fishman AJ, Roland Jr JT, Alexiades G, Mierzwinski J, Cohen NL. Fluoroscopically Assisted Cochlear Implantation. Otology and Neurotology 2003;24(6):882–886. Reimpressa com permissão.)

Penetração direta da órbita deve ser evitada. Consulta com o agente de segurança de radiação é recomendada, momento em que a informação a respeito do nível de exposição calibrado de entrada na pele pela unidade de fluoroscopia pode ser obtida. A maioria das unidades modernas produz uma dose bem abaixo de 10 rads (0,1 gray) por minuto de uso. A dose na lente pode ser estimada calculando-se 20% deste valor. A exposição total deve ser mantida abaixo de 200 rads (2 gray). O tempo de exposição típico deve ser não mais que um total de 1 a 3 minutos de múltiplas exposições curtas para implantação coclear produzindo uma dose calculada máxima de 10 rad/min × 3 minutos × 0,2 = 6 rads em uma exposição de 3 minutos. A exposição pode, geralmente, ser limitada a bem menos de 1 minuto. Aventais de chumbo e proteção para tireoide são usados pela equipe da sala de operações. O paciente é protegido de modo parecido (Fig. 7.30).

Estudos de Casos de Malformações da Orelha Interna

Caso 1

A paciente é uma menina de 4 anos com surdez congênita. Ela recentemente foi implantada com um aparelho Nucleus CI24 M no ouvido direito. Avaliação radiográfica pré-operatória revelou que o seu sistema cocleovestibular direito é formado por uma cavidade comum pequena medindo 7 mm em diâmetro máximo com canais semicirculares hipoplásticos e ducto endolinfático ausente (Fig. 7.31). Seu sistema cocleovestibular esquerdo foi compatível com aplasia coclear e, portanto, não era adequado para implantação.

Cirurgia de implantação foi efetuada por via transmastóidea com via de acesso pelo recesso facial. Fluoroscopia intraoperatória foi utilizada durante localização de cocleostomia e inserção de eletrodo. A cocleostomia foi efetuada na saliência do promontório inferior à janela oval. A paciente não tinha janela redonda. A posição foi determinada pela correlação de imagens de CT com marcos anatômicos da superfície intraoperatórios bem como confirmada por fluoroscopia intraoperatória (Fig. 7.32a). Não houve saída de CSF. Todos os 22 eletrodos ativos foram inseridos em forma de C (Fig. 7.32b). Monitorização eletrofisiológica intraoperatória revelou reflexos estapédicos presentes e Telemetria de Resposta Neural em múltiplos eletrodos testados em todo o arranjo. Sua evolução pós-operatória foi tranquila.

Caso 2

Esta paciente é uma menina com surdez congênita com malformação de cavidade comum que necessitou de reimplantação de uma malformação de cavidade comum direita 3 anos depois da cirurgia original. Ela, originalmente, fora implantada com um Nucleus CI24 M. Seu aparelho cocleovestibular direito é o maior dos seus defeitos bilaterais e é compreendido por uma cavidade comum pequena medindo 6,5 mm em diâmetro máximo com canais semicirculares hipoplásticos e ducto endolinfático ausente (Fig. 7.33a). Isto está associado a um IAC medindo 2,5 mm de diâmetro médio (Fig. 7.33b).

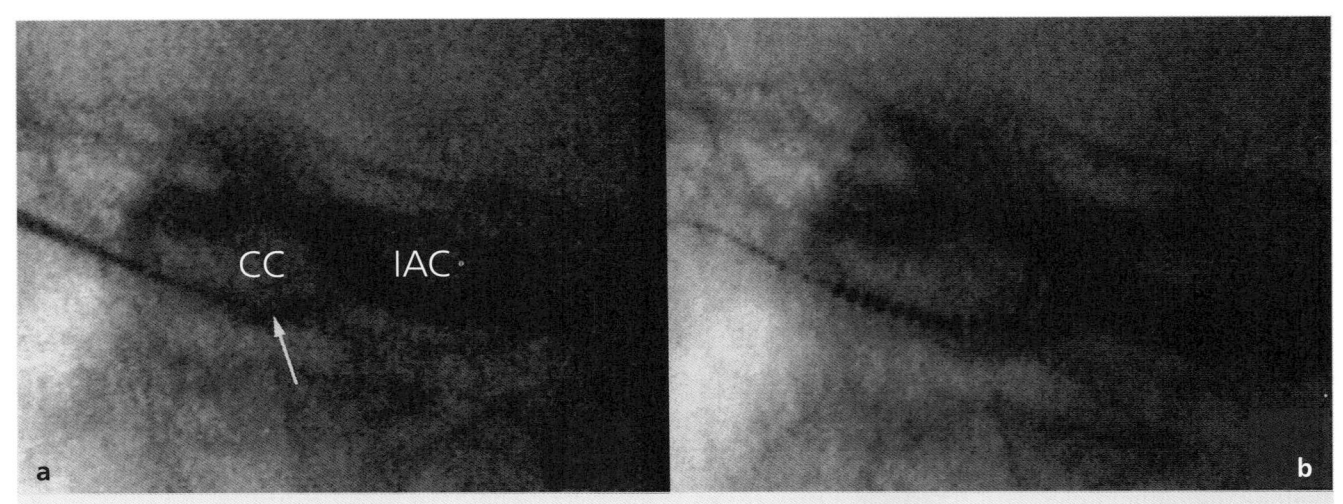

Fig. 7.31 a, b Imagens fluoroscópicas intraoperatórias em tempo real tiradas da mesma paciente na ▶ Fig. 7.2. (a) A posição da cocleostomia é verificada pela colocação de uma ponta fina *(seta)*. CC, cavidade comum; IAC, canal auditivo interno. Todos os 22 eletrodos estão inseridos em uma configuração em forma de C dentro da cavidade comum. (b) Notar que a morfologia em imagem fluoroscópica se aproxima da imagem de CT coronal. (De: Fishman AJ, Roland Jr JT, Alexiades G, Mierzwinski J, Cohen NL. Fluoroscopically Assisted Cochlear Implantation. Otology and Neurotology 2003;24(6):882–886. Reimpressa com permissão.)

No momento da implantação inicial, a cocleostomia foi efetuada anteriormente a uma depressão de janela comum. Não houve saída de CSF durante a cocleostomia. Dezessete bandas de eletrodos passaram com facilidade. Com a introdução de três bandas adicionais de eletrodos, foi encontrada uma saída copiosa de CSF. Esta não pôde ser controlada só com tamponamento da cocleostomia, e a paciente foi tratada com um curso de drenagem espinal lombar contínua. O vazamento de CSF se resolveu sem consequência.

Radiografia simples intraoperatória revelou que o arranjo de eletrodos tinha atravessado a cavidade comum e passado para o IAC (▶ Fig. 7.34). Como a maioria dos eletrodos estava localizada dentro da cavidade comum, foi tomada a decisão de não reposicionar o arranjo por receio de lesão coclear ou do nervo facial. Quatro bandas de eletrodos necessitaram de desativação secundariamente à estimulação do nervo facial. Embora ela não tenha alcançado reconhecimento de fala de conjunto aberto, melhoras foram observadas.

Ela estava se desempenhando bem, dentro de uma turma normal com um intérprete oral até 3 anos pós-implantação, época na qual teve interação com canais aumentada e desempenho diminuído. Foi decidido reposicionar o arranjo sob direcionamento fluoroscópico de modo que a inserção intrameatal pudesse ser evitada e o número máximo de eletrodos disponíveis pudesse ser posicionado na cavidade comum. O mesmo arranjo foi primeiro removido e a seguir reinserido com 17 bandas de eletrodos formando uma configuração em C dentro da cavidade comum (▶ Fig. 7.35). Não houve vazamento de líquido cerebrospinal. A paciente usa 17 eletrodos pós-operatoriamente com desempenho atual melhorado em relação à condição pré-operatória.

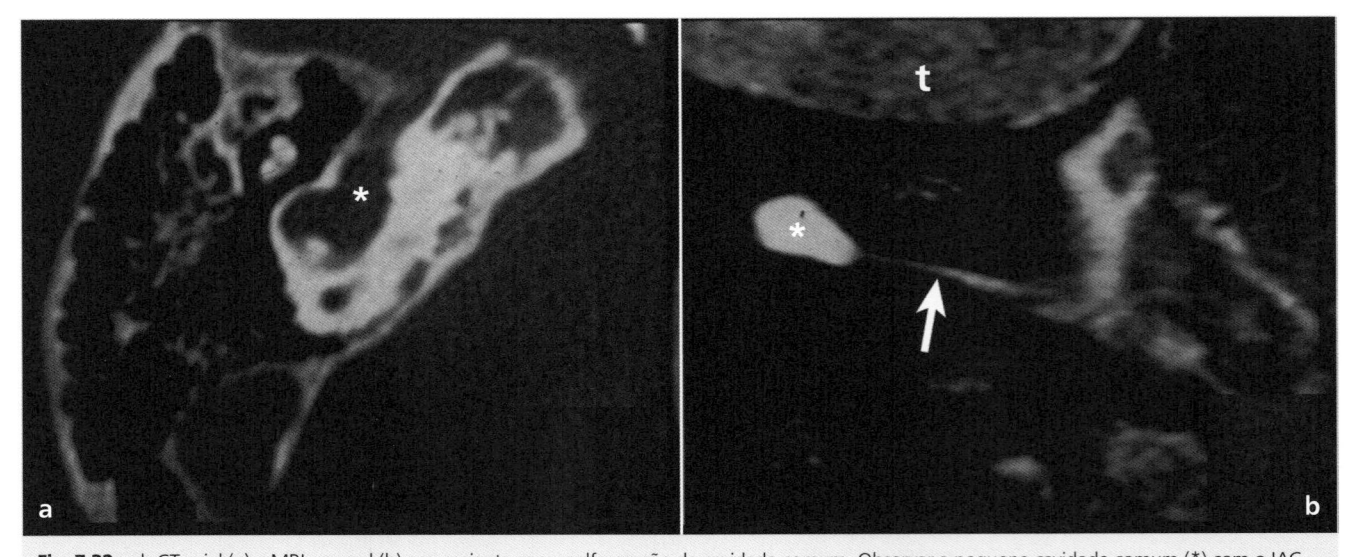

Fig. 7.32 a, b CT axial (a) e MRI coronal (b) em paciente com malformação de cavidade comum. Observar a pequena cavidade comum (*) com o IAC estreito *(seta)*. O lobo temporal está rotulado para orientação na imagem coronal (t). Usada com permissão de Fishman AJ, Roland Jr JT, Alexiades G, Mierzwinski J, Cohen NL. Fluoroscopically Assisted Cochlear Implantation. Otology and Neurotology 24(6):882–6. November 2003.
Fonte: De: Fishman AJ, Roland Jr JT, Alexiades G, Mierzwinski J, Cohen NL. Fluoroscopically Assisted Cochlear Implantation. Otology and Neurotology 2003;24(6):882–886. Reimpressa com permissão.

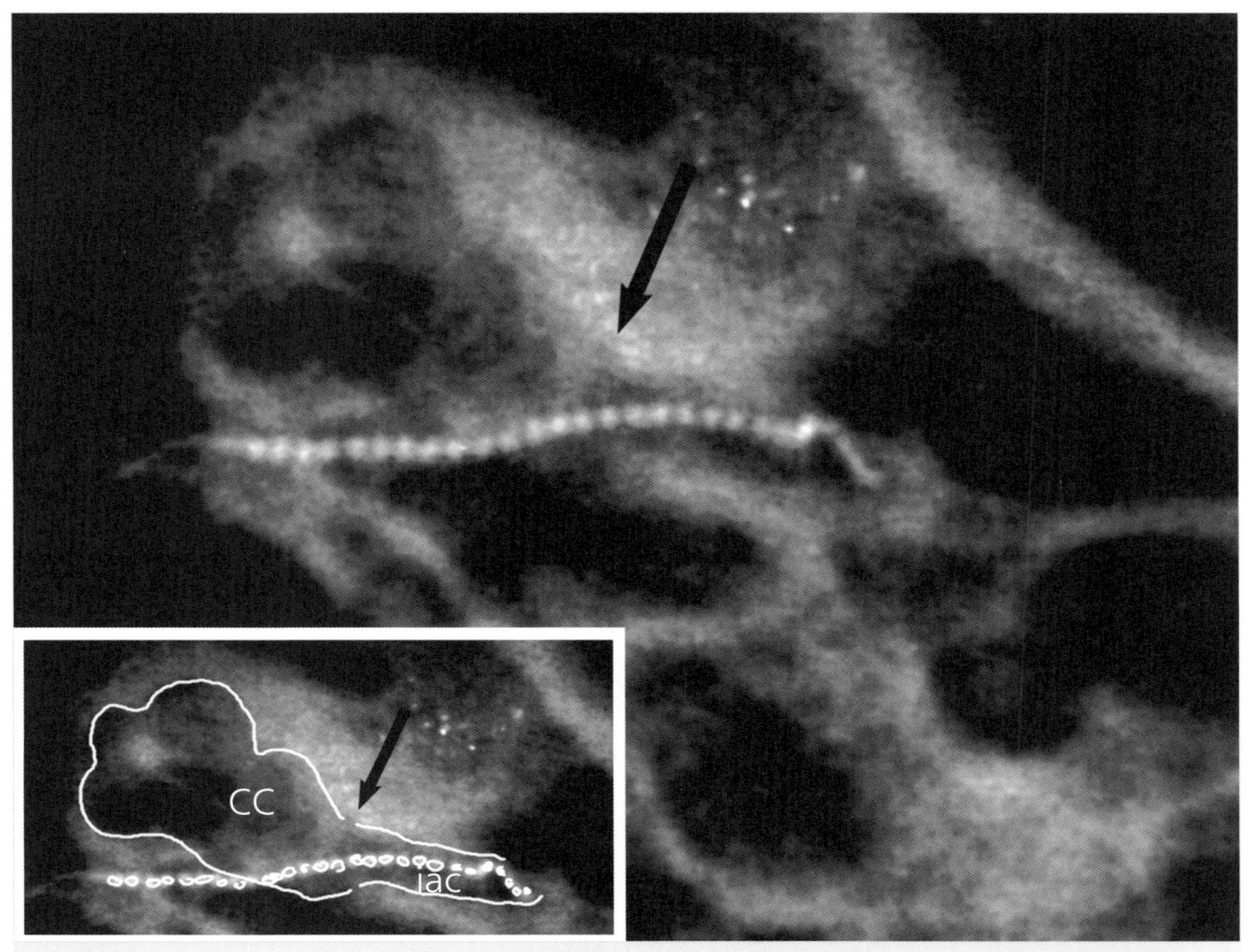

Fig. 7.33 Uma vista intraoperatória transorbitária tirada durante cirurgia do paciente na ▶ Fig. 7.4. Notar que o arranjo passou para dentro do IAC. A seta denota a junção entre a cavidade comum e o IAC, conforme visto nesta orientação. O detalhe delineia a luz da cavidade comum (CC) bem como o canal auditivo interno (IAC). Usada com permissão de Fishman AJ, Roland Jr JT, Alexiades G, Mierzwinski J, Cohen NL. Fluoroscopically Assisted Cochlear Implantation. Otology and Neurotology 24(6):882–6. November 2003.
Fonte: De: Fishman AJ, Roland Jr JT, Alexiades G, Mierzwinski J, Cohen NL. Fluoroscopically Assisted Cochlear Implantation. Otology and Neurotology 2003;24(6):882–886. Reimpresso com permissão.

Estudos de Casos de Obstrução da Luz da Cóclea com Arranjo Dividido

Caso 1

Mulher de 44 anos com ossificação labiríntica secundária a meningite recebeu inserção incompleta de um arranjo de eletrodos AS de CI24 M em outra instituição. A ▶ Fig. 7.35 demonstra um arranjo dobrado em radiografia simples. Devido a uma falha do aparelho, ela foi submetida a revisão no nosso centro e recebeu um Nucleus CI24 Double Array sob orientação fluoroscópica. Uma perfuração da volta basal permitiu inserção completa de todos os 11 eletrodos do arranjo inferior. Sete dos 11 eletrodos superiores disponíveis foram inseridos através da cocleostomia apical. A ▶ Fig. 7.35b demonstra o arranjo dividido em boa posição, sem torção ou dobra conforme visualizado fluoroscopicamente. Dezessete eletrodos estão ativos no mapa de programa.

Caso 2

Menina de 11 anos com surdez secundária à meningite foi originalmente implantada em outro centro com um Nucleus CI22 aos 4 anos, com quatro eletrodos intracocleares. A paciente estava recebendo algum benefício pós-operatoriamente quando o aparelho falhou eletronicamente. Na cirurgia de revisão um CI24 Double Array foi colocado sobre direcionamento fluoroscópico. Uma perfuração de 8 mm na volta basal foi efetuada, com inserção de 10 eletrodos inferiores e 5 eletrodos superiores através de uma cocleostomia apical. Ela, atualmente, usa 13 eletrodos no mapa de programa.

7 Princípios de Imagem em Implante Coclear

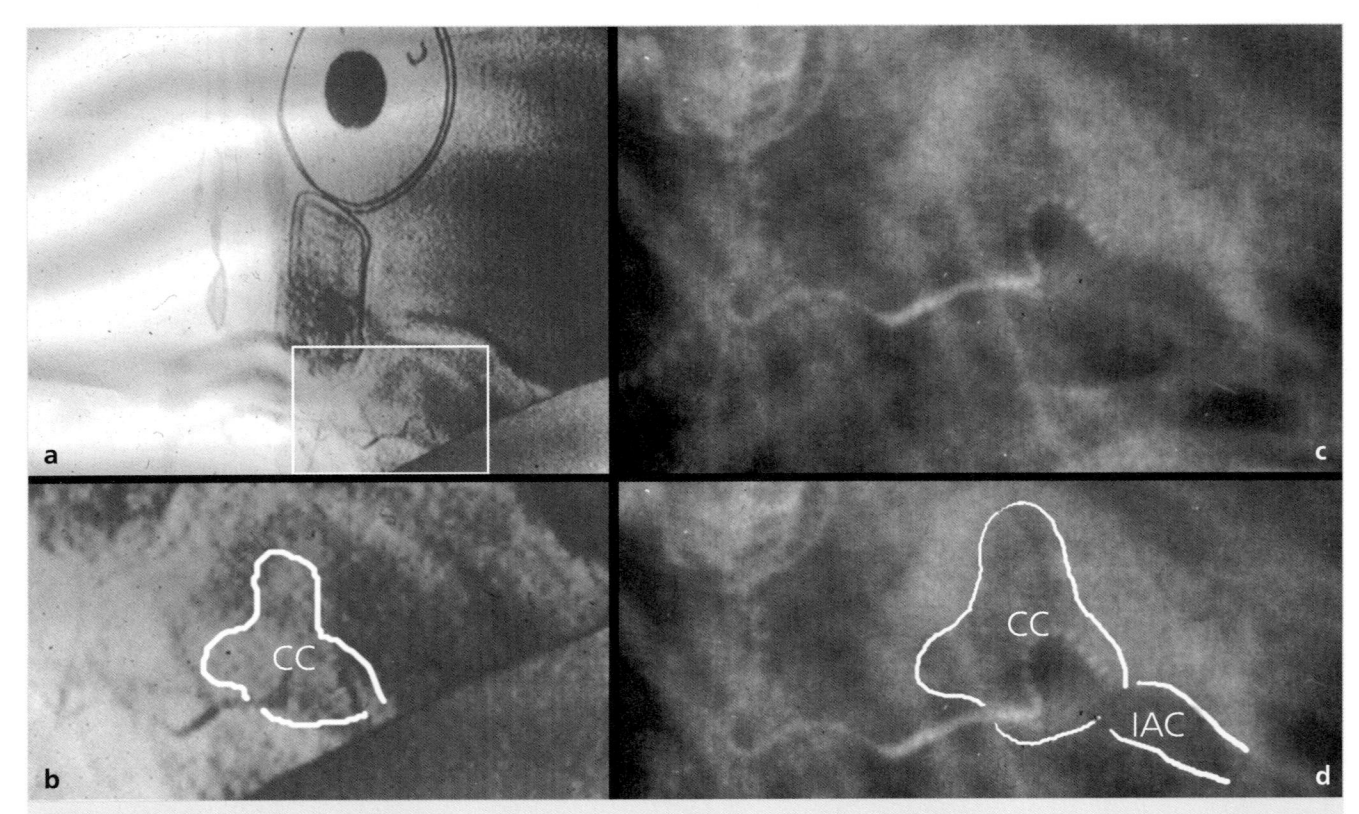

Fig. 7.34 a-d (a) Fluoroscopia intraoperatória revela que implante foi reposicionado inteiramente dentro da cavidade comum. (b) O contorno da luz da cavidade comum (CC). Inserção foi parada neste ponto devido à visualização da cessação do avanço e dobra. (c) O filme simples pós-operatório confirma colocação adequada. Setas denotam a junção CC-IAC. (d) Uma vista detalhe revela o contorno da luz da cavidade comum e o contorno do canal auditivo interno (IAC). Usada com permissão de Fishman AJ, Roland Jr JT, Alexiades G, Mierzwinski J, Cohen NL. Fluoroscopically Assisted Cochlear Implantation. Otology and Neurotology 24(6):882–6. November 2003.
Fonte: De: Fishman AJ, Roland Jr JT, Alexiades G, Mierzwinski J, Cohen NL. Fluoroscopically Assisted Cochlear Implantation. Otology and Neurotology 2003;24(6):882–886. Reimpressa com permissão.

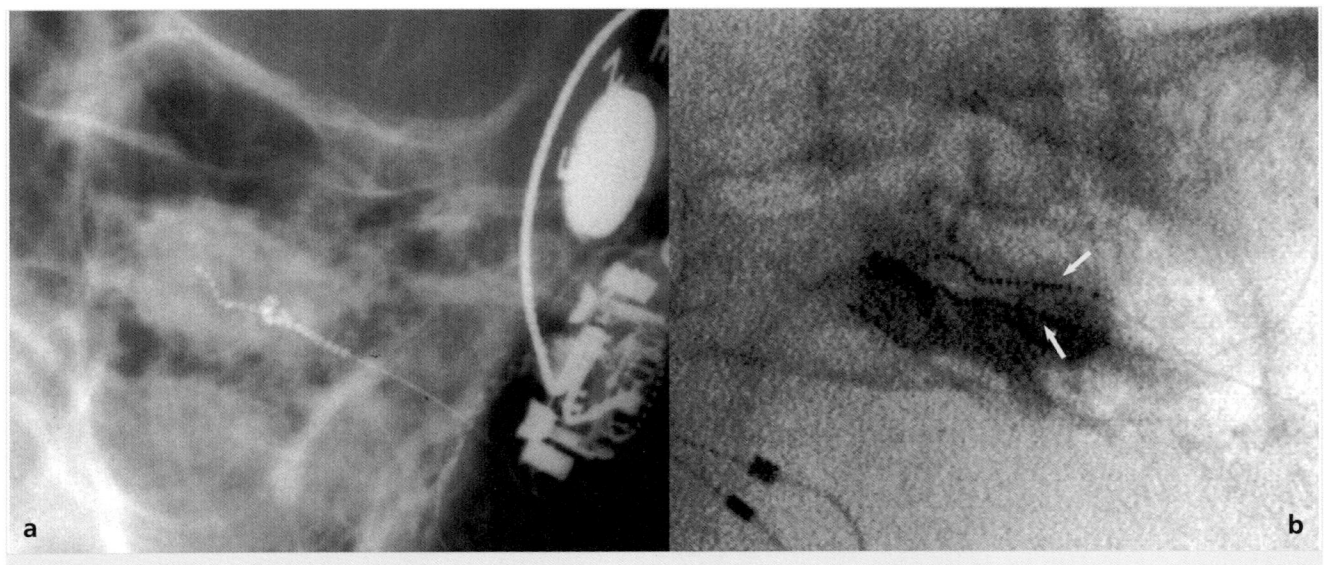

Fig. 7.35 a, b (a) Radiografia simples revela arranjo dobrado e inserção parcial em um paciente com uma história de meningite. O paciente foi encaminhado para reimplantação por falha do aparelho. (b) Fluoroscopia intraoperatória foi utilizada para confirmar colocação durante cirurgia de revisão do mesmo paciente. Um Nucleus 24 Double array foi utilizado. Setas denotam os arranjos de eletrodos superior e inferior em posição correta sem dobra ou curvatura. Usada com permissão de Fishman AJ, Roland Jr JT, Alexiades G, Mierzwinski J, Cohen NL. Fluoroscopically Assisted Cochlear Implantation. Otology and Neurotology 24(6):882–6. November 2003.
Fonte: De: Fishman AJ, Roland Jr JT, Alexiades G, Mierzwinski J, Cohen NL. Fluoroscopically Assisted Cochlear Implantation. Otology and Neurotology 2003;24(6):882–886. Reimpressa com permissão.

Sumário

Fluoroscopia intraoperatória é um adjunto útil à implantação coclear que pode ser efetuado com mínimo risco para o paciente e a equipe da sala de operações se forem tomadas as precauções descritas. Fluoroscopia intraoperatória é indicada em casos nos quais o comportamento intracoclear do arranjo de eletrodos não pode ser predito, uma condição encontrada ao implantar novos desenhos de eletrodos, casos com orelha interna gravemente malformada, ou casos de obstrução intraluminal grave exigindo uma inserção de duplo arranjo.

Referências

1. Abrams HL. Cochlear implants are a contraindication to MRI. JAMA 1989;261:46
2. McClay JE, Tandy R, Grundfast K et al. Major and minor temporal bone abnormalities in children with and without congenital sensorineural hearing loss. Arch Otolaryngol Head Neck Surg 2002;128:664-671
3. Papsin BC. Cochlear implantation in children with anomalous cochleovestibular anatomy. Laryngoscope 2005;115 Suppl 106:1-26
4. Jackler RK, Luxford WM, House WF. Congenital malformations of the inner ear: a classification based on embryogenesis. Laryngoscope 1987;97 Suppl 40:2-14
5. Mondini C. Minor works of Carlo Mondini: the anatomical section of a boy born deaf. Am J Otol 1997;18:288-293
6. Schuknecht HF. Mondini Dysplasia: A clinical and Pathological Study. Ann Otol Rhinol Laryngol Suppl 1980;89:3-23
7. Sennaroglu L, Saatci I. A new classification for cochleovestibular malformations. Laryngoscope 2002;112:2230-2241
8. Phelps PD, King A, Michaels L. Cochlear dysplasia and meningitis. Am J Otol 1994;15:551-557
9. Phelps PD. Cochlear implants for congenital deformities. J Laryngol Otol 1992;106:967-970
10. Phelps PD, Reardon W, Pembrey M, Bellman S, Luxom L. X-linked deafness, stapes gushers and a distinctive defect of the inner ear. Neuroradiology 1991;33:326-330
11. Talbot JM, Wilson DF. Computed tomographic diagnosis of X-linked congenital mixed deafness, fixation of the stapedial footplate, and perilymphatic gusher. Am J Otol 1994;15:177-182
12. Incesulu A, Adapinar B, Kecik C. Cochlear implantation in cases with incomplete partition type III (X-linked anomaly). Eur Arch Otorhinolaryngol 2008;265:1425-1430
13. Aschendorff A, Maier W, Jaekel K et al. Radiologically assisted navigation in cochlear implantation for X-linked deafness malformation. Cochlear Implants Int 2009;10 Suppl 1:14-18
14. Wootten CT, Backous DD, Haynes DS. Management of cerebrospinal fluid leakage from cochleostomy during cochlear implant surgery. Laryngoscope 2006;116:2055-2059
15. Heman-Ackah SE, Friedmann DR, Cosetti MK, Waltzman SB, Roland JT. Revision cochlear implantation following internal auditory canal insertion. Laryngoscope 2013
16. Shelton C, Luxford WM, Tonokawa LL, Lo WW, House WF. The narrow internal auditory canal in children: a contraindication to cochlear implants. Otolaryngol Head Neck Surg 1989;100:227-231
17. Lo WW. Imaging of cochlear and auditory brain stem implantation. AJNR Am J Neuroradiol 1998;19:1147-1154
18. Young NM, Kim FM, Ryan ME, Tournis E, Yaras S. Pediatric cochlear implantation of children with eighth nerve deficiency. Int J Pediatr Otorhinolaryngol 2012;76:1442-1448
19. Yan F, Li J, Xian J, Wang Z, Mo L. The cochlear nerve canal and internal auditory canal in children with normal cochlea but cochlear nerve deficiency. Acta Radiol 2013;54:292-298
20. Adunka OF, Roush PA, Teagle HF et al. Internal auditory canal morphology in children with cochlear nerve deficiency. Otol Neurotol 2006;27:793-801
21. Adunka OF, Jewells V, Buchman CA. Value of computed tomography in the evaluation of children with cochlear nerve deficiency. Otol Neurotol 2007;28:597-604
22. Ferreira T, Shayestehfar B, Lufkin R. Narrow, duplicated internal auditory canal. Neuroradiology 2003;45:308-310
23. Demir OI, Cakmakci H, Erdag TK, Men S. Narrow duplicated internal auditory canal: radiological findings and review of the literature. Pediatr Radiol 2005;35:1220-1223
24. Lee SY, Cha SH, Jeon MH et al. Narrow duplicated or triplicated internal auditory canal (3 cases and review of literature): can we regard the separated narrow internal auditory canal as the presence of vestibulocochlear nerve fibers? J Comput Assist Tomogr 2009;33:565-570
25. Kew TY, Abdullah A. Duplicate internal auditory canals with facial and vestibulocochlear nerve dysfunction. J Laryngol Otol 2012;126:66-71
26. Parry DA, Booth T, Roland PS. Advantages of magnetic resonance imaging over computed tomography in preoperative evaluation of pediatric cochlear implant candidates. Otol Neurotol 2005;26:976-982
27. Trimble K, Blaser S, James AL, Papsin BC. Computed tomography and/or magnetic resonance imaging before pediatric cochlear implantation? Developing an investigative strategy. Otol Neurotol 2007;28:31 7-324
28. Gleeson TG, Lacy PD, Bresnihan M, Gaffney R, Brennan P, Viani L. High resolution computed tomography and magnetic resonance imaging in the preoperative assessment of cochlear implant patients. J Laryngol Otol 2003;117:692-695
29. Govaerts PJ, Casselman J, Daemers K, De Beukelaer C, Yperman M, De Ceulaer G. Cochlear implants in aplasia and hypoplasia of the cochleovestibular nerve. Otol Neurotol 2003;24:887-891
30. Bradley J, Beale T, Graham J, Bell M. Variable long-term outcomes from cochlear implantation in children with hypoplastic auditory nerves. Cochlear Implants Int 2008;9:34-60
31. Kang WS, Lee JH, Lee HN, Lee KS. Cochlear implantations in young children with cochlear nerve deficiency diagnosed by MRI. Otolaryngol Head Neck Surg 2010;143:101-108
32. Young NM, Kim FM, Ryan ME, Tournis E, Yaras S. Pediatric cochlear implantation of children with eighth nerve deficiency. Int J Pediatr Otorhinolaryngol 2012;76:1442-1448
33. Tucci DL, Telian SA, Zimmerman-Phillips S, Zwolan TA, Kileny PR. Cochlear implantation in patients with cochlear malformations. Arch Otolaryngol Head Neck Surg 1995;121:833-838
34. Slattery WH, Luxford WM. Cochlear implantation in the congenital malformed cochlea. Laryngoscope 1995;105:1184-1187
35. Hoffman RA, Downey LL, Waltzman SB, Cohen NL. Cochlear implantation in children with cochlear malformations. Am J Otol 1997;18:184-187
36. Mylanus EAM, Rotteveel LJC, Leeuw RL. Congenital malformation of the inner ear and pediatric cochlear implantation. Otol Neurotol 2004;25:308-317
37. Rachovitsas D, Psillas G, Chatzigiannakidou V, Triaridis S, Constantinidis J, Vital V. Speech perception and production in children with inner ear malformations after cochlear implantation. Int J Pediatr Otorhinolaryngol 2012;76:1370-1374
38. Feng YM, Wu YQ, Wang J, Yin SK. Cochlear implantation in a patient with severe cochlear hypoplasia. J Laryngol Otol 2012;126:1172-1175
39. Ricci G, Trabalzini F, Faralli M, D'ascanio L, Cristi C, Molini E. Cochlear implantation in children with "CHARGE syndrome":surgical options and outcomes. Eur Arch Otorhinolaryngol 2013[Epub ahead of print]
40. Berrettini S, Forli F, De Vito A, Bruschini L, Quaranta N. Cochlear implant in incomplete partition type I. Acta Otorhinolaryngol Ital 2013;33:56-62
41. Philippon D, Bergeron F, Ferron P, Bussières R. Cochlear implantation in postmeningitic deafness. Otol Neurotol 2010;31:83-87
42. d'Archambeau O, Parizel PM, Koekelkoren E, Van de Heyning P, De Schepper AM. CT diagnosis and differential diagnosis of otodystrophic lesions of the temporal bone. Eur J Radiol 1990;11:22-30
43. Saito N, Nadgir RN, Flower EN, Sakai O. Clinical and radiologic manifestations of sickle cell disease in the head and neck. Radiographics 2010;30:1021- 1034
44. Benson AG. Labyrinthitis ossificans secondary to autoimmune inner ear disease: a previously unreported condition. Otolaryngol Head Neck Surg 2010;142:772-773
45. Rarey KE, Bicknell JM, Davis LE. Intralabyrinthine osteogenesis in Cogan's syndrome. Am J Otolaryngol 1986;7:387-390
46. Green JD, Marion MS, Hinojosa R. Labyrinthitis ossificans: histopathologic consideration for cochlear implantation. Otolaryngol Head Neck Surg 1991;104:320-326
47. Becker TS, Eisenberg LS, Luxford WM, House WF. Labyrinthine ossification secondary to childhood bacterial meningitis: Implications for cochlear implant surgery. AJNR Am J Neuroradiol 1984;5:539-741
48. Wellman MB, Sommer DD, McKenna J. Sensorineural hearing loss in postmeningitic children. Otol Neurotol 2003;24:907-912

49. Kutz JW, Simon LM, Chennupati SK, Giannoni CM, Manolidis S. Clinical predictors for hearing loss in children with bacterial meningitis. Arch Otolaryngol Head Neck Surg 2006;132:941-945
50. Hartnick CJ, Kim HH, Chute PM, Parisier SC. Preventing labyrinthitis ossificans: the role of steroids. Arch Otolaryngol Head Neck Surg 2001;127:180-183
51. Schuknecht HF. Pathophysiology. In: Schuknecht HF (ed): Pathology of the Ear, 2nd ed. Philadelphia, PA: Lea and Febiger, 1993, pp 77-113
52. Igarashi M, Schuknecht HF. Pneumococcic otitis media, meningitis and labyrinthitis: A human temporal bone report. Arch Otolaryngol 1962;76:126-130
53. Igarashi M, Saito R, Alford BR, Filippone MV, Smith JA. Temporal bone findings in pneumococcal meningitis. Arch Otolaryngol 1974;99:79-83
54. Molter DW, Pate BR, McElveen JT. Cochlear implantation in the congenitally malformed ear. Otolaryngol Head Neck Surg 1993;108:174-177
55. Durisin M, Bartling S, Arnoldner C et al. Cochlear osteoneogenesis after meningitis in cochlear implant patients: a retrospective analysis. Otol Neurotol 2010;31:1072-1078
56. Ketten DR. The role of temporal bone imaging in cochlear implants. Curr Opin Otolaryngol Head Neck Surg 1994;2:401-440
57. Otte J, Schuknecht HF, Kerr AG. Ganglion cell populations in normal and pathological human cochleae. Implications for cochlear implantation. Laryngoscope 1978;88:1231-1246
58. Hinojosa R, Green JD, Marion MS. Ganglion cell populations in labyrinthitis ossificans. Am J Otol 1991;12 Suppl:3-7, discussion 18-21
59. Schuknecht HF. Anatomy. In: Schuknecht HF (ed): Pathology of the Ear, 2nd ed. Philadelphia, PA: Lea and Febiger, 1993, pp 31-75
60. Linthicum FH, Fayad J, Otto S, Galey $_{FR}$, House WF. Inner ear morphologic changes resulting from cochlear implantation. Am J Otol 1991;12 Suppl:8-10, discussion 18-21
61. Balkany T, Gantz BJ, Steenerson RL, Cohen NL. Systematic approach to electrode insertion in the ossified cochlea. Otolaryngol Head Neck Surg 1996;114:4-11
62. Druss JG. Labyrinthitis secondary to meningococcic meningitis: A clinical and histopathologic study. Arch Otolaryngol 1936;24:19-28
63. Sugiura S, Paparella MM. The pathology of labyrinthine ossification. Laryngoscope 1967;77:1974-1989
64. Novak MA, Fifer RC, Barkmeier JC, Firszt JB. Labyrinthine ossification after meningitis: its implications for cochlear implantation. Otolaryngol Head Neck Surg 1990;103:351-356
65. Paparella MM, Sugiura S. The pathology of suppurative labyrinthitis. Ann Otol Rhinol Laryngol 1967;76:554-586
66. Kotzias SA, Linthicum FH. Labyrinthine ossification: differences between two types of ectopic bone. Am J Otol 1985;6:490-494
67. Kimura R, Perlman HB. Arterial obstruction of the labyrinth. Part I: Cochlear changes. Part II: Vestibular changes. Ann Otol Rhinol Laryngol 1958;67:5-40
68. Belal A. Pathology as it relates to ear surgery. III Surgery of cerebello-pontine angle tumours. J Laryngol Otol 1983;97:101-115
69. Belal A, Ylikoski J. Pathology as it relates to ear surgery II. Labyrinthectomy. J Laryngol Otol 1983;97:1-10
70. Belal A, Linthicum FH, House WF. Middle fossa vestibular nerve section. A histopathological report. Am J Otol 1979;1:72-79
71. Belal A. The effects of vascular occlusion on the human inner ear. J Laryngol Otol 1979;93:955-968
72. Gorham LW, West WT. Circulatory changes in osteolytic and osteoblastic reaction. Arch Pathol 1964;78:673-680
73. Seidman DA, Chute PM, Parisier S. Temporal bone imaging for cochlear implantation. Laryngoscope 1994;104:562-565
74. Seicsnaydre MA, Johnson MH, Hasenstab MS, Williams GH. Cochlear implants in children: reliability of computed tomography. Otolaryngol Head Neck Surg 1992;107:410-417
75. Isaacson B, Booth T, Kutz JW, Lee KH, Roland PS. Labyrinthitis ossificans: how accurate is MRI in predicting cochlear obstruction? Otolaryngol Head Neck Surg 2009;140:692-696
76. Tomura N, Sashi R, Kobayashi M, Hirano H, Hashimoto M, Watarai J. Normal variations of the temporal bone on high-resolution CT: their incidence and clinical significance. Clin Radiol 1995;50:144-148
77. Quesnel AM, Moonis G, Appel J et al. Correlation of computed tomography with histopathology in otosclerosis. Otol Neurotol 2013;34:22-28
78. Sainz M, Garcia-Valdecasas J, Ballesteros JM. Complications and pitfalls of cochlear implantation in otosclerosis: a 6-year follow-up cohort study. Otol Neurotol 2009;30:1044-1048
79. Kelsall DC, Shallop JK, Brammeier TG, Prenger EC. Facial nerve stimulation after Nucleus 22-channel cochlear implantation. Am J Otol 1997;18:336- 341
80. Madden C, Halsted M, Benton C, Greinwald J, Choo D. Enlarged vestibular aqueduct syndrome in the pediatric population. Otol Neurotol 2003;24:625-632
81. Tarshish Y, Leschinski A, Kenna M. Pediatric sudden sensorineural hearing loss: diagnosed causes and response to intervention. Int J Pediatr Otorhinolaryngol 2013;77:553-559
82. Gopen Q, Zhou G, Whittemore K, Kenna M. Enlarged vestibular aqueduct: review of controversial aspects. Laryngoscope 2011;121:1971-1978
83. Saliba I, Gingras-Charland ME, St-Cyr K, Décarie JC. Coronal CT scan measurements and hearing evolution in enlarged vestibular aqueduct syndrome. Int J Pediatr Otorhinolaryngol 2012;76:492-499
84. Dewan K, Wippold FJ, Lieu JE. Enlarged vestibular aqueduct in pediatric sensorineural hearing loss. Otolaryngol Head Neck Surg 2009;140:552-558
85. Jackler RK, De La Cruz A. The large vestibular aqueduct syndrome. Laryngoscope 1989;99:1238-1242, discussion 1242-1243
86. Levenson MJ, Parisier SC, Jacobs M, Edelstein DR. The large vestibular aqueduct syndrome in children. A review of 12 cases and the description of a new clinical entity. Arch Otolaryngol Head Neck Surg 1989;115:54-58
87. Karet FE, Finberg KE, Nelson RD et al. Mutations in the gene encoding B1 subunit of H+-ATPase cause renal tubular acidosis with sensorineural deafness. Nat Genet 1999;21:84-90
88. Berrettini S, Forli F, Bogazzi F et al. Large vestibular aqueduct syndrome: audiological, radiological, clinical, and genetic features. Am J Otolaryngol 2005;26:363-371
89. Arellano B, Pera A, Ramírez-Camacho R et al. Pendred's syndrome and nonsyndromic DFNB4 deafness associated with the homozygous T410 M mutation in the SLC26A4 gene in siblings. Clin Genet 2005;67:438-440
90. Ceruti S, Stinckens C, Cremers CW, Casselman JW. Temporal bone anomalies in the branchio-oto-renal syndrome: detailed computed tomographic and magnetic resonance imaging findings. Otol Neurotol 2002;23:200-207
91. Stinckens C, Standaert L, Casselman JW et al. The presence of a widened vestibular aqueduct and progressive sensorineural hearing loss in the branchiooto-renal syndrome. A family study. Int J Pediatr Otorhinolaryngol 2001;59:163-172
92. Mégarbané A, Chouery E, Rassi S, Delague V. A new autosomal recessive otofacial syndrome with midline malformations. Am J Med Genet A 2005;132:398-401
93. Miura M, Sando I, Orita Y, Hirsch BE. Temporal bone histopathological study of Noonan syndrome. Int J Pediatr Otorhinolaryngol 2001;60:73-82
94. González-García JA, Ibáñez A, Ramírez-Camacho R, Rodríguez A, García Berrocal JR, Trinidad A. Enlarged vestibular aqueduct: Looking for genotypic-phenotypic correlations. Eur Arch Otorhinolaryngol 2006;263:971-976
95. Kontorinis G, Lenarz T, Lesinski-Schiedat A, Neuburger J. Cochlear implantation in Pendred syndrome. Cochlear Implants Int 2011;12:157-163
96. Chen X, Liu B, Liu S et al. The development of auditory skills in infants with isolated Large Vestibular Aqueduct Syndrome after cochlear implantation. Int J Pediatr Otorhinolaryngol 2011;75:943-947
97. Adunka OF, Teagle HF, Zdanski CJ, Buchman CA. Influence of an intraoperative perilymph gusher on cochlear implant performance in children with labyrinthine malformations. Otol Neurotol 2012;33:1489-1496
98. Cosetti MK, Troob SH, Latzman JM, Shapiro WH, Roland JT, Waltzman SB. An evidence-based algorithm for intraoperative monitoring during cochlear implantation. Otol Neurotol 2012;33:169-176
99. Cohen LT, Xu J, Xu SA, Clark GM. Improved and simplified methods for specifying positions of the electrode bands of a cochlear implant array. Am J Otol 1996;17:859-865
100. Marsh MA, Xu J, Blamey PJ et al. Radiologic evaluation of multichannel intracochlear implant insertion depth. Am J Otol 1993;14:386-391
101. Skinner MW, Ketten DR, Vannier MW, Gates GA, Yoffie RL, Kalender WA. Determination of the position of nucleus cochlear implant electrodes in the inner ear. Am J Otol 1994;15:644-651
102. Portnoy WM, Mattucci K. Cochlear implants as a contraindication to magnetic resonance imaging. Ann Otol Rhinol Laryngol 1991;100:195-197
103. NIH Consensus Developmental Panel. NIH consensus conference. Cochlear implants in adults and children. JAMA 1995;274:1955-1961
104. Dubrulle F, Sufana Iancu A, Vincent C, Tourrel G, Ernst O. Cochlear implant with a non-removable magnet: preliminary research at 3-T MRI. Eur Radiol 2013;23:1510-1518

105. Majdani O, Leinung M, Rau T *et al*. Demagnetization of cochlear implants and temperature changes in 3.0 T MRI environment. Otolaryngol Head Neck Surg 2008;139:833-839
106. Gubbels SP, McMenomey SO. Safety study of the Cochlear Nucleus 24 device with internal magnet in the 1.5 Tesla magnetic resonance imaging scanner. Laryngoscope 2006;116:865-871
107. Migirov L, Wolf M. Magnet removal and reinsertion in a cochlear implant recipient undergoing brain MRI.ORL J Otorhinolaryngol Relat Spec 2013;75:1-5
108. Roland JT, Fishman AJ, Alexiades G, Cohen NL. Electrode to modiolus proximity: a fluoroscopic and histologic analysis. Am J Otol 2000;21:218- 225
109. Fishman AJ, Roland JT, Alexiades G, Mierzwinski J, Cohen NL. Fluoroscopically assisted cochlear implantation. Otol Neurotol 2003;24:882-886
110. Coelho DH, Waltzman SB, Roland JT. Implanting common cavity malformations using intraoperative fluoroscopy. Otol Neurotol 2008;29:914-919
111. Brown NP. The lens is more sensitive to radiation than we had believed. Br J Ophthalmol 1997;81:2

8 Monitorização Intraoperatória durante Implantação Coclear

Maura K. Cosetti

Introdução

Colocação de eletrodos atraumática ótima dentro da rampa do tímpano da cóclea é um pré-requisito bem reconhecido para maximizar o sucesso do implante coclear (CI). Em um contexto ideal, a detecção da colocação incorreta de eletrodo ou um mau funcionamento ou falha de receptor-estimulador ocorreria no momento da cirurgia, assim oferecendo a oportunidade para ação imediata enquanto o paciente permanece sob anestesia. Com esta finalidade, uma variedade de técnicas eletrofisiológicas e radiológicas tem sido utilizada para monitorização intraoperatória durante implantação coclear. Atualmente, os padrões de prática de monitorização variam entre as instituições e os cirurgiões individuais, e variam desde mínima ou nenhuma testagem a sofisticados protocolos com base em pesquisa. Os testes usados para monitorização intraoperatória também podem ser influenciados pela anatomia do paciente, como seja o uso de fluoroscopia durante implantação em pacientes com malformações da orelha interna, ou acesso a uma tecnologia particular, como tomografia computadorizada (CT) intraoperatória.

Este capítulo discute várias técnicas de monitorização eletrofisiológica e radiológica utilizadas durante implantação coclear em candidatos tradicionais adultos e pediátricos com anatomia normal. Também são discutidas técnicas específicas para pacientes com malformações cocleares, bem como dados emergentes sobre monitorização intraoperatória em pacientes com audição acústicas residual. Finalmente, o protocolo de monitorização intraoperatória obedecido na instituição do editor é descrito brevemente.

Testagem Eletrofisiológica

Presentemente, todos os CIs comercialmente disponíveis possuem capacidades telemétricas, significando que informação sobre a situação da eletrônica implantada pode ser transmitida ao processador de fala para avaliação pelo clínico.[1] Esta chamada telemetria inversa possibilita monitorização da funcionalidade do aparelho e responsividade neural à estimulação elétrica. A telemetria tornou possível que uma variedade de testes eletrofisiológicos seja aplicada ao contexto operatório. Estes incluem impedância de eletrodo (EI), potencial de ação composto evocado (ECAP), difusão de excitação (SOE), e limiar de reflexo estapédico evocado eletricamente (ESRT). As seções a seguir discutem cada teste em detalhe, salientando sua aplicação no contexto intraoperatório.

Impedância do Eletrodo

A impedância do eletrodo é uma função do próprio arranjo e das características de resistência do líquido ou tecido em torno de cada eletrodo. As medições de EI fornecem informação sobre integridade do eletrodo individual, como curto-circuito ou circuito aberto, bem como sobre a interface eletrodo–tecido.[2] Curto-circuitos são caracterizados por baixos valores de impedância e indicam uma via de condução comum entre dois ou mais eletrodos. Em contraste, circuitos abertos geram medidas altas de impedância e transmitem informação sobre o ambiente tecidual adjacente, como seja uma bolha de ar em torno do eletrodo, inserção incompleta ou extrusão do arranjo de eletrodos, e, mais raramente, um contato de eletrodo defeituoso ou danificado.[2-4]

Software de programação de cada fabricante de CI permite medição da EI, intraoperatoriamente. Relatos publicados sobre monitorização intraoperatória sugerem que anormalidades na telemetria de impedância ocorrem em 6 a 8% dos casos.[5,6] Até 50% dos valores intraoperatórios inicialmente anormais se normalizam quando novamente medidos após 4 a 6 minutos, sugerindo que irregularidades transitórias na interface eletrodo–tecido (como uma bolha de ar gerada pela inserção do eletrodo) podem ser responsáveis.[6] Comparada com testagem intraoperatória, telemetria de impedância anormal é menos comum no período pós-operatório e pode variar de 0,1 a 5%.[5,7] Uma vez que os CIs são programados para manter uma corrente constante, alterações na impedância de eletrodo são contrabalançadas por alterações de voltagem de modo a não influenciar diretamente os níveis limiares (níveis T) e de conforto (níveis C) associados à programação. Alterações na telemetria de impedância podem refletir parâmetros de estimulação, a quantidade de uso do aparelho, ou fibrose intracoclear, e são esperadas no período pós-operatório.[2] Entretanto, valores de impedância aumentando progressivamente, ou padrões flutuando ou alternando, podem resultar em falhas de circuito de eletrodo individual exigindo desativação. Embora não diretamente correlacionada com o desempenho de fala, desativação pós-operatória de mais que três ou cinco eletrodos foi demonstrada preocupante quanto a eventual falha do aparelho exigindo reimplantação.[5,7] Até hoje, desativação eventual de eletrodo não foi correlacionada com testagem intraoperatória.[5,6] No estudo por Carlson et al.,[5] três de 636 pacientes com três ou mais falhas de circuitos receberam reimplantação por mau desempenho; nenhum destes teve telemetria de impedância anormal intraoperatoriamente. Similarmente, na sua revisão de casos de revisão, Cosett et al.[6] não encontraram um padrão único de EI intraoperatória. Além disso, em pacientes com EI intraoperatória anormal, nenhum desenvolveu falha do aparelho dentro do período de estudo.

Dados emergentes sugerem que os valores de impedância também podem ser afetados por uma variedade de estados fisiológicos e doença otológica, incluindo diabetes, doenças inflamatórias e doença de Ménière, ou medicações, como esteroides ou hormônio do crescimento humano.[8] Pesquisa sobre o efeito direto destas condições sobre o microambiente intracoclear, a interface eletrodo–tecido, e, especificamente, sobre suas implicações para testagem de impedância intraoperatória não está disponível atualmente.

Conforme descrito acima, testagem de EI não transmite informação a respeito da localização ou posição do arranjo de eletrodos, e valores normais podem ser obtidos quando o eletrodo está extracoclear, contanto que a interface eletrodo–tecido seja mantida. Telemetria de impedância normal foi obtida quando o arranjo de eletrodos do CI estava localizado na carótida, canal semicircular superior e canal auditivo interno.[6,9,10] Assim, embora EI possa ser incluída como parte de uma bateria de testes intraoperatórios, anormalidades obtidas durante cirurgia não têm significado claro quanto à função pós-operatória ou o desempenho do aparelho e, como tal, não devem influenciar tomada de decisão intraoperatória.

Potencial de Ação Composto Eletricamente Evocado

Estimulação periférica do nervo auditivo resulta em uma série de potenciais mensuráveis, incluindo a microfonia coclear (discutida em uma seção mais tarde), o potencial de somação, e o potencial de ação composto (CAP) do nervo auditivo. Em indivíduos com surdez grave a profunda, só resta o CAP.[1] Uma vez inserido na cóclea, é possível estimular eletricamente o nervo auditivo usando-se o eletrodo do CI, desse modo gerando um potencial de ação composto *eletricamente* evocado ou ECAP.[11] Esta medida objetiva periférica da resposta neural do sistema auditivo à estimulação elétrica foi medida pela primeira vez em recebedores de CI em 1990.[12-14] Presentemente, cada fabricante possui *software* que permite medição do ECAP intraoperatória telemétrica: imagem de resposta neural (NRI) introduzida para os sistemas Advanced Bionics (Los Angeles, CA), telemetria de resposta auditiva (ART) para o Med-El (Innsbruck, Áustria), e telemetria de resposta neural (NRT) da Cochlear Corporation (Sydney, Austrália).[14,15] As medições de ECAP são geradas aplicando-se um pulso de estímulo bifásico ou uma série de pulsos a um eletrodo no arranjo intracoclear e a seguir medindo a resposta de voltagem em um eletrodo adjacente ou próximo.[12,16] Após transferência transcutânea a um receptor externo através do sistema de telemetria inversa, estes limiares eletrofisiológicos podem ser avaliados visualmente por um clínico ou, se disponível, calculados automaticamente usando-se um algoritmo de crescimento de amplitude no *software* do fabricante.[14,17] Em geral, registro de ECAP é rápido, inafetado por artefato de movimento ou o tipo ou profundidade da anestesia, tornando-o, assim, exequível na sala de operações e na clínica.[12]

Intraoperatoriamente, ECAP pode ser usado para avaliar a resposta do sistema auditivo de um paciente à estimulação elétrica imediatamente em seguida à inserção intracoclear do eletrodo do CI.[14,18] Pós-operatoriamente, estes valores de ECAP limiares intraoperatórios (NRT limiares [tNRT]) não demonstraram se correlacionar com desempenho de fala em um ano. Em um estudo recent, valores de tNRT intraoperatórios de adultos (n = 73) e crianças (n = 24) com anatomia normal da orelha interna implantados com o aparelho Nucleus Freedom entre 2005 e 2008 foram examinados quanto a uma relação, com testes apropriados à idade para percepção de fala, incluindo o teste monossilábico consoante-núcleo-consoante (CNC) em adultos e o *Multisyllable Lexical Neighborhood Test* (MLNT), teste *Phonetically Balanced Kindergarten* (PBK), *Lexical Neighborhood Test* (LNT) e o *Glendonald Auditory Screening Procedure* (GASP) em pacientes pediátricos.[20-23] Nenhuma relação foi encontrada entre valores de tNRT intraoperatórios e desempenho de fala com 1 ano pós-implantação.

Adicionalmente, os valores do tNRT não mostraram correlação significante com outras variáveis como idade à implantação, etiologia e duração da surdez, natureza progressiva da perda auditiva, anos de uso de aparelho de audição, média de tons puros (PTA) pré-operatória, ou escore de palavras CNC pré-operatório. Notavelmente, neste estudo, NRT anormal (definido com um tNRT de 0 ou ausência de resposta) foi incomum, ocorrendo em 23,7% (23 de 97) dos pacientes, e uma falta completa de resposta NRT em qualquer eletrodo foi rara, ocorrendo em apenas 4% (três pacientes adultos e um pediátrico). Em todos os casos, ausência de resposta NRT não se correlacionou com discriminação de palavras de conjunto aberto pós-implante, sugerindo que uma falta de ECAP mensurável não indica, necessariamente, uma falta de resposta auditiva à estimulação elétrica ou um aparelho disfuncional. Impossibilidade de obter limiares NRT de eletrodos implantados é um evento raro que não deve guiar o uso do aparelho de *backup*.[6]

No que se refere à posição de eletrodo, respostas mensuráveis de ECAP foram demonstradas em casos em que o eletrodo do CI ficou extracoclear ou teve um enrolado da ponta intracoclear. Há cinco relatos de colocação de eletrodo no canal semicircular superior.[6,9,24-26] Em quatro destes relatos, monitorização intraoperatória demonstrou respostas de ECAP mensuráveis em múltiplos eletrodos apesar da localização extracoclear do eletrodo.[6,24-26] Além disso, respostas normais de ECAP foram documentadas em múltiplos casos de enrolamento da ponta.[6,27] Em todos os casos de má posição de eletrodo, a localização do eletrodo foi detectada por imagem radiográfica (raios X ou CT). Todos os casos necessitaram de cirurgia de revisão.

Embora não indicadoras de desempenho, funcionalidade do aparelho ou posição de eletrodo, as medições de ECAP intraoperatórias demonstraram importante valor em outras áreas da implantação coclear, como programação pós-operatória. Valores limiares ECAP obtidos durante cirurgia podem servir como base para criação de programa inicial em crianças muito novas e outras populações nas quais programação comportamental pode ser difícil.[17,28-30] A relação e a correlação entre valores ECAP e níveis limiares (T) e de conforto (C) obtidos com avaliação comportamental foram examinadas em uma multidão de estudos em adultos e crianças.[13,17,18,30-37] Embora a maior parte da pesquisa sugira apenas modestas correlações entre níveis T e C ECAP-preditos e psicofisiologicamente avaliados, estudos da percepção da fala após adaptação de processador da fala com base em ECAP sugerem que, embora não ideais, estas medidas objetivas podem fornecer uma base válida para programação inicial.[38-42]

Difusão da Excitação

Intraoperatoriamente, difusão da excitação (SOE) foi usada para detectar um enrolamento da extremidade do arranjo de eletrodos. Quando corretamente colocado dentro da cóclea, cada eletrodo ou canal deve teoricamente estimular uma população única de neurônios. Embora haja indubitavelmente alguma superposição nos neurônios estimulados por cada eletrodo, a seletividade neuronal e maximização do desempenho com o CI exige colocação linear correta do arranjo de eletrodos com a cóclea. Quando ocorre uma dobra ou enrolamento do arranjo, duas partes da cóclea são afetadas: a área distal à dobra é privada de estimulação, enquanto uma região proximal recebe estimulação competindo de múltiplos eletrodos. É esta interação de canais na área da dobra de eletrodo que é detectada por SOE.

Nesta técnica, a corrente aplicada a um eletrodo selecionado (explorador) gera a maior resposta neuronal das células do gânglio espiral na vizinhança imediata do eletrodo explorador. Registros de amplitude de outros eletrodos no arranjo devem variar com relação à sua distância física do eletrodo explorador: eletrodos numericamente adjacentes devem ter amplitudes mais altas do que eletrodos localizados mais longe do explorador.[27,43] Usando esta relação inversa entre amplitude de resposta e distância, medições de eletrodos consecutivos criam uma curva SOE que reflete a difusão de excitação através de uma população neuronal dada. Quando a amplitude de resposta é plotada em função da posição de registro, um máximo ou pico local é visto para cada eletrodo estimulador (explorador). Dois ou mais máximos locais da curva de SOE sugerem má posição de eletrodo. Medições de SOE fornecem informação a respeito da seletividade dos campos de excitação neural em torno de cada eletrodo; quando estes campos se superpõem, eles podem sugerir um enrolamento da ponta. Uma caracterização detalhada e discussão em profundidade dos padrões anormais de medição de SOE pode ser encontrada em Cohen et al.[43]

Como em outros casos de má posição de eletrodo, enrolamento da ponte exige revisão cirúrgica. Se descoberto intraoperatoriamente, o enrolamento da ponta poderia ser retificado no momento da implantação removendo-se o arranjo malposicionado e reimplantando o aparelho de *backup*. Até agora, a SOE teve aplicação limitada, porém promissora no contexto intraoperatório. Grolman et al.[27] compararam medidas de SOE intraoperatórias com imagem intraoperatória, e observaram que SOE é um método confiável, rápido e efetivo para detectar enrolamento da extremidade. Na sua experiência prospectiva duplamente cega de 72 pacientes implantados com o aparelho Nucleus Freedom, eles detectaram quatro casos de dobra de eletrodo usando SOE. Em cada um dos casos, pacientes com mais de dois máximos locais na curva de SOE (como descrito acima) tiveram má posição confirmada do arranjo de eletrodos em imagem intraoperatória (especificamente radiografia 3D rotacional, discutida em mais detalhe na seção 8.3 adiante). Adicionalmente, um audiologista experiente ainda foi capaz de identificar o eletrodo específico no qual ocorrera a dobra. Todos os quatro pacientes foram submetidos à reimplantação imediata enquanto sob anestesia. NRT intraoperatória também foi efetuada em todos os casos, e, compatível com a literatura publicada, não se correlacionou com má posição do arranjo de eletrodos. Notadamente, detecção de enrolamento da ponta usando SOE exigiu um audiologista experiente na interpretação da curva de SOE. Interpretação visual de máximos de SOE por um audiologista em treinamento que não era familiarizado com este teste sugeriu um enrolamento da ponta em um paciente que não foi confirmado por imagem radiológica, e revisão de inserção de eletrodo não foi efetuada. Outros autores demonstraram similarmente a capacidade das medidas de SOE de detectar enrolamento da ponta intraoperatoriamente.[6]

Atualmente, uma ferramenta de medição de SOE é disponível no *software* do Nucleus Custom Sound-EP (Cochlear Corp.). Entretanto, a falta de algoritmos de SOE automáticos com o programa torna necessária a monitorização por um audiologista experiente de CI especificamente familiarizado com a geração e interpretação visual da curva SOE. Capacidade de testar SOE não está, presentemente, incorporada no *software* de outros fabricantes de CI. Disponibilidade aumentada e otimização do *software* de SOE para permitir uso generalizado durante implantação foram advogadas.[6,27]

Em resumo, existe evidência confiável, embora limitada, sustentando SOE como um teste intraoperatório exequível e efetivo de enrolamento da ponta. Dados adicionais bem como modificação do *software* atualmente disponível podem estimular implementação mais difundida deste teste eletrofisiológico durante cirurgia. Uma vez que SOE não demonstrou uma capacidade de detectar má posição de eletrodo extracoclear, ele deve ser usado em combinação com imageamento radiológico para uma bateria de teste abrangente.

Limiar do Reflexo Estapédico Eletricamente Evocado

O reflexo estapédico (ou acústico) é uma resposta autonômica ao som intenso que resulta em contração reflexa do músculo estapédio. Em indivíduos com audição normal, um sinal acústico unilateral viaja ao longo do nervo vestibulococlear (nervo craniano [CN] VIII) para o núcleo coclear no tronco cerebral onde ele ativa os complexos olivares superiores e núcleos dos nervos faciais (CN VII) bilateralmente. Ativação motora resultante do músculo estapédio (inervado pelo CN VII) leva ao movimento do osso estribo afastando-se da janela oval e subsequente amortecimento da transmissão acústica. Durante cirurgia de CI, o CN VIII é ativado, eletricamente, através do arranjo de eletrodos do CI implantado, e os limiares para contração do músculo estapédio são avaliados visualmente por observação direta. Este limiar de reflexo estapédico evocado eletricamente (ESRT) pode ser provocado com qualquer aparelho de CI e tem sido usado como guia para ajustes de nível de conforto (níveis C) pós-operatórios durante a criação do programa inicial do CI em crianças e outras populações difíceis de programar.[28,30,42,44-47]

Além da avaliação visual da contração do estapédio, vários estudos demonstraram a exequibilidade de avaliar ESRT intraoperatório com timpanometria ou registros eletromiográficos de um eletrodo gancho bipolar colocado no músculo estapédio.[44,45,48] Embora observação visual seja inerentemente subjetiva, comparação direta entre ESRTs obtidos usando-se timpanometria intraoperatória e aqueles avaliados visualmente mostrou ausência de diferença significante.[44] Em muitas circunstâncias, no entanto, observação direta pode ser difícil, uma vez que o músculo ou o tendão estapédio pode estar obscurecido ou comprometido por condições da orelha média, como doença crônica da orelha, variação anatômica, sangue ou tecido fibroso. Adicionalmente, há supressão do ESRT dependente da dose com anestesia geral e, especificamente, com vários anestésicos voláteis comumente usados em cirurgia de implante.[49] Mesmo sob circunstâncias ideais, o reflexo acústico pode ser ausente em certos indivíduos.[50] Estas dificuldades podem levar à superestimação de ESRTs obtidos intraoperatoriamente. É possível que a criação de programas iniciais com base nestes valores possa conduzir a níveis de conforto máximos erroneamente altos com impacto subsequente no desempenho de fala.[49]

Embora a geração de ESRTs exija tanto uma via reflexa acústica intacta quanto um aparelho funcional, não há estudos específicos examinando o uso de ESRT como um teste intraoperatório de funcionalidade do aparelho e posição de eletrodo. Com base nos dados disponíveis revistos acima, a impossibilidade de evocar um ESRT pode ser explicada por uma variedade de fatores e não indica, necessariamente, disfunção do aparelho. Além disso, embora ainda não documentado, é teoricamente possível que ESRTs (como ECAP) possam ser obtidos apesar da posição extracoclear do arranjo de eletrodos. São necessários mais dados para avaliar as implicações imediatas e a longo prazo da testagem intraoperatória de ESRT.

■ Imagem Radiográfica

Foi descrito que a imagem radiográfica intraoperatória fornece confirmação da colocação intracoclear correta do arranjo de eletrodos. Radiografias simples usando vista de Stenver são uma ferramenta segura, de baixo custo e confiável para avaliação da localização, posição e presença de enrolamento da extremidade de eletrodos (▶ Fig. 8.1).[6,19,51]

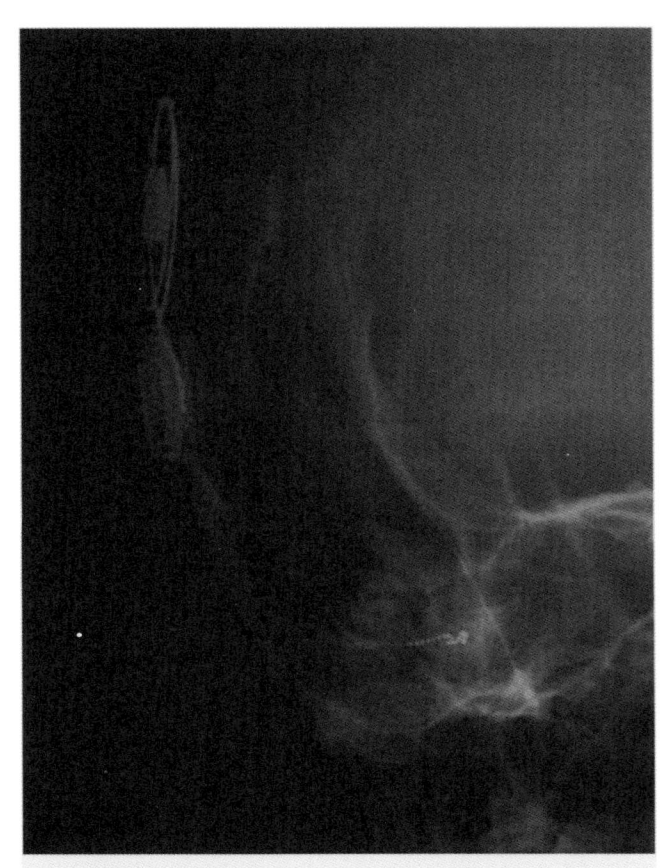

Fig. 8.1 Radiografia simples em vista transorbitária ou de Stenver modificada intraoperatória de um implante coclear direito demonstrando má posição (enrolamento da ponta) do arranjo de eletrodos. (De: Cosetti MK, Troob SH, Latzman JM, Shapiro WH, Roland JT Jr, Waltzman SB. An evidence-based algorithm for intraoperative monitoring during cochlear implantation. Otol Neurotol 2012;33:169–176. Reimpressa com permissão.)

Uma variedade de modalidades de imagem mais sofisticadas foi introduzida no contexto operatório para uso durante implantação coclear, incluindo tomorradiografia rotacional tridimensional (3D) e CT, embora o uso intraoperatório desta tecnologia seja incomum.[27,52-55] Conforme descrito por Carelsen et al.,[52] imagem rotacional 3D intraoperatória (BV Pulsera with 3D-RX; Philips Healthcare, Best, Holanda) utiliza um braço em C motorizado que adquire 450 imagens em uma sequência rotacional de 30 segundos. Obtidas com uma dose comparativamente baixa de radiação (0,07 mSv versus 1 mSv com CT de alta resolução do osso temporal), estas imagens são processadas em 6 minutos em uma estação de trabalho intraoperatória e podem ser reconfiguradas em uma variedade de planos.[27,52] Intraoperatoriamente, estas imagens de alta resolução são capazes de identificar enrolamento da ponta bem como a posição intrarrampa dos eletrodos, possibilitando cirurgia de revisão imediata quando for detectada má posição de eletrodo.[27,53]

Uso de CT intraoperatória foi descrito como um método útil de confirmação da posição de eletrodos em pacientes com cóclea malformada. Bloom et al.[55] descrevem o uso do O-Arm Imaging System (Breakaway Imaging, Medtronic, Louisville, CO) para implantação coclear em um único paciente com uma malformação de cavidade comum. Utilizando um pórtico telescopável colocado esterilmente em torno do paciente, imagens de CT de alta resolução do osso temporal foram obtidas em aproximadamente 30 segundos, mostrando colocação inicial do eletrodo dentro do canal auditivo interno. Cirurgia de revisão com colocação intracoclear do arranjo foi efetuada enquanto o paciente permaneceu sob anestesia.[55]

Em pacientes com anormalidades cocleovestibulares, uso de fluoroscopia intraoperatória é uma modalidade de imagem segura, efetiva e mais facilmente disponível para confirmação da posição de eletrodos.[56,57] Uma avaliação dinâmica, "em tempo real", da colocação de eletrodo de CI, a fluoroscopia é única na sua capacidade de fornecer visualização planar bidimensional da posição de eletrodo durante a inserção. Uso efetivo de fluoroscopia exige considerações específicas a respeito da montagem intraoperatória. Conforme descrito previamente, o braço em C deve ser posto com o gerador do feixe embaixo da cabeceira da mesa e dirigido em uma incidência anti-Stenver. O caminho da fluoroscopia deve ser checado para garantir que equipamento radiodenso, incluindo eletrodos de monitorização de nervo facial, cabos de eletrocardiograma e cabo de monitor de índice biespectral (BIS) seja evitado e não comprometa a visualização das imagens adquiridas (▶ Fig. 8.2). Para minimizar exposição a radiação do paciente e equipe, fluoroscopia só deve ser usada conforme necessário durante o procedimento, e precauções apropriadas de segurança devem ser obedecidas estreitamente. Estas incluem aventais de chumbo e proteção tireóidea colocados no paciente pré-operatoriamente e usados por toda a equipe na sala durante aquisição de imagem.

Em todos os casos, imagem radiográfica intraoperatória é o padrão ouro para confirmação da posição de eletrodos. Para cirurgia de CI de rotina em pacientes com anatomia normal, os dados sugerem que o uso de radiografia simples é o mais efetivo teste intraoperatório largamente disponível de posição de eletrodos.[6] Uma vez que malformações anatômicas da orelha interna complicam o procedimento de implantação coclear e são mais comumente associadas à má posição de eletrodo, os dados disponíveis suportam o uso de modalidades de imagem adicionais, como fluoroscopia intraoperatória, se disponível, para confirmação intraoperatória da posição dos eletrodos.

Técnicas Emergentes de Monitorização Intraoperatória

Até agora, o uso de monitorização intraoperatória foi focalizado principalmente na avaliação da funcionalidade do aparelho, posição de eletrodo e aquisição de dados para, mais tarde, uso em programação pós-operatória. Dados emergentes introduziram várias técnicas para monitorização da fisiologia intracoclear durante implantação. Dados iniciais sugerem que estes testes podem ser úteis para avaliação de trauma coclear durante inserção de eletrodo, bem como preservação de audição residual.

À medida que evoluíram critérios expandidos para implantação coclear incluindo pacientes com alguma audição residual, a preservação destes limiares acústicos tem sido foco de considerável pesquisa. Indivíduos com importante audição em baixa frequência podem ser candidatos a estimulação eletroacústica (EAS), uma técnica que envolve inserção atraumática de um arranjo de eletrodos de CI mais curto dentro da rampa do tímpano da cóclea em uma tentativa de preservar a função acústica nativa da região apical, o local da transdução de sinais de baixa frequência.[58] Pós-operatoriamente, estes pacientes usam ao mesmo tempo um aparelho de

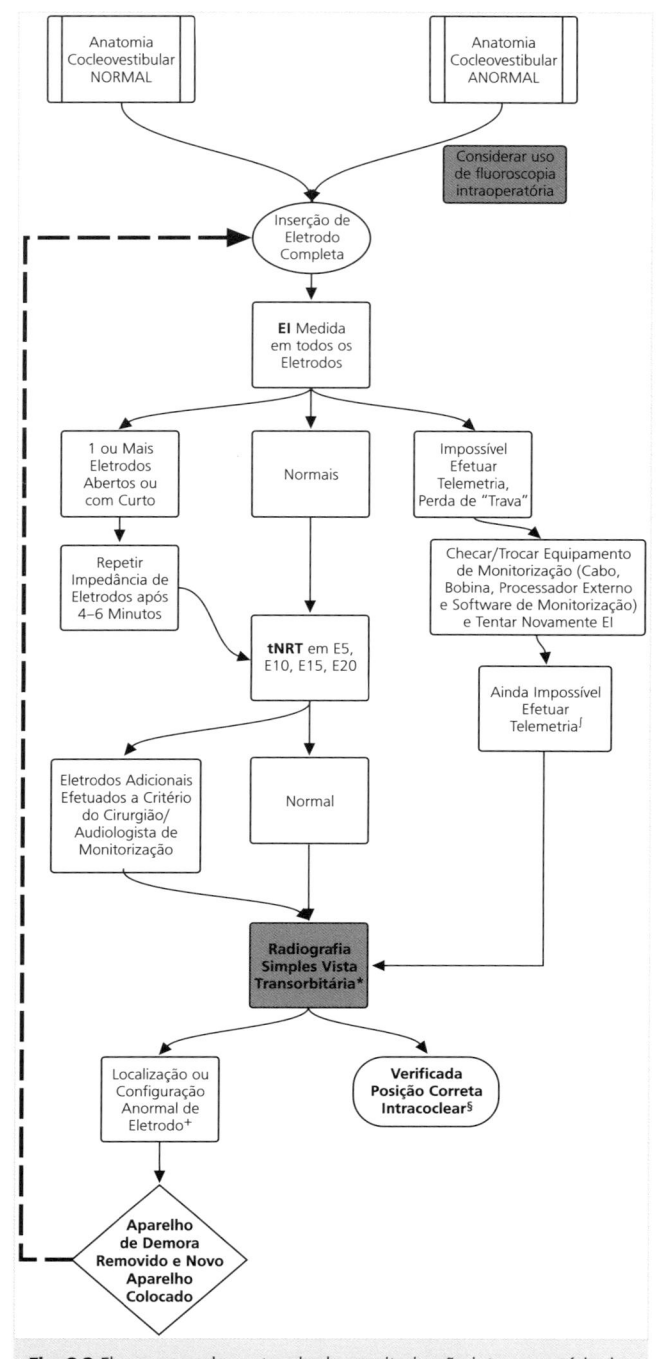

Fig. 8.2 Fluxograma do protocolo de monitorização intraoperatória da New York University. EI, impedância do eletrodo; tNRT, limiar de telemetria de resposta neural. ⁋Nestas circunstâncias raras, também é possível buscar suporte/orientação do fabricante do aparelho.
* Quando é feita fluoroscopia intraoperatória, a posição desejada de eletrodo é confirmada usando-se fluoroscopia, e uma radiografia simples não é necessária. ⁺ Configuração anormal de eletrodo pode incluir enrolamento da ponta, dobra ou outro posicionamento anômalo. § Uso do aparelho *backup* é com base na radiografia do posicionamento dos eletrodos e na configuração. Se for verificada posição correta intracoclear, o aparelho, geralmente, não é removido independentemente dos resultados eletrofisiológicos (incluindo a impossibilidade de fazer testagem eletrofisiológica).

audição e um CI no mesmo ouvido, possibilitando estimulação acústica de baixa frequência, com amplificação tradicional e estimulação elétrica de alta frequência, usando o arranjo de eletrodos do CI. Os resultados sugerem que estimulação combinada à acústica e à elétrica pode proporcionar benefícios distintos incluindo audição melhorada no ruído, capacidade aumentada de apreciar música, discriminação espectral melhorada e percepção de frequência, uma "consciência" constante do som (incluindo tempos em que o CI não é usado), e uma qualidade menos "mecânica" do som.[59-65] Mais recentemente, estudos demonstraram a capacidade de preservar audição residual em pacientes de CI implantados com eletrodos de comprimento padrão. Usando técnicas cirúrgicas atraumáticas "brandas", eles apresentam evidência de preservação de limiares acústicos de tons puros após implantação em candidatos tradicionais ou não EAS.[66-70] Até agora, os benefícios funcionais da audição acústica residual em pacientes utilizando apenas um CI para amplificação permanecem não claros.

Independentemente de efeitos sobre desempenho com CI, há muitas considerações irresistíveis suportando preservação da audição e técnicas atraumáticas de inserção de eletrodo. A preservação de audição residual pode ser um marcador de "bem-estar" coclear, levando a uma faixa dinâmica elétrica maior e afinal possibilitando uma estimulação mais complexa do nervo auditivo.[69] As técnicas de cirurgia "branda", atraumática são superiores em limitar dano intracoclear como o resultante de fratura modiolar, fibrose, inflamação, e vias moleculares proapoptóticas.[71-74] A minimização do dano intracoclear pode também ter implicações para revisão de implantação, uma consideração importante em crianças muito pequenas que podem necessitar de substituição dos seus aparelhos durante sua vida bem como para casos de falha do aparelho.

Pesquisa examinando especificamente o uso de monitorização intraoperatória durante cirurgia de preservação da audição é mínima, mas os dados iniciais sugerem que medições em tempo real da impedância de eletrodos, microfonias cocleares (CMs) e eletrococleografia (ECoG) podem ser exequíveis e valiosas.

Conforme descrito na seção sobre ECAP acima, a estimulação periférica do nervo auditivo resulta em uma série de potenciais mensuráveis, o primeiro dos quais é a CM, um potencial muito inicial gerado pelas células ciliadas internas e externas. Em um modelo animal com gerbos com audição normal, deterioração da CM se correlacionou com trauma intracoclear conforme observado com microendoscópios durante inserção de eletrodo. Dano intracoclear foi confirmado em análise histológica pós-procedimento.[75,76] Adunka et al.[77] descreveram a exequibilidade da monitorização intraoperatória usando CM em um único caso de implantação coclear em um paciente com neuropatia auditiva. Apesar da perda auditiva profunda, os pacientes com neuropatia auditiva mantêm função normal das células ciliadas, permitindo monitorização de CM durante implantação apesar da falta de audição residual.[78] Neste caso, CMs foram evocadas com estímulos de cliques que, inerentemente, são frequência-inespecíficos.

Recentemente, Radeloff et al.[79] descreveram o uso de monitorização intraoperatória com CM frequência-específica em seis pacientes com audição residual. Quatro pacientes receberam inserção completa do arranjo de eletrodos Flexsoft Med-El por meio de uma cocleostomia anteroinferior, enquanto dois pacientes foram implantados com eletrodo FlexEAS[20] de comprimento limitado (desenhado para preservação da audição) via uma inserção pela janela redonda. Intraoperatoriamente, CMs foram avaliadas antes e depois da criação da cocleostomia, depois da inserção inicial do eletrodo, e após inserção completa do arranjo de eletrodos respectivo. CMs também foram examinadas 1 semana pós-operatoriamente. Em todos os pacientes, as CMs ficaram inafetadas pela abertura da cóclea (via cocleostomia ou janela redonda). Quatro pacientes (dois com eletrodos de comprimento padrão e dois com o eletrodo mais curto de EAS) tiveram CMs mensuráveis à conclusão da cirurgia. Nestes dois últimos dois pacientes, CMs se correlacionaram com preservação de audição residual no período pós-operatório inicial. Todos os quatro pacientes que receberam inserção completa de um eletrodo de comprimento padrão não tinham CMs mensuráveis 1 semana após a cirurgia. Digno de nota, imagem intraoperatória não foi usada neste estudo, e um paciente demonstrou ter dobra e enrolamento da ponta do arranjo de eletrodos na radiografia pós-operatória. Este paciente foi submetido à revisão com colocação correta do eletrodo do CI 4 dias mais tarde.[79]

Mandalà et al.[80] descreveram monitorização intraoperatória de ECoG usando um eletrodo, fio de algodão sob medida colocado perto da janela redonda. Como em Radeloff et al.,[79] abertura da cóclea por cocleostomia ou janela redonda não teve nenhum efeito discernível sobre o ECoG. Para avaliar o efeito da monitorização do ECoG sobre a técnica cirúrgica, 27 pacientes foram prospectivamente divididos em dois grupos, e os resultados de preservação da audição pós-operatórios foram comparados. No primeiro grupo, os cirurgiões operando receberam *feedback* imediato sobre as medidas do ECoG e "modificaram" sua técnica cirúrgica efetuando inserção lenta e gradativa quando anormalidades do ECoG foram detectadas. As taxas de preservação da audição completa (perda de < 10 dB) foram significativamente mais altas no grupo com *feedback* (85 vs. 33%), levando os autores a afirmar que monitorização do ECoG durante inserção de eletrodo pode exercer impacto na preservação da audição.[80]

Medição "em tempo real" de EI intraoperatória é outro método de fornecer *feedback* imediato ao cirurgião de CI a respeito de trauma insercional intracoclear. Tan et al.[81] introduzem *software* protótipo que permite telemetria contínua de impedância durante inserção de eletrodo. Em dois ossos temporais de cadáver bem como dois pacientes, as medições de impedância refletiram alterações na posição do eletrodo conforme vista em fluoroscopia

Embora nenhuma destas técnicas investigacionais avaliasse especificamente a função do aparelho ou a posição dos eletrodos, os dados iniciais suportam estes métodos como exequíveis e potencialmente valiosos para monitorizar trauma intracoclear e preservação da audição durante cirurgia de CI.

Protocolo da New York University

Atualmente, não existe diretriz de prática clínica a respeito de monitorização intraoperatória durante implantação coclear. A análise dos dados atualmente disponíveis conduziu a um algoritmo exequível, eficiente, com base em evidência, de monitorização intraoperatória usado durante implantação coclear primária e de revisão em adultos e crianças com anatomia coclear normal (▶ Fig. 8.2).

Em seguida à inserção do eletrodo, monitorização eletrofisiológica intraoperatória é efetuada de modo remoto por um audiologista de CI experiente usando o *software* específico do aparelho. Monitorização intraoperatória distante foi previamente constatada exequível, eficiente e custoeficiente.[29] EI é primeiro obtida de todos os eletrodos. Se um ou mais eletrodos abertos ou em curto forem descobertos, EI é repetida a critério do cirurgião após aproximadamente 4 a 6 minutos. Valores de ECAP são a seguir obtidos de quatro eletrodos (tipicamente E5, E10, E15, E20), com eletrodos adicionais testados quando julgado prudente pelo audiologista de monitorização ou pelo cirurgião. Os resultados são registrados para uso potencial na criação do programa inicial. Presentemente, capacidade de SOE está incluída apenas no *software* de um fabricante (Cochlear Corp.). Nos recebedores de aparelho Nucleus, SOE são efetuadas apenas quando pedida pelo cirurgião, em parte em virtude da falta de otimização dentro do Custom Sound Software. Conforme previamente dito, identificação de mais de um máximo local na curva de SOE de duas ou mais posições de eletrodo explorador é considerar sugestiva de enrolamento da extremidade. Quaisquer anormalidades em testagem eletrofisiológica são notadas, mas não levam à remoção do aparelho.

A seguir, uma radiografia simples em vista de Stenver modificada intraoperatória é obtida em todos os casos e interpretada pelo cirurgião que está operando enquanto o paciente permanece sob anestesia geral. Quando uma anormalidade de localização ou posição de eletrodo é detectada em radiografia intraoperatória, o aparelho de demora é removido e um aparelho novo é colocado na mesma cirurgia. Monitorização intraoperatória idêntica é efetuada no novo aparelho em seguida à reimplantação.

Falhas imediatas "ao tirar da caixa" ou "duras" são raras e podem ser caracterizadas intraoperatoriamente por uma "trava" telemétrica ou uma incapacidade do processador externo de se comunicar com o receptor-estimulador, assim impedindo avaliação funcional telemétrica.[6] Se encontrada, dificuldade de telemetria intraoperatória é lidada primeiro checando-se e, se necessário, trocando-se todo o equipamento de monitorização. Se ainda não resolvido, o passo seguinte do algoritmo, uma radiografia, é efetuado. Com confirmação de colocação correta do eletrodo intracoclear, nenhuma ação adicional é executada. Embora falta de "trava" telemétrica possa ser relacionada com a espessura do retalho de pele, as incisões cirúrgicas atuais evoluíram a tal ponto que afinamento do retalho sobre o aparelho não é mais possível sem prolongar ou aumentar a incisão pós-auricular. Adicionalmente, mesmo se tecnicamente exequível, a espessura do retalho pode ser exacerbada por edema durante a cirurgia e pode não responder ao adelgaçamento. Por esta razão, em combinação com a raridade das falhas ao tirar da caixa, nós não removemos o aparelho mesmo se for suspeitada perda de trava telemétrica.

Em pacientes com malformações cocleares, testagem eletrofisiológica é efetuada como descrito acima. Embora as taxas exatas sejam desconhecidas, anormalidades de EI e ECAP podem ser mais comuns em pacientes com anatomia cocleovestibular anormal e não influenciam remoção do aparelho. Fluoroscopia intraoperatória é efetuada durante inserção de eletrodo como descrito acima para confirmação da posição pretendida do eletrodo. Neste casos difíceis, as decisões sobre remoção do aparelho e cirurgia revisional imediata podem ser influenciadas por fatores individuais do paciente, como tipo de aparelho usado e anatomia coclear.

Conclusão

Determinação intraoperatória imediata da funcionalidade do aparelho e colocação ótima dos eletrodos é vantajosa. má posição de eletrodo foi citada como causa de revisão de CI em até 13 a 16% dos casos.[82-85] Cada um destes pacientes necessitou de cirurgia de revisão adicional para corrigir má colocação de eletrodo, desse modo acarretando os riscos associados a cirurgia adicional e anestesia geral. Adicionalmente, uma vez que o desempenho de CI é maximizado com colocação ideal dos eletrodos, cada um destes pacientes experimentou um período variável de tempo no qual sua experiência com CI foi subideal. A evidência sugere que a cirurgia de revisão e o tempo perdido associado à má colocação de eletrodo pode ser evitada com monitorização intraoperatória cuidadosa e judiciosa. Múltiplos testes eletrofisiológicos são executáveis em cirurgia de CI de rotina, incluindo EI, ECAP, SOE e ESRT, embora nenhum deva ser usado como um barômetro independente sobre a função do aparelho ou a posição do eletrodo. Imagem radiográfica intraoperatória, especificamente a radiografia simples amplamente disponível e custoefetiva, permite detecção imediata da má posição de eletrodo e oferece a oportunidade de revisão enquanto o paciente permanece sob anestesia. Técnicas emergentes de monitorização intraoperatória encerram promessa de minimizar o trauma intracoclear associado à inserção de eletrodo, bem como de preservar audição residual.

Referências

1. Mens LH. Advances in cochlear implant telemetry: evoked neural responses, electrical field imaging, and technical integrity. Trends Amplif 2007;11:143-159
2. van Wermeskerken GK, van Olphen AF, Smoorenburg GF. Intra- and postoperative electrode impedance of the straight and Contour arrays of the Nucleus 24 cochlear implant: relation to T and C levels. Int J Audiol 2006;45:537-544
3. Mens LH, Oostendorp T, van den Broek P. Identifying electrode failures with cochlear implant generated surface potentials. Ear Hear 1994;15:330-338
4. Hughes ML, Brown CJ, Abbas PJ. Sensitivity and specificity of averaged electrode voltage measures in cochlear implant recipients. Ear Hear 2004;25:431-446
5. Carlson ML, Archibald DJ, Dabade TS et al. Prevalence and timing of individual cochlear implant electrode failures. Otol Neurotol 2010;31:893-898
6. Cosetti MK, Troob SH, Latzman JM, Shapiro WH, Roland JT, Waltzman SB. An evidence-based algorithm for intraoperative monitoring during cochlear implantation. Otol Neurotol 2012;33:169-176
7. Zeitler DM, Lalwani AK, Roland JT, Habib MG, Gudis D, Waltzman SB. The effects of cochlear implant electrode deactivation on speech perception and in predicting device failure. Otol Neurotol 2009;30:7-13
8. Neuburger M, Gultlinger O, Ass B, Büttner J, Kaiser H. Influence of blockades with local anesthetics on the stimulation ability of a nerve by peripheral nerve stimulation. Results of a randomized study. Anaesthesist 2005;54:575-577
9. Pau H, Parker A, Sanli H, Gibson WP. Displacement of electrodes of a cochlear implant into the vestibular system: intra- and postoperative electrophysiological analyses. Acta Otolaryngol 2005;125:1116-1118
10. Nevoux J, Loundon N, Leboulanger N, Roger G, Ducou Le Pointe H, Garabédian EN. Cochlear implant in the carotid canal. Case report and literature review. Int J Pediatr Otorhinolaryngol 2010;74:701-703
11. Brown CJ, Abbas PJ, Gantz B. Electrically evoked whole-nerve action potentials: data from human cochlear implant users. J Acoust Soc Am 1990;88:1385-1391
12. Abbas PJ, Brown CJ, Shallop JK et al. Summary of results using the nucleus CI24 M implant to record the electrically evoked compound action potential. Ear Hear 1999;20:45-59
13. Dillier N, Lai WK, Almqvist B et al. Measurement of the electrically evoked compound action potential via a neural response telemetry system. Ann Otol Rhinol Laryngol 2002;111:407-414
14. van Dijk B, Botros AM, Battmer RD et al. Clinical results of AutoNRT, a completely automatic ECAP recording system for cochlear implants. Ear Hear 2007;28:558-570
15. Alvarez I, de la Torre A, Sainz M, Roldán C, Schoesser H, Spitzer P. Using evoked compound action potentials to assess activation of electrodes and predict C-levels in the Tempo+cochlear implant speech processor. Ear Hear 2010;31:134-145
16. Abbas P, Brown CJ, Etler CP. Electrophysiology and device telemetry. In: Waltzman S, Roland JT, Jr, eds. Cochlear Implants. New York: Thieme, 2006:96-109
17. Holstad BA, Sonneveldt VG, Fears BT et al. Relation of electrically evoked compound action potential thresholds to behavioral T- and C-levels in children with cochlear implants. Ear Hear 2009;30:115-127
18. Botros A, Psarros C. Neural response telemetry reconsidered: I. The relevance of ECAP threshold profiles and scaled profiles to cochlear implant fitting. Ear Hear 2010;31:367-379
19. Cosetti MK, Shapiro WH, Green JE et al. Intraoperative neural response telemetry as a predictor of performance. Otol Neurotol 2010;31:1095-1099
20. Peterson GE, Lehiste I. Revised CNC lists for auditory tests. J Speech Hear Disord 1962;27:62-70
21. Kirk KI, Pisoni DB, Osberger MJ. Lexical effects on spoken word recognition by pediatric cochlear implant users. Ear Hear 1995;16:470-481
22. Haskins HL. A Phonetically Balanced Test of Speech Discrimination for Children. Evanston, IL: Northwestern University, 1949
23. Auditory Training NE Washington, DC: Alexander Graham Bell Association, 1982
24. Viccaro M, Covelli E, De Seta E, Balsamo G, Filipo R. The importance of intraoperative imaging during cochlear implant surgery. Cochlear Implants Int 2009;10:198-202
25. Tange RA, Grolman W, Maat A. Intracochlear misdirected implantation of a cochlear implant. Acta Otolaryngol 2006;126:650-652
26. Ramalingam R, Ramalingam KK, Padmaja HS. An unusual occurrence in cochlear implantation surgery: misplaced electrode. J Laryngol Otol 2009;123:e4
27. Grolman W, Maat A, Verdam F et al. Spread of excitation measurements for the detection of electrode array foldovers: a prospective study comparing 3-dimensional rotational x-ray and intraoperative spread of excitation measurements. Otol Neurotol 2009;30:27-33
28. Gordon KA, Papsin BC, Harrison RV. Toward a battery of behavioral and objective measures to achieve optimal cochlear implant stimulation levels in children. Ear Hear 2004;25:447-463
29. Shapiro WH, Huang T, Shaw T, Roland JT, Lalwani AK. Remote intraoperative monitoring during cochlear implant surgery is feasible and efficient. Otol Neurotol 2008;29:495-498
30. Caner G, Olgun L, Gultekin G, Balaban M. Optimizing fitting in children using objective measures such as neural response imaging and electrically evoked stapedius reflex threshold. Otol Neurotol 2007;28:637-640
31. McKay CM, Fewster L, Dawson P. A different approach to using neural response telemetry for automated cochlear implant processor programming. Ear Hear 2005;26 Suppl:38S-44S
32. Willeboer C, Smoorenburg GF. Comparing cochlear implant users' speech performance with processor fittings based on conventionally determined T and C levels or on compound action potential thresholds and live-voice speech in a prospective balanced crossover study. Ear Hear 2006;27:789-798
33. Potts LG, Skinner MW, Gotter BD, Strube MJ, Brenner CA. Relation between neural response telemetry thresholds, T- and C-levels, and loudness judgments in 12 adult nucleus 24 cochlear implant recipients. Ear Hear 2007;28:495-511
34. Brown CJ, Hughes ML, Luk B, Abbas PJ, Wolaver A, Gervais J. The relationship between EAP and EABR thresholds and levels used to program the nucleus 24 speech processor: data from adults. Ear Hear 2000;21:151-163
35. Morita T, Naito Y, Hirai T, Yamaguchi S, Ito J. The relationship between the intraoperative ECAP threshold and postoperative behavioral levels: the difference between postlingually deafened adults and prelingually deafened pediatric cochlear implant users. Eur Arch Otorhinolaryngol 2003;260:67-72
36. Thai-Van H, Chanal JM, Coudert C, Veuillet E, Truy E, Collet L. Relationship between NRT measurements and behavioral levels in children with the Nucleus 24 cochlear implant may change over time: preliminary report. Int J Pediatr Otorhinolaryngol 2001;58:153-162
37. Thai-Van H, Truy E, Charasse B et al. Modeling the relationship between psychophysical perception and electrically evoked compound action potential threshold in young cochlear implant recipients: clinical implications for implant fitting. Clin Neurophysiol 2004;115:2811-2824
38. Seyle K, Brown CJ. Speech perception using maps based on neural response telemetry measures. Ear Hear 2002;23 Suppl:72S-79S
39. Smoorenburg GF, Willeboer C, van Dijk JE. Speech perception in nucleus CI24M cochlear implant users with processor settings based on electrically evoked compound action potential thresholds. Audiol Neurootol 2002;7:335-347
40. Basta D, Dahme A, Todt I, Ernst A. Relationship between intraoperative eCAP thresholds and postoperative psychoacoustic levels as a prognostic tool in evaluating the rehabilitation of cochlear implantees. Audiol Neurootol 2007;12:113-118
41. Kaplan-Neeman R, Henkin Y, Yakir Z et al. NRT-based versus behavioral-based MAP: a comparison of parameters and speech perception in young children. J Basic Clin Physiol Pharmacol 2004;15:57-69
42. Van Den Abbeele T, Noël-Petroff N, Akin I et al. Multicentre investigation on electrically evoked compound action potential and stapedius reflex: how do these

objective measures relate to implant programming parameters? Cochlear Implants Int 2012;13:26-34
43. Cohen LT, Saunders E, Richardson LM. Spatial spread of neural excitation: comparison of compound action potential and forward-masking data in cochlear implant recipients. Int J Audiol 2004;43:346-355
44. Pau HW, Ehrt K, Just T, Sievert U, Dahl R. How reliable is visual assessment of the electrically elicited stapedius reflex threshold during cochlear implant surgery, compared with tympanometry? J Laryngol Otol 2011;125:271-273
45. Pau HW, Zehlicke T, Sievert U, Schaudel D, Behrend D, Dahl R. Electromyographical recording of the electrically elicited stapedius reflex via a bipolar hook electrode. Otol Neurotol 2009;30:1-6
46. Allum JH, Greisiger R, Probst R. Relationship of intraoperative electrically evoked stapedius reflex thresholds to maximum comfortable loudness levels of children with cochlear implants. Int J Audiol 2002;41:93-99
47. Lorens A, Walkowiak A, Piotrowska A, Skarzynski H, Anderson I. ESRT and MCL correlations in experienced paediatric cochlear implant users. Cochlear Implants Int 2004;5:28-37
48. Almqvist B, Harris S, Shallop JK. Objective intraoperative method to record averaged electromyographic stapedius muscle reflexes in cochlear implant patients. Audiology 2000;39:146-152
49. Crawford MW, White MC, Propst EJ et al. Dose-dependent suppression of the electrically elicited stapedius reflex by general anesthetics in children undergoing cochlear implant surgery. Anesth Analg 2009;108:1480-1487
50. Hall JW. Audiologists Desk Reference, vol. 1: Diagnostic Principles and Procedures. London: Singular Publishing Group, 1997
51. Xu J, Xu SA, Cohen LT, Clark GM. Cochlear view: postoperative radiography for cochlear implantation. Am J Otol 2000;21:49-56
52. Carelsen B, Grolman W, Tange R et al. Cochlear implant electrode array insertion monitoring with intra-operative 3D rotational X-ray. Clin Otolaryngol 2007;32:46-50
53. Aschendorff A, Kromeier J, Klenzner T, Laszig R. Quality control after insertion of the nucleus contour and contour advance electrode in adults. Ear Hear 2007;28 Suppl:75S-79S
54. Labadie RF, Balachandran R, Mitchell JE et al. Clinical validation study of percutaneous cochlear access using patient-customized microstereotactic frames. Otol Neurotol 2010;31:94-99
55. Bloom JD, Rizzi MD, Germiller JA. Real-time intraoperative computed tomography to assist cochlear implant placement in the malformed inner ear. Otol Neurotol 2009;30:23-26
56. Coelho DH, Waltzman SB, Roland JT. Implanting common cavity malformations using intraoperative fluoroscopy. Otol Neurotol 2008;29:914-919
57. Fishman AJ, Roland JT, Alexiades G, Mierzwinski J, Cohen NL. Fluoroscopically assisted cochlear implantation. Otol Neurotol 2003;24:882-886
58. Lehnhardt E. Intracochlear placement of cochlear implant electrodes in soft surgery technique. HNO 1993;41:356-359
59. Skarzynski H, Lorens A. Electric acoustic stimulation in children. Adv Otorhinolaryngol 2010;67:135-143
60. Turner CW, Gantz BJ, Karsten S, Fowler J, Reiss LA. Impact of hair cell preservation in cochlear implantation: combined electric and acoustic hearing. Otology and Neurotology: official publication of the American Otological Society, American Neurotology Society[and] Eur Acad Otol Neurotol 2010;31:1227-1232
61. Golub JS, Won JH, Drennan WR, Worman TD, Rubinstein JT. Spectral and temporal measures in hybrid cochlear implant users: on the mechanism of electroacoustic hearing benefits. Otology and Neurotology: official publication of the American Otological Society, American Neurotology Society[and] Eur Acad Otol Neurotol 2012;33:147-153
62. Gantz BJ, Hansen MR, Turner CW, Oleson JJ, Reiss LA, Parkinson AJ. Hybrid 10 clinical trial: preliminary results. Audiol Neurootol 2009;14 Suppl 1:32-38
63. Lenarz T, Stöver T, Buechner A, Lesinski-Schiedat A, Patrick J, Pesch J. Hearing conservation surgery using the Hybrid-L electrode. Results from the first clinical trial at the Medical University of Hannover. Audiol Neurootol 2009;14 Suppl 1:22-31
64. Lorens A, Polak M, Piotrowska A, Skarzynski H. Outcomes of treatment of partial deafness with cochlear implantation: a DUET study. Laryngoscope 2008;118:288-294
65. Turner CW, Gantz BJ, Vidal C, Behrens A, Henry BA. Speech recognition in noise for cochlear implant listeners:benefits of residual acoustic hearing. J Acoust Soc Am 2004;115:1729-1735
66. Carlson ML, Driscoll CL, Gifford RH et al. Implications of minimizing trauma during conventional cochlear implantation. Otology and Neurotology 2011;32:962-968
67. Garcia-Ibanez L, Macias AR, Morera C et al. An evaluation of the preservation of residual hearing with the Nucleus Contour Advance electrode. Acta Otolaryngol 2009;129:651-664
68. Balkany TJ, Connell SS, Hodges AV et al. Conservation of residual acoustic hearing after cochlear implantation. Otologz and Neurotology 2006;27:1083-1088
69. D'Elia A, Bartoli R, Giagnotti F, Quaranta N. The role of hearing preservation on electrical thresholds and speech performances in cochlear implantation. Otol Neurotol 2012;33:343-347
70. Brown RF, Hullar TE, Cadieux JH, Chole RA. Residual hearing preservation after pediatric cochlear implantation. Otol Neurotol 2010;31:1221-1226
71. Eshraghi AA, Van de Water TR. Cochlear implantation trauma and noise-induced hearing loss: apoptosis and therapeutic strategies. Anat Rec A Discov Mol Cell Evol Biol 2006;288:473-481
72. Somdas MA, Li PM, Whiten DM, Eddington DK, Nadol JB. Quantitative evaluation of new bone and fibrous tissue in the cochlea following cochlear implantation in the human. Audiol Neurotol 2007;12:277-284
73. Briggs RJ, Tykocinski M, Saunders E et al. Surgical implications of perimodiolar cochlear implant electrode design: avoiding intracochlear damage and scala vestibuli insertion. Cochlear Implants Int 2001;2:135-149
74. Roland JT. A model for cochlear implant electrode insertion and force evaluation: results with a new electrode design and insertion technique. Laryngoscope 2005;115:1325-1339
75. Ahmad FI, Choudhury B, De Mason CE, Adunka OF, Finley CC, Fitzpatrick DC. Detection of intracochlear damage during cochlear implant electrode insertion using extracochlear measurements in the gerbil. Laryngoscope 2012;122:636-644
76. Campbell AP, Suberman TA, Buchman CA, Fitzpatrick DC, Adunka OF. Correlation of early auditory potentials and intracochlear electrode insertion properties: an animal model featuring near real-time monitoring. Otol Neurotol 2010;31:1391-1398
77. Adunka O, Roush P, Grose J, Macpherson C, Buchman CA. Monitoring of cochlear function during cochlear implantation. Laryngoscope 2006;116:1017-1020
78. Gibson WP, Sanli H. Auditory neuropathy: an update. Ear Hear 2007;28 Suppl:102S-106S
79. Radeloff A, Shehata-Dieler W, Scherzed A et al. Intraoperative monitoring using cochlear microphonics in cochlear implant patients with residual hearing. Otol Neurotol 2012;33:348-354
80. Mandalà M, Colletti L, Tonoli G, Colletti V. Electrocochleography during cochlear implantation for hearing preservation. Otolaryngol Head Neck Surg 2012;146:774-781
81. Tan C-T, Svirsky M, Anwar A et al. Real-time measurement of electrode impedance during intracochlear electrode insertion. Laryngoscope 2012
82. Lassig AA, Zwolan TA, Telian SA. Cochlear implant failures and revision. Otol Neurotol 2005;26:624-634
83. Marlowe AL, Chinnici JE, Rivas A, Niparko JK, Francis HW. Revision cochlear implant surgery in children: the Johns Hopkins experience. Otol Neurotol 2010;31:74-82
84. Rotteveel LJ, Proops DW, Ramsden RT, Saeed SR, van Olphen AF, Mylanus EA. Cochlear implantation in 53 patients with otosclerosis: demographics, computed tomographic scanning, surgery, and complications. Otol Neurotol 2004;25:943-952
85. Sorrentino T, Coté M, Eter E et al. Cochlear reimplantations: technical and surgical failures. Acta Otolaryngol 2009;129:380-3

9 História do Projeto dos Eletrodos do Implante Coclear

Maja Svrakic e J. Thomas Roland Jr.

Introdução

A evolução do eletrodo do implante coclear durante os últimos 50 anos foi dirigida por três princípios-chaves:

1. Estimulação multicanal permite discriminação superior àquela de um aparelho de um só canal.
2. Colocar o sinal estimulador do eletrodo mais perto do alvo ou dirigir a corrente para o modíolo da cóclea provavelmente é ótimo para alta especificidade espacial.
3. Colocação atraumática e precisa na rampa do tímpano com tentativas de preservação da anatomia fina coclear e da audição residual possibilita integração de estimulação eletrocústica (EAS) e, em muitos casos, leva ao desempenho melhorado.

Além destes princípios, dogmas cirúrgicos universais, como diminuir a taxa de infecções iatrogênicas e encurtar o tempo operatório levaram a avanços adicionais na configuração e desenho do implante e modificações do procedimento operatório e métodos de inserção de eletrodo. Técnicas da janela redonda e cocleostomia foram modificadas para limitar trauma. Além disso, avanços tecnológicos em microfonia, processamento da fala, microprocessadores, transdução de sinal e materiais biologicamente inertes refinaram os projetos originais até o seu estado atual. Estes desenhos incluíram aparelhos externos menores e cosmeticamente mais atraentes, receptores/estimuladores mais finos e mais facilmente implantados, vida mais longa da bateria, discriminação aperfeiçoada da fala, compatibilidade com imagem por ressonância magnética (MRI) e prevenção de rejeição ou infecção do implante. Os resultados melhorados no desempenho dos pacientes, qualidade e segurança encorajaram as agências de regulação a considerar implantação binaural, idade mais jovem à implantação e implantação em indivíduos com audição residual ou surdez unilateral.

Todos estes fatores desempenharam um papel crucial no impulso para um melhor implante coclear e eletrodo de mais alto desempenho. Este capítulo discute os fatores que influenciaram o projeto estrutural do eletrodo e o seu contexto histórico.

Princípios-Chaves que Afetam o Projeto de Eletrodo

Estimulação Multicanal

Estimulação multicanal permite superior discriminação em comparação com a de um aparelho monocanal. Teoricamente, quanto maior o número de eletrodos e pontos individualizados de estimulação, mais fina é a resolução para codificação de frequências. Entretanto, o limite superior de resolução é restringido pelo número de neurônios que estão disponíveis para estimulação em um local particular da cóclea e também pelo espalhamento do impulso elétrico aos neurônios adjacentes (a difusão da excitação).

Um eletrodo com canal único é limitado no seu aproveitamento da organização tonotópica da cóclea. Mesmo com sinais de input variando através desse único eletrodo, o desempenho dos pacientes com um implante multicanal foi constantemente melhor que o daqueles com um aparelho com canal único. Isto foi demonstrado em fins dos anos 1980 e começo dos anos 1990, e levou à declaração de consenso dos *National Institutes of Health* (NIH) em 1988 a respeito da melhor eficácia dos implantes multicanais. A adição da informação espectral fornecida por eletrodos multicanais possibilita aos recebedores de implante reconhecerem a fala sem dicas visuais, identificar melhor os sons ambientais, desempenhar-se melhor em ruído e alcançar, significativamente, mais aperfeiçoamento da leitura labial.[1,2]

Djourno e Eyriès foram pioneiros da inserção do primeiro implante coclear, um aparelho monocanal em 1957. Um ano mais tarde, Djourno construiu um "analisador de som" capaz de efetuar análise em tempo real da fala humana. Sua ideia consistiu em dirigir diferentes frequências da fala para canais estimuladores separados em vez de canais estimuladores (eletrodos) únicos. Este é o mais antigo desenho registrado de um eletrodo tipo multicanal, embora nunca tenha sido implantado em um paciente vivo.[3-5] Outra versão inicial de um aparelho multicanal com cinco eletrodos foi implantado por William House em 1961 em um único paciente que tolerou mal o aparelho; o implante foi removido subsequentemente.[6] Em 1962, Doyle da Loma Linda University implantou um arranjo estimulador de quatro eletrodos na cóclea de um paciente; o paciente foi capaz de repetir certas palavras com esta estimulação multicanal.[7]

Aproximadamente 15 anos depois destes primeiros desenhos de aparelhos multicanais, Chouard e MacLeod[8] em 1976, e Simmons et al.,[9] em 1977, descreveram seus resultados preliminares com implantes de oito e quatro eletrodos, respectivamente. Nos 6 anos seguintes, Clark (precursor do aparelho da Cochlear Corporation),[10-13] Eddington,[14,15] Hochmair[16,17] e Michelson[18] prosseguiram, com suas versões de implantes multicanais, com o implante de 22 canais da Cochlear, o Nucleus-22, tendo o maior número de eletrodos disponíveis. A ▶ Fig. 9.1 mostra os vários desenhos de eletrodos conforme eles variaram no número de canais disponíveis. Como facilmente se pode ver, o crescimento no número de eletrodos aumentou rapidamente em fins dos anos 1970, mas se nivelou durante os últimos 30 anos.

O número máximo de eletrodos é limitado pelas populações superpostas de neurônios que são estimuladas com um canal. A difusão da excitação na perilinfa altamente condutiva da rampa do tímpano é difícil de controlar, embora ela possa ser restringida em certo grau usando-se uma configuração de eletrodo bipolar em vez de monopolar[19,20] ou com aposição mais estreita dos eletrodos à parede interna da rampa do tímpano.[21] Todos os quatro principais fabricantes atuais de implantes (Cochlear, Advanced Bionics, Med-El e Neurelec) exploraram estratégidas bipolares e monopolares de desenho de eletrodo para superar a superposição de neurônios estimulados. Indo ainda mais fundo nas tentativas de focalizar o estí-

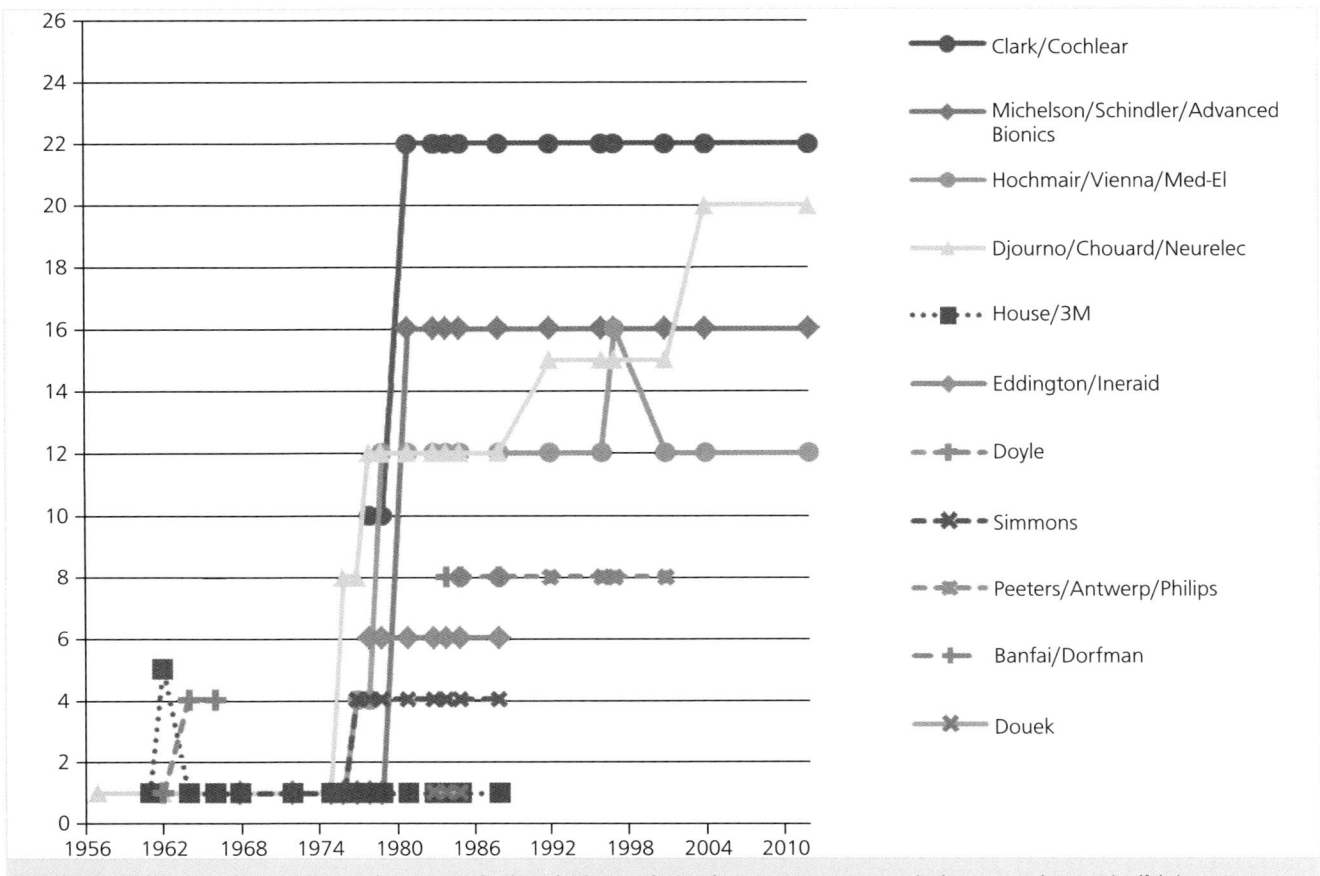

Fig. 9.1 Gráfico do aumento no número de contatos de eletrodos intracocleares durante o tempo e através dos grupos de pesquisa/fabricantes.

mulo elétrico, a Advanced Bionics explorou excitação tripolar e mesmo tetrapolar nos eletrodos[22] após modelos tripolares preliminares do grupo de Miyoshi et al., no Japão.[23] Curiosamente, os escores de reconhecimento de palavras dos pacientes não melhoraram com esquemas de estimulação tripolar e tetrapolar.[22,24]

Apesar dos implantes com até 22 eletrodos, a pesquisa atual sugere que não mais que quatro a oito locais independentes são disponíveis em um contexto de processador da fala em qualquer momento usando-se os desenhos de eletrodos presentes.[25-31] É provável que um ganho grande futuro no número de locais independentes bem possa exigir um tipo fundamentalmente novo de eletrodo, ou uma colocação fundamentalmente diferente dos eletrodos, ou um tipo ou modo de estimulação fundamentalmente diferente.[26]

Alta Especificidade Espacial

Colocar o sinal estimulador do eletrodo mais perto do alvo ou dirigir a corrente para o modíolo coclear provavelmente é ótimo para especificidade espacial. Colocação intramodiolar foi descrita no trabalho original de Simmons,[32] em 1966 (Fig. 9.2). Durante os anos 1970 e começo dos anos 1980, várias técnicas de inserção foram exploradas. Em 1976 e 1977, Chouard (predecessor do atual

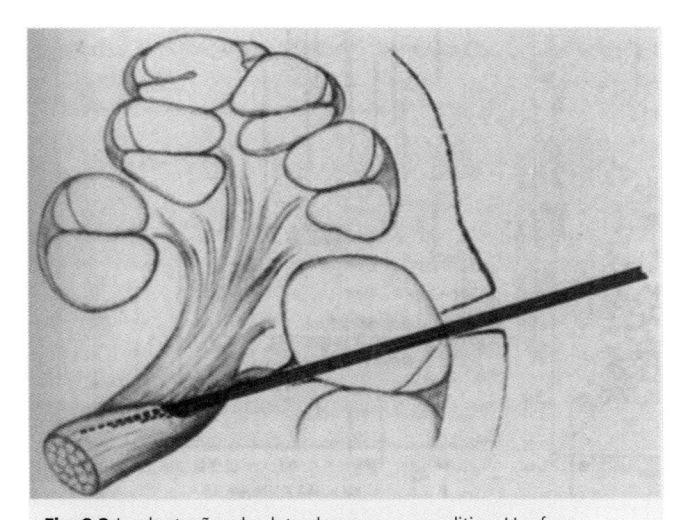

Fig. 9.2 Implantações de eletrodos no nervo auditivo. Um furo pequeno é perfurado através do promontório e para dentro da rampa do vestíbulo cerca de 2,5 mm anterior à janela oval. (De: Simmons FB, Mathews RG, Walker MG, White RL. A functioning multichannel auditory nerve stimulator. A preliminary report on two human volunteers. Acta Otolaryngol 1979;87:171. Reimpressa com permissão.)

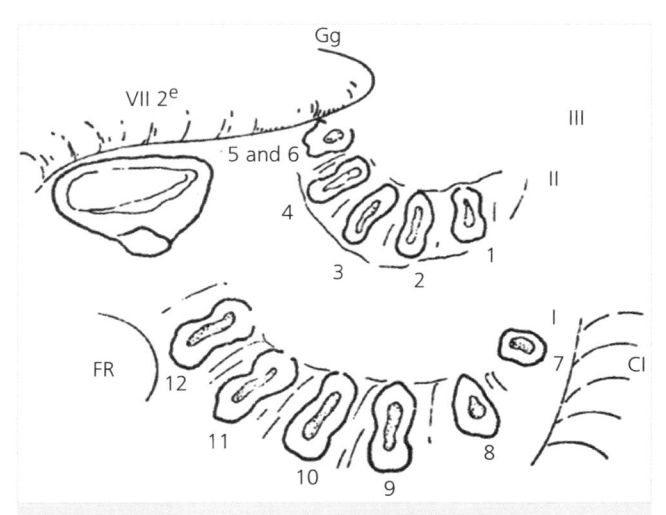

Fig. 9.3 Projeto de Chouard em 1976 de 12 fenestrações cocleares separadas para um implante de 12 eletrodos. CI, carótida interna; FR, janela redonda; Gg, gânglio geniculado. (De: Lacombe H, Meyer B, Chabolle F, Chouard CH. Surgical procedure and implanted material description. Acta Otolaryngol Suppl 1984;411:20–24. Reimpressa com permissão.)

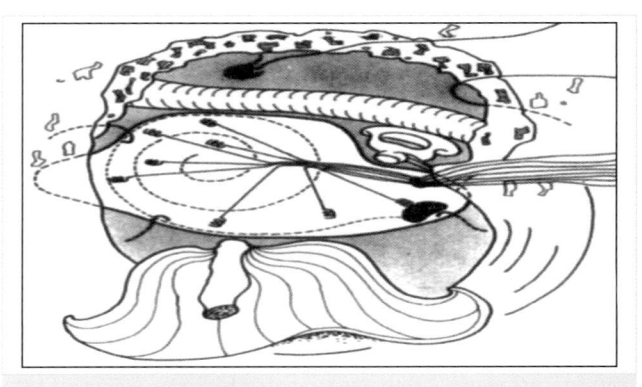

Fig. 9.4 Desenho de eletrodo extracoclear de Banfai em 1984. (De: Banfai P, Kubik S, Hortmann G. Our extrasscalar operating method of cochlear implantation. Experience with 46 cases. Acta Otolaryngol Supp 1984;411:9–12. Reimpressa com permissão.)

aparelho Neurelec Chorimac) sugeriu que oito a 12 locais separados de cocleostomia fossem perfurados para os eletrodos multicanais (▶ Fig. 9.3); estes foram mais tarde modificados para um local de cocleostomia.[33] Em 1984, Banfai et al.,[34] em Viena, descreveram um desenho extracoclear colocando os eletrodos no promontório (▶ Fig. 9.4).

A maioria dos pioneiros de implante coclear preferiu inserir um eletrodo intracoclear via uma abertura na janela redonda ou sua proximidade, muito parecida com o que é feito hoje por uma técnica de cocleostomia ou janela redonda. Estes incluíram os projetos iniciais por House e Urban em 1973 (aparelho House/3M),[35] Clark em 1979 (mais tarde aparelho Nucleus da Cochlear Corp.),[12] e Michelson e Schindler em 1981 (implante multicanal da Universidade da Califórnia–San Francisco, mais tarde Clarion, da Advanced Bionics).[18,36]

Todos os implantes atuais são intracocleares, isto é, os eletrodos ficam dentro da rampa do tímpano da cóclea. O limite que isto impõe é que os eletrodos sejam relativamente distantes do tecido-alvo (gânglio espiral), mesmo para eletrodos perimodiolares que são adjacentes à parede mais interna da rampa do tímpano. A posição estreita do alvo e o eletrodo é necessária para alta especificidade espacial de estimulação.[26,37] Provavelmente, somos limitados pela distância e osso, tecido mole e líquido interpostos.

Nos anos 90 e na virada para o século XXI, todas as principais companhias estavam tentando posicionar o arranjo de eletrodos mais perto do modíolo em um esforço para diminuir o consumo de energia, prolongar a vida da bateria, bem como fornecer estimulação para uma subpopulação neuronal mais específica (▶ Tabela 9.1). O eletrodo do Contour da Cochlear foi um eletrodo pré-curvado cuja colocação perimodiolar era facilitada com um estilete de inserção (▶ Fig. 9.5).

Os eletrodos iniciais do HiFocus da Advanced Bionics tinham um posicionador de Silastic que era inserido na cóclea após colocação do eletrodo. Infelizmente, o posicionador foi associado a um risco aumentado de meningite e foi tirado do mercado. A Advanced Bionics partiu para desenvolver eletrodos pré-curvados HiFocus também; o eletrodo 1j com uma forma em J e o eletrodo Helix pré-curvado (▶ Fig. 9.6).

O mais recente eletrodo Advanced Bionics, o HiFocus Mid-Scala, visa ser colocado com técnica atraumática em posição perimodiolar ou medioescalar. Os eletrodos originais do Med-El ocupavam uma posição mais lateral (na direção da parede externa da cóclea), mas são agora fabricados com materiais mais moles e mais flexíveis visando minimizar trauma à parede externa (▶ Fig. 9.7).[38,39] A companhia francesa menor Neurelec introduziu um eletrodo mais mole, mais longo, o Digisonic SP, em 2004. Outra

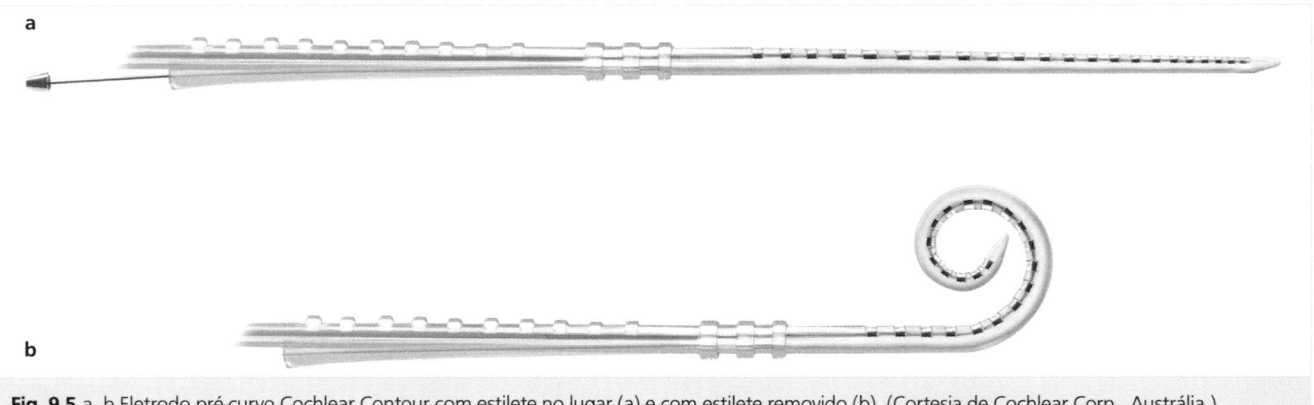

Fig. 9.5 a, b Eletrodo pré-curvo Cochlear Contour com estilete no lugar (a) e com estilete removido (b). (Cortesia de Cochlear Corp., Austrália.)

Tabela 9.1 Eletrodos Multicanais

Fabricante	Aparelho	Ano	Profundidade de inserção	Eletrodo	Posição	Estratégia de inserção
Cochlear	Nucleus-22 (Freedom), Nucleus-24*	1982, 1988	24 mm	"K" reto	Parede lateral da ST	Anéis enrijecidos
	Double Array CI551	1999	16 mm	Reto		Anéis enrijecidos
	Contour*	2000		Pré-curvado	Perimodiolar	Estilete
	Contour Advance CI512	2002	19 mm	Pré-curvado	Perimodiolar	Estilete AOS
	Hybrid L24 HFHL	2008	16 mm	Reto	Parede lateral da ST	Micropinça
	Slim Traight CI422	2011	25 mm	Reto	Parede lateral da ST	Micropinça
Advanced Bionics	Clarion*, Clarion*	1987, 1991	25 mm	Pré-curvado	Intermediária	Portador de Teflon retraível
	HiFocus I*, HiFocus II*	2000	25 mm	Pré-curvado	Perimodiolar	Posicionador de Silastic
	HiFocus 1j	2000	25 mm	Pré-curvado	Lateral	Tubo de inserção
	HiFocus Helix	2004	24,5 mm	Pré-curvado	Perimodiolar	Tubo de inserção
	HiFocus Helix Slim	2005	26 mm	Pré-curvado	Perimodiolar	Estilete AOS
Med-El	Standard	1997	31 mm	Reto	Parede externa	Micropinça e garra
	Medium	1997	24 mm	Reto	Parede externa	Micropinça e garra
	Compressed	1997	15 mm	Reto	Parede externa	Micropinça e garra
	Split	1997	10 mm	Reto	Parede externa	Micropinça e garra
	FLEX (EAS)	2005	31 mm, 28 mm, 24 mm	Reto	Parede externa	Micropinça e garra
Neurelec	Chorimac*	1983	18 mm	Reto	Intermediária/lateral	Porta-eletrodo
	Digisonic	1992	20 mm	Reto	Intermediária/lateral	Porta-eletrodo
	Digisonic SP	2004	25 mm	Reto com memória da forma	Intermediária/lateral	Porta-eletrodo
Ineraid	Symbion*	1988	24 mm	Reto	Intermediária/lateral	Instrumento de inserção

AOS, Advance Off-Stylet; ST, rampa do tímpano.
*Aparelhos não mais disponíveis comercialmente.

vantagem da colocação perimodiolar de eletrodo é uma taxa levemente mais baixa de extrusão de eletrodo em comparação com eletrodo reto; isto, provavelmente, está relacionado com o vetor de força imposto pela parede externa da cóclea.[40,41]

Tentativas adicionais de posicionar eletrodos mais perto das células-alvo do gânglio espiral envolveram a fabricação de contatos de eletrodos de tal modo que eles ocupem apenas metade da circunferência transversal do eletrodo que fica mais próximo do modíolo; o desenho de 1998 é totalmente bandeado ou circunferencial, enquanto os contatos de eletrodos mais recentes são meio-bandeados e focalizados para a área de contato. Os arranjos Clarion iniciais (Advanced Bionics) consistiam em oito pares de contatos; cada par abrangia 1/4 da circunferência transversal do eletrodo, orientado em ângulo de 90° um ao outro e dirigidos medialmente para as células-alvos do modíolo.[42] Os primeiros eletrodos Med-El continham contatos de eletrodos pareados a 180° um com outro, enquanto os novos arranjos de desenho de ponta FLEX contêm cinco contatos medialmente orientados no extremo apical (Med-El Electrode Arrays Catalog for Professionals).

Embora alguns estudos não encontrassem correlação significante entre o desempenho de fala pós-operatório dos pacientes e a proximidade dos contatos de eletrodos ao modíolo,[39,43] a maioria demonstrou desempenho melhorado com inserção na rampa timpânica perimodiolar, bem como com um número aumentado de eletrodos totais colocados na rampa timpânica.[44,45] Aschendorff et al.[46] mostraram desempenho de fala melhorado em pacientes implantados com eletrodo Contour Advance da Cochlear em relação ao eletrodo Contour em virtude do número aumentado de contatos na rampa timpânica em oposição à escala do vestíbulo. O grupo de Finley[47] relatou que, em todos os grupos de pacientes, relações positivas significantes de desempenho baixo para alto em escores de consoante-núcleo-consoante (CNC) foram identificadas com envolvimento mais apertado perimodiolar do arranjo de eletrodos independentemente do fabricante do eletrodo. Pesquisa de novos aparelhos intramodiolares e na promoção de crescimento de neuritos das células ganglionares na direção dos eletrodos com aplicação controlada de drogas neurotróficas continuou na última década.[26]

Outro desafio de trazer os neurônios-alvos ao estímulo elétrico é imposto pelos pacientes com cóclea malformada ou ossificada. Os desenhos originais de eletrodos foram construídos com cócleas humanas normais na mente. Inicialmente, alguns desenhos mais antigos foram olhados como possibilidades: Chouard et al.[48] sugeriram usar a técnica de oito ou 12 fenestras cocleares separadas em pacientes com anatomia coclear anormal. Ineraid avaliou a possibilidade de reviver seu desenho nestas considerações anatômicas especiais no mercado dominado pela Cochlear, Advanced Bionics e Med-El nos 1990.[49] Das três companhias principais, o eletrodo K da Cochlear Corporation e os eletrodos Standard e Compressed

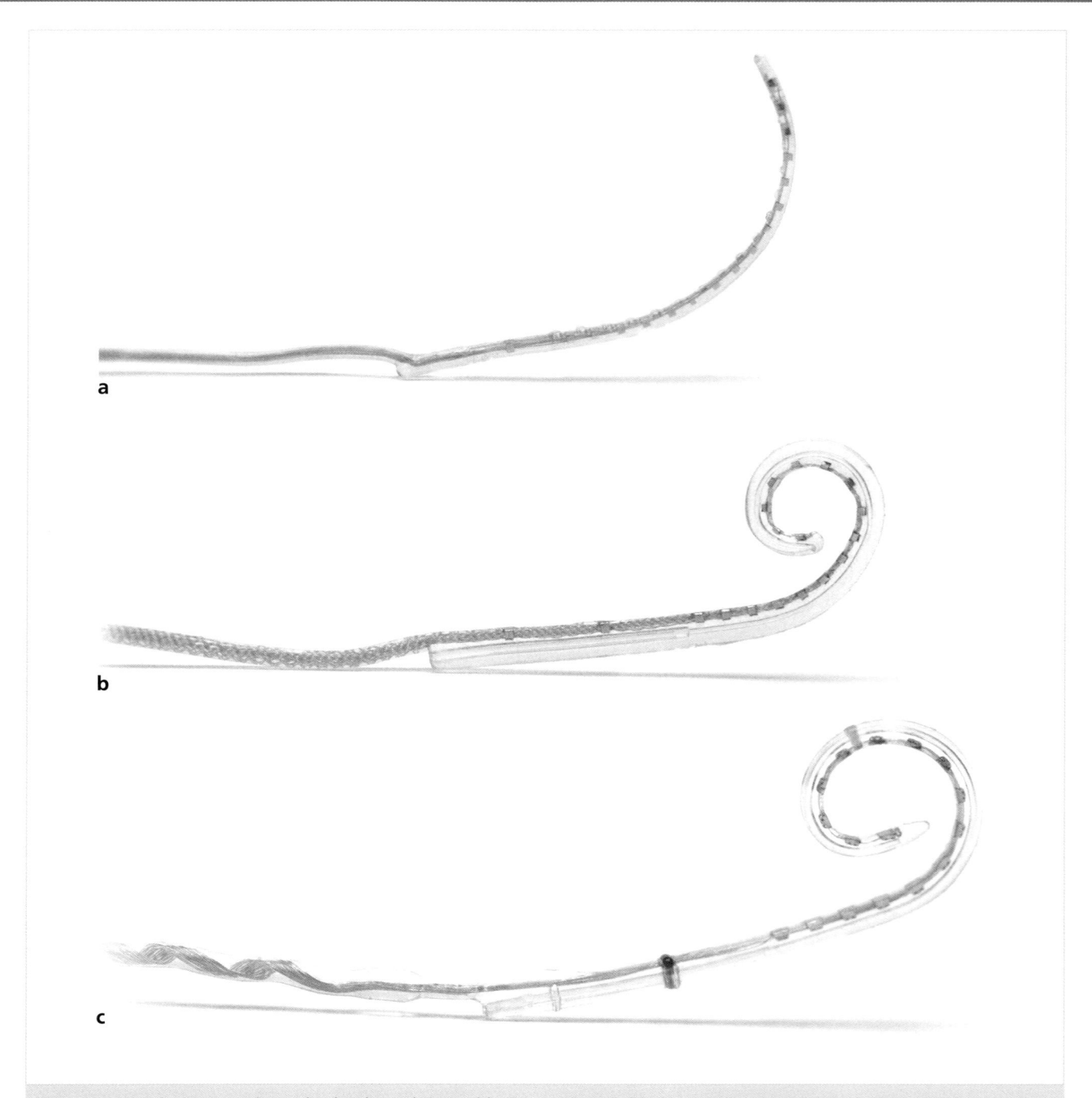

Fig. 9.6 a-c Eletrodos HiFocus pré-curvados da Advanced Bionics. (a) HiFocus 1j (lateral). (b) HiFocus Helix (perimodiolar). (c) HiFocus Mid-Scala (mediano). (Cortesia de Advanced Bionics AG, Stäfa, Suíça.)

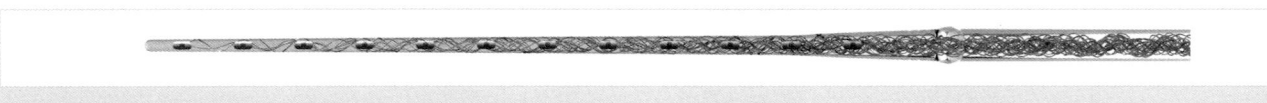

Fig. 9.7 Eletrodo reto Med-El Standard. (Cortesia de Med-El Corp., Durham, North Carolina.)

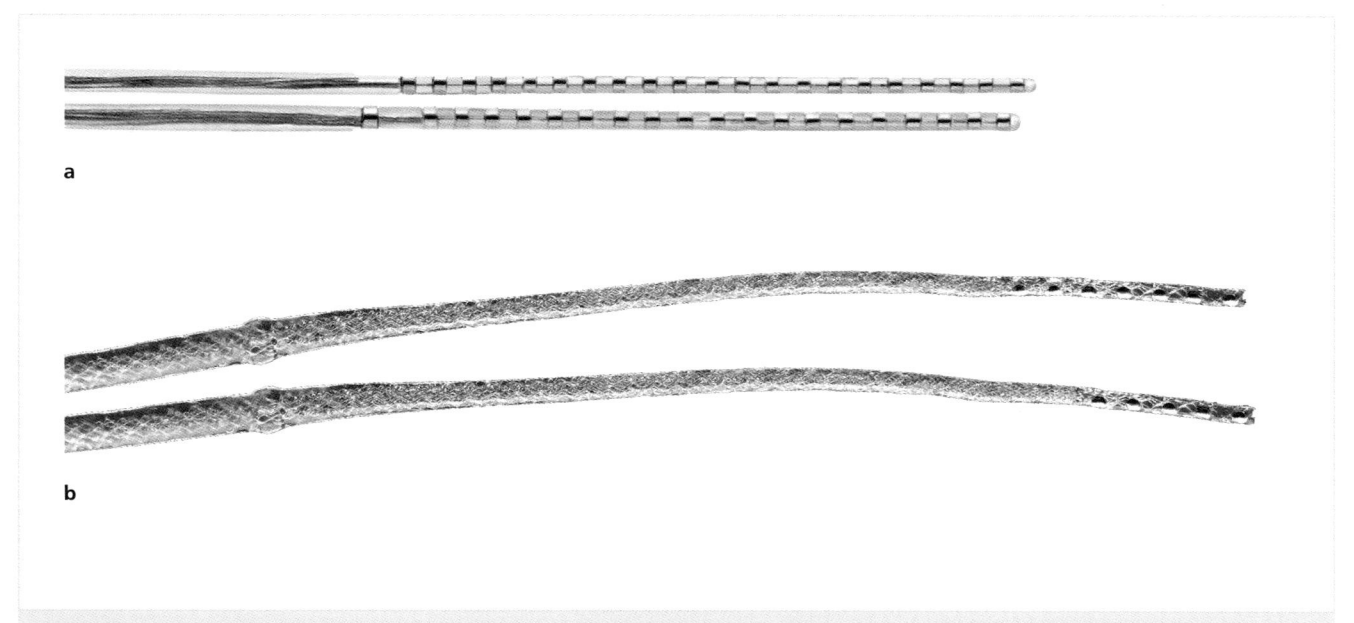

Fig. 9.8 a, b Eletrodos para cócleas gravemente ossificadas ou obstruídas. (a) Cochlear Double Array. (b) Med-El Split Array. (a é cortesia de Cochlear Corp., Austrália; b é cortesia de Med-El Corp., Durham, North Carolina.)

da Med-El são mais apropriados para a malformação de cavidade comum e a cóclea hipoplásica. Double Array da Cochlear e Split Array da Med-El são mais apropriados para a técnica de dupla cocleostomia nas cócleas obstruídas ou ossificadas (▶ Fig. 9.8).[50]

Integração de Estímulo Elétrico e Acústico

Colocação atraumática e precisa na rampa timpânica com tentativas de preservação da anatomia fina coclear e da audição residual permite integração de estimulação eletrocústica (EAS) e, em muitos casos, leva ao desempenho melhorado. A primeira década do século XXI focalizou a descoberta de importante benefício da integração da audição residual estimulada pela energia acústica e a energia elétrica provida pelo aparelho implantado.[51-56] Por essas razões, o aparelho ideal conteria componentes de um aparelho de audição (geralmente para audição residual de baixa frequência) e de um implante coclear típico (perda de alta frequência). Os benefícios do estímulo eletroacústico combinado incluem escuta melhorada da fala no silêncio, no ruído, e em competição, e melhora na identificação de melodias e recepção de sons musicais.[57]

À luz destes achados, o dogma durante os últimos 10 anos em implantes cocleares tem sido minimizar o trauma causado pela inserção do implante. Inserção menos traumática pode ser obtida de várias maneiras. Uma técnica de avanço sem estilete que não toca ou crava na parede coclear externa insere o eletrodo no espaço. Um eletrodo mais mole e mais flexível é mais delicado na infraestrutura coclear e limita a força de inserção sobre a parede coclear externa. Um eletrodo mais curto é menos traumático para o ápice da cóclea. Trauma de perfuração pode ser minimizado usando-se uma porta de entrada diferente como a janela redonda ou uma cocleostomia separada. Forças do trauma de inserção e a quantidade de perfuração podem ser limitados pelo uso de ferramentas apropriadas de inserção e prestando-se mais atenção à técnica cirúrgica e trajetória de inserção. Alguns destes fatores que levam a mudanças no desenho de eletrodos são discutidos adiante.

Eletrodos mais Curtos

Eletrodos mais curtos foram desenhados de modo a não traumatizarem ou fornecerem um sinal estimulador para as células do gânglio espiral (SGCs) mais apicais. O comprimento médio de cóclea abrangido pelas SGCs é 13,7 a 16 mm (cerca de 1 1/3 voltas cocleares, em comparação com 33,1 a 35,6 mm abrangido pelo órgão de Corti. Eletrodos curtos de preservação de audição (Hybrid da Cochlear e FLEX da Med-El) não atingem as SGCs mais apicais e, assim, permitem integração do estímulo elétrico e acústico.[58,59] Investigações com eletrodos curtos, de 10, 16 e 20 mm mostraram boa preservação da audição das frequências mais baixas que são baseadas no ápice da cóclea.[54,56,60] Curiosamente, alguns dos mais iniciais desenhos de implantes foram os mais curtos (como os eletrodos desenhados nos anos 1960 e 1970), seguidos por um período de crescimento rápido no comprimento dos eletrodos. Com o impulso mais recente para preservação de audição, especialmente na direção do ápice da cóclea, o pêndulo do projeto oscilou de volta para os eletrodos mais curtos (▶ Fig. 9.9).

Minimização do Trauma de Perfuração

Cocleostomia Menor: Desenho de Eletrodo mais Fino

Perfurar o promontório coclear com exposição do endósteo pode causar trauma acústico de até 130 dB.[61] Por essa razão, a perfuração deve ser minimizada ou evitada nos objetivos de preservação de audição. Isto pode ser obtido usando-se um eletrodo mais fino, que requer uma cocleostomia menor. Cocleostomias maiores, de até

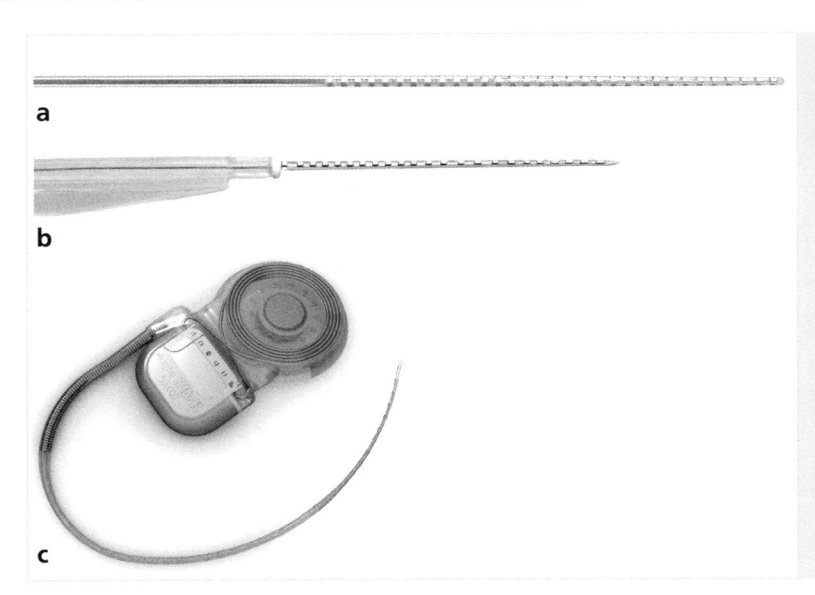

Fig. 9.9 a-c Eletrodos mais curtos. (a) Arranjo reto bandeado total original da Cochlear. (b) Cochlear Hybrid L24 (meia banda). (c) Eletrodo Med-El FLEX. (a e b são cortesias de Cochlear Corp., Austrália; c é cortesia de Med-El Corp., Durham, North Carolina.)

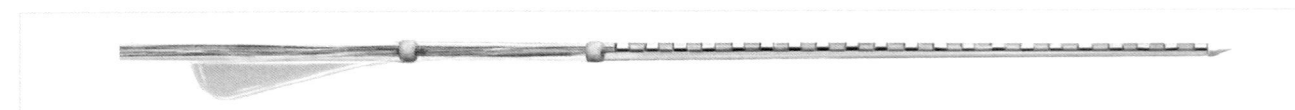

Fig. 9.10 Eletrodo mais fino: Cochlear Cl422 Slim (0,3 mm ponta a 0,6 mm base). (Cortesia de Cochlear Corp., Austrália.)

1,5 mm, necessárias a modelos com estilete podem causar até 25 dB de queda de som-ruído em alguns casos.[62] Os desenhos de eletrodos mais finos da Cochlear, Advanced Bionics e Med-El levaram em consideração este conceito de projeto (▶ Fig. 9.10).

Menos Perfuração: Inserção na Janela Redonda e Modificada na Janela Redonda

Tal como foi o caso com a reversão a desenhos mais curtos de eletrodos, eletrodos recentes também foram projetados para acomodar inserções em janela redonda, uma técnica empregada nos primeiros implantes dos anos 1960 e 1970. Perfurar um local separado de cocleostomia, inicialmente, forneceu uma vantagem cirúrgica para passar a "região do gancho" e permite um ângulo mais apropriado de inserção. Se a perfuração tiver que ser evitada, uma entrada alternativa para dentro da rampa do tímpano é através da janela redonda. Inserções na janela redonda podem causar menos dano a estruturas intracocleares em alguns casos e pode reduzir a vertigem pós-operatória causada pela perfuração.[55,63-66] Além disso, o mínimo de perfuração no nicho da janela redonda minimiza trauma e também permite melhor ângulo de inserção (a técnica de janela redonda "modificada" ou "prolongada inferiormente") e é compatível com novos eletrodos de desenho fino.[57,65]

Redução das Forças na Parede Coclear Externa

A maioria dos desenhos de eletrodos produzem contato e forças contra a parede externa durante a inserção. Para os desenhos pré-curvados dos eletrodos *Contour da Cochlear e Helix Slim da Advanced Bionics*, foi utilizada uma técnica de inserção *Advance Off-Stylet* (AOS) para minimizar a força sobre a parede coclear externa e trauma às estruturas cocleares.[67] Colocação perimodiolar na rampa do tímpano com técnica AOS também resulta em melhores resultados clínicos.[46,68] Similarmente, inserção profunda de um eletrodo reto tem importante impacto sobre a parede lateral coclear e a membrana basilar, o que pode romper a membrana e resultar em desvio da rampa vestibular.[45,69] Um arranjo de pesquisa modiolar (MRA) recentemente foi proposto por Briggs et al.,[70] que emprega um eletrodo muito fino, pré-curvado e sem estilete. Advanced Bionics desenvolveu um eletrodo medioescalar fino para esta finalidade (Advanced Bionics Research Bulletin 2007). Med-El tem o único desenho de eletrodo FLEX atualmente aprovado com uma extremidade afilada, macia, para minimizar trauma de inserção à cóclea (▶ Fig. 9.11).

Outra estratégia proposta por Zhang et al.,[71] em 2010, é inserir eletrodo intracoclear dirigível através da janela redonda ou uma cocleostomia com aparelhos robóticos. O estudo de exequibilidade mostrou uma diminuição importante nas forças de inserção e

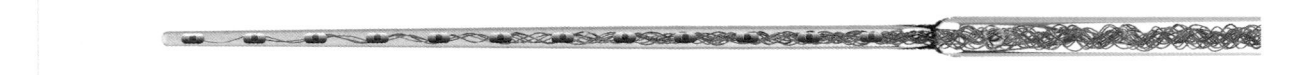

Fig. 9.11 Eletrodo flexível e macio: Med-El FLEX 24. (Cortesia de Med-El Corp., Durham, North Carolina.)

prevenção de torção; um aparelho robótico de segunda geração pode envolver controle táctil, planejamento de caminho pré-programado com base em imagem, direcionamento com medidas de impedância em tempo real e capacidade de sentir força.

Outras Considerações em Projeto de Eletrodo

Prevenção de Infecção Ascendente

A estratégia atual para prevenção de infecção ascendente da orelha média para a cóclea envolve a vedação da cocleostomia após inserção de eletrodo e vacinação pneumocócica. Técnicas de vedação com músculo, fáscia, Teflon e Dacron foram investigadas pela primeira vez no começo dos anos 80 principalmente como um meio de evitar que *Staphylococcus pyogenes* e *Staphylococcus aureus* do ouvido médio entrassem na cóclea através do local da cocleostomia. O enxerto de fáscia foi considerado mais bem-sucedido em fornecer uma barreira contra infecção e também foi o menos inflamatório. Além disso, o enxerto fascial também evitava *Streptococcus pneumoniae*, comum na orelha média no grupo com menos de 2 anos de idade, ascendesse para o ambiente coclear.[72]

Uma infecção da pele pode abrir caminho para a orelha média se não houver barreira (como pele intacta) separando os componentes externo e interno de um aparelho de implante. A ligação entre componentes externos (como um microfone) e componentes internos (eletrodos) pode ser realizada por um método transcutâneo ou percutâneo. O desenho mais simples, percutâneo, tem a vantagem de não ter eletrônica implantada fora os eletrodos. O sinal, produzido pelo estimulador, não é restringido por outro aparelho como um receptor, e pode ser diretamente canalizado para os eletrodos. Este tipo de implante não emprega magneto e, assim, é compatível com MRI.

A principal desvantagem, no entanto, é a possibilidade de infecção cutânea abrir caminho para o ouvido médio e, possivelmente, o interno. No seu trabalho inicial, Chouard et al.[73] previram o problema de infecção e, em 1976, mudaram o aparelho percutâneo para o transcutâneo com base em receptor de radiofrequência. Os primeiros desenhos por Michelson em San Francisco e Banfai em Colônia também envolveram uma conexão percutânea, que foi modificada para uma transcutânea por preocupações semelhantes.[34,36] Curiosamente, o primeiro implante coclear desenvolvido por Djourno e Eyriès em 1957 utilizou uma conexão transcutânea semelhante à que está em uso nos modernos implantes de hoje.[74]

A disseminação de infecção que é possível com uma conexão percutânea contribuiu em grande parte para a descontinuação conduzida pela Food and Drug Administration do aparelho Symbion da Ineraid originalmente desenvolvido por Eddington e, mais tarde, Perkins, no Utah, apesar do seu desempenho comparável às outras principais companhias da época.[75,76] Atualmente, só estão disponíveis implantes transcutâneos (dois componentes). Entretanto, como salientou Clark,[72] um espaço entre dois componentes é um conduto para infecção onde patógenos podem-se multiplicar, aumentar a patogenicidade, e reduzir o ingresso de anticorpos e antibióticos, possibilitando o desenvolvimento de infecções cutâneas e subcutâneas, que são uma complicação conhecida, ainda que infrequente, dos aparelhos transcutâneos atuais.

Conforme antes mencionado, a FDA retirou do mercado o eletrodo com dois componentes da Advanced Bionics em 2002 em virtude de uma taxa aumentada de meningite. Este é um exemplo de uma tentativa de otimizar o desempenho com um conceito de projeto (colocação perimodiolar) que levou a um problema recém-criado significativamente importante de meningite.[77-79]

Otimização da Intensidade do Estímulo

Estimulação elétrica contínua da célula ganglionar pode por si própria ser tóxica. De fato, há um limite à frequência de estímulo (2.000 pulsos por segundo) e densidade de carga (diretamente relacionada com a diminuição da área de superfície do eletrodo) acima do qual poderiam ocorrer reações fibróticas indesejadas.[80,81] Entretanto, intensidade de estímulo parece ser diretamente relacionada com a promoção da produção de neurotransmissor e manutenção das vias elétricas, e, assim, um equilíbrio entre toxicidade e potencial neurotrófico aumentado no desenho de eletrodo de implante coclear seria ideal.[82,83]

Prolongamento da Energia da Bateria

A maioria dos aparelhos atuais utiliza estimulação monopolar porque ela exige menos corrente e, portanto, menos energia da bateria. Estimulação monopolar também baixa as diferenças em limiar dos eletrodos individuais, o que simplifica a adaptação de processadores de fala.[84,85] Conforme mencionado antes, estimulação bi, tri e tetrapolar teoricamente focaliza o sinal elétrico ("direcionamento da corrente") e possibilita melhor discriminação de sinal. Entretanto, parece não haver vantagem significativa de desempenho,[22-24,86] e, assim, a estimulação multipolar presentemente não justifica consumo aumentado de bateria.

Além disso, oposição mais estreita aos neurônios-alvos no modíolo reduz as necessidades de energia. Este posicionamento ideal leva não apenas a níveis limiares reduzidos, mas também a padrões de excitação neural mais localizados, um aumento no número de eletrodos bipolares disponíveis e aumento na faixa dinâmica de eletrodo.[87]

Conclusão

A evolução do projeto de eletrodo de implante coclear é tão complexa agora quanto era 50 anos atrás. Embora as dificuldades iniciais de simplesmente estimular o nervo coclear com corrente elétrica tenham sido superadas, a sintonia fina do projeto de eletrodo, sua colocação intracoclear ideal, e aplicação de estímulo otimizado, que, em última análise, afetam o desempenho do paciente, continuarão a dirigir a inovação neste campo.

Referências

1. Gantz BJ, Tyler RS, Knutson JF et al. Evaluation of five different cochlear implant designs: audiologic assessment and predictors of performance. Laryngoscope 1988;98:1100-1106
2. Cohen NL, Waltzman SB, Fisher SG Department of Veterans Affairs Cochlear Implant Study Group. A prospective, randomized study of cochlear implants. N Engl J Med 1993;328:233-237
3. Djourno A. Instantaneous oscillographic analysis of the spoken voice. C R Seances Soc Biol Fil 1959;153:197-198
4. Djourno A, Verain A. Instant oscillographic analysis of vowels. C R Seances Soc Biol Fil 1959;153:733-734
5. Graham JM. Graham Fraser Memorial Lecture 2002. From frogs' legs to piedsnoirs and beyond: some aspects of cochlear implantation. J Laryngol Otol 2003;117:675-685
6. House WF, Berliner KI, Eisenberg LS. Present status and future directions of the Ear Research Institute cochlear implant program. Acta Otolaryngol 1979;87:176-184

7. Doyle JH, Doyle JB, Turnbull FM. Electrical stimulation of eight cranial nerve. Arch Otolaryngol 1964;80:388-391
8. Chouard CH, MacLeod P. Implantation of multiple intracochlear electrodes for rehabilitation of total deafness: preliminary report. Laryngoscope 1976;86:1743-1751
9. Simmons FB, Mathews RG, Walker MG, White RL. A functioning multichannel auditory nerve stimulator. A preliminary report on two human volunteers. Acta Otolaryngol 1979;87:170-175
10. Clark GM, Tong YC, Black R, Forster IC, Patrick JF, Dewhurst DJ. A multiple electrode cochlear implant. J Laryngol Otol 1977;91:935-945
11. Clark GM, Black R, Dewhurst DJ, Forster IC, Patrick JF, Tong YC. A multiple-electrode hearing prosthesis for cochlea implantation in deaf patients. Med Prog Technol 1977;5:127-140
12. Tong YC, Black RC, Clark GM et al. A preliminary report on a multiple-channel cochlear implant operation. J Laryngol Otol 1979;93:679-695
13. Dowell RC, Webb RL, Clark GM. Clinical results using a multiple-channel cochlear prosthesis. Acta Otolaryngol Suppl 1984;411:230-236
14. Eddington DK, Dobelle WH, Brackmann DE, Mladejovsky MG, Parkin J. Place and periodicity pitch by stimulation of multiple scala tympani electrodes in deafvolunteers. Trans Am Soc Artif Intern Organs 1978;24:1-5
15. Eddington DK, Dobelle WH, Brackmann DE, Mladejovsky MG, Parkin JL. Auditory prostheses research with multiple channel intracochlear stimulation in man. Ann Otol Rhinol Laryngol 1978;87:1-39
16. Hochmair ES, Hochmair-Desoyer IJ, Burian K. Experience with implanted auditory nerve stimulator. Trans Am Soc Artif Intern Organs 1979;25:357-361
17. Burian K, Hochmair E, Hochmair-Desoyer I, Lessel MR. Designing of and experience with multichannel cochlear implants. Acta Otolaryngol 1979;87:190-195 18. Michelson RP, Schindler RA. Multichannel cochlear implants. Current status and future developments. Laryngoscope 1981;91:886-888
19. van den Honert C, Stypulkowski PH. Single fiber mapping of spatial excitation patterns in the electrically stimulated auditory nerve. Hear Res 1987;29:195-206
20. White MMM. Cochlear implant-the interface problem. In: Hambrecht FT, Reswick JB, eds. Functional Electrical Stimulation: Applications in Neural Prostheses. New York: Marcel Dekker, 1977
21. Cohen LT, Saunders E, Knight MR, Cowan RS. Psychophysical measures in patients fitted with Contour and straight Nucleus electrode arrays. Hear Res 2006;212:160-175
22. Mens LH, Berenstein CK. Speech perception with mono- and quadrupolar electrode configurations: a crossover study. Otol Neurotol 2005;26:957-964
23. Miyoshi S, Iida Y, Shimizu S, Matsushima J, Ifukube T. Proposal of a new auditory nerve stimulation method for cochlear prosthesis. Artif Organs 1996;20:941-946
24. Berenstein CK, Mens LH, Mulder JJ, Vanpoucke FJ. Current steering and current focusing in cochlear implants: comparison of monopolar, tripolar, and virtual channel electrode configurations. Ear Hear 2008;29:250-260
25. Lawson DT, Wilson BS, Zerbi M, Finley CC. Speech processors for auditory prostheses: 22 electrode percutaneous study. Results for the first five subjects. Third Quarterly Progress Report, NIH project N01-DC-5-2103. Bethesda, MD: Neural Prosthesis Program, National Institutes of Health, 1996
26. Wilson BS, Dorman MF. Cochlear implants: a remarkable past and a brilliant future. Hear Res 2008;242:3-21
27. Fishman KE, Shannon RV, Slattery WH. Speech recognition as a function of the number of electrodes used in the SPEAK cochlear implant speech processor. J Speech Lang Hear Res 1997;40:1201-1215
28. Wilson BS. The future of cochlear implants. Br J Audiol 1997;31:205-225
29. Kiefer J, Hohl S, Stürzebecher E, Pfennigdorff T, Gstöettner W. Comparison of speech recognition with different speech coding strategies (SPEAK, CIS, and ACE) and their relationship to telemetric measures of compound action potentials in the nucleus CI 24M cochlear implant system. Audiology 2001;40:32-42
30. Friesen LM, Shannon RV, Baskent D, Wang X. Speech recognition in noise as a function of the number of spectral channels: comparison of acoustic hearing and cochlear implants. J Acoust Soc Am 2001;110:1150-1163
31. Garnham C, O'Driscoll M, Ramsden And R, Saeed S. Speech understanding in noise with a Med-El COMBI 40+cochlear implant using reduced channel sets. Ear Hear 2002;23:540-552
32. Simmons FB. Electrical stimulation of the auditory nerve in man. Arch Otolaryngol 1966;84:2-54
33. Lacombe H, Meyer B, Chabolle F, Chouard CH. Surgical procedure and implanted material description. Acta Otolaryngol Suppl 1984;411:20-24
34. Banfai P, Kubik S, Hortmann G. Our extra-scalar operating method of cochlear implantation. Experience with 46 cases. Acta Otolaryngol Suppl 1984;411:9-12
35. House WF, Urban J. Long term results of electrode implantation and electronic stimulation of the cochlea in man. Ann Otol Rhinol Laryngol 1973;82:504-517
36. Michelson RP, Schindler RA. Multichannel cochlear implant. Preliminary results in man. Laryngoscope 1981;91:38-42
37. Ranck JB. Which elements are excited in electrical stimulation of mammalian central nervous system: a review. Brain Res 1975;98:417-440
38. Gstoettner WK, Adunka O, Franz P et al. Perimodiolar electrodes in cochlear implant surgery. Acta Otolaryngol 2001;121:216-219
39. Kós MI, Boëx C, Sigrist A, Guyot JP, Pelizzone M. Measurements of electrode position inside the cochlea for different cochlear implant systems. Acta Otolaryngol 2005;125:474-480
40. Zeitler DM, Budenz CL, Roland JT. Revision cochlear implantation. Curr Opin Otolaryngol Head Neck Surg 2009;17:334-338
41. Cullen RD, Fayad JN, Luxford WM, Buchman CA. Revision cochlear implant surgery in children. Otol Neurotol 2008;29:214-220
42. Loeb GE, Byers CL, Rebscher SJ et al. Design and fabrication of an experimental cochlear prosthesis. Med Biol Eng Comput 1983;21:241-254
43. Marrinan MS, Roland JT, Reitzen SD, Waltzman SB, Cohen LT, Cohen NL. Degree of modiolar coiling, electrical thresholds, and speech perception after cochlear implantation. Otol Neurotol 2004;25:290-294
44. Bacciu A, Pasanisi E, Vincenti V et al. Comparison of speech perception performance between the Nucleus 24 and Nucleus 24 Contour cochlear implant systems. Acta Otolaryngol 2004;124:1155-1158
45. Finley CC, Holden TA, Holden LK et al. Role of electrode placement as a contributor to variability in cochlear implant outcomes. Otol Neurotol 2008;29:920-928
46. Aschendorff A, Kromeier J, Klenzner T, Laszig R. Quality control after insertion of the nucleus contour and contour advance electrode in adults. Ear Hear 2007;28 Suppl:75S-79S
47. Holden LK, Finley CC, Holden TA, Brenner CA, Heydebrand G, Firszt JB. Abtsract A38: Factors affecting cochlear implant outcomes. In: Conference on Implantable Auditory Prostheses, 2011, Asilomar, CA
48. Chouard CH, Fugain C, Meyer B. Technique and indications for the French multichannel cochlear implant "Chorimac-12" for total deafness rehabilitation. Am J Otol 1985;6:291-294
49. Montandon PB, Boëx C, Pelizzone M. Ineraid cochlear implant in the ossified cochlea: surgical techniques and results. Am J Otol 1994;15:748-751
50. Roland JT, Coelho DH, Pantelides H, Waltzman SB. Partial and double-array implantation of the ossified cochlea. Otol Neurotol 2008;29:1068-1075
51. von Ilberg C, Kiefer J, Tillein J et al. Electric-acoustic stimulation of the auditory system. New technology for severe hearing loss. ORL J Otorhinolaryngol Relat Spec 1999;61:334-340
52. Gantz BJ, Turner C, Gfeller KE, Lowder MW. Preservation of hearing in cochlear implant surgery: advantages of combined electrical and acoustical speech processing. Laryngoscope 2005;115:796-802
53. James C, Albegger K, Battmer R et al. Preservation of residual hearing with cochlear implantation: how and why. Acta Otolaryngol 2005;125:481-491
54. Lenarz T, Stover T, Buechner A et al. Temporal bone results and hearing preservation with a new straight electrode. Audiol Neurootol 2006;11 Suppl 1:34-41
55. Skarzynski H, Lorens A, Piotrowska A, Anderson I. Partial deafness cochlear implantation provides benefit to a new population of individuals with hearing loss. Acta Otolaryngol 2006;126:934-940
56. Büchner A, Schüssler M, Battmer RD, Stöver T, Lesinski-Schiedat A, Lenarz T. Impact of low-frequency hearing. Audiol Neurootol 2009;14 Suppl 1:8-13
57. Mangus B, Rivas A, Tsai BS, Haynes DS, Roland JT. Surgical techniques in cochlear implants. Otolaryngol Clin North Am 2012;45:69-80
58. Boyd PJ. Potential benefits from deeply inserted cochlear implant electrodes. Ear Hear 2011;32:411-427
59. Brill S, Müller J, Hagen R et al. Site of cochlear stimulation and its effect on electrically evoked compound action potentials using the MED-EL standard electrode array. Biomed Eng Online 2009;8:40
60. Gantz BJ, Turner C. Combining acoustic and electrical speech processing: Iowa/Nucleus hybrid implant. Acta Otolaryngol 2004;124:344-347
61. Pau HW, Just T, Bornitz M, Lasurashvilli N, Zahnert T. Noise exposure of the inner ear during drilling a cochleostomy for cochlear implantation. Laryngoscope 2007;117:535-540
62. Fraysse B, Macías AR, Sterkers O et al. Residual hearing conservation and electroacoustic stimulation with the nucleus 24 contour advance cochlear implant. Otol Neurotol 2006;27:624-633
63. Briggs RJ, Tykocinski M, Xu J et al. Comparison of round window and cochleostomy approaches with a prototype hearing preservation electrode. Audiol Neurootol 2006;11 Suppl 1:42-48
64. Li PM, Wang H, Northrop C, Merchant SN, Nadol JB. Anatomy of the round window and hook region of the cochlea with implications for cochlear implantation and other endocochlear surgical procedures. Otol Neurotol 2007;28:641-648

65. Roland PS, Wright CG, Isaacson B. Cochlear implant electrode insertion: the round window revisited. Laryngoscope 2007;117:1397-1402
66. Todt I, Basta D, Ernst A. Does the surgical approach in cochlear implantation influence the occurrence of postoperative vertigo? Otolaryngol Head Neck Surg 2008;138:8-12
67. Roland JT. A model for cochlear implant electrode insertion and force evaluation: results with a new electrode design and insertion technique. Laryngoscope 2005;115:1325-1339
68. Skinner MW, Holden TA, Whiting BR et al. In vivo estimates of the position of advanced bionics electrode arrays in the human cochlea. Ann Otol Rhinol Laryngol Suppl 2007;197:2-24
69. Adunka O, Kiefer J. Impact of electrode insertion depth on intracochlear trauma. Otolaryngol Head Neck Surg 2006;135:374-382
70. Briggs RJ, Tykocinski M, Lazsig R et al. Development and evaluation of the modiolar research array–multi-centre collaborative study in human temporal bones. Cochlear Implants Int 2011;12:129-139
71. Zhang J, Wei W, Ding J, Roland JT, Manolidis S, Simaan N. Inroads toward robot-assisted cochlear implant surgery using steerable electrode arrays. Otol Neurotol 2010;31:1199-1206
72. Clark GM. The multiple-channel cochlear implant: the interface between sound and the central nervous system for hearing, speech, and language in deaf people-a personal perspective. Philos Trans R Soc Lond B Biol Sci 2006;361:791-810
73. Chouard CH, Fugain C, Meyer B, Lacombe H. Long-term results of the multichannel cochlear implant. Ann N Y Acad Sci 1983;405:387-411
74. Eisen MD. Djourno, Eyries, and the first implanted electrical neural stimulator to restore hearing. Otol Neurotol 2003;24:500-506
75. Alexiades G, Roland JT, Fishman AJ, Shapiro W, Waltzman SB, Cohen NL. Cochlear reimplantation: surgical techniques and functional results. Laryngoscope 2001;111:1608-1613
76. Staecker H, Chow H, Nadol JB. Osteomyelitis, lateral sinus thrombosis, and temporal lobe infarction caused by infection of a percutaneous cochlear implant. Am J Otol 1999;20:726-728
77. Mancini P, D'Elia C, Bosco E et al. Follow-up of cochlear implant use in patients who developed bacterial meningitis following cochlear implantation. Laryngoscope 2008;118:1467-1471
78. Arnold W, Bredberg G, Gstöttner W et al. Meningitis following cochlear implantation: pathomechanisms, clinical symptoms, conservative and surgical treatments. ORL J Otorhinolaryngol Relat Spec 2002;64:382-389
79. Reefhuis J, Honein MA, Whitney CG et al. Risk of bacterial meningitis in children with cochlear implants. N Engl J Med 2003;349:435-445
80. Xu J, Shepherd RK, Millard RE, Clark GM. Chronic electrical stimulation of the auditory nerve at high stimulus rates: a physiological and histopathological study. Hear Res 1997;105:1-29
81. Tykocinski M, Duan Y, Tabor B, Cowan RS. Chronic electrical stimulation of the auditory nerve using high surface area (HiQ) platinum electrodes. Hear Res 2001;159:53-68
82. Roehm PC, Hansen MR. Strategies to preserve or regenerate spiral ganglion neurons. Curr Opin Otolaryngol Head Neck Surg 2005;13:294-300
83. Heffer LF, Sly DJ, Fallon JB, White MW, Shepherd RK, O'Leary SJ. Examining the auditory nerve fiber response to high rate cochlear implant stimulation: chronic sensorineural hearing loss and facilitation. J Neurophysiol 2010;104:3124-3135
84. Pfingst BE, Xu L, Thompson CS. Across-site threshold variation in cochlear implants: relation to speech recognition. Audiol Neurootol 2004;9:341-352
85. Pfingst BE, Xu L. Across-site variation in detection thresholds and maximum comfortable loudness levels for cochlear implants. J Assoc Res Otolaryngol 2004;5:11-24
86. Zwolan TA, Kileny PR, Ashbaugh C, Telian SA. Patient performance with the Cochlear Corporation "20+2" implant: bipolar versus monopolar activation. Am J Otol 1996;17:717-723
87. Shepherd RK, Hatsushika S, Clark GM. Electrical stimulation of the auditory nerve: the effect of electrode position on neural excitation. Hear Res 1993;66:108-120

10 Técnica Cirúrgica de Implantação Coclear

Peter S. Roland e J. Thomas Roland Jr.

Introdução

Implantação coclear tem sido utilizada para restauração da audição com frequência cada vez maior por mais de três décadas. Embora, para a vasta maioria dos cirurgiões, a abordagem cirúrgica básica usada para implantação coclear não tenha mudado, ela foi significativamente refinada, especialmente no que se refere à incisão na pele, manejo do receptor/estimulador, e como a cóclea é acessada e aberta. A maioria dos cirurgiões continua a colocar implantes cocleares (CIs) através de uma timpanostomia posterior (recesso facial), mas técnicas alternativas foram propostas e são usadas por uma minoria de cirurgiões. Este capítulo focaliza a técnica padrão.

Considerações Pré-Operatórias

Imagem

Imagem radiográfica do osso temporal é usada para identificar qualquer variação anatômica potencial que possa contraindicar a operação ou exigir alterações do procedimento usual ao alertar o cirurgião para anomalias anatômicas e patológicas.[1] Os achados em imagem pré-operatória também podem ajudar a determinar qual dos muitos eletrodos disponíveis implantar. Tradicionalmente, a avaliação radiológica dos candidatos a CI tem utilizado tomografia computadorizada (CT) de alta resolução, mas agora está reconhecido que a imagem por ressonância magnética (MRI) também tem um papel na avaliação dos candidatos a CI.[2] Alguns centros confiam, principalmente, em CT e usam MRI só em condições especiais. Outros centros confiam principalmente em MRI e usam CT em circunstâncias especiais. Há vantagens e desvantagens em ambas as técnicas (▶Tabela 10.1). As técnicas são complementares, cada uma delas é capaz de fornecer informação importante não fornecida pela outra. MRI é geralmente mais sensível para identificar obstrução labiríntica inicial. Mesmo CT de alta resolução pode não encontrar obstrução coclear em até 50% dos casos. CT não é capaz de detectar obstrução labiríntica até que ossificação franca tenha se desenvolvido. Por outro lado, MRI depende da ausência de um sinal de líquido dentro do labirinto, e qualquer coisa que elimine o sinal de líquido dos canais cocleares (ossificação, tecido fibroso etc.) aparecerá como uma anormalidade em MRI.

Tabela 10.1 Imagem de Ressonância Magnética *vs.* Tomografia Computadorizada

	MRI	CT
Arquitetura do labirinto	+	+
Obstrução da luz da cóclea	+	+/−
Localização do nervo facial	−	+
Características do nervo coclear	+	−
Defeitos do modíolo (risco de vazamento de CSF)	+	+
Anormalidades do CNS	+	+/−

CSF, líquido cerebrospinal; CNS, sistema nervoso central; +/−, alguma capacidade de detecção.

Uma vez que a MRI visualiza bem o tecido mole, é capaz de visualizar o nervo coclear, que a CT não consegue visualizar. Um nervo ausente ou significativamente hipoplástico em MRI indica um mau prognóstico para a aquisição de discriminação de fala de conjunto aberto e pode ser uma contraindicação à implantação coclear. Evidência atual sugere que pelo menos alguns indivíduos com nervos cocleares radiograficamente ausentes em MRI podem receber maior benefício com implantação no tronco cerebral em vez de implantação coclear. Se MRI demonstrar um nervo coclear significativamente mais saudável em um lado que no outro, o lado com o nervo coclear mais robusto deve ser selecionado para implantação. As sequências de MR mais úteis para avaliar candidatos a CI são imagens pesadamente ponderadas para T2 (interferência construtiva em estado estável [CISS], imagem rápida empregando aquisição em estado estável [FIESTA]) que contrastam o sinal líquido na cóclea, canais semicirculares e ângulos cerebelopontinos. Reconstruções sagitais perpendicularmente ao canal auditivo devem ser efetuadas para avaliar a presença ou ausência de um nervo coclear separado. MRI pode identificar defeitos no modíolo que podem avisar os cirurgiões sobre potenciais "golfadouros" de líquido cerebrospinal (CSF) intraoperatórios. CT de alta resolução, por outro lado, permite melhor caracterização de hipoplasia, aplasia e defeitos de particionamento (deformidade de Mondini). CT possibilita identificação bastante precisa do trajeto do nervo facial dentro da orelha média e mastoide.

Uma anomalia do nervo facial é incomum em recebedores de CI. Quando presente, uma anomalia do nervo facial geralmente ocorre em conjunção com anormalidades do vestíbulo, canais semicirculares ou cóclea que são facilmente identificadas em MRI. Ver Capítulo 7 para informação mais detalhada.

Meningite

Recebedores de implante coclear tendem mais a desenvolver meningite do que indivíduos que não receberam um CI. Não está claro se esta vulnerabilidade é uma consequência da presença do CI ou se ela meramente reflete a vulnerabilidade aumentada dos indivíduos com malformações do labirinto a meningite.

Parece que o uso de um introdutor de plástico para empurrar o eletrodo para junto do modíolo foi associado a uma incidência significativamente aumentada de meningite. Esta técnica não está mais em uso, e o posicionador plástico foi retirado do mercado. O risco global de meningite associado à implantação coclear parece ser cerca de 1/1.000.[3] Episódios fatais de meningite são infrequentes, mas quando ocorrem eles geralmente são causados pela bactéria *Streptococcus pneumoniae*. Imunização contra o organismo é altamente recomendada. Recomendações sobre imunização contra pneumococo para recebedores de CI podem ser encontradas no *website* dos Centers for Disease Control and Prevention (CDC) (www.cdc.gov/vaccines/vpd-vac/mening/cochlear/dis-cochlear-gen.htm) e incluem Prevnar 13 e Pneumovax 23.

Aconselhamento

Tal como para qualquer procedimento cirúrgico, pacientes e famílias necessitam ser completamente informados dos benefícios e riscos potenciais associados ao procedimento (▶ Tabela 10.2). Uma consequência potencial devastadora da implantação coclear é lesão do nervo facial e paralisia facial. Lesão grave do nervo facial pode resultar em paralisia que é permanente, e embora a reanimação cirúrgica possa melhorar a função do facial, não é capaz de restaurá-la por completo. Em mãos experientes, o risco de lesão permanente do nervo facial é baixo (menos de 1%).[4] Monitorização do nervo facial durante a cirurgia é aconselhada, embora ela não seja um substituto do conhecimento anatômico e treinamento da perícia cirúrgica.

Usando técnicas padrão de CI, audição residual é perdida em pelo menos 50% dos recebedores. Os recebedores potenciais de CI têm que aceitar a alta probabilidade de que percam a audição residual que eles tenham no ouvido que está recebendo o implante. Cirurgia de CI com conservação de audição é agora promovida em muitos centros, mas a extensão na qual as tentativas de conservar audição alcançam sucesso permanece não esclarecida.

O corda do tímpano pode ser lesado durante o procedimento. A maioria dos cirurgiões toma considerável cuidado para evitar lesão do corda do tímpano, mas ela não é sempre evitável. Lesão da corda do tímpano pode alterar o paladar; entretanto, na maioria dos casos, este sintoma se resolve com o tempo. Lesão dos nervos corda dos tímpano associada à implantação coclear bilateral pode ser especialmente perturbadora.[5]

Anomalias do labirinto podem ser associadas a "golfadouros" de CSF. Vazamentos de CSF pós-operatórios também podem surgir de lesão da dura-máter que ocorre como consequência de perfurar o assentamento ósseo para o receptor/estimulador ou de colocar suturas para fixar o receptor/estimulador no osso circundante. Deiscência da ferida pós-operatória, infecção, sangramento e formação de hematoma podem ocorrer como consequência de implantação coclear. Estas complicações são extremamente raras. Complicações tardias poderiam incluir extrusão de eletrodo; estimulação do nervo facial; falha de eletrodo individual, ou falha completa do aparelho exigindo reimplantação; migração, extrusão ou infecção do receptor/estimulador; tonteira persistente; ou vazamento retardado de CSF. Técnica cirúrgica cuidadosa e bem orquestrada é o primeiro passo na prevenção de complicação.

Equipamento

Uma broca otológica e microscópio cirúrgico são necessários para toda operação de CI independentemente da técnica empregada. Uma variedade de brocas e microscópios são disponíveis, qualquer um dos quais sendo apropriado contanto apenas que eles sejam destinados a uso otológico. Usar um monitor de nervo facial é altamente recomendado e é utilizado pela vasta maioria dos cirurgiões experientes.

Uma variedade de modelos e moldes de implante pode ser utilizada para planejar o procedimento operatório. É importante que a margem de avanço do receptor/estimulador fique assentada suficientemente longe atrás da prega pós-auricular de modo a não fazer contato com o processador ao nível da orelha. Estas ferramentas cirúrgicas devem estar disponíveis e ser utilizadas conforme necessário para ajudar a colocar a incisão e a localização do receptor/estimulador.

Antes de começar o procedimento, o cirurgião deve estabelecer que o implante desejado com o eletrodo desejado esteja disponível. Essa verificação frequentemente faz parte do procedimento de "intervalo" (*time-out*) agora exigido nas salas de cirurgias nos Estados Unidos.

Implantação coclear pode ser realizada como cirurgia com alta no mesmo dia ou como procedimento sob internação. Implantação coclear com alta no mesmo dia é comum nos Estados Unidos e é usada regularmente em adultos. É menos comum nas crianças mais novas. Alguns cirurgiões preferem manter uma criança pequena de um dia para outro, especialmente se for feita uma implantação bilateral. Não há evidência de que o *day-clinic* aumente o risco pericirúrgico.[6] Os cirurgiões, no entanto, podem considerar converter um procedimento planejado de *day-clinic* em um procedimento com paciente internado ou "curta permanência de 23 horas" se o procedimento cirúrgico for efetuado tarde no dia ou o paciente tiver dor de forte intensidade pós-operatória ou experimentar náusea, vômito ou tonteira pós-operatórios persistentes. Alguns candidatos têm condições médicas (doença pulmonar, doença cardíaca etc.) que tornam aconselhável admitir o paciente para observação e tratamento pós-operatórios.

Incisão

Embora as incisões para CI sejam geralmente muito menores do que eram 10 anos atrás, um grau regular de variabilidade ainda existe entre os cirurgiões. Alguns cirurgiões usam uma incisão pequena de 2 a 3 cm paralela mas posterior ao sulco retroauricular. Outros cirurgiões prolongam a incisão para 4 ou 5 cm de comprimento, algumas vezes com uma extensão superior ou posterior. Esta incisão orientada verticalmente tende a prejudicar menos o fluxo sanguíneo no retalho de pele do que incisões com importante componente horizontal. Se uma incisão retroauricular prévia tiver sido feita para cirurgia timpanomastóidea, ela pode facilmente ser utilizada com ligeira modificação ou extensão. ▶ Fig. 10.1 apresenta a incisão padrão usada pelos autores.

Os tecidos profundos são, muitas vezes, incisados separadamente. Frequentemente, é utilizada uma incisão perióstica em forma de T ou em forma de U com base anterior, com a borda superior do T sendo paralela ao temporal e o ramo descendente do T estendendo-se à extremidade do mastoide. Uma incisão em forma de T ou em forma de U evita cortar dentro do músculo temporal. Uma bolsa para acomodar o receptor/estimulador é a seguir desenvolvida em um plano subperióstico. A localização da bolsa varia com as preferências cirúrgicas, mas geralmente está situada, aproximada, 45° fora da linha cantomeatal. A ▶ Fig. 10.2 demonstra uma localização de bolsa e as fases iniciais da perfuração da cavidade.

Tabela 10.2 Complicações da Cirurgia de Implante Coclear

Precoces	Tardias
Má colocação do eletrodo	Extrusão do receptor/estimulador
Infecção	Infecção
Lesão de nervo facial	Estimulação do nervo facial
Lesão do nervo corda do tímpano	Vazamento de CSF
Vazamento de CSF	Falha do aparelho
Dano aos eletrodos	Migração de eletrodo
Tonteira	Tonteira

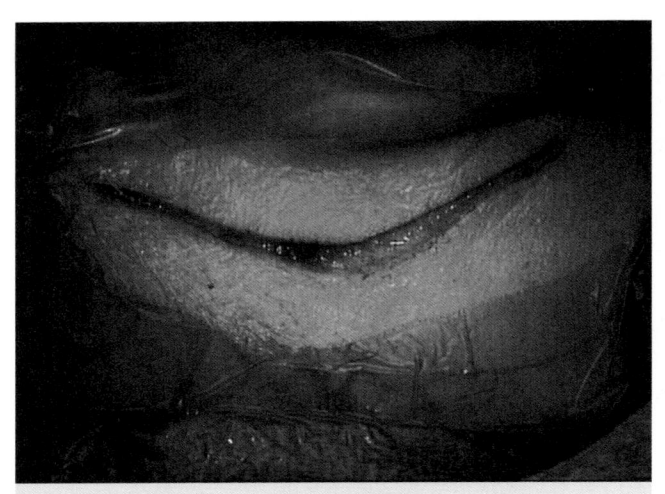

Fig. 10.1 Incisão pequena imediatamente atrás da prega retroauricular.

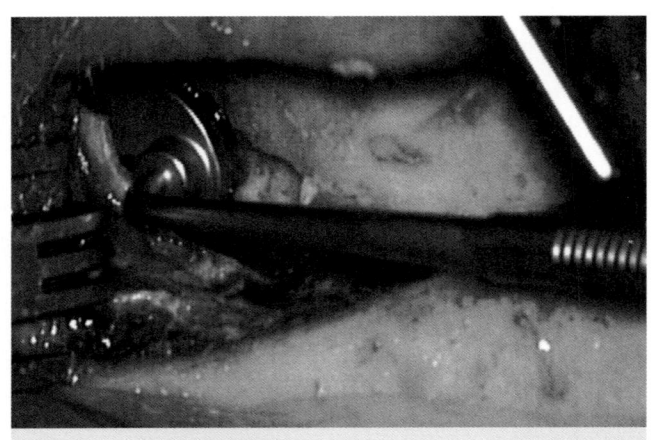

Fig. 10.3 Instrumento de medição do nicho embaixo de uma bolsa periótica.

■ Colocação do Receptor/Estimulador

O receptor/estimulador deve ser colocado em uma porção tão plana do crânio quanto possa ser identificada. Em geral, a bolsa periótica é angulada posterior/superiormente. O receptor/estimulador deve ser colocado suficientemente longe, posterior à incisão retroauricular para que não fique subjacente ao processador ao nível do ouvido. Se a margem de avanço do receptor/estimulador ficar imediatamente abaixo do processador ao nível da orelha, pressão ou "fricção" pode afinar a pele entre os dois componentes e resultar em exposição do aparelho interno. Um molde pode ser usado antes de fazer a incisão cirúrgica para determinar exatamente quão longe, posterior à prega pós-auricular, a margem de avanço do aparelho deve ficar localizada.

Uma vez identificado o local apropriado, uma sede óssea é perfurada para acomodar a parte mais espessa do receptor/estimulador. Sua profundidade e configuração são parcialmente determinadas pelo aparelho implantado, mas, em geral, tem 2 a 3 mm de profundidade. Uma calha para a saída dos arranjos de eletrodos deve ser incluída e, afinal, esta calha deve ser estendida à cavidade mastóidea. Crianças pequenas, especialmente crianças com menos de 1 ano de idade, podem ter espessura do crânio de apenas 2 ou 3 mm. Uma decisão então precisa ser tomada sobre assentar em uma sede óssea mais rasa ou deixar o aparelho repousar diretamente sobre a dura-máter. Se for tomada a decisão de expor a dura, então é provável que a colocação do aparelho resultará em algum desvio medial da dura. Mínimo desvio da dura é bem tolerado. Alguns cirurgiões preferem deixar uma "ilha" óssea no meio da dura exposta para suportar imediatamente o receptor/estimulador. Outros cirurgiões sentem-se em conforto removendo todo o osso da dura. As ▶ Fig. 10.3 e ▶ Fig. 10.4 demonstram o leito com o instrumento de dimensionamento e a sutura de fixação inabsorvível periósteo inferior colocada.

Em um procedimento clássico, furos de broca são feitos no osso superior e inferior ao receptor/estimulador, e suturas são passadas através dos furos sobre o receptor/estimulador para fixá-lo na posição. Muitos cirurgiões agora omitem a sede óssea e a fixação do aparelho com sutura. Fixação com sutura também pode ser realizada sem furos de fixação colocando-as através do periósteo acima e abaixo do aparelho. Eliminação da sede óssea e furos de broca diminui a probabilidade de vazamento de CSF e hematoma intracraniano, os quais foram descritos apenas raramente. Se a sede óssea for omitida, uma bolsa subperióstica apertada é essencial para prevenir movimento, e uma crista óssea ou uma sutura de fixação necessita ser colocada na frente do aparelho para evitar seu desvio anterior. A ▶ Fig. 10.5 mostra o receptor/estimulador no leito com a sutura de fixação no lugar.

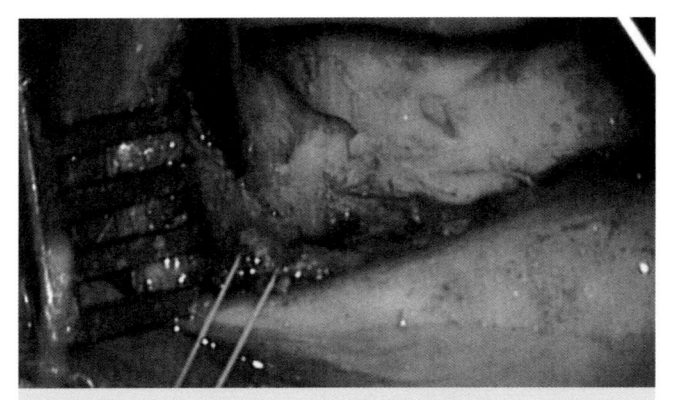

Fig. 10.2 Perfuração do leito para o receptor/estimulador embaixo de uma bolsa periótica.

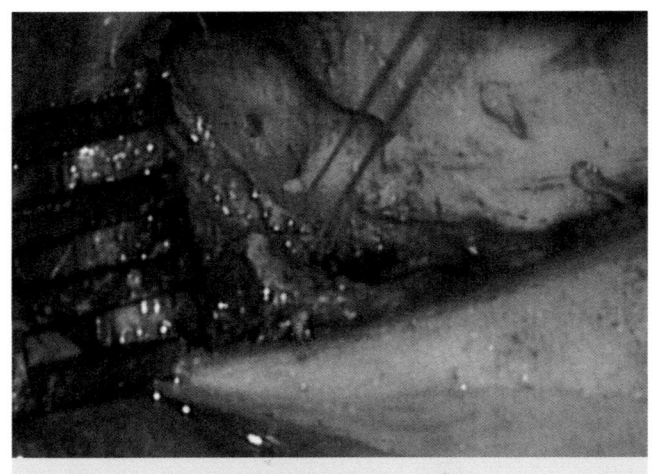

Fig. 10.4 Sutura sendo amarrada no periósteo inferior.

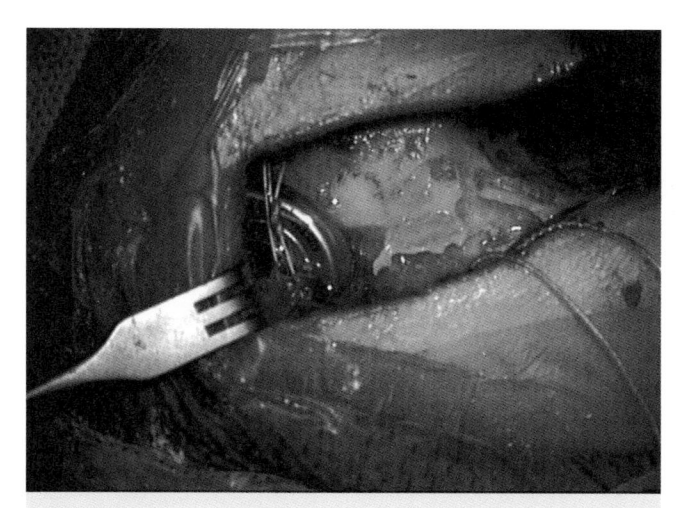

Fig. 10.5 Sutura do receptor/estimulador no nicho, com suturas periósticas.

Um canal, então, é perfurado a partir da sede óssea destinado a acomodar a porção grossa do pacote eletrônico dentro do córtex mastóideo. Alguns cirurgiões preferem uma projeção ou ponte óssea na interface calha-mastoidectomia para proteger o cabo de eletrodo ao entrar na mastoide. A ▶ Fig. 10.6 mostra uma calha clássica para os fios do cabo eletrodo e a crista óssea na interface mastoide-calha.

Mastoidectomia e Recesso Facial

Uma vez que o local tenha sido selecionado e a sede óssea criada para acomodar o receptor/estimulador, é efetuada uma mastoidectomia clássica. Diferentemente de uma mastoidectomia efetuada para colesteatoma ou otite infecciosa, a cavidade da mastoidectomia não deve ser fragmentada. As margens devem ser deixadas tão agudas quanto possível. Estas bordas ajudarão a reter os cabos de eletrodos dentro dos limites da cavidade mastóidea. A mastoidectomia deve começar na área da espinha de Henle, prolongada posteriormente, e depois inferiormente. A lâmina dural da fossa média, ângulo sinodural e seio sigmoide devem ser identificados. A dissecção deve ser continuada medialmente até o antro mastóideo, e todas as células aéreas laterais a este plano devem ser removidas sistematicamente. Se o microscópio operatório já não estiver em uso, ele deve ser trazido para o campo operatório neste ponto. O recesso facial e o nervo facial devem agora ser identificados definitivamente. Isto é facilitado adelgaçando-se o canal auditivo externo e visualizando o conjunto de células aéreas retrofacial. O nervo facial deve ser identificado imediatamente distal ao segundo joelho. Uma camada fina de osso, no entanto, deve ser deixada sobre o nervo. A ▶ Fig. 10.7 mostra uma mastoidectomia clássica e identificação do nervo facial.

O recesso facial deve ser amplamente aberto. É crítico que a abertura do recesso facial seja tão grande quanto possível, de tal modo que a visualização do tendão estribo, a janela redonda e a cóclea inferior à janela redonda possam ser acessados. Ele deve se estender do ligamento incudal posterior, superiormente, à saída da corda do tímpano inferiormente. A porção inferior do recesso facial será necessária para visualizar o nicho da janela redonda, e a porção superior do recesso facial é necessária para obter um ângulo apropriado de inserção. É mais fácil dirigir a ponta do arranjo de eletrodos anteroinferiormente levantando a porção basal do arranjo para dentro da porção superior do recesso facial. Considerável cuidado deve ser tomado para preservar o corda do tímpano, especialmente se for contemplada implantação bilateral, na mesma sessão ou em data posterior. Em situações nas quais a abertura do recesso facial não permite boa visualização da janela redonda e cóclea inferior, a barra da bigorna pode ser desgastada e a bigorna removida. Isto permite um acesso mais superior às regiões anatômicas necessárias para a abertura coclear.

A pneumatização do recesso facial é independente da pneumatização da cavidade mastóidea. Mastoides bem pneumatizadas podem ter recesso facial pouco pneumatizado e vice-versa. O recesso facial é essencialmente de tamanho adulto ao nascimento, e mesmo bebês pequenos geralmente têm um recesso facial adequado, embora a possibilidade de o nicho da janela redonda ser mais posteriormente localizado com relação ao nervo facial seja mais alta em crianças que em adultos.

Em geral, é necessário e recomendado remover a maior parte do osso medial ao nervo facial, sobre o músculo estapédio, para obter uma boa vista do nicho da janela redonda. Um recesso facial bem desenvolvido está mostrado na ▶ Fig. 10.8. Observar a exce-

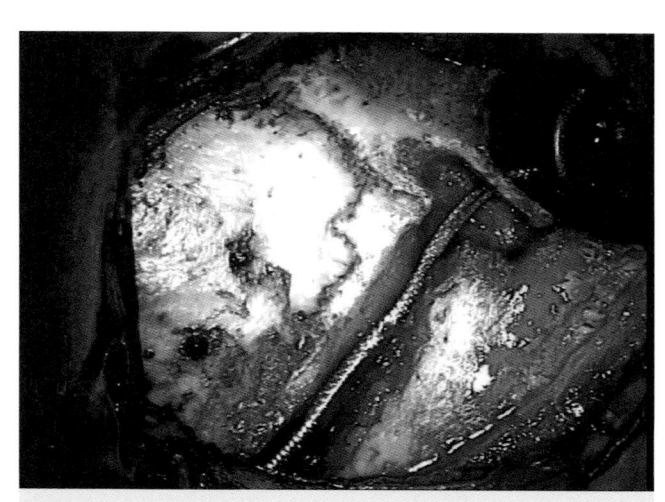

Fig. 10.6 Calha e crista óssea na interface mastoide-calha.

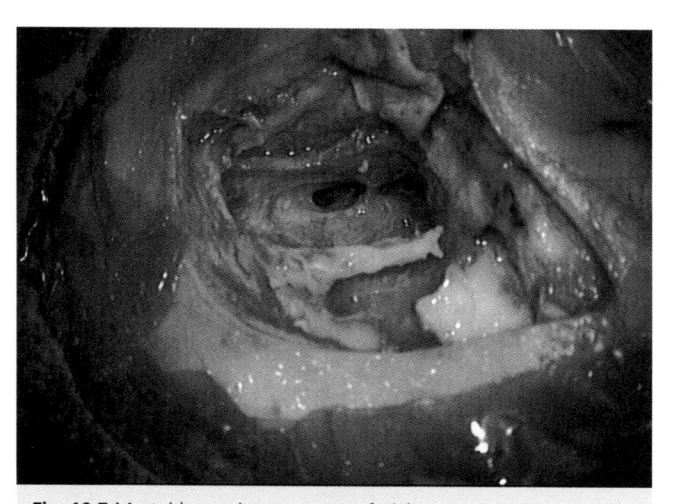

Fig. 10.7 Mastoidectomia com recesso facial.

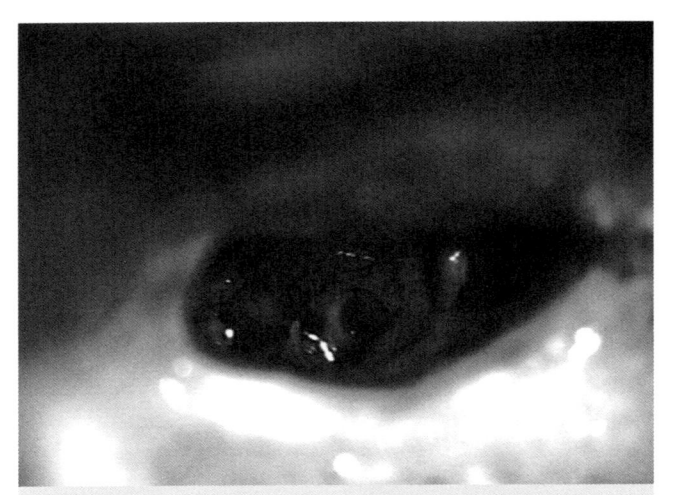

Fig. 10.8 Vista aumentada do recesso facial. Notar a boa vista da janela redonda proporcionada pela remoção de osso na frente do nervo facial.

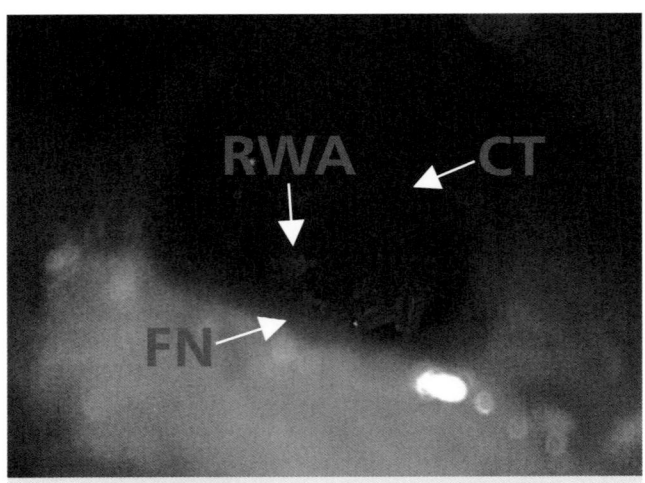

Fig. 10.9 Cocleostomia perijanela redonda. CT, corda do tímpano; FN, nervo facial; RWA, anel da janela redonda.

lente exposição posterior aos marcos anatômicos importantes do ouvido médio.

A maioria dos recebedores de CI tem nervo facial normalmente posicionado. Nervos faciais anômalos são associados a defeitos morfológicos da orelha interna, mais comumente com anomalias de cavidade comum ou em casos com canais semicirculares ausentes ou significativamente malformados, quando então o nervo pode passar diretamente sobre o promontório e é às vezes dividido. Uma vez que mesmo em casos em que a anatomia é normal o recesso facial necessita ser amplamente aberto, a vasta maioria dos cirurgiões executa implantação coclear usando monitorização do nervo facial.

Cocleostomia

Antes de fazer uma cocleostomia, deve ser obtida uma vista tão ampla quanto possível do nicho da janela redonda (RWN). A anatomia do RWN é altamente variável e pode, às vezes, ser difícil reconhecer mesmo quando a anatomia é normal.[7,8] Ele é 2 a 3 mm inferior e ligeiramente posterior à janela oval – uma estrutura que geralmente é bastante fácil de identificar. A projeção óssea posterior do RWN deve ser removida usando-se brocas pequenas, geralmente de 1 mm ou menores, até que uma boa vista da membrana da própria janela redonda possa ser obtida. Uma prega de mucosa muitas vezes cobre o RWN. Esta prega mucosa não deve ser confundida com a própria membrana da janela redonda. A membrana da janela redonda é quase sempre mais escura, muito mais brilhante, e parece tensamente esticada.

Identificação da própria membrana da janela redonda é crítica para colocação precisa do arranjo de eletrodos dentro da rampa do tímpano. A membrana da janela redonda é uma extensão do endósteo da rampa do tímpano, e a identificação precisa da membrana da janela redonda identifica a rampa do tímpano inequivocamente.

O tamanho do cocleostomia variará um pouco entre os aparelhos. A maioria dos aparelhos atualmente disponíveis pode ser facilmente inserida através de uma cocleostomia entre 0,6 e 1,2 mm de diâmetro. Atualmente, três tipos de cocleostomia estão em uso: cocleostomia do promontório, cocleostomia da janela redonda e cocleostomia da janela redonda estendida ou marginal.

As cocleostomias padrão do promontório retêm pelo menos uma orla fina de osso entre a margem da membrana da janela redonda e a própria cocleostomia. Ela deve ser colocada inferior à membrana da janela redonda, na região do assoalho da rampa do tímpano. Quanto mais anterior e superiormente for colocada a cocleostomia do promontório, maior a probabilidade de que a cocleostomia vá avançar sobre a inserção inferior do ligamento espiral ou da membrana basilar. A ▶ Fig. 10.9 apresenta uma cocleostomia perijanela redonda inferior à janela redonda com exposição do assoalho da rampa timpânica.

Se uma porção suficientemente grande da membrana da janela redonda for visível (ou puder ser tornada visível pela remoção das margens ósseas do RWN), a membrana redonda pode ser incisada e o arranjo de eletrodos passado diretamente através da membrana da janela redonda. Se for utilizada uma inserção na janela redonda, é especialmente importante certificar-se de que a ponta do arranjo de eletrodos seja dirigida inferiormente ao passar para dentro da rampa timpânica, a fim de evitar contato com o modíolo.

O terceiro tipo de cocleostomia comumente realizado é a cocleostomia marginal da janela redonda ou da janela redonda prolongada. O anel inferior da membrana da janela redonda é identificado e 1 ou 2 mm do osso inferior ao anel da membrana da janela redonda é removido. A cocleostomia, então, é formada parcialmente pelo anel inferior da janela redonda e parcialmente pela extensão óssea do RWN.

Inserção do Arranjo de Eletrodos

As opiniões variam sobre se o arranjo de eletrodos deve ser inserido antes ou após fixação do receptor/estimulador. Alguns cirurgiões muito experientes acreditam que podem manipular o arranjo de eletrodos mais facilmente e ter uma probabilidade maior de uma inserção atraumática e completa se o receptor/estimulador ainda não estiver fixado ao crânio e puder ser movido livremente à medida que o arranjo de eletrodos é passado para dentro da rampa do tímpano. Outros cirurgiões acham mais fácil fixar primeiro o receptor/estimulador e a seguir inserir o arranjo de eletrodos. A ponta do arranjo de eletrodos deve ser dirigida ligeiramente anterior/inferiormente com uma cocleostomia no promontório e mais anterior/inferiormente se for suada uma inserção na janela redonda.

Alguns cirurgiões usam lubrificantes como ácido hialurônico (Healon) ou glicerina,[9,10] mas outros não. Tanto pó de osso quanto possível deve ser removido por irrigação antes de abrir o endósteo. Se um lubrificante for posto diretamente na rampa timpânica, ele algumas vezes "fará flutuar" pó de osso residual que caiu dentro da rampa timpânica como resultado da perfuração. O arranjo de eletrodos deve ser avançado lenta e suavemente, e a inserção deve parar no ponto de primeira resistência. Algumas vezes, o arranjo de eletrodos pode ser retrocedido 1 ou 2 mm e delicado giro ou torção pode permitir que o eletrodo passe além deste ponto inicial de resistência mais para dentro da rampa do tímpano. Cuidado deve ser tomado para não inserir excessivamente um eletrodo. Um eletrodo superinserido, um inserido mais longe que o recomendado pelo fabricante, pode resultar em percepção degradada da fala porque os arranjos de eletrodos não estão apropriadamente combinados com os pontos na membrana basilar que representam a informação de frequência que eles estão transmitindo.

Vedação da cocleostomia é de importância crítica e pode ajudar com estabilização do eletrodo, evitar extrusão de eletrodo, evitar infecção ascendente após otite média, e possivelmente prevenir meningite. Periósteo colhido do retalho de Palva é uma boa fonte de tecido mole. Cera de osso e outros vedantes não biológicos não são recomendados. Uma boa vedação de cocleostomia está mostrada na ▶ Fig. 10.10.

Mais de uma dúzia de arranjos de eletrodos são agora disponíveis de vários fabricantes de CI. Cada arranjo requer uma ligeira variação em técnica. O fabricante recomenda técnicas apropriadas, e os cirurgiões devem se familiarizar com as técnicas recomendadas. Similarmente, a maioria dos fabricantes fornece uma variedade de ferramentas para facilitar inserção dos seus respectivos eletrodos e, novamente, o cirurgião deve ser familiarizado com estas várias ferramentas e como elas são destinadas a funcionar. Com o tempo, a familiaridade com um dado arranjo de eletrodos leva, frequentemente, os cirurgiões individuais a modificarem a técnica recomendada para se capacitarem a inserir um arranjo de eletrodo mais fácil e atraumaticamente.

Se um eletrodo terra separado for incluído com o aparelho, cuidado deve ser tomado para certificar-se de que ele seja colocado em bom contato com tecido mole ou osso. Se o eletrodo terra for colocado diretamente dentro do próprio músculo temporal, a contração muscular repetida poderia resultar em quebra do eletrodo terra. Ele frequentemente é colocado diretamente embaixo do periósteo medial ao músculo temporal sobre a porção escamosa do osso temporal. Ele pode ser posto na cavidade mastóidea, mas cuidado deve ser tomado para assegurar que fique em bom contato com osso.

▮ Fechamento

A ferida deve ser colocada em três camadas. O retalho de Palva previamente criado deve ser suturado de volta ao periósteo. É importante que a margem de avanço do receptor/estimulador a saída dos eletrodos e os próprios cabos de eletrodo sejam cobertos com este fechamento de camada profunda. Um arranjo de eletrodos jazendo nos tecidos subcutâneos pode erodir através da pele. Os tecidos subcutâneos geralmente são fechados com suturas subcutâneas.

Monitorização intraoperatória é efetuada em muitos centros para confirmar a integridade do aparelho e a resposta neural do paciente à estimulação. A testagem também pode, muitas vezes, detectar um problema de colocação do eletrodo como enrolamento da ponta. Esta testagem é específica por aparelho e, geralmente, inclui medições de impedância e telemetria de resposta neural. Outros testes podem ser realizados, como voltagem de difusão de excitação, para detectar enrolamento da extremidade.

▮ Procedimentos de Conservação da Audição

Conservação da audição está se tornando um objetivo crescentemente realístico e desejável em cirurgia de CI. Audição acústica residual (amplificada ou não) pode resultar em percepção aumentada da fala no ruído e percepção melhorada de música. Parece que audição pode ser preservada em aproximadamente 80% dos indivíduos em que a conservação da audição é tentada.[11,12]

Conservação da audição exige técnicas cirúrgicas "brandas". Características críticas da "cirurgia branda" de CI incluem as seguintes:

1. Identificação inequívoca da membrana da janela redonda.
2. Localização apropriada da cocleostomia, se for usada, inferior à porção média da membrana da janela redonda.
3. Eliminação completa do pó de osso e sangue do campo cirúrgico. Irrigação extensa deve remover todo pó de osso antes de entrar na rampa do tímpano. A mucosa sobre o promontório deve ser removida e o sangramento controlado antes de entrar na rampa do tímpano.
4. Se remoção de osso for necessária, como é sempre o caso com a cocleostomia clássica no promontório, ela deve ser feita usando velocidades de rotação mais baixas. Ela deve ser feita lentamente e, idealmente, o endósteo deve ser exposto completamente antes de entrar na rampa do tímpano. Todo o pó de osso deve ser removido sistematicamente, e a seguir o endósteo deve ser incisado e cuidadosamente penetrado.
5. Deve-se evitar aspirar perilinfa da rampa do tímpano.

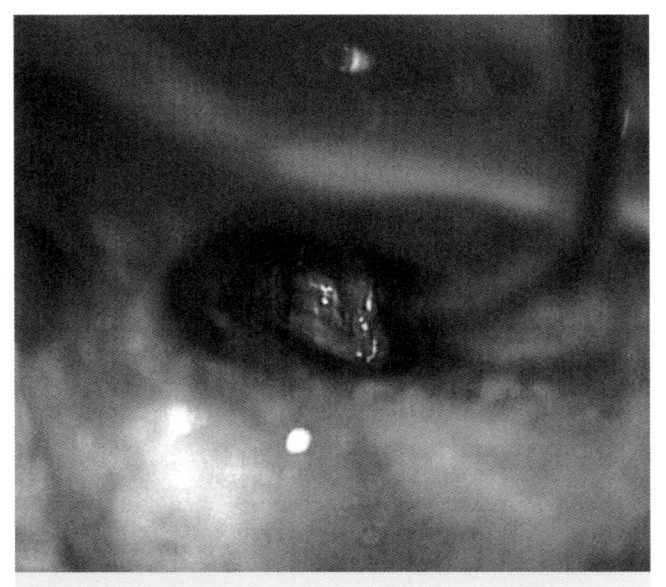

Fig. 10.10 Vedação com tecido mole em torno de um eletrodo.

6. Uso de esteroides perioperatórios. Alguns cirurgiões usam esteroides intratimpânicos antes da inserção do arranjo de eletrodos, outros revestem o arranjo de eletrodos com esteroides, ainda outros usam esteroides sistêmicos antes, durante ou depois da operação.[13] A opinião dos autores é que não se deve injetar qualquer coisa na cóclea diretamente quando preservação de audição é um objetivo da cirurgia.
7. Inserção cuidadosa do arranjo de eletrodos. O arranjo de eletrodos não deve ser inserido muito rapidamente. Deve-se permitir o deslocamento relativamente lento da perilinfa quando o eletrodo passa para dentro da rampa do tímpano. É amplamente admitido que arranjos mais finos, mais curtos e mais flexíveis são mais apropriados para conservação da audição do que arranjos maiores, mais rígidos.
8. Não há evidência de que ou a técnica de cocleostomia na membrana da janela redonda ou no promontório seja superior para preservação da audição.

Abordagens Alternativas

Os cirurgiões têm procurado alternativas à conduta clássica por várias razões:

1. Simplificar o procedimento. Simplicidade é geralmente considerada uma virtude em um procedimento cirúrgico. Quanto mais simples a operação, mais fácil é dominá-la e maior o número de cirurgiões que a podem executar sem complicação. Simplificação excessiva, por outro lado, pode deixar não tratadas causas importantes de potencial complicação e, desse modo, aumentar o risco. Omitir o passo que veda a cocleostomia com tecido fibroso, por exemplo, simplifica a operação mas pode aumentar o risco de meningite pós-operatória.
2. Reduzir o risco. Operações que evitam mastoidectomia e abertura do recesso facial geralmente são defendidas com base em diminuírem o risco de lesão do nervo facial. Elas também podem ter a vantagem de simplificar o procedimento. Similarmente, os cirurgiões que evitam fabricar uma sede óssea ou fazer furos para suturas de amarrar por cima acreditam que estão tornando a operação mais segura reduzindo o risco de lesão dural, vazamento de CSF e hemorragia intracraniana.
3. Lidar com variações anatômicas. Variações anatômicas podem surgir como resultado de anormalidades congênitas do desenvolvimento do labirinto, orelha média e mastoide; como resultado de procedimentos precedentes; ou como uma consequência de infecção prévia. Na deformidade de cavidade comum, por exemplo, as janelas redonda e oval podem ser ausentes e o nervo facial pode passar diretamente sobre a própria cavidade comum. Nesses casos, às vezes, é útil variar o procedimento entrando na cavidade comum através do canal semicircular lateral. Similarmente, alterações do procedimento cirúrgico necessitam ser feitas quando um indivíduo com uma cavidade mastóidea infectada com a parede do conduto auditivo removida necessita de um CI. Alterações na técnica cirúrgica também são necessárias se meningite tiver resultado em labirintite ossificante.
4. Melhorar a aparência. Uma das vantagens afirmadas pelos cirurgiões que utilizam técnicas que evitam mastoidectomia é que eles evitam a aparência cosmeticamente perturbadora que ocorre quando os tecidos moles e o epitélio se retraem para dentro de uma cavidade mastóidea. Similarmente, cirurgiões que não mais raspam a pele do paciente e que usam incisões de tamanho mínimo o fazem para melhorar a aparência pós-operatória do paciente.

Técnicas alternativas podem ser classificadas de modo amplo em técnicas que:

1. Alteram o manejo cirúrgico do receptor/estimulador.
2. Alteram o caminho do cabo eletrodo do receptor/estimulador para o espaço do ouvido médio, ou
3. Colocam o cabo eletrodo em um local alternativo.

Manejo Alternativo do Receptor/Estimulador

Houve três evoluções principais na maneira pela qual o receptor/estimulador é manejado: (1) eliminando a sede óssea, (2) eliminando e modificando as técnicas de fixação, e (3) reduzindo o tamanho da incisão. Estas modificações foram discutidas na seção sobre a técnica clássica, acima.

Alternativas que Encaminham Diferentemente o Cabo Eletrodo

Mastoidectomia clássica com um acesso ao recesso facial requer habilidades especiais que geralmente são afiadas pela execução de um grande número de procedimentos otológicos para o tratamento de colesteatoma ou otite média supurativa crônica. Em casos de anatomia anormal, remover a bigorna e a barra da bigorna como primeiro passo, após alcançar o antro, permite visualização do caminho do nervo facial horizontal e criação do recesso facial mais inferior.[14] Este acesso é particularmente útil para evitar lesão de nervo facial.

Eliminar o acesso ao recesso facial, especialmente, aumenta significativamente o número de cirurgiões com o conjunto de habilidade apropriado para implantação coclear e potencialmente aumenta o número de candidatos a CI que podem ser implantados. Estes cirurgiões acreditam que o risco de lesão do nervo facial é significativamente reduzido quando um acesso ao recesso facial é eliminado. Entretanto, dada a baixa incidência de lesão do nervo facial quando cirurgiões experientes efetuam implantação coclear, há dados insuficientes disponíveis para verificar essa afirmativa. Cirurgiões que eliminam mastoidectomia do procedimento operatório também assinalam que assim excluem a possibilidade da retração de tecido mole e pele pós-auriculares para dentro da cavidade mastóidea – uma condição que alguns recebedores de CI acham cosmeticamente rejeitável. Alguns destes procedimentos utilizam um túnel desde a superfície do osso temporal até o antro mastóideo e, então, passam o arranjo de eletrodos através do antro mastóideo em vez do recesso facial.

A mais popular destas vias de acesso é a via de acesso suprameatal desenvolvida por Kronenberg. Em 2004, Kronenberg et al.[15] descreveram 140 pacientes submetidos à implantação coclear através de um procedimento alternativo poupando a mastoide que eles chamaram "via de acesso suprameatal". Através de uma incisão retroauricular, um retalho subperióstico é usado para expor a parte mastóidea do osso temporal bem como os limites posterior e superior do canal auditivo. O receptor/estimulador é colocado da maneira usual. A seguir, trabalhando através do canal auditivo, um retalho timpanomeatal é elevado e a orelha média é exposta. Uma aticotomia pequena é efetuada com uma broca a motor para expor o corpo da bigorna e o nervo corda do tímpano. O RWN é perfurado para expor a membrana da janela redonda e deixado sozinho até mais tarde no procedimento para evitar exposição prolongada da cocleostomia a sangue e pó de osso. Finalmente, um túnel é perfurado começando imediatamente superior à espinha de Henle. Toma-se cuidado para identificar a dura-máter da fossa média e permanecer inferior a ela. O túnel é dirigido de posterior/superiormente a anterior/inferiormente até a cabeça da broca ser vista na aticotomia lateral à bigorna e corda do tímpano. A cocleostomia é agora completada da maneira usual. O arranjo de eletrodos é passado através do túnel e do ádito do antro para dentro do espaço da orelha média e a seguir para dentro da cocleostomia.

Recesso Facial Estreito

Downs e Buchman[16] tiveram vários pacientes nos quais um acesso através do recesso facial foi impossível devido a um nervo facial deslocado anteriormente. Eles superaram esta limitação desenvolvendo uma modificação da via de acesso cirúrgica padrão. Descrevem mobilização da parede posterior do canal auditivo externo com uma broca de 0,5 mm, superiormente, no ático e inferiormente justo abaixo do nível da janela redonda. Eles mantêm intacta a pele do canal e translocam o osso do canal auditivo externo medial anteriormente junto com sua pele afixada. O cabo eletrodo é, então, passado através desta abertura e o eletrodo é inserido. À conclusão do procedimento a parede do canal é recolocada e fixada com pasta de osso.

Implantação em Face de Otite Média Crônica

Otite média crônica em conjunto com perda auditiva profunda bilateral representa um desafio único para o cirurgião de CI. Colocar um corpo estranho no ambiente inflamado e contaminado da cavidade infectada tem armadilhas evidentes. Estas incluem extensão direta de doença inflamatória ao longo do arranjo de eletrodos para dentro do labirinto, com labirintite ou meningite, infecção persistente em virtude da presença de um corpo estranho infectado, expulsão do implante da cavidade mastóidea, e colesteatoma recorrente. A estratégia mais comum para lidar com este problema é mastoidectomia radical estadiada ou não estadiada com fechamento completo do canal auditivo externo. Uma mastoidectomia radical inclui remoção do martelo, bigorna e membrana timpânica, exenteração de todas as células aéreas mastóideas, e tamponamento da tuba auditiva para fechá-la. Para fechar a orelha, a orelha média e mastoide são obliteradas com gordura e músculo, e o canal auditivo externo é fechado como um saco cego. A maioria dos autores relata bons resultados auditivos e poucas complicações quando esta conduta é adotada.[17]

Via de Acesso da Fossa Média

Em 2000, Colletti et al.[18] apresentaram uma nova via de acesso para implantação coclear usando acesso pela fossa média do crânio. Eles a recomendaram para uso em cavidades cronicamente infectadas. Uma craniotomia da fossa média é efetuada, e a cocleostomia é feita na parte mais superior da volta basal em uma área entre o nervo petroso superficial maior e a projeção do segmento labiríntico do nervo facial. O eletrodo é inserido e avançado para a volta apical. Esta via de acesso não foi amplamente adotada. Ela exige considerável experiência e perícia e inclui importantes riscos perioperatórios geralmente não associados à implantação coclear.

Condutas para Labirinto Ossificado

Durisin et al.[19] tiveram graus variados de obliteração fibro-óssea do labirinto em até 36% dos adultos e 35% das crianças após meningite. Avaliação com tomografia computadorizada de alta resolução (HRCT) indicou que a ossificação foi detectada mais frequentemente quando houve um intervalo mais longo de tempo entre o início da meningite e a aquisição da HRCT. Ossificação bilateral em vários estádios foi observada em 67% das crianças e 55% dos adultos com obliteração. Destruição fibro-óssea do labirinto representa um obstáculo especialmente difícil para os cirurgiões de CI. Ossificação subsequente a meningite começa e é pior na extremidade basal da volta basal em torno da abertura do aqueduto coclear. Consequentemente, a área ossificada mais comum da cóclea após meningite ou otosclerose é a volta basal da rampa do tímpano. Ossificação labiríntica seguindo-se a meningite ocorre de maneira retrógrada começando no aqueduto coclear e progredindo em torno da rampa do tímpano na direção do ápice. Este processo leva de 1 mês a vários anos. Diferentes condutas com a ossificação coclear foram adotadas, incluindo inserção de arranjo curto, inserção de duplo arranjo, inserção na rampa do vestíbulo e desbastamento total.[20] Procedimentos de desbastamento total tradicionalmente incluem mastoidectomia radical com colocação de gordura abdominal para obliterar o espaço mastóideo e da orelha média.

Em uma boa revisão do tópico, Balkany et al.[21] descreveram uma abordagem sistemática à cóclea ossificada. Eles dividiram seus pacientes em três categorias. A primeira categoria abrange pacientes com ossificação do RWN apenas. Desgastar esta área e achar a luz da volta basal resultou em inserção de arranjo total, com resultados equivalentes àqueles em pacientes sem ossificação labiríntica. A segunda categoria compreendeu pacientes com obstrução demonstrada do segmento inferior inteiro da volta basal. Este segmento pode ser explorado desgastando-se para dentro da volta basal a fim de encontrar a luz patente e possibilitar inserção de arranjo completo. Alternativamente, pode ser usada uma conduta de rampa do vestíbulo. Se a obstrução continuar para a parte ascendente da volta basal, então as opções são inserção de arranjo curto, procedimento de desbastamento total com inserção completa, ou inserção de um duplo arranjo. Alguns autores relatam reconhecimento de fala de conjunto aberto após inserção de tão poucos quanto oito a 10 eletrodos, embora, muitas vezes, não ao grau obtido em pacientes com inserções completas. Se a rampa do vestíbulo também estiver ossificada, então um desbastamento total com obliteração da orelha média e mastoide pode ser efetuado. O arranjo é inserido dentro de uma calha que segue a volta basal em torno do modíolo. Extrusões ocorreram após inserções parciais e procedimentos de desbastamento, de modo que a fixação do eletrodo na calha é importante.

Inserções na Rampa do Vestíbulo

Steenerson et al.[22,23] relataram os dois primeiros casos de inserção na rampa vestibular em 1990. Eles encontraram dois pacientes com surdez por meningite que, subsequentemente, desenvolveram ossificação da rampa do tímpano. Em tentativas precedentes, eles completaram uma inserção completa facilmente na sua colocação inicial e um paciente subsequente passando o arranjo de eletrodos para dentro da rampa do vestíbulo. A rampa do vestíbulo é penetrada fazendo-se a cocleostomia 2 mm anterior ao limite anterior da janela oval, logo abaixo do processo cocleariforme. Kiefer et al.[24] e muitos outros descreveram bons resultados com inserções na rampa vestibular.

Inserção de Duplo Arranjo

Em 1997, Bredberg *et al.*[25] descreveram o uso de um arranjo de eletrodos dividido em pacientes com cóclea parcialmente ossificada.[26] Uma técnica de arranjo dividido é agora usada frequentemente para tratamento de ossificação estendendo-se além da parte basal da volta basal. Um ramo do arranjo é inserido dentro da localização padrão na volta basal e rampa do tímpano através de um túnel perfurado para dentro da volta basal. Um segundo ramo é inserido através de uma cocleostomia no meio da volta na rampa vestibular ou timpânica.[27] O segundo ramo é inserido através de uma cocleostomia com ou sem um túnel perfurado 1 mm anterior ao limite anterior da janela oval, ao nível do ligamento anular da janela oval, imediatamente abaixo do processo cocleariforme. Roland *et al.*[28] relataram uma vantagem de maior número de eletrodos usáveis e melhor desempenho com uma técnica de duplo arranjo em cócleas obstruídas. A ▶ Fig. 10.11 apresenta a exposição necessária à técnica de cocleostomia inferior e superior usada para inserções de duplo arranjo.

Procedimentos de Desbastamento: Remoção da Parede Lateral da Volta Basal da Cóclea

Em 1988, Gantz e McCabe[29] descreveram pela primeira vez um procedimento de desbastamento total de retirada da cóclea completamente ossificada. Esta técnica possibilitou inserção completa de um arranjo multicanal. O procedimento exigiu remoção da parede do canal posterior, fechamento do canal auditivo, obliteração da tuba de Eustáquio e obliteração da orelha média e mastoide com gordura abdominal. Nove anos mais tarde, Balkany *et al.*[30] descreveram um procedimento de desbastamento com parede de canal intacta que evitava a obliteração da orelha. Efetuar o procedimento de desbastamento com parede de canal intacta envolve a criação de um retalho timpanomeatal e remoção da bigorna, processo cocleariforme e músculo tensor do tímpano. Um túnel é perfurado no local usual de cocleostomia, e 2 a 3 mm de osso imediatamente anterior à cocleostomia é deixado intacto para manter o arranjo de eletrodos acima contra a parede medial da rampa do tímpano. Remoção da parede lateral do promontório então prossegue com o canal carotídeo, semicanal do tensor do tímpano e janela oval servindo como limites. Uma vez que a volta basal da rampa do tímpano tenha sido perfurada e tirada, o eletrodo é inserido através do recesso do facial e para dentro da calha. O arranjo de eletrodos é fixado na extremidade com o processo lenticular da bigorna no ápice e a base com fáscia.

Manejo em Malformações Cocleares

Via de Acesso de Labirintotomia Transmastóidea

McElveen *et al.*[31] descreveram quatro casos nos quais usaram uma via de acesso de labirintotomia posterior ao confrontarem uma malformação de cavidade comum. Em vez de usar o recesso facial e inserir o arranjo de eletrodos através de uma cocleostomia da volta basal, eles definiram a cápsula ótica posterior ao nervo facial na vizinhança de onde se esperaria que residisse o canal semicircular horizontal em um ouvido normal. Conseguiram implantar com sucesso o arranjo inteiro em três de quatro pacientes. No paciente em quem implantação total não foi possível, eles conseguiram introduzir 16 de 22 eletrodos. Todos os pacientes foram capazes de perceber estímulos auditivos depois que o implante foi ligado. Implantação coclear fluoroscopicamente assistida é defendida por um outro grupo para otimizar inserção de eletrodo, minimizar dobra e curto-circuito de eletrodos e determinar o ponto de parada da inserção.[32]

Técnica de Dupla Labirintotomia Posterior

Em 2005, Beltrame *et al.*[33] descreveram sua via de acesso para implantação em três pacientes com deformidade de cavidade comum usando uma técnica nova e um arranjo de eletrodos especialmente modificado Med-El Combi 40+. O implante é modificado pela adição de um fio de platina revestido de silicone fixado à extremidade do arranjo de eletrodos. A técnica usa duas labirintotomias. A primeira é feita na área da extremidade não amputada do canal semicircular lateral, e a segunda é 4 mm inferior à primeira cocleostomia. O arranjo, com sua extremidade modificada, é passado para dentro da labirintotomia superior e enganchado usando-se uma bola de platina afixada na extremidade do dorso portador modificado de silicone fora da segunda labirintotomia inferior. Ambas as extremidades são então avançadas de modo que o arranjo de eletrodos fica ajustado contra a parede medial da cavidade mais próxima do canal auditivo interno. Fáscia temporal é então usada para firmar o implante em posição. No seu relato inicial de três casos, cada implante foi colocado sem complicação e com resultados favoráveis.

Conclusão

A mastoidectomia padrão e a via de acesso por timpanotomia posterior (recesso do facial) permanece a técnica mais comum para implantação coclear e, com treinamento adequado e atenção a detalhes e princípios cirúrgicos são alcançados colocação bem-sucedida de eletrodos e bons resultados. Variações na via de acesso são efetuadas em certas condições anatômicas ou patológicas difíceis.

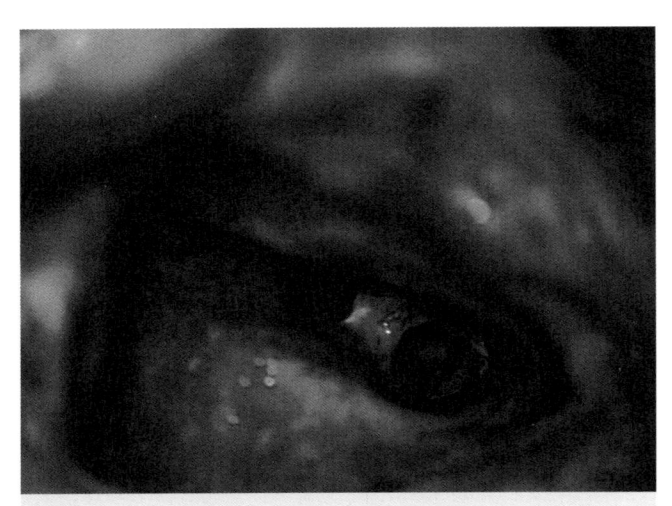

Fig. 10.11 Cocleostomias inferior e superior para inserção de duplo arranjo em cóclea obstruída. Observar que a barra da bigorna foi tirada e a superestrutura da bigorna e estribo foi removida.

Referências

1. Papsin BC. Cochlear implantation in children with anomalous cochleovestibular anatomy. Laryngoscope 2005;115 Suppl 106:1-26
2. Parry DA, Booth T, Roland PS. Advantages of magnetic resonance imaging over computed tomography in preoperative evaluation of pediatric cochlear implant candidates. Otol Neurotol 2005;26:976-982
3. Reefhuis J, Honein MA, Whitney CG et al. Risk of bacterial meningitis in children with cochlear implants. N Engl J Med 2003;349: 435-445
4. Fayad JN, Wanna GB, Micheletto JN, Parisier SC. Facial nerve paralysis following cochlear implant surgery. Laryngoscope 2003;113:1344-1346
5. Lloyd S, Meerton L, Di Cuffa R, Lavy J, Graham J. Taste change following cochlear implantation. Cochlear Implants Int 2007;8:203-210
6. Liu JH, Roland PS, Waller MA. Outpatient cochlear implantation in the pediatric population. Otolaryngol Head Neck Surg 2000;122:19-22
7. Roland PS, Wright CG. Surgical aspects of cochlear implantation: mechanisms of insertional trauma. Adv Otorhinolaryngol 2006;64:11-30
8. Roland PS, Wright CG, Isaacson B. Cochlear implant electrode insertion: the round window revisited. Laryngoscope 2007;117:1397-1402
9. Lehnhardt E. Intracochlear electrode placement facilitated by Healon. Adv Otorhinolaryngol 1993;48:62-64
10. Roland JT, Magardino TM, Go JT, Hillman DE. Effects of glycerin, hyaluronic acid, and hydroxypropyl methylcellulose on the spiral ganglion of the guinea pig cochlea. Ann Otol Rhinol Laryngol Suppl 1995;166:64-68
11. Gstoettner W, Kiefer J, Baumgartner WD, Pok S, Peters S, Adunka O. Hearing preservation in cochlear implantation for electric acoustic stimulation. Acta Otolaryngol 2004;124:348-352
12. Gantz BJ, Turner C, Gfeller KE, Lowder MW. Preservation of hearing in cochlear implant surgery: advantages of combined electrical and acoustical speech processing. Laryngoscope 2005;115:796-802
13. Roland P, Goestettner W, Adunka O. Method for hearing preservation in cochlear implant surgery. Oper Tech Otolaryngol-Head Neck Surg 2005;16:93-100
14. Lanson BG, Green JE, Roland JT, Lalwani AK, Waltzman SB. Cochlear implantation in Children with CHARGE syndrome: therapeutic decisions and outcomes. Laryngoscope 2007;117:1260-1266
15. Kronenberg J, Baumgartner W, Migirov L, Dagan T, Hildesheimer M. The suprameatal approach: an alternative surgical approach to cochlear implantation. Otol Neurotol 2004;25:41-44, discussion 44-45
16. Downs BW, Buchman CA. External auditory canal translocation for cochlear implantation. Laryngoscope 2005;115:555-556
17. El-Kashlan HK, Arts HA, Telian SA. External auditory canal closure in cochlear implant surgery. Otol Neurotol 2003;24:404-408
18. Colletti V, Fiorino FG, Carner M, Sacchetto L, Giarbini N. New approach for cochlear implantation: cochleostomy through the middle fossa. Otolaryngol Head Neck Surg 2000;123:467-474
19. Durisin M, Bartling S, Arnoldner C et al. Cochlear osteoneogenesis after meningitis in cochlear implant patients: a retrospective analysis. Otol Neurotol 2010;31:1072-1078
20. Lin K, Marrinan MS, Waltzman SB, Roland JT. Multichannel cochlear implantation in the scala vestibuli. Otol Neurotol 2006;27: 634-638
21. Balkany T, Gantz BJ, Steenerson RL, Cohen NL. Systematic approach to electrode insertion in the ossified cochlea. Otolaryngol Head Neck Surg 1996;114:4-11
22. Steenerson RL, Gary LB, Wynens MS. Scala vestibuli cochlear implantation for labyrinthine ossification. Am J Otol 1990;11:360-363
23. Gulya AJ, Steenerson RL. The scala vestibuli for cochlear implantation. An anatomic study. Arch Otolaryngol Head Neck Surg 1996;122:130-132
24. Kiefer J, Weber A, Pfennigdorff T, von Ilberg C. Scala vestibuli insertion in cochlear implantation: a valuable alternative for cases with obstructed scala tympani. ORLJ Otorhinolaryngol Relat Spec 2000;62:251-256
25. Bredberg G, Lindström B, Löppönen H, Skarzynski H, Hyodo M, Sato H. Electrodes for ossified cochleas. Am J Otol 1997;18 Suppl:S42-S43
26. Bauer PW, Roland PS. Clinical results with the Med-El compressed and split arrays in the United States. Laryngoscope 2004;114:428-433
27. Isaacson BI, Roland PS, Wright CG. Anatomy of the middle-turn cochleostomy. Laryngoscope 2008;118:2200-2204
28. Roland JT, Coelho DH, Pantelides H, Waltzman SB. Partial and double-array implantation of the ossified cochlea. Otol Neurotol 2008;29:1068-1075
29. Gantz BJ, McCabe BF, Tyler RS. Use of multichannel cochlear implants in obstructed and obliterated cochleas. Otolaryngol Head Neck Surg 1988;98: 72-81
30. Balkany T, Luntz M, Telischi FF, Hodges AV. Intact canal wall drill-out procedure for implantation of the totally ossified cochlea. Am J Otol 1997;18 Suppl:S58-S59
31. McElveen JT, Carrasco VN, Miyamoto RT, Linthicum FH. Cochlear implantation in common cavity malformations using a transmastoid labyrinthotomy approach. Laryngoscope 1997;107:1032-1036
32. Coelho DH, Waltzman SB, Roland JT. Implanting common cavity malformations using intraoperative fluoroscopy. Otol Neurotol 2008;29: 914-919
33. Beltrame MA, Frau GN, Shanks M, Robinson P, Anderson I. Double posterior labyrinthotomy technique: results in three Med-El patients with common cavity. Otol Neurotol 2005;26:177-182

11 Novos Horizontes em Técnica Cirúrgica

Theodore R. McRackan, Robert F. Labadie, J. Thomas Roland Jr., e David S. Haynes

Introdução

Cirurgia e tecnologia de implantação coclear continuam fazendo importantes avanços no tratamento de indivíduos com comprometimento auditivo. À medida que se expandem os critérios para implantação coclear, possibilitando implantação em indivíduos com graus maiores de audição residual, a tecnologia e as técnicas cirúrgicas precisam continuar a se aperfeiçoar, para permitir aos cirurgiões preservar a audição e a delicada microestrutura coclear quando possível. Preservação da audição oferece a opção de estimulação híbrida, bimodal e combinada de acesso ao som, permite ao paciente maximizar a tecnologia do implante e, potencialmente, possibilita o desenvolvimento de tecnologias futuras. Este capítulo analisa os avanços atuais e potenciais avanços futuros em cirurgia de implante coclear (CI).

Uso da Robótica em Implantação Coclear

Dois tipos de robôs cirúrgicos foram definidos.[1] O primeiro tipo é o dos robôs assistentes cirúrgicos, os quais são aparelhos, como o da Vinci Surgical System (Intuitive Surgical, Sunnyvale, CA), que modificam ou imitam o movimento de um cirurgião. Eles tipicamente são usados para aplicar movimentos maiores em um campo cirúrgico menor e diminuir tremor. Em otorrinolaringologia– cirurgia de cabeça e pescoço, o da Vinci System está atualmente em uso para tireoidectomia,[2-5] ressecção de câncer orofaríngeo,[6-11] e apneia de sono,[12] além de múltiplas outras aplicações.[13] Entretanto, nenhuma aplicação otológica foi ainda definida, em decorrência, em parte, das restrições de tamanho dos braços mecânicos. O segundo tipo é o dos robôs autônomos com pré-programação, os quais são aparelhos não apenas destinados a imitar movimentos de um cirurgião mas também programados para executar um passo cirúrgico completo.

Perfuração Mastóidea

O método padrão para implantação coclear é através de uma mastoidectomia/via de acesso do recesso do facial com cocleostomia e inserção de eletrodo dentro da rampa do tímpano, por via de uma cocleostomia ou por via da janela redonda. Habilidades motoras finas são requeridas para esta operação em virtude da anatomia vital na vizinhança (nervo facial, seio sigmoide etc.). Com a precisão submilimétrica exigida para cirurgia bem-sucedida, robôs assistentes cirúrgicos e autônomos devem ser vantajosos. A precisão obtida com assistência robótica também seria benéfica para localização da cocleostomia e inserção de eletrodo. Aqui, robôs poderiam ser usados para identificação da localização ideal da cocleostomia, perfuração de cocleostomia minimamente invasiva, e inserção minimamente traumática do eletrodo para preservar função residual.

O primeiro passo na implantação coclear é uma mastoidectomia cortical. Dois trabalhos descreveram o uso de robô automático para esta tarefa. O trabalho inicial por Federspil et al.[14] discutiu o uso do robô RX-130 (Staubli, Bayreuth, Alemanha) para efetuar tarefas de moagem em ossos temporais. Aqui, os robôs criaram com sucesso cavidades para aparelhos de audição implantáveis como a cavidade para um CI, mas não foi efetuada perfuração mastóidea.

Trabalho mais recente por Danilchenko et al.,[15] no entanto, mostrou que perfuração mastóidea é possível em um modelo em cadáver. Chamado "OTOBOT", eles sugeriram que um robô industrial (Misubishi RV-3S, Cyprus, CA) poderia ser integrado com um sistema de direção por imagem para executar mastoidectomia em peças de osso temporal (▶ Fig. 11.1).

Este sistema poderia também ser ligado com um sistema de *feedback* em tempo real para rastrear qualquer movimento do osso e ajustar o procedimento em conformidade. Com base em uma tomografia computadorizada (CT) do osso temporal pré-operatória, a anatomia vital foi definida e um plano de perfuração foi criado. O robô foi, então, capaz de efetuar o plano de perfuração e fazer ablação de 96,1 a 99,9% do osso mirado, sem violação de qualquer estrutura crítica.[15] Embora estes resultados sejam preliminares e este robô ainda esteja por ser usado *in vivo*, ele constitui, nada obstante, pesquisa provocante que pode ser aplicável a CIs em futuro próximo.

Cocleostomia

A literatura é repleta de artigos discutindo a localização ótima de cocleostomia para inserção de eletrodo na rampa timpânica. Entretanto, a seleção da localização da cocleostomia é geralmente baseada na experiência do cirurgião, treinamento e marcadores anatômicos intraoperatórios. Em adição à localização, a profundidade e extensão da cocleostomia é atualmente efetuada com base em *feedback* táctil e dicas visuais com apenas algum conhecimento de possível dano intracoclear. Felizmente está sendo realizada pesquisa em ambas as áreas para tornar estas ações cirúrgicas automáticas com a assistência de um robô.

Klenzner et al.[16] desenvolveram um robô que usa direcionamento por imagem para identificar um local pré-selecionado de cocleostomia com base em imagem pré-operatória a fim de criar uma cocleostomia altamente reprodutível para CI. Para fazer isto, uma CT é realizada, as estruturas vitais são segmentadas manualmente, e um modelo tridimensional (3D) do osso temporal do cadáver é criado. Com base neste modelo é selecionado um local ideal de cocleostomia. O osso temporal é então registrado em um robô RX90CR (Staueubli, Pfaffikon, Suíça), o qual dirige uma ferramenta de perfuração para a localização pré-selecionada. Em quatro peças, o erro de registro foi 0,13 a 0,37 mm (média 0,25 mm) para identificar localizações de cocleostomia acuradas e precisas. Este robô poderia certamente ser útil em determinar a localização ótima de cocleostomia.

Foi desenvolvido outro robô que sente a interação entre o tecido e a broca a fim de executar uma cocleostomia minimamente traumática.[17] Para fazer isto, uma mastoidectomia e timpanotomia padrão são efetuadas. A broca é então alinhada pelo cirurgião em estreita proximidade ao local de perfuração e travada em posição por um robô. Uma unidade remota de mão é a seguir usada para iniciar a cocleostomia. Com base em *feedback* de força e torque, o robô automaticamente detém a perfuração quando a broca irrompe através da porção óssea da cóclea, deixando intacta a membrana endosteal. Este procedimento possibilita inserção minimamente traumática do CI. Embora este procedimento tenha sido descrito

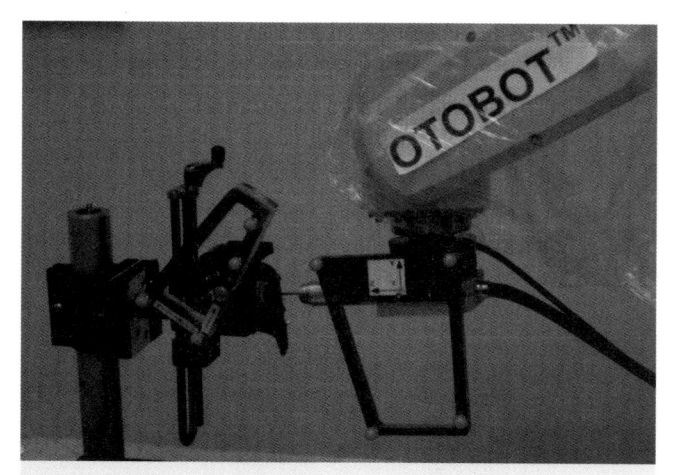

Fig. 11.1 OTOBOT visto de cima. Uma furadeira otológica padrão está fixada ao braço robótico. A estrutura de referência afixada ao robô e ao osso temporal permite que o robô detecte e responda a qualquer movimento do alvo. Em estudos OTOBOT foi capaz de efetuar uma mastoidectomia cortical e fazer ablação de 96,1 a 99,9% do osso planejado.

como efetuado só uma vez *in vivo,* a capacidade do robô de realizar uma cocleostomia atraumática é provocante e poderia proteger audição residual durante inserção.

Inserção de Eletrodo

Os fabricantes de implante coclear desenvolveram numerosas variedades de eletrodos a fim de reduzir trauma intracoclear. Estas incluem eletrodos perimodiolares, eletrodos de parede lateral ou retos, eletrodos flexíveis finos, bem como a técnica *Advance Off-Stylet* (AOS). Nada obstante, inserção de eletrodo ainda é altamente dependente do cirurgião, das variações nas técnicas, e da intenção global de preservação da audição pelo cirurgião.

Schurzig et al.[18] desenvolveram uma ferramenta robótica de inserção de CI em uma tentativa de reduzir esta variação. Desenvolvido a partir de uma ferramenta automática de inserção previamente descrita,[19-21] o robô foi capaz de implantar com sucesso tanto eletrodos AOS quanto retos em uma cóclea modelo sintética. O robô foi capaz de usar a técnica AOS para implantar por completo os eletrodos usando força baixa e bem constante independente da profundidade do eletrodo (0,008 ± 0,006 N). Dado que a força para romper a membrana basilar em um cadáver humano é 0,029 a 0,039 N,[22] é razoável pensar que o uso de um robô para inserção de CI poderia diminuir trauma intracoclear.[18] Similarmente, ele diminuiria as forças variáveis usadas pela inserção de eletrodo cirúrgica com a mão humana.

Apesar de importantes esforços pelos fabricantes de CI para desenvolver eletrodos a fim de minimizar trauma intracoclear, não existe eletrodo perfeito. Os eletrodos retos são desenhados para se flexionarem atraumaticamente quando fizerem contato com a parede lateral e acompanharem a curvatura natural da cóclea. Infelizmente, em decorrência das forças de inserção relativamente grandes necessárias para inserção, este eletrodos foram descritos se entortando e resultando em trauma intracoclear.[23-26] Estes eletrodos também sobem pela parede externa, causando trauma ao ligamento espiral e membrana basilar. Eletrodos perimodiolares foram criados para evitar trauma à parede externa abraçando o modíolo para diminuir a quantidade de trauma intracoclear.[27] Estes eletrodos também não são isentos de falha uma vez que dobra da extremidade, técnicas inadequadas de inserção e excesso de inserção foram descritas.[28]

Para se contrapor aos problemas acima, Zhang et al.[29] desenvolveram um arranjo de eletrodos direcionável robótico-assistido. Seu sistema consiste em um robô controlado por *joystick* que é capaz de manipular o eletrodo do CI usando quatro graus de liberdade para manobrar a cóclea. Ele também é equipado com um mecanismo de *feedback* táctil tal que o operador pode sentir forças de inserção e minimizar trauma intracoclear. Usando esta técnica, a força máxima de inserção foi reduzida em 59,6%. Embora esta técnica tenha sido executada apenas em um modelo coclear até agora, estão planejados estudos usando ossos temporais humanos.

Implantação Coclear Percutânea Robótica

Na execução de uma implantação coclear padrão, a maior quantidade de osso é removida unicamente para a finalidade de exposição. Um grupo esteve trabalhando em uma conduta minimamente invasiva, chamada implantação coclear percutânea (PCI), que envolve uma única passagem de uma broca desde o crânio lateral através do recesso facial até a cóclea.[30-33] Pesquisa preliminar mostra que este procedimento pode ser automatizado e efetuado por técnicas robóticas.[34]

Implantação coclear percutânea é realizada usando-se a seguinte técnica. Antes de qualquer perfuração, uma CT é efetuada e as estruturas vitais relacionadas com CI são identificadas automaticamente.[35,36] Então, com base na CT, é criada uma trajetória de perfuração segura e ideal para colocação ideal de eletrodo de CI dentro da rampa do tímpano.[37] Para a técnica robótica, os passos iniciais são os mesmos usados na PCI. Então uma plataforma rígida de montagem é afixada à superfície mastóidea, e um robô de plataforma paralela, chamado estrutura estereotática automática dirigida por imagem (AIM) é afixada à plataforma rígida de montagem. Este robô contém seis motores piezoelétricos e sensores de rastreamento que permitem ao robô se alinhar com a trajetória ideal de perfuração previamente computadorizada (▶ Fig. 11.2).

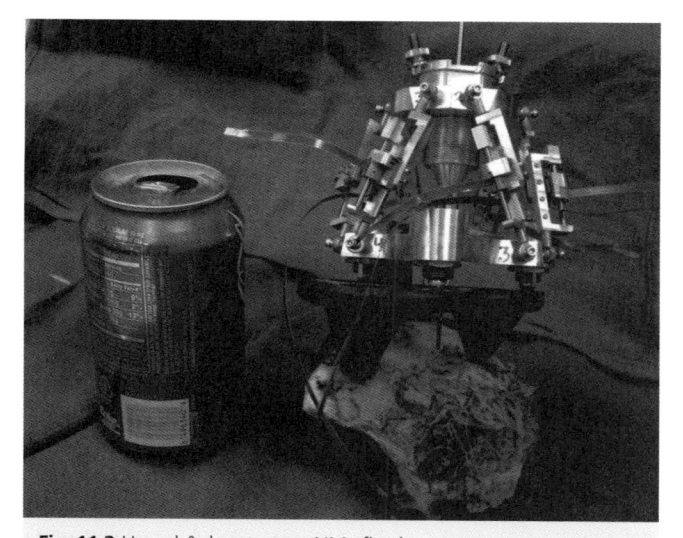

Fig. 11.2 Um robô de estrutura AIM afixado a um osso temporal para efetuar implantação coclear percutânea. Uma lata padrão de 360 mL pode servir como referência de tamanho. Depois que o robô se alinha com a trajetória ideal de perfuração, uma prensa de perfuração feita sob medida é afixada para acessar a cóclea.

Uma prensa de perfuração feita sob medida é então afixada, o que permite perfurar até a profundidade predeterminada para cocleostomia.[34] Uma ferramenta de inserção de CI criada para PCI[33] pôde então ser conectada para inserção de eletrodo. Em experimentos em cadáver, o erro de pontaria foi 0,38 mm, sem lesão de nervo facial em imagens de CT pós-perfuração.[34] Mais dados são necessários antes de se considerar testagem humana. Contudo, estes dados iniciais mostram-se promissores quanto à perfuração e fundamentalmente inserção robóticas de CIs.

Estimulação Óptica do Nervo Auditivo

Onde os CIs tradicionais estimulam o nervo auditivo por impulso elétrico direto, relatos recentes sugeriram usar *lasers* ópticos como uma alternativa. Em comparação com CIs, com um estímulo elétrico que é relativamente largo e inespecífico, os proponentes da estimulação a *laser* acreditam que sua tecnologia é capaz de prover estimulação de fibras nervosas individuais resultando em transmissão mais específica e eficiente de dados auditivos.[38]

O mecanismo exato da estimulação nervosa com *laser* óptico não está claro, mas é mais provavelmente relacionado com aumento na temperatura do tecido pela absorção de energia pela água.[39] Os estudos iniciais observaram que a estimulação auditiva é segura e sustentável por um período prolongado de tempo. Estes *lasers* ópticos são capazes de criar potenciais de ação a uma frequência suficiente para codificar informação auditiva. Estudos mais recentes mostraram que um feixe de *laser* passando através de uma janela redonda intacta é capaz de estimular até a volta média da cóclea.[38]

Um grande volume de trabalho certamente é necessário antes que esta tecnologia esteja clinicamente disponível. Nada obstante, se estimulação auditiva com *laser* óptico puder ser efetuada menos traumaticamente, com mais precisão, e com menos gasto de energia, pesquisa adicional certamente está justificada.

Estimulação Intraneural do Nervo Auditivo

Estimulação intraneural auditiva direta foi sugerida como alternativa ao CI. No CI tradicional, os eletrodos são separados dos elementos neurais por osso e rodeados por perilinfa, o que pode dissipar o sinal elétrico. Em contraposição, estimulação intraneural supre uma via direta para estimulação do nervo auditivo através do contato íntimo do nervo com os eletrodos.[40]

Eletrodos intraneurais foram colocados em modelos animais através da via de acesso transcoclear e da fossa posterior. Estes implantes contêm múltiplos eletrodos capazes de estimulação tonotópica. Em comparação com os CIs tradicionais, Middlebrooks e Snyder[40] observaram várias vantagens. Primeira, eletrodos intraneurais têm limiares de excitação mais baixos que levam a uma quantidade menor de energia requerida para estimulação. Segunda, estes eletrodos têm difusão mais restrita da excitação, levando ao mapeamento tonotópico mais preciso. Isto também leva à interferência reduzida entre os canais. Terceira, eletrodos intraneurais possuem uma faixa de frequência mais acessível. Estes eletrodos são capazes de estimular as fibras de baixa frequência que frequentemente são inatingíveis no ápice pelos CIs, desse modo possivelmente melhorando o desempenho.

Não foram obtidos dados humanos sobre estes aparelhos até agora, e os dados em animais que existem são de curto prazo. Trabalho adicional nesta área é claramente necessário, mas se forem vistos resultados consistentes, estes aparelhos poderão desempenhar um papel na restauração da audição no futuro.

Conclusão

Houve importantes avanços em laboratório feitos na aplicação de nova tecnologia e técnicas robóticas em cirurgia de implantação coclear. Entretanto, ainda há grande volume de trabalho a ser feito antes que implantação humana possa ser feita com sucesso usando esta tecnologia em grande escala. Espera-se que a combinação das tecnologias acima venha a possibilitar inserção de CI automática, precisa, atraumática, facilmente reprodutível e mais rápida. Um objetivo realístico seria conseguir colocação precisa e ideal de eletrodo em cada caso.

Referências

1. Taylor R. A perspective on medical robotics. Proc IEEE 2006;94:1652-1664
2. Tanna N, Joshi AS, Glade RS, Zalkind D, Sadeghi N. Da Vinci robot-assisted endocrine surgery: novel applications in otolaryngology. Otolaryngol Head Neck Surg 2006;135:633-635
3. Kang SW, Lee SC, Lee SH et al. Robotic thyroid surgery using a gasless, transaxillary approach and the da Vinci S system: the operative outcomes of 338 consecutive patients. Surgery 2009;146:1048-1055
4. Tae K, Ji YB, Jeong JH, Lee SH, Jeong MA, Park CW. Robotic thyroidectomy by a gasless unilateral axillo-breast or axillary approach: our early experiences. Surg Endosc 2011;25:221-228
5. Richmon JD, Pattani KM, Benhidjeb T, Tufano RP. Transoral robotic-assisted thyroidectomy: a preclinical feasibility study in 2 cadavers. Head Neck 2011;33:330-333
6. O'Malley BW, Weinstein GS, Snyder W, Hockstein NG. Transoral robotic surgery (TORS) for base of tongue neoplasms. Laryngoscope 2006;116:1465-1472
7. Weinstein GS, O'Malley BW, Snyder W, Sherman E, Quon H. Transoral robotic surgery: radical tonsillectomy. Arch Otolaryngol Head Neck Surg 2007;133:1220-1226
8. Desai SC, Sung CK, Jang DW, Genden EM. Transoral robotic surgery using a carbon dioxide flexible laser for tumors of the upper aerodigestive tract. Laryngoscope 2008;118:2187-2189
9. Mukhija VK, Sung CK, Desai SC, Wanna G, Genden EM. Transoral robotic assisted free flap reconstruction. Otolaryngol Head Neck Surg 2009;140:124-125
10. Genden EM, Desai S, Sung CK. Transoral robotic surgery for the management of head and neck cancer: a preliminary experience. Head Neck 2009;31:283-289
11. Iseli TA, Kulbersh BD, Iseli CE, Carroll WR, Rosenthal EL, Magnuson JS. Functional outcomes after transoral robotic surgery for head and neck cancer. Otolaryngol Head Neck Surg 2009;141:166-171
12. Vicini C, Dallan I, Canzi P, Frassineti S, La Pietra MG, Montevecchi F. Transoral robotic tongue base resection in obstructive sleep apnoea-hypopnoea syndrome: a preliminary report. ORL J Otorhinolaryngol Relat Spec 2010;72:22-27
13. Maan ZN, Gibbins N, Al-Jabri T, D'Souza AR. The use of robotics in otolaryngology-head and neck surgery: a systematic review. Am J Otolaryngol 2012;33:137-146
14. Federspil PA, Geisthoff UW, Henrich D, Plinkert PK. Development of the first force-controlled robot for otoneurosurgery. Laryngoscope 2003;113:465-471
15. Danilchenko A, Balachandran R, Toennies JL et al. Robotic mastoidectomy. Otol Neurotol 2011;32:11-16
16. Klenzner T, Ngan CC, Knapp FB et al. New strategies for high precision surgery of the temporal bone using a robotic approach for cochlear implantation. Eur Arch Otorhinolaryngol 2009;266:955-960
17. Brett PN, Taylor RP, Proops D, Coulson C, Reid A, Griffiths MV. A surgical robot for cochleostomy. Conf Proc IEEE Eng Med Biol Soc 2007;2007:1229-1232
18. Schurzig D, Webster RJ, Dietrich MS, Labadie RF. Force of cochlear implant electrode insertion performed by a robotic insertion tool: comparison of

traditional versus Advance Off-Stylet techniques. Otol Neurotol 2010;31:1207-1210

19. Hussong A, Rau T, Ortmaier T, Heimann B, Lenarz T, Majdani O. An automated insertion tool for cochlear implants: another step towards atraumatic cochlear implant surgery. Int J CARS 2010;5:163-171

20. Hussong A, Rau TS, Eilers H et al. Conception and design of an automated insertion tool for cochlear implants. Conf Proc IEEE Eng Med Biol Soc 2008:5592-5596

21. Rau TS, Hussong A, Lenarz T et al. Automated insertion of performed cochlear implant electrodes: evaluation of curling behavior and insertion forces on an artificial cochlear model. Int J CARS 2010;5:173-181

22. Ishii T, Takayama M, Takahashi Y. Mechanical properties of human round window, basilar and Reissner's membranes. Acta Otolaryngol Suppl 1995;519:78-82

23. Eshraghi AA, Yang NW, Balkany TJ. Comparative study of cochlear damage with three perimodiolar electrode designs. Laryngoscope 2003;113:415-419

24. Adunka O, Gstoettner W, Hambek M, Unkelbach MH, Radeloff A, Kiefer J. Preservation of basal inner ear structures in cochlear implantation. ORL J Otorhinolaryngol Relat Spec 2004;66:306-312

25. Adunka O, Kiefer J, Unkelbach MH, Lehnert T, Gstoettner W. Development and evaluation of an improved cochlear implant electrode design for electric acoustic stimulation. Laryngoscope 2004;114:1237-1241

26. Wardrop P, Whinney D, Rebscher SJ, Roland JT, Luxford W, Leake PA. A temporal bone study of insertion trauma and intracochlear position of cochlear implant electrodes. I: Comparison of Nucleus banded and Nucleus Contour electrodes. Hear Res 2005;203:54-67

27. Roland JT. A model for cochlear implant electrode insertion and force evaluation: results with a new electrode design and insertion technique. Laryngoscope 2005;115:1325-1339

28. Cohen NL, Roland JT, Fishman A. Surgical technique for the Nucleus Contour cochlear implant. Ear Hear 2002;23 Suppl:59S-66S

29. Zhang J, Wei W, Ding J, Roland JT, Manolidis S, Simaan N. Inroads toward robot-assisted cochlear implant surgery using steerable electrode arrays. Otol Neurotol 2010;31:1199-1206

30. Labadie RF, Balachandran R, Mitchell JE et al. Clinical validation study of percutaneous cochlear access using patient-customized microstereotactic frames. Otol Neurotol 2010;31:94-99

31. Balachandran R, Mitchell JE, Blachon GS, Noble JH, Dawant BM, Fitzpatrick JM, Labadie RF. Percutaneous cochlear implant drilling via customized frames: an in vitro study. Otolaryngol Head Neck Surg 2010;142:421-426

32. Labadie RF, Mitchell JE, Balachandran R, Fitzpatrick JM. Customized, rapid-production microstereotactic table for surgical targeting: description of concept and in vitro validation. Int J CARS 2009;4:273-280

33. Balachandran R, Mitchell JE, Nobel J et al. Insertion of electrode array using percutaneous cochlear implantation technique: a cadaveric study. Proc SPIE 2011;7964:79641

34. Kratchman LB, Blachon GS, Withrow TJ, Balachandran R, Labadie RF, Webster RJ. Design of a bone-attached parallel robot for percutaneous cochlear implantation. IEEE Trans Biomed Eng 2011;58:2904-2910

35. Noble JH, Dawant BM, Warren FM, Labadie RF. Automatic identification and 3D rendering of temporal bone anatomy. Otol Neurotol 2009;30:436-442

36. Noble JH, Warren FM, Labadie RF, Dawant BM. Automatic segmentation of the facial nerve and chorda tympani in CT images using spatially dependent feature values. Med Phys 2008;35:5375-5384

37. Noble JH, Warren FM, Labadie F et al. Determination of drill paths for per-cutaneous cochlear access accounting for target positioning error. Proc SPIE 2007;6509:251-263

38. Littlefield PD, Vujanovic I, Mundi J, Matic AI, Richter CP. Laser stimulation of single auditory nerve fibers. Laryngoscope 2010;120:2071-2082

39. Wells J, Kao C, Mariappan K et al. Optical stimulation of neural tissue in vivo. Opt Lett 2005;30:504-506

40. Middlebrooks JC, Snyder RL. Intraneural stimulation for auditory prosthesis:modiolar trunk and intracranial stimulation sites. Hear Res 2008;242:52-63

12 Visão Global da Confiabilidade do Aparelho

Rolf-Dieter Battmer

Introdução

Os implantes cocleares (CIs) foram desenvolvidos originalmente para aumentar as habilidades de leitura labial fornecendo estimulação elétrica selecionada ao ouvido interno em indivíduos com perda auditiva profunda. Durante os últimos 30 anos, através de avanços tecnológicos incluindo o desenvolvimento de algoritmos mais sofisticados de processamento da fala, os benefícios para as habilidades de fala e linguagem aumentaram para o indivíduo com implante. Particularmente na criança muito jovem recebendo intervenção precoce de CI (≤ 1 ano de idade), as habilidades de comunicação foram observadas se movendo para mais perto daquelas dos seus pares com audição normal. Como acontece com todos os aparelhos médicos implantáveis, a confiabilidade de um CI é uma questão para consideração pela clínica de implante, usuário de CI, candidato a CI, autoridades de saúde e fabricantes de implantes. O risco de uma falha do aparelho durante a vida de um usuário de CI é inerente, com uma incidência mais alta em usuários mais jovens de CI.[1-10] A criança muito nova, especialmente quando aprendendo a andar, tem pouca chance de evitar completamente impacto com a cabeça durante os seus primeiros anos, como a criança pequena ou o adolescente normalmente ativos dedicando-se às atividades da vida diária, e por essa razão o incidente de falha do aparelho é mais alto em crianças que em adultos. Entretanto, CIs são sistemas técnicos e, como tais, eles nunca são inteiramente à prova de erro e portanto podem de fato falhar. Isto tem que ser levado em consideração ao aconselhar potenciais candidatos a CI ou os pais de crianças potenciais candidatas antes da intervenção clínica.

Uma vez que a falha do aparelho não pode ser evitada completamente, o aconselhamento apropriado ao paciente *antes* da implantação é muito importante. Similarmente, dados completos, comparativos e transparentes de falha de aparelho são muito importantes para os profissionais de CI, pacientes de CI, autoridades governamentais, e para a indústria de CI.

Primeiros Dias dos Implantes Cocleares

Os dias iniciais dos CIs (cerca de 1960 a 1980) foram a época em que muitos grupos de pesquisa diferentes experimentaram aparelhos feitos por eles mesmos, procurando o melhor método de estimulação elétrica que habilitasse sujeitos com audição prejudicada implantados a usar CIs a fim de experimentar compreensão melhorada da fala com a ajuda de leitura labial. A maioria destes aparelhos foi monocanal; o mais comumente usado foi o aparelho House/3M. A primeira implantação coclear foi feita em outubro de 1972; em 1978, 33 pacientes com audição comprometida tinham recebido implantes.[11] Curiosamente, os diagramas dos circuitos dos aparelhos internos e externos foram publicados, mas considerações de confiabilidade não foram examinadas ou contempladas, a não ser afirmando que "a confiabilidade de cada parte componente é desconhecida", conforme estipulado na informação ao paciente fornecida com o formulário de consentimento do paciente antes de cada cirurgia.[11] O aparelho 3M/House obteve uma aprovação de pré-comercialização (PMA) da *Food and Drug Administration* (FDA) dos Estados Unidos em 1984 para uso em adultos. Mais tarde, aprovação foi também buscada para uso em crianças, mas a PMA para crianças jamais foi completada e o aparelho nunca foi aprovado para crianças. Nenhum outro aparelho, nos Estados Unidos ou na Europa, obteve aprovação para ser liberado ao mercado de qualquer agência do governo durante este período de tempo.

Isto se transformou fundamentalmente no começo dos anos 1980, quando a companhia australiana Nucleus Limite começou o desenvolvimento industrial do aparelho protótipo multicanal da Universidade de Melbourne. Na época, uma das companhias do grupo Nucleus era a Telectronics, uma companhia de marca-passo, da qual se originou grande parte dos avanços atuais de segurança e confiabilidade ainda hoje em uso nos CIs (p. ex., biocompatibilidade, estojos de titânio, circuitos integrados específicos para a aplicação). Concomitantemente, a confiabilidade dos aparelhos foi considerada no projeto dos aparelhos e avaliada como parte do processo de fabricação.

O sistema do CI Nucleus foi aprovado pela FDA para aplicação em adultos em 1985 e em crianças em 1990. Nos anos 1990, mais três companhias emergiram no campo dos CIs: Advanced Bionics, Med-El e MXM. Aprovações regulatórias para os sistemas de CI relacionados foram obtidas em fins dos anos 1990 e começo dos 2000. À medida que uma indústria em crescimento com desenvolvimento continuados de tecnologia de CI necessitando aprovações de agências governamentais, o monitoramento de avaliação, e relatórios de questões de confiabilidade elevaram-se na frente de avanço como uma prioridade importante para todos os fabricantes de CI.

Taxa de Sobrevida Cumulativa e Confiabilidade do Implante Coclear

Em 1986, uma adição ao padrão ISO (International Organization for Standardization) 5841, "Marca-Passo Implantável", foi publicada para preencher a necessidade de conter uma declaração da vida em serviço nominal do gerador de pulsos no manual do clínico ISO 5841-2-1986. O "Relatório de Desempenho Clínico de Populações de Geradores de Pulsos ou Cabos" (revisado em 2000) cobre a categorização dos aparelhos (p. ex., aparelhos falhados e aparelhos fora de especificação), diretrizes para estatística (chamados métodos atuariais), e uma fundamentação para esta parte da ISO 5841.[12] O método matemático proposto no padrão para relatar desempenho foi a experiência cumulativa com aparelhos implantados, conhecida hoje como taxa de sobrevida cumulativa (CSR). CSR representa a porcentagem de aparelhos funcionando de acordo com as especificações do fabricante calculada como uma função do tempo após implantação (*i. e., in situ*). Ela combina os dois parâmetros efetivos: tempo de falha do aparelho após implantação e porcentagem de falhas sob a forma de uma proporção dos aparelhos implantados do mesmo modelo implantados durante um dado intervalo de tempo.

Taxa de sobrevida cumulativa $S(t)$ é calculada do seguinte modo:

$$S(t) = P(t) \times P(t-1) \ldots \times P(1)$$

onde $P(t)$ é a taxa de sobrevida parcial específica por período de tempo (p. ex., 1 ano etc.).

Os relatórios de taxa de sobrevida cumulativa subsequentemente refletem a situação história de um dado modelo de receptor/estimulador, levando em conta o tamanho da população implantada total, o tempo que o aparelho esteve em uso, e o número de falhas ocorridas dentro de cada intervalo anual sucessivo de uso e por grupo etário (p. ex., crianças < 18 anos de idade ou adultos) da população com implante.[13-15]

Em 1993, von Wallenberg et al. da Cochlear Corporation propuseram adotar CSR como medida para relatar confiabilidade de CI.[16] Eles calcularam CSR do aparelho Nucleus Standard e Nucleus Mini-22 e a compararam com dados de CSR de três desenhos diferentes de aparelhos House/3M na primeira comparação entre fabricantes. Após 2 anos de experiência com implante, a CSR de ambos os aparelhos de implante Nucleus foi significativamente mais alta que a descrita dos aparelhos House/3M (97,3% Nucleus Standard, 98,7 Nucleus Mini-22, 80,8% implante House/3M de epóxi e 87,1% implante House/3M de titânio). Os autores demonstraram que os cálculos de CSR tornaram possíveis comparações de confiabilidade dentro e entre os fabricantes. Além disso, as alterações na CSR de sucessivos desenhos de aparelho do mesmo fabricante podiam ser usados para examinar a influência das diferenças de projeto e para identificar necessidades de alterações de projeto para melhorar a confiabilidade dos aparelhos. Em três trabalhos subsequentes, eles demonstraram ainda que a confiabilidade dos CIs era otimamente expressada pela CSR com base em dados históricos de função/desempenho do aparelho, estipulando que longos tempos implantados de grandes números de aparelhos são necessários para exame a fim de fazer declarações válidas sobre a confiabilidade de um aparelho implantável.[10,17,18]

Embora a Cochlear Corporation continuasse a usar a CSR nos seus relatórios de confiabilidade de todas as gerações de aparelhos disponibilizadas regularmente ao domínio público, a adoção deste método por outros fabricantes de CI seguiu-se mais de 10 anos mais tarde. Hoje, relatório de CSR fazem parte dos relatórios de confiabilidade atualizados regularmente de todos os fabricantes e são publicados nos seus *websites*.

Taxa de sobrevida cumulativa como um método para fazer relato de confiabilidade de aparelho é o componente central incluído nas diretrizes mundiais desenvolvidas e publicadas pelo Global Consensus Group sobre confiabilidade de CI conforme sumariadas na seção a seguir.[14]

Confiabilidade do Implante Coclear e Global Consensus Group sobre Confiabilidade de Implante Coclear

Em 2005, duas reuniões importantes com relação à confiabilidade de CI tiveram lugar. A primeira foi a conferência de consenso sobre falhas brandas de CI, que aconteceu em conjunção com o 10º Simpósio sobre Implantação Coclear em Crianças (em 15-19 de março de 2005 em Dallas, Texas). O objetivo da reunião foi fornecer aos profissionais trabalhando no campo de CI um consenso de "terminologia, definição, diagnóstico e manejo de má-função suspeitada de CI amplamente chamada falha branda". O painel consistiu em 18 indivíduos diretamente envolvidos com implantação coclear (cirurgiões, audiologistas, terapeutas da fala e fabricantes). O resultado foi um *checklist* para avaliação e uma árvore de decisão para avaliação clínica de falhas brandas, com recomendações para tratamento adicional (p. ex., revisão cirúrgica).[19,20]

Similarmente na Europa a ausência de uma definição uniforme de falha de aparelho de CI nos relatórios de confiabilidade em uso por diferentes fabricantes e centros de CI constituiu o impulso para uma reunião de consenso europeia feita no mesmo ano alguns meses mais tarde (10 de junho de 2005 em Frankfurt, Alemanha). Representantes de 28 principais programas de CI europeus de 12 países estiveram presentes, junto com representantes de três agências de governo europeu e representantes dos quatro fabricantes de CI. A reunião resultou na recomendação de consenso de que o uso da CSR como medida de confiabilidade de aparelho deveria ser adotada por todos os envolvidos no campo dos CIs. Adicionalmente, uma árvore de decisão para designação das várias categorias de tipo de falha foi desenvolvida pelo grupo. A designação foi baseada em benefício clínico conforme relatado pela clínica implantadora e a especificação do aparelho pelo fabricante conforme submetido para aprovação do aparelho pelas agências governamentais. Os termos *falha branda* e *falha dura*, como descritores propostos pelo grupo de consenso de confiabilidade dos E.U., foram abandonados em virtude dos diferentes significados e interpretações destes termos entre os profissionais de CI europeus e dos EUA. Na Europa, a definição original de uma falha branda foi "um desvio da especificação do aparelho sem uma perda total de função" (ou do benefício clínico para o indivíduo implantado).[18] Em contraste, a interpretação nos E.U. de falha branda era mais extensa e incluía também a perda total de função.

O consenso europeu também definiu os princípios principais para relatar falhas de aparelho para garantir números de confiabilidade comparáveis entre aparelhos e fabricantes a serem usados por aqueles no campo de CI (i. e., CSRs).[13,15] Fornecer essa informação exige que dados de confiabilidade sejam primeiro reunidos sistematicamente obedecendo às mesmas diretrizes e definições de complicações para todos os modelos de receptor/estimulador de CI a fim de assegurar que os dados sejam transparentes, precisos e completos. Esta transparência da situação de confiabilidade dos vários aparelhos pode, em última análise, capacitar o clínico a orientar melhor o processo de aconselhamento e o processo de decisão para futuros candidatos a CI.[21]

Em preparação para a reunião europeia, foi enviado um questionário para levantamento das experiências de falha de aparelho entre as clínicas convidadas, a fim de determinar a confiabilidade de vários aparelhos de CI. Um total de 12.856 aparelhos de CI implantados retrospectivamente foram avaliados pelo levantamento. Falhas foram descritas em 488 (3,8%) aparelhos CI conforme definidas pelas clínicas individuais. Exame mais estreito dos dados demonstrou grandes diferenças na definição de falha de aparelho, e consequentemente no cálculo das CSRs.[13] As discrepâncias no conjunto de dados e o desejo comum de ter transparência e precisão aumentadas serviram como motivação para o desenvolvimento da designação de categorias de falhas durante a reunião de consenso europeia.

A segunda reunião importante, ocorrida em novembro do mesmo ano (2005), foi o Simpósio Asiático-Pacífico sobre Implante Coclear, quando representantes dos grupos de consenso de confiabilidade americanos e europeus se reuniram e decidiram trabalhar juntos para um objetivo comum. Peritos de CI da região asiático-pacífica foram também convidados a se juntar ao grupo, e foi fundado o Global Consensus Group on Cochlear Implant Reliability, consistindo em 10 peritos internacionais de oito países.

12 Visão Global da Confiabilidade do Aparelho

De então em diante, diversas reuniões subsequentes de peritos em CI realizadas durante congressos de CI internacionais consecutivos empreenderam revisão adicional e refinamento da declaração de consenso europeia original sobre relatório de confiabilidade, trazendo todas as vistas ao alinhamento. Ênfase particular foi dada ao estabelecimento de uma linha do tempo para a adoção das diretrizes de relato de confiabilidade na Europa.[22] As diretrizes resultantes foram publicadas em 2010, projetadas como um padrão a ser usado quando relatando confiabilidade do receptor/estimulador implantado de aparelhos de CI a agências governamentais, centros de CI, peritos/pacientes de CI e potenciais candidatos a CI.[14]

O consenso consiste em uma categorização abrangente de falhas de aparelho, uma diretriz para relatar confiabilidade de aparelho e um relatório de confiabilidade de aparelho interno de CI a ser fornecido pelo fabricante do aparelho de CI com falha. "Falha do aparelho" é definida como qualquer funcionamento de aparelho fora das especificações técnicas do fabricante, resultando em uma perda de benefícios clínicos para o indivíduo implantado.[14]

As seguintes definições básicas são usadas na atribuição de uma categoria ao tipo de falha do aparelho (Fig. 12.1).

- **Fabricante:** a companhia que fabricou o aparelho interno de CI. De acordo com os padrões atuais da indústria, esta é também a companhia que completará a análise de componentes do aparelho interno explantado.

- **Aparelho:** qualquer componente de CI interno que é explantado ou é deixado *in vivo* mas não está dentro de especificação ou fornecendo benefício clínico esperado de acordo com testagem *in vivo*.

- **Autoridade competente ou órgão notificado:** o órgão governamental nacional particular responsável pela rotulação de aparelhos e pela segurança do consumidor. Exemplos incluem as Autoridades Competentes Nacionais na Europa, a Administração de Alimentos e Drogas nos Estados Unidos, e a Administração de Bens Terapêuticos na Austrália.

Designação de Categoria aos Aparelhos

Aparelho Implantado
- Benefício Clínico
  - Teste de Integridade
    - Dentro de Especificação → Aparelho Funcionando (A)
    - Fora de Especificação → Decremento das Características (B1)
- Ausência ou Redução Benefício Clínico
  - Dentro de Especificação → Decremento de Desempenho e Reações Adversas (B2)
  - Fora de Especificação → Falha do Aparelho (C)

Aparelho Explantado
- Teste em Bancada
  - Fora de Especificação → Falha do Aparelho (C)
  - Dentro de Especificação
    - Benefício Clínico (Novo Aparelho) → Falha do Aparelho (C)
    - Ausência de Benefício Clínico (Novo Aparelho) → Razão Médica (D)
    - Problema Médico → Razão Médica (D)

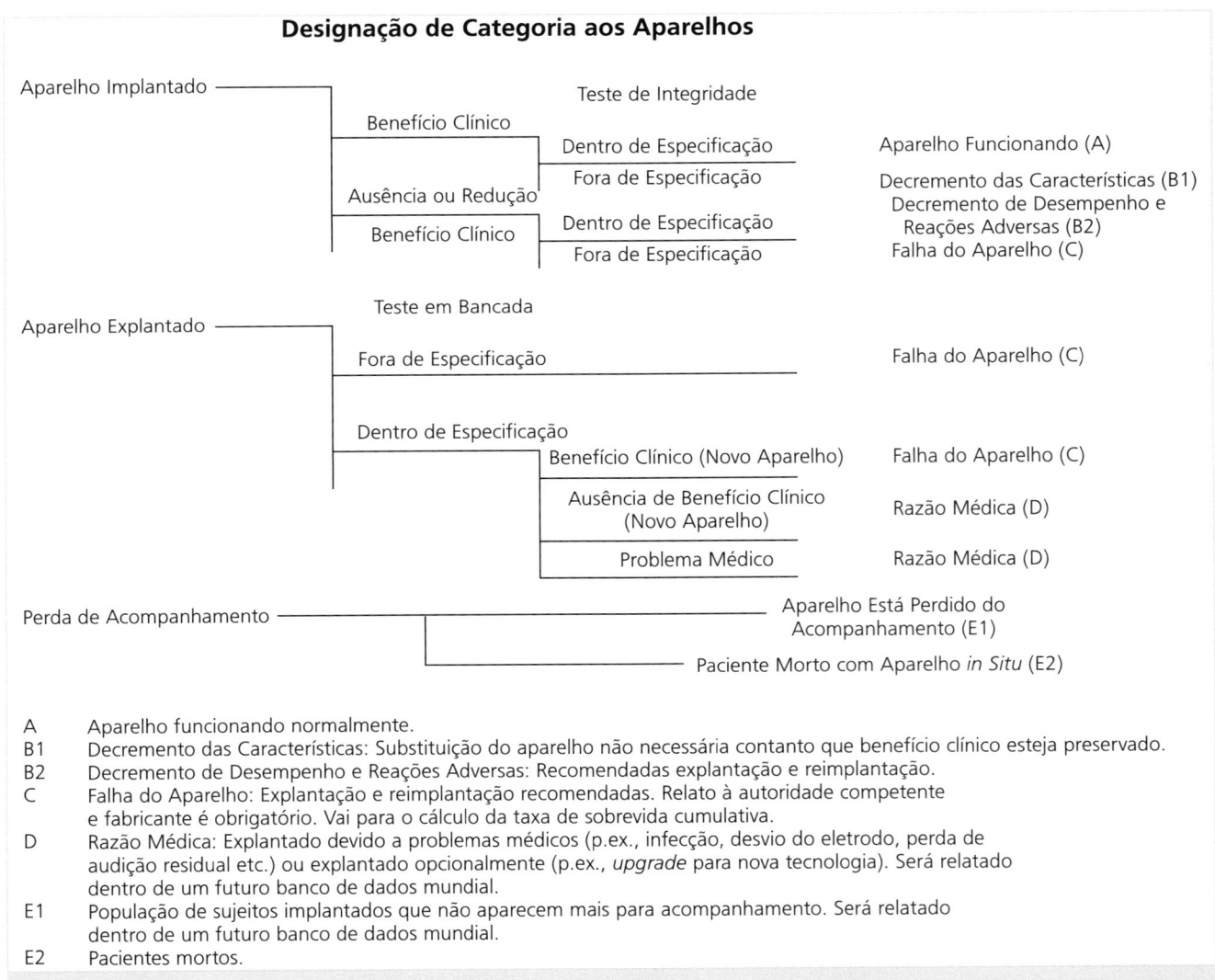

Perda de Acompanhamento
- Aparelho Está Perdido do Acompanhamento (E1)
- Paciente Morto com Aparelho *in Situ* (E2)

A Aparelho funcionando normalmente.
B1 Decremento das Características: Substituição do aparelho não necessária contanto que benefício clínico esteja preservado.
B2 Decremento de Desempenho e Reações Adversas: Recomendadas explantação e reimplantação.
C Falha do Aparelho: Explantação e reimplantação recomendadas. Relato à autoridade competente e fabricante é obrigatório. Vai para o cálculo da taxa de sobrevida cumulativa.
D Razão Médica: Explantado devido a problemas médicos (p.ex., infecção, desvio do eletrodo, perda de audição residual etc.) ou explantado opcionalmente (p.ex., *upgrade* para nova tecnologia). Será relatado dentro de um futuro banco de dados mundial.
E1 População de sujeitos implantados que não aparecem mais para acompanhamento. Será relatado dentro de um futuro banco de dados mundial.
E2 Pacientes mortos.

Fig. 12.1 Categorização de componentes de aparelho CI interno explantado. (De: Battmer RD, Backous DD, Balkay TJ *et al*. International Consensus Group for Cochlear Implant Reliability Reporting. International classification of reliability for implanted cochlear implant receiver stimulators. Otol Neurotol 2010;31:1190–1193. Reimpressa com permissão.)

- **Centro de CI:** o programa clínico que forneceu a avaliação de CI, cirurgia e subsequente cuidado longitudinal ao paciente com relação ao CI.
- **Tempo de sobrevida:** a duração do funcionamento do aparelho CI interno dentro das especificações conforme determinadas pelo fabricante individual e aprovadas pela respectiva autoridade governamental ou órgão notificado.
- **Benefício clínico:** desempenho do paciente é melhor que antes da implantação coclear inicial, conforme demonstrado por resultados de teste de recepção da fala, medidas comportamentais, limiares de tons puros e medidas objetivas.
- **Benefício clínico reduzido:** desempenho do paciente é materialmente abaixo do desempenho estável prévio com o CI conforme demonstrado por repetidas medidas de desempenho ao longo do tempo.
- **Especificação:** características técnicas de um aparelho específico de CI que foram declaradas pelo fabricante ao órgão autoridade governamental notificado quando solicitado para aprovação para o mercado. Essas características técnicas podem, geralmente, ser medidas de modo objetivo. Se um aparelho está dentro ou fora de especificação será determinado por medidas objetivas (p. ex., Teste de Integridade, Teste em Bancada) pela clínica e o fabricante quando apropriado.

Os 12 princípios seguintes foram identificados e devem guiar o relato de confiabilidade do aparelho.[14] Um exemplo de um esquema de relato de confiabilidade de aparelho está demonstrado na ▶ Fig. 12.2.

1. Quando um aparelho é explantado, ele deve ser imediatamente retornado pelo centro de CI ao fabricante apropriado para ser analisado e designado para uma das categorias de relatório (▶ Fig. 12.1).
2. Todos os aparelhos explantados (▶ Fig. 12.1, categoria C) que dão teste "fora de especificação" são considerados falhas do aparelho interno. Estes aparelhos devem ser incluídos no cálculo da CSR. Cálculo e relatório da CSR serão de acordo com a metodologia delineada na ISO padrão 5841/2:2000 (1).
3. Relatórios do fabricante sobre confiabilidade de aparelho devem indicar a fonte dos dados, o tamanho da amostra, e o intervalo de tempo durante o qual os dados foram coletados. Não deve haver exclusão de aparelho.
4. Relatórios de CSR devem dar os dados históricos completos de um dado aparelho, descrevendo quaisquer modificações técnicas (que podem ser integradas nos dados históricos começando no Tempo 0).
5. O conjunto completo de dados de confiabilidade de aparelho interno do produto-mãe deve sempre ser fornecido quando se apresentam dados sobre modificações subsequentes do aparelho.
6. Um "aparelho interno novo" pode ser designado (quando houve uma troca no estojo ou nos eletrodos) quando o aparelho tiver sido rotulado para aprovação de uma autoridade governamental para o mercado.
7. A CSR global é relatada quanto a todos os aparelhos implantados e fornecida separadamente para grupos etários de adultos e crianças (p. ex., crianças < 18 anos de idade à implantação) com intervalos de confiança de 95% conforme apropriado.
8. Tempo de sobrevida começa com fechamento da ferida na colocação cirúrgica de aparelho CI interno.
9. O fabricante deve notificar, por escrito, o centro de CI que cuida do paciente dentro de 60 dias do recebimento de um aparelho explantado sobre se o componente interno estava dentro ou fora de especificação. Uma vez completada a análise da causa-raiz, que pode levar tempo significativo para completar dependendo do problema particular, o centro de CI deve ser notificado dentro de 60 dias, por escrito, para informar o paciente do resultado da análise do aparelho.

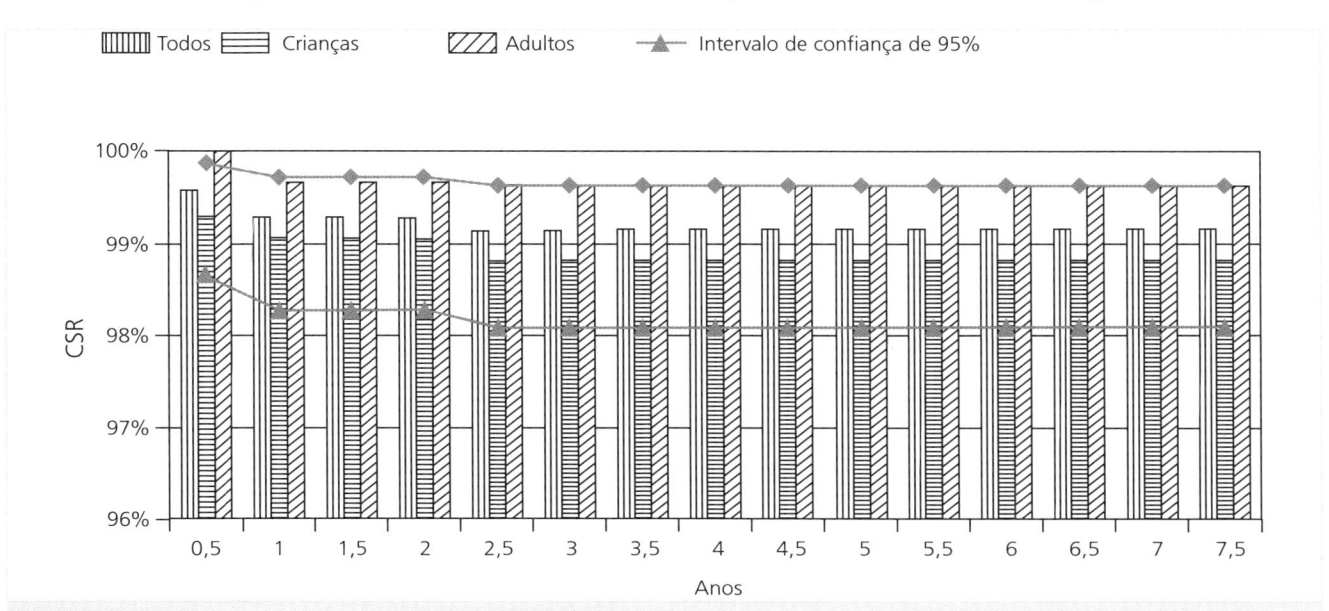

Fig. 12.2 Exemplo de relatório de dados de taxa de sobrevida cumulativa (CSR). Os dados devem ser distinguidos entre todos os sujeitos, adultos e crianças. Além disso, um intervalo de confiança deve ser calculado e anotado. Os dados são de sistemas Nucleus 24 R que foram implantados em MHH entre julho de 1999 e dezembro de 2006. Cobre globalmente 686 aparelhos (417 crianças: cinco falhas, CSR 98,8%; e 269 adultos: uma falha, CSR 99,6%), com um total de seis falhas, CSR 99,1%.

10. Ao intervalo de 6 meses desde o recebimento, pelo fabricante, do CI explantado, um aparelho permanecendo em investigação de confiabilidade deve ser relatado como Categoria C e incluído no relatório de CSR até análise final ser completada. Se o aparelho for constatado "dentro de especificação" e nenhuma melhora no desempenho clínico for documentada após substituição do aparelho interno (Categoria B2), então o aparelho pode ser removido como um aparelho falhado, pelo fabricante, do relatório de CSR. A autoridade do governo e o centro de CI devem ser notificados por escrito dentro de 60 dias. Se a reimplantação ipsolateral produzir benefício clínico melhorado, então o aparelho seria listado como Categoria C e incluído no relatório de CSR. Se demonstrado estar dentro de especificação, ele é classificado como Categoria D e não incluído no relatório de CSR.
11. Aparelhos determinados como estando "fora de especificação" por testagem clínica e observação de benefício clínico reduzido, para o indivíduo implantado (resultando em não uso do aparelho) que não forem removidos cirurgicamente por solicitação do paciente, devem ser relatados como Categoria C e devem ser incluídos nas estatísticas de CSR.
12. Aparelhos danificados por trauma devem ser categorizados como um explante. Se o aparelho demonstrar estar fora de especificação, ele é categorizado como tendo uma falha de aparelho tipo Categoria C e será incluído na estatística de CSR.

Confiabilidade de Implante Coclear e Padronização de Aparelhos

Em 1990, o Conselho das Comunidades Europeias publicou na Official Gazette of the European Union uma diretiva sobre a adaptação das leis dos estados-membros relacionadas com aparelhos médicos implantáveis ativos (90/385/EEC emendada para 2007/47/ EC em março de 2010).[12] Um aparelho médico implantável ativo foi definido como qualquer aparelho médico que depende, para seu funcionamento, de uma fonte de energia elétrica ou qualquer outra fonte de energia que não gerada pelo corpo humano ou a gravidade; ou qualquer aparelho médico ativo que visa ser total ou parcialmente introduzido, cirúrgica ou clinicamente, dentro do corpo humano ou por intervenção médica dentro de um orifício natural, e que visa a permanecer depois do procedimento.

Para preencher os requisitos da diretiva, o Comitê Europeu de Padronização (CEN) e o Comitê Europeu de Padronização Eletrotécnica (CENELEC) estabeleceram um grupo de trabalho conjunto para elaborar um novo padrão para os países da União Europeia (EU). Os membros do grupo de trabalho vieram de diferentes indústrias produtoras de aparelhos médicos implantáveis ativos (principalmente fabricantes de marca-passo, mas também fabricantes de CIs, bombas implantáveis e desfibriladores implantáveis), agências governamentais europeias e casas de testagem. Um padrão horizontal EN45502–1 foi escrito em 1996 e foi aprovado pelo CEN/CENELEC em março de 1997.[23]

Devido às especificações e requisitos totalmente distintos para os diferentes aparelhos, foram necessários padrões verticais específicos. O grupo de trabalho conjunto para a padronização de implantes cocleares e de tronco cerebral consistiu em nove peritos de cinco países da EU. O padrão EN 45502–2–3 especifica requisitos que são aplicáveis aos aparelhos médicos implantáveis ativos que visam tratar deficiência auditiva por meio da estimulação elétrica das vias auditivas.[24] Aparelhos que tratam deficiência auditiva por outros meios que não estimulação elétrica não são cobertos por este padrão europeu. As especificações para o padrão foram completadas em janeiro de 2010, tornando-se efetivas em março de 2010. Duas cláusulas foram especialmente importantes e foram longamente discutidas pelo grupo de trabalho. Estas foram em resposta a relatos de números crescentes de falhas de CI em virtude do impacto e vazamento de hermeticidade levantadas pelo representante da agência do governo alemão (Bundesinstitute für Arzneimittel und Medizinische Geräte; BfArM). Como consequência, especificações para testagem de vazamento por dois procedimentos diferentes foram incluídas (ver Cláusula 19.6) a fim de prevenir vazamento de hermeticidade:

Cláusula 19.6 da EN 45502–2–3: O estojo de estimulador implantável de um sistema de implante visando durante uso normal estar em contato com líquidos corporais fornecerá hermeticidade suficiente para que nenhum líquido possa infiltrar o estojo do estimulador.

Testes: Testes de vazamento delicado e grosseiro serão realizados no estojo hermético do estimulador de um sistema de implante de acordo com a EN13185, "Testagem Não Destrutiva – Testagem de Vazamento – Método de Gás Marcador", e EN1593, "Testagem Não Destrutiva – Testagem de Vazamento – Técnicas de Emissão de Bolhas". Se uma técnica do grupo A for usada do padrão EN13185, então um teste de vazamento grosseiro não é necessário, e se uma técnica do grupo B for usada, então o teste de vazamento grosseiro se seguirá ao teste de vazamento delicado.

Nota: Os fabricantes devem incluir testagem adequada de hermeticidade no seu processo de fabricação.

Falha de implante resultando de impacto foi trabalhada através de se iniciar pesquisa sob uma tese de doutorado visando avaliar resistência a impacto de várias caixas de CI via testagem destrutiva.[25] Os resultados desta pesquisa levaram à proposta de um nível de resistência a impacto de 5 joule (J) ser recomendado a fim de considerar o aparelho de implante seguro para função diária normal. Além disso, foi proposto incluir este nível de resistência a impacto como requisito dentro dos padrões. Com base em restrições de desenho, acopladas com uma visão de dados de tempo de vida de grandes números de aparelhos implantados existentes (≥ 100.000) através de todos os grupos etários, os fabricantes declararam que satisfazer esses padrões de resistência a impacto, hipoteticamente propostos, impediria o desenvolvimento de aparelhos suficientemente pequenos para serem postos dentro da cabeça de bebês e crianças pequenas. Um compromisso foi alcançado pelo qual o padrão de resistência a impacto foi estabelecido em um nível exigido de 1,5 J durante um período de intervalo até março de 2013 e aumentando o requisito para 2,5 J depois desse prazo:

Cláusula 23.8: A parte implantável do sistema de implante será construída de tal modo que impactos sofridos durante uso normal não danifiquem o aparelho.

Nota: Este requisito se aplica apenas às partes implantáveis que ficam expostas a impacto mecânico em virtude de sua localização quando implantadas.

Teste: O estimulador do sistema de implante será clampeado em um aparelho de teste de acordo com EN 60068–2–75, Teste Eha ou Ehc, sob as seguintes condições:

(a) Energia de impacto [J] (± 5%): 1,5 J no momento em que o padrão se tornar efetivo e 2,5 J aos 3 anos depois que o padrão se tornar efetivo.

É exigido do fabricante de cada novo aparelho CI fabricado e colocado no mercado depois de 2010 que dê consideração às exigências do padrão a fim de se qualificar para a marca CE nos países da União Europeia.

Confiabilidade de Implante Coclear na Literatura

Examinando a literatura em detalhe, é difícil obter um quadro claro da probabilidade de uma falha de implante de um modelo particular de CI, uma vez que os relatos frequentemente têm focalizado as complicações dos implantes mais geralmente, incluindo questões médicas que exigem revisões e, subsequentemente, relatam a falha de aparelho como uma porcentagem das complicações sofridas pela população ao todo durante vários anos.[1-6,8,9,17,26-36] Como tal, a falha de aparelho não é relatada como % CSR por ano de experiência e fornece detalhe insuficiente para estimar a probabilidade de falha do aparelho para um modelo específico de receptor/estimulador ao longo do tempo.[1-7,9,13,29,32,33,35,37-41] Estes artigos realçam, conforme refletido em uma revisão por Cohen em 2004 e revisores independentes do banco de dados da FDA sobre complicações de CI, que o evento mais comum que leva a reimplante é falha do aparelho, que ocorre predominantemente na população pediátrica, enquanto questões médicas geralmente levam apenas, na pior hipótese, a uma revisão; entretanto, ocasionalmente pode também ser necessário explantar o aparelho.[36,42] Pesquisadores também relatam que embora cirurgia de reimplante potencialmente apresente dificuldades cirúrgicas adicionais devido ao crescimento invasivo de tecido fibroso, inserção completa do arranjo de eletrodos geralmente é possível.[4-7,9,28,38,39,41-43] Pesquisadores também salientaram o achado de que com o desenvolvimento de técnicas cirúrgicas aperfeiçoadas adquiridas através da curva de aprendizado natural ao longo do tempo, bem como aperfeiçoamentos no desenho de implante, problemas médicos diminuem do mesmo modo que falhas de aparelhos.[5,28,37,42,44]

Dados de taxa de sobrevida cumulativa percentual (%CSR) foram anteriormente descritos na literatura por pelo menos seis grupos de pesquisa independentes.[3,5,9,31,33,45] Adicionalmente, dados globais do fabricante de um dos aparelhos de implante foram apresentados como %CSR desde 1993.[10,16-18] Atualmente, todos os fabricantes de aparelhos relatam sua confiabilidade em termos de %CSR de acordo com as diretrizes da ISO.[12] A interpretação destas diretrizes, no entanto, pode variar entre os relatórios em termos da definição de uma falha de aparelho e da representação histórica dos dados.

Em relatórios por Maurer et al., Beadle et al., Battmer et al., Marlowe et al., e Venail et al., é possível ver a probabilidade de falha de um modelo específico de receptor/estimulador em cada intervalo anual sucessivo pós-implante em populações de implante adultas ou de crianças.[3,5,9,31,45] Em virtude dos grupos relativamente pequenos de pacientes refletidos pelos dados apresentados em alguns dos estudos, deve ser acrescentado que a margem de erro na estimação da probabilidade de uma falha do aparelho baseando-se nos dados descritos é inversamente proporcional ao tamanho da população examinada. Portanto, aqui reside o benefício inerente de combinar os dados de várias clínicas de implante obedecendo aos mesmos métodos padrão de registro e descrição de falha de aparelho, incluindo as definições de falha de aparelho e modos causadores de falha conforme proposto pela declaração de consenso europeia e revisada pela declaração de consenso global.[14,15]

Em seguida ao reconhecimento de uma falha de aparelho, ter que se submeter a um procedimento de explante-reimplante pode ser perturbador para muitas facetas da vida diária incluindo comunicação, interação social, senso emocional de bem-estar e segurança, desenvolvimento, e saúde física.[7,28,31,36-38,41,43,46,47] Especialmente para a criança em idade escolar, uma interrupção educacional forçada pode criar ansiedade para a criança e os pais igualmente, bem como para os professores. Custos financeiros podem ser sofridos pelos pais necessitando tirar tempo adicional de licença do trabalho para visitas adicionais à clínica e terapeutas, organizar cuidadoras para outros irmãos, ou cobrir custos de um aparelho de substituição e a cirurgia envolvida caso o aparelho falhado tenha ultrapassado o período de garantia.[4-6,39] Similarmente, em usuários de CI adultos, as implicações de uma falha de aparelho podem repercutir em todas as áreas da vida incluindo suas responsabilidades vocacionais e segurança no emprego.[26]

Para suportar a decisão sobre escolha de tratamento, cirurgia de CI ou não, e sobre que aparelho, dados de confiabilidades dos aparelhos de CI, históricos e atualmente disponíveis, necessitam ser fornecidos em um formato abrangente, transparente e comparativo para ajudar os clínicos, candidatos a CI, e os membros das sua famílias.[3,5,8,13,15,29,31,36,45,48]

Detalhes dos aparelhos explantados por questões médicas, isto é, não associadas à disfunção do aparelho, não foram incluídos neste capítulo. Constitui recomendação do grupo de consenso global, do consenso europeu, do consenso de falha branda de implante coclear que os pacientes implantados que demonstrarem deterioração progressiva do desempenho clínico sejam estreitamente monitorados quanto a alterações continuadas de desempenho. Caso seu aparelho seja explantado, seu desempenho clínico medido com o aparelho de implante de substituição e com seu aparelho explantado podem ser comparados. A observação clínica comparativa de alterações no desempenho, acoplada com o relatório de análise do aparelho explantado, pelo fabricante, ajudará a determinar se uma falha de aparelho ocorreu de acordo com as diretrizes estabelecidas.

Seguindo o exemplo de Maurer et al., apresentando um sumário dos resultados de uma pesquisa na literatura sobre confiabilidade publicadas entre 1995 e 2000, uma pesquisa suplementar na literatura foi efetuada e publicada por Battmer et al. quanto a artigos publicados entre 2000 e 2007 e foi ainda aumentada e atualizada para apresentação e revisão neste capítulo para incluir estudos adicionais relatando confiabilidade publicados entre 2007 e 2010.[3,31] Os resultados das pesquisas na literatura combinadas estão mostrados na ▶ Tabela 12.1 para fornecer uma vista geral conveniente única. Como mostrado nesta tabela, as populações ainda são diferentes em tamanho, variando entre 38 por Beadle et al., e 3.417 por Battmer et al.[3,45] Vários autores fazem uma distinção entre grupos de adultos e crianças ainda que relatando apenas sobre frequência de falha, o que mostra reconhecimento constante entre os pesquisadores de que em vista do risco mais alto de impacto na cabeça para o implantado criança, muito jovem, a idade pode influenciar a probabilidade de uma falha de aparelho, o que é um achado constante de vários autores.[1-6,10,30,31,36,39,40,45] Assim, populações de crianças e adultos devem sempre ser analisadas separadamente quando se esta descrevendo confiabilidade.

Tabela 12.1 Pesquisa na Literatura de Falha de Aparelho e Confiabilidade dos Implantes Cocleares Descrita de 2000 a 2011

Autores	Publicado	n	Adulto/Criança	Modelo	Intervalo de tempo do implante	Falhas (%)	CSR (x anos) –%	Multi ou único local?
Soli et al.	2010	2.009	Ch	N & C & Me	1993–2009		(19) – 90 N22 (18) – 75, C1.2, MeCombi40+	M
Chung et al.	2010	1.500	A + Ch	N & C & Me (misturados)	1979–2008	1,7		S
Trotter et al.	2009	1.164	A + Ch	N (misturados)	1982–2006	N = 5,3		S
Marlowe et al.	2009	482	Ch	N & C & Me (misturados)	1991–2006	13	89	S
Gosepath et al.	2009	150 272	A Ch	N & C & Me & MM (misturados)	1990–2007	N = 4,2 Me = 16,2 MM = 15,3		S
Battmer et al.	2009	1.499 1.918	A Ch	N & C (misturados)	1984–2006	N = 1,8 C = 8,7	(8) – 99,6, NCL24R (22) – 91,8, NStd (12) –79,3, C1.2 Ch	S
Venail et al.	2008	500	A + Ch	N + C + Me + MM (misturados)	1989–2006		(17) – ~80, CI22 (9) – ~92, CI24 (9) – ~75, C1.2 (7) – ~80, CII (9) – ~90, CH90	S
Fayad et al.	2006	496	Ch	N & C & Me (misturados)	1987–2005	0,8		S
Arnolder et al.	2005	164 128	A Ch	N & C & Me (misturados)	1994–2003	7,07 13,92		S
Beadle et al.	2005	30 8	Ch	pré-mod N22 pós-mod N22	1989–1992	26,7 0,0	(15) – 76,8 (10) – 100	S
Dutt et al.	2005	100	A	N & C (misturados)	1999–2001	0,8		S
Lassig et al.	2005	900	A + Ch	N & C & Me (misturados)	1985–2003	N = 3 C = 2,3 Me = 3,8		S
Maurer et al.	2005	58 134	A Ch	N & Me & MM (misturados)	1990–2001	N = 5,0, 0,0 Me = 0,0, 15,0 MM = 18,0, ND	(11) – 91,7 todos os aparelhos (9) – 87,8 Me, A + Ch (9) – 85,3 Me, Ch ND para N e MM	S
Ray et al.	2004	844	A + Ch	Nucleus (misturados)	1984–2003	2,01		S
Ray et al.	2004	288	A	N & C & Me (misturados)	1990–2002	2,2		S
Waltzman et al.	2004	157	Ch	N & C & Me (misturados)	1998–2003	17,0		S
Fayad et al.	2004	638	A + Ch	N & C (misturados)	1990–2002	N22 = 15,8 N24 = 0,8 C = 10,3		S
Gibbin et al.	2003	1.671 1.612	A Ch	N & C & Me & MM (misturados)	até 2002	2,8 (C) 2,1 (A)		M
Alexiades et al.	2001	254 361	A Ch	N & C & I (misturados)	1984–2000	3,9 5,0		S
Parisier et al.	2001	403	Ch	N & C (misturados)	1990–1997	N22 = 11,5 N24 = 0,6 C = 11,9		S

Antes da padronização e adoção de diretrizes para relatar confiabilidade, era difícil demais comparar e avaliar uma vista acurada das falhas de aparelho por causa das inconsistências em como e o que era relatado como uma falha de aparelho. Isto constituiu confirmação adicional da necessidade de um consenso sobre relatório de falha de aparelho a fim de assegurar consistência tanto nas definições usadas quanto nos métodos de relatório, para aumentar a transparência dos dados e capacitar os pesquisadores a tirar conclusões apropriadas sobre confiabilidade do aparelho.[13]

Esta visão é compartilhada pelos autores de uma revisão independente dos relatos obrigatórios de complicações de CI para a FDA.[8,34] A revisão por Tambyraja et al.[6] conclui que na ausência de números de implantes totais, segregação de dados de complicação por grupo etário, e duração do uso de implante indicada em cada relato de complicação, conclusões concernentes a tendências de complicações de vários aparelhos de implante não podem ser tiradas.[34]

A revisão da literatura também revela que a maioria dos pesquisadores, que relatam reimplantes como resultado de falhas de aparelhos, constantemente relatam que após reimplante a capacidade de reconhecimento da fala ou percepção da fala é considerada comparável ao desempenho com o primeiro implante na maioria dos sujeitos.[1,3,5,6,19,26,28-30,36-39,41,47] Coerentemente com a nossa revisão dos dados de desempenho de fala, a maioria dos autores reconhece que há indivíduos cujo desempenho é relativamente deprimido com o segundo implante, e, assim, os autores recomendam que o potencial de uma diminuição no desempenho após reimplante seja considerado durante o aconselhamento a um usuário de CI afetado por uma falha de aparelho.[3,5,6,9,26,29,30,37-39,41,43,47]

Alguns pesquisadores descreveram a incidência de falhas de aparelhos como uma porcentagem do número total de implantes, frequentemente diferenciados por marca em vez de por modelo de receptor/estimulador, e combinando dados de adultos e crianças.[7,30,38] Aqueles que examinam usuários crianças e adultos separadamente concluíram que falha de aparelho tem maior probabilidade de ocorrer em crianças que em adultos.[1-3,5,18,27-29,31,34,35,40]

Por outro lado, vários autores olharam problemas de falha específica relacionada com falha de eletrodos (B1 das categorias de designação de falha, ▶ Fig. 12.1), mas relataram apenas pouquíssimos casos de remoção de aparelho. Estes problemas puderam geralmente ser resolvidos por programação e não substituindo o aparelho.[27,36]

Cathebras et al. apresentam o problema de relatar falha de aparelho em aparelhos de estimulação elétrica funcional (FES) de uma maneira mais geral. Eles consideram a parte de *output* análogo do aparelho como o ponto mais fraco do sistema inteiro, inclusive as fontes de corrente, os terminais, os fios para os contatos de eletrodos e os próprios contatos dos eletrodos. Eles também descrevem os possíveis métodos de administração de risco para aparelhos implantáveis ativos.[49]

Desenvolvimentos Futuros em Confiabilidade de Implante Coclear

Atualmente, há em andamento duas investigações importantes sobre confiabilidade de CI. O Global Consensus Group on Cochlear Implant Reliability formou uma iniciativa focalizada na confiabilidade das partes externas dos CIs, como os processadores de fala, cabos, microfones e bobinas de transmissão. Especialmente nos países onde os pacientes têm que pagar custo total de partes sobressalentes e atualizações, a confiabilidade dessas partes poderia em última análise influenciar a escolha de aparelho. Adicionalmente, o conhecimento dos custos de componentes externos adicionais é de grande importância para programas de CI, prestadores de assistência à saúde e companhias de seguros na decisão sobre fornecimento de serviço de saúde. Embora haja uma medida estabelecida para o relato de confiabilidade do receptor interno/estimulador (CSR), nenhuma medida existe atualmente para o relato de confiabilidade dos componentes do sistema externo. Um perito externo foi comissionado para examinar os dados e desenvolver essa medida. Os resultados iniciais são esperados no futuro próximo.

Em paralelo, um subcomitê da ISO está trabalhando em direção a um padrão internacional para CIs com base no padrão europeu EN 45502–2-3. O objetivo último será ter o padrão aprovado e adotado por todos os países globalmente no devido tempo.

Conclusão

Falha do aparelho é um risco inerente ao usuário de CI durante sua vida. A análise de CSR permite comparação adequada e acurada da confiabilidade do aparelho entre modelos de aparelho, gerações de aparelhos e fabricantes. Avaliação regular e revisão dos dados de CSR pelo fabricante permite identificação de tendências realçando e afinal identificando questões de desenho que exigem revisão e comunicação com os usuários finais – o paciente e a clínica. Por sua vez, essa informação é usada para suportar o processo de aconselhamento com candidatos a CI.

Em geral, as CSRs dos vários modelos de implante lançados na última década são superiores àquelas descritas para as gerações precedentes que foram lançadas até 2 décadas atrás. Exceções ocorrem e permanecem o foco de mais revisão para melhorar o projeto pelos respectivos fabricantes, em particular à luz de problemas de hermeticidade exibidos pelas mais recentes gerações de implantes.

Por outro lado, os dados de estudos mais recentes sugerem que as falhas de aparelho estão caindo por sucessivas gerações de modelos de implante, indicando que os atuais desenhos de implante são relativamente mais robustos que os seus predecessores. As falhas mais comuns variam entre populações adultas e de crianças, sugerindo mais risco de dano por impacto nos usuários de CI pediátricos. Assim, do mesmo modo que população de implantados bebês e crianças pequenas aumentou, o mesmo aconteceu com a necessidade de assegurar os requisitos de segurança adicionais do aparelho implantado sob uso diário, levando a um aumento gradual no nível de resistência a impacto especificado pelos padrões para projeto de CIs.

Cada vez mais autores de relatórios de confiabilidade têm adotado as recomendações delineadas pelo Global Consensus on Cochlear Implant Failures como um passo à frente no sentido de fornecer a informação transparente, compreensível, sobre confiabilidade de aparelho que possa ser usada igualmente por usuários de CI, candidatos potenciais a CI, membros da equipe de implante, adquirentes, autoridades de saúde, e fabricantes da mesma maneira.[14] Não apenas estes dados são importantes para ajudar os clínicos a aconselhar os candidatos em perspectiva, mas, por sua vez, eles constituem valioso *feedback* para os fabricantes ajudarem na identificação rápida e reação a quaisquer problemas potenciais associados a fornecedores de componentes de implante, processos de fabricação, ou pequenas mudanças de desenho implementadas para benefício dos implantados existentes e futuros.

Eu insisto com todas as clínicas de implantação para coletarem e apresentarem dados de modo sistemático, de acordo com as diretrizes da classificação internacional de confiabilidade de receptor implantado de CI. Isto permitiria coligir os dados de várias clínicas de implante, e mais efetiva análise de tendências da influência incremental das alterações no desenho dos implantes, práticas cirúrgicas e seleção de pacientes sobre a confiabilidade dos aparelhos ao passar do tempo.

Referências

1. Alexiades G, Roland JT, Fishman AJ, Shapiro W, Waltzman SB, Cohen NL. Cochlear reimplantation: surgical techniques and functional results. Laryngoscope 2001;111:1608-1613

2. Arnoldner C, Baumgartner WD, Gstoettner W, Hamzavi J. Surgical considerations in cochlear implantation in children and adults: a review of 342 cases in Vienna. Acta Otolaryngol 2005;125:228-234
3. Battmer RD, Linz B, Lenarz T. A review of device failure in more than 23 years of clinical experience of a cochlear implant program with more than 3,400 implantees. Otol Neurotol 2009;30:455-463
4. Gysin C, Papsin BC, Daya H, Nedzelski J. Surgical outcome after paediatric cochlear implantation: diminution of complications with the evolution of new surgical techniques. J Otolaryngol 2000;29:285-289
5. Marlowe AL, Chinnici JE, Rivas A, Niparko JK, Francis HW. Revision cochlear implant surgery in children: the Johns Hopkins experience. Otol Neurotol 2010;31:74-82
6. Parisier SC, Chute PM, Popp AL, Suh GD. Outcome analysis of cochlear implant reimplantation in children. Laryngoscope 2001;111:26-32
7. Ray J, Gibson W, Sanli H. Surgical complications of 844 consecutive cochlear implantations and observations on large versus small incisions. Cochlear Implants Int 2004;5:87-95
8. Raz Y. The utility of the MAUDE database in researching cochlear implantation complications. Arch Otolaryngol Head Neck Surg 2005;131:251
9. Venail F, Sicard M, Piron JP et al. Reliability and complications of 500 consecutive cochlear implantations. Arch Otolaryngol Head Neck Surg 2008;134:1276-1281
10. Von Wallenberg EL, Brinch J, Kinsbergen J. Ten years' warranty. The benefit of proven reliability. 16th World Congress of Otorhinolaryngology Head and Neck Surgery, Sydney, Australia. Bologna, Italy: Monduzi Editore, 1997:63-67
11. House WF. Cochlear implants. Ann Otol Rhinol Laryngol 1976;85 Suppl 27:1-93
12. CENELEC. ISO 5841/2-2000 Implants for Surgery– Cardiac Pacemakers, Part 2: Reporting of the Clinical Performance of Populations of Pulse Generators. Brussels. CENELEC; 2010
13. Battmer RD, O'Donoghue GM, Lenarz Th. A multicenter study of device failure in European cochlear implant centers. Ear Hear 2007;28 Suppl:95S-99S
14. Battmer RD, Backous DD, Balkany TJ et al. International Consensus Group for Cochlear Implant Reliability Reporting. International classification of reliability for implanted cochlear implant receiver stimulators. Otol Neurotol 2010;31:1190-1193
15. European consensus statement on cochlear implant failures and explantations. Otol Neurotol 2005;26:1097-1099
16. von Wallenberg EL, Brinch J, Money DK, West R, Avunduk K. Comparative reliability of cochlear implants. Adv Otorhinolaryngol 1993;48:79-84
17. Lehnhardt M, von Wallenberg EL, Brinch JM. Reliability of the nucleus CI22 and CI24M cochlear implants. Ann Otol Rhinol Laryngol Suppl 2000;185:14-16
18. von Wallenberg EL, Brinch JM. Cochlear implant reliability. Ann Otol Rhinol Laryngol Suppl 1995;166:441-443
19. Balkany TJ, Hodges AV, Buchman CA et al. Cochlear implant soft failures consensus development conference statement. Cochlear Implants Int 2005;6:105-122
20. Balkany TJ, Hodges AV, Buchman CA et al. Cochlear implant soft failures consensus development conference statement. Otol Neurotol 2005;26:815-818
21. Official Gazette of the European Union 1990;L189:17-36
22. Backous DD, Watson SD. Standardization of reliability reporting for cochlear implants: an interim report. Ear Hear 2007;28 Suppl:91 S-94S
23. CENELEC. EN 45502-1:1997. Active implantable medical devices– Part 1: General requirements for safety, marking and information to be provided by the manufacturer. Brussels: CENELEC; 2010
24. CENELEC. EN 45502-2-3:2010. Active implantable medical devices-Part 2-3 Particular requirements for cochlear and auditory brain stem systems. Brussels:CENELEC; 2010
25. Holtkamp V. Cochlea-Implantate unter Stoßbelastung – Auswertung von Unfallszenarien, Ermittelung von Beanspruchungsgrenzen und Entwicklung eines standardisierten Prüfverfahrens. Dissertation Medizinische Hochschule, Hannover, Germany, 2004
26. Balkany TJ, Hodges AV, Gomez-Martin O et al. Cochlear reimplantation. Laryngoscope 1999;109:351-355
27. Carlson ML, Archibald DJ, Dabade TS et al. Prevalence and timing of individual cochlear implant electrode failures. Otol Neurotol 2010;31:893-898
28. Chung D, Kim AH, Parisier S et al. Revision cochlear implant surgery in patients with suspected soft failures. Otol Neurotol 2010;31:1194-1198
29. Gosepath J, Lippert K, Keilmann A, Mann WJ. Analysis of fifty-six cochlear implant device failures. ORL J Otorhinolaryngol Relat Spec 2009;71:142-147
30. Lassig AA, Zwolan TA, Telian SA. Cochlear implant failures and revision. Otol Neurotol 2005;26:624-634
31. Maurer J, Marangos N, Ziegler E. Reliability of cochlear implants. Otolaryngol Head Neck Surg 2005;132:746-750
32. Ray J, Proops D, Donaldson I, Fielden C, Cooper H. Explantation and reimplantation of cochlear implants. Cochlear Implants Int 2004;5:160-167
33. Soli SD, Zheng Y. Long-term reliability of pediatric cochlear implants. Otol Neurotol 2010;31:899-901
34. Tambyraja RR, Gutman MA, Megerian CA. Cochlear implant complications: utility of federal database in systematic analysis. Arch Otolaryngol Head Neck Surg 2005;131:245-250
35. Trotter MI, Backhouse S, Wagstaff S, Hollow R, Briggs RJ. Classification of cochlear implant failures and explantation: the Melbourne experience, 1982-2006. Cochlear Implants Int 2009;10 Suppl 1:105-110
36. Twomey T, Archbold S. Electrode and device problems: manifestation and management. Am J Otol 1997;18 Suppl:S99-S100
37. Dutt SN, Ray J, Hadjihannas E, Cooper H, Donaldson I, Proops DW. Medical and surgical complications of the second 100 adult cochlear implant patients in Birmingham. J Laryngol Otol 2005;119:759-764
38. Fayad JN, Baino T, Parisier SC. Revision cochlear implant surgery: causes and outcome. Otolaryngol Head Neck Surg 2004;131:429-432
39. Fayad JN, Eisenberg LS, Gillinger M, Winter M, Martinez AS, Luxford WM. Clinical performance of children following revision surgery for a cochlear implant. Otolaryngol Head Neck Surg 2006;134:379-384
40. Gibbin KP, Raine CH, Summerfield AQ. Cochlear implantation–United King-dom and Ireland surgical survey. Cochlear Implants Int 2003;4:11-21
41. Waltzman SB, Roland JT. Cochlear implantation in children younger than 12 months. Pediatrics 2005;116:e487-e493
42. Cohen NL. Cochlear implant candidacy and surgical considerations. Audiol Neurootol 2004;9:197-202
43. Miyamoto RT, Svirsky MA, Myres WA, Kirk KI, Schulte J. Cochlear implant reimplantation. Am J Otol 1997;18 Suppl:S60-S61
44. Kempf HG, Tempel S, Johann K, Lenarz T. [Complications of cochlear implant surgery in children and adults] Laryngorhinootologie 1999;78:529-537
45. Beadle EAR, McKinley DJ, Nikolopoulos TP, Brough J, O'Donoghue GM, Archbold SM. Long-term functional outcomes and academic-occupational status in implanted children after 10 to 14 years of cochlear implant use. Otol Neurotol 2005;26:1152-1160
46. Cervera-Paz FJ, Manrique M, Huarte A, García FJ, García-Tapia R. [Study of surgical complications and technical failures (correction of technical defects) of cochlear implants] Acta Otorrinolaringol Esp 1999;50:519-524
47. Henson AM, Slattery WH, Luxford WM, Mills DM. Cochlear implant performance after reimplantation: a multicenter study. Am J Otol 1999;20:56-64
48. Migirov L, Taitelbaum-Swead R, Hildesheimer M, Wolf M, Kronenberg J. Factors affecting choice of device by cochlear implant candidates. Otol Neurotol 2009;30:743-746
49. Cathébras G, Le Floch F, Bernard S, Soulier F. Dependability: a challenge for electrical medical implants. Conf Proc IEEE Eng Med Biol Soc 2010;2010:5923-5926

13 Revisão de Implantação Coclear

David R. Friedmann, J. Thomas Roland Jr. e Susan B. Waltzman

Introdução

Implantação coclear é um meio efetivo de reabilitação auditiva para aqueles com perda auditiva neurossensorial grave a profunda. A necessidade de cirurgia de revisão e reimplantação se tornou e continuará a ser de grande importância, tanto à medida que a coorte de pacientes implantados quando crianças envelhecerem quanto com a expansão continuada das indicações de elegibilidade para implantação coclear. Este capítulo revê as indicações de revisão de implantação, a avaliação abrangente dos pacientes com suspeita de necessitarem de cirurgia de revisão, técnicas cirúrgicas adequadas e aconselhamento apropriado aos pais a respeito dos resultados esperados.

Razões para Revisão

Falha do Aparelho

Pelos dados no nosso centro entre 1984 e 2011, de 2.294 pacientes que foram implantados (1.122 adultos e 1.172 crianças), 148 cirurgias de revisão foram realizadas com uma taxa global de reimplantação de 6,5%, semelhante às taxas relatadas por outros grandes centros. Há variação nas taxas publicadas de todos os centros, em parte atribuível à experiência e ao tamanho do centro. Adicionalmente, alguns centros observaram taxas mais altas de cirurgia de revisão em crianças. De fato, alguns centros descreveram quase o dobro da taxa de revisão em crianças (13 a 14%) em comparação com adultos (5 a 7%).[1-4]

No nosso centro, 69 adultos e 79 crianças submeteram-se a reimplantação, produzindo taxas de revisão semelhantes (6,15 e 6,74%, respectivamente). A vasta maioria da revisão de implantação coclear é resultado de falhas do aparelho em ambas as populações, adulta e pediátrica. Das 148 reimplantações no nosso centro, 84% em adultos e 85% em crianças foram decorrentes da falha do aparelho. Isto fornece uma taxa de falha de 5,4% que, em semelhança às revisões retrospectivas de outros grandes centros, sugere taxas de falha mais altas que os 2,5% citados pelos fabricantes.[5]

Falhas de aparelho são categorizadas como "duras" ou "brandas", entre as quais as primeiras são mais comuns e se responsabilizam pela maioria das cirurgias de revisão. Uma falha dura ocorre quando há uma interrupção completa do *input* auditivo e mau funcionamento confirmado de um componente do aparelho de implante coclear, impedindo comunicação entre os componentes interno e externo. As falhas duras podem ser anunciadas por uma falha súbita ou um som anormal e nenhuma ligação ao processador.

Nos últimos anos, aparelhos de alguns dos principais fabricantes tiveram *recall* por várias razões. Embora explantação não seja recomendada em pacientes assintomáticos, as queixas em pacientes implantados com um aparelho em *recall* devem provocar uma avaliação extensa. No nosso centro, as taxas de falha destes aparelhos são comparáveis às taxas de falha publicadas globais, embora tenhamos notado pontas nas nossas taxas de revisão temporalmente associadas a *recalls* de aparelhos.

Uma falha branda é menos bem definida, mas, frequentemente, é indicadora de falha iminente do *hardware* e pode ser vista como uma condição "pré-falha". Falhas brandas podem nem sempre ser evidentes pela testagem de integridade *in vivo*. Sintomas de falha branda podem ser sutis e incluem desempenho e percepção de fala diminuídos, mau desempenho com relação às expectativas baseando-se nas características pré-implantação, estímulos aversivos causando desconforto subjetivo ou dor especialmente em baixos níveis de estimulação, e estática e audição enquanto o aparelho está desligado de um mecanismo não claro, mas repetidamente observado. Uma necessidade frequente de reprogramação ou dificuldade de programação, muitas vezes atribuída, erradamente, a pacientes com perturbação, pode ser relacionada com o aparelho. Um forte índice de suspeição pode ser necessário para detectar sinais acompanhantes.

Embora relativamente incomum, desativação do eletrodo pode-se tornar necessária por causa de estimulação do nervo facial ou outras queixas adversas do paciente. Desativação de alguns eletrodos não tem necessariamente uma influência direta sobre o desempenho em adultos, mas desativação de cinco ou mais eletrodos pode sugerir falha iminente do aparelho em crianças e adultos.[6] Quando é observada deterioração no desempenho, é um fator de risco significante de falha branda. A ▶ Tabela 13.1 apresenta dados de um paciente adulto que experimentou deterioração no desempenho que foi notada em uma avaliação de rotina, sugerindo um problema que se resolveu após reimplantação.

Apesar da ausência de sinais intrigantes a partir de testagem de integridade *in vivo*, um defeito detectável do *hardware* é revelado em 38 a 86% dos aparelhos explantados com suspeita de falhas brandas.[2-4] Presumivelmente, em virtude da apresentação mais sutil, um revisão recente de uma única instituição da "linha do tempo" dos sintomas indicou intervalo de 8 meses antes que uma explicação de falhas brandas fosse encontrada, em comparação com 4 meses para falhas duras a partir do momento da sintomatologia inicial.[7] Isto salienta ainda mais a necessidade de ter alto índice de suspeição a fim de evitar uma demora no diagnóstico de falhas moles. Em casos de falha dura, nosso centro faz toda tentativa de explantar e substituir estes aparelhos tão logo seja possível, incluindo numerosos casos em que isto tem sido feito dentro de 48 horas do reconhecimento de uma falha dura, a fim de limitar a quantidade de tempo que estes pacientes ficam "desconectados".

Razões Médico-Cirúrgicas

Outras razões para cirurgia de revisão incluem indicações médico-cirúrgicas, como descontinuidade do retalho de couro cabeludo, infecção, patologia da orelha média incluindo colesteatoma, reações alérgicas mediadas por silicone, exposição do aparelho, migração de eletrodo, má colocação inicial de eletrodo, trauma, ou migração do receptor/estimulador (▶ Fig. 13.1). As taxas de infecção de implantes cocleares variam entre 2 e 8%. Infecção pode ser pequena, necessitando apenas de tratamento conservador, ou pode

Tabela 13.1 Mau Desempenho em Paciente Adulto que Provocou Reimplantação por Falha Branda (Escore% de Palavras, Sentenças)

Avaliação precedente	Problema identificado	Pós-reimplantação
84, 96%	40, 78%	76, 96%

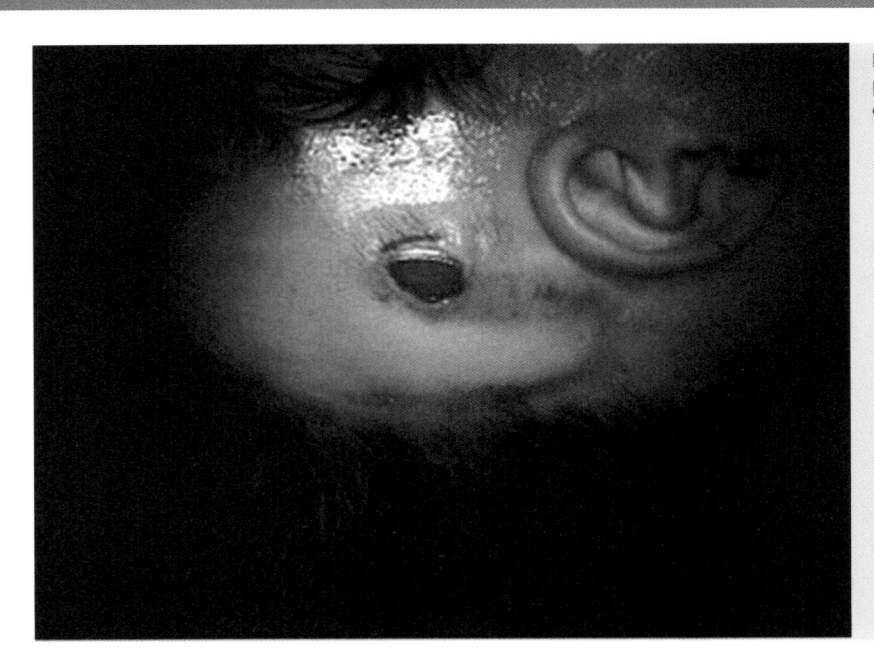

Fig. 13.1 Infecção do couro cabeludo em um recebedor pediátrico de implante coclear necessitando de revisão cirúrgica.

exigir cirurgia de revisão para sintomas persistentes ou extrusão do aparelho. A incidência de infecção diminuiu, provavelmente em decorrência de vários fatores incluindo a natureza das incisões e a disponibilidade de antibióticos perioperatórios. Embora nem toda infecção exija explantação, a presença de biofilme sobre os implantes biológicos pode complicar a resolução a longo prazo da infecção.[8] Em casos de necrose do couro cabeludo, pode ser possível relocalização do aparelho, contanto que não haja infecção continuada. Com exposição do aparelho, deve ser iniciada uma série de antibióticos intravenosos dirigida por cultura. Consideração deve ser dada ao agente infeccioso, à gravidade da infecção, presença de biopelícula e resposta ao tratamento antes de planejar explantação.

Em casos de infecção exigindo explantação e reimplantação em segundo tempo, nós advogamos remover o receptor/estimulador, mas deixando o arranjo de eletrodos intracoclear no lugar cortando o eletrodo no recesso facial para manter patente a luz da cocleostomia e livre de fibrose ou ossificação. Isto maximiza a probabilidade de uma reimplantação bem-sucedida com uma inserção de eletrodo total depois que a infecção tiver se resolvido, geralmente pelo menos 2 a 3 meses mais tarde. Quando um aparelho mais novo está sendo usado, o diâmetro do eletrodo precisa ser considerado, uma vez que a luz da cocleostomia pode estar limitada pelas dimensões do eletrodo inicialmente colocado. Em virtude do potencial de ossificação, o cirurgião deve estar preparado para encontrar obstrução coclear no momento da reimplantação. Nesses casos, técnicas de fluoroscopia intraoperatória podem assegurar uma inserção completa mais fácil. Revisão simultânea do retalho de couro cabeludo é também recomendada com reposicionamento do receptor/estimulador, se indicado. O seguinte é um sumário da nossa conduta com infecções cocleares relacionadas com implante.

Para complicações pequenas/não cirúrgicas:

1. Tratamento local da ferida.
2. Desbridamento, irrigação, retalho local para cobertura de aparelho exposto.
3. Antibióticos orais.
4. Mudar força do magneto.

Para grandes complicações exigindo cirurgia de revisão:

1. Série extensa de antibióticos intravenosos dirigidos por cultura.
2. Cirurgia estadiada, primeiro para explantar o aparelho, deixando o eletrodo intracoclear no lugar.
3. Reimplantação 3 a 4 meses mais tarde.

Extrusão extracoclear de eletrodo é também uma indicação para cirurgia de revisão e pode ser sugerida por um declínio na percepção de fala para a qual não há explicação alternativa. Depois das indicações relacionadas com o aparelho, é a causa mais comum de reimplantação em crianças.[3] A etiologia exata é desconhecida, mas pode estar relacionada com a colocação errada inicial, ossificação coclear conhecida, ou forças físicas colocadas sobre a cóclea que puxam o eletrodo para fora de posição. Esta última circunstância pode-se manifestar com um declínio progressivo no desempenho com a passagem do tempo. Apesar da intuitividade desta teoria no que ela se relaciona com crescimento do crânio em pacientes implantados quando eram crianças pequenas, os estudos não documentaram migração de eletrodo na população pediátrica em desenvolvimento.[9] Alguns mantêm a teoria de que o uso de eletrodos perimodiolares pode diminuir a probabilidade de extrusão de eletrodo.[10] Adicionalmente, tamponamento apertado do local da cocleostomia pode ajudar a manter o eletrodo no lugar.

Migração do eletrodo introduz dificuldades únicas em cirurgia de revisão, uma vez que a inserção completa poderia ser limitada por obliteração parcial decorrente da fibrose no local da cocleostomia e ao longo do comprimento do trato do eletrodo. Eletrodos erradamente colocados podem residir na tuba auditiva, no canal auditivo interno e no sistema vestibular.[11] Esses pacientes podem se desempenhar precariamente em relação às expectativas e têm uma probabilidade aumentada de sintomas aversivos que podem provocar investigação adicional, alterações de programação ou desativação de certos eletrodos do mapa.

Em outros casos, embora uma inserção completa possa ser realizada, a manipulação dos eletrodos enquanto se está fechando a incisão pode levar à extrusão acidental do eletrodo (▶ Fig. 13.2),

13 Revisão de Implantação Coclear

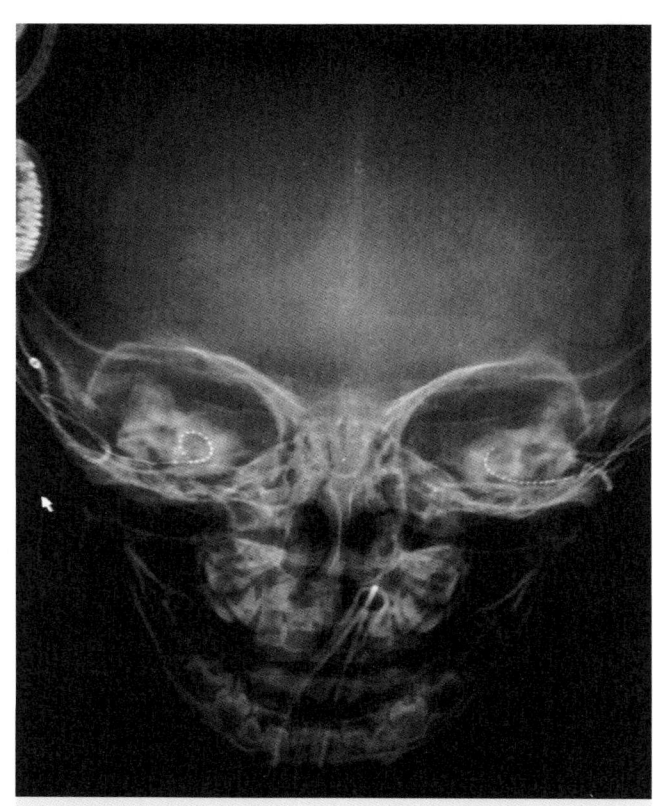

Fig. 13.2 Radiografia intraoperatória de paciente pediátrico que recebeu implantação coclear simultânea bilateral com evidência de extrusão do eletrodo esquerdo. Reconhecimento imediato possibilitou pronta substituição do arranjo de eletrodos, que foi confirmada em imageamento repetido.

sublinhando a utilidade do imageamento intraoperatório. Imagem confirmadora intraoperatória possibilita reconhecimento imediato deste problema de eletrodos expelidos ou colocados erradamente, e pode evitar a necessidade de cirurgia de revisão e todos os riscos que acompanham um período adicional de anestesia, ao detectar o erro antes de fechar a incisão.

Nosso protocolo de monitorização intraoperatória em pacientes com anatomia coclear normal submetendo-se à cirurgia primária ou de revisão inclui impedância de eletrodo e telemetria de resposta neural. Adicionalmente, tiramos uma radiografia simples em vista de Stenver que é interpretada pelo cirurgião que está operando, antes de concluir a operação. Isto possibilita determinação intraoperatória imediata da funcionalidade do aparelho e colocação ótima do eletrodo, a qual pode a seguir ser corrigida, se necessário, antes de deixar a sala de operações.

Nós acreditamos que diversos procedimento de revisão de implantação coclear, como eletrodos mal posicionados são evitáveis com o uso de imageamento intraoperatório para capacitar a retificação imediata, em vez do reconhecimento inicial do problema meses após a cirurgia quando o mau desempenho provoca avaliação adicional. Apesar da facilidade de uso, imageamento intraoperatório pode ainda não fazer parte do protocolo padrão em muitos centros por várias razões, incluindo a disponibilidade e custo de serviços radiológicos intraoperatórios. Embora a custoefetividade não tenha sido estudada, ao revermos o protocolo intraoperatório na nossa instituição, achados de raios X intraoperatórios foram o único indicador para uso do aparelho de reserva[12] (*backup*) e, como tal, eles constituem uma ferramenta crítica para otimização dos resultados após implantação coclear.

Considerações Especiais em Crianças

Há dados que indicam que as taxas de cirurgia de revisão são mais altas em crianças, aproximadamente o dobra daquelas em adultos em alguns casos,[2] embora este não tenha sido o caso em nossa instituição. As razões exatas para as taxas mais altas (se de fato existirem) não são claras, mas explicações possíveis incluem incidência aumentada de trauma craniano e probabilidade aumentada de infecção no grupo etário mais jovem.

Além disso, o diagnóstico em crianças de falha do aparelho pode ser tornado mais difícil como resultado das habilidades de comunicação já prejudicadas. Falta de reconhecimento de sintomas nesta população pode impedir desempenho ideal com aparelho durante períodos críticos de desenvolvimento das habilidades de comunicação.

Protocolo de Avaliação

Na nossa instituição, as suspeitas de falha, incluindo casos encaminhados de centros de fora, passam por um levantamento rigoroso. Uma abordagem por equipe com comunicação clara entre os audiologistas e cirurgiões no centro de implante coclear é crítica. Estudos por imagem, relatos operatórios prévios e mapas são revistos. A avaliação de cada paciente inclui um exame completo otológico e audiológico para verificar mapas e desempenho, com especial atenção a um declínio longitudinal no desempenho que pode ser indicador de uma falha branda.

Testes de integridade aparelho-específicos são efetuados, e novo imageamento do osso temporal é adquirido incluindo tomografia computadorizada (CT) ou radiografia simples em incidência de Stenver para avaliar a colocação e aparência global da localização do eletrodo. Alguns achados, incluindo a presença de enrolamento da extremidade e hiperinserção do arranjo de eletrodos, podem ser mais facilmente apreciados em radiografia que em CT (▶ Fig. 13.3).

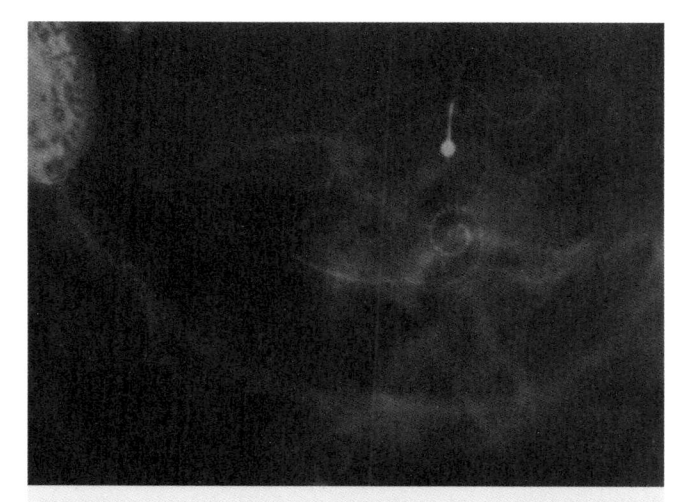

Fig. 13.3 Eletrodo hiperinserido, no qual o eletrodo 1 está muito mais profundo que a janela redonda. Isto foi detectado ao encaminhamento ao nosso centro para avaliação da paciente com mau desempenho em relação às expectativas. Ela subsequente se submeteu à revisão da implantação coclear com melhora no desempenho.

Pacientes podem ter sintomas específicos indicadores de uma falta de pontos de contato de altas frequências que devem provocar uma pesquisa de um eletrodo hiperinserido, com melhora prevista na discriminação da fala uma vez ele seja corrigido. Reprogramação do aparelho e substituição de todos os componentes são tentadas antes de prosseguir com cirurgia. O protocolo envolvido na análise do aparelho após explantação é o seguinte: avaliar relatório clínico → inspeção visual → testes elétricos → radiografia ou outros testes não destrutivos → desmontagem → microscopia eletrônica de varredura.

Considerações sobre a Revisão

Em geral, aparelhos do mesmo fabricante usado na cirurgia primária são reimplantados para diminuir problemas de processamento e porque, logisticamente, a substituição do aparelho é, muitas vezes, coberta pelo fabricante. Entretanto, outros aparelhos podem ser usados sob circunstâncias específicas como em caso da insistência de um paciente em mudar de fabricante.

É importante prever falhas para minimizar o impacto que elas podem ter sobre os pacientes e suas famílias. A necessidade de revisão tem implicações generalizadas para a equipe de implante, para a indústria quando aparelhos necessitam ser modificados e *recalls* podem ser indicados, para a regulamentação (nos Estados Unidos) pela Food and Drug Administration, e para a percepção pública. Atenção especial aos sintomas do paciente, efetuar e analisar avaliações regulares, e investigar resultados piores inesperados são necessários para diminuir estes fatores. Maus resultados podem ser especialmente dignos de nota para sinalizar falha e má colocação de aparelho em pacientes que são sob outros aspectos considerados candidatos ideais a implante. Com esta finalidade, avaliações anuais são críticas.

As taxas globais de cirurgia de revisão de implante coclear e a as taxas de incidência de falha de aparelho previamente descritas entre 3 e 8% dos casos diminuíram para 2% nos principais centros de implante.[2,13] As explicações para diminuição observada são variadas, mas incluem atenção à melhoria da técnica de implantação que diminuiu as taxas globais de cirurgia de revisão e controle de qualidade de fabricação melhorado, levando a menos falhas de aparelho, embora falhas de projeto de aparelho aumentem estas porcentagens.

Uma declaração de consenso global definiu falha de aparelho como um aparelho com características fora da especificação do fabricante, resultando em uma perda de benefício clínico. De acordo com estas diretrizes, essas ocorrências devem ser documentadas em um banco de dados central.[14] É claro que há outras circunstâncias que podem justificar revisão ou explantação e reimplantação subsequente que não satisfazem estes critérios de falha do aparelho. Adicionalmente, um aparelho pode não estar funcionando dentro das especificações, mas pode ainda ser de benefício clínico. Essas decisões são deixadas a critério do centro de implante coclear para fazer uma melhor determinação de administração. Se sintomas acompanharem uma diminuição documentada no desempenho, com resolução dos sintomas após reimplantação, a falha do aparelho está confirmada. O Capítulo 12 deste livro examina estas questões em maior detalhe.

Apesar da abrangência do estudo pré-operatório, é difícil prever exatamente o que pode ser encontrado quando se parte para cirurgia de revisão. Assim, o aconselhamento aos pacientes e suas famílias antes de cirurgia de revisão deve incluir dados sobre resultados esperados, bem como a necessidade potencial de abrir mão da reimplantação se julgada insegura. A possibilidade de implantar no lado contralateral deve ser discutida se for previsto que pode haver dificuldade para reimplantar no lado implantado previamente. Adicionalmente, os pacientes devem ser aconselhados sobre a necessidade potencial de estadiar a cirurgia se explantação estiver sendo feita por suspeita de infecção do aparelho.

Técnica Cirúrgica de Revisão

Cirurgia de revisão incorpora a mesma incisão retroauricular ou uma menor. Eletrocautério monopolar não é usado quando um aparelho está no lugar, uma vez que a corrente elétrica através do aparelho pode invalidar resultados da análise de falha e pode teoricamente também ser transmitida para dentro da cóclea causando trauma intracoclear. Nós favorecemos o bisturi Shaw (Hemostatix, Bartlett, TN) por estas razões. Retalhos subcutâneos são abertos sobre a cápsula do aparelho, a cápsula é aberta e a sutura de retenção é cortada. Eletrodos são dissecados fora anteriormente e cortados na entrada no processo mastoide. Cortar eletrodos não influi a capacidade do fabricante de efetuar análise de causa de falha. O receptor/estimulador pode, então, ser removido atraumaticamente com os eletrodos ainda no lugar e posto de lado com os eletrodos para retornar ao fabricante para que seja efetuada análise de causa de falha.

Se necessário, a cavidade e a calha para o aparelho podem ser revisados a esta altura, incluindo manter uma projeção óssea na entrada da mastoide para proteger os eletrodos. O retalho do periósteo com base anterior é, então, elevado, e o eletrodo é cortado ao entrar no recesso facial (▶ Fig. 13.4). O eletrodo terra livre não necessita ser "descolado e retirado" e pode ser deixado no lugar. O recesso facial é então revisado, se necessário, para remover neoformação de osso ou remoção inadequada prévia de osso. Qualquer tecido mole obstruindo a visão da cocleostomia é removida para otimizar a visualização.

Em seguida, a cavidade é irrigada de qualquer sangue e pó de osso e hemostasia é obtida. A esta altura, o novo aparelho é trazido para o campo, colocado na cavidade e fixado, e o eletrodo terra é colocado. Por fim, o eletrodo antigo é, então, removido, e o novo eletrodo é imediatamente colocado para evitar colapso da cocleostomia. A razão para cortar o eletrodo na cocleostomia e, então, como último ato do processo de reimplantação, remover o antigo e reinserir o novo, é para que a luz da bainha fibrosa não colapse e o novo eletrodo seja inserido dentro da bainha/caminho antigo. Se a bainha colapsar ou o eletrodo for dirigido fora da bainha, uma inserção completa não é obtida ou pelo menos seria difícil. Em certo sentido, a localização e a posição da primeira inserção determinam todas as posições futuras de eletrodo. A cocleostomia é a seguir tamponada, e nossa bateria padrão de testes intraoperatórios e imageamento confirmatório da colocação é executada conforme previamente descrito.

Considerações Especiais

Anatomia Anormal da Orelha Interna

Pacientes com anatomia vestibulococlear anormal necessitam de modificações na técnica para assegurar resultados ótimos. Direcionamento fluoroscópico intraoperatório pode ser utilizado em casos de cócleas malformadas, cócleas obstruídas e casos complexos de revisão a fim de assegurar colocação correta do eletrodo. É simples e seguro.

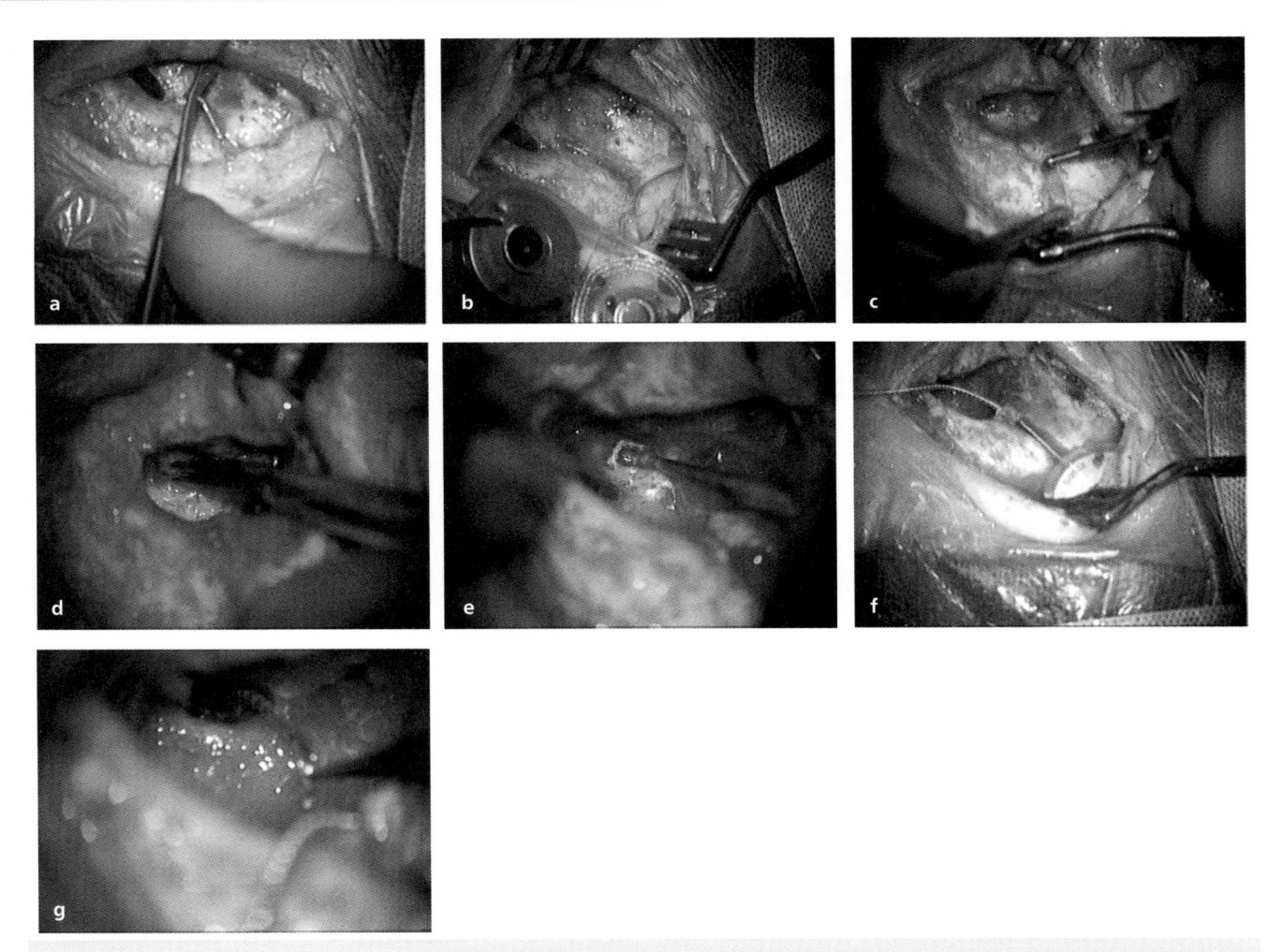

Fig. 13.4 a-g Técnica de reimplantação. (a) "Primeiro" corte do eletrodo terra. (b) Remoção do aparelho. (c) Revisão da calha. (d) Corte do eletrodo no recesso facial ("segundo" corte). (e) Revisão do recesso facial conforme necessário. (f) Assentamento do novo aparelho. (g) Remoção do eletrodo da cocleostomia com colocação imediata do novo eletrodo.

Especificamente, os pacientes com deformidade de cavidade comum e surdez coclear ligado ao X podem ter malformações da orelha interna que predispõem à inserção não intencional no canal auditivo interno (IAC) (▶ Fig. 13.5). Alguns estudos levantaram preocupação infundada com cirurgia de revisão nestes pacientes com eletrodos mal posicionados por causa de preocupação com potencial lesão vascular ao IAC e vazamento de líquido cerebrospinal.

Fluoroscopia intraoperatória (▶ Fig. 13.6) pode ser utilizada em pacientes com inserção acidental no IAC, e é efetiva para prevenir má posição de eletrodo durante colocação inicial e para reduzir a probabilidade de complicação durante reinserção de eletrodo. Adicionalmente, aumentar a cocleostomia para formar um oval permite visualização da parede coclear externa e pode ser útil para prevenir inserção no IAC nesses casos. Contrariamente ao que parece intuitivo, cocleostomias maiores evitam inserção no IAC, e,

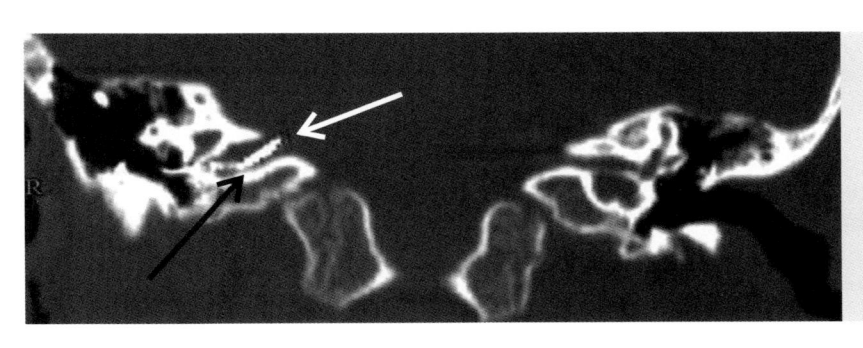

Fig. 13.5 Tomografia computadorizada do osso temporal demonstra a malformação coclear típica associada à surdez tipo ligado ao X e arranjo de eletrodos mal posicionados dentro do canal auditivo interno.

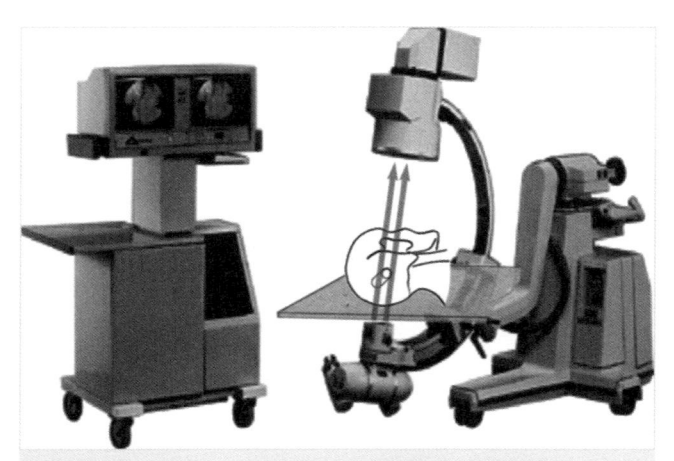

Fig. 13.6 Montagem intraoperatória para técnica fluoroscópica de revisão de implantação coclear.

apesar do risco maior de vazamento de CSF nestes pacientes, tamponamento firme deve prevenir a incidência de um vazamento.[15]

Cirurgia de Revisão para Implantes Híbridos

Com as indicações em expansão da implantação coclear e interesse pelos benefícios da audição eletroacústica combinada, alguns centros têm oferecido aos pacientes com audição residual de baixas frequências eletrodos híbridos com arranjos de eletrodos mais curtos. Estes pacientes usam um processador da fala e um aparelho de audição na orelha implantada e um aparelho de audição no ouvido contralateral[16] conforme descrito no Capítulo 18. Fitzgeral et al.[17] e, mais recentemente, Carlson et al.[18] descreveram uma série de pacientes nas suas respectivas instituições que receberam implantação com o mesmo aparelho modelo híbrido e, subsequentemente, perderam audição residual na orelha implantada. Quando o desempenho destes pacientes declinou, eles preferiram submeter-se à explantação e reimplantação com arranjos de eletrodos completos, resultando em capacidades melhoradas de reconhecimento de palavras. Estes dados demonstram que eletrodos de implante coclear padrão podem permitir melhor percepção de fala do que aqueles com arranjos de 10 mm em pacientes que perdem audição residual, e que reimplantação bem-sucedida em usuários de híbridos é possível após perda da audição. Outros aparelhos eletroacústicos incluindo eletrodos híbridos mais longos estão no mercado e em experiências clínicas, mas não há dados de longo prazo sugerindo resultados de reimplantação nestes pacientes.

Resultados da Revisão de Implantação Coclear

Estudos confirmaram que reimplantação pode ser realizada sem diminuição do desempenho. A maioria dos estudos em crianças e adultos mostrou que o desempenho pós-reimplantação geralmente é igual ou melhor que o desempenho pré-implantação. Dito isso, compreensão aumentada da fala não é garantida apesar da reimplantação com novas tecnologias. Estudos mais antigos demonstraram que alguma porcentagem de pacientes achou que o seu novo aparelho não lhes dava tanto benefício quando o aparelho antigo,[19] o que talvez possa ser explicado por discrepâncias entre a duração do uso do aparelho pré-falha e pós-falha. Por outro lado, alterações necessárias na estratégia de processamento podem exigir um período de ajustamento. Adicionalmente, a posição relativa do eletrodo e a profundidade dentro da cóclea podem não ser completas com a revisão – especialmente para certas indicações. Quando "falhas" da revisão foram estudadas, elas são principalmente compostas de casos de suspeita de falha branda em oposição a falhas de aparelho confirmadas ou indicações não relacionadas com o aparelho. Entretanto, sintomas aversivos auditivos ou não auditivos frequentemente se resolvem com revisão e devem ser considerados fatores prognóstico positivos.[3]

Embora uma inserção de eletrodo completa similar deva ser tentada na reimplantação, a relevância de pequenos desvios do eletrodo reimplantado para desempenho de fala não foi demonstrada.[20] Uma revisão da histopatologia dos ossos temporais em pacientes que receberam reimplantação coclear sugere que o eletrodo da reimplantação não seguiu necessariamente uma trilha comum criada pelo eletrodo inicial, e, nesses casos, uma quantidade maior de osso anormal ou fibrose foi notada.[21] Outra vez, as consequências funcionais destas observações no desempenho dos pacientes permanecem desconhecidas.

Considerações futuras incluem quantas vezes os pacientes podem ser reimplantados e o que fazer se resultarem quaisquer consequências. A expectativa de vida dos aparelhos parece variar grandemente, e é difícil predizer quanto tempo se espera que os aparelhos se desempenhem apropriadamente. Os pais devem ser aconselhados de que as crianças submetidas à implantação têm probabilidade de receber reimplantação coclear pelo menos uma vez, se não múltiplas vezes, na sua vida com tecnologias mais novas. A consequência de repetido trauma cirúrgico não está clara. Embora os dados certamente indiquem que uma diminuição no desempenho não deve ser esperada com cirurgia de única revisão, os efeitos de múltiplas revisões permanecem não esclarecidos.

Conclusão

Globalmente, implantação coclear permanece um procedimento seguro e efetivo com baixas taxas de complicação e reimplantação. Embora seja impossível erradicar totalmente os problemas que causam reimplantações de aparelhos médicos implantados, a porcentagem de substituições em relação aos implantes cocleares é baixa, e é previsto que à medida que a tecnologia e a técnica continuem a evoluir, experimentaremos, ainda, mais reduções nos números de reimplantações como temos visto durante os últimos 20+ anos.

Referências

1. Arnoldner C, Baumgartner WD, Gstoettner W, Hamzavi J. Surgical considerations in cochlear implantation in children and adults: a review of 342 cases in Vienna. Acta Otolaryngol 2005;125:228-234
2. Brown KD, Connell SS, Balkany TJ, Eshraghi AE, Telischi FF, Angeli SA. Incidence and indications for revision cochlear implant surgery in adults and children. Laryngoscope 2009;119:152-157
3. Marlowe AL, Chinnici JE, Rivas A, Niparko JK, Francis HW. Revision cochlear implant surgery in children: the Johns Hopkins experience. Otol Neurotol 2010;31:74-82
4. Rivas A, Marlowe AL, Chinnici JE, Niparko JK, Francis HW. Revision cochlear implantation surgery in adults: indications and results. Otol Neurotol 2008;29:639-648
5. Lassig AA, Zwolan TA, Telian SA. Cochlear implant failures and revision. Otol Neurotol 2005;26:624-634

6. Zeitler DM, Lalwani AK, Roland JT, Habib MG, Gudis D, Waltzman SB. The effects of cochlear implant electrode deactivation on speech perception and in predicting device failure. Otol Neurotol 2009;30:7-13
7. Roby BB, Ferrello M, Huang TC, Rimell FL, Levine SC. Symptom timeline preceding cochlear implant failure: an institutional experience. Otolaryngol Head Neck Surg 2012;146:782-787
8. Antonelli PJ, Lee JC, Burne RA. Bacterial biofilms may contribute to persistent cochlear implant infection. Otol Neurotol 2004;25:953-957
9. Roland JT, Fishman AJ, Waltzman SB, Alexiades G, Hoffman RA, Cohen NL. Stability of the cochlear implant array in children. Laryngoscope 1998;108:1119-1123
10. Cullen RD, Fayad JN, Luxford WM, Buchman CA. Revision cochlear implant surgery in children. Otol Neurotol 2008;29:214-220
11. Viccaro M, Covelli E, De Seta E, Balsamo G, Filipo R. The importance of intraoperative imaging during cochlear implant surgery. Cochlear Implants Int 2009;10:198-202
12. Cosetti MK, Troob SH, Latzman JM, Shapiro WH, Roland JT, Waltzman SB. An evidence-based algorithm for intraoperative monitoring during cochlear implantation. Otol Neurotol 2012;33:169-176
13. Eskander A, Gordon KA, Kadhim L et al. Low pediatric cochlear implant failure rate: contributing factors in large-volume practice. Arch Otolaryngol Head Neck Surg 2011;137:1190-1196
14. Battmer RD, Backous DD, Balkany TJ et al. International Consensus Group for Cochlear Implant Reliability Reporting. International classification of reliability for implanted cochlear implant receiver stimulators. Otol Neurotol 2010;31:1190-1193
15. Heman-Ackah S, Friedmann DR, Cosetti MK et al. Revision cochlear implantation following internal auditory canal insertion Laryngoscope 2013, forthcoming
16. Woodson EA, Reiss LA, Turner CW, Gfeller K, Gantz BJ. The Hybrid cochlear implant: a review. Adv Otorhinolaryngol 2010;67:125-134
17. Fitzgerald MB, Sagi E, Jackson M et al. Reimplantation of hybrid cochlear implant users with a full-length electrode after loss of residual hearing. Otol Neurotol 2008;29:168-173
18. Carlson ML, Archibald DJ, Gifford RH, Driscoll CL, Beatty CW. Reimplantation with a conventional length electrode following residual hearing loss in four hybrid implant recipients. Cochlear Implants Int 2012;13:148-155
19. Henson AM, Slattery WH, Luxford WM, Mills DM. Cochlear implant performance after reimplantation: a multicenter study. Am J Otol 1999;20:56-64
20. van der Marel KS, Briaire JJ, Verbist BM et al. Cochlear reimplantation with same device: surgical and audiologic results. Laryngoscope 2011;121:1517-1524
21. Lee J, Eddington DK, Nadol JB. The histopathology of revision cochlear implantation. Audiol Neurootol 2011;16:336-346

14 Avanços em Programação de Implante Coclear

William H. Shapiro

Introdução

O objetivo último da programação do aparelho é ajustar um aparelho de modo que ele possa, efetivamente, converter *input* acústico em um sinal elétrico utilizado por cada eletrodo estimulado. Quanto mais preciso este processo, maior o potencial de percepção de fala de conjunto aberto. Este capítulo focaliza programação geral (tradicional) de aparelho, técnicas objetivas de programação, gestão de preocupações de programação e, finalmente, o que o futuro pode encerrar para novas técnicas de programação. Encaminhamos o leitor à ▶ Tabela 14.1 e a cada fabricante para informação de programação de aparelho específico.

Programação Geral de Aparelho

Programar um implante coclear é um processo que pode ser dividido em quatro fases: pré-programação, sala de operações (OR), estimulação inicial e acompanhamento. O sucesso último da programação de um implante coclear exige a maximização de todas as quatro fases deste processo.

Pré-Programação

O objetivo da pré-programação é preparar o paciente para a estimulação inicial. Esta fase é passada treinando conceitos auditivos em crianças pequenas ou adultos que são pré ou perilingualmente prejudicados e por essa razão têm limitada exposição a estímulos auditivos. Isto permite respostas mais precisas à estimulação auditiva e familiariza o paciente com a tarefa/procedimento. A responsabilidade pelo treinamento destas tarefas cabe ao foniatra trabalhando com o paciente, o audiologista avaliando o paciente e, possivelmente, os pais da criança. O uso de amplificação apropriada é crítico nesta circunstância. Isto pode variar de um poderoso aparelho de audição na orelha a um aparelho retroauricular, a um sistema de FM. Os centros de implante coclear maiores, mais experientes, possuem programas instituídos de empréstimo de aparelho de audição para cobrir o custo da aquisição de amplificação temporária cara entre a identificação e a cirurgia, e para assegurar que os pacientes estejam usando a amplificação mais apropriada durante o período de avaliação. À medida que os centros ganharam experiência com implantes cocleares, a extensão da pré-programação diminuiu. Isto é mais provavelmente o resultado da tecnologia aperfeiçoada do aparelho de audição e da facilidade com o processo global de avaliação, especialmente na população pediátrica.[1] Durante esta fase, pacientes prospectivos e as famílias podem receber aconselhamento extenso. Aconselhamento pré-operatório é essencial para ajudar a guiar o paciente e sua família a expectativas realísticas referentes ao desempenho, durante o tempo, com um implante coclear. Além disso, é crítico para os indivíduos com perdas profundas e poucas habilidades orais ter acesso a materiais escritos ou vídeos legendados durante este processo.

Monitorização Intraoperatória

Durante os últimos anos, a monitorização intraoperatória ganhou mais ampla aceitação e, por essa razão, uso aumentado nos centros de implante coclear. Apesar de exigir uma desmedida quantidade de tempo do pessoal (frequentemente não reembolsado pelas companhias seguradoras) e apesar do fato de que falhas de aparelho tirado da caixa são raras, a monitorização intraoperatória pode fornecer à equipe de implante valiosa informação. A monitorização pode confirmar *output* elétrico, estimulação do paciente, fornecer dados objetivos que podem ser usados como um ponto inicial para testagem comportamental (psicofísica) especialmente no paciente difícil de testar, e pode ser uma ferramenta poderosa de aconselhamento para acalmar as preocupações dos membros da família à conclusão do procedimento cirúrgico.[1] Embora documentação de estimulação do paciente seja certamente um sinal positivo, há evidência sugerindo que ela não se correlaciona com desempenho pós-operatório. Cosetti et al.,[2] em 2010, mediram resultados de limiar de resposta neural (NRT) intraoperatória por telemetria (tNRT) e os compararam com medidas de percepção da fala pré-operatórias e 1 ano pós-operatórias em 97 sujeitos (24 crianças e 73 adultos). Demonstraram que o nível, ou a presença, de resposta neural intraoperatória por teletria não constitui um preditor confiável do desempenho pós-operatório.

A bateria de testes tipicamente efetuada na sala de operações inclui, mas não é limitada a, telemetria de impedância, que confirma a integridade dos eletrodos; limiares de reflexo estapédico elétrico (ESRTs); e medição do potencial de ação composto (ECAP), que confirma estimulação do nervo auditivo. Houve uma importante quantidade de pesquisa sobre a relação entre estes índices eletrofiológicos e medidas psicofísicas obtidas durante programação de aparelho.[3-11]

Durante os últimos 10 anos os centros de implante começaram a usar a Internet para monitorizar aparelhos em localizações distantes. Em um estudo por Shapiro et al.,[12] em 2008, oito pacientes foram avaliados em um esforço para determinar a exequibilidade e eficácia da monitorização à distância em comparação com monitorização *in situ*; quatro pacientes foram monitorizados *in situ* e quatro em uma localização distante (centro de implante coclear). Os resultados mostraram que o tempo médio do audiologista para testagem remota foi 9 minutos em comparação com 93 minutos requeridos para efetuar testagem *in situ*. Com base no número de cirurgias realizadas pela New York University School of Medicine em 2006, os autores demonstraram o potencial de 6,35 semanas de ganho de produtividade, por ano, para a equipe de audiologia. Isto representa uma redução importante no tempo requerido para testagem e, consequentemente, no custo. O único equipamento adicional necessário foi uma conexão de Internet, laptop, aplicações de *software* comercialmente disponíveis adicionais, e um telefone. Em termos de pessoal, é necessária uma enfermeira de OR.

Finalmente, uma radiografia simples é tirada na OR para avaliar a colocação de eletrodo e para servir como referência básica em caso de problema com o aparelho em uma data mais tarde. Se, durante monitorização intraoperatória, o aparelho não estimular ou medidas de impedância não puderem ser obtidas, o aparelho de *backup* pode ser usado para assegurar funcionamento adequado na estimulação inicial.

Tabela 14.1 Especificações dos Aparelhos

Fabricante	Advanced Bionics	Cochlear Corporation	Med-El Corporation
Implante	HiRes 90 K advantage	Cochlear Nucleus CI24RE (CA) Contour Advance	Med-El Concert, Sonata e Pulsar
	HiFocus 1j electrode array	Cochlear Nucleus CI422 com eletrodo reto fino	FLEX^{28} array* FLEX^{24} array*
	HiFocus Helix electrode array	Cochclear Nucleus CI24RE (ST) reto	Medium array
		Cochlear Nucleus 24 *double array*	Standard array
			Arranjo dividido disponível em configuração PULSAR
Caixa	Titânio e silicone	Titânio e silicone	Titânio e silicone (PULSAR-cerâmica)
Canais/eletrodos	Até 31 canais com 16 eletrodos	Até 22 canais com 24 eletrodos	Até 12 canais com todos os arranjos
Frequência de estímulo	Até 83.000 pps	Até 32.000 pps	Até 50.704 pps
Características	Imageamento de resposta neural (NRI)	Telemetria de resposta neural (NRT)	Telemetria de resposta do nervo auditivo (ART)^{TM}
	MRI-compatível 1,5 tesla com magneto removível	MRI-compatível 1,5 tesla com magneto removível	PULSAR: MRI-compatível 0,2 tesla sem remoção cirúrgica do magneto
	Intelli-Link associação implante e processador	Eletrodo ponta macia minimizando força de inserção na parede lateral	Eletrodos comprimento total que estimulam a cóclea inteira
		Suporta eletrofisiologia ESRT, ABR, CEP	Codificação Fine Structure (FSP) ou estratégia de codificação HDCIS quando usado com processador OPUS
Atrás da orelha (BTE)	Harmony	Nucleus 5	Opus II ou 2XS (com Fine Tuner)
Bateria	Uma bateria recarregável	2–3 675 baterias energia zinco ar ou recarregável	OPUS 2 usa três baterias de zinco-ar alta energia
			OPUS 2 XS usa duas baterias de zinco-ar alta energia
			Opções de uso de pacote de baterias que usam baterias AA (recarregáveis ou descartáveis) também são disponíveis
Vida da bateria	24 horas com tamanho *plus*	Entre 24 (recarregável) e 48 horas (descartável) (varia com a estratégia)	OPUS 2: 3 a 5 dias (até 90 horas) com D Coil
	14 horas com tamanho *slim*		OPUS 2 XS: até 60 horas com D Coil
			AA: 3 a 5 dias descartável, 2 a 3 dias recarregável
Cores	Bege, castanho, prata, preta, com capa multicolorida	Preta, castanho, bege, carvão, branca (capas coloridas disponíveis)	13 opções de cores
Programas	3	4	4
Estratégias	ClearVoice, Hi-Res-S, Hi-Res-P, Fidelity 120, MPS, CIS	ACE, ACE (RE), SPEAK, CIS, CIS (RE)	FSP, HDCIS, CIS+
Características	Capacidades ALD	Capacidades ALD	Capacidades ALD
	Pacotes de baterias opcionais	Resistente à água	Mais leve processador
	Controle de volume	Opção vestida por bebê	Remoto
	Luz indicadora no processador	Remoto com características de corrigir defeito	Pacotes de bateria opcionais incluindo opção usada por bebê
	Microfone T	Luz indicadora no processador	Luz indicadora no processador
		Auto telecoil, ajustes de situação, compatível com Blue Tooth	IRIS característica de segurança garante que processador errado não estimulará o ouvinte
Estilo do corpo	Neptune	Freedom usado no corpo do bebê	Opus II: disponível com diferentes pacotes de baterias
Bateria	Uma bateria recarregável ou bateria AAA descartável	Uma ou duas baterias AA	
Vida da bateria	Recarregável até 21 horas	14 horas	
	Descartável até 30 horas		
Cores	Múltiplas cores	Múltiplas cores	
Programas	3	4	
Estratégias	ClearVoice, Hi-Res 120-S ou Hi-Res 120-P	SPEAK, CIS, ACE	

Tabela 14.1 *Continuação*

Características	Europort para FM	Capacidades ALD
	Grandes botões tácteis	ADRO
	Neptune Connect Controller removível	Botão autossensibilidade
	Capacidades de ouvir microfone	Botão trava
	Alarmes programáveis LED e audível	
	Graduação à prova d'água IP 68	
	Acessório T-comm para capacidade T-mic e telecoil (não à prova d'água)	

ABR, resposta auditiva do tronco cerebral; ACE, codificador avançado de combinação ; ADRO, otimização adaptativa de faixa dinâmica; ALD, aparelho assistido de audição; CEP, potencial evocado cortical; CIS, amostragem intercalada contínua; ESRT, limiar de reflexo estapédico elétrico; FSP, processamento de estrutura fina; HDCIS, CIS de alta definição; LED, diodo emissor de luz; MPS, estratégia pulsátil múltipla; pps, pulsos por segundo.
*Investigacional; não aprovado pela U.S. Food and Drug Administration.
Dados de Shapiro WH, Bradham TS. Cochlear implant programming. In: Roland JT Jr, Haynes DS, eds. Otolaryngologic Clinics of North America, vol. 45: Cochlear Implants: Adult and Pediatric. Philadelphia: WB Saunders, 2012:111-128.

Estimulação Inicial

A estimulação inicial (IS) tipicamente começa 10 dias a 4 semanas pós-operatoriamente e dura aproximadamente 2 horas por dia durante 2 dias consecutivos. Esta referência de tempo deve ser reduzida em caso de uma falha do aparelho, uma vez que a necessidade de colocar o paciente de volta "no ar" é crucial, e de implantação simultânea bilateral, uma vez que o paciente está tipicamente sem acesso ao ambiente auditivo após cirurgia. Se monitorização intraoperatório tiver sido efetuada, estes dados devem ser carregados no computador de programação na estimulação inicial. O audiologista pode usar o período de tempo entre a cirurgia e a estimulação inicial para estabelecer um plano de programação. Os dados objetivos, a radiografia simples, e discussões com o cirurgião são cruciais para assegurar uma estimulação inicial tranquila, uma vez que estimular um eletrodo que está extracoclear, o que pode resultar em um efeito colateral não auditivo, pode ser contraproducente. Muitos centros usarão os dados obtidos na OR para programar um aparelho (programação objetiva), e isto tem tido um impacto direto positivo em alinhar o processo de programação.[1]

Manutenção de um ambiente físico confortável no qual a programação do aparelho é efetuada pode influenciar o sucesso da estimulação inicial, especialmente em crianças.[13] Em crianças, uma abordagem de equipe, similar à testagem pediátrica tradicional, é a conduta preferida. Isto envolverá um audiologista principal e um audiologista, foniatra ou, possivelmente, um dos pais trabalhando com a criança usando técnicas de audiometria com reforço visual (VRA) ou condicionada (CPA) para provocar respostas comportamentais à estimulação elétrica durante a programação. Na prática, programação em uma criança de 6 meses pode fornecer medidas psicofísicas mais precisas que em uma de 18 meses em virtude da natureza mais reflexa da estimulação auditiva da criança mais nova. Muitas vezes as sessões de programação podem ser filmadas em videoteipe para documentar o progresso de um paciente e para fornecer informação sobre o modo de resposta de uma criança. Estas sessões iniciais são dedicadas a fornecer ao paciente um programa confortável e utilizável e a aconselhar o paciente ou os pais sobre cuidado, manutenção e descobrir defeitos do aparelho. Com o uso de monitorização intraoperatória e técnicas de programação alinhadas, o tempo necessário durante a estimulação inicial foi significativamente reduzido.

Tradicionalmente, independente do aparelho, duas medidas psicofísicas básicas necessitam ser obtidas sobre cada eletrodo intracoclear: os limiares elétricos (nível T), definidos, dependendo do fabricante, como o nível mais brando ao qual um paciente é estimulado ou 50 ou 100% das vezes, e os níveis de volume mais confortáveis (níveis C/M), definidos como o som mais intenso que um paciente é capaz de ouvir confortavelmente durante um período sustentado de tempo. Para confirmar que os recebedores constantemente ouvem aos níveis T, eles devem ser solicitados a contar o número de sons que ouvem. Isto é chamado "nível T contado". Os métodos usados e o grau de dificuldade para obter estas medidas variarão consideravelmente dependendo de diversos fatores: idade do paciente, situação mental, duração da surdez e outras condições desvantajosas. As técnicas usadas são semelhantes àquelas usadas pelos audiologistas pediátricos. Empregar uma ampla variedade de técnicas, comportamental e objetivamente, é especialmente importante com critérios expandidos de pacientes, incluindo crianças novas, com múltiplas deficiências, e os idosos.

Antes de obter medidas psicofísicas, tipicamente será necessário escolher certos parâmetros. Fundamental entre estes parâmetros é a estratégia de processamento da fala (codificação). As estratégias de codificação são os métodos pelos quais um implante traduz o sinal acústico que chega para padrões de pulsos elétricos, os quais então estimulam as fibras nervosas existentes. Estas estratégias fornecem ao ouvinte indicações referentes à informação espectral ou do invólucro, como pico espectral (SPEAK), informação temporal (amostragem intercalada contínua [CIS]), alta resolução (high RES120, alta definição CIS [HDCIS]), processamento de estrutura fina (FSP) temporal, ou uma combinação destes (codificador avançado de combinação [ACE]). Ao longo dos anos, avanços nas estratégias de codificação da fala contribuíram para desempenho melhorado dos pacientes. O aparelho típico oferece ao audiologista a capacidade de usar mais de uma estratégia, e não há consenso sobre a abordagem mais efetiva.

Houve menos discussão sobre a importância do modo de estimulação durante os últimos anos à medida que os fabricantes se moveram quase exclusivamente para estimulação monopolar. Modo de estimulação refere-se ao fluxo de corrente elétrica, isto é, a localização do eletrodo indiferente (referência) com relação ao eletrodo ativo (estimulador). Estimulação monopolar refere-se a um terra remoto (fora da cóclea), enquanto estimulação bipolar refere-se a ambos o eletrodo ativo e o terra dentro da cóclea. O aparelho Nucleus pode ser programado em ambos o modo de estimulação monopolar e o bipolar, e os aparelhos Advanced Bionics e Med-El podem ser programados só em um modo monopolar. Quanto mais largo o modo de estimulação, mais baixos os valores limiares em virtude da maior separação física dos eletrodos ativos e o terra. Tipicamente, estimulação monopolar, que tem uma dispersão mais ampla de corrente, é o modo preferido, uma vez que ele pode prolongar a vida da bateria e permitir valores limiar e de conforto mais constantes entre eletrodos adjacentes. Por essa razão, este modo se presta à interpolação de níveis T e C/M nas populações quando não é exequível obter medidas psicofísicas com cada eletrodo. A pesquisa sugeriu que os indivíduos em um modo monopolar são capazes de graduar frequência e perceber uma diminuição monotônica na frequência à medida que o eletrodo estimulador é movido da base para o ápice da cóclea.[14]

Depois de estabelecer níveis T e C/M, os clínicos podem escolher balancear os eletrodos a 100% e possivelmente 50% da faixa dinâmica. A experiência sugere que alcançar um contorno igual de volume através do arranjo de eletrodos pode maximizar a percepção da fala. Embora não seja difícil para adultos com surdez pós-lingual, balanceamento de volume pode ser uma tarefa problemática no implantado cedo, ensurdecido a longo prazo, e com múltipla deficiência. Inobstante, altos níveis de percepção da fala foram obtidos em pacientes implantados precoces, negando a necessidade de balanceamento de volume.

Depois que todas as tarefas psicofísicas foram completadas, um programa pode ser criado e o aparelho então ativado para fala ao vivo. As reações iniciais a estímulos de fala variam amplamente, variando de nenhuma reação a uma reação adversa, e são frequentemente dependentes da exposição prévia do paciente a estímulos auditivos.

Finalmente, testagem de fala informal apropriada à idade e estímulos de tons agudos no campo sonoro podem ser efetuados após uma sessão de programação para assegurar que o paciente tem acesso a várias frequências no domínio da fala. Holden et al.,[15] em 2007, postularam que limiares de campo sonoro necessitavam estar a um nível de audição (HL) de 30 dB ou menos para um paciente ter acesso adequado aos elementos críticos do sinal de fala. Entretanto, precaução deve ser usada, uma vez que trabalhar para atingir limiares mais brandos que esta faixa ajustando o programa ou ajustes de sensibilidade pode criar um audiograma mais desejável mas pode não resultar em percepção ótima da fala. Outros exemplos para verificar audibilidade e otimização do mapa incluem testagem de percepção de fala em silêncio e em ruído, ou, em uma criança, um audiograma de detecção de Ling Sound. Holden et al.,[16] em um estudo em 2011 de 10 adultos, forneceu diretrizes para otimizar percepção de fala branda e fala em ruído para usuários de Advanced Bionics. Eles relataram que estabelecer níveis T mais altos que a recomendação do fabricante de níveis M de 10% e fornecer opções de *input* de faixa dinâmica (IDR) pode melhorar a percepção global ao abaixar os limiares de campo sonoro.

Em 2012, Baudhuin et al.[17] compararam sensibilidade de campo sonoro de 11 crianças com o aparelho Advanced Bionics, usando níveis T estabelecidos a 10% de níveis M e estabeleceram níveis M 10% abaixo do nível julgado "brando", e observaram que ajustar níveis T 10% abaixo de "brando" forneceu limiares de detecção significativamente mais baixos para todos os seis sons de Ling e tons de FM a 250, 1.000, 3.000, 4.000 e 6.000 Hz. Em um estudo em 2006 por Boyd[18] com o aparelho Med-El COMBI 40+, foi observado que obtenção de limiares elétricos mínimos medidos, durante psicofísica, teve menos relevância para os limiares de campo sonoro do que funções de compressão de *input*, como MAPlaw, que controla a forma da função de crescimento em amplitude e suas características de compressão. Todos os três estudos concordam em que estabelecer os níveis T alto demais pode causar ruído audível.

À medida que mais pacientes recebem implantes cocleares bilaterais, um protocolo para programação dos aparelhos destes pacientes deve ser implementado. Os indivíduos implantados bilateralmente necessitam de tempo adicional de programação, e por essa razão a necessidade de procedimentos de adaptação alinhados e simplificados é crítica. Alguns fabricantes responderam fornecendo ao audiologista programador *software* especialmente projetado para programação bilateral.

Uma vez que a maioria das estratégias de adaptação de aparelho usa um modo de estimulação unipolar, o qual tipicamente tem limiares e níveis C/M constantes através do arranjo, medir eletrodos selecionados (interpolação) pode ser efetuado sem sacrifício do desempenho. Em pacientes que foram implantados simultaneamente, não é incomum os centros de implante coclear programar apenas um implante coclear no dia um da ativação inicial e a seguir introduzir o segundo aparelho no dia seguinte. Os indivíduos implantados sequencialmente necessitam de uma abordagem de programação diferente. Antes da cirurgia do segundo lado, o primeiro aparelho do paciente deve ser programado para assegurar funcionamento ótimo. Isto permitirá ao clínico focalizar esforços de programação no novo lado durante 3 meses (as fases iniciais da programação). Com o intervalo de 3 meses o paciente, então, será agendado como um paciente bilateral. É provável que o segundo (novo) lado, dependendo do tempo entre as cirurgias, não irá, pelo menos inicialmente, funcionar como o lado dominante, e por essa razão é importante empregar uma abordagem conservadora aos níveis de volume no segundo lado. Isto servirá para reduzir a dessincronização inicial entre os ouvidos. Finalmente, os pacientes funcionando em um modo bimodal (aparelho de audição + implante coclear) necessitarão de precaução semelhante durante a programação.

Uma grande parte da fase inicial de estimulação consiste em aconselhamento sobre cuidado diário, manutenção e localização de defeitos. Fornecer aos pacientes e aos pais aconselhamento da "linha de frente" e uma compreensão básica destes conceitos reduzirá o tempo que os profissionais necessitam gastar em atividades não reembolsáveis a longo prazo e ajudará os usuários a se ajustarem. À medida que os aparelhos se tornaram mais sofisticados, o mesmo aconteceu com as instruções de uso para o paciente. Os fabricantes responderam incluindo CDs instrutivos, manuais de instrução *on-line*, e suporte telefônico. Isto foi útil às clínicas para reduzir sua carga de trabalho e simplificar o processo de adaptação.[1] Terapia de (re)abilitação aural pode ser muito útil ao adulto ir se ajustando ao sistema de implante coclear. Em crianças, (re)abilitação aural por um foniatra qualificado ou professor de surdos é necessária para aprender a como tornar os sons significativos. Outra ferramenta simples mas muito efetiva é fazer os pacientes completarem um diário orientado.[19] Este diário pessoal lhes lembrará o progresso que têm feito ao longo do tempo. Finalmente, filmar em vídeo os pacientes pré-operatoriamente e fazê-los darem a si mesmos uma mensagem sobre o que estão esperando e mais tarde mostrá-la no seu aniversário de 1 ano pode também ser uma ferramenta efetiva de aconselhamento.

Técnicas Objetivas de Programação

À medida que os critérios de seleção de candidatos a implante coclear se alargam com o tempo incluindo crianças mais novas, com retardo do desenvolvimento, e com incapacidades, o uso de medidas eletrofisiológicas objetivas para ajudar na programação do aparelho tem assumido um papel cada vez mais importante. Historicamente, medidas eletrofisiológicas têm sido usadas durante todo o processo do implante coclear: pré-operatória, intraoperatória e pós-operatoriamente.[20] Elas têm sido usadas pré-operatoriamente como um possível preditor do desempenho pós-operatório[21] ou para seleção do ouvido (estimulação promontorial);[22] intraoperatoriamente, para avaliar integridade do aparelho e estimulação neural (resposta do tronco cerebral auditiva evocada eletricamente [EABR], voltagens evocadas médias (AEVs), reflexos estapédicos elétricos (limiar reflexo acústico evocado [EART], telemetria/imageamento de resposta neural, telemetria de resposta auditiva (NRT, NRI, ART), e impedâncias elétricas; e pós-operatoriamente, para avaliar integridade de aparelho (AEV e EABR) e para programar o aparelho (EABR, EART e NRT/NRI). As subseções a seguir focalizarão medidas eletrofisiológicas no que elas se relacionam com a programação pós-operatória de aparelho.

EABR

Diversos pesquisadores investigaram a relação entre limiares de EABR e medidas comportamentais de níveis limiares e de conforto em usuários de implante coclear Nucleus de 22 canais e encontraram graus variados de correlação entre estas medidas.[23-26] Shallop et al.,[26] em 1991, estudaram a relação entre limiares de EABR intraoperatórios e medidas comportamentais de limiares e níveis máximos de conforto em 11 pacientes implantados com o aparelho Nucleus 22. Observaram que EABR se aproximaram mais estreitamente dos níveis C máximos que os níveis T comportamentais, e ocasionalmente excederam níveis C comportamentais por mais de 20 unidades de programação. Sugeriram que as diferenças entre os limiares EABR e níveis T comportamentais poderiam ser em parte decorrentes das diferenças na frequência de estimulação usada para os dois procedimentos. Mason et al.,[24] em 1993, estudaram a relação entre limiares de EABR intraoperatórios e os níveis T comportamentais de 24 crianças. Relataram que os limiares EABR constantemente superestimaram os níveis T por uma média de 35 unidades de programação. O uso de fatores de correção para melhorar este modelo predicativo foi moderadamente bem-sucedido. Fatores que confundem estas correlações incluem alterações pós-operatórias na função de crescimento de EABR com o tempo e redução na impedância durante os primeiros meses de estimulação elétrica.

Em 1994, Brown et al.[4] estudaram a relação entre limiares de EABR obtidos intraoperatoriamente e pós-estimulação e níveis T e C comportamentais em 26 sujeitos – 12 adultos surdos pós-linguais e 14 crianças surdas perilinguais. Seus resultados sugeriram uma forte correlação entre limiares EABR e níveis T e C comportamentais naqueles limiares de EABR que constantemente caíram dentro da faixa dinâmica comportamental. Adicionalmente, houve uma relação entre a configuração dos limiares de EABR e a configuração do MAP, embora não houvesse qualquer relação entre os limiares EABR e os níveis T ou C. Eles concluíram que embora limiares de EABR não possam ser usados como um preditor de níveis T ou C comportamentais, eles podem ser usados como uma ferramenta condicionante na criança difícil de programar. Uma vez que a configuração da curva dos limiares de EABR *versus* eletrodo é uma boa indicação da configuração do MAP, o audiologista programando pode interpolar níveis T e C em eletrodos não obtidos através de métodos comportamentais. Gordon et al.[10] confirmara que EABR pôde ser medida confiavelmente em crianças usando o aparelho Nucleus 24, e não notou qualquer alteração significante nos níveis nos primeiros 6 a 12 meses de uso do implante.

Em 2009, Runge-Samuelson et al.[27] compararam os efeitos do posicionamento lateral *versus* medial do arranjo de eletrodos do Nucleus Contour sobre as respostas eletrofisiológicas em sujeitos adultos e pediátricos. Eles concluíram que colocação medial de eletrodo por remoção de estilete com o arranjo do Nucleus 24 Contour resultou em uma resposta neural aumentada em comparação com a condição lateral, conforme demonstrado por mais baixo limiar e maior amplitude supralimiar da EABR. Possíveis implicações clínicas destes achados são o mais baixo limiar psicofísico e níveis confortáveis com a posição medial do eletrodo coclear, o que pode resultar em vida mais longa da bateria. Em suma, EABR, se interpretada cautelosamente, pode oferecer um ponto de partida valioso na população difícil de testar.

EART

A exequibilidade de usar limiar de reflexo acústico eletricamente evocado (EART) como ferramenta em programação da população difícil de testar também foi explorada. Jerger et al.,[28] em 1986, determinaram que de fato foi possível evocar um reflexo estapédico por estimulação elétrica em um paciente que recebera o implante coclear Nucleus multicanal. Em um estudo de acompanhamento envolvendo sete sujeitos adultos, os níveis de conforto comportamentais foram perto do limiar reflexo elétrico e abaixo da saturação do reflexo em todos os sujeitos.[29] Estes resultados tiveram eco em outros que encontraram boa concordância entre EARTs e níveis C comportamentais em usuários adultos de implante coclear. Em 1990, Hodges[30] estudou seis pacientes em uma tentativa de correlacionar limiares de EART com níveis C em pacientes com Nucleus. Ela demonstrou uma forte correlação entre o EART medido e os níveis de conforto. Ao mesmo tempo, Battmer et al.[31] estudaram a função de crescimento de amplitude do EART em 25 sujeitos com o Nucleus 22. Eles relataram ter conseguido evocar um EART em 76% dos pacientes estudados. Crescimento em amplitude foi em concordância os achados de Jerger de que a saturação era perto do nível C.

Em 1994, Spivak e Chute[32] estudaram a relação entre níveis C comportamentais e EART em 35 pacientes com implante coclear Nucleus. Os resultados sugeriram que a relação entre EART e níveis C podia variar consideravelmente entre os sujeitos. Primeiro, EARTs foram obtidos em 69% dos sujeitos (12 adultos e 12 crianças); estes resultados foram semelhantes àqueles de Battmer et al.[31] Segundo, nos 31% dos sujeitos nos quais não foi visto nenhum EART, nenhuma patologia da orelha média foi encontrada, o que sugeriu que outro mecanismo poderia ser responsável pela ausência de resposta. Terceiro, e mais importante, concordância estreita entre EARTs e níveis de conforto foi vista em apenas 50% dos sujeitos com um EART, enquanto superestimando ou subestimando significativamente os níveis C dos outros 50%. Eles postularam que o EART poderia se comprovar ser um preditor a longo prazo dos níveis C estáveis que são alcançados dentro dos primeiros 6 a 9 meses pós-estimulação; entretanto, não existem dados para suportar esta hipótese.

Em 2003, Buckler e Overstreet[8] demonstraram uma relação sistemática entre EARTs de surtos de fala e unidades de programação Hi-Res.[8] Eles observaram que EARTs de surtos de fala são "altamente correlacionados" com níveis M de surtos de fala em pacientes usando processamento de som Hi-Res. Esta informação, concluem eles ainda, pode ser útil em ajustar níveis M em populações nas quais informação comportamental é difícil de obter (mais novos, surdez de longa duração, deficiência cognitiva). Gordon et al.[11] propuseram um método para obter estimulação confortável através do uso de EART em usuários de Nucleus 24 que não podiam fornecer respostas comportamentais.[11]

Várias limitações do uso de EART como ferramenta para programação incluem, mas não são limitadas a, a prevalência de doença do ouvido médio, a qual pode obliterar uma resposta, e a necessidade de a criança permanecer imóvel durante os 15 minutos necessários para obter EART de 20 eletrodos. Apesar de algumas deficiências, o uso de um EART pode fornecer ao clínico um ponto de partida para testagem psicofísica e fornecer informação a respeito do nível máximo de estimulação, e há centros de implante coclear ao redor do mundo que confiam unicamente em dados de limiar do reflexo estapédico evocado elétrico (ESRT) durante sessões de programação.

ECAP

Os sistemas de implante coclear Nucleus Freedom, Advanced Bionics 90K, e Med-El Sonata Concert todos apresentam componentes eletrônicos internos que permitem a medição de potenciais de ação de nervo inteiro. Conforme descrito pela primeira vez por Brown et al.[3] em 1990, o aparelho Nucleus "permite que a voltagem em um par específico de eletrodos seja registrado por um eletrodo vizinho depois que um pulso de estimulação é apresentado". Esta voltagem é amplificada e digitalizada e transmitida de volta ao computador estimulador, onde é tirada a média e a onda de resposta exibida. A resposta de NRT é caracterizada por um único pico negativo (N1) que ocorre com uma latência de aproximadamente 0,2 a 0,4 minuto após o conjunto de estimulação e um pico positivo (P2). À medida que o nível do estímulo é aumentado, a amplitude do potencial de ação composto evocado (ECAP) aumenta. Crescimento e recuperação da resposta podem, então, ser sistematicamente avaliados. O ECAP tem várias vantagens sobre a EABR na avaliação da resposta do sistema auditivo. Primeira, a resposta é muito maior que a EABR. Segunda, a localização intracoclear do eletrodo registrador resulta em menos contaminação por artefato muscular (e, assim, evita a necessidade de sedação). A falta de contaminação por artefato muscular permite a incorporação destas ferramentas dentro da avaliação pós-operatória de rotina de uma criança com implante.[14]

Em 1994, Brown et al.[4] estudaram a relação entre limiares de ECAP e níveis T e C de MAP em 22 adultos surdos pós-linguais. Eles observaram que 36% (oito de 22) dos sujeitos tiveram limiares de EAP que caíram dentro de 5 unidades de programação de níveis C; 50% (11 de 22) dos sujeitos tiveram limiares de EAP que tipicamente caíram na metade de cima da faixa dinâmica; e 14% (3 de 22) dos sujeitos tiveram limiares de EAP que foram 10 ou mais unidades de programação mais altos que os seus níveis C da maioria dos eletrodos testados. Em 1997, Brown et al.[6] demonstraram a capacidade de registrar confiavelmente respostas de EAP de 17 de 19 adultos e cinco de seis crianças testadas. Nenhuma resposta foi obtida em uma criança que necessitou de um desbastamento cirúrgico e não percebia qualquer estimulação auditiva com o aparelho. Eles também encontraram uma forte correlação entre limiar de EAP e limiares comportamentais.

Em 1998, Hughes et al.[33] sugeriram que, com a exceção da estimulação inicial, os limiares de EAP em crianças usando o C124M constantemente caíam fora da faixa dinâmica de MAP, isto é entre os níveis T e C. Vários outros investigadores demonstraram que o ECAP é tipicamente registrado em níveis nos quais o estímulo de programação é audível à criança;[11,34,35] eles também demonstraram que o contorno dos limiares do ECAP através dos eletrodos frequentemente segue o contorno das medidas comportamentais dos níveis M.[7] Em 2002, Gordon et al.[9] avaliaram os ECAPs de 37 crianças que receberam implantação do aparelho Nucleus 24 entre as idades de 12 e 24 meses. Eles observaram que os ECAPs foram de grande amplitude, com tNRTs entre os níveis T e C comportamentais, e quando um fator de correção foi aplicado aos limiares de ECAP, ele forneceu uma predição útil dos níveis T. Concluíram eles que NRT podia ser usado para assegurar estimulação auditiva adequada como estimulação inicial mesmo neste grupo etário. Em 2004, Gordon et al.[10] demonstraram que limiares de EABR e ECAP não mudaram significativamente ao longo dos primeiros 6 e 12 meses de uso de implante, respectivamente, enquanto os limiares de ESRT aumentaram. Em 2001, Hughes et al.[36] fizeram um estudo longitudinal para investigar a relação entre impedância de eletrodo, ECAP, e medidas comportamentais em usuários de implante coclear Nucleus 24 e concluíram que depois da visita de 1 a 2 meses, as crianças exibiram aumentos significantes na impedância de eletrodo, limiares de ECAP, inclinação, e níveis T de MAP, enquanto estas mesmas medidas em adultos permaneceram estáveis.

Kaplan-Neeman et al.[37] avaliaram a eficácia da programação de implante coclear baseada em NRT versus programação baseada comportamentalmente nos níveis T e C de MAP e capacidades de percepção de fala em 10 crianças surdas congênitas entre as idades de 12 e 39 meses. Seus resultados sugerem ausência de diferenças significativas entre MAPs fundamentados em NRT versus fundamentados comportamentalmente. Holstad et al.[38] examinaram a relação entre o ECAP (NRT visual [vNRT] e tNRT), e níveis T e C obtidos comportamentalmente em 41 crianças com pelo menos 1 ano de experiência com o aparelho Nucleus. Respostas ECAP foram obtidas em 88% das crianças, e teste-reteste vNRT e tNRT foi alto; entretanto, os coeficientes de correlação médios do grupo entre vNRT e nível T, vNRT e nível C, tNRT e nível T, e tNRT e nível C foram baixos. Os autores concluíram que embora as respostas ECAP médias do grupo (vNRT e tNRT) ocorram com a metade superior da faixa dinâmica, o que está de acordo com os estudos precedentes, o perfil do vNRT não corre paralelo aos perfis dos Ts e Cs obtidos comportamentalmente. Isto sugere que dados obtidos comportamentalmente, e não o ECAP, devem ser usados como o método para fazer sintonia fina do programa em uma criança. De fato, todos os estudos sugerem que se limiares ECAP forem usados para ajudar na programação de aparelho, é prudente obter aquelas medidas na mesma visita em que programação subjetiva do aparelho for feita e não confiar em medidas obtidas previamente. Programação objetiva é atualmente tão difundida que dados de NRT podem ser importados diretamente de uma aplicação de *software* ligada, e usados para gerar MAPs objetivos. Três técnicas diferentes para usar dados de NRT para gerar MAP estão embutidas dentro do *software* Nucleus: Progressive Preset MAP, estabelecer perfil T e C, e determinar offset T/C.

Advanced Bionics Corporation usa uma técnica para medir ECAP, chamada Imagem de Resposta Neural (NRI). Em contraste ao NRT no aparelho Nucleus que usa uma técnica de explorador mascarador para cancelar o artefato de estímulo, NRI usa uma abordagem de polaridade alternada para cancelar o artefato de estímulo bastante grande. Um estudo de 19 sujeitos que participaram na experiência clínica do Hi-Res sugere que o primeiro NRI médio foi em 85% de M, enquanto tNRI foi a 65% do nível M.[39] Os autores concluíram que os níveis médios requeridos para evocar um ECAP, depois de aplicados fatores de conversão apropriados, são similares através dos aparelhos. O sistema de implante coclear Med-El é capaz também de medir e registrar o ECAP. Esta característica é chamada Telemetria de Resposta Auditiva (ART).

Em 2010, Alvarez et al.[40] analisaram como as respostas ECAP poderiam ser usadas para avaliar se eletrodos deviam ser ativados no mapa e para estimar níveis C no Med-El Tempo+ Cochlear Implant Speech Processor.[40] Vinte e um pacientes pós e 28 pré-lingualmente surdos participaram neste estudo, e a relação entre respostas ECAP e a ativação de eletrodos foi analisada. Aplicando-se um procedimento de normalização, medições de ECAP permitiu que o perfil de nível C fosse predito com um erro relativo médio de 6%; isto é, elas forneceram dados úteis para determinar o nível C de cada eletrodo com relação ao nível C médio do paciente. Em suma, NRT/NRI/ART são não invasivos, podem ser adquiridos em pacientes acordados e não requerem equipamento comercial de tirar média de potencial evocado, o que os torna ferramentas valiosas na programação de uma variedade de pacientes inclusive crianças e os difíceis de testar. Investigações adicionais estão em andamento envolvendo NRT/NRI para avaliar interações de canais e funções de crescimento neural. Adicionalmente, comparar respostas NRI a potenciais evocados de centros auditivos superiores pode lançar luz sobre a via auditiva inteira em usuários de implante coclear.[39]

Administração de Preocupações de Programação

Para diagnosticar quaisquer possíveis problemas que um paciente específico possa ter com um programa, o audiologista deve primeiro conhecer o progresso que um indivíduo típico pode alcançar com um implante coclear. Trabalho de equipe é crítico nesta conjuntura. Todos os membros da equipe de implante devem-se comunicar uns com os outros para estabelecer expectativas apropriadas de desempenho para cada paciente. Saúde geral do paciente pode ser um fator contributivo para o desempenho. Evidência de casos sugeriu que fatores como dor de garganta estreptocócica e efusão na orelha média podem afetar não apenas medidas psicofísicas, mas também percepção da fala. A monitorização da telemetria de impedância durante o tempo pode fornecer informação valiosa concernente ao funcionamento do aparelho interno bem como questões eletrolíticas, ambientais e hormonais.

A maioria dos pacientes com CI pode ser programado com sucesso usando-se parâmetros *default*. É absolutamente crítico que o audiologista programando obtenha níveis acurados de limiar e conforto (M) antes de empregar qualquer programação criativa. A maioria dos pacientes encaminhados a centros de implante para uma segunda opinião devido a maus desempenhos necessita apenas de remedição de níveis psicofísicos precisos. Embora o procedimento para obter níveis limiares elétricos (psicofísicos) seja semelhante a um teste auditivo convencional, há fatores intrínsecos que precisam ser levados em conta a fim de obter um programa ideal. Especificamente, quando o implante coclear ou aparelho de audição contralateral é desligado durante o psicofísico, uma proporção importante de pacientes experimenta ruídos na cabeça que podem não ter sido aparentes durante uso do aparelho. Isto torna escutar o sinal muito mais difícil e pode levar a medições inacuradas e, portanto, má percepção de fala. Não é incomum ver largos desvios de limiar em um eletrodo particular durante uma sessão de programação, e por essa razão o audiologista de CI necessita manter um diálogo contínuo com o paciente durante o psicofísico. Isto pode incluir deixar o ouvido contralateral estimulado durante ajustamentos de nível T para reduzir ruídos da cabeça interferindo e, muitas vezes, incluir contraestimulação durante a obtenção de níveis de T/M para finalidades de balanceamento de volume. Ao programar crianças pequenas ou um adulto que não possui julgamento adequado de volume, o audiologista programador necessita ser cauteloso com superestimulação e necessita confiar mais em medidas objetivas, porque superestimulação tem o potencial de introduzir distorção no sinal e degradar percepção de fala.

Em casos nos quais é necessária uma abordagem mais agressiva, o audiologista programador pode manipular níveis T em certos eletrodos baseando-se nos erros de fonemas do paciente. Durante este procedimento, o audiologista de CI determinará que eletrodos são estimulados olhando as frequências fundamental e formantes de um fonema particular, averiguará os diferentes picos de energia espectral entre os dois fonemas que o paciente está tendo dificuldade para ouvir, e tentará aumentar o nível T nesse eletrodo para promover uma maior diferença perceptual entre os dois fonemas. Esta técnica, descrita em relatos de casos, tem sido usada com algum sucesso limitado principalmente para aparelhos que necessitam de níveis T medidos (aparelho Nucleus). O mecanismo deste sucesso pode ser decorrente do conceito de "caudas T". O audiologista de CI necessita designar o nível T real ao qual o volume do paciente começa a crescer e não ao nível mais brando no qual o paciente ouve o estímulo. Isto assegura crescimento linear da intensidade desde estimulação mínima até máxima. Precaução é necessária, uma vez que "consertar" uma percepção errada de um fonema pode ter o resultado não pretendido de distorcer um fonema previamente correto. O uso de ajuste de ganho (aumentando a probabilidade de que um eletrodo particular será estimulado) também ganhou algum sucesso como outra técnica na caixa de ferramentas de programação do audiologista. Fornecer a um paciente múltiplos programas com variadas diferenças paramétricas, em colaboração com um foniatra que determinará o programa mais apropriado, encontrou algum sucesso. Isto é chamado programação observacional. Embora a maioria das queixas sobre a qualidade do som possam ser facilmente tratadas por manipulação dos níveis T e/ou C/M ou através do uso judicioso pelo audiologista do manual de referência técnica do fabricante, ocasionalmente o audiologista pode empregar uma abordagem de "menos é mais" desativando eletrodos com perceptos semelhantes de frequência, faixas dinâmicas elétricas estreitas e mau crescimento de intensidade.

Quando o desempenho de um paciente entra em platô, pode ser hora de fazer algumas alterações agressivas nos parâmetros de programação, como estratégia de codificação da fala, taxa de repetição e faixa dinâmica de *input*. Por outro lado, fazer o paciente obter uma segunda opinião sobre a programação com outro audiologista no centro de implante pode ser útil nesta situação.

■ Administração de Falha de Implante

Embora os implantes cocleares sejam extremamente confiáveis, há ocasiões em que o aparelho interno falha. Falhas de aparelho podem ser divididas em duas categorias: falhas duras e falhas brandas. Antes de suspeitar uma falha de aparelho, o audiologista deve checar e substituir o *hardware* externo, e reprogramação deve ser tentada. As falhas duras são facilmente identificáveis porque o implante coclear interno inteiro para de funcionar. Para confirmar uma falha dura, tipicamente é realizado um teste de integridade do aparelho, pelo audiologista ou o representante do fabricante. Um teste de integridade mede as voltagens geradas no arranjo de eletrodos. Uma radiografia simples deve também ser tirada para comparar com aquela tirada intraoperatoriamente.

As falhas brandas são mais esquivas para diagnosticar. Embora o aparelho interno do implante coclear possa continuar a fornecer som, o paciente pode estar ouvindo intermitência de sons ou sons estranhos (como estalos, rachadura, estática e cliques), pode ter capacidades de reconhecimento da fala piores que o esperado, ou pode estar experimentando um declínio no reconhecimento da fala ao longo de um período de tempo. Testes de integridade poderiam não diagnosticar uma falha branda, e a equipe de implante coclear pode necessitar decidir sobre explantar o aparelho baseando-se na ausência de dados eletrofisiológicos para suportar uma falha do aparelho. Trabalho por Zwolan *et al.*,[41] em 2012, sugeriu que medidas de impedância podem ser mais valiosas para determinar aparelhos com defeito do que testes de integridade. Em pacientes incapazes de fornecer *feedback*, como crianças, mudanças de comportamento podem ser observadas como tirar o aparelho (depois de o usar durante um período de tempo sem queixa), comportamento agressivo, choro inesperado quando estão usando o sistema de implante coclear, e recusa a usar o aparelho. Ver o Capítulo 12 para mais informação.

■ Programação de Acompanhamento

Independentemente da idade do paciente, medidas psicofísicas precisas parecem ser o principal fator que contribui para manutenção de desempenho constante do paciente. A pesquisa mostrou que os limiares elétricos podem flutuar durante o primeiro ano após estimulação inicial, salientando a necessidade de acompanhamento abrangente.[42] A escala do primeiro ano dos pacientes após estimulação inicial inclui visitas aos 7 a 10 dias, 4 a 5 semanas, 3 meses, 4 a 5 meses, 6 meses, 2 vezes entre 6 meses e 12 meses, e 12 meses pós-estimulação inicial. Visitas subsequentes geralmente ocorrem a intervalos de 3 meses em crianças e menos frequentemente em adultos. Obviamente, sessões adicionais de programação devem ocorrer se um indivíduo demonstrar uma mudança na responsividade auditiva ou uma diminuição na produção de fala. Estas alterações podem incluir alterações na discriminação auditiva, aumento de pedido de repetição, adição ou omissão de sílabas, prolongação de vogais, e uma mudança na qualidade da voz. À medida que o audiologista programador despende menos tempo com a criança que as cuidadoras, confiança nos pais, terapeutas e professores quanto ao *feedback* constitui um componente crítico do processo de mapeamento. A cronologia de programação dos adultos surdos pós-linguais não é tão rigorosa quanto para crianças, uma vez que os adultos tipicamente são respondedores mais precisos à estimulação inicial.

■ Futuro da Programação de Implante Coclear

Fabricantes, pesquisadores e clínicas de implante coclear começaram a reagir às pressões financeiras que requerem um repensamento da técnica presente de programação de implante coclear. O reembolso da programação de aparelho é precário, e para as clínicas serem financeiramente viáveis elas necessitam reduzir o tempo global despendido com um paciente durante uma sessão de programação, sem comprometer o desempenho e satisfação do paciente. Isto necessita ser realizado por todas as partes interessadas. Os fabricantes necessitarão simplificar o processo de programação oferecendo *software* inovador que possibilite que os aparelhos sejam programados mais rápida e mais eficientemente. Isto é particularmente vital por duas razões: os números aumentados de implantações simultânea e sequencialmente bilaterais, e o fato de que dados recentes sugerem que esta tecnologia é gravemente subpenetrada, uma vez que só 2 a 3% dos indivíduos que poderiam se beneficiar desta tecnologia a usam. Se a indústria tiver sucesso em capturar maior parte do mercado, isso colocará mais sobrecarga sobre o sistema de fornecimento.[1] Por esta razão, é preciso que programação de medidas objetivas continue a evoluir. O uso mais amplo de ECAP, junto com plataformas móveis de adaptação (controles remotos), será avaliado.

Em 2012 Maruthurkkara e Crosson[43] estudaram o uso de dois tipos de métodos de adaptação com base em NRT e os compararam com "melhor prática de programação clínica". A cada recebedor foram dados dois programas à base de NRT que foram criados usando a forma de perfil de limiar de ECAP sobre cinco eletrodos. Níveis T e C foram inicialmente postos em um nível inaudível, e o perfil foi ajustado usando um baixo de volume e um soprano usando um método de escala, usando fala ao vivo. Um método NRT foi feito sem medição de níveis T com uma faixa dinâmica fixa, e no outro programa NRT limiares foram medidos para três eletrodos. Os resultados sugerem desempenho equivalente entre a programação com melhor prática clínica (CBP) e a técnica de programação NRT simplificada. Govaerts *et al.*,[44] empregando algoritmos de inteligência artificial, desenvolveram uma ferramenta *software* chamada FOX ("*fitting to outcomes expert*" – perito ajustando-se aos resultados) que fornece uma ferramenta sistemática para modificar mapas baseando-se nos resultados de uma medida específica de resultado, a *suíte* de teste psicoacústico chamada Auditory Speech Sounds Evaluation. Este *software* permite que múltiplas combinações de parâmetros do mapa sejam avaliados dentro de uma referência de tempo eficiente, desse modo reduzindo tempo de adaptação e melhorando a qualidade da adaptação. As clínicas podem necessitar contratar pessoal para servir em um papel de apoio para o audiologista principal; eles podem ser chamados *i-techs*. Estes indivíduos podem desempenhar atividades não reembolsáveis, como aconselhamento, descobrir defeitos, e *setup*, e, desse modo, liberar o audiologista para tempo de programação direta.[1] Outros cenários podem incluir ter audiologistas de implante coclear fazendo a estimulação inicial, vendo casos difíceis e fornecendo segunda opinião, e ter os *i-techs* efetuando acompanhamento. Modelos futuros de programação como programação de múltiplos pacientes concomitantemente, com um supervisor audiológico em uma localização central, enquanto os pacientes se programam eles próprios também foram propostos.

À medida que mais pacientes se apresentem como usuários bimodais, a necessidade de "um paciente, uma abordagem audiológica" se tornará mais importante. Não financeiramente é eficiente para as clínicas, ou no melhor interesse do paciente, ter um audiologista dispensador (aparelhos de audição) programando um ouvido e um audiologista programador (implantes cocleares) programando o outro ouvido. Audiologistas programadores necessitarão ser aptos a programar vários tipos de próteses auditivas.

Programação de aparelho à distância (telemedicina) começou a fazer algumas penetrações em certas áreas onde acesso direto a um audiologista não é exequível, pode servir para simplificar o processo. Diversos pesquisadores demonstraram a segurança e eficácia dos níveis T/C e testagem de percepção de fala usando programação à distância.[45,46]

Conclusão

O objetivo absoluto da programação de aparelho é prover ao paciente um programa confortável, usável, obtido por uma variedade de técnicas, que assegure desempenho máximo. Embora programação constante seja integrante do sucesso do paciente, ela não é de nenhum modo o único determinante do desempenho do paciente. Idade à implantação, apoio da família, duração da surdez, abordagem comunicativa, capacidade cognitiva e duração de uso de aparelho estão entre as muitas outras variáveis que afetam o desempenho.

Referências

1. Shapiro WH, Bradham TS. Cochlear implant programming. In: Roland JT, Jr, Haynes DS, eds. Otolaryngologic Clinics of North America, vol. 45: Cochlear Implants: Adult and Pediatric. Philadelphia: WB Saunders, 2012:111-128
2. Cosetti MK, Shapiro WH, Green JE et al. Intraoperative neural response telemetry as a predictor of performance. Otol Neurotol 2010;31:1095-1099
3. Brown CJ, Abbas PJ, Gantz B. Electrically evoked whole-nerve action potentials:data from human cochlear implant users. J Acoust Soc Am 1990;88:1385-1391
4. Brown CJ, Abbas PJ, Fryauf-Bertschy H, Kelsay D, Gantz BJ. Intraoperative and postoperative electrically evoked auditory brain stem responses in nucleus cochlear implant users:implications for the fitting process. Ear Hear 1994;15:168-176
5. Brown CJ, Abbas PJ, Borland J, Bertschy MR. Electrically evoked whole nerve action potentials in Ineraid cochlear implant users:responses to different stimulating electrode configurations and comparison to psychophysical responses. J Speech Hear Res 1996;39:453-467
6. Brown CJ, Hong SH, Hughes M, Lowder M, Parkinson W, Abbas PJ. (1997). Comparisons between electrically evoked whole nerve action potential(EAP) thresholds and the behavioral levels used to program the speech processor of the Nucleus C124M cochlear implant. Presented at the 7th symposium on cochlear implants in children, Iowa City, Iowa, 1997
7. Brown CJ, Hughes ML, Luk B, Abbas PJ, Wolaver A, Gervais J. The relationship between EAP and EABR thresholds and levels used to program the nucleus 24 speech processor:data from adults. Ear Hear 2000;21:151-163
8. Buckler L, Overstreet E. Relationship Between Electrical Stapedial Reflex Thresholds and HiRes Program Settings:Potential Tool for Pediatric Cochlear-Implant Fitting. Valencia, CA; Advanced Bionics, 2003
9. Gordon KA, Ebinger KA, Gilden JE, Shapiro WH. Neural response telemetry in 12- to 24-month-old children. Ann Otol Rhinol Laryngol Suppl 2002;189:42-48
10. Gordon KA, Papsin BC, Harrison RV. Toward a battery of behavioral and objective measures to achieve optimal cochlear implant stimulation levels in children. Ear Hear 2004;25:447-463
11. Gordon K, Papsin BC, Harrison RV. Programming cochlear implant stimulation levels in infants and children with a combination of objective measures. Int J Audiol 2004;43 Suppl 1:S28-S32
12. Shapiro WH, Huang T, Shaw T, Roland JT, Lalwani AK. Remote intraoperative monitoring during cochlear implant surgery is feasible and efficient. Otol Neurotol 2008;29:495-498
13. Shapiro WH, Waltzman SB. Cochlear implant programming for children:the basics. In: Estabrooks W, ed. Cochlear Implants for Kids, vol. 4. Washington, DC: AG Bell, 1998:58-68
14. American Speech-Language Hearing Association. Technical report:cochlear implants. ASHA Suppl 2003;24:1-35
15. Holden LK, Skinner MW, Fourakis MS, Holden TA. Effect of increased IIDR in the nucleus freedom cochlear implant system. J Am Acad Audiol 2007;18:777-793
16. Holden LK, Reeder RM, Firszt JB, Finley CC. Optimizing the perception of soft speech and speech in noise with the Advanced Bionics cochlear implant system. Int J Audiol 2011;50:255-269
17. Baudhuin J, Cadieux J, Firszt JB, Reeder RM, Maxson JL. Optimization of programming parameters in children with the advanced bionics cochlear implant. J Am Acad Audiol 2012;23:302-312
18. Boyd PJ. Effects of programming threshold and maplaw settings on acoustic thresholds and speech discrimination with the MED-EL COMBI 40+cochlear implant. Ear Hear 2006;27:608-618
19. Wagner DS, Abrahamson JE, Casterton SFP. Better Communication and Cochlear Implants:A Personal Journal in Learning to Hear Again with a Cochlear Implant. Austin, TX:Hear Again, 1 998
20. Shallop JK. Objective electrophysiological measures from cochlear implant patients. Ear Hear 1993;14:58-63
21. Waltzman SB, Cohen $_{NL}$, Shapiro WH, Hoffman RA. The prognostic value of round window electrical stimulation in cochlear implant patients. OtolaryngolHead Neck Surg1990;103:102-106
22. Kileny PR, Zwolan TA, Zimmerman-Phillips S, Kemink JL. A comparison of round-window and transtympanic promontory electric stimulation in cochlear implant candidates. Ear Hear 1992;13:294-299
23. Kileny PR. Use of electrophysiologic measures in the management of children with cochlear implants:brainstem, middle latency, and cognitive (P300) responses. Am J Otol 1991;12 Suppl:37-42, discussion 43-47
24. Mason SM, Sheppard S, Garnham CW, Lutman ME, O'Donoghue GM, Gibbin KP. Improving the relationship of intraoperative EABR thresholds to T-level in young children receiving the Nucleus cochlear implant. Paper presented at the 3rd International, 1993
25. Shallop JK, Beiter AL, Goin DW, Mischke RE. Electrically evoked auditory brain stem responses (EABR) and middle latency responses (EMLR) obtained from patients with the nucleus multichannel cochlear implant. Ear Hear 1990;11:5-15
26. Shallop JK, VanDyke L, Goin DW, Mischke RE. Prediction of behavioral threshold and comfort values for Nucleus 22-channel implant patients from electrical auditory brain stem response test results. Ann Otol Rhinol Laryngol 1991;100:896-898
27. Runge-Samuelson C, Firszt JB, Gaggl W, Wackym PA. Electrically evoked auditory brainstem responses in adults and children:effects of lateral to medial placement of the nucleus 24 contour electrode array. Otol Neurotol 2009;30:464-470
28. Jerger J, Jenkins H, Fifer R, Mecklenburg D. Stapedius reflex to electrical stimulation in a patient with a cochlear implant. Ann Otol Rhinol Laryngol 1986;95:151-157
29. Jerger J, Oliver TA, Chmiel RA. Prediction of dynamic range from stapedius reflex in cochlear implant patients. Ear Hear 1988;9:4-8
30. Hodges AV. The relationship between electric auditory evoked responses and psychophysical percepts obtained through a Nucleus 22 channel cochlear implant. Ph.D. dissertation, University of Virginia, Charlottesville, VA, 1990
31. Battmer RD, Laszig R, Lehnhardt E. Electrically elicited stapedius reflex in cochlear implant patients. Ear Hear 1990;11:370-374
32. Spivak LG, Chute PM. The relationship between electrical acoustic reflex thresholds and behavioral comfort levels in children and adult cochlear implant patients. Ear Hear 1994;15:184-192
33. Hughes ML, Abbas PJ, Brown CJ, et al. Using neural response telemetry to measure electrically evoked compound action potentials in children with the Nucleus C124M cochlear implant. Presented at the 7th symposium on cochlear implants in children, Iowa City, Iowa, 1 998
34. Di Nardo W, Ippolito S, Quaranta N, Cadoni G, Galli J. Correlation between NRT measurement and behavioural levels in patients with the Nucleus 24 cochlear implant. Acta Otorhinolaryngol Ital 2003;23:352-355
35. Franck KH, Norton SJ. Estimation of psychophysical levels using the electrically evoked compound action potential measured with the neural response telemetry capabilities of Cochlear Corporation's CI24M device. Ear Hear 2001;22:289-299
36. Hughes ML, Vander Werff KR, Brown CJ et al. A longitudinal study of electrode impedance, the electrically evoked compound action potential, and

behavioral measures in nucleus 24 cochlear implant users. Ear Hear 2001;22:471-486
37. Kaplan-Neeman R, Henkin Y, Yakir Z et al. NRT-based versus behavioral-based MAP:a comparison of parameters and speech perception in young children. J Basic Clin Physiol Pharmacol 2004;15:57-69
38. Holstad BA, Sonneveldt VG, Fears BT et al. Relation of electrically evoked compound action potential thresholds to behavioral T- and C-levels in children with cochlear implants. Ear Hear 2009;30:115-127
39. Koch D, Overstreet E. Neural response imaging;measuring auditory-nerve responses from the cochlea with the Hi-resolution bionic ear system. Advanced Bionics Technical Paper, 2003,:1-5
40. Alvarez I, de la Torre A, Sainz M, Roldán C, Schoesser H, Spitzer P. Using evoked compound action potentials to assess activation of electrodes and predict C-levels in the Tempo+cochlear implant speech processor. Ear Hear 2010;31:134-145
41. Zwolan T, Heller J, McGreevy C, and the University of Michigan Cochlear Implant Team. Atypical electrode impedance patterns and clinical outcomes. Paper presented at the 12th International Conference on Cochlear Implants and Other Implantable Auditory Technologies, Baltimore, Maryland, 2012
42. Shapiro WH, Waltzman SB. Changes in electrical thresholds over time in young children implanted with the Nucleus cochlear implant prosthesis. Otol Rhinol Laryngol Suppl 1995;104:177-178
43. Maruthurkkara S, Crosson J. Future fitting methods (poster). CI conference, Baltimore, 2012
44. Govaerts PJ, Vaerenberg B, De Ceulaer G, Daemers K, De Beukelaer C, Schauwers K. Development of a software tool using deterministic logic for the optimization of cochlear implant processor programming. Otol Neurotol 2010;31:908-918
45. Wesarg T, Wasowski A, Skarzynski H et al. Remote fitting in Nucleus cochlear implant recipients. Acta Otolaryngol 2010;130:1379-1388
46. McElveen JT, Blackburn EL, Green JD, McLear PW, Thimsen DJ, Wilson BS. Remote programming of cochlear implants:a telecommunications model. Otol Neurotol 2010;31:1035-1040

15 Resultados Auditivos e Linguísticos em Implantação Coclear Pediátrica

Gerard M. O´Donoghue e David B. Pisoni

Introdução

Muitos pais buscam implantes cocleares (CIs) para seus filhos surdos porque querem que seus filhos ouçam e falem como crianças com audição normal. Isto não é surpreendente, uma vez que a maioria destes pais tem audição, eles próprios usam linguagem falada em casa e gostariam que seu filho aproveitasse as mesmas oportunidades educacionais, sociais e ocupacionais a eles disponíveis. Os pais que têm um filho com perda auditiva profunda veem a surdez infantil como restritiva, limitando a participação em um mundo predominantemente auditivo. Antes do advento da implantação coclear, o acesso à linguagem falada pela maioria das crianças profundamente surdas não era um objetivo realístico. O desenvolvimento de proficiência robusta em linguagem falada requer a capacidade de detectar, discriminar e reconhecer as dicas acústico-fonéticas, codificadas na onda da fala, que são essenciais ao conhecimento de fala e que os aparelhos de audição convencionais são incapazes de transmitir adequadamente aos indivíduos profundamente surdos. A grande vantagem dos CIs foi a capacidade de contornar o órgão final da audição e estimular diretamente os neurônios no sistema auditivo, artificialmente, através de estimulação elétrica, assim oferecendo acesso à linguagem falada às crianças que derivam pouco ou nenhum benefício material dos aparelhos de audição convencionais.

A princípio, os CIs geraram considerável controvérsia entre os educadores de surdos e na cultura surda, bem como na comunidade médica porque poucos (a não ser um pequeno círculo de pioneiros) acreditavam que a nova tecnologia ofereceria às crianças profundamente surdas acesso confiável aos elementos-chave da linguagem falada. Os críticos focalizaram a representação neural empobrecida do sinal da fala e a inadequação da tecnologia para satisfazer ao desafio de entregar ao ouvinte mais do que a informação ambiental mais rudimentar. Poucos argumentariam, agora, em contrário à capacidade de os CIs fornecerem acesso significante ao sinal da fala e de oferecerem a oportunidade de desenvolver linguagem falada receptiva e expressiva a muitas crianças surdas, assim transformando suas oportunidades de vida de maneiras que não poderiam ser imaginadas apenas alguns anos atrás.

Aquisição de linguagem falada não é uma consequência automática da implantação coclear. Depois da implantação, o cérebro recebe apresentação de estimulação acústica nova e altamente degradada que ativa áreas corticais especializadas no cérebro que são críticas para desenvolvimento da linguagem falada; estes centros precisam ter a capacidade de desenvolver as habilidades de processamento fonológico automático necessárias para instantaneamente codificar, processar e reproduzir sinais de fala significantes. Estas habilidades de codificação fonológica rápida exigem ativação de uma variedade de circuitos neurais em muitas áreas do cérebro (tanto dentro quanto fora das vias auditivas), juntamente com funções de ligação integradoras altamente eficientes para facilitar o desenvolvimento da fala e linguagem. Como disse Nauta,[1] "nenhuma parte do cérebro funciona por si própria, mas apenas através das outras partes do cérebro com que ela é conectada".

Este capítulo apresenta uma visão geral dos múltiplos sistemas de processamento de informação no cérebro que servem de base à aquisição da linguagem falada subsequentemente à implantação. É digno de nota que a maior parte da pesquisa clínica sobre CIs tenha sido intelectualmente isolada da corrente principal da pesquisa atual em neurociência, psicologia cognitiva e neuropsicologia desenvolvimental, e este capítulo faz uma ponte por cima deste espaço. Além disso, discutimos a enorme variação e diferenças individuais nos resultados de fala e linguagem vistos em implantação coclear pediátrica, e lidamos, em particular, com alguns dos principais fatores neurocognitivos que poderiam explicar estas fontes de variabilidade. Finalmente, olhamos diversas barreiras críticas para o progresso futuro no campo e especulamos sobre como elas poderiam ser superadas nos próximos anos.

Panorama em Mutação da Surdez Infantil

Embora muito seja em decorrência dos avanços na implantação coclear, desenvolvimentos em vários campos estreitamente relacionados também trouxeram contribuições importantes para resultados melhorados de fala e linguagem em crianças surdas pequenas. Em particular, a implementação generalizada da triagem universal da audição em recém-nascidos proporcionou um método confiável e custoefetivo para identificar crianças surdas ao nascerem ou cerca deste momento, capacitando à intervenção muito mais cedo na sua vida e, assim, reduzindo os efeitos deletérios da privação sensorial sobre o desenvolvimento do sistema auditivo e os centros cerebrais superiores que mediam a aquisição da fala e linguagem. Os estudos seminais de Yoshinaga-Itano et al.,[2] em 1998, demonstraram claramente que, se as crianças surdas fossem identificadas precocemente e tivessem uma intervenção de comunicação apropriada às suas necessidades, o desenvolvimento da linguagem dentro da faixa baixa a média seria atingível para este grupo. Especificamente, em 72 crianças cuja perda auditiva foi identificada antes de 6 meses de idade, o desenvolvimento da linguagem, conforme medido usando-se o Minnesota Child Development Inventory, foi significativamente melhor que o das crianças cuja perda auditiva foi identificada depois da idade de 6 meses – e nenhuma destas crianças recebeu um CI!

Estudos de acompanhamento mais recentes por Yoshinaga-Itano et al.,[3] avaliando fala, linguagem e desenvolvimento sociomocional observaram que uma proporção mais alta de crianças identificadas cedo desenvolveram habilidades de linguagem apropriadas à idade em comunicação oral e por sinais. As crianças identificadas cedo tiveram resultados mais positivos de inteligibilidade, controle emocional e ligação parental. Entretanto, as crianças com perda auditiva profunda ainda permaneceram em importante desvantagem e atrasadas mesmo quando identificadas cedo, mas a aplicação oportuna da implantação coclear pode indubitavelmente aumentar a probabilidade de desenvolvimento de competência em linguagem falada nestas crianças. Os resultados melhorados de fala e linguagem após a triagem de recém-nascidos podem não ser inteiramente atribuíveis à idade precoce de identificação, mas antes ao impacto que a idade de identificação tem sobre o desenvolvimento da linguagem em geral, refletindo a capacidade de perceber e produzir as unidades léxicas e gramaticais da linguagem, independentemente da modalidade de *input*, o que proporciona um arcabouço no qual as crianças surdas podem afiar seu conhecimento da estrutura da linguagem e articulação de sons da fala e palavras faladas.[4]

Identificação precoce também trouxe seus desafios. Para os audiologistas, significou ser capaz de avaliar, inequivocamente, limiares de audição em bebês novos, tomando cuidado para não superestimar o nível de uma dada perda auditiva; falha em identificar audição residual útil acessível à amplificação acústica que seria irreversivelmente perdida durante implantação (especialmente se feita bilateralmente) seria um grave desserviço a uma criança. Avaliação de benefício de aparelho de audição em bebês e crianças pequenas não foi firmemente estabelecida, e o processo ainda permanece altamente subjetivo.[5] Para foniatras, significou desenvolver novas medidas apropriadas à idade de fala, linguagem e comunicação falada, aplicáveis a bebês novos; para educadores de surdos e deficientes auditivos, significou fazer recomendações críticas sobre o modo de comunicação muito cedo na vida de uma criança surda. Além disso, avaliações confiáveis e válidas de capacidades neurocognitivas básicas podem não ser possíveis em idades muito jovens, e estas dificuldades podem emergir apenas nos meses ou anos após implantação coclear precoce, influenciando profundamente os resultados de linguagem em crianças individuais.

Nada obstante, a confluência da identificação precoce acoplada com a restauração sensorial por meio da implantação coclear, transformou as expectativas dos bebês e crianças pequenas profundamente surdas, tornando a aquisição de linguagem mais rápida e mais apropriada à idade uma possibilidade realística, especialmente para as crianças com capacidades cognitivas normais. Entretanto, apesar da intervenção precoce com CIs, é provável que continuará a haver algumas crianças nas quais a hipótese de acesso completo à linguagem falada por meio de implantação coclear não será atingível, e as equipes de implante necessitam estar alertas para as necessidades de comunicação especiais destas crianças em alto risco.[6] Dada a heterogeneidade das crianças surdas, é muito improvável que uma conduta de "um tamanho serve para todo mundo" alguma vez seja apropriada para sua habilitação.

Fundamentos Neurocognitivos da Aquisição da Linguagem em Seguida a Implantação Coclear

Além de prover acesso ao som pela estimulação elétrica do nervo auditivo, evidência recente sugere que quatro domínios neurocognitivos estreitamente relacionados são subjacentes à aquisição de linguagem em seguida a CI: (1) memória e processos de aprendizado; (2) fluência, eficiência e velocidade; (3) concentração, vigilância e inibição; e (4) organização e integração.

Estes quatro domínios que processam informação influenciam os processos de fala-linguagem através de uma série de processos recíprocos que ocorrem durante todo o desenvolvimento. Em seguida ao processamento sensitivo inicial e registro de sinais de fala pelo sistema nervoso, o percebedor deve codificar, armazenar e processar esta informação na memória, recodificando, transformando e manipulando representações dos sinais da fala para dentro e para fora da memória primária de curto prazo ativo-imediata (p. ex., memória operacional verbal) e da memória secundária de longo prazo.[7,8] Diferenças na capacidade de processamento de informação da memória verbal de curto prazo de usuários de CI pediátricos foram constatadas subjacentes à variabilidade em um grande número de diferentes tarefas cognitivas. Em 2003, Pisoni e Cleary[9] observaram que em um grande grupo de usuários de CI de 8 e 9 anos ($n = 176$), ambas as abrangências de dígitos auditivos para frente e para trás obtidas na Wechsler Intelligence Scale for Children (WISC-III) foram significativamente mais curtas que as abrangências obtidas de um grupo de crianças com audição normal pareadas por idade ($n = 44$). As abrangências de dígitos para frente e para trás refletem diferenças na codificação fonológica rápida, armazenamento e processos de recuperação e sugerem que os usuários de CI pediátricos podem ter limitações fundamentais na capacidade de processamento de informação e velocidade de acesso a representações fonológicas na memória operacional em comparação com crianças com audição normal pareadas por idades (▶ Fig. 15.1).

Em outro estudo sobre dinâmica da memória operacional, Burkholder e Pisoni[10] observaram que, embora crianças surdas com CIs fossem capazes de lembrar de todos os itens de teste de listas de três e quatro dígitos, suas velocidades de escaneamento da memória a curto parzo (i. e., recuperação) destes dígitos foram 3

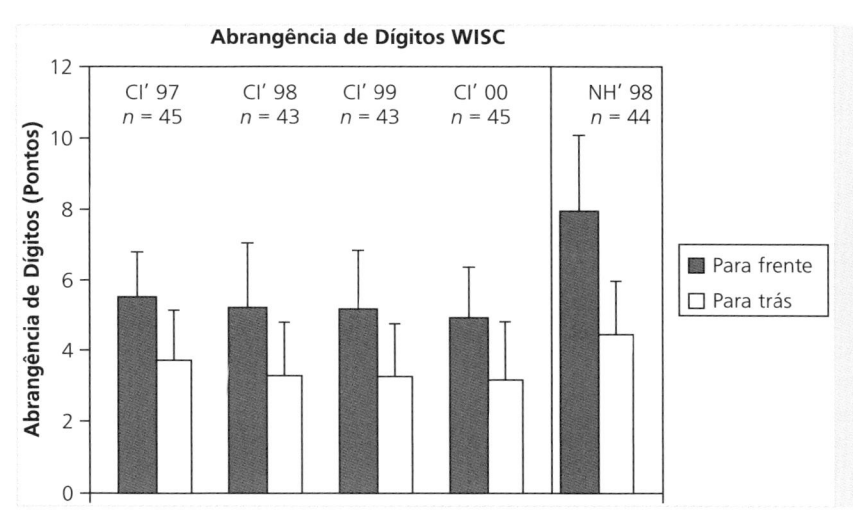

Fig. 15.1 Abrangências de dígitos da Wechsler *Intelligence Scale for Children* (WISC) contabilizadas em pontos dos quatro grupos de crianças de 8 e 9 anos de idade com implantes cocleares (CI) e de um grupo de comparação de crianças de 8 e 9 anos com audição normal (NH). Abrangências de dígitos para frente estão mostradas pelas barras sombreadas, abrangências de dígitos para trás pelas barras abertas. Barras de erro indicam um desvio-padrão da média. (De: Pisoni DB, Cleary M. (2003). Measures of working memory span and verbal rehearsal speed in deaf children after cochlear implantation. Ear Hear 2003;24(1 Suppl): 106S–120S. Reimpressa com permissão.)

vezes mais lentas que as velocidades de recuperação de crianças com audição normal pareadas por idade, sugerindo codificação perceptual menos robusta e acesso mais lento às representações fonológicas dos itens de teste na memória operacional verbal ativa.

Atenção e concentração a eventos auditivos, como fala ou sinais ambientais não de fala exigem que a criança use *fluência, eficiência* e *velocidade* para codificar rapidamente e processar estes sinais para dentro de códigos verbais mais duráveis para operações de processamento adicionais. Sinais de fala novos, ambíguos ou subespecificados grosseiramente codificados (p. ex., palavras novas, palavras com múltiplos significados, dialetos regionais e diferenças de pronúncia) precisam ter rapidamente atribuído significado com base em conhecimento fonológico e lexical na memória de longo prazo, ou a criança não compreenderá a emissão pretendida pelo falante. Operações de processamento da informação rápidas e altamente eficientes são especialmente importantes quando os sinais auditivos são degradados ou quando o ouvinte tem menos experiência em processar informação linguística por causa de um retardo no desenvolvimento da linguagem. Velocidade e fluência de processamento demonstraram-se fortemente relacionadas com experiência precedente e expertise em um dado domínio.

Habilidades de *concentração, vigilância* e *inibição* são necessárias para suportar a operação de atenção seletiva, sustentada e conjunta ao *input* de linguagem falada, tanto em nível molecular (p. ex., fonemas) quando ao molar (p. ex., morfemas, palavras e sentenças), enquanto ao mesmo tempo se resiste à distração e competição de fontes externas (p. ex., outros *inputs* sensitivos) bem como internos (p. ex., outros pensamentos, impulsos e prevenções [*bias*]). Atenção-concentração e resistência à distração são especialmente importantes ao processar sinais de fala novos ou degradados em ruído, sob condições de alta carga cognitiva ou outras condições adversas de escuta exigindo atenção esforçada controlada e recursos de processamento mental focalizados, como ocorreria em crianças com CIs nos ambientes de escuta do mundo real cotidiano onde há contínuo ruído de fundo e competição de múltiplos falantes e outros eventos acústicos.

O sinal de fala processado através de um CI é consideravelmente degradado (p. ex., "escassamente codificado") sendo privado de informação de estrutura fina temporal (TFS) no seu traçado de onda, o que é crucial para "codificação de frequência"; o esforço mental ou carga de trabalho cognitivo de escutar fala com um CI é significativamente aumentado, colocando consideráveis demandas sobre as capacidades neurocognitivas do ouvinte. Isto é especialmente verdadeiro com linguagens tonais nas quais as diferenças entre pares mínimos de palavras são transportadas inteiramente pelo contorno de frequência de palavras isoladas. A falta de TFS também afeta significativamente os processos automáticos de sintonização ouvinte-falante, bloqueando as operações de arrasto de rotina pelas quais o ouvinte pode automaticamente computar e "travar" a função de transferência do trato vocal de um falante, assim melhorando o reconhecimento da fala no ruído ou o tagarelar de múltiplos falantes.[11]

Toda a informação sensitiva inicial que é codificada e retida pelo sistema nervoso e o cérebro como padrões sequenciais na fala tem constantemente que ser integrada e processada para representações linguísticas simbólicas estáveis e códigos verbais na memória operacional, às quais eventualmente são atribuídos significado e valência (p. ex., valência emocional, importância para o indivíduo).

Processos de integração ocorrem em todos os níveis de processamento da informação, variando desde o sistema sensitivo-perceptual inicial à formação de conceitos complexos e interpretação linguística final baseada nos significados das palavras e sentenças individuais. Operações de processamento linguístico de mais alto nível, mais abstrato, usadas na compreensão da linguagem falada utilizam pesadamente a capacidade de tomar as partes componentes individuais do sinal da fala, as "dicas de fala" que são percebidas e codificadas, e construir todos significantes a partir delas (palavras, frases, sentenças, proposições etc.). Estas *funções organizacionais-integradoras* foram identificadas como componentes obrigatórios críticos do processamento para compreensão e uso robusto bem-sucedido da linguagem, especialmente debaixo de condições difíceis de escuta.[12,13] Evidência recente sugere que experiências auditivas iniciais e atividades manipulando padrões de som da fala são componentes básicos importantes que também são subjacentes ao desenvolvimento de habilidades de processamento sequencial de domínio geral usadas na percepção da fala e não da fala.[14]

Quando crianças com implante coclear são comparadas com crianças com audição normal, pareadas por idade, em uma variedade de medidas neurocognitivas padronizadas em ambientes do mundo real cotidiano, obtidas de relatos dos pais usando inventários de avaliação, diferenças muito claras emergem entre estes dois grupos, como mostrado na ▶ Fig. 15.2. Estas tarefas de processamento requerem pouco *input* auditivo, assegurando comparação justa através dos grupos. Os achados recentes destes estudos sugerem que um período de surdez profunda afeta não apenas a audição domínio-específica e modalidade-específica, e processos da fala e linguagem, mas também uma variedade mais ampla de sistemas de processamento de informação de domínio geral não geralmente considerados como sendo comórbidos com surdez, como regulação comportamental, inibição, mudança de atenção e controle emocional.[15]

Resultados Clínicos

Os implantes cocleares contemporâneos são sistemas multicanais cujos eletrodos são destinados a aproveitar o arranjo tonotópico das fibras dentro da cóclea para codificar dicas de frequência (espectral). Três fabricantes têm aprovação da U.S. *Food and Drug Administration* (FDA): Advanced Bionics, Cochlear Corporation, e Med-El. Um aparelho adicional, Neurelec, é disponível na Europa e outros locais. Dependendo do aparelho escolhido, o sinal da fala é primeiro filtrado para uma série de bandas de frequência, e a energia em cada banda é designada para um ou mais eletrodos dentro do arranjo; assim, estes sistemas usam codificação de lugar, bem como indicações de duração e intensidade para codificar e transmitir sinal de fala espectralmente complexo variando no tempo para o nervo auditivo. Cada aparelho oferece uma faixa de oportunidades de programação que podem ser adaptadas às necessidades dos pacientes individuais. O aparelho da Cochlear Corporation fornece estratégias de codificação de pico espectral (SPEAK), codificador de combinação avançado (ACE) e amostragem intercalada contínua (CIS); Advanced Bionics usa processamento de alta resolução (Hi-Res), e o sistema Med-El usa variações da estratégia CIS. Uma vez que nenhum destes produtos demonstrou em experiências clínicas ser superior a qualquer dos outros, a escolha de aparelho é frequentemente determinada por preferência dos pais ou do clínico.

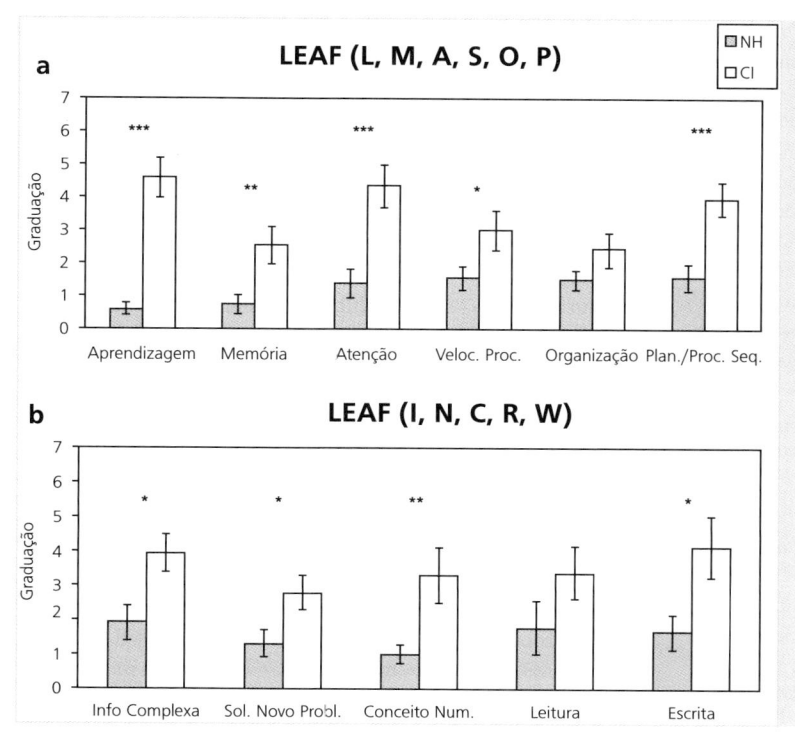

Fig. 15.2 a, b Graduações médias de crianças com audição normal (NH) (barras cinzentas) e crianças surdas com implantes cocleares (CI; barras brancas) obtidas usando-se o inventário de graduação reportado pelos pais LEAF. (a) Os escores médios de aprendizado (L), memória (M), atenção (A), velocidade de processamento (S), organização (O) e planejamento e processamento sequencial (P). (b) Os escores médios de processamento de informação complexa (I), solução de novo problema (N), conceitos numéricos (C), leitura (R) e escrita (W). Notar os escores elevados constantes nas graduações comportamentais das crianças com CIs. (De: Pisoni DB, Conway CM, Kronnenberger WG, Henning S, Anaya E. Executive function, cognitive control and sequence learning in deaf children with cochlear implants. In: Marschark M, Spencer P, eds. Oxford Handbook of Deaf Studies, Language, and Education. New York: Oxford University Press, 2010;439-457. Reimpressa com permissão.)

Na prática clínica, a avaliação de capacidades de percepção de fala de crianças pequenas geralmente obedece a uma abordagem hierárquica baseada na idade cronológica da criança, idade de audição, nível de linguagem, modo de comunicação, capacidades cognitivas e abrangência da atenção. Esses testes comportamentais necessitam ser sensíveis a efeitos de piso e teto, quando o material de teste pode ser demasiado difícil ou demasiado fácil para a criança realizar. Até 40% das crianças com perda auditiva grave a profunda permanente também têm um ou mais retardos do desenvolvimento ou incapacidade em adição à sua surdez, e a bateria de testes necessitará ser modificada para eles ou elaborados novos procedimentos de teste. No recente estudo *Childhood Development after Cochlear Implantation* (CDaCI), uma abordagem hierárquica foi usada para medir habilidades de percepção de fala, adotar uma variedade de testes de conjunto aberto e fechado, mas com cada criança atingindo um nível criterioso de desempenho antes de prosseguir para o estádio seguinte. Neste projeto foi usado um índice compósito de reconhecimento de palavras, uma medida agregada fornecendo dados sobre todos os testes hierárquicos obtidos no estudo. Este índice foi suficientemente sensível para mediar melhoras na percepção da fala ao longo do tempo em diferentes idades. Uma descrição abrangente dos procedimentos de teste usados na prática clínica e sua fundamentação pode ser encontrada em Kirk e Choi.[16]

Desenvolvimento da Linguagem Falada

Para estudar desenvolvimento de linguagem falada após implantação coclear, são necessários estudos controlados prospectivos de tamanho suficiente de amostra. Poucos desses estudos são disponíveis em virtude da complexidade, custo e infraestrutura necessárias para realizar essas projetos desafiadores ao longo de vários anos. Entretanto, um estudo longitudinal desses, o CDaCI, está em andamento e oferece *insights* únicos sobre como e em que extensão linguagem é adquirida 3 anos após implantação coclear.[17] O estudo consiste em uma coorte prospectiva de 188 crianças que receberam implantação coclear antes da idade de 5 anos em um de seis centros nos E.U. bem como um grupo de comparação de crianças pareadas por idade com audição desenvolvendo-se tipicamente; todas as crianças no estudo devem ter habilidades cognitivas e motoras normais. Trajetórias de desenvolvimento da linguagem representando habilidades de expressão e recepção foram obtidas usando-se as *Reynell Development Language Scales* (RDLS).

Embora os escores médios em ambas as medidas de linguagem não fossem restauradas a níveis apropriados nos três grupos que diferiram por idade à implantação, taxas anuais mais rápidas de aquisição de linguagem foram observadas no grupo mais jovem de crianças implantadas que receberam CIs abaixo de 18 meses de idade; além disso, melhores interações pais–crianças foram encontradas significativamente associadas a taxas mais altas de crescimento da linguagem. Outro achado clinicamente importante, no entanto, foi a notável faixa de variabilidade na aquisição de linguagem receptiva e expressiva claramente demonstrada pelo estudo. Embora, na melhor hipótese, algumas crianças implantadas seguissem a trajetória de linguagem dos seus pares com audição e em alguns casos realmente se igualassem a eles, muitas ficaram bem para trás, mesmo entre as crianças que foram implantadas na idade mais inicial (*i. e.*, menos de 18 meses de idade). Se o estudo também tivesse incluído crianças com baixas habilidades cognitivas ou outras deficiências comórbidas do desenvolvimento que comumente ocorrem em crianças surdas jovens com perda auditiva profunda, é muito provável que muito mais crianças teriam povoado o extremo inferior da distribuição.

Esta pesquisa reforça a necessidade de estudos de resultado incluírem todas as crianças e de os relatórios mostrarem dados brutos sobre desempenhos individuais em vez de apresentar apenas as médias dos grupos. Este estudo exemplar realça ainda mais a necessidade de compreender melhor a enorme variabilidade e diferenças individuais nos resultados de fala e linguagem, e, em particular, os processos sensitivos iniciais e neurocognitivos centrais elementares subjacentes envolvidos na aquisição da linguagem após privação auditiva e implantação coclear. Mesmo nas muito melhores condições, mau acesso à linguagem falada deve ser aceito como uma realidade para algumas crianças implantadas, e é imperativo que estratégias de comunicação alternativas sejam tornadas disponíveis a elas cedo na vida. Se uma forma manual de comunicação for necessária para algumas crianças suplementarem seu desenvolvimento da linguagem falada – seja para ajudar comunicação falada seja para adquirir linguagem de sinais – isto necessita ser feito precocemente na vida para capitalizar os períodos sensíveis para desenvolvimento da linguagem; aguardar até que o desenvolvimento de linguagem falada já tenha falhado manifestamente será claramente tarde demais para facilitar reorganização ou reorientação para um modo manual de comunicação. Baixos níveis de linguagem também contribuem para a alta carga de problemas de saúde mental em adolescentes surdos que frequentemente continua adentro da idade adulta; assim, assegurar que as crianças surdas desenvolvam competência em qualquer modalidade de linguagem constitui um imperativo absoluto para suportar seu bem-estar futuro, educacionalmente, bem como a realização de qualidade ótima de vida e potencial intelectual.[18]

Variabilidade e Diferenças Individuais nos Resultados – Uma Abordagem Neurocognitiva

Embora CIs funcionem bem para muitas crianças profundamente surdas, mesmo crianças implantadas muito cedo, eles nem sempre fornecem acesso igual ou suficiente à linguagem falada para todas as crianças que os recebem. Algumas crianças evoluem extremamente bem com seus implantes e exibem habilidades de fala e linguagem apropriadas à idade quase típicas em larga gama de testes clínicos tradicionais quando administrados em condições de escuta em silêncio na clínica ou no laboratório de pesquisa. Em contraste, outras crianças com surdez profunda lutam indefinidamente depois que recebem seu CI e, muitas vezes, jamais alcançam proficiência satisfatória em fala ou linguagem ou fluência verbal. Se compreendêssemos as razões pelas quais um bom usuário de CI está se desempenhando tão bem, deveríamos ser capazes de usar este conhecimento fundamental básico para ajudar as crianças com pior desempenho a melhorar suas habilidades de fala e linguagem e alcançar o seu potencial para derivar benefícios ótimos dos seus CIs. Para investigar as fontes subjacentes de variabilidade no desempenho, tornou-se necessário alargar as medidas de resultados para avaliar uma gama mais ampla de comportamentos e habilidades de processamento de informação elementares básicos para além de apenas as medidas tradicionais de avaliação audiológica clínica da fala e linguagem que foram rotineiramente usadas no passado.[19] Ademais, a falha de uma criança em obter benefícios ótimos e atingir marcos de fala e linguagem apropriados à idade a partir do seu CI pode não ser decorrente diretamente do funcionamento do próprio implante ou os procedimentos médicos envolvidos na cirurgia e mapeamento, mas pode refletir interações complexas entre vários diferentes fatores contributivos.[20]

Muitas crianças surdas profundas que usam CIs, especialmente as usuárias com baixo desempenho, podem ter outras sequelas neurais, cognitivas e afetivas resultantes de um período de privação auditiva combinada com retardos no desenvolvimento da linguagem antes da implantação. Assim, a enorme variabilidade observada nos resultados de fala e linguagem apesar da restauração da audição na periferia auditiva provavelmente é atribuível à disfunção de múltiplos sistemas de processamento da informação no cérebro. Além disso, perturbações no desenvolvimento dos circuitos neurais centrais subjacentes a estas funções alteram os complexos processos neurais e cognitivos que dependem pesadamente da conectividade funcional de múltiplas áreas cerebrais que trabalham juntas como um sistema integrado complexo.[21,22]

Preditores Pré-Implante de Resultado

A ausência de preditores robustos pré-implante do resultado de fala e linguagem representa um vazio importante na nossa compreensão atual dos CIs porque sugere que muitas interações complexas têm lugar entre as capacidades sensitivas recém-adquiridas de uma criança após um período de privação auditiva, as propriedades do ambiente de aprendizado da linguagem (p. ex., colocação educacional, modo de comunicação), e várias interações com pais e cuidadoras no lar às quais a criança é exposta regularmente depois de receber um CI. Mais relevantemente, a falta de preditores pré-implante de resultados e benefícios de fala e linguagem torna difícil aos clínicos identificar as crianças que podem estar em alto risco de maus resultados com seu CI em uma época no desenvolvimento neural e cognitivo quando intervenções complementares ou alternativas podem ser feitas para modificar e melhorar suas habilidades centrais de processamento da linguagem.

Medidas de Resultado: Produto vs. Processo

Exceto alguns estudos recentes, toda a pesquisa clínica prévia sobre CIs focalizou-se nos efeitos de um pequeno número de variáveis demográficas usando medidas tradicionais "de produto" baseadas em ferramentas de avaliação desenvolvidas por audiologistas clínicos e foniatras. Estas avaliações confiam exclusivamente em medidas de precisão. A bateria convencional de medidas de resultado clínico de desempenho de fala e linguagem é o produto final ou "ponto final" de um grande número de processos complexos sensoriais, perceptuais, neurocognitivos e linguísticos que contribuem para a variação observada entre os usuários de CI. Até recentemente, houve pouco interesse em desenvolver medidas "de processo" de desempenho que sejam projetadas para examinar os mecanismos de processamento da informação elementares subjacentes usados para perceber e produzir linguagem falada nesta população clínica.

Processos de Aprendizado e Memória

Quando todas as medidas convencionais de resultado e demográficas são consideradas juntas, a evidência disponível sugere fortemente que as capacidades subjacentes sensoriais, perceptuais e neurocognitivas para fala e linguagem "emergem" após a implantação. Assim, resultados bem-sucedidos de fala e linguagem com um CI podem ser rastreados para trás, em parte, a processos básicos de aprendizado e memória que exigem exposição a um modelo robusto de linguagem no ambiente da criança.[23] Uma vez que resultado e benefício com um CI não podem ser preditos confiavelmente a partir de medidas tradicionais de comportamento obtidas antes da implantação, dado que estes procedimentos todos exigem codificação verbal e mediação de linguagem, quaisquer melhoras no desempenho observadas após implantação devem ser decorrentes de processos sensoriais, cognitivos e linguísticos que são estreitamente ligados a alterações de maturação no desenvolvimento neurobiológico e neurocognitivo.[24]

Idade de Implantação

Idade de implantação é um fator demográfico importante que constantemente tem sido mostrado fortemente associado a quase todas as medidas de resultado de desempenho. Crianças que recebem um implante em uma idade jovem geralmente se desempenham melhor em uma ampla faixa de resultados do que crianças que são implantadas em uma idade mais velha.[25] Uma variável confundidora potencial é o efeito da idade mais inicial à identificação e primeira adaptação de aparelho de audição, que podem ser contribuintes importantes para o resultado; além disso, as crianças implantadas cedo tipicamente têm duração mais longa do uso de implante, o que é uma variável difícil de controlar.[2] De fato, alguns estudos mostraram claramente resultados satisfatórios em algumas crianças implantadas tarde.[26] Estes achados demonstram a contribuição da plasticidade neural e períodos sensíveis no desenvolvimento sensitivo, perceptual e linguístico e enfatizam os elos estreitos entre desenvolvimento neural e comportamento, especialmente o desenvolvimento de audição, fala e linguagem.[27,28] A idade à implantação tem a vantagem de ser exatamente mensurável mas pode meramente representar uma variável substituta da nossa falta de compreensão dos processos envolvidos na aquisição da linguagem falada. Ademais, na era atual de triagem neonatal universal da audição, todas as crianças surdas congênitas serão identificadas precocemente e sem qualquer dúvida implantadas cedo, assim reduzindo a utilidade da idade à implantação como um preditor útil de resultado. Conforme mostrado nos resultados relatados por Niparko et al.[17] em 2010, mesmo implantação precoce antes de 18 meses de idade não garante desenvolvimento ótimo da linguagem receptiva e expressiva para todas as crianças profundamente surdas.

Barreiras ao Progresso – Visando Melhorar os Resultados de Linguagem Falada

Genética da Perda Auditiva e Aquisição da Linguagem

Surdez é um sintoma, não uma causa. A biologia molecular da surdez aumentou muito nossa compreensão atual dos processos muito diferentes que podem resultar em surdez permanente, como defeitos no neuroepitélio sensitivo, o mecanismo transdutor mecanoelétrico, transporte iônico e transmissão sináptica, os quais possibilitaram que a perda auditiva neurossensorial seja muito mais bem categorizada, contribuindo grandemente para tratamento e outorga de poder aos pacientes. De modo igualmente importante, a herdabilidade de prejuízos da linguagem está sendo cada vez mais reconhecida com uma parte substancial das capacidades linguísticas das pessoas com e sem distúrbios de linguagem sendo explicada por fatores genéticos intrínsecos. Muitas das operações neurocognitivas cujo funcionamento integrado permite à nossa espécie usar linguagem e comunicação verbal robusta e eficientemente em uma ampla variedade de ambientes são mais provavelmente o resultado de diferentes processos de expressão genética que podem ser comprometidos em indivíduos com audição e surdos.[29] Estes e outros achados recentes realçam a necessidade de maior compreensão dos mecanismos moleculares que contribuem para prejuízo da audição e linguagem, e do envolvimento da genética molecular no domínio da implantação coclear.

Estudos recentes também começaram a identificar interações importantes entre genes e ambiente (interações G × E) em diversos domínios psicológicos diferentes.[30,31] Tanto fatores intrínsecos (genéticos) quanto extrínsecos (dinâmica da família e o ambiente de aprendizado de linguagem da criança) interagem para moldar o desenvolvimento da linguagem falada em uma criança individual. Estes tipos de interações G × E não foram investigados ainda em crianças surdas com CIs, e nós acreditamos que elas representam uma lacuna importante na nossa compreensão fundamental de como a biologia e o comportamento são inseparavelmente ligados no desenvolvimento, especialmente desenvolvimento em bebês e crianças que têm *inputs* sensitivos radicalmente alterados durante as fases iniciais do desenvolvimento neural, cognitivo e linguístico resultantes da perda auditiva profunda ou surdez precoce.

Modo de Comunicação e Colocação Educacional

A seleção de um modo de comunicação e ambiente educacional para uma criança surda esteve na base das grandes "guerras de modalidade" do passado, com a competição entre proponentes de comunicação auditiva/oral ou manual/sinalizada. Pouco deste debate foi fundamentado em evidência, e as necessidades das crianças surdas individuais frequentemente foram negligenciadas na perseguição de dogma ideológico. E assim, qual é a estratégia ideal de comunicação e ambiente educacional para crianças surdas que receberam CIs? Muitos clínicos advogam abordagens auditivas/orais de modo que a criança surda fica completamente imersa em um ambiente que dá ênfase ao desenvolvimento de habilidades de fala e escuta e evita o uso de sinais manuais, mas há, ainda, muitos clínicos que argumentam que métodos de comunicação manual podem ser úteis e podem facilitar o desenvolvimento de linguagem e cognição independentemente da modalidade de *input*. Modalidade tem importância para crianças surdas com CIs? Essa permanece uma questão crítica que não foi ainda resolvida satisfatoriamente. Sem conhecimento das capacidades neurocognitivas de uma criança individual, sua designação para uma modalidade ou outra tende a permanecer sendo uma questão de acaso dirigida por opinião clínica e preconceitos em vez de evidência clínica captada de medidas validadas de funcionamento cognitivo.

Aceitação e Compreensão do Desempenho Precário

Agora é uma questão de fato estabelecida que os CIs são capazes de transformar a vida de muitas crianças surdas, fornecendo acesso a níveis sem precedentes de linguagem falada. O que também está claro é que linguagem falada pode não ser inteiramente acessível a muitos recebedores de CI, e algumas destas crianças podem escolher não usar mais seus aparelhos ou escolher fazê-lo apenas excepcionalmente. Muitos desempenhadores precários com CIs são perdidos do acompanhamento e têm pouco contato com a comunidade de implante, contribuindo para um viés de relatório na literatura publicada. Diversidade de necessidades de comunicação sempre tem sido uma característica definidora das crianças surdas, e esta situação ainda se verifica. Em vez de ver os desempenhadores precários como "falhas" de implante, estas são as crianças que nós necessitamos estudar intensivamente para identificar "bandeiras vermelhas" precoces usando uma larga variedade de medidas convergentes comportamentais e objetivas, incluindo uma bateria abrangente de avaliação neuropsicológica e neurocognitiva para identificar suas forças, fraquezas, e marcos do desenvolvimento através de um conjunto central de domínios de processamento da informação, regulação comportamental-emocional e controle executivo.

Administração de Dificuldades e Incapacidades Adicionais

Geralmente, todos os estudos de resultados em crianças implantadas cocleares excluem crianças com dificuldades de desenvolvimento além da sua surdez, ainda que estudos epidemiológicos tenham constantemente confirmado que pelo menos 1/3 desta população tem essas incapacidades. Todavia estas crianças formam uma proporção significativa das crianças que recebem CIs hoje. Distúrbio de hiperatividade, déficit de atenção, autismo, deficiência de aprendizado não verbal e paralisia cerebral são todas condições prevalentes na população de CI pediátrico, e seus resultados devem ser apresentados na literatura relatada.[32] Quais são as necessidades de comunicação destas crianças e em que extensão elas são adequadamente preenchidas por CIs? Que medidas de resultado são apropriadas para estas crianças e em que circunstâncias, se alguma vez, poderiam CIs ser contraindicados?

Alargando Medidas de Resultado – Uma Bateria de Teste Neurocognitivo Clínico

Linguagem é um processo cognitivo cujos correlatos neurais são integrados no cérebro. Medidas convencionais de ponto final ou de produto do desempenho necessitam ser suplementadas pela adição de uma variedade de medidas baseadas em processo para melhor avaliar os processos cognitivos elementares subjacentes centrais para o desenvolvimento da linguagem. Essa bateria poderia incluir medidas de capacidade de memória verbal a curto prazo e memória operacional, atenção, aprendizado, memória de longo prazo, inibição, funcionamento executivo, controle cognitivo, velocidade e eficiência de processamento, medidas de desempenho sob carga cognitiva e tarefas de duplo processamento quando são necessárias multitarefas e atenção compartilhada, fala em ruído, adaptação rápida, sintonização e compensação perceptual, percepção *indexical* da fala (gênero, dialetos regionais, estados físicos e emocionais), percepção multimodal auditivo-visual e reconhecimento de som ambiental não de fala.

A evidência disponível sugere adicionalmente que a codificação fonológica rápida e a capacidade de memória operacional (WMC) são componentes centrais necessários para o desenvolvimento da linguagem falada após implantação. Códigos de memória fonológica fracos ou de outro modo subespecificados gerados pelas estratégias de processamento do CI serão, muito provavelmente, responsáveis por WMC mais baixa, velocidade mais lenta de ensaio verbal, e velocidades mais lentas de escaneamento e recuperação de representações lexicais e sublexicais a partir da memória de curto prazo verbal. Uma bateria de teste neurocognitivo poderia ajudar a apontar com exatidão e quantificar estas dificuldades em crianças surdas individuais e identificar domínios específicos de processamento da informação que possam ser visados para novos tratamentos e intervenções focalizadas usando programas de "treinamento cerebral" que aproveitam a neuroplasticidade do cérebro e sua capacidade de se reorganizar nas idades iniciais. Em particular, essa bateria de teste poderia informar tratamento clínico, identificando crianças que podem ter dificuldade com aquisição de linguagem falada e que podem necessitar modificar o seu modo de comunicação ou requerer recursos adicionais para permanecer em uma trajetória satisfatória de linguagem.

Ambiente da Família e Desenvolvimento Socioemocional

Crianças surdas são colhidas de variados contextos culturais, linguísticos e sociais. Há uma necessidade premente de aprender mais sobre a unidade familiar e a dinâmica de família dos pais e cuidadoras de crianças surdas e como elas se comunicam e interagem com sua criança prejudicada auditiva. Este programa de pesquisa exige uma "abordagem por sistemas" que vê a criança surda como parte de um sistema dinâmico complexo com múltiplos componentes interagindo, cada um contribuindo com alguma fonte de variação atualmente desconhecida para a avaliação final de resultados de fala e linguagem. Pais e cuidadores tornam-se os componentes-chaves no processo de habilitação, mas alguns pais podem necessitar ajuda para estabelecer comunicação efetiva com seu filho surdo a partir de programas dirigidos para melhorar a qualidade da interação pais-criança (p. ex., o programa Hanen) acreditando que os pais podem e devem ser os mais importantes professores de linguagem do seu filho.

Desenvolvimento social e emocional é outro domínio importante que não é tipicamente considerado na prática clínica e tende a ter uma influência importante sobre uma larga variedade de resultados. Investigação de questões relacionadas com o desenvolvimento socioemocional, teoria da mente, pensamento, raciocínio, matemática e solução de problemas não estão dentro da abrangência das avaliações médicas típicas de crianças com CIs. Mover-se para dentro destes domínios exigirá colaboração com neuropsicólogos pediátricos e cientistas do desenvolvimento que tenham experiência de trabalhar com crianças surdas e com prejuízo auditivo e que são equipados de maneira única para realizar as avaliações relevantes de domínios específicos.

Resultados a Longo Prazo após Implantação

Com poucas exceções, quase tudo que nós conhecemos atualmente sobre os efeitos da implantação sobre os resultados de fala e linguagem foi obtido de estudos de resultados a curto prazo. Agora que muitas crianças implantadas cedo são adolescentes e adultos jovens, é possível começar a investigar os efeitos da implantação sobre os resultados a longo prazo através de vários domínios outros que não apenas as medidas convencionais de fala e linguagem. Estudos "tudo incluído" de resultados a longo prazo forneceriam novo conhecimento acerca da realização educacional, situação de emprego, e funcionamento psicossocial através de todos os níveis de desempenho. Também ajudariam a determinar as forças, fraquezas e marcos desenvolvimentais das crianças implantadas com relação a dados normativos a partir de crianças e adultos com audição normal (NH) desenvolvidos tipicamente, e como estas habilidades se desenvolvem ao correr do tempo.

Implantação Coclear Bilateral – Dois Ouvidos São Melhores que Um?

Seguindo-se a resultados favoráveis de avaliações de saúde-econômicas, implantação coclear bilateral (BiCi) tornou-se a norma em muitos sistemas de assistência à saúde.[33] A intenção da intervenção é oferecer às crianças implantadas dicas adicionais (em termos de diferenças de cronologia e níveis interaurais entre os dois ouvidos) para promover o desenvolvimento de audição espacial e, assim, melhorar sua consciência espacial e sua capacidade de compreender fala no ruído. Apesar das limitações tecnológicas nos sistemas de implante atuais, os primeiros resultados são notavelmente animadores, especialmente em termos de localização do som,[34-36] mas se BiCi melhora ou não o desenvolvimento da linguagem falada das crianças surdas, resta por ser determinado por estudos de resultado a longo prazo. Algumas crianças recebem seus implantes bilaterais simultaneamente cedo na vida, o que é vantajoso em termos de aprendizado perceptual e processos de ajustamento a esses novos estímulos acústicos. Entretanto, o desafio de desenvolver audição espacial é muito maior quando há intervalo longo entre a implantação em ambas as orelhas; os recebedores, sendo mais velhos e usuários de longo tempo de sistemas de implante único, podem não ser capazes de superar a descombinação nos *inputs* entre os dois ouvidos e podem mesmo escolher não usar o segundo implante.[36] Assim, a pressuposição de que dois implantes são necessariamente melhores do que um para percepção da fala e aprendizado da linguagem necessita ser avaliada criticamente, especialmente no contexto de implantação não simultânea.

Criança Bilíngue com um Implante Coclear

O problema do que fazer com crianças surdas bilíngues que recebem CIs não foi ainda satisfatoriamente resolvido também, e representa um desafio importante para os clínicos e pesquisadores. Esta é uma área largamente aberta de grande importância porque a maior parte do mundo não é monolingue; crianças são rotineiramente expostas e usam mais de uma língua. Avaliações necessitam ser realizadas em ambas as linguagens, e as vantagens reportadas do bilinguismo sobre o desenvolvimento cognitivo, especialmente o desenvolvimento da função executiva e controle cognitivo, necessitam ser investigadas nesta população clínica, que tem experiência inicial única e atípica com linguagem.

Reconhecimento do Som Ambiental

Sabemos muito pouco sobre como crianças pequenas com audição normal percebem e reconhecem sons ambientais, e sabemos ainda menos sobre como as crianças com prejuízo auditivo com CIs identificam e reconhecem sons ambientais não de fala complexos. Frequentemente ouvimos clínicos sugerirem que um benefício acrescido de um CI é consciência aumentada dos sons ambientais, mas, atualmente, não temos quaisquer ferramentas de avaliação para medir percepção de som ambiental em crianças novas, e não sabemos quanto do problema do reconhecimento depende do uso de rótulos verbais e códigos estáveis de memória para identificação de sons salientes não de fala e não verbais no ambiente.

Currículo dos Profissionais – Adequado à Finalidade?

A era da triagem auditiva do recém-nascido e o advento da implantação coclear transformaram o campo da surdez na infância, impondo muitas demandas novas a todas as disciplinas profissionais no processo do CI. O currículo tradicional e as competências requeridas de uma geração prévia de profissionais que trabalham em deficiência auditiva e surdez mantêm pouca relevância para o que é exigido hoje. Contudo o currículo de treinamento dos profissionais contemporâneos no campo ficou para trás e não se manteve a par com as transformações vistas na prática clínica. Muitos profissionais se graduam sem ter qualquer treinamento em neurociência cognitiva e necessitam compreender as contribuições da percepção, atenção, aprendizado e memória, e controle cognitivo, bem como regulação comportamental e processos de controle emocional, todavia, estes domínios do processamento são centrais à predição de resultado e a aquisição de linguagem falada, alfabetização e pensamento, raciocínio e habilidades de resolução de problemas.[37-39]

Conclusão

Surdez na infância não é apenas um déficit sensorial, mas tem efeitos generalizados sobre a maquinaria de processamento da informação do cérebro. Estudos de laboratório elaboraram os complexos processos neurobiológicos associados à surdez e conectividade funcional atípica das redes neurais no cérebro que resulta de um período de privação sensitiva seguido pela estimulação elétrica direta do nervo auditivo com sinais acústicos altamente degradados e subespecificados desprovidos de dicas de estrutura fina temporal importantes para frequência. A confluência da triagem auditiva neonatal universal e a implantação coclear transformou as oportunidades de vida para as crianças surdas profundas, oferecendo acesso sem precedentes à linguagem falada. Aquisição de linguagem após implantação representa um processo cognitivo ativo cuja base neurobiológica é integrada em muitos níveis no cérebro. De uma perspectiva parental, a aquisição de linguagem falada pelo seu filho permanece sendo a principal expectativa e objetivo a longo prazo após implantação. A pesquisa, no entanto, tem constantemente mostrado considerável variação individual entre as crianças implantadas, na sua capacidade de desenvolver linguagem falada e alcançar resultados ideais. Em grande parte por razões de conveniência a fim de mostrar a eficácia da intervenção com CI, medidas de resultado final de fala e linguagem são rotineiramente usadas clinicamente com pouca consideração dos processos cognitivos básicos destas medidas, como memória operacional, escaneamento, atenção e desempenho de reconhecimento sob alta carga cognitiva. O isolamento intelectual do campo da implantação coclear da atual pesquisa e teoria em psicologia cognitiva e neurociência desenvolvimental tem significado que muitos achados novos de pesquisa não foram trazidos a influir neste campo, e estes resultados poderiam ajudar a explicar a enorme variabilidade nos resultados de fala e linguagem e também contribuir de numerosos modos para o projeto de novos programas de habilitação e intervenção focalizada que sejam mais bem adaptados às necessidades específicas de cada criança surda individual que tem uma história única de desenvolvimento e genética.

Agradecimentos

A preparação deste capítulo foi apoiada por dotações do United Kingdom's National Institute of Health Research (Nottingham Hearing Biomedical Research Unit) para G.M.O. e dotações dos *National Institutes of Health* (NIH) 5T32DC000012-33, 2R01DC000111-34, e R01DC009581 para D.B.P. na Indiana University.

Referências

1. Nauta WJH. Discussion of "Retardation and Facilitation in Learning by Stimulation of Frontal Cortex in Monkeys." In: Warren JM, Akert K, eds. The Frontal Granular Cortex and Behavior. New York: McGraw-Hill, 1964:125
2. Yoshinaga-Itano C, Sedey AL, Coulter DK, Mehl AL. Language of early- and later-identified children with hearing loss. Pediatrics 1998;102:1161-1171
3. Yoshinaga-Itano C. From screening to early identification and intervention. Discovering predictors of successful outcome for children with significant hearing loss. In: Power D, Leigh G, eds. Educating Deaf Students: Global Perspectives. Washington, DC: Galludet University Press, 2004:69-84
4. Yoshinaga-Itano C. Early identification, communication modality, and the development of speech and spoken language skills: patterns and considerations. In: Spencer PE, Marschark M, eds. Advances in the Spoken Language Development of Deaf and Hard-of-Hearing Children. Oxford: Oxford University Press, 2006:298-327
5. Nicholas JG, Geers AE. The process and early outcomes of cochlear implantation by three years of age. In: Spencer PE, Marschark M, eds. Advances in the Spoken Language Development of Deaf and Hard-of-Hearing Children. Oxford: Oxford University Press, 2006:271-327
6. Leigh G. Changing parameters in deafness and deaf education. In: Marschark M, Hauser PC, eds. Deaf Cognition. Oxford: Oxford University Press, 2008: 25-51
7. Gathercole SE, Alloway TP. Understanding Working Memory: A Classroom Guide. London: Harcourt Publishing, 2007
8. Baddeley A. Working Memory, Thought, and Action. New York: Oxford University Press, 2007
9. Pisoni DB, Cleary M. Measures of working memory span and verbal rehearsal speed in deaf children after cochlear implantation. Ear Hear 2003;24 Suppl: 106S-120S
10. Burkholder RA, Pisoni DB. Speech timing and working memory in profoundly deaf children after cochlear implantation. J Exp Child Psychol 2003;85:63-88
11. Nygaard LC, Sommers MS, Pisoni DB. Speech perception as a talker-contingent process. Psychol Sci 1994;5:42-46
12. Rourke BP. Syndrome of Nonverbal Learning Disabilities. New York: Guilford, 1995
13. Johnson-Glenberg MC. Training reading comprehension in adequate decoders/poor comprehenders: verbal versus visual strategies. J Educ Psychol 2000;92:772-782
14. Conway CM, Pisoni DB, Kronenberger WG. The importance of sound for cognitive sequencing abilities: the auditory scaffolding hypothesis. Curr Dir Psychol Sci 2009;18: 275-279
15. Pisoni DB, Conway CM, Kronenberger WG, Henning S, Anaya E. Executive function, cognitive control and sequence learning in deaf children with cochlear implants. In: Marschark M, Spencer P, eds. Oxford Handbook of Deaf Studies, Language, and Education. New York: Oxford University Press, 2010:439-457
16. Kirk KI, Choi S. Clinical investigations of cochlear implant performance. In: Niparko JK, ed. Cochlear Implants: Principles and Practice, 2nd ed. Philadelphia: Lippincott Williams & Wilkins, 2009:191-222
17. Niparko JK, Tobey EA, Thal DJ et al. CDaCI Investigative Team. Spoken language development in children following cochlear implantation. JAMA 2010;303:1498-1506
18. Fellinger JD, Holzinger D, Pollard R. Mental health of deaf people. Lancet 2012;379:1037-1044
19. Pisoni DB, Conway CM, Kronenberger W, Horn DL, Karpicke J, Henning S. Efficacy and effectiveness of cochlear implants in deaf children. In: Marschark M, Hauser PC, eds. Deaf Cognition: Foundations and Outcomes. New York: Oxford University Press, 2008:52-101
20. Geers A, Brenner C, Davidson L. Factors associated with development of speech perception skills in children implanted by age five. Ear Hear 2003;24 Suppl:24S-35S
21. Kral A, O'Donoghue GM. Profound deafness in childhood. N Engl J Med 2010;363:1438-1450
22. Sporns O. Networks of the Brain. Cambridge, MA: MIT Press, 2011
23. Clark GM. Speech (sound) processing. In: Cochlear Implants: Fundamentals and Applications. New York: Springer-Verlag, 2003:421-432
24. Sharma A, Dorman MF, Spahr AJ. A sensitive period for the development of the central auditory system in children with cochlear implants: implications for age of implantation. Ear Hear 2002;23:532-539
25. Kirk KI, Pisoni DB, Miyamoto RT. Lexical discrimination by children with cochlear implants: effects of age at implantation and communication mode. In: Waltzman SB, Cohen $_{NL}$, eds. Cochlear Implants. New York: Thieme, 2000:252-254
26. Svirsky MA, Teoh SW, Neuburger H. Development of language and speech perception in congenitally, profoundly deaf children as a function of age at cochlear implantation. Audiol Neurootol 2004;9:224-233
27. Konishi M. Birdsong: from behavior to neuron. Annu Rev Neurosci 1985;8:125-170
28. Marler P, Peters S. Sensitive periods for song acquisition from tape recordings and live tutors in the swamp sparrow, Melospiza georgiana. Ethology 1988;77:76-84
29. Ramirez-Inscoe J, Moore DR. Processes that influence communicative impairments in deaf children using cochlear implants. Ear Hear 2011;32:690-698
30. Dick DM. Gene-environment interaction in psychological traits and disorders. Annu Rev Clin Psychol 2011;7:383-409
31. Dick DM, Latendresse SJ, Riley B. Incorporating genetics into your studies: a guide for social scientists. Front Psychiatry 2011;2:17
32. Meinzen-Derr J, Wiley S, Grether S, Choo DI. Language performance in children with cochlear implants and additional disabilities. Laryngoscope 2010;120:405-413
33. National Institute for Health and Clinical Excellence (UK). Hearing impairment. Cochlear implant guidance. http://www.nice.org.uk/nicemedia/live/12122/42854/42854.pdf
34. Grieco-Calub TM, Litovsky RY. Spatial acuity in 2-to-3-year-old children with normal acoustic hearing, unilateral cochlear implants, and bilateral cochlear implants. Ear Hear 2012;33:561-572
35. Litovsky RY. Review of recent work on spatial hearing skills in children with bilateral cochlear implants. Cochlear Implants Int 2011;12 Suppl 1:S30-S34
36. Gordon KA, Salloum C, Toor GS, van Hoesel R, Papsin BC. Binaural interactions develop in the auditory brainstem of children who are deaf: effects of place and level of bilateral electrical stimulation. J Neurosci 2012;32:4212-4223
37. Spencer PE, Marschark M. Advances in the Spoken Language Development of Deaf and Hard-of-Hearing Children. Oxford: Oxford University Press, 2006
38. Marschark M, Hauser PC. Deaf Cognition: Foundations and Outcomes. New York: Oxford University Press, 2008
39. Marschark M, Spencer PE. Promises of deaf education: from research to practice and back again. In: Marschark M, Spencer P, eds. Oxford Handbook of Deaf Studies, Language, and Education, vol. 2. New York: Oxford University Press, 2010:1-14

16 Resultados Auditivos na População Adulta

Oliver F. Adunka, Margaret T. Dillon e Craig A. Buchman

Introdução

Implantação coclear se tornou o tratamento padrão para a reabilitação de pacientes sofrendo os efeitos deletérios de perda auditiva neurossensorial grave. Essa perda auditiva resulta em prejuízo da "consciência" do som, da compreensão da fala, e da comunicação, com resultante isolamento social, desempenho alterado de trabalho, e, possivelmente, aceleração do declínio cognitivo nos idosos. Embora os implantes cocleares (CIs) não restaurem audição normal, estes aparelhos são capazes de melhorar significativamente a compreensão da fala e capacidades de comunicação. Quando aplicados bilateralmente, as melhoras na audição espacial e tolerância a ruído são evidentes.[1,2] Estes benefícios auditivos podem prover reintegração social e qualidade melhorada de vida. Dada esta larga gama de benefícios, uma variedade de medidas é útil para descrever os resultados da implantação coclear na população adulta. Estes podem ser adicionalmente classificados como resultados cirúrgicos, auditivos, cognitivos e de qualidade de vida.

Resultados Cirúrgicos

Os resultados cirúrgicos da implantação coclear incluem colocação bem-sucedida de eletrodo no interior da cóclea e suas complicações. O objetivo da colocação de eletrodo sempre foi introduzir o arranjo dentro da rampa do tímpano, desse modo otimizando a proximidade anatômica aos elementos neurais (*i. e.,* células do gânglio espiral e seus dendritos). Arranjos de eletrodos que minimizem trauma intracoclear devem reduzir os efeitos adversos sobre a audição residual também. A colocação do arranjo na rampa do tímpano exige perícia cirúrgica ao criar uma abertura coclear e desenhos de eletrodos que sejam ótimos para uso dentro do contexto da capacidade do cirurgião e da variável anatomia coclear. Estes fatores foram descritos em detalhe em outro local neste livro e em outras fontes.[3]

Só recentemente a pesquisa de imagem focalizou a localização do eletrodo dentro da luz da cóclea. Embora permaneça o debate se são melhores as localizações conformando-se ao modíolo ou à parede lateral, estudos recentes sugerem que uma inserção que preserve as estruturas intracocleares e isole o arranjo dentro da rampa do tímpano fornece melhor desempenho em termos de reconhecimento de palavras, independentemente da preservação da audição.[4–6] Estes dados permanecem por serem confirmados em experiências maiores, mas os achados intuitivamente fazem algum sentido em referência à dispersão de corrente dentro da cóclea. Estes estudos também atuaram como um impulso para melhora da qualidade cirúrgica entre os cirurgiões implantadores.[4]

Complicações são incomuns após implantação coclear e também são consideradas em detalhe em outro local neste livro. Estas incluem complicações relacionadas com o aparelho e os problemas médico-cirúrgicos. As complicações relacionadas com o aparelho incluem mau funcionamento do processador de fala e do aparelho interno. Mau funcionamento do processador de fala e de componentes são manejadas com relativa facilidade com substituição. Falha completa do aparelho interno é diagnosticada de modo relativamente fácil, uma vez que um paciente com falha do aparelho não recebe *input* auditivo do aparelho, e a avaliação auditiva confirma que uma conexão não pode ser feita com o aparelho por meios externos. Isto também foi chamado "falha dura". Em alguns casos, falha completa do aparelho pode ser precedida por impedância flutuando ou aumentando gradualmente ou uma perda progressiva de eletrodos. Apesar da presença de perceptos auditivos, o aparelho pode produzir sintomas aversivos, como dor, choque, zumbido atípico ou uma diminuição de função. Esta suspeitada má função do aparelho (também chamada "falha branda") é definida como falha clínica do CI.[7,8]

Problemas médico-cirúrgicos incluem problemas com retalho da ferida e infecção, extrusão do receptor/estimulador, perfuração da membrana timpânica, lesão de nervo facial, disfunção vestibular, erro de colocação e migração de eletrodo e problemas relacionados com o aparelho. Lesão de nervo facial e disfunção vestibular são complicações muito incomuns, especialmente na era das modernas técnicas cirúrgicas, monitorização de nervo facial, e uma ênfase renovada na compreensão anatômica do nicho da janela redonda e porção do gancho da cóclea.[9-14] Especificamente, disfunção vestibular na forma de desaferentação é provavelmente relacionada com localizações de cocleostomia que influenciam adversamente as estruturas dentro do vestíbulo.[15] Abertura coclear no aspecto inferior da rampa do tímpano deve evitar esta complicação. Dada a natureza incomum do problema, testagem vestibular pré-operatória não foi considerada útil para triagem perioperatória.

Fatores do paciente também podem resultar em contraindicações físicas ou médicas ao uso continuado do aparelho. Exemplos dessa situação poderiam incluir convulsões intratáveis, distúrbio de integração sensitiva, autismo e deficiências múltiplas. Fatores clínicos e cirúrgicos como extrusão de aparelho através da pele ou membrana timpânica e desvio do magneto também poderiam cair dentro deste grupo.

Medidas de Resultado

O desempenho auditivo após implantação coclear pode ser avaliado usando-se medidas objetivas e subjetivas. Em geral, a maioria dos estudos relatando desempenho usou um desenho de sujeito único no qual os pacientes servem como seu próprio controle, e os resultados de teste de uma variedade de intervalos pós-implantação são comparados com escores pré-implantação usando aparelhos de audição. Este desenho se responsabiliza pela variação ampla em desempenho observada entre os indivíduos.

Os resultados auditivos podem incluir medidas de audibilidade (p. ex., detecção de som), percepção de fala ou reconhecimento de palavras e apreciação de música (▶ Tabela 16.1). Audibilidade é mais bem avaliada no campo sonoro, medindo-se detecção ajudada de limiar com tons agudos através da faixa de frequência da fala. É importante reconhecer que a detecção de som com um CI só indica estimulação elétrica de tecidos na região dos contatos de eletrodo e, como tal, não indica audição em todos os casos. Pacientes com ossificação coclear densa, fibrose, eletrodos extracocleares, ou elementos neurais ausentes podem ainda responder à estimulação de CI através de ativação somatossensitiva, vestibular ou neural

Tabela 16.1 Resultados em Recebedores de Implante Coclear Unilateral
Sumário dos resultados da investigação sobre a percepção da fala e apreciação de música

Estudo	Fabricante/Aparelho	Duração da experiência de escuta	Medida de teste — Percepção da fala	Medida de teste — Apreciação de música	Achados descritos
Finley et al. (2008)[5]	Advanced Bionics (n = 14), Clarion CII e 90K	Média 1,9 ± 1,6 anos	Palavras CNC		• Colocação do arranjo de eletrodos pode-se responsabilizar por parte da variabilidade nos escores de reconhecimento de palavras
Tyler et al. (1997)[25]	Cochlear Nucleus (n = 24), Ineraid (n = 25)	Intervalos pós-ativação: 1, 19, 18, 30, 42 e 54 meses	• Iowa Medial Vowel Test • Iowa Medial Consonant Test • Iowa Sentence Test • NU-6 Words		• Melhora importante sobre escores pré-operatórios • Rápida velocidade de crescimento dos escores de percepção de fala dentro dos primeiros 9 meses de experiência de escuta • Ganhos adicionais em percepção de fala notados até 4 anos pós-operatório
Spivak e Waltzman (1990)[27]	Cochlear Nucleus (n = 15)	Intervalos pós-ativação: 3 meses, 1, 2 e 3 anos	• Quatro Escolhas Espondeu • Initial and Final Consonant Test • Vowel Recognition Teste • CID Sentences • NU-6 Words		• Melhoras substanciais em comparação com desempenho pré-operatório • Maiores melhoras nos escores de percepção de fala ocorreram entre o pré-operatório e intervalo de 3 meses de acompanhamento • Percepção de fala continuou a melhorar durante 3 anos de experiência de escuta
Gfeller e Lansing (1991)[37]	Cochlear Nucleus (n = 10), Ineraid (n = 8)	Não especificada, rotulados "experientes"	• Iowa Accent Test • NU-6 Phonemes	Medidas Primárias de Audiação Musical (PMMA)	• Variabilidade na percepção de música e relato subjetivo • Resultados de subteste de ritmo superiores àqueles em subteste tonal • Reconhecimento melódico associado ao reconhecimento de acento
Galvin et al. (2007)[41]	Advanced Bionics, CII (n = 3), Cochlear N22 (n = 4), Cochlear N24 (n = 2), Med-EL (n = 2)	2–15 anos		Teste de Identificação de Contorno de Melodia (MCI)	• Experiência semelhante através dos fabricantes • Grande variabilidade nos escores de MCI • Desempenho pior em comparação com ouvintes normais • Treinamento musical pode melhorar percepção de música
Cohen et al. (1993)[47]	Atribuídos ao acaso: Ineraid (n = 30), Nucleus (n − 30), 3M/Vienna (n = 20)	Básica a 24 meses pós-ativação	• Prosodic Characteristics • Melhora de leitura labial • Fonemas • Espondeus • Palavras de conjunto aberto e materiais de sentença		• Melhores resultados pós-operatórios com aparelhos multicanal em comparação com aparelho monocanal • Capacidades de percepção melhoradas com experiência de escuta • Aperfeiçoamentos em processados de palavra externos e estratégias de codificação de sinal podem influenciar percepção de fala
Bassim et al. (2005)[54]	Med-El, Combi40+ (n = 112)	Intervalos pós-ativação: 3, 6 e 12 meses, anualmente	• Palavras CNC • Sentenças CUNY • Sentenças HINT		• Melhoras importantes em reconhecimento de palavras e sentenças em comparação com desempenho pré-operatório • Maior parte da melhora observada entre pré-operatório e intervalo de teste de 3 meses

motora. Percepção de fala, por outro lado, exige na maioria dos casos ativação do sistema auditivo, processamento central, compreensão e formulação de uma resposta relativa a um vocabulário ou estrutura de sentença conhecidos. Materiais de percepção de fala comumente usados evoluíram, significativamente, com o passar dos anos à medida que o desempenho melhorou, presumivelmente em virtude de melhor seleção de pacientes, colocação cirúrgica e estratégias de codificação do sinal elétrico.

Materiais de Percepção de Fala

Existem vários tipos de materiais de teste disponíveis para avaliar candidatura a implante e desempenho em usuários de CI. Estes testes podem ser categorizados em termos amplos como testes de conjunto fechado ou de conjunto aberto. Os testes de conjunto fechado requerem que os sujeitos escolham uma resposta de uma lista apresentada visualmente; assim, o material é informação de alto contexto. A desvantagem da testagem de conjunto fechado é que os bons usuários de CI facilmente atingem "efeitos de teto". Materiais de teste de conjunto fechado raramente são apropriados para uso de rotina na maioria dos usuários de CI adultos hoje em dia, uma vez que o desempenho ultrapassou este nível em quase todos os usuários. Exceções poderiam incluir adultos ensurdecidos pré-lingualmente cujo vocabulário e compreensão de fala é muito limitada ou aqueles com comprometimento conhecido da interface eletrodo-neural resultante de ossificação ou fibrose graves, malformações graves da orelha interna, ou quando existe deficiência congênita ou adquirida do nervo coclear. Pacientes com implante auditivo de tronco cerebral poderiam também necessitar de uso de materiais de conjunto fechado para demonstrar desempenho com seu aparelho.

Testes de conjunto aberto exigem que o sujeito responda a palavras e sentenças sem informação contextual. Em contraste com a testagem de conjunto fechado, o número de palavras ou frases possíveis a escolher é muito alto. O efeito de teto que resulta em testagem de conjunto aberto geralmente é devido à familiaridade dos materiais ou desempenho excelente e pode ser reduzido tornando as frases inusuais, apresentando apenas palavras isoladas, ou mudando a característica de apresentação como volume, tipo de voz (masculina vs. feminina; gravada vs. ao vivo), ou adicionando ruído de fundo para competir com o sinal.[16] É importante que apresentações de voz ao vivo produzem taxas mais altas de respostas corretas do que apresentações gravadas.

A Bateria de Testes de Fala Mínima (MSTB) foi desenvolvida para usuários adultos de CI para gerar dados comparativos significativos.[17] Os principais componentes da MSTB são o Teste de Audição em Ruído (HINT)[18] e um teste de consoante-núcleo-consoante (CNC).[19] A MSTB é um conjunto de gravações em disco de alta fidelidade que foram geradas e distribuídas aos centros de CI para fornecer um conjunto padronizado de materiais de teste para testagem de percepção de fala pré e pós-operatória.[18] Os testes MSTB de palavras e sentenças têm listas diferentes para pelo menos seis experiências de teste a fim de minimizar os efeitos de aprendizado e memorização.

O teste HINT, que foi desenvolvido originalmente para uma condição adaptativa em ruído a fim de determinar um limiar de recepção de fala, é usado no campo de CI para avaliar reconhecimento de sentença de conjunto aberto no silêncio e em ruído do espectro da fala a um nível fixo.[18] Pede-se aos pacientes para repetir o que eles ouvem, mesmo se apenas parte da sentença. Cada palavra repetida corretamente é somada e dividida pelo número total de palavras na lista da sentença para expressar compreensão da fala em porcentagem correta. As listas de sentenças HINT foram inicialmente apresentadas a um nível de pressão sonora (SPL) de 70 dB. Com o passar do tempo, o nível de apresentação foi diminuído para 60 dB SPL para representar melhor os níveis de fala em conversa.[20] Por convenção, o nível de ruído de fundo é descrito como uma relação sinal-ruído (SNR), em que o número de decibéis acima ou abaixo do nível de apresentação é considerado SNR. Por exemplo, um nível de apresentação de 70 dB e um nível de ruído de 60 dB seriam considerados uma SNR de +10 dB. Menores SNRs indicam níveis mais altos de ruído com relação ao nível de apresentação do material de teste e, como tal, são mais difíceis. Quando o nível de apresentação de ruído é mais intenso que o nível de apresentação do material de teste, isto é reportado como uma SNR negativa. Como exemplo, um nível de apresentação de 60 dB no contexto de um nível de ruído de 70 dB seria considerado uma SNR de −10 dB. Ouvintes com audição normal são capazes de compreender sentenças efetivamente com SNRs de +3 dB. A maioria dos recebedores de implante se desempenha um pouco pior, embora certamente haja variabilidade. SNRs típicas usadas para avaliar pacientes com CI incluem +10, +5 e +0 dB.

O teste CNC é usado para avaliar reconhecimento de palavras de conjunto aberto. Ele consiste em listas de palavras monossílabas com igual distribuição fonêmica na língua inglesa.[19] A medida de resultado destes testes é a porcentagem de palavras corretamente reconhecidas e repetidas para o testador. Condições de conjunto aberto para reconhecimento de palavras monossílabas são as mais difíceis para um ouvinte com um CI, e são um teste útil para comparar resultados em adultos após implantação.[21] Palavras incomuns e nomes próprios foram eliminados nas listas revisadas de CNC.[19]

Efeitos de teto nas sentenças HINT foram descritos recentemente, em grande parte em virtude da melhora no resultado auditivo como resultado de avanços na tecnologia de CI e mudanças nos critérios de elegibilidade. Até 71% dos sujeitos adultos implantados graduaram 85% ou mais alto no HINT no silêncio.[7] Além disso, correlações entre sentenças HINT e escores de palavras CNC têm faltado predominantemente, tornando estes materiais menos confiáveis para determinar a candidatura a CI. Como resultado, há uma tendência a avaliar desempenho em adultos com palavras CNC e materiais de sentenças mais difíceis como as sentenças AzBio[23] e o teste de *Bamford-Kowal-Bamford Speech-in-Noise* (BKB-SIN).[22,24] As sentenças AzBio são mais difíceis que as sentenças HINT; elas são apresentadas por diferentes vozes, incluindo dois falantes masculinos e dois femininos, em um estilo conversacional com muito poucas dicas de contexto para limitar a possibilidade de adivinhar as palavras ininteligíveis. As sentenças são apresentadas a um nível fixo em silêncio ou em balbucio de 10 falantes a uma SNR fixa. Similarmente aos testes HINT e CNC, a contagem é apresentada na forma de porcentagem de palavras identificadas corretamente. O teste BKB-SIN é difícil porque é empregada uma abordagem adaptativa na qual as sentenças são apresentadas a um nível fixo, e o tagarelar de quatro falantes é apresentado a SNRs mais difíceis. A contagem no BKB-SIN é reportada sob a forma da SNR à qual o paciente é capaz de repetir 50% corretamente.

A MTSB foi revisada recentemente para incluir teste de palavras CNC e subconjuntos dos testes AzBio e BKB-SIN. Estes materiais são comumente usados para avaliar desempenho pré-operatório durante a avaliação de elegibilidade para implantação coclear e desempenho pós-operatório com o CI. Tipicamente, os recebedores de CI experimentam um crescimento firme nas capacidades de percepção de fala dentro dos primeiros 6 a 9 meses de experiência constante de escuta, que pode continuar a melhorar gradualmente com experiência prolongada.[25-27]

Medidas de Qualidade de Vida

A avaliação da influência de um CI na qualidade de vida de um recebedor é tipicamente realizada com questionários autoadministrados. Os tipos de questionários incluem versões genéricas, aqueles que são medidas específicas segundo as doenças relacionadas com a perda auditiva, e aqueles particulares para usuários de CI.

Os questionários genéricos incluem o Inventário de Benefício de Glasgow (GBI),[28] o Inventário de Estado de Saúde de Glasgow (GHSI),[29] e o Índice de Utilidades de Saúde (HUI).[30] O GBI e o GHSI consistem em 18 itens, com o paciente respondendo em uma escala de Likert de cinco pontos. Os questionários levam aproximadamente 5 a 10 minutos para completar. O GBI foi projetado para medir o benefício de intervenções cirúrgicas otorrinolaringológicas, como implantação coclear. O paciente completa o GBI pós-operatoriamente, indicando em uma escala de pior a melhor se a intervenção proporcionou uma mudança no seu estado de saúde. Contrariamente, o GHSI avalia a influência de um problema de saúde do paciente na sua qualidade de vida em qualquer ponto no tempo. A contagem oferece uma faixa de baixo a alto estado de saúde. Alternativamente, o HUI é um questionário genérico usado por várias disciplinas em assistência à saúde para calcular um escore de qualidade de vida relacionada com a saúde. Versões mais recentes lidam com diferentes atributos do estado de saúde, incluindo audição. O sistema de contagem varia de 0,00 ("morto convencional") a 1,00 ("saúde perfeita").

Com um objetivo mais estreito, foram desenvolvidos questionários para avaliar a qualidade de vida específica de pacientes com perda auditiva. O Perfil Abreviado de Benefício do Aparelho de Audição (APHAB),[31] Inventário de Deficiência Auditiva em Adultos (HHIA),[32] e Escala de Participação na Audição (HPS)[33] foram criados para avaliar pacientes com diferentes gravidades de perda auditiva. O APHAB consiste em 24 itens do original Profile of Hearing Aid Benefit de 66 itens. Embora desenvolvido para quantificar a deficiência para usuários de aparelho de audição, esta medida foi adaptada para recebedores de CI. Subescalas avaliam facilidade de comunicação, reverberação, ruído de fundo, e aversão a sons. O HHIA é um questionário de 25 itens que avalia efeitos sociais e emocionais da perda auditiva. Este foi modificado da versão original, o *Handicap Inventory for the Elderly* (HHIE),[34] lidando com o efeito da perda auditiva sobre a ocupação e o lazer. O HPS, uma versão curta do GHSI, é um questionário de 11 itens que foi avaliado em adultos ensurdecidos, inclusive aqueles com CIs. O HPS consiste em três subescalas: autoestima, social e deficiência auditiva.

Desenvolvidos para terem um foco mais fino, os questionários específicos para a população com CI incluem o *Nijmegen Cochlear Implant Questionnaire* (NCIQ)[35] e o International Outcome Inventory-Cochlear Implants (IOI-CI).[36] O NCIQ foi desenvolvido para lidar com a experiência única da implantação coclear sobre os domínios físico, psicológico e social. Dentro de cada um destes domínios, o NCIQ lida com avaliação subjetiva de percepção sonora, produção de fala, autoestima, atividade e interação social. O IOI-CI é uma versão adaptada do IOI-Hearing Aids para ser usado por pacientes com CI. O questionário de sete itens consiste em duas subescalas: "eu e o meu aparelho de audição" e "eu e o resto do mundo". Um benefício do NCIQ e IOI-CI *versus* questionários destinados a pacientes com aparelho de audição é que a terminologia é específica para usuários de CI e não requer explicação adicional.

Medidas de Percepção de Música

A avaliação da percepção de música é tipicamente dissecada em aspectos individuais, incluindo frequência, ritmo, melodia e timbre; entretanto, a avaliação de percepção de música raramente é incluída na bateria típica de teste pós-operatório.

A pesquisa sobre percepção de música com um CI tem utilizado medidas, como Medidas Primárias de Audição Musical (PMMA),[37-39] o Music Excerpt Recognition Test (MERT),[40] Teste de Identificação de contorno de Melodia (MCI).[41] O PMMA consiste em dois subtestes, tonal e ritmo, com o ouvinte indicando se dois arquivos sonoros são o mesmo ou diferentes. O MERT foi desenvolvido para avaliar percepção de música, com música "do mundo real" específica da cultura americana, incluindo arquivos sonoros de gênero *pop, country* e clássico. O teste MCI avalia a discriminação pelos usuários de contornos melódicos. O ouvinte indica que contorno melódico foi apresentado em um arquivo de som de uma lista de nove. Estes testes demonstraram as limitações dos CIs nas capacidades de percepção de música pelos recebedores.

Medidas desenvolvidas para uso clínico e ganhando interesse no campo do CI são o teste University of Washington *Clinical Assessment of Music Perception* (CAMP),[42] o teste de percepção *Music Sounds in Cochlear Implants* (MuSIC),[43] e o teste *Appreciation of Music in Cochlear Implantees* (AMICI).[44] Estes testes tipicamente são administrados no campo sonoro.

O teste CAMP foi desenvolvido como uma ferramenta padronizada para a avaliação clínica de recebedores de CI adultos, avaliando percepção de frequência, reconhecimento de melodia, e timbre. O teste é autoadministrado, com o ouvinte em interface com um computador para completar cada subteste. O subteste de percepção de frequência utiliza um método de teste adaptativo de escolha forçada de duas alternativas,[45] no qual o ouvinte seleciona o intervalo de frequência que é de frequência mais alta. O programa ajusta o intervalo de frequência à resposta do usuário e reporta o escore sob a forma do intervalo de frequência médio para cada frequência básica. O subteste de reconhecimento de melodia inclui 12 canções familiares. O ouvinte seleciona o título de cada melodia apresentada de um conjunto fechado. Para avaliar a percepção de timbre, o ouvinte seleciona a imagem do instrumento tocado no arquivo de som a partir de oito opções potenciais. Os instrumentos musicais incluem cordas, metais, sopros de madeira e percussão. Ambos os subtestes de reconhecimento de melodia e de timbre são graduados pela porcentagem identificada corretamente. Estes teste é descrito como levando, aproximadamente, 30 minutos para o usuário completar.

O teste de percepção MuSIC, também um teste autoadministrado projetado para uso clínico, inclui seis subtestes objetivos e dois subjetivos. É composto de 2.800 arquivos de som para o testador selecionar ao individualizar os subtestes. Os seis testes objetivos são detecção e identificação de instrumentos bem como discriminação de frequência, ritmo, melodia e acorde. O método de escolha forçada entre duas alternativas é usado para os subtestes de discriminação de frequência, ritmo, melodia e acorde. Para o subteste de detecção de instrumento, o ouvinte diferencia cada um dos instrumentos que estão sendo tocados simultaneamente. Inclui uma faixa de um a cinco instrumentos. O subteste de identificação de instrumento, usado para avaliar timbre, requer que o ouvinte selecione o instrumento específico tocado em um arquivo de som de um conjunto fechado. Os dois subtestes subjetivos são graduação de dissonância e emoção. Para graduação de dissonância, o ouvinte indica em uma escala de 1 a 10 se o arquivo de som foi "rude ou discordante" a "agradável ou melodioso". Similarmente, no subteste de graduação de emoção, os ouvintes indicam se perceberam um arquivo de som "muito triste" a "muito feliz". O teste de percepção MuSIC leva aproximadamente 90 minutos para ser completado.

O teste AMICI difere ligeiramente dos testes CAMP e MuSIC no tipo de subtestes, os quais incluem discriminação de música *versus* ruído, e reconhecimento de excerto musical de conjunto aberto. O subteste de discriminação de música *versus* ruído usa um método de escolha forçada com duas alternativas para o ouvinte indicar se o arquivo de som foi música ou ruído. O subteste de identificação de instrumento requer que o ouvinte indique o instrumento usado no arquivo de som de uma lista de conjunto fechado de 10 instrumentos ou voz cantando (masculina *versus* feminina). No subteste de estilo musical, o ouvinte determina que categoria de música o arquivo de som representou. O subteste de reconhecimento de excerto musical de conjunto aberto pede que o ouvinte indique verbalmente familiaridade com cada canção, como dar o nome do título da canção ou o contexto usado (p. ex., campanha publicitária). Os desenvolvedores reconhecem a especificidade cultural dos itens musicais usados no AMICI e recomendam cautela no uso em recebedores de CI não naturais dos Estados Unidos.

Predição de Benefício Pós-Operatório

Um relatório recente foi encomendado pelos *Centers for Medicare and Medicaid Services* (CMS) do United *States Department of Health and Human Services* e realizado pelo Tufts Evidence-Based Practice Center sob contrato da Agency for Healthcare Research and Quality (AHRQ) para avaliar a efetividade dos CIs em adultos com perda auditiva neurossensorial. Este documento de revisão abrangente avaliou o estado atual da literatura médica disponível entre 2004 e 2011 sobre pesquisa clínica de CI que era pesquisável nos bancos de dados MEDLINE, Scopus e Cochrane. Áreas específicas que foram revisadas incluíram implantação coclear unilateral e bilateral. Medidas relatadas incluíram percepção de fala, localização de som e qualidade de vida relacionada com a saúde. Os detalhes podem ser encontrados no *website* http://www.cms.gov/medicare-coverage-database/details/technology-assessments-details.aspx? TAId=80.

Também foram revistos fatores que afetam o desempenho pós-implantação. Neste estudo, 1.908 artigos foram capturados no processo de busca, mas 1.637 deles foram excluídos porque o estudo não era na área de interesse, ou porque o estudo examinava desenho de eletrodo, técnica cirúrgica, ou implantes auditivos no tronco cerebral, ou era uma revisão de trabalho sem dados primários. Dos 271 artigos restantes, 56 foram incluídos no estudo principal. As razões de exclusão nesta fase foram as seguintes: o estudo tinha pequeno tamanho de amostra, o estudo não era de uma área de interesse, o estudo não tinha os resultados de interesse, o estudo não tinha intervenção ou comparativo, o estudo meramente avaliou técnicas, ou o estudo era uma revisão, uma duplicata ou uma publicação de comentário.

Quando comparada com o desempenho pré-implante, a maioria dos estudos mostrou melhoras importantes nos escores de percepção da fala usando materiais de sentenças e palavras monossílabas. Indicações clínicas dos aparelhos disponíveis durante este período de tempo especificaram escores de teste pré-implante como sendo < 40% para sentenças HINT no silêncio usando a condição mais bem ajudada do paciente. Pós-operatoriamente, a maioria dos estudos documentou escores de > 75% corretos usando o CI isoladamente, quando materiais de teste são apresentados a 60 dB SPL. Além disso, efeitos de teto são claramente evidentes em muitos sujeitos testados. Para escores de palavras CNC, desempenho pré-implante geralmente é abaixo de 25% correto usando a condição mais bem ajudada do paciente. Após implantação, escores de palavras CNC de > 50% foram comuns. Quando testados na presença de ruído de fundo competindo, escores de sentenças HINT ainda foram significativamente melhorados em comparação com valores básicos.

Preditores de Benefício em Adultos

Várias grandes análises multivariadas examinaram a influência dos seguintes fatores sobre o desempenho auditivo pós-implantação:[21,46-53]

- Duração da surdez.
- Fatores do aparelho.
- Duração do uso do aparelho.
- Audição residual pré-operatória.
- Audição residual contralateral.
- Escolha do ouvido para implantação.
- Falha de aparelho e cirurgia de revisão.

Estes fatores são discutidos nas subseções a seguir.

Duração da Surdez

A duração da perda auditiva profunda antes da implantação foi demonstrada preditiva das capacidades de percepção de fala pós-operatórias.[21,50] O potencial pós-operatório dos pacientes com surdez profunda prolongada é limitado em comparação com pacientes com durações mais curtas de surdez.

Duas populações sofrem impacto negativo das durações prolongadas da surdez: (1) adultos com surdez pré-lingual, cujo início de surdez ocorreu antes do desenvolvimento de linguagem falada; e (2) adultos com surdez pós-lingual, que retardaram excessivamente tratamento para sua perda auditiva (aparelhos de audição ou CIs). Devido aos efeitos deletérios da privação auditiva sobre o sistema auditivo central, os recebedores de CI pós-linguais se desempenham significativamente melhor em medidas de percepção de fala quando comparados com recebedores com surdez pré-lingual.[54,55] Além disso, adultos com surdez pós-lingual implantados tarde também mostram piores habilidades de percepção de fala do que os indivíduos implantados logo após sua instalação de surdez.

Idade à Implantação

Resultados variáveis foram relatados sobre o efeito da idade avançada quando da implantação sobre os resultados de percepção da fala.

Suspeita-se que o desempenho pós-operatório no idoso possa ser limitado em virtude da degeneração relacionada com a idade da via auditiva.[56] Candidatos idosos a CI que recebem implantação experimentam melhora nas capacidades de percepção de fala pós-operatoriamente;[57-61] entretanto, relatos do seu desempenho comparado com recebedores mais jovens de CI variam. Alguns estudos acharam que os adultos mais jovens atingem melhores escores de percepção de fala em comparação com adultos idosos,[57,59] enquanto outros não acharam diferença nas habilidades de percepção de fala.[58,60,61]

Fatores do Aparelho

Historicamente, ganhos em percepção de fala resultaram de aperfeiçoamentos no projeto e função da tecnologia de CI, como passar de um eletrodo monocanal para um multicanal[62] e melhora da representação da fala nas estratégias de codificação de sinal elétrico.[63] Modificações do arranjo interno resultaram em melhoras nas capacidades de percepção de fala pós-operatórias. Os ganhos em percepção da fala notados ao avançar de um desenho monocanal para um multicanal foram descritos como possibilitando informação aperfeiçoada de alta frequência e invólucro, e aproveitamento da codificação de local.[62] Hoje os fabricantes diferem no número de eletrodos bem como no desenho do arranjo interno. Recentemente, o arranjo interno foi modificado para ser mais flexível.[64] O desenho modificado demonstrou oferecer uma inserção atraumática em uma tentativa de obter preservação da audição pós-operatória no ouvido da cirurgia.[64,65] Obtenção de preservação de audição pós-operatória pode fornecer ao recebedor de CI percepção melhorada da fala ao utilizar informação elétrica e acústica na mesma orelha.

Historicamente, o tipo de estratégia de codificação de sinal usado demonstrou influenciar as capacidades de percepção da fala do paciente. As estratégias de codificação do sinal procuram representar a informação acústica da fala na estimulação elétrica. As estratégias mais antigas de codificação de sinal foram substituídas por versões que fornecem aos recebedores percepção melhorada da fala. Wilson et al.[63] observaram que apresentar informação de invólucro via pulsos elétricos bifásicos sequencialmente através do arranjo de eletrodos oferecia aos sujeitos maiores resultados de percepção de fala quando comparados com aquelas obtidas usando a estratégia análoga comprimida, que apresentava ondas análogas simultaneamente. Esta estratégia, chamada amostragem intercalada contínua (CIS), permanece em uso hoje. Estratégias de codificação *default* do fabricante mostraram fornecer resultados melhorados sobre suas predecessoras. Por exemplo, codificador de combinação avançada (ACE), o *default* da Cochlear Corporation (Sydney, Austrália), demonstrou fornecer resultados melhorados sobre a estratégia mais antiga quando avaliada em crianças.[66]

Os resultados de percepção da fala também podem ser influenciados por meio de manipulações das características da estimulação elétrica para uma estratégia particular de codificação do sinal. Aspectos, como o número de canais ativos, a frequência, a alocação das frequências e compressão demonstraram melhorar a qualidade sonora do mapa e os resultados de percepção da fala.[67-70]

Duração do Uso de Aparelho

Os recebedores de implante coclear experimentam uma melhora nas capacidades de percepção da fala a partir da experiência constante de escuta com o processador de fala externo. Tipicamente, os recebedores de CI adultos experimentam um crescimento constante nas capacidades de percepção de fala durante os primeiros 6 a 9 meses após ativação inicial do processador de fala externo. Os recebedores podem ter aumentos adicionais, porém menores, na percepção da fala a partir da sua experiência de escuta a longo prazo.[25-27]

Audição Residual Pré-Operatória

À medida que os critérios de candidatura foram ampliados, pacientes com mais audição residual e percepção de fala pré-operatórias receberam CIs. Em teoria, maiores graus de audição pré-operatória deveriam produzir desempenho melhorado pós-operatório como resultado de maiores populações de células do gânglio espiral. Entretanto, os resultados destes estudos foram menos definitivos, provavelmente em decorrência de (1) uma ampla variedade de números de células do gânglio espiral que podem suportar uso efetivo de implante, e (2) o benefício de audição acústica ipsolateral ou contralateral preservada sobre o desempenho. Alguns pesquisadores acharam que pacientes com maiores quantidades de audição residual experimentaram melhor desempenho de percepção de fala pós-operatória em comparação com pacientes com menos audição pré-operatória.[21] Alternativamente, outros relatam uma progressão mais lenta das capacidades de percepção de fala dos pacientes com maiores quantidades de audição residual pré-operatória.[52,53] É provável que estes estudos sejam confundidos pelas variáveis acima mencionadas.

Audição Residual Contralateral

Embora a quantidade de audição residual no ouvido contralateral possa não ser preditiva do desempenho de percepção de fala com o implante isoladamente, o uso de amplificação na orelha contralateral pode melhorar o desempenho pós-operatório. Pacientes com CI que ouvem com um aparelho de audição no ouvido contralateral, conhecida como estimulação bimodal, demonstraram experimentar uma melhora nas capacidades de percepção de fala em condições difíceis de ruído quando comparados com escuta com qualquer um dos dois modos de estimulação isoladamente.[71,72] Este benefício importante pode resultar de acesso melhorado a dicas de baixa frequência fornecidas pelo aparelho de audição que as estratégias atuais de codificação de sinal não reproduzem.

Escolha do Ouvido para Implantação

Avaliação de elegibilidade para implante coclear mede as capacidades de percepção de fala não ajudadas e ajudadas de ambos os ouvidos. Raramente ambas as orelhas recebem implantes simultaneamente, de modo que o cirurgião, audiologista e paciente discutem e selecionam uma orelha para implantação. Dependendo dos achados audiológicos, da anatomia, e da história médica, uma orelha pode potencialmente fornecer melhor percepção de fala pós-operatória do que a outra. Alguns centros aconselham implantação na orelha com pior audição, para possibilitar escuta bimodal como descrito acima. Em contraste, outros aconselham implantação no melhor ouvido, em um esforço para estimular maiores populações de células do gânglio espiral. Boisvert et al.[73] relataram uma diferença nas capacidades de percepção de fala pós-operatórias entre pacientes que receberam um CI na melhor (história de uso de aparelho de audição) *versus* a pior (história de privação auditiva) orelha.

Quando testados na condição de CI-unicamente, os pacientes cuja orelha com melhor audição fora implantada atingiram escores significativamente mais altos de percepção de fala. Entretanto, quando testados na sua condição de audição cotidiana (i. e., estimulação bimodal), não houve diferença em desempenho entre as populações de pacientes. Outros não observaram diferença na percepção de fala pós-operatória quando foi implantada a orelha com melhor versus pior audição.[74]

Falha do Aparelho e Cirurgia de Revisão

O desempenho de percepção de fala pós-operatória de um recebedor é impactado negativamente se o aparelho interno falhar. As implicações de uma falha do aparelho incluem qualidade reduzida de som, perceptos auditivos inusuais, escores mais pobres de percepção de fala e perda completa de som. Uma cirurgia de revisão bem-sucedida pode restaurar os resultados de percepção de fala pós-operatórios àqueles alcançados quando o aparelho precedente estava funcionando.[8,75,76]

Implantação Coclear Bilateral

Embora os recebedores de CI experimentem uma melhora significante nas capacidades de percepção de fala com relação àquelas alcançadas com amplificação convencional, há benefícios potenciais adicionais ganhos pela implantação no ouvido contralateral. Estimulação binaural permite ao ouvinte aproveitar dicas para melhorar percepção de fala no ruído e localização, que não são disponíveis ao ouvinte monaural (Tabela 16.2). Pacientes com CIs bilaterais podem experimentar percepção da fala e localização melhoradas por acesso a dicas binaurais que permitem aliviar o efeito de sombra da cabeça, somação binaural e supressão. Quando a fala é apresentada a uma orelha e ruído à outra orelha, o crânio cria uma barreira ao som para atenuar o ruído, conhecida como efeito de sombra da cabeça, desse modo melhorando a SNR percebida pelo paciente. Somação binaural é a melhora na acuidade quando ouvindo o mesmo sinal em cada ouvido versus em uma condição de escuta monaural. Quanto à supressão, adição do input acústico ipsolateral a uma fonte de ruído resulta em desempenho global melhorado quando comparado à condição unilateral como resultado de processamento central. Admite-se que o cérebro usa tempo interaural e diferenças de nível entre as duas orelhas para melhorar a SNR efetiva observada centralmente.

Pesquisa avaliou usuários de CI bilaterais para determinar se eles experimentam uma vantagem binaural. Melhoras sobre a condição de escuta monaural foram descritas com materiais de fala apresentados em silêncio e em ruído.[77–80] Sujeitos mostram uma capacidade de se beneficiar de somação binaural e efeito de sombra da cabeça após a experiência de escuta limitada com os processadores de fala externos.[77,81,82] Ademais, Buss et al.[77] relataram o desenvolvimento do efeito de supressão após experiência de escuta prolongada em um grupo de recebedores de CI implantados

Tabela 16.2 Implantação Coclear Bilateral
Revisão dos estudos descrevendo achados significantes em recebedores de implante coclear bilateral sobre diferentes aspectos do processamento binaural.

Estudo	Fabricante/Aparelho	Simultânea/Sequencial	Teste de percepção	Duração da experiência de escuta	Achados de processamento binaural
Budenz et al. (2009)[85]	Primeira orelha: Cochlear (n = 12), AB (n = 6), MED-EL (n = 1), Ineraid (n = 1) Segunda orelha: Cochlear (n = 12), AB (n = 6), MED-EL (n = 2)	20 sequenciais (diferentes tecnologias em cada lado)	Palavras CNC no silêncio	12 meses	Sujeitos experimentaram um escore de palavras CNC binaural mais alto em comparação com usuários bilaterais com a mesma fabricação em cada lado
Buss et al. (2008)[77]	MED-EL, COMBI 40+	25 simultâneas, 1 sequencial	Palavras CNC no silêncio; sentenças CUNY em ruído em estado constante	12 meses	Evidência de somação binaural, supressão binaural, e efeito de sombra da cabeça
Dunn et al. (2010)[80]	Cochlear, Nucleus (n = 16) Advanced Bionics, Clarion (n = 14)	30 simultâneas	Cueing-the-Listener; Multiple Jammers; Cognitive Load	6 meses	Localização melhorada e capacidade de segregar um alvo de um mascarador em comparação com sujeitos unilaterais
Eapen et al. (2009)[81]	MED-EL, COMBI 40+	9 simultâneas	Palavras CNC no silêncio; sentenças CUNY em ruído em estado constante	4 anos	Evidência de somação binaural, supressão binaural, e efeito de sombra da cabeça
Litovsky et al. (2006)[78]	Cochlear, Nucleus 24 Contour	34 simultâneas	Palavras CNC e sentenças HINT em silêncio; teste BKB-SIN	6 meses	Evidência de efeito de sombra da cabeça, redundância binaural e supressão binaural; preferência subjetiva pela condição de escuta bilateral sobre unilateral
Verschuur et al. (2005)[84]	Cochlear, Nucleus 24M ou 24K	20 sequenciais	Tarefa de localização com surtos de tons, fala, ruído rosa, transientes e fala reverberante	9 meses	Localização horizontal melhorada em comparação com condições unilaterais

simultaneamente. Como acompanhamento, Eapen et al.[82] relataram que supressão continuou a se desenvolver além do intervalo de teste de 12 meses. Implantação coclear bilateral oferece aos recebedores uma melhora nos resultados de percepção da fala e na localização em comparação com a implantação coclear unilateral.

Implantação Sequencial vs. Simultânea

Na população adulta, a maioria das implantações cocleares bilaterais é realizada sequencialmente,[83] embora alguns casos tenham sido implantados simultaneamente. Implantação sequencial pode ser recomendada para possibilitar primeiro uma avaliação dos recebedores em condição de escuta bimodal. Alternativamente, a equipe de CI pode escolher prosseguir com implantação simultânea para limitar o número de cirurgias ou devido a preocupações de saúde que possam limitar o resultado. Implantação binaural poderia ser particularmente indicada quando ossificação pós-meningítica está em andamento, para assegurar uma luz coclear patente.

Vantagem binaural foi documentada em recebedores implantados tanto simultaneamente[77,78] quanto sequencialmente.[84] Uma preocupação com estimulação sequencial é a diferença potencial entre a geração de tecnologia ou fabricante entre os dois ouvidos. Budenz et al.[85] reviram os resultados de percepção de fala de recebedores de CI bilaterais adultos que foram implantados com diferentes tecnologias e ouviram com diferentes estratégias de codificação de sinal, achando que estas diferenças não interferem com o desempenho em percepção de fala. Adicionalmente, a duração de tempo entre as cirurgias em recebedores implantados sequencialmente pode influenciar os resultados pós-operatórios; entretanto, uma revisão pelo grupo de Smulders[86] relatou que os benefícios da implantação bilateral são alcançados apesar de substancial período de tempo entre as cirurgias. Pesquisa adicional é necessária para determinar a influência da duração prolongada entre as cirurgias sobre as capacidades de um recebedor de implantes de se beneficiar com dicas binaurais.

Preservação da Audição e Estimulação Elétrica e Acústica Combinada

Tradicionalmente, inserção de eletrodo intracoclear durante implantação coclear tem sido associada a uma perda completa de função sensitiva. Relatos de audição residual mensurável, no entanto, datam desde os primeiros dias da implantação coclear. Mais recentemente, esforços controlados foram empreendidos para preservar audição residual durante e após cirurgia. Uma vez preservada, a audição residual pode ser combinada com a audição elétrica do CI. A combinação ipsolateral de ambos os modos foi chamada estimulação híbrida, estimulação eletroacústica (EAS) ou surdez parcial implantação coclear (PDCI). A combinação de audição residual contralateral e o CI no outro ouvido foi chamada *estimulação bimodal*. Os dados sugerem que ambas as opções de combinação ipso bem como contralateral oferecem capacidades melhoradas de discriminação da fala especialmente em situações difíceis de escuta com ruído.

Preservação da Audição Ipsolateral

A preservação cirúrgica da audição residual durante implantação coclear evoluiu dramaticamente durante os últimos 15 anos. Os primeiros estudos conseguiram demonstrar a presença de alguma audição acústica pós-operatória em pacientes selecionados. Com o advento de técnicas cirúrgicas menos traumáticas, a preservação de audição residual para as finalidades de estimulação combinada no ouvido implantado se tornou uma área ativa de investigação. Experiências clínicas continuadas procuraram avaliar uma variedade de fatores cirúrgicos, configurações de eletrodos, e estratégias de estimulação em um esforço para alavancar a vantagem da estimulação elétrica e acústica combinada.

Um princípio comum entre todas as experiências clínicas de preservação da audição tem sido o uso de mais curtos comprimentos de inserção de eletrodos em um esforço para reduzir trauma intracoclear. Nestes estudos, profundidades de inserção variando de 6 a 26 mm foram descritas.[87,88] Além disso, estes investigadores propuseram evitar regiões cocleares apicais como uma condição necessária para preservação da audição de baixas frequências.[89] Assim, uma inserção rasa fornece estimulação elétrica para as regiões basais, de alta frequência, enquanto permite a preservação das estruturas intracocleares delicadas mais apicalmente.

Embora possa ser dito que a estimulação combinada no ouvido implantado é claramente possível hoje, as comparações entre os vários estudos são gravemente limitadas por variações no projeto do estudo, aparelhos usados, materiais de teste, e métodos de relatório de resultado. Claramente, os relatos necessitam incluir medidas de audição acústica de limiares e capacidades de discriminação no ouvido implantado e não implantado a intervalos pré- e pós-operatórios. Além disso, resultados usando o CI unicamente bem como aqueles obtidos usando paradigmas de estimulação ipsolateral e contralateral e combinada são também indicados para melhor compreender a influência de cada uma destas intervenções sobre o resultado. Até esta data, está em falta um esquema de relato ou classificação universal para esta intervenção.

As experiências clínicas com o Hybrid (Cochlear Corp.) usaram inserções de eletrodo muito rasas (6 e 10 mm) com taxas geralmente excelentes de preservação da audição. Especificamente, os resultados preliminares da experiência clínica com o Hybrid 10 com 87 pacientes demonstram audição de baixa frequência audiometricamente mensurável em 85 sujeitos 1 mês após a cirurgia.[90] Seis sujeitos adicionais perderam audição nos primeiros 24 meses após ativação. Assim, 79 de 87 pacientes (91%) mostraram algum nível de audição ipsolateral pós-operatória. Entretanto, 30% dos pacientes demonstraram um desvio do limiar de baixa frequência maior que 30 dB de nível de audição (HL).

Em contraste, o grupo de Frankfurt usa uma profundidade de inserção de eletrodo de aproximadamente uma volta coclear (Med-El Corp, Innsbruck, Áustria). Gstoettner et al.[91] relataram 23 sujeitos submetidos a implantações EAS entre 1999 e 2005 utilizando profundidades de inserção de 18 a 24 mm. Nove pacientes (39,1%) demonstraram preservação completa (dentro de 10 dB dos limiares pré-operatórios) da audição de baixa frequência. Preservação parcial da audição foi encontrada em sete pacientes (30,4%). Perda auditiva progressiva durante o período de observação (7 a 18 meses) foi encontrada em cinco pacientes (21,7%). Dois pacientes (8,7%) tiveram perda auditiva profunda pós-cirúrgica.

Estes dados foram mais tarde confirmados por uma experiência clínica multicêntrica europeia.[92] Especificamente, Gstoettner et al.[92] descreveram 18 sujeitos, 12 dos quais (66,7%) tiveram audição de baixa frequência suficientemente preservada para utilizar estimulação combinada. Três sujeitos adicionais (16,7%) tiveram restos auditivos mensuráveis mas não puderam se beneficiar da adição de um aparelho de audição. Assim, a taxa de preservação da audição global foi 83,3%.

Fraysse et al.[93] descreveram os resultados de preservação de audição em 27 pacientes usando um eletrodo pré-formado (Nucleus Contour Advance, Cochlear Corp.). Preservação completa da audição foi realizada em cerca de 50% dos pacientes, em quem foram aplicados princípios cirúrgicos brandos. Curiosamente, eles observaram que esta taxa foi muito mais baixa quando foram usados princípios cirúrgicos padrão.

Lenarz et al.[94] publicaram resultados de 24 pacientes submetidos a procedimentos de conservação da audição usando um outro eletrodo de parede lateral (Hybrid L) que é mais longo que o eletrodo Hybrid descrito acima. Eles, novamente, relataram excelentes resultados de audição, com apenas um paciente demonstrando uma deterioração parcial da audição. Por outro lado, relatam uma perda média de apenas 10 dB HL e que todos os pacientes foram capazes de utilizar sua audição pós-operatória.

Skarzynski et al.[88,95–98] descreveram grande coorte de pacientes com audição residual usando os vários aparelhos (Med-El Corp. e Cochlear Corp.) colocados através da membrana da janela redonda. Este grupo da Polônia usou o termo surdez parcial implantação coclear (PDCI). Eles também descrevem pacientes adultos e pediátricos e mostram excelentes taxas de preservação da audição.

Finalmente, relatos recentes demonstram preservação bem-sucedida da audição com inserções de eletrodos mais longos.[99] Apesar da observação de que a taxa de dano coclear parece aumentar com profundidades de inserção mais longas, porta-eletrodos menores e mais flexíveis ajudaram a minimizar o dano. Estes resultados são suplementados por outros relatórios sugerindo um benefício de percepção de fala de implantações na rampa do tímpano não traumáticas em recebedores de CI tradicional.[5,100,101] Assim, embora preservação da audição possa não ser o principal objetivo da maioria das cirurgias, estes achados recentes deram início a uma tendência à aplicação mais comum de técnicas cirúrgicas brandas não traumáticas.

Benefícios da Estimulação Combinada Ipsolateral

Implantação coclear convencional provê estimulação elétrica relativamente bruta do gânglio espiral. Especificamente, o número máximo de contatos de eletrodos funcionalmente ativos em qualquer momento dado é cerca de oito. Como tal a resolução do código de lugar é gravemente limitada. Por outro lado, a codificação temporal é limitada, na melhor hipótese, e consequentemente os CIs só podem fornecer uma sensação de frequência de tons puros relativamente básica.

Adição de audição acústica residual provê uma solução intrigante. Nesta situação, audição de baixas frequências é preservada (ver acima) e combinada com a audição elétrica do CI. Como tal, o indivíduo recebe os benefícios de percepção de fala da audição elétrica enquanto tem preservadas dicas temporais e de lugar por meio da parte acústica.

Durante a última década, múltiplos estudos animais e humanos demonstraram a capacidade do sistema auditivo central de integrar estímulos via estimulação ipsolateral ou contralateral[87,102] Nesses termos, estudos dentro dos sujeitos demonstraram que a condição EAS de um paciente é superior ao CI somente. Isto é, a adição de estimulação acústica dentro da mesma orelha de um sujeito pode melhorar, significativamente, o desempenho. Exceto por um relato muito inicial e preliminar usando o aparelho Hybrid,[102] todos os estudos subsequentes demonstraram um benefício importante da estimulação combinada ipsolateral. Curiosamente, este benefício parece ser mais aparente no ruído. Por outro lado, um estudo recente não conseguiu demonstrar uma relação estatisticamente significante entre o grau de preservação da audição e os resultados de percepção de fala.[103] Os autores concluíram que alguma perda de audição residual pode aparentemente ser tolerada por esta população de pacientes sem afetar sua capacidade de integrar ambos os estímulos.

Uma publicação anterior pelo grupo de Iowa[87] observou um escore de resultado de desempenho médio em silêncio (palavras CNC) de 79%. Estes sujeitos também tiveram percepção de fala em testagem no ruído usando tagarelice de múltiplos falantes. Os resultados deste teste demonstram a óbvia vantagem que os pacientes com Hybrid têm sobre os sujeitos com CI convencional. Este relato incluiu testagem de apreciação de música e também evidenciou uma clara vantagem dos usuários de Hybrid. Assim, este grupo de pacientes foi capaz de identificar melodias familiares com 80,1% de precisão, em comparação com 30,7% da população com CI tradicional e 87,1% dos ouvintes com audição normal.

Os resultados de implantações de uma volta completa de ambos o grupo de Frankfurt e o da Polônia também demonstram o benefício de percepção de fala e a resistência aumentada ao ruído da EAS combinada.[95,96,104-108] Dados de um centro mostram um escore pós-operatório médio de 73% de identificação correta de monossílabos.[109] Resultados multicêntricos, por outro lado, demonstram escores de 71,2% no silêncio e 60% no ruído.[92] Outro relatório mostrou escores médios pós-operatórios de 9% com o aparelho de audição unicamente, 48% com o CI unicamente, e 65% no modo combinado. Estes resultados estão alinhados com outros relatos de vários grupos usando profundidades de inserção semelhantes.

Um número limitado de estudos avaliou o benefício subjetivo da EAS combinada.[92,110,111] Entretanto, apesar do pequeno número de sujeitos, os resultados sugerem um claro benefício de qualidade de vida relacionado com a audição. Estudos adicionais são necessários para reforçar estes dados.

Benefícios da Estimulação Combinada (Bimodal) Contralateral

Estimulação bimodal é a configuração de audição na qual um recebedor de CI usa um aparelho de audição no ouvido contralateral. Pacientes com maiores quantidades de audição residual submeteram-se a implantação coclear com a expansão dos critérios de elegibilidade. Antes das condutas cirúrgicas de preservação da audição, os recebedores de CI frequentemente experimentava uma perda de audição residual na orelha cirúrgica. A inclusão de amplificação na orelha contralateral pode fornecer aos recebedores benefício adicional em comparação com estimulação elétrica unicamente.

A adição de amplificação na orelha não implantada demonstrou fornecer aos recebedores melhoras na percepção de fala em ruído, localização e benefícios subjetivos (▶ Tabela 16.3).[71,72,112] Nas medidas de percepção de fala em ruído, os recebedores experimentam uma melhora significante nos escores quando ouvindo na condição bimodal em comparação com CI unicamente ou aparelho de audição unicamente.[72]

Tabela 16.3 Estimulação Bimodal

Sumário de estudos que investigaram resultados objetivos e/ou subjetivos da inclusão de um aparelho de audição contralateral em recebedores de implante coclear.

Estudo	Fabricante/Aparelho	Duração da experiência de escuta	Materiais de teste	Achados objetivos	Achados subjetivos
Ching et al. (2004)[72]	Cochlear, Nucleus CI22 (n = 3), Nucleus CI24 (n = 18)	CI: 1–8,8 anos Uso agudo HA: 4 semanas–8,8 anos	Sentenças BKB/A em ruído balbucio de oito falantes; teste de localização de som usando ruído rosa; questionário (criado para estudo; 4 subescalas: Uso, Silêncio, Ruído, Alerta Ambiental)	Melhora significante em testes de reconhecimento de fala e localização de som quando ouvindo em condição bimodal, em comparação com CI ou HA apenas	Desempenho funcional melhorado em situações do mundo real em condição bimodal, em comparação com CI unicamente
Looi e She (2010)[122]	Cochlear (n = 100), Nucleus CI24, Freedom	CI: 1–19 anos HA: Não especificado	University of Canterbury Music Listening Questionnaire (UCMLQ)	N/D	Qualidade de som melhorada para usuários de música e bimodais, em comparação com usuários de CI somente
Potts et al. (2009)[71]	Cochlear, Nucleus Freedom (n = 2), Nucleus CI24 (n = 17)	CI: Média 2,4 anos Uso agudo HA: 2 meses	Palavras CNC em silêncio (reconhecimento de fala e localização do som); questionário Escala de Fala, Espacial e Qualidades de Audição (SSQ); Bimodal Questionnaire	Melhora significante em testes de reconhecimento de fala e localização de som quando ouvindo em condição bimodal, em comparação com CI apenas	Qualidade de som melhorada em condição bimodal, em comparação com CI somente
Tyler et al. (2002)[112]	Cochlear, Nucleus CI22 (n = 1), Clarion (n = 2)	CI + HA: 5,7–11,8 anos	Sentenças CUNY em silêncio e em ruído; palavras CNC em silêncio; teste de localização de som usando surtos de ruído de fala; questionário específico do estudo	Percepção melhorada da fala em palavras CNC em silêncio por 1 participante; percepção melhorada da fala em sentenças CUNY em ruído de 2 participantes; capacidade melhorada de localização de 2 participantes em condição bimodal	Respostas variáveis, incluindo: audição mais clara, conforto melhorado, e direcionalidade melhorada 2 participantes relataram a capacidade de "fundir" sons de ambos os aparelhos
Zhang et al. (2010)[113]	Advanced Bionics, Harmony (n = 4) Cochlear, ESPrit3G (n = 1), Freedom (n = 2) MED-EL, Combi40+ (n = 1), Duet (n = 1)	CI: 4 meses a 5 anos HA: 2–25 anos	Palavras CNC em silêncio (filtro de baixa passagem para testagem de estimulação acústica apenas); sentenças AzBio em tagarelice de 20 falantes (filtrado em baixa passagem para testar estimulação acústica apenas)	Reconhecimento de fala melhorado em silêncio e em ruído com ambas informação acústica de baixa frequência e estimulação elétrica	N/D

HA, aparelho de audição; N/D, não disponível.

Além disso, estimulação bimodal demonstrou oferecer uma vantagem sobre escuta com o CI unicamente em tarefas de localização, incluindo identificação de fontes de som espacialmente separadas.[72] Ao avaliar o benefício subjetivo, os ouvintes de estimulação bimodal relataram capacidades melhoradas quando ouvindo no silêncio e no ruído, e identificação de sons ambientais.[72] Depois de completar uma experiência com estimulação bimodal, os usuários também relataram que continuariam a escutar com esta condição em vez do CI apenas.[71]

Estimulação bimodal pode oferecer aos pacientes com CI uma melhoria, mesmo quando a audição residual na orelha contralateral é limitada.[113] A adição de mesmo uma pequena quantidade de informação acústica de baixa frequência demonstrou fornecer uma melhora nas capacidades de percepção de fala ao ouvintes de estimulação bimodal.[113] Recebedores unilaterais de CI devem fazer uma avaliação com estimulação bimodal para avaliar se resultam benefícios semelhantes.

■ Implantação Coclear e Percepção de Música

O objetivo original das estratégias de codificação para os CIs foi transmitir a informação necessária para melhorar percepção de fala. Os recebedores de CI demonstram uma melhora importante nas capacidades de percepção de fala quando o invólucro do sinal de fala é apresentado;[63] entretanto, informação de invólucro sozinha não é efetiva para restaurar percepção de música.[114] As estratégias atuais de codificação elétrica não são capazes de reproduzir a resolução de frequências e a estrutura fina necessárias para percepção melhorada de música.[115]

As duas teorias sobre percepção de frequência no sistema auditivo colocam lugar *versus* frequência, salientam por que os sistemas de CI atuais são incapazes de reproduzir a percepção de frequência do sistema auditivo normal. A teoria do lugar propõe que a frequência é transformada pela proximidade dos eletrodos a diferentes regiões da cóclea onde a estimulação elétrica é aplicada. Informação de baixa frequência é apresentada à região apical, enquanto informação de alta frequência é aplicada na região basal. Os sistemas de CI atuais são limitados pela profundidade de inserção do arranjo de eletrodos e o número de canais de estimulação, os quais são grandemente reduzidos em comparação com aqueles do sistema auditivo normal. Em contraposição, a teoria da frequência sugere que a percepção de frequência é associada aos padrões temporais apresentados pela estimulação elétrica. Frequentemente, informação temporal não é transmitida efetivamente através de estratégias de codificação de sinal elétrico. Admite-se que a inclusão de informação de estrutura fina melhoraria a percepção de frequência nos usuários de CI.[116]

Achados de pesquisa sobre os diferentes aspectos da percepção de música enfatizam limitações adicionais dos usuários de CI quando se trata de capacidades musicais. Estudos comparando as capacidades de percepção musical de recebedores de CI com aqueles de ouvintes normais constatam que os implantados cocleares relatam música a som menos agradável,[40,117] todavia eles se desempenham similarmente em tarefas de discriminação de ritmo.[37,39,117] Em tarefas de reconhecimento de melodia, os usuários de CI se desempenham mais acuradamente quando a melodia tem padrão rítmico do que quando não tem.[115] Timbre, a qualidade sonora de um tom ou uma peça musical, é frequentemente avaliado com um teste de identificação de instrumento.[117] Como em testes de reconhecimento de melodia, os usuários de CI se desempenham significantemente pior em avaliações de timbre em comparação com coortes de audição normal.[118] Curiosamente, não há diferença descrita entre as capacidades musicais de usuários de CI com diferentes aparelhos ou estratégias de codificação de sinal.[41,119-121]

Melhorias na percepção de música podem resultar de experiência e treinamento musicais, bem como amplificação da audição residual. Gfeller e Lansing[37] encontraram uma correlação entre experiência musical após implantação coclear e capacidades de discriminação de melodia e ritmo. Ademais, participação em programas de treinamento musical demonstrou melhorar a percepção musical.[41,117,122,123] Estes aperfeiçoamentos podem também ser mantidos após completar o programa de treinamento.[41] Adicionalmente, o uso de um aparelho de audição contralateral pode melhorar a percepção de música com relação à estimulação elétrica apenas. Looi e She[122] relataram que sujeitos ouvindo com estimulação bimodal graduaram sons musicais como mais agradáveis e naturais em comparação com aqueles escutando com o CI unicamente. Kong *et al.*[114] observaram que quando recebedores de CI ouviram com um aparelho de audição, apenas, eles se desempenharam melhor em tarefas de reconhecimento de melodia do que quando ouvindo com o CI apenas. Quando ouvindo na condição bimodal, os sujeitos se desempenharam similarmente àqueles na condição de aparelho de audição apenas. Usuários de Hybrid e EAS, que utilizam um aparelho de audição e CI em uma condição de escuta ipsolateral, também mostram uma melhora nas capacidades de percepção de música quando comparados com usuários de CI convencional.[87,124,125]

Gantz *et al.*[87] relataram uma diferença significante entre sujeitos com Hybrid e usuários de CI convencionais em uma tarefa de reconhecimento de melodia familiar. Os ganhos pela inclusão de amplificação são presumidos em decorrência da representação melhorada de dicas de baixa frequência. São necessárias estratégias aperfeiçoadas de codificação de sinal para recebedores de CI convencional sem audição residual em qualquer das duas orelhas, para experimentarem melhorias na percepção de música.[126]

▪ Qualidade de Vida

Os benefícios da implantação coclear se estendem além dos ganhos nas capacidades de percepção da fala, ao aumentarem a facilidade de escuta, reduzir estresse, fortalecer relações com amigos e pessoas queridas e melhorar a qualidade de vida global do recebedor (▶ Tabela 16.4). Testagem da percepção da fala isoladamente não captura o impacto completo da implantação coclear. O uso de questionários subjetivos oferece um meio de documentar estas transformações.

As alterações benéficas na qualidade de vida foram bem documentadas em recebedores de CI convencional. Mo *et al.*[127] compararam respostas de pacientes com CI a perguntas de qualidade de vida pré-operatoriamente e após 12 a 15 meses de experiência de escuta com o processador de fala externo. Observaram uma melhora importante no relato dos recebedores sobre capacidades de comunicação, uma redução nos sentimentos de isolamento ou de ser um peso para outros, e melhora nas relações com os entes queridos. Adicionalmente, eles observaram que os recebedores relataram uma redução importante na depressão e ansiedade. Cohen *et al.*[128] relataram que os recebedores de CI experimentaram uma melhora significativa na qualidade de vida conforme medida com o NCIQ quando comparados com usuários de aparelho de audição com graus variáveis de perda auditiva. Além disso, Palmer *et al.*[129] encontraram uma diferença significante nos escores de qualidade de vida no HUI entre pacientes que receberam um CI e candidatos que não tinham sido ainda implantados. Melhoras na qualidade de vida são experimentadas igualmente pelos idosos e adultos mais jovens,[57] indicando que a idade à implantação tem pouco efeito sobre o benefício subjetivo. Melhoras na qualidade de vida também foram descritas por adultos com surdez pré-lingual que são recebedores de CI convencional,[130] cujos resultados de percepção de fala são limitados em comparação com recebedores com surdez pós-lingual.

Apesar dos ganhos significativos em qualidade de vida a partir da implantação coclear convencional, a pesquisa acha resultados variáveis nos recebedores bilaterais de CI. Litovsky *et al.*[78] avaliaram qualidade de vida em recebedores bilaterais com o APHAB. Os sujeitos completaram um intervalo de privação bilateral de 3 semanas no qual eles ouviram com apenas um processador de fala a fim de comparar a avaliação subjetiva quando escutando em uma condição unilateral *versus* bilateral. Melhora significativa foi encontrada na facilidade de comunicação, escuta em condições de reverberação, e subescalas de ruído de fundo quando a escuta foi na condição bilateral. Não houve diferença entre as duas condições sobre a aversão à subescala sonora. Similarmente, Quentin Summerfield *et al.*[131] descreveram uma melhora significativa no GHSI após 9

Tabela 16.4 Qualidade de Vida
Revisão de estudos que relataram investigação de qualidade de vida em recebedores de implante coclear unilateral e/ou bilateral.

Estudo	Fabricante	Unilateral/Bilateral	Duração da experiência de escuta	Ferramenta	Achados
Cohen et al. (2004)[128]	Não especificado	27 unilateral	12 meses	Nijmegen Cochlear Implant Questionnaire (NCIQ)	Melhora em QOL global bem como subdomínios físico, psicológico e social
Hinderink et al. (2000)[35]	Não especificado	45 não especificado	3–10 anos	Nijmegen Cochear Implant Questionnaire (NCIQ)	Melhoras em QOL, bem como subdomínios físico, psicológico e social
Klop et al. (2007)[130]	Advanced Bionics, Clarion ($n = 5$) HiRes 90K ($n = 3$)	8 unilateral *pré-lingual	30 meses	Health Utility Index (HUI-Mark II); Nijmegen Cochlear Implant Questionnaire (NCIQ)	Melhoras em QOL global notadas nos primeiros 4 meses pós-ativação inicial
Mo et al. (2005)[127]	MED-EL, COMBI 40+	29 unilateral	12–15 meses	Patient Quality of Life Form (PQLF); Index Relative Questionnaire Form (IRQF); Short Form 36 (SF-36); Hopkins Symptom Check List (HSCL)	Melhoras em comunicação, relações com família e amigos, sentimento diminuído de isolamento, depressão e ansiedade
Olze et al. (2012)[58]	Cochlear, Nucleus Freedom ($n = 29$), CI24M ($n = 2$) MED-EL, Sonata ($n = 20$), COMBI 40+ ($n = 3$), Pulsar ($n = 1$)	55 unilateral	6 meses	Nijmegen Cochlear Implant Questionnaire (NCIQ); Medical Outcome Study 36 Short Form (SF-36)	Recebedores de CI mais jovens e adultos mais velhos experimentaram QOL melhorada
Palmer et al. (1999)[129]	Cochlear, Nucleus CI22	62 unilateral	12 meses	Health Utility Index (HUI)	Melhoras em QOL relacionada com a saúde
Quentin Summerfiel et al. (2006)[131]	Cochlear, Nucleus CI24	12 unilateral, 12 bilateral (sequencial)	Unilateral: 2–6 anos Bilateral: 9 meses	Glasgow Health Study Inventory (GHSI); Health Utilities Index Mark III (HUI3); EuroQol EQ-5D (EQ-5D)	Segundo implante levou a melhoras não significativas na QOL
Vermeire et al. (2005)[57]	Cochlear, Nucleus CI24M ($n = 33$) MED-EL, COMBI 40+ ($n = 54$) Laura ($n = 3$)	89 unilateral	22 meses	Hearing Handicap Inventory for Adults (HHIA); Glasgow Benefit Inventory (GBI)	Recebedores de CI mais jovens e adultos mais velhos experimentaram QOL melhorada

QOL, qualidade de vida.

meses de experiência de escuta com o segundo aparelho. Entretanto, outras medidas de qualidade de vida, que incluíram a HUI, resultaram em nenhuma diferença ou uma redução na qualidade de vida.

A pesquisa inicial sobre qualidade de vida em recebedores de EAS e Hybrid também foi realizada à medida que estimulação combinada elétrica e acústica em uma condição de escuta ipsolateral se tornou mais prevalente. Gstoettner et al.[110] observaram que os pacientes de EAS notaram uma diminuição no prejuízo no APHAB depois de 3 meses de experiência com estimulação combinada quando comparada com o desempenho pré-operatório com amplificação convencional. Lee et al.[132] relataram achados semelhantes usando o APHAB por 10 recebedores de EAS. É necessária mais pesquisa sobre resultados de qualidade de vida com implantação coclear bilateral e pacientes com EAS.

Custo-Utilidade

Uma análise de custo-utilidade é realizada para avaliar a efetividade de custo de um tratamento ou tecnologia. A relação custo-utilidade é o custo incremental da implantação coclear para o benefício incremental experimentado pós-operatoriamente. O benefício da implantação coclear é quantificado por anos de vida de qualidade ajustada (QALYs), que é anos de vida ponderados por um fator de qualidade de vida com uma variação de 0,0 (morte) a 1,0 (saúde completa).

Implantação coclear demonstrou ser uma opção de tratamento custoefetiva para pacientes com perda auditiva profunda.[129,133,134] Cheng e Niparko[134] descreveram uma relação satisfatória de custo-utilidade de $12.787 por QALY com a implantação coclear unilateral. Palmer et al.[139] descreveram estimativa semelhante de $14.670 por QALY. A expansão dos critérios de candidatura a implantação coclear para incluir pacientes com maiores quantidades de audição residual pode resultar em uma redução na custoefetividade;[133] entretanto, pesquisa adicional sobre resultados de percepção de fala é necessária para determinar o acréscimo de benefício específico para esta população.

Conclusão

Durante os últimos 30 anos, os critérios de elegibilidade adulta para CI transitaram de uma perda auditiva neurossensorial profunda bilateral com 0% de discriminação de sentença de conjunto aberto para incluir indivíduos com perda auditiva neurossensorial profunda que demonstram benefício funcional com amplificação. Implantação coclear tem exercido, internacionalmente, impacto importante e positivo na vida dos indivíduos surdos. Embora o desempenho dos pacientes adultos após implantação coclear possa ser variável e dependente de vários fatores, incluindo idade de início da surdez, duração da surdez, idade à implantação, uso de aparelho de audição, e capacidade cognitiva, não há nenhuma dúvida quanto à população adulta expandindo-se cada vez mais que alcança compreensão significativa da fala, capacitando os recebedores de CI a empreender carreiras profissionais e interações pessoais que anteriormente eram inatingíveis.

Referências

1. Das S, Buchman CA. Bilateral cochlear implantation: current concepts. Curr Opin Otolaryngol Head Neck Surg 2005;13:290-293
2. Basura GJ, Eapen R, Buchman CA. Bilateral cochlear implantation: current concepts, indications, and results. Laryngoscope 2009;119:2395-2401
3. Basura GJ, Adunka OF, Buchman CA. Scala tympani cochleostomy for cochlear implantation. Operative Techniques in Otolaryngology 2010;21:218-222
4. Aschendorff A, Kromeier J, Klenzner T, Laszig R. Quality control after insertion of the nucleus contour and contour advance electrode in adults. Ear Hear 2007;28 Suppl:75S-79S
5. Finley CC, Holden TA, Holden LK et al. Role of electrode placement as a contributor to variability in cochlear implant outcomes. Otol Neurotol 2008;29:920-928
6. Skinner MW, Holden TA, Whiting BR et al. In vivo estimates of the position of advanced bionics electrode arrays in the human cochlea. Ann Otol Rhinol Laryngol Suppl 2007;197:2-24
7. Balkany TJ, Hodges AV, Buchman CA et al. Cochlear implant soft failures consensus development conference statement. Otol Neurotol 2005;26:815-818
8. Buchman CA, Higgins CA, Cullen R, Pillsbury HC. Revision cochlear implant surgery in adult patients with suspected device malfunction. Otol Neurotol 2004;25:504-510, discussion 510
9. Adunka O, Unkelbach MH, Mack M, Hambek M, Gstoettner W, Kiefer J. Cochlear implantation via the round window membrane minimizes trauma to cochlear structures:a histologically controlled insertion study. Acta Otolaryngol 2004;124:807-812
10. Adunka OF, Radeloff A, Gstoettner WK, Pillsbury HC, Buchman CA. Scala tympani cochleostomy II: topography and histology. Laryngoscope 2007;117:2195-2200
11. Briggs RJ, Tykocinski M, Stidham K, Roberson JB. Cochleostomy site: implications for electrode placement and hearing preservation. Acta Otolaryngol 2005;125:870-876
12. Proctor B, Bollobas B, Niparko JK. Anatomy of the round window niche. Ann Otol Rhinol Laryngol 1986;95:444-446
13. Roland PS, Wright CG, Isaacson B. Cochlear implant electrode insertion: the round window revisited. Laryngoscope 2007;117:1397-1402
14. Buchman CA, Joy J, Hodges A, Telischi FF, Balkany TJ. Vestibular effects of cochlear implantation. Laryngoscope 2004;114 Suppl 103:1-22
15. Todt I, Basta D, Ernst A. Does the surgical approach in cochlear implantation influence the occurrence of postoperative vertigo? Otolaryngol Head Neck Surg 2008;138:8-12
16. Kirk KI, Pisoni DB, Miyamoto RC. Effects of stimulus variability on speech perception in listeners with hearing impairment. J Speech Lang Hear Res 1997;40:1395-1405
17. Luxford WM Ad Hoc Subcommittee of the Committee on Hearing and Equilibrium of the American Academy of Otolaryngology-Head and Neck Surgery. Minimum speech test battery for postlingually deafened adult cochlear implant patients. Otolaryngol Head Neck Surg 2001;124:125-126
18. Nilsson M, Soli SD, Sullivan JA. Development of the Hearing in Noise Test for the measurement of speech reception thresholds in quiet and in noise. J Acoust Soc Am 1994;95:1085-1099
19. Peterson GE, Lehiste I. Revised CNC lists for auditory tests. J Speech Hear Disord 1962;27:62-70
20. Firszt JB, Holden LK, Skinner MW et al. Recognition of speech presented at soft to loud levels by adult cochlear implant recipients of three cochlear implant systems. Ear Hear 2004;25:375-387
21. Rubinstein JT, Parkinson WS, Tyler RS, Gantz BJ. Residual speech recognition and cochlear implant performance: effects of implantation criteria. Am J Otol 1999;20:445-452
22. Gifford RH, Shallop JK, Peterson AM. Speech recognition materials and ceiling effects: considerations for cochlear implant programs. Audiol Neurootol 2008;13:193-205
23. Spahr AJ, Dorman MF, Loiselle LH. Performance of patients using different cochlear implant systems: effects of input dynamic range. Ear Hear 2007;28:260-275
24. Fabry D, Firszt JB, Gifford RH, Holden LK, Koch DB. Evaluating speech perception benefit in adult cochlear implant recipients. Audiology Today 2009;21:36-43
25. Tyler RS, Parkinson AJ, Woodworth GG, Lowder MW, Gantz BJ. Performance over time of adult patients using the Ineraid or nucleus cochlear implant. J Acoust Soc Am 1997;102:508-522
26. Dorman MF, Dankowski K, McCandless G, Parkin JL, Smith L. Longitudinal changes in word recognition by patients who use the Ineraid cochlear implant. Ear Hear 1990;11:455-459
27. Spivak LG, Waltzman SB. Performance of cochlear implant patients as a function of time. J Speech Hear Res 1990;33:511-519
28. Robinson K, Gatehouse S, Browning GG. Measuring patient benefit from otorhinolaryngological surgery and therapy. Ann Otol Rhinol Laryngol 1996;105:415-422
29. Gatehouse S. Outcome measures for the evaluation of adult hearing aid fittings and services: scientific and technical report. Medical Research Council Institute of Hearing Research, Glasgow Royal Infirmary University National Health Service Trust, 1997
30. Furlong WJ, Feeny DH, Torrance GW, Barr RD. The Health Utilities Index (HUI) system for assessing health-related quality of life in clinical studies. Ann Med 2001;33:375-384
31. Cox RM, Alexander GC. The abbreviated profile of hearing aid benefit. Ear Hear 1995;16:176-186
32. Newman CW, Weinstein BE, Jacobson GP, Hug GA. The Hearing Handicap Inventory for Adults: psychometric adequacy and audiometric correlates. Ear Hear 1990;11:430-433
33. Hawthorne G, Hogan A. Measuring disability-specific patient benefit in cochlear implant programs: developing a short form of the Glasgow Health Status Inventory, the Hearing Participation Scale. Int J Audiol 2002;41:535-544
34. Ventry IM, Weinstein BE. The Hearing Handicap Inventory for the Elderly: a new tool. Ear Hear 1982;3:128-134
35. Hinderink JB, Krabbe PF, Van Den Broek P. Development and application of a health-related quality-of-life instrument for adults with cochlear implants: the Nijmegen Cochlear Implant Questionnaire. Otolaryngol Head Neck Surg 2000;123:756-765
36. Cox R, Hyde M, Gatehouse S et al. Optimal outcome measures, research priorities, and international cooperation. Ear Hear 2000;21 Suppl:106S-115S
37. Gfeller K, Lansing CR. Melodic, rhythmic, and timbral perception of adult cochlear implant users. J Speech Hear Res 1991;34:916-920
38. Gordon EE. Primary Measures of Music Audiation. Chicago: G.I.A. Publications, 1979
39. Gfeller K, Woodworth G, Robin DA, Witt S, Knutson JF. Perception of rhythmic and sequential pitch patterns by normally hearing adults and adult cochlear implant users. Ear Hear 1997;18:252-260
40. Gfeller K, Christ A, Knutson J, Witt S, Mehr M. The effects of familiarity and complexity on appraisal of complex songs by cochlear implant recipients and normal hearing adults. J Music Ther 2003;40:78-112
41. Galvin JJ, Fu QJ, Nogaki G. Melodic contour identification by cochlear implant listeners. Ear Hear 2007;28:302-319
42. Nimmons GL, Kang RS, Drennan WR et al. Clinical assessment of music perception in cochlear implant listeners. Otol Neurotol 2008;29:149-155
43. Brockmeier SJ, Fitzgerald D, Searle O et al. The MuSIC perception test: a novel battery for testing music perception of cochlear implant users. Cochlear Implants Int 2011;12:10-20
44. Spitzer JB, Mancuso D, Cheng MY. Development of a clinical test of musical perception: Appreciation of Music in Cochlear Implantees (AMICI). J Am Acad Audiol 2008;19:56-81
45. Levitt H. Transformed up-down methods in psychoacoustics. J Acoust Soc Am 1971;49:2-,467
46. Gantz BJ, Tyler RS, Knutson JF et al. Evaluation of five different cochlear implant designs: audiologic assessment and predictors of performance. Laryngoscope 1988;98:1100-1106
47. Cohen NL, Waltzman SB, Fisher SG The Department of Veterans Affairs Cochlear Implant Study Group. A prospective, randomized study of cochlear implants. N Engl J Med 1993;328:233-237

48. Gantz BJ, Woodworth GG, Knutson JF, Abbas PJ, Tyler RS. Multivariate predictors of audiological success with multichannel cochlear implants. Ann Otol Rhinol Laryngol 1993;102:909-916
49. Waltzman SB, Fisher SG, Niparko JK, Cohen NL. Predictors of postoperative performance with cochlear implants. Ann Otol Rhinol Laryngol Suppl 1995;165:15-18
50. Friedland DR, Venick HS, Niparko JK. Choice of ear for cochlear implantation: the effect of history and residual hearing on predicted postoperative performance. Otol Neurotol 2003;24:582-589
51. Miyamoto RT, Osberger MJ, Robbins AM, Myres WA, Kessler K. Prelingually deafened children's performance with the nucleus multichannel cochlear implant. Am J Otol 1993;14:437-445
52. Cullen RD, Higgins C, Buss E, Clark M, Pillsbury HC, Buchman CA. Cochlear implantation in patients with substantial residual hearing. Laryngoscope 2004;114:2218-2223
53. Adunka OF, Buss E, Clark MS, Pillsbury HC, Buchman CA. Effect of preoperative residual hearing on speech perception after cochlear implantation. Laryngoscope 2008;118:2044-2049
54. Bassim MK, Buss E, Clark MS et al. MED-EL Combi40+cochlear implantation in adults. Laryngoscope 2005;115:1568-1573
55. Hinderink JB, Mens LH, Brokx JP, van den Broek P. Performance of prelingually and postlingually deaf patients using single-channel or multichannel cochlear implants. Laryngoscope 1995;105:618-622
56. Mahncke HW, Bronstone A, Merzenich MM. Brain plasticity and functional losses in the aged: scientific bases for a novel intervention. Prog Brain Res 2006;157:81-109
57. Vermeire K, Brokx JP, Wuyts FL, Cochet E, Hofkens A, Van de Heyning PH. Quality-of-life benefit from cochlear implantation in the elderly. Otol Neurotol 2005;26:188-195
58. Olze H, Gräbel S, Förster U et al. Elderly patients benefit from cochlear implantation regarding auditory rehabilitation, quality of life, tinnitus, and stress. Laryngoscope 2012;122:196-203
59. Chatelin V, Kim EJ, Driscoll C et al. Cochlear implant outcomes in the elderly. Otol Neurotol 2004;25:298-301
60. Carlson ML, Breen JT, Gifford RH et al. Cochlear implantation in the octogenarian and nonagenarian. Otol Neurotol 2010;31:1343-1349
61. Labadie RF, Carrasco VN, Gilmer CH, Pillsbury HC. Cochlear implant performance in senior citizens. Otolaryngol Head Neck Surg 2000;123:419-424
62. Gantz BJ, Tye-Murray N, Tyler RS. Word recognition performance with singlechannel and multichannel cochlear implants. Am J Otol 1989;10:91-94
63. Wilson BS, Finley CC, Lawson DT, Wolford RD, Eddington DK, Rabinowitz WM. Better speech recognition with cochlear implants. Nature 1991;352:236-238
64. Adunka O, Kiefer J, Unkelbach MH, Lehnert T, Gstoettner W. Development and evaluation of an improved cochlear implant electrode design for electric acoustic stimulation. Laryngoscope 2004;114:1237-1241
65. Roland JT, Zeitler DM, Jethanamest D, Huang TC. Evaluation of the short hybrid electrode in human temporal bones. Otol Neurotol 2008;29:482-488
66. Psarros CE, Plant KL, Lee K, Decker JA, Whitford LA, Cowan RS. Conversion from the SPEAK to the ACE strategy in children using the nucleus 24 cochlear implant system: speech perception and speech production outcomes. Ear Hear 2002;23 Suppl:18S-27S
67. Holden LK, Skinner MW, Holden TA, Demorest ME. Effects of stimulation rate with the Nucleus 24 ACE speech coding strategy. Ear Hear 2002;23:463-476
68. Loizou PC, Poroy O, Dorman M. The effect of parametric variations of cochlear implant processors on speech understanding. J Acoust Soc Am 2000;108:790-802
69. Brill SM, Gstöttner W, Helms J et al. Optimization of channel number and stimulation rate for the fast continuous interleaved sampling strategy in the COMBI40+. Am J Otol 1997;18 Suppl:S104-S106
70. Sun JC, Skinner MW, Liu SY, Wang FN, Huang TS, Lin T. Optimization of speech processor fitting strategies for Chinese-speaking cochlear implantees. Laryngoscope 1998;108:560-568
71. Potts LG, Skinner MW, Litovsky RA, Strube MJ, Kuk F. Recognition and localization of speech by adult cochlear implant recipients wearing a digital hearing aid in the nonimplanted ear (bimodal hearing). J Am Acad Audiol 2009;20:353-373
72. Ching TY, Incerti P, Hill M. Binaural benefits for adults who use hearing aids and cochlear implants in opposite ears. Ear Hear 2004;25:9-21
73. Boisvert I, Lyxell B, Mäki-Torkko E, McMahon CM, Dowell RC. Choice of ear for cochlear implantation in adults with monaural sound-deprivation and unilateral hearing aid. Otol Neurotol 2012;33:572-579
74. Francis HW, Yeagle JD, Bowditch S, Niparko JK. Cochlear implant outcome is not influenced by the choice of ear. Ear Hear 2005;26 Suppl:7S-16S
75. Chung D, Kim AH, Parisier S et al. Revision cochlear implant surgery in patients with suspected soft failures. Otol Neurotol 2010;31:1194-1198
76. Zeitler DM, Budenz CL, Roland JT. Revision cochlear implantation. Curr Opin Otolaryngol Head Neck Surg 2009;17:334-338
77. Buss E, Pillsbury HC, Buchman CA et al. Multicenter U.S. bilateral MED-EL cochlear implantation study: speech perception over the first year of use. Ear Hear 2008;29:20-32
78. Litovsky R, Parkinson A, Arcaroli J, Sammeth C. Simultaneous bilateral cochlear implantation in adults: a multicenter clinical study. Ear Hear 2006;27:714-731
79. Wackym PA, Runge-Samuelson CL, Firszt JB, Alkaf FM, Burg LS. More challenging speech-perception tasks demonstrate binaural benefit in bilateral cochlear implant users. Ear Hear 2007;28 Suppl:80S-85S
80. Dunn CC, Noble W, Tyler RS, Kordus M, Gantz BJ, Ji H. Bilateral and unilateral cochlear implant users compared on speech perception in noise. Ear Hear 2010;31:296-298
81. Eapen RJ, Buchman CA. Bilateral cochlear implantation: current concepts. Curr Opin Otolaryngol Head Neck Surg 2009;17:351-355
82. Eapen RJ, Buss E, Adunka MC, Pillsbury HC, Buchman CA. Hearing-in-noise benefits after bilateral simultaneous cochlear implantation continue to improve 4 years after implantation. Otol Neurotol 2009;30:153-159
83. Peters BR, Wyss J, Manrique M. Worldwide trends in bilateral cochlear implantation. Laryngoscope 2010;120 Suppl 2:S17-S44
84. Verschuur CA, Lutman ME, Ramsden R, Greenham P, O'Driscoll M. Auditory localization abilities in bilateral cochlear implant recipients. Otol Neurotol 2005;26:965-971
85. Budenz CL, Roland JT, Babb J, Baxter P, Waltzman SB. Effect of cochlear implant technology in sequentially bilaterally implanted adults. Otol Neurotol 2009;30:731-735
86. Lammers MJ, Grolman W, Smulders YE, Rovers MM. The cost-utility of bilateral cochlear implantation: a systematic review. Laryngoscope 2011;121:2604-2609
87. Gantz BJ, Turner C, Gfeller KE, Lowder MW. Preservation of hearing in cochlear implant surgery: advantages of combined electrical and acoustical speech processing. Laryngoscope 2005;115:796-802
88. Skarzyński H, Lorens A, D'Haese P et al. Preservation of residual hearing in children and post-lingually deafened adults after cochlear implantation: an initial study. ORL J Otorhinolaryngol Relat Spec 2002;64:247-253
89. Adunka O, Kiefer J. Impact of electrode insertion depth on intracochlear trauma. Otolaryngol Head Neck Surg 2006;135:374-382
90. Gantz BJ, Turner C, Gfeller KE. Acoustic plus electric speech processing: preliminary results of a multicenter clinical trial of the Iowa/Nucleus Hybrid implant. Audiol Neurootol 2006;11 Suppl 1:63-68
91. Gstoettner WK, Helbig S, Maier N, Kiefer J, Radeloff A, Adunka OF. Ipsilateral electric acoustic stimulation of the auditory system: results of long-term hearing preservation. Audiol Neurootol 2006;11 Suppl 1:49-56
92. Gstoettner WK, van de Heyning P, O'Connor AF et al. Electric acoustic stimulation of the auditory system: results of a multi-centre investigation. Acta Otolaryngol 2008;128:968-975
93. Fraysse B, Macías AR, Sterkers O et al. Residual hearing conservation and electroacoustic stimulation with the nucleus 24 contour advance cochlear implant. Otol Neurotol 2006;27:624-633
94. Lenarz T, Stöver T, Buechner A, Lesinski-Schiedat A, Patrick J, Pesch J. Hearing conservation surgery using the Hybrid-L electrode. Results from the first clinical trial at the Medical University of Hannover. Audiol Neurootol 2009;14 Suppl 1:22-31
95. Skarzynski H, Lorens A, Matusiak M, Porowski M, Skarzynski PH, James CJ. Partial deafness treatment with the nucleus straight research array cochlear implant. Audiol Neurootol 2012;17:82-91
96. Skarzynski H, Lorens A, Piotrowska A, Anderson I. Partial deafness cochlear implantation in children. Int J Pediatr Otorhinolaryngol 2007;71:1407-1413
97. Skarzynski H, Lorens A, Piotrowska A, Anderson I. Preservation of low frequency hearing in partial deafness cochlear implantation (PDCI) using the round window surgical approach. Acta Otolaryngol 2007;127:41-48
98. Skarzyński H, Lorens A, Piotrowska A, Podskarbi-Fayette R. Results of partial deafness cochlear implantation using various electrode designs. Audiol Neurootol 2009;14 Suppl 1:39-45
99. Helbig S, Baumann U, Hey C, Helbig M. Hearing preservation after complete cochlear coverage in cochlear implantation with the free-fitting FLEXSOFT electrode carrier. Otol Neurotol 2011;32:973-979
100. Skinner MW, Holden TA, Whiting BR et al. In vivo estimates of the position of advanced bionics electrode arrays in the human cochlea. Ann Otol Rhinol Laryngol Suppl 2007;197:2-24
101. Aschendorff A, Kromeier J, Klenzner T, Laszig R. Quality control after insertion of the nucleus contour and contour advance electrode in adults. Ear Hear 2007;28 Suppl:75S-79S

102. Turner CW, Gantz BJ, Vidal C, Behrens A, Henry BA. Speech recognition in noise for cochlear implant listeners: benefits of residual acoustic hearing. J Acoust Soc Am 2004;115:1729-1735
103. Gantz BJ, Hansen MR, Turner CW, Oleson JJ, Reiss LA, Parkinson AJ. Hybrid 10 clinical trial: preliminary results. Audiol Neurootol 2009;14 Suppl 1:32-38
104. Skarzynski H, Lorens A. Partial deafness treatment. Cochlear Implants Int 2010;11 Suppl 1:29-41
105. Skarzynski H, Lorens A. Electric acoustic stimulation in children. Adv Otorhinolaryngol 2010;67:135-143
106. Gifford RH, Dorman MF, Spahr AJ, Bacon SP, Skarzynski H, Lorens A. Hearing preservation surgery: psychophysical estimates of cochlear damage in recipients of a short electrode array. J Acoust Soc Am 2008;124:2164-2173
107. Lorens A, Polak M, Piotrowska A, Skarzynski H. Outcomes of treatment of partial deafness with cochlear implantation: a DUET study. Laryngoscope 2008;118:288-294
108. Skarzyñski H, Lorens A, Piotrowska A. A new method of partial deafness treatment. Med Sci Monit 2003;9:CS20-CS24
109. Kiefer J, Pok M, Adunka O et al. Combined electric and acoustic stimulation of the auditory system: results of a clinical study. Audiol Neurootol 2005;10:134-144
110. Gstoettner WK, Van de Heyning P, O'Connor AF et al. Assessment of the subjective benefit of electric acoustic stimulation with the Abbreviated Profile of Hearing Aid Benefit. ORL J Otorhinolaryngol Relat Spec 2011;73:321-329
111. Helbig S, Baumann U, Helbig M, von Malsen-Waldkirch N, Gstoettner W. A new combined speech processor for electric and acoustic stimulation—eight months experience. ORL J Otorhinolaryngol Relat Spec 2008;70:359-365
112. Tyler RS, Parkinson AJ, Wilson BS, Witt S, Preece JP, Noble W. Patients utilizing a hearing aid and a cochlear implant: speech perception and localization. Ear Hear 2002;23:98-105
113. Zhang T, Dorman MF, Spahr AJ. Information from the voice fundamental frequency (F0) region accounts for the majority of the benefit when acoustic stimulation is added to electric stimulation. Ear Hear 2010;31:63-69
114. Kong YY, Stickney GS, Zeng FG. Speech and melody recognition in binaurally combined acoustic and electric hearing. J Acoust Soc Am 2005;117:1351-1361
115. Kong YY, Cruz R, Jones JA, Zeng FG. Music perception with temporal cues in acoustic and electric hearing. Ear Hear 2004;25:173-185
116. Smith ZM, Delgutte B, Oxenham AJ. Chimaeric sounds reveal dichotomies in auditory perception. Nature 2002;416:87-90
117. McDermott HJ. Music perception with cochlear implants: a review. Trends Amplif 2004;8:49-82
118. Gfeller K, Witt S, Woodworth G, Mehr MA, Knutson J. Effects of frequency, instrumental family, and cochlear implant type on timbre recognition and appraisal. Ann Otol Rhinol Laryngol 2002;111:349-356
119. Gfeller K, Oleson J, Knutson JF, Breheny P, Driscoll V, Olszewski C. Multivariate predictors of music perception and appraisal by adult cochlear implant users. J Am Acad Audiol 2008;19:120-134
120. Gfeller K, Jiang D, Oleson JJ, Driscoll V, Knutson JF. Temporal stability of music perception and appraisal scores of adult cochlear implant recipients. J Am Acad Audiol 2010;21:28-34
121. Gfeller K, Olszewski C, Rychener M et al. Recognition of "real-world" musical excerpts by cochlear implant recipients and normal-hearing adults. Ear Hear 2005;26:237-250
122. Looi V, She J. Music perception of cochlear implant users: a questionnaire, and its implications for a music training program. Int J Audiol 2010;49:116-128
123. Driscoll VD, Oleson J, Jiang D, Gfeller K. Effects of training on recognition of musical instruments presented through cochlear implant simulations. J Am Acad Audiol 2009;20:71-82
124. Gfeller K, Turner C, Oleson J et al. Accuracy of cochlear implant recipients on pitch perception, melody recognition, and speech reception in noise. Ear Hear 2007;28:412-423
125. Golub JS, Won JH, Drennan WR, Worman TD, Rubinstein JT. Spectral and temporal measures in hybrid cochlear implant users: on the mechanism of electroacoustic hearing benefits. Otol Neurotol 2012;33:147-153
126. Singh S, Kong YY, Zeng FG. Cochlear implant melody recognition as a function of melody frequency range, harmonicity, and number of electrodes. Ear Hear 2009;30:160-168
127. Mo B, Lindbaek M, Harris S. Cochlear implants and quality of life: a prospective study. Ear Hear 2005;26:186-194
128. Cohen SM, Labadie RF, Dietrich MS, Haynes DS. Quality of life in hearing-impaired adults: the role of cochlear implants and hearing aids. Otolaryngol Head Neck Surg 2004;131:413-422
129. Palmer CS, Niparko JK, Wyatt JR, Rothman M, de Lissovoy G. A prospective study of the cost-utility of the multichannel cochlear implant. Arch Otolaryngol Head Neck Surg 1999;125:1221-1228
130. Klop WM, Briaire JJ, Stiggelbout AM, Frijns JH. Cochlear implant outcomes and quality of life in adults with prelingual deafness. Laryngoscope 2007;117:1982-1987
131. Quentin Summerfield A, Barton GR, Toner J et al. Self-reported benefits from successive bilateral cochlear implantation in post-lingually deafened adults:randomised controlled trial. Int J Audiol 2006;45 Suppl 1:S99-S107
132. Lee A, Jiang D, McLaren S et al. Electric acoustic stimulation of the auditory system: experience and results often patients using MED-EL~s M and FlexEAS electrodes. Clin Otolaryngol 2010;35:190-197
133. UK Cochlear Implant Study Group. Criteria of candidacy for unilateral cochlear implantation in postlingually deafened adults II: cost-effectiveness analysis. Ear Hear 2004;25:336-360
134. Cheng AK, Niparko JK. Cost-utility of the cochlear implant in adults: a meta-analysis. Arch Otolaryngol Head Neck Surg 1999;125:1214-1218

17 Condutas Terapêuticas após Implantação Coclear

Warren Estabrooks, K. Todd Houston e Karen MacIver-Lux

Introdução

O implante coclear (CI) é amplamente aceito como a mais significativa realização em tecnologia científica destinada a ajudar crianças e adultos com perda auditiva grave a profunda desde o advento dos aparelhos de audição e aparelhos tácteis.[1] A maioria das crianças que obtêm CIs cedo na vida, e que estão matriculadas em programas de intervenção precoce de base auditiva, é capaz de *ouvir* suas próprias vozes, a vozes de outras pessoas, e todos os estimulantes sons da vida, e se dedicam a conversas faladas significativas em qualquer número de línguas. Crianças mesmo com as mais profundas perdas auditivas são capazes de acessar audição com seus CIs, mas, para aproveitar ao máximo esta tecnologia, elas necessitam obedecer a uma conduta de intervenção terapêutica que é focada em atingir marcos desenvolvimentais normais em escuta, fala, linguagem, cognição e competência de conversação. Adultos com perda auditiva congênita ou adquirida que obtêm CIs também podem experimentar melhora significante nas suas capacidades de percepção de fala em ambientes silenciosos e ruidosos, especialmente quando tecnologia assistiva à audição (sistemas pessoais de FM) também é usada e eles engajam em serviços de reabilitação aural individualizados fornecidos por clínicos altamente qualificados e bem treinados. Mesmo que o acesso auditivo aumentado fornecido pelo CI possa ser a variável mais importante que contribui para resultados melhorados em competência de comunicação ouvida e falada, outras incluem a idade de início da surdez, duração da privação auditiva, quantidade de audição residual, duração de tempo em que aparelhos de audição ou CIs são usados (idade de audição), tipo e quantidade das experiências de audição, suporte da família e compromisso de dedicação a programas de intervenção/reabilitação com base auditiva.

À medida que maiores números de crianças e adultos com perda auditiva obtêm CIs, suas famílias buscam resultados ideais de escuta e comunicação falada. Consequentemente, há demanda aumentada de programas de intervenção/reabilitação com base auditiva que focalizam a maximização do novo potencial auditivo fornecido pelos CIs. Este capítulo discute condutas terapêuticas para crianças e adultos com tecnologia de CI com ênfase no desenvolvimento de habilidades de escuta. Estes serviços são fornecidos por terapeutas auditivo-verbais, educadores auditivo-verbais, professores de surdos, foniatras e audiologistas. Por questão de consistência, usamos o termo *clínico de reabilitação auditiva* o tempo todo para nos referirmos a todos estes profissionais.

Diagnóstico e Começo de Intervenção com Crianças

Idealmente, detecção e identificação de perda auditiva ocorre no berçário de recém-nascido ou pelo menos durante os primeiros 3 meses de vida, do mesmo modo que adaptação de tecnologia de audição,[2,3] e engajamento da família em um programa de intervenção precoce de base auditiva começa antes da idade de 6 meses. Esta agenda fornece as melhores oportunidades para a criança com perda auditiva atingir habilidades de audição e comunicação falada apropriadas à idade tão rapidamente quanto possível.[4,5]

Quando é confirmado o diagnóstico de perda auditiva, o audiologista geralmente informa os pais, o que, muitas vezes, pode fazê-los e outros membros da família experimentar uma variedade extensa de emoções conflitantes que necessitam ser ouvidas e validadas. Subsequentemente, informação sobre perda auditiva pode ser mais bem compreendida, e decisões informadas sobre manejo de assistência e intervenção auditivas podem ser tomadas. Neste momento emocional e crítico, o audiologista tipicamente inicia uma colaboração de muitos profissionais (assistentes sociais, psicólogos, foniatras, terapeutas ocupacionais, fisioterapeutas, professores de surdos e/ou especialistas em reabilitação aural) para ajudar a fornecer apoio à medida que as famílias compreendem e enfrentam o diagnóstico, ganham informação sobre condutas de intervenção precoce e opções de tecnologia auditiva, e fazem algumas das muitas escolhas informadas que são necessárias. O Comitê Conjunto de Audição Infantil[6] afirma que as opções baseadas na comunicação necessitam ser apresentadas aos pais de uma maneira sem prevenções, e que a escolha de uma opção de comunicação necessita ser com base nas necessidades específicas da família e nos resultados de comunicação desejados pelos pais.

Condutas Terapêuticas para Crianças com Perda Auditiva

As opções de comunicação apresentadas aos pais e famílias de crianças que são surdas ou deficientes auditivas incluem a Linguagem de Sinais Americana (ASL), bilíngue-bicultural (Bi-Bi), comunicação total (TC), sistemas de sinais à base de inglês, fala com dicas *(cued speech)*, e audição e linguagem falada (terapia auditivo-verbal ou educação auditivo-verbal).[7]

Linguagem de Sinais Americana é uma linguagem visual com sua própria estrutura gramatical, morfologia e fonologia exclusivas, e é considerada a linguagem da Cultura Surda. A abordagem Bi-Bi dá ênfase ao uso da ASL como primeira língua da criança e é usada em contextos acadêmicos com inglês ensinado como segunda língua através de leitura e escrita. Ambas ASL e Bi-Bi focalizam a integração da criança com perda auditiva dentro da cultura surda através de uma linguagem comum.[7]

Comunicação total não é um modo de comunicação, como tal, mas em vez disso uma filosofia educacional frequentemente promovida para crianças com perda auditiva. Seu objetivo é fornecer o modo mais apropriado de comunicação para as necessidades da criança em qualquer tempo dado. Crianças, pais/cuidadoras, e professores podem utilizar qualquer forma de comunicação, ou qualquer combinação de estratégias de comunicação, para preencher as necessidades de comunicação e acadêmicas da criança. Os sistemas de sinais de base inglesa utilizam sinais com marcadores de gramática e morfológicos ingleses. Há diversos sistemas de sinais com base em inglês, incluindo inglês exato de sinais (SEE), inglês de sinais, inglês de sinais conceitualmente preciso (CASE), e inglês *pidgin* de sinais (PSE). Fala com dicas é uma abordagem que utiliza o movimento de formas de mão colocada perto da boca para representar os sons da fala para a finalidade de leitura labial.[7]

As condutas de escuta e linguagem falada, a saber, terapia auditivo-verbal (AVT) e educação auditivo-verbal (AVEd) focalizam o desenvolvimento de linguagem falada através do uso de tecnologias auditivas e o engajamento dos pais como principal agente para o seu filho na aquisição de comunicação falada. AVT, em particular, visa os pais como principal consumidor da abordagem, e lhes fornece orientação e treinamento para aumentar o desenvolvimento de conversação falada do seu filho principalmente através de audição.[8,9]

Escolha de uma Conduta Terapêutica

A disponibilidade de condutas e serviços de intervenção em qualquer comunidade dada frequentemente influencia a discussão das opções específicas de comunicação.[10] Durante a reunião de compartilhamento de informação com os pais e famílias, resultados desejados da comunicação do seu filho necessitam ser respeitados por todos os profissionais na equipe de tratamento da criança, e um plano de tratamento necessita ser desenvolvido em parceria com as cuidadoras principais o qual incorpore os passos para alcançar aqueles resultados desejados. Os profissionais que fornecem serviços de intervenção precoce, em parceria com o audiologista e a família, necessitam obedecer ao plano de tratamento e fazer mudanças e recomendações com base no progresso da criança e a família.

Embora algumas localidades se esforcem por prover serviços apropriados de intervenção precoce às crianças com perda auditiva e suas famílias, tendências importantes estão emergindo, e uma variedade de metodologias de comunicação e serviços de intervenção precoce são mais amplamente disponíveis. Numerosos estudos mostraram que quando as crianças com perda auditiva são identificadas cedo e elas usam tecnologia de audição apropriadamente programada como aparelho de audição digital, CIs ou sistemas de FM desde o começo em conjunção com intervenção precoce com base auditiva, elas são capazes de atingir resultados de comunicação comparáveis aos seus pares de mesma idade com audição normal[5,11–14] e de desenvolver resultados positivos de fala, linguagem e socioemocionais.[15,16] Mais importante, quando estas crianças entram no jardim de infância ou primeiro grau com linguagem apropriada à idade, elas o fazem nas suas escolas da vizinhança ou na escolha dos pais de contexto educacional, e elas atingem níveis de alfabetização comparáveis aos seus pares que têm audição normal.[17] Foi demonstrado que o modo de comunicação tem uma alta associação estatisticamente significante com os resultados de fala e linguagem das crianças com CIs. As crianças expostas à linguagem falada têm maior probabilidade de ter escores mais altos em avaliações de fala e linguagem do que as crianças expostas a algum grau de suporte de sinais ou linguagem de sinais.[18] As crianças que recebem intervenção de base auditiva têm alto escore em medidas de produção de fala e reconhecimento de fala, e estes resultados melhoram à medida que aumenta a ênfase na audição.[19]

Aproximadamente 95% dos pais de crianças com perda auditiva têm audição normal eles próprios,[20] e as tendências indicam que muitos pais estão escolhendo linguagem falada como modo principal de comunicação para seus filhos em mais de 85% das vezes,[21] especialmente quando sabem que linguagem falada é um resultado viável para seu filho. E estes pais tipicamente selecionam audição e linguagem falada sem iniciarem sistemas de comunicação visual.

Sensibilidade melhorada da audição, como fornecida pelos CIs, não garante, por si mesma, a capacidade de discriminar entre sons ou de perceber fala para comunicação falada, de modo que as crianças que recebem CIs necessitam de treinamento intensivo auditivo, de fala e linguagem.[22]

Prática Auditivo-Verbal

As crianças precisam aprender a ouvir de modo que possam aprender a falar, ler, escrever, usar meios eletrônicos, e viver vida abundante acadêmica, vocacional e social. A prática auditivo-verbal (também conhecida como terapia ou educação auditivo-verbal) se desenvolveu como resultado de avanços no conhecimento, habilidades e tecnologias de audição, como aparelhos de audição digitais e CIs. Consequentemente, estratégias terapêuticas e educacionais aperfeiçoadas foram elaboradas para ajudar crianças e adultos a maximizar o recém-adquirido potencial auditivo fornecido pela tecnologia de audição.

Globalmente, audição e linguagem falada são os resultados mais frequentemente esperados em crianças que são surdas ou deficientes auditivas. Estas crianças e suas contrapartes adultas com CIs podem, simplesmente, ouvir mais e melhor do que nunca antes e podem, consequentemente, se beneficiar grandemente de condutas de audição e linguagem falada. Esta prática baseada em evidência amplamente aceita[23] pode ajudar as crianças a aprenderem a ouvir, comunicar-se com linguagem falada, obter níveis mais altos de educação acadêmica, ter uma escolha mais extensa de carreiras e uma maior segurança de emprego, e a ter menos limitações dos aspectos pessoais e sociais da sua vida.[8] Hoje, as crianças que são deficientes auditivas, seus pais, e suas equipes clínicas estão transformando "um mundo cinzento de silêncio em um mundo colorido de som".[24]

Definição de Prática Auditivo-Verbal

Prática auditivo-verbal é definida como a aplicação e manejo de tecnologia de audição, em conjunção com estratégias, técnicas e condições específicas que promovem aquisição ótima de linguagem falada principalmente através da audição para crianças que são surdas ou deficientes auditivas. As crianças aprendem a ouvir os sons da sua própria voz, das vozes dos outros, e todos os sons da vida. Escuta e linguagem falada se tornam uma força principal para nutrir o desenvolvimento da vida pessoal, social e acadêmica da criança. Quando prática auditivo-verbal é realizada com a necessária consideração, orientação perita, e amor, a maioria das nossas crianças desenvolve excelente competência conversacional.[8]

Na maioria das intervenções terapêuticas, podem-se encontrar elementos de prática auditivo-verbal. Mesmo se as crianças estiverem usando linguagem de sinais e recebendo treinamento de habilidade auditiva (AST), a maioria dos clínicos usa várias técnicas auditivo-verbais, como realce acústico; falar perto do microfone da tecnologia auditiva da criança; minimizar ruído de fundo usando fala que é repetitiva e rica em melodia, expressão e ritmo; usar técnicas de distração visual e ganchos auditivos, e engajar os pais como agentes de mudança linguística.[9] Muitos planos de lições auditivo-verbais detalhados para crianças de várias idades e em várias fases de desenvolvimento podem ser encontrados em terapia auditivo-verbal.[23,25–27]

Prática auditivo-verbal promove:

- Detecção e diagnóstico precoces de prejuízo auditivo, idealmente no berçário de recém-nascido.
- Uso constante de dois aparelhos de audição ou CIs e outros aparelhos assistivos de audição para detecção máxima de todos os sons e compreensão da fala.
- Terapia/educação individualizadas e ambientes de aprendizado onde audição e linguagem falada são os modos esperados de comunicação.

Prática auditivo-verbal ajuda os pais:

- A desenvolver habilidades que possibilitem ao seu filho aprender através da audição e se comunicar através de linguagem falada.
- A se tornarem os modelos principais para desenvolvimento de fala e linguagem.
- A compreender o impacto da surdez sobre a família inteira.

Prática auditivo-verbal encoraja:

- A criança a realizar seu potencial auditivo maximizando o uso de dois aparelhos de audição ou um CI.
- envolvimento dos pais através de observações, discussões, aconselhamento e participação ativa em todas as sessões de terapia.
- Manejo agressivo da audiologia e suporte técnico.

Prática auditivo-verbal celebra:

- A criança inteira através do desenvolvimento de habilidades em audição, escuta, fala, linguagem, cognição e comunicação.
- A inclusão das crianças que são surdas ou deficientes auditivas em ambientes de educação regular com serviços de suporte.
- Engajamento da família inteira em cada fase do desenvolvimento da criança.

Variáveis para Sucesso

Sessões auditivo-verbais são diagnósticas em natureza e são usadas para avaliar o progresso e habilidades da criança e os pais. Sessões diagnósticas individualizadas são necessárias para determinar se a prática auditivo-verbal é apropriada para a criança e família particulares. É bem sabido que cada família é única e que o desenvolvimento em todas as áreas é dependente das seguintes variáveis:

- Idade ao diagnóstico.
- Causa do prejuízo auditivo.
- Grau de prejuízo da audição.
- Efetividade da tecnologia de audição (aparelhos de audição, CIs etc.).
- Efetividade da audiologia da criança.
- Acessibilidade da criança a ouvir todos os sons da vida falada.
- Saúde da criança.
- Estado emocional da família.
- Qualidade do engajamento da família.
- Perícia do clínico.
- Perícia dos pais ou cuidadoras.
- Estilo de aprendizado da criança.
- Estilo de aprendizado dos pais.
- Inteligência da criança.[8]

Mudança de Paradigma

Os panoramas clínicos e educacionais mudaram dramaticamente nos últimos anos, e consequentemente houve uma mudança importante no desenvolvimento da prática auditivo-verbal. A Academia Alexander Graham Bell (AG Bell) de Audição e Linguagem Falada designou dois caminhos para certificação de Especialistas em Audição e Linguagem Falada (LSLS): Terapeuta Auditivo-Verbal Certificado LSLS (LSLS Cert. AVT) e Educador Auditivo-Verbal Certificado LSLS (LSLS Cert. AVEd). A certificação LSLS é concedida a profissionais qualificados que satisfizeram rigorosos requisitos acadêmicos, profissionais, de educação pós-graduada e preceptorado, e que passaram em um exame de certificação. Clínicos certificados LSLS são audiologistas licenciados, foniatras ou educadores de surdos, mas a certificação LSLS é opcional. Há muitos profissionais que trabalham com crianças com CIs e que realizam eminente trabalho com famílias que podem não (ou escolheram não) seguir este caminho de certificação particular. Estabrooks realizou um levantamento recente da comunidade LSLS sobre como "as coisas mudaram" na prática durante os últimos 10 anos, e os comentários foram postos em quatro categorias: clientes, desenvolvimento profissional, práticas de terapia e outras.[28]

Clientes

- Crianças mais novas estão em terapia e têm alta mais cedo.
- O público está se tornando conhecedor de prática auditivo-verbal em toda parte, e ela é vista frequentemente como uma "primeira opção".
- Houve um aumento dramático na implantação coclear pediátrica.
- Maior número de crianças tem dificuldades adicionais de saúde ou educacionais.
- Prática auditivo-verbal abraçou bilinguismo e multilinguismo.
- Os pais são mais bem informados pela Internet.
- Maior número de pais são envolvidos ativamente.[29]

Desenvolvimento Profissional

- Prática auditivo-verbal e CIs parecem andar juntos.
- Muitos profissionais querem se tornar certificados como especialistas em audição e linguagem falada (LSLSs)
- Avanços em tecnologia de audição tornaram a linguagem falada mais fácil de aprender.
- Mais dados de resultados estão sendo coletados.
- Expectativas de aprendizado e comunicação foram elevadas.
- Mais programas de educação/treinamento profissional são disponíveis, e ainda mais são necessários.
- Mais crianças estão transitando de programas visuais (i. e., instrução com base em sinais) para auditivo (i. e., audição e linguagem falada.

Práticas de Terapia

- Terapia é menos formal e mais centrada na família/pais.
- Pessoas estão falando a distâncias mais naturais.
- Brincar é muito mais a norma em vez de "instrução/treinamento".
- O uso de dica de mão diminuiu.[8,9]
- Colaboração de profissões cruzadas aumentou.
- Aplicações de estratégias auditivo-verbais são usadas com crianças com deficiência de audição.
- Inclusão de crianças deficientes auditivas em escolas/ambientes educacionais regulares é mais comum.

Outras

- Houve mudança de expectativas.

- Pais e clínicos ouvem mais o que as crianças dizem e como elas dizem.
- Eles usam técnicas auditivo-verbais o tempo todo para maximizar recepção de fala através da escuta.
- Linguagem é aprendida mais informalmente na vida real e em tempo real.
- Clínicos e pais podem estar em harmonia com processos de desenvolvimento em vez de um modelo de remediação.
- O foco é intervenção família-criança com o profissional como orientador e guia.
- Grau de perda auditiva não é mais um fator capital em resultados de linguagem falada.
- O audiologista é chave para fazer acesso auditivo ao cérebro.
- Maioria das crianças que são surdas estará em escola regular pelo primeiro ano.
- Acessibilidade acústica à fala inteligível é essencial para crescimento do cérebro.

Intervenção Auditivo-Verbal – Terapia Pré-Implante Coclear

Mesmo antes de adaptação de aparelho de audição ou ativação de CIs, tipicamente é feito um encaminhamento ao clínico de reabilitação auditiva (o clínico), de modo que a terapia possa começar imediatamente. Quando crianças têm a oportunidade de dominar processos desenvolvimentais como linguagem, cognição e funções motoras tão perto do tempo em que elas são "ligadas" biologicamente para o fazer, o resultado é sincronia de desenvolvimento.[30] O cérebro de crianças pequenas que estão adquirindo linguagem se organizará com base no *input* que é recebido. Sem estimulação adequada da linguagem durante esta janela de oportunidade, a criança mais provavelmente será atrasada de linguagem. Se este atraso continuar sem intervenção adequada, a criança pode experimentar um retardo permanente de linguagem e a linguagem pode-se tornar transtornada. Quando a perda auditiva é identificada cedo, adaptada tecnologia de audição, e intervenção começada precocemente, sincronia de desenvolvimento pode ser mantida.

Implantação coclear é recomendada para as crianças que recebem limitado ou nenhum benefício com amplificação. No caso da criança que está marcada para receber CIs, a criança e os pais comparecem a sessões de terapia semanalmente para estabelecer uma rotina de terapia e ajudar a criança a se preparar para escutar com seu CI. O clínico aconselha cuidadosamente os pais/cuidadoras sobre expectativas do uso do aparelho e estabelecimento e desenvolvimento de habilidades de audição e linguagem falada, e prepara a criança para o mundo do som. Por exemplo se a criança tiver idade suficiente, o clínico, em parceria com os pais, pode ensinar à criança como fazer tarefas de audiometria de brincar condicionada (CPA) de modo que o audiologista possa passar tempo ganhando informação frequência-específica confiável sobre os níveis de audição da criança em ambos os ouvidos ou determinar níveis T e C durante sessões de mapeamento. Mapeamento é o processo que o audiologista usa para criar um programa ótimo de escuta para o CI do paciente. Observando as respostas comportamentais do paciente, o audiologista determina e estabelece níveis limiares (níveis T: a quantidade mínima de estimulação elétrica requerida para o sistema auditivo perceber som) e os níveis de conforto (níves M ou C: o limite superior de estimulação elétrica julgado mais confortável ou intenso, mas confortável). Pacientes que usam CIs são vistos para sessões de mapeamento regularmente marcadas para reprogramar o implante(s) coclear. Não é necessário que seja trabalho do audiologista que faz a adaptação e mapeamento do CI "treinar" a criança em tarefas que levam tempo, quando isto pode ser feito pelo terapeuta com prática cumulativa pelos pais.

Intervenção Auditivo-Verbal – Terapia Pós-Implante Coclear

Usando informação tipicamente fornecida pelo audiologista de CI, o clínico de reabilitação auditiva pode planejar as sessões iniciais e arrumar o ambiente de terapia de tal modo que a criança escute linguagem falada tão facilmente quanto possível. Por exemplo, se a criança tiver um CI no ouvido direito, então o terapeuta ou um dos pais (quem falar mais) se senta à direita da criança. O clínico sabe que sons são mais provavelmente audíveis a crianças durante as primeiras semanas de ativação do CI e apresenta estes primeiro para que os pais possam ver a criança respondendo rapidamente ao CI. Uma vez os pais vejam que o seu filho está ouvindo, eles são encorajados a estabelecer uso constante dos CIs.[24] Nas sessões auditivo-verbais, os pais observam as respostas auditivas funcionais que a criança tem enquanto usa os CIs, o que suporta a capacidade da criança de aprender a ouvir e a falar.

Além de se tornarem observadores peritos do funcionamento auditivo do seu filho, os pais são guiados pelo clínico para ajudar seu filho a desenvolver habilidades em audição, fala, linguagem, cognição e comunicação através de brincar significativo, interações naturais e rotinas diárias. Os pais são encorajados a participar ativamente durante as sessões inteiras, e a praticar técnicas e estratégias que ajudam seu filho a "integrar a escuta dentro da sua personalidade".[31]

A fim de que as intervenções auditivo-verbais sejam apropriadas, a criança necessita fazer progresso apropriado fazendo *mais do que ganhos de maturação* no desenvolvimento de habilidades em audição, fala, linguagem, cognição e comunicação de acordo com resultados obtidos de avaliações informais e formais. Ganhos maiores que maturacionais acontecem quando a criança faz progresso suficiente para fechar o espaço entre sua idade de audição e a idade cronológica em habilidades de comunicação receptiva e falada expressiva tão rapidamente quanto possível, preferivelmente antes de entrar no jardim de infância. Dentro de 18 meses de intervenção, o clínico necessita observar progresso combinando ou excedendo 18 meses de crescimento.[32] Espera-se que dentro de um período de 4 anos em um programa de escuta e linguagem falada, o espaço entre idade cronológica e idade da linguagem se tornará inexistente.[33] O clínico e os pais monitoram estreitamente o progresso da criança durante sessões semanais e grafam a informação diagnóstica que o terapeuta continuamente revê para avaliar a adequação dos alvos das sessões e os objetivos a curto prazo e a longo prazos. Os objetivos a longo prazo são revistos uma vez cada 3 a 6 meses, e avaliações formais são administradas para medir o progresso.

Algumas crianças satisfazem marcos do desenvolvimento de uma maneira previsível e oportuna, enquanto outras podem satisfazer alguns marcos precocemente, mas, em seguida, retardar-se ou parar de fazer progresso. Outras crianças podem fazer ganhos lentos porém constantes, e algumas podem fazer progresso limitado.

Cada criança com perda auditiva se apresenta com necessidades e desafios exclusivos. Estimativas conservadoras sugerem que 43% destas crianças apresentam dificuldades adicionais, como visão baixa (4,4%), cegueira legal (1,2%), retardo do desenvolvimento (8,5%), deficiência de aprendizado (12,4%), comprometimento ortopédico (4,3%), distúrbio de déficit de atenção (ADD) (7,2%), lesão cerebral traumática (0,3%), retardo mental (7,7%), perturbação emocional (3,2%), autismo (1,9%), síndrome de Usher (0,1%) e outros comprometimentos de saúde (4,1%) e condições (8%).[34]

Preocupações com qualquer aspecto do desenvolvimento da criança necessitam ser lidadas com os pais, e preparado um *plano de ação* revisado. Este plano pode envolver intervenções adicionais de terapia para suplementar sessões auditivo-verbais semanais ou um encaminhamento a outra conduta terapêutica, e necessita ser implementado tão rapidamente quanto possível para aproveitar os anos críticos de aprendizado de escuta e linguagem da criança. Mantendo um gráfico preciso do progresso da criança, o clínico de reabilitação auditiva é responsável perante a família, permanece transparente para a equipe inteira, e assegura que a intervenção auditivo-verbal seja praticada ética e responsavelmente.

Populações e Considerações Terapêuticas Especiais

Implantes Cocleares Bilaterais e Audição Bimodal

Crianças que recebem CIs bilaterais demonstram percepção melhorada da fala em ambientes de silêncio e ruidosos[33,36] e capacidades melhoradas de localização[35,37,38] em comparação com as crianças que recebem apenas um CI. Alguns estudos sugerem que as crianças que utilizam estimulação bimodal (*i. e.,* CI e aparelho de audição digital) têm resultados ligeiramente melhores em comparação com crianças com CIs bilaterais para localização da fala em silêncio e ruído e a capacidade de identificar e apreciar música e instrumentos musicais,[39] enquanto outros estudos sugerem melhora marginal, mas não estatisticamente significativa.[40] Dadas estas variações, há concordância para sugerir a importância de estimular ambos os ouvidos de tal modo que não ocorra reorganização cruzada-modal.[41,42]

Muitas variáveis necessitam ser manejadas com sucesso para que as crianças tenham a melhor oportunidade de alcançar seu mais alto potencial de processamento binaural (bilateral) tão rapidamente quanto possível. Manejar estas variáveis facilita integração bem-sucedida de dois CIs ou de um CI e um aparelho de audição, e ajuda a planejar intervenção reabilitadora. Para CIs bilaterais, variáveis, como a idade em que o primeiro e o segundo CIs foram recebidos,[43] duração do uso de CI bilateral,[44] intervalo de tempo entre CIs,[45,46] experiência de audição antes dos CIs,[47] e reabilitação aural[48] foram todos identificados como fatores que contribuem para integração bem-sucedida de CIs bilaterais. Naqueles que usam um CI e um aparelho de audição (ou mesmo CIs híbridos), a quantidade de audição residual no ouvido ajudado (ou ouvido utilizando CI híbrido) foi citada como outra variável na integração bem-sucedida dos vários tipos de sinais auditivos.[39,49,50]

Ao trabalhar com uma criança com CIs bilaterais, o clínico de reabilitação aural se focaliza em desenvolver habilidades de escuta com o CI recém-ativado, o que pode variar desde simples habilidades de detecção a tarefas de compreensão de conjunto aberto, dependendo da idade e fase de desenvolvimento. O clínico necessita ser perito em determinar funcionamento auditivo, e rapidamente estabelecer e ajustar alvos em atividades significativas a fim de maximizar o novo potencial auditivo da criança. Embora a criança desenvolva habilidades de audição, atenção é dada a assegurar que os sinais vindo de ambas as orelhas (ou tecnologias) estejam sendo integrados de modo que possa ser observado benefício auditivo bilateral. Tarefas são então desenvolvidas para fortalecer habilidades de escuta bilateral (ou processamento binaural), como localização de falantes e sons ambientais em silêncio e em ruído, discriminação da fala em silêncio e em situações de audição não ideais, identificação de instrumentos musicais e reconhecimento de canções e gêneros de música, integração binaural (perceber duas mensagens apresentadas ao mesmo tempo), e separação binaural (perceber a mensagem-alvo enquanto ignorando outra mensagem que é apresentada ao mesmo tempo). Finalmente, atividades para desenvolver utilização bem-sucedida de CIs ou aparelhos de audição com tecnologia assistiva de aparelho de audição, computadores e o telefone são apresentadas pelo clínico.

Crianças com Doença do Espectro de Neuropatia Auditiva

Historicamente, tem havido controvérsia sobre qual abordagem de intervenção é a mais efetiva para bebês e crianças pequenas com distúrbio do espectro de neuropatia auditiva (ANSD) e suas famílias. Há concordância, no entanto, de que é melhor olhar a criança em vez da patologia quando se está considerando as necessidades da criança.

Os autores oferecem dois tipos de intervenção para crianças com ANSD. Intervenção auditivo-verbal (AVT ou AVEd) é tipicamente oferecida às crianças com ANSD que estão com aparelhos para ouvir (aparelho de audição e/ou CIs) e segue os princípios da prática auditivo-verbal. Para as crianças com ANSD que *não* estão com aparelho(s) de audição, é oferecido enriquecimento auditivo e da linguagem (ALE). ALE foi desenvolvido em 1997 por Estabrooks e MacIver-Lux[51] para preencher as necessidades das crianças com ANSD que não receberam aparelho(s) de audição. ALE obedece a nove dos 10 princípios de prática auditivo-verbal. Ambos os programas são diagnósticos e focados no desenvolvimento de habilidades de escuta, de modo que a comunicação falada possa-se desenvolver tão naturalmente quanto possível.

Terapia Diagnóstica – Implantação Coclear para Crianças com ANSD

Monitoramento estreito do desenvolvimento da escuta e comunicação falada da criança e colaboração com o audiologista são pré-requisitos para assegurar que a tecnologia de audição e a intervenção terapêutica estão satisfazendo as necessidades da criança. Além disso, um encaminhamento a uma equipe de desenvolvimento (p. ex., neurologista pediátrico, geneticista etc.) é aconselhado para acompanhar o desenvolvimento global. Na intervenção AVT e ALE, o clínico faz parceria com o audiologista para determinar (1) qual tecnologia de audição é necessária e quando, (2) se o aparelho de audição está fornecendo benefício funcional, e (3) se a abordagem de intervenção está preenchendo as necessidades de escuta e comunicação global da criança. Os seguintes passos são dados:

1. Se a criança não estiver usando tecnologia de audição, observar o funcionamento auditivo da criança.
2. Se o funcionamento auditivo for ruim e o progresso for limitado, checar a saúde auditiva da criança. Se tudo for bem favorável à saúde, então fornecer aparelho(s) de audição.
3. Se a criança estiver usando aparelhos de audição, o clínico faz uma parte da sessão com aparelhos de audição e parte dela sem aparelhos de audição para determinar se pode ser observado benefício funcional com aparelhos de audição. Se a criança se sair melhor com aparelhos de audição, então continuar com aparelhos de audição e acompanhar o progresso.
4. Cuidado com melhora súbita do limiar (p. ex., ANSD transitória, ANSD sensível à temperatura), o que poderia ser indicado porque a criança puxa para fora seus aparelhos de audição, ou flutuações no funcionamento auditivo.
5. Se progresso em escuta e habilidades de comunicação falada for limitado, capacidades de percepção de fala medidas com aparelho(s) de audição forem más, e aparelhos de audição estiverem preenchendo os alvos de prescrição, considerar encaminhamento à equipe de CI para uma investigação de candidatura a CI, mesmo se limiares sem ajuda forem considerados "bons demais" para implantação coclear.
6. Se um CI não for exequível, ou se a criança for implantada e progresso no desenvolvimento de escuta e linguagem receptiva e expressiva for insuficiente, encaminhar imediatamente a criança para uma conduta de intervenção que utilize dicas visuais ou outro modo de comunicação.

Em casos de ANSD, ao reunir informação para determinar candidatura para implantação, o clínico de reabilitação auditiva na equipe de CI necessita examinar o funcionamento auditivo da criança (a respeito de percepção de fala) em ambientes de escuta em silêncio ruidosos, a capacidade da criança de desenvolver língua falada através de audição (p. ex., velocidade de progresso em desenvolvimento de linguagem receptiva e expressiva); e o impacto que ANSD tem sobre a escuta global da criança, sua comunicação e habilidades da vida diária (p. ex., habilidades com telefone, capacidade de participar e acompanhar conversa em um contexto de grupo na escola). Esta informação pode ser determinada por avaliações informais e formais que avaliam o funcionamento auditivo da criança (p. ex., Infant-Toddler Meaningful Auditory Integration Scale, a qual também tem uma escala correspondente para adultos, chamada Hearing Handicap Self-Inventory for Adults) e habilidade de linguagem receptiva/expressiva (p. ex., Preschool Language Scale-5 para crianças e Self-Assessment of Communications-Adolescents para adolescentes).

Resultados Esperados dos Indivíduos com ANSD e Implantes Cocleares

Em crianças e mesmo adultos com ANSD, CIs provaram ser uma opção viável de tratamento se os pacientes não estiverem recebendo benefício adequado de aparelhos auditivos apropriadamente adaptados.[52] Há evidência sugerindo que os resultados esperados da implantação coclear em crianças com ANSD, excluindo crianças com deficiência de nervo coclear, não são diferentes em crianças com perda auditiva neurossensorial não ANSD.[53-55] Por essa razão, terapia pós-implante necessita ser com base auditiva para maximizar o sinal que o CI fornece, e diagnóstica para assegurar que o implante esteja fornecendo benefício adequado e uma melhora global da qualidade de vida da criança.

Relação Colaborativa: Audiologista, Clínico de Reabilitação Auditivo-Verbal/Aural e Família/Usuário de Implante Coclear

Quando uma criança ou adulto tem um CI, o clínico de reabilitação aural necessita ter certeza de que o CI está funcionando constantemente e que ele fornece ao indivíduo acesso auditivo a todos os sons da fala, de tal modo que a linguagem falada seja não apenas audível mas também inteligível e fácil de ouvir a distâncias variadas e em uma variedade de situações de audição. O usuário de CI necessita desenvolver habilidades auditivas úteis e processos auditivos significativos, tais que os resultados esperados não sejam comprometidos de qualquer maneira ou a qualquer tempo.

Monitorizando Acesso Auditivo Funcional com Implantes Cocleares

Durante sessões semanais, o clínico de reabilitação aural observa as respostas do usuário de CI ao, ou à imitação do, Learning to Listen Sounds[8] ou o Six-Sound Test,[56] que incluem palavras, frases e sentenças que são largamente qualificadas em informação específica de frequência, e servem como medidas funcionais para o audiologista. Estas medidas funcionais podem ser comparadas com medidas objetivas obtidas durante avaliações audiológicas (p. ex., limiares cocleares obtidos na cabine de som) para fornecer evidência de suporte de que o funcionamento e programação dos CIs são apropriados. Adicionalmente, através de sessões semanais de terapia, pais/cuidadoras, outros significativos, e membros da família podem ser instruídos e guiados para se tornarem observadores peritos do funcionamento auditivo do usuário de CI com os CIs e para relatar o progresso do usuário acuradamente ao audiologista. Eles podem encorajar e facilitar o uso constante de CI pelo pacientes, e aprendem a efetuar checagem auditiva do processador de CI. Durante as sessões iniciais, os pais ou outros significativos se beneficiam da orientação e expertise do clínico sobre quando fazer contato com o audiologista. Diálogo e comunicação constante entre o clínico audiologista e os pais ou outros significativos são essenciais para o paciente desenvolver ligação com seus CIs.

Reconhecimento de Problemas de Escuta com Implantes Cocleares

Crianças e adultos com CIs geralmente informam o audiologista quando conseguem ou não conseguem ouvir. Mas a situação de audição com CIs pode mudar, e muitas crianças com perda auditiva, em particular, podem experimentar retardos/distúrbios de fala e linguagem não relacionados com perda auditiva que podem afetar o desenvolvimento da audição e comunicação falada. Os clínicos de reabilitação aural têm uma compreensão detalhada da acústica da fala, das idades e fases do desenvolvimento normal da fala e linguagem, e dos distúrbios da fala/linguagem, de modo que eles podem determinar se os problemas de escuta, fala e linguagem falada da criança são:

- Do desenvolvimento de acordo com a idade auditiva da criança.
- Causados por acesso auditivo inadequado (p. ex., variações no desempenho de CI, alterações em níveis T ou C, falha dura ou branda).
- Relacionados com distúrbios motores de fala e linguagem (p. ex., disartria/apraxia, retardo pragmático/de linguagem).

- Relacionados com dificuldades outras que não perda auditiva (p. ex., paralisia cerebral, doenças do espectro autista).
- Relacionadas com hábitos arraigados (erros de fala e linguagem) que se formara a partir da privação auditiva de longa duração.

Quando quer que o funcionamento auditivo da criança ou adulto com os CIs esteja em dúvida, o audiologista necessita examinar a situação da audição e da tecnologia auditiva imediatamente, antes que problemas de fala e linguagem se tornem habituais. Deixar de assim fazer pode resultar em resultados comprometidos, tempo adicional e desnecessário gasto em intervenção, e frustração aumentada para o paciente e a família.

Reconhecimento de Problemas com o Processador do Implante Coclear

Os clínicos de reabilitação auditiva são familiarizados com as várias marcas de CIs, seus acessórios, suas opções de audição assistiva compatíveis, e procedimentos de solução de problemas. Eles trabalham estreitamente com os audiologistas para ajudar usuários de CI de todas as idades a (1) desenvolver conhecimento prático dos ajustes recomendados do CI e aparelhos assistivos à audição, (2) identificar quando o processador do CI ou seus acessórios não estão trabalhando adequadamente, e (3) reforçar conhecimento de (1) e (2) com as crianças e adultos com os quais eles trabalham.

Reconhecimento de Falhas Duras ou Brandas em Implantes Cocleares

Durante o curso de uma vida, um recebedor de CI pode necessitar de uma ou mais cirurgias de revisão de CI tornadas necessárias por falha do aparelho, suspeita de má função do aparelho, problemas clínicos ou cirúrgicos, ou o desejo de *upgrades* de aparelho.[57] Se um CI parar de funcionar inteiramente, apesar de um processador funcionando adequadamente, e os resultados dos testes de integridade sugerirem um aparelho falhado, então ela é considerada uma falha "dura". Quando há uma suspeita de que um CI está falhando (ou falhou), todavia os resultados da testagem de integridade sugerirem outra coisa, ela é considerada uma falha "branda". O clínico de reabilitação aural desempenha um papel importante no processo de investigação observando e documentando alterações no funcionamento auditivo, que podem fornecer evidência de uma falha do CI ou da ausência de uma.

Estimativas de falhas de aparelho CI em crianças variam de 9[58] a 11,7%.[57] Falhas duras constituem até 46% das falhas,[57] e são mais fáceis para o clínico de reabilitação aural reconhecer, uma vez que a criança tipicamente não responderá a estímulos auditivos absolutamente e frequentemente se recusará a usar o processador do CI. As falhas brandas, por outro lado, são mais difíceis de reconhecer e podem ser confundidas com processadores de CI funcionando mal ou alterações nos níveis C e T. Tipicamente, falhas moles são suspeitadas pelo audiologista e/ou clínico de reabilitação aural quando a criança:

- Se recusa a usar o processador do CI ou inadvertidamente desliga o processador de CI, especialmente se a criança se ligava com sucesso com o CI previamente.
- Tiver dias de audição "boa" e dias de audição "ruim", com os dias ruins excedendo os dias bons.
- Exibir desempenho auditivo que mostra melhora a curto prazo após ajustamentos na programação do CI, e a seguir as melhoras se tornam menos evidentes com as sessões de programação subsequentes.
- Cometer erros constantes e incomuns que envolvem a omissão de sons de fala previamente produzidos (p. ex., "ka" por "cat") ou adicionar sons a palavras que eram previamente produzidas corretamente (p. ex., "airt" por "air"), o que não poderia ser do desenvolvimento de acordo com a idade de audição da criança.
- Ficar mais silenciosa, afastada, ou mais difícil de engajar em conversação, ou com mais volume, com demonstrações de comportamento que sugerem frustração.
- Demonstrar uma diminuição no funcionamento auditivo global, particularmente em áreas de detecção, discriminação, identificação e atenção auditiva.
- Demonstrar piscar de olhos ou queixas de dor.
- Relatar sons engraçados como "estalos", "cigarra", "estática" e "assobios".
- Experimentar regressão ou falta de progresso em habilidades/desenvolvimento de linguagem receptiva e expressiva.

Na maioria dos casos, cirurgias de revisão são bem-sucedidas, e se pode esperar que a criança retorne ou supere suas habilidades prévias de audição e comunicação falada quando o primeiro CI estava funcionando apropriadamente.[57,59] A criança e a família necessitam receber aconselhamento para que compreendam que um retorno ao funcionamento precedente pode levar tempo, e que deixar de ver qualquer melhora com o novo aparelho pode ser uma possibilidade.

Em adultos, as estimativas de falhas do aparelho CI variam de 3[58] a 10%,[60,61] com falhas duras (40 a 80%)[62] sendo mais comuns que falhas brandas (15 a 40%).[63] Aqueles que experimentaram falhas duras relatam um ruído "estalando" ou "de estática",[64] com sons de fala e ambientais sendo escassamente audíveis antes de desaparecimento completo. Adultos que experimentaram falhas brandas descreveram alguma ou todas as seguintes:

- Desempenho de audição flutuando de dia para dia, ou piora da qualidade do som.
- Dor ou sensação física no canal auditivo, ouvido médio, garganta, testa, supercílios, área em torno da bobina, e o mastoide em resposta a estimulação auditiva (estimulação do nervo facial), e estas sensações podem ser confiavelmente reproduzidas quando eletrodos individuais são estimulados durante sessões de mapeamento. Se cinco ou mais eletrodos forem desativados, isto pode sugerir falha iminente do aparelho.[62]
- Necessidade de sessões frequentes de programação.
- O objetivo principal das sessões de programação muda gradualmente de "melhorar recepção de fala/qualidade" para "encontrar um programa de escuta confortável e estável".
- Dificuldade aumentada para compreender fala em silêncio e situações de ruído apesar de ajustamentos feitos na programação do CI.
- Regressão firme no funcionamento auditivo global e desempenho com a passagem do tempo, especialmente com o telefone, música e outras formas de meios/telecomunicações.

A decisão de reimplantação é tomada em conjunto com o cirurgião, audiologista e/ou outros membros da equipe de CI. Sempre que apropriado, cirurgia de revisão de implante coclear necessita ter lugar tão rapidamente quanto possível a fim de evitar reorganização modal-cruzada.[41,65]

Ajudando Adolescentes/Adultos a Alcançar Sucesso Sólido com Implantes Cocleares

Ao fornecer CIs a adultos, é crítico que os centros de CI e os audiologistas se movam além da ideia de que o tratamento está completado uma vez o aparelho esteja ativado e um mapa estável tenha sido obtido. A partir do momento que o adolescente/adulto prospectivo é engajado no processo de investigação para elegibilidade a CI, cada membro da equipe de CI necessita ser responsável por uma prática colaborativa que é projetada e implementada com o objetivo último de ajudar o usuário de Ci a atingir o seu mais alto potencial de escuta e comunicação. A recebedor de CI adolescente/adulto necessita continuado suporte, estimulação auditiva, terapia de audição, e aconselhamento, o que é tipicamente provido por um clínico de reabilitação auditiva a fim de ajudar o recebedor a atingir sua mais alta escuta (monaural e/ou binaural) e melhorar dificuldades socioemocionais.[48,66] Esse suporte continuado e programas individualizados de terapia de reabilitação aural para adolescentes e adultos em centros de CI e contextos educacionais são, no entanto, escassos.[67] Esta população tipicamente recebe manuais de reabilitação aural de autoajuda ou produtos interativos com base em computador/*on-line* oferecidos pelas companhias de CI para autotreinamento. Embora estes manuais ou produtos sejam ferramentas úteis para autotreinamento auditivo, alguns estudos sugerem que eles são insuficientes para alcançar melhora significativa em percepção global de fala e autobenefício percebido.[68] É importante, portanto, que os centros de CI forneçam aos seus recebedores adolescentes e adultos acesso a profissionais de reabilitação aural que tenham o conhecimento, perícia e *expertise* para oferecer e ajustar com sucesso serviços de reabilitação aural para satisfazer às necessidades individuais de audição, comunicação e socioemocionais de adolescentes e adultos, de modo a que os benefícios dos CIs possam ser completamente realizados. AST é um programa desses que é oferecido pelos autores a adolescentes e adultos com CIs e suas famílias.

Terapia Pré-Implante – Considerações

Antes de iniciar reabilitação aural, as necessidades e objetivos desejados de cada adolescente ou adulto com um CI são claramente identificados e discutidos por todas as pessoas envolvidas. A Autoavaliação de Comunicação–Adolescente (SAC-A), Avaliação de Comunicação de Outro Significante (SOAC) e o Autoinventário de Deficiência de Audição para Adultos são instrumentos de autoavaliação referenciados a critérios que facilitam a formulação de objetivos apropriados. Categorias de Desempenho Auditivo é um instrumento de avaliação que pode ser usado com adolescentes e adultos para determinar habilidades auditivas variando desde "consciência" de sons ambientais a habilidades de conversa no telefone. Uma vez que cada sessão de terapia é diagnóstica, os clínicos e pacientes identificarão objetivos adicionais e os incorporarão de modos significativos dentro de atividades e conversação.

Terapia Pós-Implante – Treinamento de Habilidades Auditivas

Treinamento de Habilidades Auditivas (AST, Auditory Skills Training) é um programa de desenvolvimento de habilidades auditivas para adolescentes e adultos que receberam CIs. Ele consiste na aplicação de técnicas, estratégias, condições e procedimentos que promovem a aquisição ótima de habilidades de audição tais que o potencial auditivo recém-adquirido possa ser maximizado. Através da participação ativa em cada sessão de terapia, os pais ou outros significantes aprendem a ajudar o adolescente ou adulto a desenvolver habilidades em *condições só auditivas* sempre que possível. Mesmo crianças novas e adolescentes que recebem CIs unilateral ou bilaterais (simultânea ou sequencialmente), depois que eles estabeleceram habilidades de linguagem falada e competência conversacional apropriadas à idade com seu aparelho(s) de audição ou seu primeiro/unilateral CI são tipicamente inscritos no programa AST. Espera-se que todos os clínicos que oferecem AST demonstrem evidência de eficácia e efetividade de prática administrando instrumentos de avaliação formais e informais pelo menos uma vez cada 3 a 6 meses.[66]

Princípios de Prática de Treinamento de Habilidades Auditivas

Ao trabalhar com adultos, é importante que todos os profissionais na equipe de CI tenham um conjunto de princípios que forneça um arcabouço que dirige sua prática, com o objetivo comum de atingir resultados ótimos para o adolescente/adulto. Princípios de prática de AST foram desenvolvidos pelos autores para guiar a prática de reabilitação aural para os recebedores de CI adolescentes/adultos. Estes princípios foram adaptados das sugestões/princípios de Hull[69] para serviços de reabilitação de adultos, e dos princípios de prática auditivo-verbal LSLS.[70] Em seguida, a cada princípio listado abaixo há um relato pessoal de uma experiência conforme ela se relaciona com o princípio, fornecida por um dos autores que recebeu um CI e seguiu o programa AST:

1. Guiar e orientar adolescentes/adultos e sua família/outros significantes para desenvolver objetivos específicos que ajudarão a satisfazer resultados desejados de escuta e comunicação e fala com os aparelhos de audição e/ou CIs.
   - Experiência pessoal: "Antes de receber o meu CI em 2009, o terapeuta quis saber meus resultados desejados de escuta uma vez eu recebesse meu CI. Como um excelente usuário de aparelhos de audição, e tendo possuído uma boa quantidade de audição residual nas baixas frequências de fala, eu podia ouvir *regularmente bem* durante todas as situações de escuta se eu dedicasse atenção cuidadosa. Eu podia falar no telefone e apreciar todos os tipos de música. Meu resultado desejado era ser capaz de ouvir *bem* durante todas as situações de escuta, apreciar música e compreender voz sussurrada sem ter que dar tão estreita atenção. Eu queria ser um "multitarefa de escuta" efetivo: ouvir e participar em conversas enquanto estava ocupado fazendo outras coisas. Os resultados desejados do meu marido eram os mesmos que os meus, uma vez que ele queria ser capaz de conversar comigo enquanto cozinhávamos refeições na cozinha, ou apreciar música no carro em longos percursos. Ele também queria pegar minha atenção quando chamasse meu nome em um ambiente de ruído como o *shopping*.
   - "O terapeuta desenvolveu alvos de sessão e criou atividades que eram destinadas a me ajudar a atingir estes resultados desejados. Ele aconselhou a mim e ao meu marido sobre (1) se estes resultados desejados eram realísticos, (2) se os resultados eram alcançáveis baseando-se na minha história e informação fornecida por outros membros da equipe de CI, (3) que tipos de atividades poderíamos fazer em casa para encorajar o desenvolvimento dos meus resultados

desejados, e (4) quando estes resultados desejados poderiam ser atingidos".

2. Guiar e orientar adolescentes/adultos e suas famílias/outros significantes para usar técnicas e estratégias durante situações da vida diária que promovam uso ótimo do seu potencial auditivo através de aparelho(s) de audição e/ou CI.

   - Experiência pessoal: "Na sessão de terapia imediatamente depois da ativação do meu CI, eu aprendi que poderia haver três chances de ouvir uma mensagem escutada errada antes que eu usasse leitura labial. Isto me deu a confiança para perseverar e ouvir outra vez se eu perdesse a mensagem na primeira vez, e eu me senti segura para fazer erros de escuta. Meu marido aprendeu que ele podia me perguntar, 'O que você ouviu?' antes de repetir a mensagem uma segunda vez, de modo que ele podia saber que palavras foram difíceis para eu ouvir. Nós descobrimos que havia muitas palavras que eu ouvia corretamente; era simplesmente uma questão de preencher os espaços em branco. Milha filha, que tinha 8 anos naquela época, também participava nas sessões. Cada um aprendeu uma variedade de estratégias como aguardar que eu estivesse alerta e identificar sons ambientais, ou o falante dizer a frase/pergunta três vezes com tempo de aguardo para processar entre cada apresentação. Se eu ainda errasse uma palavra ou frase, então o falante poderia tentar definir a palavra que eu errara, ou reformular, ou soletrar as palavras que faltavam, antes que leitura labial fosse oferecida. Quando os membros da minha família usavam estas habilidades durante nossa rotina diária, eu aproveitava cada oportunidade de melhorar minhas habilidades auditivas com o CI".

3. Dirigir e orientar adolescentes/adultos para ajudar a (re)integrar escuta, desenvolver confiança de escuta, e usar competência de comunicação assertiva, efetiva, em todos os aspectos da vida.

   - Experiência pessoal: "Em seguida à ativação do meu CI, eu estava desanimada de descobrir que a fala soava robótica, intensa mas não clara, e que o ambiente soava silencioso demais com surtos ocasionais de assobios desagradáveis e batimentos de tambor soando fundo. Eu não achei que poderia ouvir ou compreender muito de qualquer coisa. Senti-me brandamente deprimida, e mesmo o pensamento de tirar o processador de fala quando retornava para casa cruzou minha mente mais de uma vez. Imediatamente após a ativação, eu tive minha primeira sessão de AST e estava nervosa sobre como seria. Dentro dos primeiros 5 minutos daquela sessão, no entanto, comecei a me sentir animada, uma vez que eu compreendia bem mais do que tinha previsto! Houve muitos outros pequenos sucessos que trouxeram uma nova onda de confiança e determinação de que eu estava indo a ajustar o CI. Durante o curso da primeira 1 hora de sessão de terapia, observei como a fala gradualmente começou a soar mais clara e ganhei mais confiança com cada tarefa de escuta que eu *esperava fazer*".

4. Guiar e instruir membros da família/outros significantes para encorajar e celebrar o desenvolvimento de novas e efetivas habilidades de escuta e independência de audição em todos os aspectos da vida do adolescente/adulto.

   - Experiência pessoal: "Sou feliz de ter uma família que espera que eu seja uma ouvinte independente. Era esperado que eu use o telefone independentemente e dê os meus próprios telefonemas para companhias de cartão de crédito ou provedores de serviços para negociar planos de serviço. Meu marido celebrava cada sucesso, e me apoiava quando eu me sentia derrotada. A terapeuta apoiava meu marido se ele ficasse frustrado porque eu necessitava ouvir no telefone com meu aparelho de audição em vez do CI para uma interrupção muito necessária, e a terapeuta me encorajou a ser compreensiva com a frustração do meu marido. Essas dificuldades no desenvolvimento de habilidades auditivas podem estressar qualquer relação, e a terapeuta pode ajudar o novo usuário de CI e os membros da família para ver o lado bom".

5. Administrar avaliações diagnósticas periódicas formais e informais para desenvolver planos individualizados de tratamento de reabilitação auditiva, monitorar progresso, e avaliar a efetividade dos planos para o adolescente/adulto e sua família/outros significantes.

   - Experiência pessoal: "Todas as sessões de terapia foram diagnósticas, e o meu terapeuta me forneceu o plano de tratamento e as anotações diagnósticas a respeito do meu progresso de habilidades de escuta após cada sessão. Estas notas e planos me ajudaram a manter documentação do meu progresso, o que foi particularmente útil quando o meu implante falhou, e necessitei de evidência de apoio para prosseguir com reimplantação. Testagem de percepção de fala a intervalos de 6 meses também foi importante uma vez que eu pude monitorar meu progresso durante o tempo".

6. Promover o uso dos mais recentes avanços tecnológicos em opções de CI/programação de processador e seus acessórios, aparelhos assistivos de audição e tecnologia de telecomunicação que melhorará o acesso auditivo durante todas as situações de escuta.

   - Experiência pessoal: "Meu terapeuta me acompanhou a algumas sessões de mapeamento em que nós discutimos meus desafios de audição, como ser capaz de ouvir enquanto dirigindo. Meu implante é na minha orelha esquerda, e eu necessito ser capaz de ouvir passageiros que sentam ao lado não implantado. Como resultados destas discussões, o audiologista pôde recomendar acessórios, como um sistema de FM pessoal, ou um microfone de lapela que eu conectaria diretamente ao meu processador de fala que ajudou a melhorar minhas capacidades de escuta no carro".

7. Guiar e orientar o adolescente/adulto a obter tratamento agressivo audiológico e da saúde auditiva para maximizar saúde auditiva com aparelhos de audição e CIs.

   - Experiência pessoal: "Infelizmente, eu tive uma falha branda com meu primeiro CI, e com o monitoramento agressivo pelo meu audiologista, meu cirurgião e meu terapeuta, conseguimos documentar as mudanças no funcionamento auditivo e fornecer suficiente evidência para suportar a decisão de explantar e reimplantar. Como resultado desta administração agressiva audiológica e da saúde auditiva, e o trabalho de equipe entre todos os profissionais, eu fui reimplantado depois de um ano e meio de uso de implante, e hoje disponho de audição constante, confortável e clara".

8. Dirigir e instruir o adolescente/adulto sobre quando usar métodos alternativos para superar dificuldades de audição.
   - Experiência pessoal: "Pessoas com audição normal confiam em leitura labial, dicas contextuais, impresso e gestos naturais para compreender sinais de fala degradados. O clínico me lembrou que é importante lembrar que limitações de audição existem para todo mundo, e que há maneiras alternativas de conseguir a mensagem sem comprometer o progresso ou o sucesso da audição com o CI".
9. Dirigir e orientar o adolescente/adulto sobre modos de lidar positivamente com forças e dificuldades socioemocionais, e procurar apoio quando apropriado.
   - Experiência pessoal: "Se alguém se aproximasse para sussurrar no microfone do meu processador de fala, eu ficava muito ansioso e desistia antes de experimentar ouvir, uma vez que as memórias de brincadeiras falhadas de "cadeia de telefones" nas festas dos meus primeiros anos vinham à superfície. Eu tinha *desamparo aprendido* naquele aspecto da comunicação. Eu também tinha me tornado perito em controlar conversas em festas ou outras reuniões barulhentas, e muitas vezes enganava abrindo caminho através de *questões ouvidas mas mal compreendidas*, com efeitos desastrosos sobre minha capacidade de desenvolver novas amizades ou levar conversas nos bares. Meu terapeuta e minha família me encorajaram para ouvir outra vez fala sussurrada, parar de enganar, falar alto, explicar minhas dificuldades de audição, e usar humor para apaziguar momentos desajeitados. Meu terapeuta também me animou a encontrar outros com CIs através das redes sociais. Se houvesse alguém na minha comunidade que tivesse um CI, ele me encorajava a procurar e compartilhar. Estas conexões me permitiram discutir meus sucessos e falha com o CI, e me ajudaram a aprender e crescer com as experiências de outros adultos com CIs".

Recomendações Gerais para Terapia em Adultos

Recomendamos o seguinte:

- Sessões individualizadas de reabilitação auditiva devem começar tão rapidamente quanto possível após ativação dos CIs.
- Condições acústicas (sala/ambiente da terapia) e estímulos auditivos (voz do falante) devem ser ótimos para assegurar sucesso da escuta.
- O terapeuta deve estabelecer alvos altos mas realísticos da sessão e apresentá-los de maneiras criativas, significantes.
- *Feedback* imediato necessita ser dado aos recebedores a respeito do desempenho e tempo fornecidos para resposta às perguntas do recebedor.
- Outros significantes e membros da família necessitam ser ativamente envolvidos nas sessões de terapia.
- Necessidades socioemocionais do recebedor e membros da família devem ser lidadas. Esse suporte é valioso e serve como contribuinte importante para os resultados e aceitação dos CIs pelo recebedor.

Anatomia de uma Sessão de Terapia Pós-Implante (AST)

Objetivos claramente definidos, mensuráveis, incluem expectativas e necessidades declaradas. Um objetivo central a longo prazo da reabilitação aural é que adolescentes e adultos atinjam seu mais alto potencial de audição. Os clínicos necessitam ajudar adolescentes e adultos a aprender o seguinte:

- Leva *prática de audição e tempo cumulativos* para os neurônios do cérebro e vias auditivas centrais se modificarem.
- Leva *persistência por um ouvinte motivado* para fazer uso ideal das características que integram a tecnologia de audição (p. ex., ruído ou programas de música, controles de volume/sensibilidade, aparelhos assistivos à audição).
- *Tecnologia de audição tem limitações*, assim os ouvintes podem necessitar modificar seu ambiente de escuta ou ser assertivos em assegurar que as mensagens sejam ouvidas e compreendidas (p. ex., mudar de lugar, mover-se para ambientes mais silenciosos, pedir aos falantes para alterar sua emissão de fala).

Adolescentes e adultos com nova tecnologia de audição, quer unilateral quer bilateral, devem experimentar sucesso de escuta durante cada sessão isolada de terapia e várias vezes durante cada sessão. Além dos objetivos de longo prazo acordados mutuamente, os clínicos rapidamente estabelecem alvos da sessão e atividades que são significantes, aprazíveis e facilmente alcançáveis. Aqui vão exemplos de alvos específicos de audição:

- Discriminar entre sons/fonemas com voz e sem voz com novo aparelho de audição (sem usar o aparelho de audição em orelha alternada) no silêncio.
- Identificar sentenças com aparelhos de audição e tecnologia de audição apropriadamente combinada (integração de nova tecnologia de audição) em silêncio ou na presença de música de fundo branda.
- Localizar ou compreender estímulos falados a distâncias variadas com ambos aparelhos de audição durante conversações em ritmo lento em fundo relativamente silencioso.
- Localizar falantes em uma sala com uma TV e barulho de conversa.
- Identificar múltiplas mensagens faladas por duas pessoas ao mesmo tempo (integração binaural).
- Identificar a mensagem principal do falante-alvo enquanto outra pessoa fala simultaneamente (separação binaural).
- Identificar e apreciar instrumentos musicais, e reconhecer canções no rádio.
- Compreensão de fala conforme apresentada dentro do alcance da voz ou escuta de murmúrio na presença de ruído moderado de fundo.
- Demonstrar percepção de fala de extremo fechado (escolha de 25 declarações) no telefone com membros da família ou clínicos de reabilitação auditiva.

Experiências bem-sucedidas de escuta com tarefas auditivas crescentemente difíceis promovem aumentos incrementais nos níveis de motivação e expectativa bem como a realização de que a nova tecnologia fornece benefício funcional.[66]

Pais e outros significantes necessitam ser participantes ativos e engajados nas sessões de terapia. Eles se tornam observadores astutos e repórteres precisos do funcionamento auditivo no adolescente ou adulto com um CI. Através da orientação e instrução pelo clínico de reabilitação auditiva, eles aprendem a ajudar o usuário de CI a desenvolver uso constante do aparelho e independência auditiva. Pais e outros significantes desenvolvem expectativas realísticas dos resultados com os CIs e compreensão das limitações da escuta e sociais (se houver) que podem estar presentes. O objetivo coletivo é ajudar o usuário de CI a se tornar um ouvinte independente e confiante em todos os aspectos da vida diária.

Conclusão

A tecnologia de audição continua a evoluir, e os CIs continuam a ajudar a criar novas oportunidades para crianças e adultos com perda auditiva importante acessarem audição e obter resultados impressionantes de comunicação falada. Clínicos de reabilitação auditiva, foniatras, audiologistas, equipes de CI, médicos e profissionais de saúde compartilham uma responsabilidade de assegurar que crianças e adultos com CIs e suas famílias tenham acesso a terapia e serviços de reabilitação apropriados, coordenados e constantes.

Para crianças que estão aprendendo a ouvir e falar, os clínicos necessitam guiar, navegar e instruir os pais na sua busca pelo baú do tesouro da comunicação falada e ajudá-los a ajudar seus filhos a descobrir as valiosas joias da audição escuta e conversa falada. Os profissionais necessitam formar alianças de esperança e confiança com os pais, uma vez que juntos nós polimos estas pedras preciosas até elas faiscarem e dançarem com vida.[8] Doreen Pollack, Helen Beebe, Daniel Ling e outros pioneiros do movimento auditivo-verbal sabiam que nenhuma conduta única poderia satisfazer as necessidades individuais de todas as crianças com perda auditiva. Eles nos mostraram, no entanto, como o conhecimento, técnicas e estratégias da prática auditivo-verbal poderiam ser usados com sucesso para atingir padrões muito altos de linguagem falada inteligível que estão em evidência em muitas partes do mundo hoje. Os clínicos e os pais estão traçando rumos para as crianças que as levarão bem dentro da próxima década e além.

O mundo está ficando menor e consequentemente novos modelos dinâmicos de prestação de serviço evoluirão. Crianças e adultos com CIs e suas famílias podem acessar terapia e educação auditivo-verbal de alta qualidade, treinamento individualizado em habilidades auditivas e programação de CIs e outros aparelhos de audição através do uso da teleprática.[71-73] Suporte socioemocional para usuários de CI de todas as idades e seus membros das famílias podem ser encontrados *on-line* através das redes sociais, *blogs* ou *websites* das companhias de CI.

Nos anos futuros, poder-se-ia refletir sobre uma abundância de resultados com base em evidência, sobre todas as barreiras ao serviço correto removidas, e sobre alfabetização global. Pode-se esperar que haverá uma compreensão mais profunda de como poderoso acesso auditivo é fornecido ao cérebro pelas tecnologias no estado da arte como os CIs. Pode-se esperar que a qualidade de vida para pessoas com perda auditiva também irá melhorar. Ao perseguirem excelente ciência e abordagens terapêuticas cheias de engenho, os pais e os profissionais participarão em uma comunidade eminente de sucesso para as crianças e adultos que são surdos ou deficientes auditivos.

Agradecimento

Os autores expressam sua gratidão a Kami Walters, BA, estudante graduada do Dr. Houston na Universidade de Akron, pelo seu auxílio profissional neste capítulo.

Referências

1. Epstein S. In: Estabrooks W, ed. Cochlear Implants for Kids. Washington, DC: Alexander Graham Bell Association for the Deaf and Hard of Hearing, 1998
2. Scollie S. Three things you should know about fitting amplification to children. AudiologyOnline Web site. www.audiologyonline.com/articles/article_detail.asp?article_id=1545, 2006
3. Purdy SC, Katsch R, Dillon H, Story L, Sharma M, Agung K. Aided cortical auditory evoked potentials for hearing instrument evaluation in infants. In: A Sound Foundation Through Early Amplification. Chicago: Phonak AG, 2005:115-127
4. Gardner-Berry K. Managing Infants with ANSD during the first 12 months: let's not just "wait and see." Presentation at Auditory Neuropathy Spectrum Disorders Conference March 16, 2012, St. Petersburg, FL
5. Yoshinaga-Itano C, Sedey AL, Coulter DK, Mehl AL. Language of early- and later-identified children with hearing loss. Pediatrics 1998;102:1161-1171
6. American Academy of Pediatrics, Joint Committee on Infant Hearing. Year 2007 position statement: Principles and guidelines for early hearing detection and intervention programs. Pediatrics 2007;120:898-921
7. Houston KT. Ensuring access to communication for young children with hearing loss: auditory learning and spoken language. SpeechPathology.com Web site: http://www.speechpathology.com/articles/article_detail.asp?article_id=382, 2010
8. Estabrooks W. Auditory-Verbal Therapy and Practice. Washington, DC: Alexander Graham Bell Association for the Deaf and Hard of Hearing, 2006
9. Estabrooks, W, 101 FAQs About Auditory-Verbal Practice. Washington, DC: AGBell, 2012
10. Sorkin DL. Education and access laws for children with hearing loss. In: Flexer C, Madell JR, eds. Pediatric Audiology: Diagnosis, Technology and Management. New York: Thieme, 2008:218-231
11. Moeller MP. Early intervention and language development in children who are deaf and hard of hearing. Pediatrics 2000;106:E43
12. Calderon R, Naidu S. Further support for the benefits of early identification and intervention for children with hearing loss. Volta Review 2000;100:3-84
13. Dornan D, Hickson L, Murdoch B, Houston KT. Speech and language outcomes for children with hearing loss in auditory-verbal therapy programs: a review of the evidence. Commun Disord Rev 2009;2:155-170
14. Dornan D, Hickson L, Murdoch B, Houston KT, Constantinescu G. Is auditory-verbal therapy effective for children with hearing loss? Volta Review 2010;110:361-387
15. Yoshinaga-Itano C, Gravel JS. The evidence for universal newborn hearing screening. Am J Audiol 2001;10:62-64
16. Yoshinaga-Itano C. From screening to early identification and intervention: discovering predictors to successful outcomes for children with significant hearing loss. J Deaf Stud Deaf Educ 2003;8:11-30
17. Robertson L, Flexer C. Reading and development: a survey of children with hearing loss who developed speech and language through the auditory-verbal method. Volta Review 1993;95:253-261
18. Percy-Smith L, Jensen JH, Cayé-Thomasen P, Thomsen J, Gudman M, Lopez AG. Factors that affect the social well-being of children with cochlear implants. Cochlear Implants Int 2008;9:199-214
19. Wie OB, Falkenberg ES, Tvete O, Tomblin B. Children with a cochlear implant: characteristics and determinants of speech recognition, speech-recognition growth rate, and speech production. Int J Audiol 2007;46:232-243
20. Mitchell RE, Karchmer MA. Chasing the mythical ten percent: parental hearing status of deaf and hard of hearing students in the United States. Sign Lang Stud 2004;4:138-163
21. Alberg J, Wilson K, Roush J. Statewide collaboration in the delivery of EHDI services. Volta Review 2006;106:259-274
22. Wilkins M, Ertmer D. Introducing young children who are deaf or hard of hearing to spoken language: child's voice, an oral school. Lang Speech Hear Serv Sch 2002;33:196-204
23. Fitzpatrick E, Dornan D, Goldberg G, Rhoades E. FAQ 24. In: Estabrooks W, ed. 101 FAQs about Auditory-Verbal Practice. Washington, DC: Alexander Graham Bell Association for the Deaf and Hard of Hearing, in press
24. MacIver-Lux K. In: Estabrooks W, ed. We Learned to Listen. Washington, DC: Alexander Graham Bell Association for the Deaf and Hard of Hearing, 2005
25. Estabrooks W. Auditory-Verbal Therapy. Washington, DC: Alexander Graham Bell Association for the Deaf and Hard of Hearing, 1994
26. Estabrooks W. Cochlear Implants for Kids. Washington, DC: Alexander Graham Bell Association for the Deaf and Hard of Hearing, 1998
27. Estabrooks W. Songs for Listening! Songs for Life. Washington, DC: Alexander Graham Bell Association for the Deaf and Hard of Hearing, 2003
28. Estabrooks, W., 101 FAQs About Auditory-Verbal Practice, AGBell 2012: Washington DC.
29. Houston KT. FAQ 27. In: Estabrooks W, ed. 101 FAQs about Auditory-Verbal Practice. Washington, DC: Alexander Graham Bell Association for the Deaf and Hard of Hearing, in press

30. Robbins AM, Caraway T. Missing the mark in early intervention for babies who are hard of hearing or deaf learning spoken language. Perspect Hearing Hearing Disord Childhood 2010;20:41-47
31. Pollack D, Goldberg D, Caleffe-Schenck N. Educational Audiology for the Limited Hearing Infant and Preschooler An Auditory-Verbal Program, 3rd ed. Springfield, IL: Charles C. Thomas, 1997
32. MacIver-Lux K, Estabrooks W, Lofkvist U. Are there situations when auditory-verbal therapy and education is not appropriate for a family? In: Esta-brooks W, ed. 101 FAQS for Auditory-Verbal Practice. Washington, DC: Alexander Graham Bell Association for the Deaf and Hard of Hearing, in press
33. Rhoades EA, Chisholm TM. Global language progress with an auditory-verbal therapy approach for children who are deaf or hard of hearing. Volta Review 2000;102:5-25
34. Gallaudet Research Institute. Regional and National Summary Report of Data from the 2009-2010 Annual Survey of Deaf and Hard of Hearing Children and Youth. Washington, DC: GRI, Gallaudet University, 2011
35. Galvin KL, Mok M, Dowell RC. Perceptual benefit and functional outcomes for children using sequential bilateral cochlear implants. Ear Hear 2007;28:470-482
36. Mok M, Galvin KL, Dowell RC, McKay CM. Spatial unmasking and binaural advantage for children with normal hearing, a cochlear implant and a hearing aid, and bilateral implants. Audiol Neurootol 2007;12:295-306
37. Litovsky RY, Johnstone PM, Godar SP et al. Bilateral cochlear implants in children: localization acuity measured with minimum audible angle. Ear Hear 2006;27:43-59
38. Schleich P, Nopp P, D'Haese P. Head shadow, squelch, and summation effects in bilateral users of the MED-EL COMBI 40/40+cochlear implant. Ear Hear 2004;25:197-204
39. Potts LG, Skinner MW, Litovsky RA, Strube MJ, Kuk F. Recognition and localization of speech by adult cochlear implant recipients wearing a digital hearing aid in the nonimplanted ear (bimodal hearing). J Am Acad Audiol 2009;20:353-373
40. Cullington HE, Zeng FG. Comparison of bimodal and bilateral cochlear implant users on speech recognition with competing talker, music perception, affective prosody discrimination, and talker identification. Ear Hear 2011;32:16-30
41. Sharma A. Born to hear. Presentation at the Speaker Seminar Series at We Listen International Conference, April 13, 2012, Toronto, Ontario, Canada
42. Doucet ME, Bergeron F, Lassonde M, Ferron P, Lepore F. Cross-modal reorganization and speech perception in cochlear implant users. Brain 2006;129:3376-3383
43. Wolfe J, Baker S, Caraway T et al. 1-year postactivation results for sequentially implanted bilateral cochlear implant users. Otol Neurotol 2007;28:589-596
44. Peters BR, Litovsky RJ, Parkinson A, Lake J. Importance of age and postimplantation experience on speech perception measures in children with sequential bilateral cochlear implants. Otol Neurotol 2007;28:649-657
45. Papsin BC, Gordon KA. Bilateral cochlear implants should be the standard for children with bilateral sensorineural deafness. Curr Opin Otolaryngol Head Neck Surg 2008;16:69-74
46. Gordon KA, Valero J, van Hoesel R, Papsin BC. Abnormal timing delays in auditory brainstem responses evoked by bilateral cochlear implant use in children. Otol Neurotol 2008;29:193-198
47. Dorman MF, Sharma A, Gilley P, Martin K, Roland P. Central auditory development:evidence from CAEP measurements in children fit with cochlear implants. J Commun Disord 2007;40:284-294
48. Kühn-Inacker H, Shehata-Dieler W, Müller J, Helms J. Bilateral cochlear implants: a way to optimize auditory perception abilities in deaf children? Int J Pediatr Otorhinolaryngol 2004;68:1257-1266
49. Turner CW, Gantz BJ, Karsten S, Fowler J, Reiss LA. Impact of hair cell preservation in cochlear implantation: combined electric and acoustic hearing. Otol Neurotol 2010;31:1227-1232
50. Gantz BJ, Hansen MR, Turner CW, Oleson JJ, Reiss LA, Parkinson AJ. Hybrid 10clinical trial: preliminary results. Audiol Neurootol 2009;14 Suppl 1:32-38
51. MacIver-Lux K. Is auditory-verbal therapy and/or education appropriate for a child with auditory neuropathy spectrum disorder (ANSD)? In: Estabrooks W, ed. 101 FAQS of Auditory-Verbal Practice. Washington, DC: Alexander Graham Bell Association for the Deaf and Hard of Hearing, in press
52. Berlin CI, Hood LJ, Morlet T et al. Multi-site diagnosis and management of 260 patients with auditory neuropathy/dys-synchrony (auditory neuropathy spectrum disorder). Int J Audiol 2010;49:30-43
53. Breneman AI, Gifford RH, Dejong MD. Cochlear implantation in children with auditory neuropathy spectrum disorder: long-term outcomes. J Am Acad Audiol 2012;23:5-17
54. Teagle HF, Roush PA, Woodard JS et al. Cochlear implantation in children with auditory neuropathy spectrum disorder. Ear Hear 2010;31:325-335
55. Rance G, Barker EJ. Speech perception in children with auditory neuropathy/dyssynchrony managed with either hearing AIDS or cochlear implants. Otol Neurotol 2008;29:179-182
56. Ling D. The six-sound test. Listener 2005;1:72-74
57. Cullen RD, Fayad JN, Luxford WM, Buchman CA. Revision cochlear implant surgery in children. Otol Neurotol 2008;29:214-220
58. Parisier SC, Chute PM, Popp AL. Cochlear implant mechanical failures. Am J Otol 1996;17:730-734
59. Lassig AA, Zwolan TA, Telian SA. Cochlear implant failures and revision. Otol Neurotol 2005;26:624-634
60. Fayad JN, Baino T, Parisier SC. Revision cochlear implant surgery: causes and outcome. Otolaryngol Head Neck Surg 2004;131:429-432
61. Miyamoto RT, Svirsky MA, Myres WA, Kirk KI, Schulte J. Cochlear implant reimplantation. Am J Otol 1997;18 Suppl:S60-S61
62. Zeitler DM, Budenz CL, Roland JT. Revision cochlear implantation. Curr Opin Otolaryngol Head Neck Surg 2009;17:334-338
63. Chung D, Kim AH, Parisier S et al. Revision cochlear implant surgery inpatients with suspected soft failures. Otol Neurotol 2010;31:1194-1198
64. Chaikof R. My Cochlear Implant has failed after over thirteen years of hearing. Cochlear Implant Online Web site. http://www.cochlearimplantonline.com/site/life/cochlear-implant-failure-experiences/. Posted June 28,2003
65. Peelle JE, Troiani V, Grossman M, Wingfield A. Hearing loss in older adults affects neural systems supporting speech comprehension. J Neurosci 2011;31:12638-12643
66. Rhoades E, MacIver-Lux K. Should AV practitioners provide AVT for adolescents and adults with hearing loss? In: Estabrooks W, ed. 101 FAQS for Auditory-Verbal Practice. Washington, DC: Alexander Graham Bell Association for the Deaf and Hard of Hearing, in press
67. Mather J, Archbold S, Gregory S. Deaf young people with sequential bilateral cochlear implants: the experience of parents and teachers. Deafness Educ Int 2011;13:173-198
68. Stacey PC, Raine CH, O'Donoghue GM, Tapper L, Twomey T, Summerfield AQ. Effectiveness of computer-based auditory training for adult users of cochlear implants. Int J Audiol 2010;49:347-356
69. Hull RH. Introduction to Aural Rehabilitation. San Diego, CA: Plural Publishing, 2010
70. Principles of LSLS auditory-verbal therapy. Alexander Graham Bell Association for the Deaf and Hard of Hearing. http://nc.agbell.org/NetCommunity/pageaspx?pid=359,2007
71. Coleman M. Telemedicine making its way to cochlear implants. Hearing Journal 2011;64
72. McElveen JT, Blackburn EL, Green JD, McLear PW, Thimsen DJ, Wilson BS. Remote programming of cochlear implants: a telecommunications model. Otol Neurotol 2010;31:1035-1040
73. Houston KT. Tele-Intervention: Improving service delivery to young children with hearing loss and their families through telepractice. Perspectives on Hearing and Hearing Disorders in Childhood. 2011;21:66-67

18 Processamento Acústico e Elétrico da Fala

Bruce J. Gantz, Sarah E. Mowry, Rick F. Nelson, Sean O. McMenomey, Chris J. James e Bernard Fraysse

■ Introdução

As indicações para implantação coclear continuam a evoluir. No passado, só aqueles com surdez profunda e nenhuma audição residual eram candidatos. Hoje, indivíduos com importante audição residual estão sendo considerados para implantes cocleares (CIs). Este capítulo apresenta uma vista geral sobre o tópico de combinar processamento acústico mais elétrico da fala. As vantagens, técnicas cirúrgicas, aparelhos, limitações e direções futuras neste uso expandido dos CIs são discutidos.

■ Problema da Perda Auditiva em Altas Frequências

A forma mais comum de perda auditiva adulta é um déficit neurossensorial em altas frequências causado por dano às células ciliadas basais na volta basal da cóclea. O dano às células ciliadas basais é mais comumente associado à exposição a ruído, presbiacusia e administração de substâncias ototóxicas. Em pacientes que sofrem perda de alta frequência, as células ciliadas apicais podem ainda funcionar normalmente, permitindo a percepção precisa de sons de baixas frequências.

Mesmo com audição de baixa frequência preservada, a dificuldade principal reside em uma incapacidade de distinguir os sons de mais alta frequência da fala (como consoantes), que são cruciais para comunicação humana. A informação fornecida pelas baixas frequências exige apenas que o paciente seja capaz de distinguir diferença em volume e padrões de fala, enquanto a informação fornecida nas altas frequências requer que o ouvinte distinga entre vários padrões espectrais. Pacientes com perdas de altas frequências são capazes de usar volume e dicas de padrão de fala, mas não têm a capacidade de distinguir diferenças em padrões espectrais. Este padrão particular de perda auditiva resulta em reduções importantes nos escores de discriminação de fala, uma vez que a capacidade de distinguir entre os diferentes sons consonantais sofre erosão. Amplificação acústica tradicional das frequências acima de 2.500 Hz é inefetiva para melhorar os escores de reconhecimento da fala quando os limiares excedem 65 dB.[1,2] Assim, pacientes com perda auditiva grave a profunda em altas frequências e audição relativamente bem preservada em baixas frequências tendem a se sair mal mesmo com amplificação bilateral.

■ Preservação da Audição

Pelas convenções precedentes, pacientes com audição residual em baixas frequências e perda de altas frequências ou não eram considerados candidatos a implantação coclear em virtude da sua compreensão de palavras residual, ou em virtude da falta de tecnologia eram implantados com eletrodos padrão de extensão completa, o que podia resultar em perda completa da audição acústica restante.[3,4] Entretanto, em 1999, von Ilberg et al.[5] relataram audição residual preservada após implantação em um paciente de um eletrodo de comprimento padrão. Este resultado abriu avenidas de descoberta na primeira década do século XXI a respeito da integração da audição residual estimulada pela energia acústica e a energia elétrica fornecida pelo aparelho implantado.[5-10]

Dados estes benefícios recém-descobertos, o dogma durante os últimos 10 anos em CIs foi minimizar o trauma causado pela inserção de implante, em uma tentativa de preservar qualquer audição residual. Inserção menos traumática pode ser realizada de várias maneiras. Um eletrodo mais curto é potencialmente menos traumático para o ápice da cóclea; isto também pode ser realizado pela inserção parcial de um eletrodo de comprimento completo. Um eletrodo mais macio e mais flexível é mais delicado com a infraestrutura coclear e limita a força de inserção sobre a parede externa coclear; um eletrodo mais fino minimiza o tamanho da cocleostomia.

■ Benefícios da Fala Combinada Acústica e Elétrica

Os benefícios completos da estimulação combinada acústica e elétrica da cóclea ipsolateral ainda estão sendo investigados. Entretanto, a pesquisa atual sugere vantagens individualizadas do uso de ambas as modalidades, incluindo discriminação melhorada da fala, audição no ruído e apreciação de música.

Digno de nota é que há um volume significante de literatura que relata os benefícios da audição "bimodal" na qual o usuário recebe estimulação elétrica no ouvido implantado e usa um aparelho de audição no ouvido contralateral.[11-13] Os benefícios da audição "combinada" são discutidos adiante. Nesta situação, o usuário recebe estimulação elétrica na orelha implantada e usa um aparelho de audição ipsolateral junto com audição acústica na orelha contralateral. Melhoras na discriminação da fala, relação sinal-ruído (SNR) e percepção de música são discutidas abaixo.

Discriminação da Fala

Conforme discutido, os pacientes com audição preservada em baixas frequências geralmente têm melhoras importantes nos seus escores de discriminação. A informação de baixa frequência parece melhorar certas dicas da fala e pode fornecer benefícios importantes em inteligibilidade.[14] Audição de baixa frequência pode ser preservada com eletrodos longos que são inseridos totalmente na direção do ápice da cóclea, eletrodos longos que são parcialmente inseridos, ou eletrodos curtos que nunca atingem o ápice coclear. As técnicas específicas encontram-se elaboradas na seção 18.5, abaixo. Aqui nós focalizamos a discriminação melhorada da fala na audição de baixa frequência por qualquer um dos métodos técnicos disponíveis.

Os pacientes implantados com eletrodos longos padrão, com função coclear preservada em baixas frequências (a qual ainda é amplificável acusticamente), rotineiramente têm bons escores em tarefas de discriminação. Pacientes que receberam o Med-El Combi 40 com 19 a 24 mm de inserção tiveram escores médios de 75% em palavras monossilábicas em 1 ano; escores pré-operatórias foram em média 9%.[4] Fraysse et al[15] descreveram aqueles que receberam um Nucleus 24 Contour Advance; escores médios pré-operatórios com palavras foram em média 15%, enquanto aos 3 meses pacientes na condição combinada tinham melhorado para 55%. Na série de Gstoettner et al.,[16] um paciente que recebeu o Med-El

Combi 40+ obteve acima de 90% de discriminação pós-operatoriamente; o reconhecimento médio de sentença de conjunto aberto na série foi 71% após 1 ano, comparado com 24% pré-operatoriamente.

Aqueles implantados com arranjos de eletrodos mais curtos, como os eletrodos Hybrid S/L ou Med-El M, alcançam melhora importante em tarefas de discriminação também. Pacientes implantados com o eletrodo Hybrid S continuam a demonstrar melhoria com escores de consoante-núcleo-consoante (CNC) além de 1 ano após ativação no modo combinado.[17] A experiência clínica multicêntrica com Hybrid S8, em que 68 de 87 pacientes tiveram acompanhamento por mais de 9 meses, mostrou melhora no limiar de percepção de fala ou escore de palavras CNC em 74% dos pacientes; quase metade dos pacientes (48%) tiveram melhora no limiar de percepção de fala (SRT) e nos escores de reconhecimento de consoante.[18] Naqueles implantados com o eletrodo Hybrid L, os escores de reconhecimento de palavras aumentaram de 21% em média; um paciente demonstrou melhora de 5 para 95% no Freiburg Monosyllabic Word Test.[19] Melhora excepcional na compreensão da fala é possível no modo de estimulação eletroacústica (EAS).

Audição no Ruído

Embora os CIs melhorem significativamente a compreensão da fala no silêncio, os ambientes com ruído impõem maior dificuldade. Distinguir as palavras corretas em um fundo de falantes competindo é uma tarefa ainda mais difícil. Ouvintes com audição normal são capazes de compreender 50% das palavras apresentadas quando o ruído de fundo é 30 dB ou mais intenso; assim, ouvintes com audição normal têm uma SNR de −30 dN. Com falantes competindo, a SNR média em ouvintes com audição normal é −15 dB.[20] O usuário médio de eletrodo longo (em que a preservação da audição não é o objetivo) necessita de SNR de +3 dB para ruído de fundo não modulado e +8 dB para barulho de multifalantes.[20,21]

Pacientes que recebem um eletrodo longo com preservação da audição se beneficiam quando ouvindo em ruído. Pacientes com o Med-El Combi40+ e limiares de baixas frequências de < 80 dB graduaram melhor que pacientes com um CI e sem audição residual a uma SNR de +5 dB.[15] Outros relataram melhora semelhante em reconhecimento de sentença em ruído.[16]

Recebedores de Hybrid S saem-se melhor que pacientes de CI tradicional mas não tão bem quanto ouvintes com audição normal em ruído de fundo. SNRs variaram de −12 a +17 dB em um subgrupo de 27 pacientes com Hybrid S com acompanhamento de 12 meses ou mais. A SNR média do grupo Hybrid W foi −9 dB.[18] SNRs elevadas ocorreram nos pacientes que experimentaram alterações de > 30 dB na sua audição de baixa frequência. Os resultados dos pacientes com Hybrid S em balbucio de multifalantes são semelhantes àqueles em pacientes com comprometimento auditivo com SRTs entre 81 e 100 dB (perda auditiva grave a profunda). Pacientes recebendo o eletrodo Hybrid L também melhoraram sua SNR quando testados no modo combinado. A SNR média pré-operatoriamente foi 12,1 dB e pós-operatoriamente foi 2,1 dB.[19]

A melhora na SNR experimentada por estes pacientes está relacionada com a preservação da audição de baixa frequência. Mais especificamente, também foi mostrado que esta melhora na audição no ruído está relacionada com a média de tons puros das baixas frequências entre 125 e 500 Hz. Preservação de audição acústica abaixo de 500 Hz de audição acústica parece possibilitar ao ouvinte separar os falantes-alvos do ruído de fundo com base em informação recebida da frequência fundamental.[20,22]

Apreciação de Música

Em virtude da complexa informação espectral contida na música, os usuários de CI têm tido dificuldade importante com identificação de música e apreciação de música. Extenso trabalho pela equipe Iowa Cochlear Implant Research identificou vários componentes de música que capacitam os usuários de CI a se desempenharem bem e vários componentes que representam problema para eles. Pacientes com eletrodos longos e nenhuma audição residual (usuários de CI tradicional) são capazes de distinguir letras em certo grau, mas têm dificuldade significativa com reconhecimento de frequência, timbre e melodia.[23]

Testagem de música em pacientes de EAS com inserção de eletrodo longo padrão foi estudada por Brockmeier et al.[24] Neste estudo, os pacientes receberam um Med-El Combi40+ inserido por técnica de cirurgia branda para preservar audição residual de baixas frequências. Treze pacientes de EAS foram então comparados com ouvintes de audição normal e com aqueles com um eletrodo longo mas sem audição residual (pacientes de CI tradicional). Os pacientes foram pareados por idade e experiência musical. Pacientes EAS saíram-se bem em discriminação de frequência quando comparados com candidatos a CI tradicional; pacientes EAS não foram estatisticamente diferentes de ouvintes com audição normal nesta tarefa. Entretanto, os pacientes EAS saíram-se mal em discriminação de melodia, detecção e identificação de instrumento; nestes testes, os escores dos pacientes de EAS não foram melhores que os pacientes de CI tradicional.

Apreciação de música também fez parte do protocolo de pesquisa para as experiências com o Hybrid S/L. Os pacientes com audição de baixas frequências preservada têm uma vantagem distinta em várias funções de processamento de música quando comparados com os pacientes de CI tradicional. Percepção de frequência é uma das funções mais básicas do sistema auditivo com relação à apreciação de música. Usuários de Hybrid se desempenham melhor nestes tipos de tarefas quando comparados com usuários de eletrodo longo mas ainda são significativamente piores do que ouvintes com audição normal.[23] Quando receberam letras de canções americanas facilmente reconhecíveis, os usuários de Hybrid foram capazes de identificar as canções corretamente em 65 a 100% das vezes, similarmente a ouvintes com audição normal. Quando as letras foram removidas e só a melodia foi apresentada, os pacientes de Hybrid não se saíram tão bem (50% corretos), mas ainda muito melhor do que usuários de eletrodo longo tradicional (< 10% corretos).[25]

Reconhecimento de instrumento desempenha um papel importante em apreciação de música. Estes testes determinam a capacidade de distinguir um piano de um oboé, por exemplo. A diferença em qualidade do som produzido por estes diferentes instrumentos é chamada timbre. Gfeller et al.[25] testaram três grupos de sujeitos: sujeitos com audição normal, usuários de Hybrid em modo combinado, e recebedores de eletrodo longo. Instrumentos foram agrupados em três categorias baseando-se na frequência mais característica do instrumento (baixa, média, alta). Ouvintes com audição normal foram capazes de distinguir instrumentos entre 80 e 100% das vezes, dependendo da frequência. Usuários de Hybrid saíram-se pior que indivíduos com audição normal ($p < 0,001$) em instrumentos com características de média e alta frequência. Usuários de eletrodo longo se desempenharam significativamente pior que ambos aqueles com audição normal e usuários de Hybrid ($p < 0,001$ e $p < 0,005$, respectivamente) para instrumentos de baixa e alta frequência. Não houve diferença estatística entre o grupo de Hybrid e o de eletrodo longo para instrumentos de frequência média.

Aparelhos e Métodos de Preservação da Audição

Eletrodos mais Curtos

No começo dos anos 90, preservação da audição acústica de baixas frequências no contexto de inserção de eletrodo curto foi demonstrada em modelos animais.[26,27] Análise histológica dos gatos de experimentação mostrou dano adjacente ao eletrodo e um órgão de Corti apical imperturbado. Estes resultados encorajadores desencadearam investigações em humanos.

Hybrid S8

Em colaboração com a Cochlear Corporation, a equipe de pesquisa da Universidade de Iowa desenvolveu os primeiros eletrodos curtos modernos que tinham 6 mm de comprimento, 0,2 a 0,4 mm de diâmetro, e tinham seis canais (eletrodo Hybrid S; ▶ Tabela 18.1). Os eletrodos curtos foram associados a um eletrodo de comprimento padrão reserva secundário (24 mm com 16 canais ativos) que foi posto na mastoide no momento da cirurgia. O eletrodo reserva era para ser usado se o eletrodo curto causasse surdez profunda sem fornecer percepção significativa da fala.

Em 1999, o primeiro sujeito clínico foi implantado com este novo eletrodo de 6 mm pelo grupo de Iowa, e dois outros pacientes se seguiram. Os resultados, apresentados em fevereiro de 2000 por Gantz et al.,[28] mostraram que um aumento pequeno mas significativo em compreensão da fala foi obtido com a adição do estímulo elétrico em altas frequências. De modo relevante, esta experiência inicial mostrou que a percepção de fala acústica residual e a testagem audiométrica com tons puros ficaram inalteradas com relação aos níveis pré-operatórios. Entretanto, a maioria dos sujeitos percebia sons desagradáveis e de alta frequência com o aparelho de 6 mm. Isto provocou implantes de revisão com um eletrodo mais longo (10 mm), cuja ponta ficava mais perto do ápice coclear, na faixa aproximada de 2.500 a 3.500 Hz.

Os resultados das experiências com eletrodos combinados de 6 e 10 mm foram publicados em 2003 e mostraram que todos os pacientes tinham preservação da sua audição residual. Pacientes recebendo o eletrodo de 6 mm viram um benefício de apenas 10% nos escores de reconhecimento de consoantes, enquanto aqueles que receberam o eletrodo de 10 mm melhoraram 40% em média. Dos quatro pacientes implantados com o eletrodo de 10 mm e pelo menos 12 meses de acompanhamento, três graduaram acima de 80% em palavras CNC no modo combinado.[20,29] Após o estudo de exequibilidade, uma experiência maior multicêntrica de fase I da Food and Drug Administration (FDA) foi realizada com o eletrodo Hybrid S8 de 10 mm. Os dados preliminares sobre resultados de audição desta experiência foram publicados por Gantz et al.[18] em 2009.

Oitenta e sete pacientes foram recrutados em 13 centros médicos. Perda auditiva total subsequente à implantação ocorreu em apenas 2 de 87 sujeitos. Preservação da audição de baixa frequência foi 91% em 1 ano, uma vez que alguns pacientes perderam audição após ativação do implante. Ao correr do tempo, 70% dos pacientes retiveram limiares de baixas frequências dentro de 30 dB dos limiares pré-implantação, com 82% dos sujeitos ainda mantendo alguma audição acústica que pôde ser amplificada. Um subgrupo de pacientes se desempenhou mal depois da implantação. Uma análise multivariada foi feita para determinar que fatores influenciaram negativamente os resultados do grupo com mau desempenho. Uma longa duração de surdez (> 40 anos) e baixos escores de palavras CNC pré-operatórios mostraram impactar negativamente nos resultados funcionais.

Hybrid S12

Outra modificação do eletrodo de 10 mm foi desenvolvida em 2008, adicionando quatro contatos adicionais para um total de 10 canais separados (Hybrid S12). Dados preliminares em 24 pacientes demonstram preservação de audição semelhante àquela com o eletrodo Hybrid S8 e também escores semelhantes de percepção de fala.

Hybrid L24

Um eletrodo encurtado ligeiramente mais longo foi desenvolvido em conjunção com a Cochlear Corporation. O eletrodo Hybrid L tem 16 mm de comprimento e contém 22 eletrodos ativos. A inserção ideal é através de 270° da volta basal da cóclea, e ele pode ser inserido via janela redonda ou uma cocleostomia. Em teoria, este eletrodo mais longo ainda preservaria audição residual nas partes apicais da cóclea, mas se a audição de baixa frequência fosse perdida, o Hybrid L poderia ser usado como um aparelho elétrico somente tradicional.

Resultados preliminares recentemente publicados da experiência clínica europeia incluindo 64 pacientes demonstram preservação bem-sucedida da audição residual com o eletrodo Hybrid L24, com audição preservada dentro de 15 dB dos limiares pré-operatórios em 88% dos sujeitos.[19] Os pacientes mostraram melhora significativa em escores de palavras e com audição em ruído usando o modo híbrido. Ademais, a experiência europeia também notou um impacto negativo sobre o desempenho dos pacientes pela duração prolongada da perda auditiva, e confirmou achados prévios da experiência do Hybrid S de que há um importante período inicial de aprendizado para os pacientes com eletrodos curtos.[17]

A experiência da FDA nos Estados Unidos para o Hybrid L atualmente está fechada e acumulando dados sobre os 50 sujeitos

Tabela 18.1 Aparelhos de Eletrodo Curto (Hybrid) da Cochlear Corporation

Eletrodo	Ano de desenvolvimento	Número de canais	Comprimento do eletrodo	Graus de inserção	Local de inserção
Hybrid S8	2000	6	6 mm	< 190	Cocleostomia
Hybrid S8	2002	6	10 mm	190–200	Cocleostomia
Hybrid S12	2008	10	10 mm	190–200	Cocleostomia
Hybrid L24	2008	22	16 mm	270	Janela redonda ou cocleostomia

que foram implantados com este aparelho. Dados preliminares mostram 91% com preservação de alguma audição residual. A maioria dos sujeitos teve compreensão melhorada da fala no modo híbrido em comparação com a testagem pré-operatória. Mau desempenho foi altamente associado aos escores pré-operatórios de reconhecimento da fala e a duração da surdez. Preservação da audição de baixa frequência no modo híbrido melhorou significativamente a compreensão da fala no ruído.

Controvérsia do Comprimento Ideal do Eletrodo

Apesar de dados animadores com eletrodos mais curtos, há controvérsia na literatura sobre qual comprimento de eletrodo é preferível. Embora haja uma incidência mais alta de limiares diminuídos e anacusia com eletrodos longos, sua capacidade de estimular a cóclea basal se necessário, seja no período perioperatório ou no pós-operatório mais longo (assim utilizando um modo somente elétrico), certamente é vantajosa. Curiosamente, usuários de eletrodo Hybrid no modo somente elétrico desempenharam-se similarmente aos usuários de eletrodo longo em tarefas de reconhecimento de consoantes.[30] Desempenho melhorado com o eletrodo Hybrid exige um tempo adaptativo mais longo (mais longo que 12 meses), em oposição aos usuários de eletrodo longo que são capazes de se adaptar à audição elétrica entre 6 e 12 meses.[30]

A possibilidade de perda auditiva de baixa frequência tardia em virtude de um curso "natural" projetado de deterioração da audição favorece comprimentos de eletrodo que alcancem fisicamente o ápice da cóclea e sejam capazes de ativar seletivamente baixas frequências e mudar do sinal eletroacústico para o somente elétrico, conforme necessário. Esta hipótese repousa sobre a ideia de que a audição residual de fato deteriorará com o tempo; a progressão da perda auditiva é, ela própria, ainda controvertida. Yao et al.[31] reviram retrospectivamente os registros audiométricos de 28 pacientes que preenchiam os critérios para implantação com um eletrodo Hybrid. Eles observaram que não houve diferença na velocidade de mudança entre os dois grupos com base na idade (maior do que ou menor do que 45 anos neste estudo). A velocidade de perda foi similar entre todos os grupos, em média 1,05 dB/ano através de todas as frequências. O significado é que se audição de baixa frequência for preservada no momento da cirurgia, é provável que a progressão de perda será mínima.

Eletrodos-Padrão Parcialmente Inseridos

É necessário fabricar um eletrodo mais curto para preservar audição residual? Uma estratégia alternativa é inserir parcialmente um arranjo de eletrodos-padrão, poupando o ápice coclear de trauma direto, e modificando a técnica cirúrgica para minimizar qualquer trauma coclear. Kiefer et al.[4] descreveram 14 pacientes implantados com o eletrodo Med-El Combi 40+. A profundidade de inserção foi intencionalmente limitada a menos de 24 mm (inserção completa é 31,5 mm), e uma técnica de "inserção branda" foi usada. Audição útil de baixas frequências (< 20 dB de alteração nos limiares) foi mantida em 12 de 14 pacientes, com dois pacientes perdendo toda a audição residual. Fraysse et al.[15] relataram uma experiência prospectiva multicêntrica usando o eletrodo Nucleus 24 Contour Advance. A profundidade ótima de inserção foi 450° desde a cocleostomia. Vinte e sete pacientes foram implantados durante o estudo, mas só 12 não tiveram nenhum desvio do protocolo cirúrgico relatado. Aproximadamente 40% dos pacientes perderam a audição residual completamente, e só 19 a 33% (dependendo da frequência testada) dos pacientes retiveram limiares de audição dentro de 20 dB dos escores pré-operatórios. Mais recentemente a Cochlear Corp. desenvolveu o arranjo de eletrodos CI 422 de 25 mm com base no protótipo Straight Research Array. O SRA comprovou-se efetivo para preservar audição em um grupo de sujeitos "EC" com limiares < 50 dB HL até 500 Hz quando inserido 20 mm via janela redonda.[32]

Eletrodos mais Moles e mais Finos

Perfurar uma cocleostomia com exposição do endósteo pode causar trauma acústico até 130 dB.[33] Por essa razão, trauma de perfuração deve ser minimizado ou evitado em objetivos de preservação da audição. Isto pode ser obtido com um eletrodo mais fino, que exige cocleostomia menor. Cocleostomias maiores, de até 1,5 mm, necessárias para modelos à base de estilete podem causar queda de até 25 dB SN em alguns casos.[15] Os desenhos de eletrodos mais finos da Cochlear Corp., Advanced Bionics e Med-El levaram em consideração este conceito de projeto.

O eletrodo CI 422 da Cochlear, introduzido em 2011, tem 25 mm de comprimento e tem um diâmetro da ponta à base de 0,3–0,6 mm; ela não tem um estilete e pode ser inserido com a técnica perijanela redonda e mínimo trauma de perfuração. Advanced Bionics tem realizado pesquisa com os desenhos Thin Lateral e Helix II (Advanced Bionics Research Bulletin, 2007). Os eletrodos Med-El 40+ são disponíveis em comprimento médio (20,9 vs. 26,4 mm arranjo ativo para o comprimento padrão), e o eletrodo Med-El FLEX 24 tem desenho da extremidade mais macio, afilado, destinado a minimizar inserção e contato com o ápice coclear.

Alteração da Técnica Cirúrgica e de Inserção

Preservação da Audição com Inserção Completa de Eletrodos-Padrão

Usando técnicas cirúrgicas modificadas e eletrodos de comprimento padrão com inserções completas, diversos autores relataram ter preservado audição dentro de 20 dB dos limiares pré-operatório em 67 a 89% dos pacientes.[4,16,34-37] Entretanto, nem todos estes pacientes retêm a capacidade de discriminação. Balkany et al.[35] observaram que embora os pacientes experimentassem uma média de apenas 15 dB de alteração nas baixas frequências, o escore médio de palavras CNC acústico pós-operatoriamente foi 0%. É importante conceber que a quantidade de alteração em limiar de audição é pertinente apenas se o limiar global for menos de 85 dB. Dizer que uma pessoa tem apenas uma alteração de 15 dB no limiar não é útil se o sujeito começou em 80 dB e agora tem um limiar de 95 dB e não pode usar o componente acústico da sua audição.

A profundidade ótima de inserção do Nucleus 24, um eletrodo de 19 mm perimodiolar, é entre 450 e 540°, o que se correlaciona com uma profundidade de inserção de 18 a 24 mm.[16,34] Prentiss et al.[38] relataram sua experiência com inserção profunda de eletrodo com o objetivo de preservação de audição acústica. Dezoito pacientes foram implantados com os eletrodos Med-El com o processador Pulsar 100 a profundidades de 24 a 28 mm. Todos os pacientes retiveram alguma audição acústica, com 16 de 18 pacientes dentro de 30 dB dos seus limiares pré-operatórios, mas novamente isto não é útil se os sujeitos não puderem utilizar o componente acústico.

Forças Minimizadas sobre a Parede Externa da Cóclea

A maioria dos desenhos de eletrodos produz algum contato com a parede externa e forças durante a inserção. Para os desenhos pré-curvados dos eletrodos Contour da Cochlear e Helix Slim da Advanced Bionics, uma técnica de inserção de avanço sem estilete (AOS) foi utilizada para minimizar aplicação de força sobre a parede coclear externa e trauma às estruturas cocleares.[39] Colocação perimodiolar na rampa do tímpano com técnica AOS também resulta em melhores resultados clínicos, provavelmente em razão do trauma reduzido na parede externa.[39-41]

Perfuração Minimizada

Perfuração do próprio osso temporal pode ser minimizada ou, como descrito em um estudo, completamente eliminada usando-se uma via de acesso suprameatal em vez de uma mastoidectomia tradicional.[42] Esta via de acesso suprameatal é baseada em uma via de acesso por timpanotomia retroauricular ao ouvido médio, em que o nervo facial é protegido pelo corpo da bigorna. Inconvenientes da via de acesso suprameatal incluem os seguintes: (1) o eletrodo é esticado durante a inserção na cocleostomia; (2) dura-máter em posição baixa é uma contraindicação relativa; (3) um inserção na janela redonda e cocleostomia inferior é difícil; e (4) a taxa de cirurgia de revisão é muito mais alta com esta técnica.[43]

Em lugar de uma cocleostomia, que requer perfuração na parede coclear, uma entrada alternativa para a rampa do tímpano é através da janela redonda. Inserções na janela redonda potencialmente podem causar menos dano a estruturas intracocleares e pode reduzir vertigem pós-operatória causada pela perfuração.[9,44-47] Muitos eletrodos são desenhados para inserção baseada em cocleostomia ou janela redonda. Outra técnica cirúrgica utilizada é a técnica de janela redonda "modificada" ou "alargada inferiormente", que consiste em mínima perfuração no nicho da janela redonda; este método não apenas minimiza trauma mas também permite um melhor ângulo de inserção e é compatível com os novos eletrodos de desenho fino.[43,46] Esta via de acesso cirúrgica é descrita em detalhe adiante.

■ Técnicas Cirúrgicas e Aparelhos atualmente Disponíveis para Preservação da Audição

Uma técnica de "cirurgia branda" foi descrita pela primeira vez por Lehnhardt[48] no começo dos anos 1990. Modificações da técnica original foram descritas por outros autores.[4,7,48,50] Quer se esteja implantando um arranjo de eletrodo curto ou um longo padrão, deve ser utilizada a técnica cirúrgica menos traumática. Uma grande revisão por Carlson et al.,[51] em 2011, demonstrou que em sujeitos com importante audição em baixas frequências pré-operatória (≤ 70 dB HL a 250 Hz) que receberam implantação coclear com eletrodos de comprimento padrão de mais nova geração (Nucleus Contour Advance, Advanced Bionics HR90K [1 e Helix], e Med-El Sonata arranjo standard H) foi obtida preservação da audição em 55% dos casos. Portanto, uso de técnicas minimamente traumáticas em todos os recebedores de CI, mesmo aqueles destinados à estimulação somente elétrica, é ótimo.

Trauma de perfuração e mecânico pode ser minimizado utilizando-se a cocleostomia tradicional, a técnica perijanela redonda ou a inserção na janela redonda. Os eletrodos mais recentes se prestam bem à maioria das vias de acesso. Uso do acesso pela janela redonda com um eletrodo padrão resultou em preservação da audição de baixa frequência residual e no benefício da EAS em crianças.[52] Aqui resumimos a técnica cirúrgica de mínimo trauma usada na nossa instituição.

Técnica de Cocleostomia Tradicional

- Esteroides e cobertura antibiótica Gram-positiva IV perioperatórios são administrados.
- O nicho para o receptor/estimulador é perfurada antes da mastoidectomia.
- Depois de brocar o recesso facial e ganhar acesso à orelha média, o campo cirúrgico é irrigado copiosamente para remover pó de osso, pequenos coágulos sanguíneos e qualquer outro material que possa ser lavado na direção da cocleostomia planejada.
- A membrana da janela redonda é identificada a 1 a 1,5 mm inferior ao tendão do estribo.
- A esta altura, a perfuração da rampa do eletrodo é completada.
- Se necessário, o nicho da janela redonda é removido para identificar a janela redonda com perfuração delicada.
- O aparelho é trazido para o campo operatório, fixado com um ponto permanente amarrado ao periósteo na escavação, e o eletrodo terra (quando aplicável) é delicadamente colocado embaixo do músculo temporal.
- No aspecto inferoanterior da membrana da janela redonda, no promontório, é usada uma broca de diamante de 1 mm para "apenas riscar" o endósteo da rampa timpânica.
- Cuidado é tomado para não penetrar o endósteo enquanto estiver perfurando.
- Sangue e pó de osso são removidos com irrigação.
- O tamanho da cocleostomia é determinado pelo tamanho do arranjo de eletrodos, que varia de 1 a 1,4 mm.
- O endósteo é aberto com um pequeno ângulo reto.
- Uma vez aberto o endósteo, grande cuidado é tomado para evitar que pó de osso ou sangue entrem no local da cocleostomia. Nós injetamos glicerina de grau cirúrgico diluída a esta altura para "tirar flutuando" qualquer sangue ou pó de osso da rampa do tímpano. Aspiração na cocleostomia é evitada.
- Uma lima de McGee pequena é usada para alargar e alisar a abertura da cocleostomia, conforme necessário.
- Dependendo do tipo de aparelho usado, a inserção do eletrodo é realizada com uma combinação de instrumentos de inserção, micropinças, técnica AOS e *feedback* táctil.
- O eletrodo é avançado lentamente.
- A cocleostomia é vedada com periósteo que foi colhido enquanto se elevava o retalho de Palva.

Técnica Perijanela Redonda

- Os autores preferem o eletrodo Cochlear CI422 para esta técnica.
- Como acima, a membrana da janela redonda é identificada.
- Uma broca de diamante de 1 mm é usada com velocidade mínima imediatamente anterior à membrana da janela redonda apenas para expor a margem do anel.
- Um ângulo reto é usado na margem de avanço exposta do anel, o qual é delicadamente elevado e afastado posteriormente.
- O eletrodo fino é avançado lentamente para dentro da rampa do tímpano.
- A abertura criada é tamponada com periósteo.

Via de Acesso da Janela Redonda

- Como acima, a membrana da janela redonda é identificada.
- Boa visualização da janela redonda pode ser obtida na maioria dos casos pela remoção do nicho ósseo da janela redonda com uma broca de diamante de 1 mm bem como efetuando um recesso facial adequado com remoção do osso anterior ao nervo facial descendente sobre o músculo estapédio.
- O eletrodo é inserido dentro da janela redonda em um ângulo oblíquo/anterior à sua superfície, devendo-se ter o cuidado de evitar a parede externa da rampa do tímpano no modíolo.
- O próprio eletrodo veda a incisão de inserção, e vedação adicional é realizada com periósteo, como acima.

Aparelhos de EAS atualmente Disponíveis

Todos os três fabricantes principais investiram em pesquisa de eletrodos menos traumáticos, capazes de preservar audição residual (Tabela 18.2; Fig. 18.1). Entretanto, mesmo com arranjos de eletrodos padrão e técnica cirúrgica mais delicada, preservação da audição é possível.

Como mostraram Carlson *et al.*,[51] em sua série de 126 pacientes, a taxa de preservação da audição aparelho-específica do aparelho HR90K (Advanced Bionics) foi 31,6%, 50% com o Sonata (Med-El) equipado com o eletrodo padrão "H", e 59,2% com aparelho Cochlear usando o eletrodo Contour Advance. As diferenças entre modelos não foram estatisticamente significantes. Outras investigações avaliando a prevalência de preservação da audição com eletrodos convencionais relataram taxas de sucesso variando de aproximadamente 50[53] a 90%.[36]

Em comparação, os resultados do Hybrid-10 (S8)[18] e Hybrid-L24[19] demonstram algum grau de preservação de audição em mais de 90% de todos os pacientes. A partir destes relatos, ainda fica implícito que desenhos mais curtos de EAS são capazes de pre-

Tabela 18.2 Eletrodos de EAS Atualmente Disponíveis

Fabricante	Eletrodo	Comprimento do eletrodo	Princípio de preservação da audição
Cochlear	Hybrid L24	16 mm	Eletrodo curto
Cochlear	CI422 Slim	25 mm	Eletrodo fino
Med-El	FLEX EAS	21 mm	Eletrodo fino mais curto

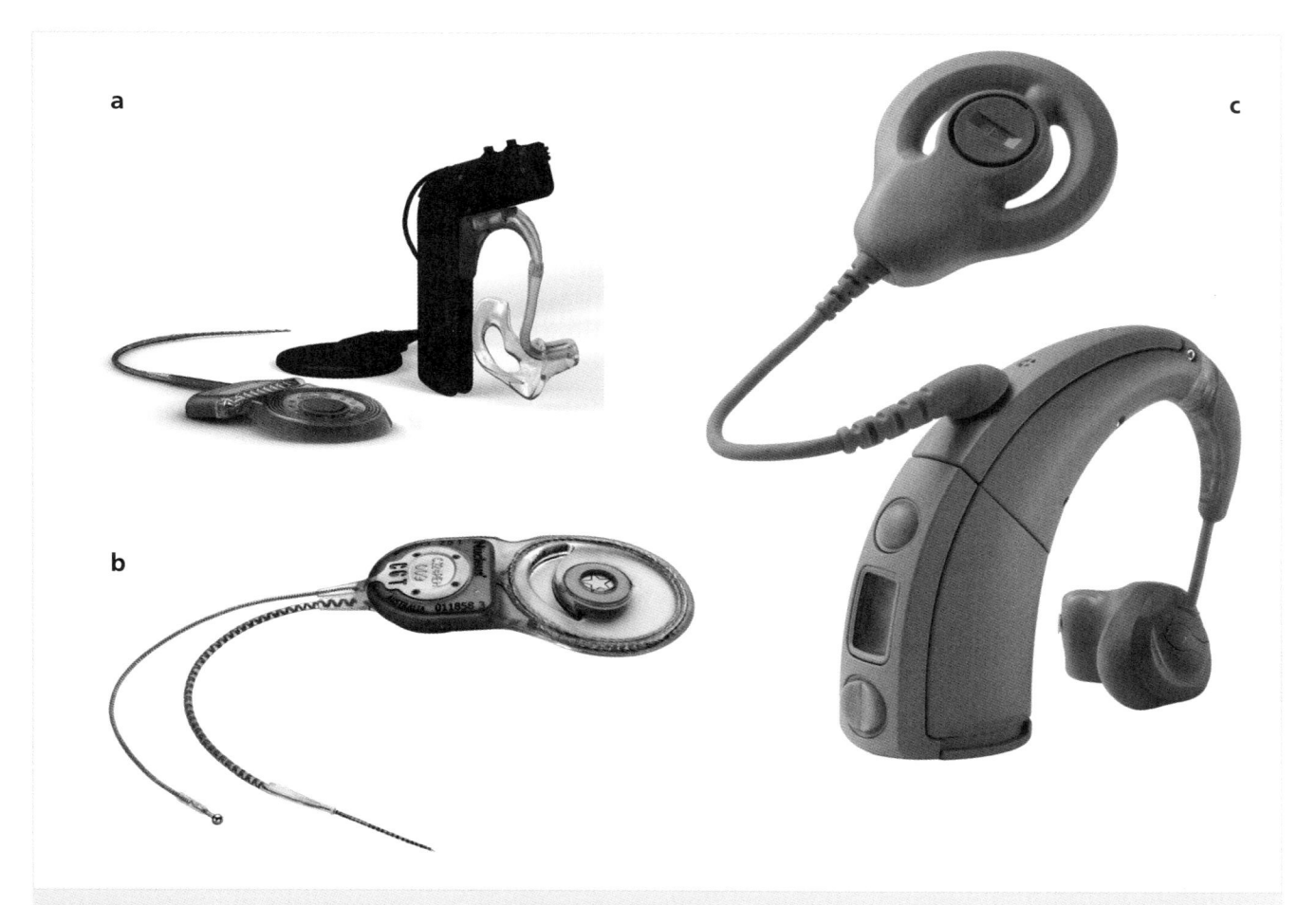

Fig. 18.1 a-c (a, b) Sistema Nucleus Hybrid. Notar que este é um aparelho investigacional limitado ao uso em pesquisa. (c) Sistema Med-El EAS Duet. Notar que este é um aparelho investigacional limitado ao uso em pesquisa. ((a, b) Cortesia de Cochlear Corp., Austrália. (c) Cortesia de Med-El Corp., Durham, North Carolina.)

servar audição residual mais constantemente e em mais alto grau do que os atuais desenhos de CI convencionais. Portanto, nos pacientes em quem a preservação da audição em baixas frequências for extremamente desejada, devem ser usados eletrodos mais curtos (como Hybrid L-24 da Cochlear).

Armadilhas, Limitações e Direções Futuras da Fala Combinada Acústica e Elétrica

Incapacidade de Aproveitar Estímulo Combinado Relacionada com o Paciente

Mesmo com as melhores técnicas cirúrgicas, os mais novos eletrodos, e dados audiométricos que demonstram preservação da audição, há ainda uma variação considerável no desempenho e capacidade de combinar processamento da fala acústico e elétrico. Estes pacientes não se saem melhor com seus CIs em comparação com aqueles sem nenhuma preservação de audição.[54] Conforme discutido anteriormente, na experiência do Hybrid, um subgrupo de pacientes se desempenhou mal após implantação, pelo menos em parte por causa da longa duração da surdez (> 40 anos) e baixo escore de palavras CNC pré-operatório.[18]

Falta de Resultados a Longo Prazo

Resultados clínicos desejáveis anos após implantação com eletrodos híbridos curtos dependem da manutenção de boa audição residual. Caso a audição deteriore de uma maneira no pós-operatório tardio, o eletrodo ideal seria capaz de fornecer sinal às estruturas neuronais em degeneração. Se ele não for capaz, então o eletrodo híbrido curto se torna cada vez menos ótimo para audição, e é aconselhável explantação e reimplantação com arranjo completo.

Necessidade de Implantes de Revisão

De um ponto de vista prático, o cirurgião deve ser capaz de predizer e aconselhar o paciente de modo coerente: se o eletrodo curto for se tornar insuficiente à medida que a audição residual deteriorar, explantação e reimplantação poderia potencialmente causar ainda mais trauma. Portanto, deveria um arranjo longo padrão ter sido implantado em primeiro lugar? Os resultados de desempenho em pacientes com audição residual que foram implantados com arranjos-padrão são comparáveis àqueles em pacientes que inicialmente receberam um eletrodo híbrido e, subsequentemente, foram reimplantados com o arranjo padrão?

Recentemente, Carlson *et al.*[55] descreveram quatro pacientes que experimentaram perda auditiva pós-operatória retardada após implantação com o aparelho Nucleus Hybrid S8. Eles receberam reimplantação com o aparelho Nucleus Freedom ou Nucleus 5 usando o arranjo Contour Advance. O desempenho pós-revisão demonstrou desempenho melhorado de percepção da fala e todos os sujeitos.

Direções Futuras

Implantar um eletrodo dentro da cóclea de um paciente com audição residual teria sido impensável apenas 15 anos atrás. As subseções seguintes discutem novas áreas de exploração em crianças e adultos com audição residual.

Crianças

A equipe de pesquisa Iowa University Cochlear Implant recentemente implantou oito crianças com CIs bilaterais: um ouvido com um eletrodo longo padrão e o outro com o eletrodo de pesquisa Hybrid S12. O objetivo do estudo de exequibilidade foi determinar se estas crianças se desempenhariam tão bem quanto crianças que recebem eletrodos longos bilaterais. Dados preliminares são disponíveis destas crianças usando a Preschool Language Scale-3 (PLS-3), uma ferramenta padronizada e normalizada para avaliar crianças da idade de 2 até 7 anos de idade. As crianças no estudo cravaram uma média de 80 (variação 73–87). O escore médio de crianças com eletrodos longos bilaterais é 83. Estes dados sugerem que o uso de um eletrodo curto unilateral fornece informação auditiva adequada nas situações testadas. As crianças neste pequeno estudo tinham apenas 12 a 24 meses de idade à implantação, tornando necessário o acompanhamento a longo prazo para determinar se as tendências vistas neste estudo são de longa duração.[56]

Zumbido

Pacientes com zumbido podem ser incapacitados pela sua condição. Van de Heyning *et al.*[57] implantaram uma série de pacientes com surdez unilateral e zumbido debilitante intratável, com melhora significante no volume do zumbido percebido pelos pacientes e na qualidade de vida global. Embora estes pacientes tivessem perda auditiva unilateral, sua queixa principal era zumbido perturbador.

Surdez Unilateral

Tratamento de perda auditiva grave a profunda unilateral incluiu adaptação de encaminhamento de sinal contralateral bilateral (BiCROS) ou aparelho de audição ancorado no osso (BAHA). Embora estas opções ofereçam uma solução, elas não fornecem os benefícios da audição binaural porque o som é dirigido da pior orelha para a melhor orelha, e muitos pacientes ficam insatisfeitos com os resultados. Estudos recentes mostraram que implantação coclear em pacientes com surdez unilateral obtém benefício substancial em uma variedade de tarefas difíceis de audição.[57-61] A pesquisa está continuando para determinar as variáveis que poderiam impactar na capacidade de uma pessoa de fundir o sinal acústico (orelha normal) e um estímulo elétrico (orelha implantada).

Eletrodo

No futuro, o comprimento do eletrodo poderia ser dependente do substrato neural residual. Aqueles com limiares relativamente maus a 1.500 Hz poderiam ser melhores candidatos a um eletrodo de 16 mm, enquanto os sujeitos com limiares relativamente bons a 1.500 Hz (70 a 80 dB) poderiam ser capazes de se adaptar a um eletrodo mais curto que tem menor risco de perda auditiva. Estes conceitos estão sendo estudados atualmente.

Poucos teriam imaginado o progresso que foi feito nos últimos 30 anos a respeito de implantação coclear. O futuro promete ser igualmente estimulante. Desenvolvimentos em *hardware* (desenho de eletrodos) e *software* (estratégias de processamento da fala) trouxeram importante melhora à vida de muitos pacientes. A prática e tecnologia florescendo atrás da cirurgia de implantação coclear de preservação da audição prometem expandir estes benefícios a uma população muito maior com audição comprometida.

Conclusão

- Benefícios da estimulação combinada elétrica e acústica foram demonstrados desde fins dos anos 1990 e incluem discriminação melhorada da fala, audição no ruído e apreciação de música.
- Preservação da audição residual de baixas frequências durante cirurgia de implante é realizável e desejável.
- Aspectos técnicos da preservação de audição residual de baixas frequências a fim de possibilitar estimulação elétrica e acústica combinadas envolvem utilização de técnicas cirúrgicas e desenhos de eletrodos aperfeiçoados.
- Desenhos de eletrodos visando a preservação da audição envolveram desenvolver eletrodos mais curtos, inserir parcialmente eletrodos padrão e fabricar eletrodos mais finos e mais flexíveis. A pesquisa continua procurando comprimento ideal de eletrodo.
- Técnicas cirúrgicas visando a preservação da audição incluem minimizar trauma de perfuração e trauma de forças de inserção.
- Investigações de estratégias de processamento e técnicas de programação apropriadas para maximizar os estímulos acústicos e elétricos têm continuado. Estes estudos incluem estimulação bimodal.

Referências

1. Ching TY, Dillon H, Byrne D. Speech recognition of hearing-impaired listeners: predictions from audibility and the limited role of high-frequency amplification. J Acoust Soc Am 1998;103:1128-1140
2. Hogan CA, Turner CW. High-frequency audibility: benefits for hearing-impaired listeners. J Acoust Soc Am 1998;104:432-441
3. Rizer FM, Arkis PN, Lippy WH, Schuring AG. A postoperative audiometric evaluation of cochlear implant patients. Otolaryngol Head Neck Surg 1988;98:203-206
4. Kiefer J, Gstoettner W, Baumgartner W et al. Conservation of low-frequency hearing in cochlear implantation. Acta Otolaryngol 2004;124:272-280
5. von Ilberg C, Kiefer J, Tillein J et al. Electric-acoustic stimulation of the auditory system. New technology for severe hearing loss. ORL J Otorhinolaryngol Relat Spec 1999;61:334-340
6. Gantz BJ, Turner C, Gfeller KE, Lowder MW. Preservation of hearing in cochlear implant surgery: advantages of combined electrical and acoustical speech processing. Laryngoscope 2005;115:796-802
7. James C, Albegger K, Battmer R et al. Preservation of residual hearing with cochlear implantation: how and why. Acta Otolaryngol 2005;125:481-491
8. Lenarz T, Stover T, Buechner A et al. Temporal bone results and hearing preservation with a new straight electrode. Audiol Neurootol 2006;11 Suppl 1:34-41
9. Skarzynski H, Lorens A, Piotrowska A, Anderson I. Partial deafness cochlear implantation provides benefit to a new population of individuals with hearing loss. Acta Otolaryngol 2006;126:934-940
10. Büchner A, Schüssler M, Battmer RD, Stöver T, Lesinski-Schiedat A. Lenarz T. Impact of low-frequency hearing. Audiol Neurootol 2009;14 Suppl 1:8-13
11. Ching TY, Incerti P, Hill M. Binaural benefits for adults who use hearing aids and cochlear implants in opposite ears. Ear Hear 2004;25:9-21
12. Dorman MF, Gifford RH, Spahr AJ, McKarns SA. The benefits of combining acoustic and electric stimulation for the recognition of speech, voice and melodies. Audiol Neurootol 2008;13:105-112
13. Firszt JB, Reeder RM, Skinner MW. Restoring hearing symmetry with two cochlear implants or one cochlear implant and a contralateral hearing aid. J Rehabil Res Dev 2008;45:749-767
14. Qin MK, Oxenham AJ. Effects of introducing unprocessed low-frequency information on the reception of envelope-vocoder processed speech. J Acoust Soc Am 2006;119:2417-2426
15. Fraysse B, Macías AR, Sterkers O et al. Residual hearing conservation and electroacoustic stimulation with the nucleus 24 contour advance cochlear implant. Otol Neurotol 2006;27:624-633
16. Gstoettner WK, van de Heyning P, O'Connor AF et al. Electric acoustic stimulation of the auditory system: results of a multi-centre investigation. Acta Otolaryngol 2008;128:968-975
17. Reiss LA, Turner CW, Erenberg SR, Gantz BJ. Changes in pitch with a cochlear implant over time. J Assoc Res Otolaryngol 2007;8:241-257
18. Gantz BJ, Hansen MR, Turner CW, Oleson JJ, Reiss LA, Parkinson AJ. Hybrid 10 clinical trial: preliminary results. Audiol Neurootol 2009;14 Suppl 1:32-38
19. Lenarz T, Stöver T, Buechner A, Lesinski-Schiedat A, Patrick J, Pesch J. Hearing conservation surgery using the Hybrid-L electrode. Results from the first clinical trial at the Medical University of Hannover. Audiol Neurootol 2009;14 Suppl 1:22-31
20. Turner CW, Gantz BJ, Vidal C, Behrens A, Henry BA. Speech recognition in noise for cochlear implant listeners: benefits of residual acoustic hearing. J Acoust Soc Am 2004;115:1729-1735
21. Nelson PB, Jin SH, Carney AE, Nelson DA. Understanding speech in modulated interference: cochlear implant users and normal-hearing listeners. J Acoust Soc Am 2003;113:961-968
22. Zhang T, Dorman MF, Spahr AJ. Information from the voice fundamental frequency (F0) region accounts for the majority of the benefit when acoustic stimulation is added to electric stimulation. Ear Hear 2010;31:63-69
23. Gfeller K, Turner C, Oleson J et al. Accuracy of cochlear implant recipients on pitch perception, melody recognition, and speech reception in noise. Ear Hear 2007;28:412-423
24. Brockmeier SJ, Peterreins M, Lorens A et al. Music perception in electric acoustic stimulation users as assessed by the Mu.S.I.C. test. Adv Otorhinolaryngol 2010;67:70-80
25. Gfeller KE, Olszewski C, Turner C, Gantz B, Oleson J. Music perception with cochlear implants and residual hearing. Audiol Neurootol 2006;11 Suppl 1:12-15
26. Ni D, Shepherd RK, Seldon HL, Xu SA, Clark GM, Millard RE. Cochlear pathology following chronic electrical stimulation of the auditory nerve. I: Normal hearing kittens. Hear Res 1992;62:63-81
27. Xu J, Shepherd RK, Millard RE, Clark GM. Chronic electrical stimulation of the auditory nerve at high stimulus rates: a physiological and histopathological study. Hear Res 1997;105:1-29
28. Gantz BJ, Rubinstein JT, Tyler RS et al. Long-term results of cochlear implants in children with residual hearing. Ann Otol Rhinol Laryngol Suppl 2000;185:33-36
29. Gantz BJ, Turner CW. Combining acoustic and electrical hearing. Laryngoscope 2003;113:1726-1730
30. Reiss LA, Gantz BJ, Turner CW. Cochlear implant speech processor frequency allocations may influence pitch perception. Otol Neurotol 2008;29:160-167
31. Yao WN, Turner CW, Gantz BJ. Stability of low-frequency residual hearing in patients who are candidates for combined acoustic plus electric hearing. J Speech Lang Hear Res 2006;49:1085-1090
32. Skarzynski H, Lorens A, Matusiak M et al. Partial deafness treatment with the nucleus straight research array cochlear implant. Audiol Neurootol 2012;17:82-91
33. Pau HW, Just T, Bornitz M, Lasurashvilli N, Zahnert T. Noise exposure of the inner ear during drilling a cochleostomy for cochlear implantation. Laryngoscope 2007;117:535-540
34. Gstoettner WK, Helbig S, Maier N, Kiefer J, Radeloff A, Adunka OF. Ipsilateral electric acoustic stimulation of the auditory system: results of long-term hearing preservation. Audiol Neurootol 2006;11 Suppl 1:49-56
35. Di Nardo W, Cantore I, Melillo P, Cianfrone F, Scorpecci A, Paludetti G. Residual hearing in cochlear implant patients. Eur Arch Otorhinolaryngol 2007;264:855-860
36. Balkany TJ, Connell SS, Hodges AV et al. Conservation of residual acoustic hearing after cochlear implantation. Otol Neurotol 2006;27:1083-1088
37. Garcia-Ibanez L, Macias AR, Morera C et al. An evaluation of the preservation of residual hearing with the Nucleus Contour Advance electrode. Acta Otolaryngol 2009;129:651-664
38. Prentiss S, Sykes K, Staecker H. Partial deafness cochlear implantation at the University of Kansas: techniques and outcomes. J Am Acad Audiol 2010;21:197-203
39. Roland JT. A model for cochlear implant electrode insertion and force evaluation: results with a new electrode design and insertion technique. Laryngoscope 2005;115:1325-1339
40. Aschendorff A, Kromeier J, Klenzner T, Laszig R. Quality control after insertion of the nucleus contour and contour advance electrode in adults. Ear Hear 2007;28 Suppl:75S-79S
41. Skinner MW, Holden TA, Whiting BR et al. In vivo estimates of the position of advanced bionics electrode arrays in the human cochlea. Ann Otol Rhinol Laryngol Suppl 2007;197:2-24
42. Arnoldner C, Gstoettner W, Riss D et al. Residual hearing preservation using the suprameatal approach for cochlear implantation. Wien Klin Wochenschr 2011;123:599-602
43. Mangus B, Rivas A, Tsai BS, Haynes DS, Roland JT. Surgical techniques in cochlear implants. Otolaryngol Clin North Am 2012;45:69-80

44. Briggs RJ, Tykocinski M, Xu J et al. Comparison of round window and cochleostomy approaches with a prototype hearing preservation electrode. Audiol Neurootol 2006;11 Suppl1:42-48
45. Li PM, Wang H, Northrop C, Merchant SN, Nadol JB. Anatomy of the round window and hook region of the cochlea with implications for cochlear implantation and other endocochlear surgical procedures. Otol Neurotol 2007;28:641-648
46. Roland PS, Wright CG, Isaacson B. Cochlear implant electrode insertion: the round window revisited. Laryngoscope 2007;117:1397-1402
47. Todt I, Basta D, Ernst A. Does the surgical approach in cochlear implantation influence the occurrence of postoperative vertigo? Otolaryngol Head Neck Surg 2008;138:8-12
48. LehnhardtE. HNO 1993;41:356-359
49. Gantz BJ, Turner C. Combining acoustic and electrical speech processing: Iowa/Nucleus hybrid implant. Acta Otolaryngol 2004;124:344-347
50. Roland JT, Zeitler DM, Jethanamest D, Huang TC. Evaluation of the short hybrid electrode in human temporal bones. Otol Neurotol 2008;29:482-488 [511 Carlson ML, Driscoll CL, Gifford RH et al. Implications of minimizing trauma during conventional cochlear implantation. Otol Neurotol 2011;32:962-968
52. Skarzynski H, Lorens A, Piotrowska A, Anderson I. Partial deafness cochlear implantation in children. Int J Pediatr Otorhinolaryngol 2007;71:1407-1413
53. Hodges AV, Schloffman J, Balkany T. Conservation of residual hearing with cochlear implantation. Am J Otol 1997;18:179-183
54. Waltzman SB. Cochlear implants: current status. Expert Rev Med Devices 2006;3:647-655
55. Carlson ML, Archibald DJ, Gifford RH, Driscoll CL, Beatty CW. Reimplantation with a conventional length electrode following residual hearing loss in four hybrid implant recipients. Cochlear Implants Int 2012;13:148-155
56. Gantz BJ, Dunn CC, Walker EA et al. Bilateral cochlear implants in infants: a new approach–Nucleus Hybrid S12 project. Otol Neurotol 2010;31:1300-1309
57. Van de Heyning P, Vermeire K, Diebl M, Nopp P, Anderson I, De Ridder D. Incapacitating unilateral tinnitus in single-sided deafness treated by cochlear implantation. Ann Otol Rhinol Laryngol 2008;117:645-652
58. Vermeire K, Van de Heyning P. Binaural hearing after cochlear implantation in subjects with unilateral sensorineural deafness and tinnitus. Audiol Neurootol 2009;14:163-171
59. Vermeire K, Nobbe A, Schleich P, Nopp P, Voormolen MH, Van de Heyning PH. Neural tonotopy in cochlear implants: an evaluation in unilateral cochlear implant patients with unilateral deafness and tinnitus. Hear Res 2008;245:98-106
60. Arndt S, Aschendorff A, Laszig R et al. Comparison of pseudobinaural hearing to real binaural hearing rehabilitation after cochlear implantation in patients with unilateral deafness and tinnitus. Otol Neurotol 2011;32:39-47
61. Firszt JB, Holden LK, Reeder RM, Waltzman SB, Arndt S. Auditory abilities after cochlear implantation in adults with unilateral deafness: a pilot study. Otol Neurotol 2012;33:1339-1346

19 Percepção de Música

Alexis Roy e Charles J. Limb

Introdução

O mundo auditivo consiste em uma ampla gama de sons que podem ser divididos, a *grosso modo*, em categorias linguística e não linguística, com a última categoria incluindo sons de música e ambientais. Avanços notáveis na tecnologia de implante coclear (CI) ocorreram nas últimas décadas, tais que a maioria dos usuários de CI obtêm, rotineiramente, boa compreensão da fala. Apesar destas conquistas, no entanto, a percepção de música permanece essencialmente limitada para estes pacientes. Em geral, música é um estímulo acústico muito mais complexo que linguagem, tal que a representação grosseira da informação acústica fornecida pelos aparelhos CI (embora suficiente para inteligibilidade da fala) é insuficiente para percepção satisfatória de música. Essas limitações são ainda mais agravadas pela inexistência de programas de reabilitação em música e pela exposição mínima a ambientes de escuta de música da maioria dos usuários de CI. Nada obstante, os usuários de CI expressam a aspiração a apreciar música novamente, e classificam a música como o estímulo acústico mais importante na sua vida depois da fala.[1] Como resultado, cientistas e fabricantes de implantes colocaram um foco cada vez maior em identificar e melhorar as áreas de má percepção de música.

Os estudos que visam avaliar as capacidades atuais de percepção de música com CI podem ser descritos de maneira ampla em duas categorias baseadas no seu método de avaliação. A primeira abordagem de teste – de natureza mais psicofísica – quantifica a capacidade dos usuários de CI de perceber corretamente diferentes características da música. A segunda abordagem de teste – de natureza mais subjetiva – avalia a qualidade do som e apreciação global de música dos usuários de CI, tipicamente através de métodos com base em questionário. De uma forma interessante, a capacidade dos usuários de CI de perceber atributos individuais da música não tem relação nítida com a apreciação da música, o que sugere que ambos os tipos de abordagens de estudo são necessários para fornecer uma avaliação abrangente da percepção de música mediada por CI.[2,3]

Precisão Perceptual

Embora música possa ser difícil de definir quantitativamente, ela pode ser descrita como uma forma integrada de som composta de variados aspectos rítmicos, melódicos, harmônicos e tímbricos. Como resultado, muitos estudos de percepção de música desconstruíram a música nestes componentes fundamentais (ritmo, frequência, melodia e timbre) e avaliaram a capacidade dos usuários de CI de perceber estes atributos por meio de medidas psicofísicas de avaliação. Embora o uso de estímulos musicais desconstruídos não seja representativo da maioria das situações de escuta do mundo real, uma vez que a música é experimentada, perceptualmente, como um todo orgânico em vez de um agregado de elementos individuais, esta abordagem desconstruída proporcionou aos cientistas os benefícios da identificação, de uma maneira sistemática e rigorosa, quais os componentes da música são difíceis de perceber para os usuários de CI.

Ritmo

Ritmo se relaciona com as características temporais da música que são tipicamente percebidas na escala de tempo de segundos. Os elementos rítmicos, que dão origem à "batida" da música, geralmente são organizados de acordo com um medidor subjacente, ou "pulso". Dos componentes elementares da música, ritmo é a característica mais facilmente percebida pelos usuários de CI, principalmente atribuível à alta fidelidade temporal dos aparelhos CI. Os estudos psicofísicos sugerem que os usuários de CI se desempenham de modo comparável a ouvintes com audição normal (NH) em uma variedade de tarefas rítmicas.

Em um estudo, Kong *et al.*[4] avaliaram a capacidade dos usuários de CI para detectar alterações sutis no tempo (ritmo). Nesta tarefa, um par de padrões rítmicos foi apresentado no qual um foi tocado a um ritmo padrão de 60, 80, 100 ou 120 batidas por minuto (bpm) e o outro foi tocado em um ritmo ligeiramente mais rápido. Os participantes foram instruídos a selecionar que ritmo no par era mais rápido em ritmo. Os limiares de discriminação de ritmo foram ligeiramente mais altos para os usuários de CI que para ouvintes com NH para todas as condições, mas esta diferença foi insignificante. No mesmo estudo, os autores também testaram a proficiência dos usuários de CI em identificar um padrão rítmico apresentado. Os estímulos incluíram sete padrões de 4 batidas em que a segunda batida era permutada e a 8ª e a 16ª notas (as batidas restantes foram quartas notas). Os participantes foram solicitados e selecionar qual dos sete padrões foi apresentado. O desempenho pelos usuários de CI variou de quase perfeito a 75% correto, enquanto ouvintes NH tiveram perto de 100% de precisão. Além da pressão de percepção rítmica relativamente preservada, Limb *et al.*[8] demonstraram que os usuários de CI se desempenharam igualmente bem aos ouvintes NH ao reproduzirem padrões simples de quatro batidas percutindo o ritmo previamente escutado em um teclado.

Os estudos perceptuais de ritmo descritos até agora usaram estímulos com padrões de batida relativamente simples na escala temporal de segundos, o que levantou a questão de se déficits de ritmo de grau mais fino estão sendo despercebidos. Para expor possíveis efeitos de teto, Campos *et al.*[6] realizaram um teste de padrões de duração (DPT) no qual padrões rítmicos foram criados para expor possíveis prejuízos temporais na escala de tempo de milissegundos. Foram criados estímulos combinando batidas de frequência fixa curtas (S; 250 ms) ou longas (L; 500 ms) em seis padrões rítmicos: LLS, LSL, LSS, SLL, SLS e SSL. Os usuários de CI tiveram uma precisão média de 60% correta na identificação do padrão apresentado, em comparação com precisão de 63% dos ouvintes NH (as diferenças foram insignificantes).

Um estudo mais recente realizado por Kim *et al.*[7] avaliou perceptos "relógios" rítmicos internos, pelo qual os ouvintes estabelecem uma expectativa de batida temporal para estímulos auditivos apresentados isocronamente (*i. e.,* batidas apresentadas a intervalos de tempo iguais). Usuários de CI e ouvintes NH tiveram apresentação de três batidas isócronas e a quarta batida era perfeitamente isócrona ou anisócrona (1/16, 1/8 ou 3/16 de uma batida mais cedo ou mais tarde) (▶ Fig. 19.1). Os participantes tinham que indicar se a quarta batida foi cedo, tarde ou isócrona em relação ao início que seria predito pelo relógio rítmico induzido pelas primeiras três batidas. Usuários de CI e ouvintes NH foram similarmente aptos nesta tarefa. A evidência assim sugere que os usuários de CI se desempenham comparáveis aos ouvintes NH mesmo nas mais difíceis tarefas rítmicas observadas.

Frequência

De todas as características musicais, frequência é a mais difícil para os usuários de CI, e o aspecto mais crítico dos prejuízos na percepção de música. Frequência é um elemento fundamental da música que se relaciona com a percepção subjetiva da frequência fundamental de um tom. No sistema auditivo normal, a frequência é codificada tanto pelo local de estimulação ao longo da cóclea (i. e., lugar-frequência) quanto pela velocidade com a qual as fibras nervosas, se descarregam (i. e., velocidade-frequência).[8] Nos usuários de CI, lugar-frequência pode ser representada pela colocação do eletrodo ao longo da cóclea, tal que os eletrodos localizados mais basalmente provocam perceptos de frequência mais alta do que os localizados apicalmente.[9] Também foi mostrado que os usuários de CI são capazes de usar velocidade de estimulação como a base para diferentes perceptos de frequência, de tal modo que velocidades mais altas evocam perceptos de frequência mais altos.[10,11] Entretanto, informação de lugar-frequência fornece dicas dominantes para percepção de frequência em audição elétrica. Testes de avaliação psicofísica sugerem que a resolução de frequência é, em grande, parte precária na maioria dos usuários de CI em comparação com ouvintes NH, e variável através da população usuária de CI.

Percepção de frequência é comumente avaliada usando-se tarefas de classificação de frequência, nas quais os participantes devem indicar que tom em um par é de mais alta frequência. Sucher e McDermott[12] apresentaram pares de tons complexos do mundo real que variavam por um semitom ou seis semitons. Os participantes tinham que indicar qual dos dois era de frequência mais alta. Os usuários de CI foram apenas 49% corretos em identificar a frequência mais alta com um semitom de diferença e 60% corretos com separações de seis semitons. Os ouvintes NH foram significativamente melhores nesta tarefa, com escores de 81,2 e 89% para as separações de um semitom e seis semitons, respectivamente. Um estudo subsequente por Kang et al.[13] com 42 usuários de CI relatou limiares que variaram de um a oito semitons com uma média de três semitons.

Música raramente é composta de frequências isoladas solitárias. Por essa razão, os estudos mais recentes avaliaram a capacidade dos usuários de CI de perceber estímulos nos quais múltiplos tons estão presentes (chamados frequências polifônicas). Percepção de frequências polifônicas tende a ser uma tarefa mais difícil do que percepção de frequência monofásica, em virtude da superposição da representação de frequências em condições polifônicas. Um estudo realizado por Donnelly et al.[14] comparou a capacidade de usuários de CI e de ouvintes NH para detectar a presença de frequência polifônica. Um estímulo foi composto de um, dois ou três tons, cada um com diferentes frequências fundamentais (F_0). Os participantes indicaram se um, dois ou três tons estavam presentes. Os usuários de CI foram significativamente piores que ouvintes NH em identificar o número de frequências apresentado. Além disso, os usuários de CI desempenharam-se perto do acaso em reconhecer os estímulos com dois e três frequências, fornecendo evidência de que os usuários de CI experimentam fusão perceptual de múltiplas frequências em uma. Um estudo subsequente por Brockmeier et al.[15] comparou a capacidade dos usuários de CI e ouvintes NH para discriminar se dois acordes apresentados eram o mesmo ou diferentes, quando cada acorde era composto de três tons de piano diferentes. Os usuários de CI também se saíram significativamente pior nesta tarefa que os ouvintes NH.

Melodia

Melodia pode geralmente ser definida como uma série de frequências apresentadas sequencialmente durante o tempo de tal modo que elas constituem uma frase musical. Melodia é comumente avaliada pedindo-se aos usuários de CI para identificar melodias simples, bem conhecidas (p. ex., "parabéns pra você", "pisca-pisca"). Uma vez que o padrão rítmico das notas pode fornecer dicas sobre a identidade da melodia,[16] as notas são geralmente apresentadas isocronamente, de modo que as notas mais longas são representadas em padrões de oito notas. Em um estudo realizado por Kang et al., a precisão de reconhecimento de melodia (12 canções familiares) variou de 0 a 94% (média 25%) nos usuários de CI, em comparação com uma precisão média de 87,5% dos ouvintes NH.[13] Os estudos

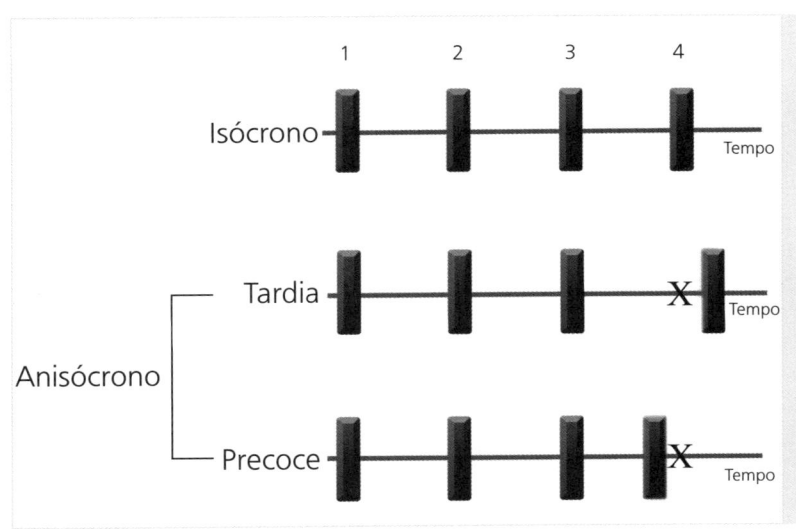

Fig. 19.1 Representação esquemática do paradigma de "relógio" interno. Quando uma série de batidas isócronas é apresentada (painel de cima), o ouvinte estabelece uma expectativa sobre quando os batimentos subsequentes devem ocorrer. Em 2010, Kim et al. avaliaram se esta expectativa estava preservada em usuários de CI. Cada categoria de estímulos auditivos consistiu em quatro batidas percussivas (barras verticais grossas), as primeiras três das quais eram perfeitamente isócronas. A quarta batida ocorreu isocronamente (painel de cima), ligeiramente mais tarde que o esperado (painel do meio), ou ligeiramente mais cedo do que o esperado (painel de baixo). O X indica quando a quarta batida isócrona deveria ocorrer. (Adaptada de Kim I, Yang E, Donnelly PJ, Limb CJ. Preservation of rhythmic clocking in cochlear implant users: a study of isochronous versus anisochronous beat detection. Trends Amplif 2010;14:164–169. Reimpressa com permissão.)

também sugerem que o reconhecimento de melodia dos usuários de CI tende a melhorar quando as melodias são compostas de tons puros (em oposição a tons complexos) e quando os tons abrangem as faixas de frequência da fala para as quais o aparelho está otimizado.[17] Não surpreendentemente, os usuários de CI também são menos precisos que os ouvintes NH quando solicitados a identificar canções complexas do mundo real (p. ex., "Thriller" de Michael Jackson).[18]

Identificação de contorno melódico (MCI) é uma abordagem nova para quantificar percepção de melodia. Neste método, uma série de frequências é apresentada e o ouvinte deve indicar a forma global da melodia (▶ Fig. 19.2). Este método tem vários benefícios com relação ao reconhecimento de melodia tradicional, um deles sendo que familiaridade prévia com a canção não é requerida para esta tarefa. Além disso, os intervalos entre as notas podem ser sistematicamente variados para melhor quantificar os intervalos necessários para identificar as relações entre as notas.

Galvin et al.[19] criaram nove contornos melódicos, cada um com cinco notas de igual duração. Os intervalos (i. e., distâncias entre notas adjacentes) foram variados de um a cinco semitons. O desempenho dos usuários de CI na tarefa MCI foi variável, com escores variando de 14 a 91% correto. Em geral, os escores melhoraram com o aumento dos intervalos de separação entre as notas. Em um estudo de acompanhamento, Galvin e Fu testaram desempenho em MCI usando amostras de piano que eram passadas em filtros de banda a quatro intervalos diferentes, de modo a conter dicas de F_0 somente (faixa de baixas frequências), harmônicos de ordem mais baixa (faixa de frequências médias), harmônicos de ordem mais alta (faixa de altas frequências), ou todos os harmônicos (faixa completa de frequências).[20] Em comparação com ouvintes NH (que foram precisos com todas as faixas de frequências), os usuários de CI demonstraram o melhor desempenho com a faixa de frequências médias. Isto sugere que a remoção das frequências mais altas e mais baixas pode simplificar o contorno melódico para os usuários de CI, desse modo reduzindo qualquer descombinação potencial entre F_0 e componentes harmônicos.

Embora a percepção de melodia tenda a ser pobre nos usuários de CI, a presença de dicas rítmicas e letra pode ajudar os usuários de CI no reconhecimento melódico.[4,21,16,22,23] Gfeller et al.[16] observaram que os usuários de CI foram melhor em identificar melodias com componentes altamente rítmicos (p. ex., notas colcheias pontuadas, notas em trio), em oposição a melodias compostas principalmente de notas de igual duração. Em outro estudo, usuários de CI tiveram apresentação de dois conjuntos de melodias familiares: um conjunto continha somente informação melódica (i. e., todas as notas eram isócronas). Os escores dos usuários de CI foram mais de 50 pontos percentuais melhores quando as melodias continham dicas rítmicas.[4] Leal et al.[22] demonstraram que os usuários de CI têm mais perícia em reconhecer canções de ninar quando são apresentadas letras. Só 3% dos usuários de CI (n = 29) foram capazes de identificar mais de metade das canções quando as letras estavam ausentes. Em comparação, 96% dos usuários de CI puderam identificar mais de metade das canções quando as letras estavam presentes.

Timbre

Timbre é, às vezes, denominado "qualidade do tom" ou "cor do tom", e é definido como as características que distinguem dois sons que são iguais em frequência e intensidade (volume).[24] Ele é um percepto multidimensional cujas mais fortes propriedades acústicas são relacionadas com o invólucro espectral e temporal e a estrutura fina espectral para ouvintes NH. Timbre é criticamente importante para apreciação de música e permite aos ouvintes distinguir entre duas vozes ou dois instrumentos musicais que estão cantando ou tocando a mesma nota. Por essa razão, timbre é comumente avaliado pedindo-se aos usuários de CI para identificar diferentes instrumentos.[21,22,25-27]

Houve vários estudos de reconhecimento de timbre com usuários de CI. Um estudo em grande escala por Kang et al.[13] testou a capacidade dos usuários de CI (n = 42) de reconhecer um conjunto fechado de oito gravações de instrumentos musicais reais (i. e., piano, violino, violoncelo, violão, trompete, flauta, clarinete e saxofone) tocando melodias novas idênticas. Usuários de CI foram significativamente menos precisos em identificação de instrumentos (escores variaram de 20,8 a 87,5% [média 45,3% corretos] do que os ouvintes NH [média 94,2% corretos]). Geralmente a confusão de instrumentos dos usuários de CI se estende entre famílias de instrumentos.[28] Por exemplo, usuários de CI confundem um trompete (instrumento da família dos metais) com um clarinete (instrumento da família das madeiras). Em comparação, os ouvintes NH tendem a confundir instrumentos dentro da mesma família. Adicionalmente, a precisão de identificação de instrumentos dos usuários de CI tipicamente diminui quando o instrumento tem acompanhamento de instrumentos de fundo.[29] Usuários de CI também são menos proficientes do que ouvintes NH quando solicitados a identificar o número de instrumentos presentes em uma peça musical.[15]

De um modo interessante, os usuários de CI são mais peritos em identificar instrumentos percussivos (p. ex., tambores) do que instrumentos não percussivos (p. ex., flauta), e confusão tende mais a ocorrer dentro do grupo percussivo ou não percussivo, em oposição entre os dois grupos.[28] Instrumentos percussivos têm iní-

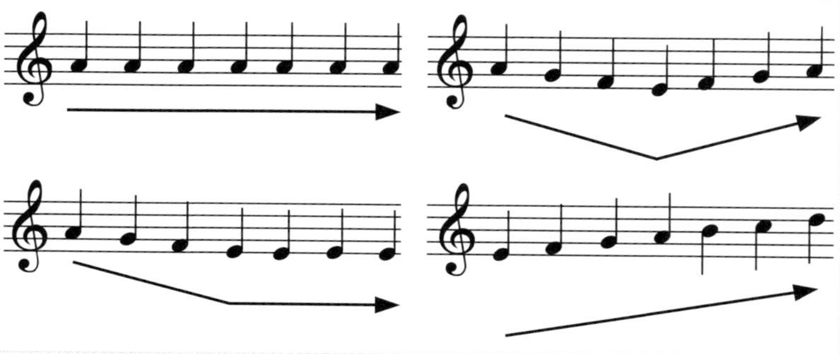

Fig. 19.2 Representação de contorno melódico. Um contorno (ou forma) de uma melodia pode ser derivada com base na relação em frequência entre notas sucessivas. Por exemplo, uma seção de uma melodia que contém uma série de notas aumentando em frequência (painel embaixo à direita) pode ser descrita como tendo um contorno melódico "subindo". Muitos usuários de CI têm dificuldade em identificar o contorno de melodias simples com espaçamento de semitons como as aqui mostradas. O desempenho pode melhorar à medida que o número de semitons entre notas sucessivas é aumentado, uma vez que as mudanças na direção da frequência se tornam mais fáceis de perceber.

cios de ataque com invólucro temporal muito proeminente, fornecendo evidência preliminar de que esta característica acústica (*i. e.*, forma do invólucro temporal) poderia ser uma dica saliente para percepção de timbre mediada por CI (▶ Fig. 19.3).

Para explorar mais a fundo esta possibilidade, Heng et al.[30] avaliaram as contribuições relativas do invólucro temporal *versus* estrutura fina para percepção de timbre usando "quimeras" musicais – estímulos auditivos que continham o invólucro de um instrumento e a estrutura fina de outro instrumento. Foi observado que os ouvintes NH utilizavam informação do invólucro e da estrutura fina intercambiavelmente para identificação de instrumento, enquanto usuários de CI dependiam pesadamente de dicas de invólucro. Em 2011, usando técnicas de escalas multidimensionais para derivar um espaço perceptual de timbre mediado por CI, Kong et al.[31] observaram que a percepção de timbre foi altamente correlacionada com as características do invólucro temporal e apenas fracamente correlacionada com características espectrais. Tomados juntos, estes estudos sugerem que os usuários de CI são em grande parte incapazes de perceber dicas espectrais que são altamente relevantes para percepção de timbre em ouvintes NH, assim oferecendo uma possível explicação para as deficiências de percepção de timbre mediada por CI.

Métodos/Apreciação de Avaliação Subjetiva

Música é um estímulo acústico abstrato com interpretações altamente subjetivas para cada ouvinte que dependem de uma variedade de fatores, como treinamento musical e fundamentos culturais. Música também serve como uma forma importante de arte na nossa sociedade, realçando a importância da experiência estética da percepção da música para o ouvinte. Por estas razões, percepção de música não pode ser examinada unicamente como uma função de exatidão perceptual, conforme descrito acima. Portanto, esforços de pesquisa examinaram os aspectos mais subjetivos da percepção de música, como prazer, hábitos de escuta, e qualidade do som musical.

Prazer da Música e Hábitos de Escuta

Apreciação de música é comumente avaliada usando-se questionários subjetivos.[1,23,32] Migirov et al.[33] estudaram 53 usuários de CI e pediram aos participantes para graduarem sua apreciação de música em uma escala de 0 (nada absolutamente) a 10 (muita) antes da perda da audição e depois da implantação. As graduações diminuíram, significativamente, de 7,9 antes da instalação da surdez a 6,1 depois da implantação. Em 2008, Lassaletta et al.[34] implementaram um escala tipo Likert (1 ponto para "discorda fortemente" e 4 pontos para "concorda fortemente") para avaliar a extensão da apreciação de música de usuários de CI. Similarmente, este estudo relatou que o prazer da música diminuiu significativamente depois da implantação coclear.

Apreciação de música para usuários de CI pode ser influenciada por numerosos fatores, incluindo a seleção de música específica e o ambiente de escuta. Por exemplo, música familiar, linhas rítmicas claras e ambientes silenciosos de escuta são fatores que tendem a aumentar o prazer da música, enquanto salas ruidosas e ecoicas foram descritas como fatores que impedem apreciação.[34] Curiosamente, fatores demográficos, como idade à implantação, sexo, duração da surdez, tipo de aparelho ou estratégia de processamento do CI, e escores de fala não são significativamente relacionados com o prazer musical autorrelatado.[33] Diferentemente dos escores de fala que mostram melhoras até 5 anos pós-implantação, por experiência unicamente, apreciação de música não parece melhorar significativamente com o tempo por escuta incidental. Por exemplo, Gfeller et al.[35] registraram escores de apreciação de música durante duas visitas anuais consecutivas de 209 usuários de CI. As graduações não mudaram, significativamente, dentro deste período.

Diversos estudos relataram que os hábitos de escutar música tendem a diminuir após implantação, em comparação com antes da perda de audição.[33,35,36] A maioria dos usuários de CI pesquisados ouvia menos de 2 horas de música por semana. Entretanto, uma pequena parte dos usuários de CI toma parte em atividades musicais, como comparecer a concertos e tocar instrumentos.[33] As limitações atuais da audição elétrica a tornam menos que ideal para

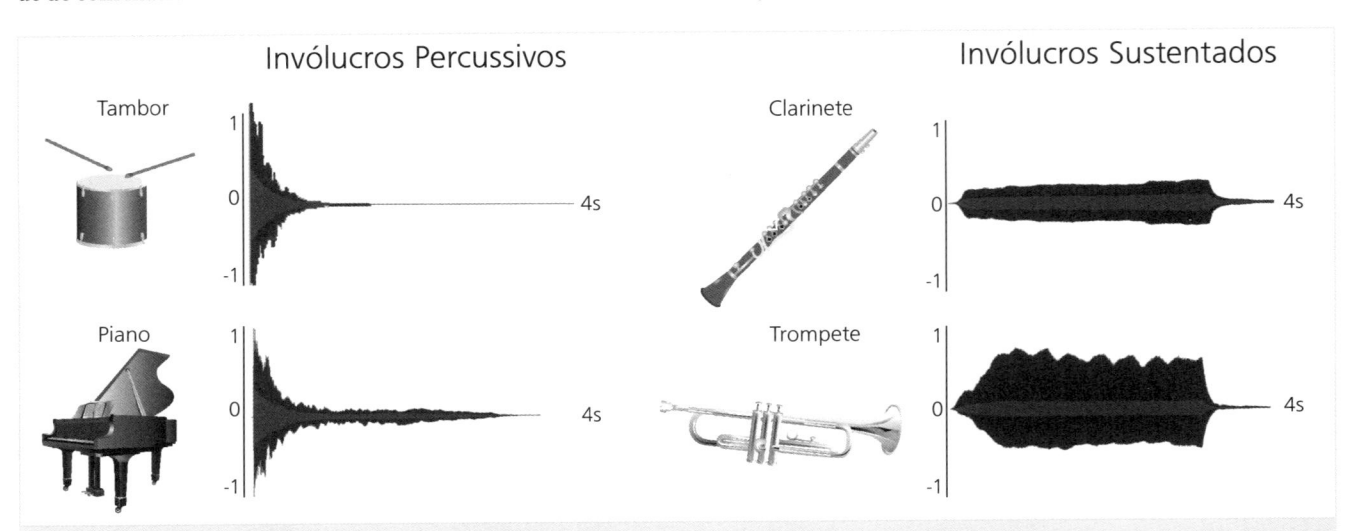

Fig. 19.3 O traçado de onda acústico de vários instrumentos tocando uma única nota. Cada instrumento produz uma forma de invólucro característica, que contribui para uma qualidade de timbre única percebida pelos ouvintes. Os traçados podem ser agrupados em invólucros percussivos e sustentados com base na sua forma global. As características distintas dos invólucros percussivos, como seus ataques afiados e decaimentos exponenciais, ajudam os usuários de CI a identificar instrumentos deste grupo. Nota: o eixo *x* represente tempo (segundos) e o eixo *y* representa a amplitude proporcional ao nível de voltagem do *output* de áudio resultante.

escuta musical. Inobstante, usuários de CI são capazes de aproveitar os atributos acústicos que são efetivamente transmitidos pelo aparelho de CI, como dicas rítmicas e faladas. Ouvir música com fortes componentes rítmicos e acompanhar os componentes das letras (com auxílios visuais conforme necessário) parece melhorar a experiência de ouvir música.

Qualidade Musical do Som

Qualidade do som é mais comumente avaliada usando-se escalas análogas visuais (VASs). Neste método, os usuários de CI devem graduar onde a sua qualidade percebida do som musical cai com relação a adjetivos bipolares (p. ex., agradável–desagradável, natural–mecânico) que estabelecem, qualitativamente, os extremos absolutos das escalas.[26] Graduações de qualidade de som podem ser fornecidas retrospectivamente ou enquanto ouvindo na realidade os estímulos; a última condição fornece uma medida mais rigorosa, porque não exige a lembrança de uma experiência precedente de escuta e, portanto, não é impedida por questões relacionadas com a memória. Em um protocolo de estudo retrospectivo com VAS por Lassaletta et al.,[34] as graduações médias de qualidade de som (dentro de 100 pontos) foram em média 58 para "gosta–não gosta", 58 para "soa como música–não soa como música", 49 para "natural–mecânica" e 45 para "fácil de acompanhar–difícil de acompanhar". Em 2011, Looi et al.[37] implementaram uma bateria de teste de graduação de qualidade de música na qual usuários de CI ouviram estímulos musicais do mundo real e forneceram graduações de VAS de aprazibilidade, naturalidade e riqueza. Globalmente, as graduações tenderam a cair na faixa média da escala de graduação, similarmente aos estudos previamente descritos que usaram esses métodos de VAS.

Roy et al.[38] projetaram um método para quantificar prejuízos de qualidade de som musical mais sistematicamente, chamado Cochlear-Implant MUltiple Stimulus with Hidden Reference and Anchor (CI-MUSHRA) (▶ Fig. 19.4) Neste método, os participantes recebem um conjunto de versões de qualidade de som de um dado estímulo musical, no qual um parâmetro acústico específico foi sistematicamente alterado (geralmente degradado) a vários graus entre as versões. Os participantes são solicitados a graduar as diferenças relativas de qualidade de som percebidas entre as

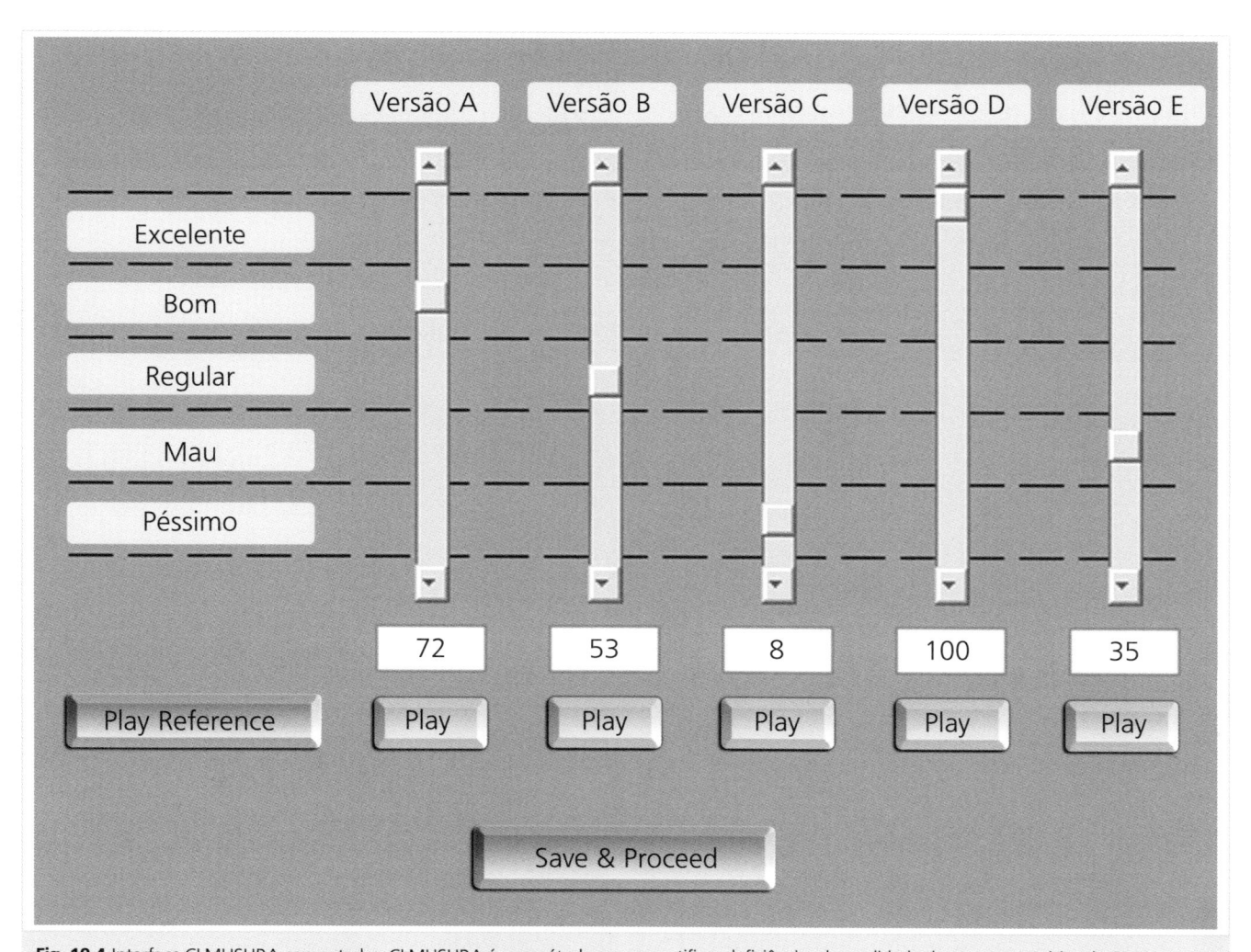

Fig. 19.4 Interface CI-MUSHRA computador. CI-MUSHRA é um método para quantificar deficiências de qualidade de som em usuários de CI. Neste paradigma, os participantes recebem apresentação de uma referência rotulada (i. e., estímulo original), e uma série de versões de qualidade de som do estímulo original (versões A a E). Os participantes são instruídos a escutar a referência rotulada e cada estímulo de teste pelo menos uma vez, e, então, graduar a qualidade de som de cada versão usando uma chave deslizante-marcadora. (Adaptada de Roy AT, Jiradejvong P, Carver C, Limb CJ. Assessment of sound quality perception in cochlear implant users during music listeninc. Otol Neurotol 2012;33:319–327. Reimpressa com permissão.)

diferentes versões do estímulo musical original (em oposição aos métodos de VAS nos quais os usuários de CI graduam a qualidade de som de um estímulo único usando adjetivos subjetivos). A quantidade de alteração necessária para provocar um impacto deletério percebido na qualidade do som pode ser usada como um indicador quantitativo de como uma característica auditiva específica afeta a qualidade de som musical para usuários de CI. Usando este método, os autores determinaram que os usuários de CI estavam perdendo até 400 Hz de informação de baixo (baixa frequência) que estava impactando negativamente em sua percepção de qualidade de som musical. Prevê-se que este método possa ser aplicado para quantificar mais a fundo as características acústicas específicas da música que contribuem para percepção de má qualidade do som.

Atividade Cortical durante Percepção de Música Mediada por Implante Coclear

Os estudos apresentados até aqui focalizaram análises psicofísicas ou autorrelatadas da percepção de música em usuários de CI. Limb et al.[5] realizaram a primeira investigação por neuroimagem da percepção mediada por CI para melhor compreender a relação entre atividade cerebral cortical funcional e estímulos musicais percebidos. Neste estudo, 10 usuários de CI e 10 ouvintes NH foram submetidos à tomografia de emissão positrônica de $H_2^{15}O$ (PET) para rastrear fluxo sanguíneo cerebral – um correlato bem estabelecido da atividade metabólica cerebral. Os padrões de ativação cortical auditiva foram registrados durante três condições diferentes de audição: a condição de melodia consistiu em uma série de melodias populares (p. ex., *Yankee Doodle Dandy*); a condição de ritmo consistiu em padrões rítmicos; e a condição de linguagem consistiu em sentenças tiradas da bateria de testes de sentenças do Central Institute of the Deaf (CID).

Os usuários de CI exibiram maior ativação do córtex temporal, em comparação com os ouvintes NH para todas as condições testadas (▶Fig. 19.5). Em particular, a maior atividade dos usuários de CI (em comparação com ouvintes NH) foi vista na condição de linguagem e a mais fraca com a condição de melodia. Uma vez que a linguagem é mais facilmente percebida que melodia pelos usuários de CI, os autores sugerem uma possível conexão entre desempenho auditivo e intensidade de ativação cortical. É plausível que a ativação exaltada reflita um esforço aumentado dos usuários de CI para perceber estímulos auditivos, o que, por sua vez, poderia facilitar percepção auditiva. As diferenças corticais menos significantes durante a condição de melodia podem oferecer uma explicação possível para o mau desempenho dos usuários de CI durante tarefas relacionadas com melodia.

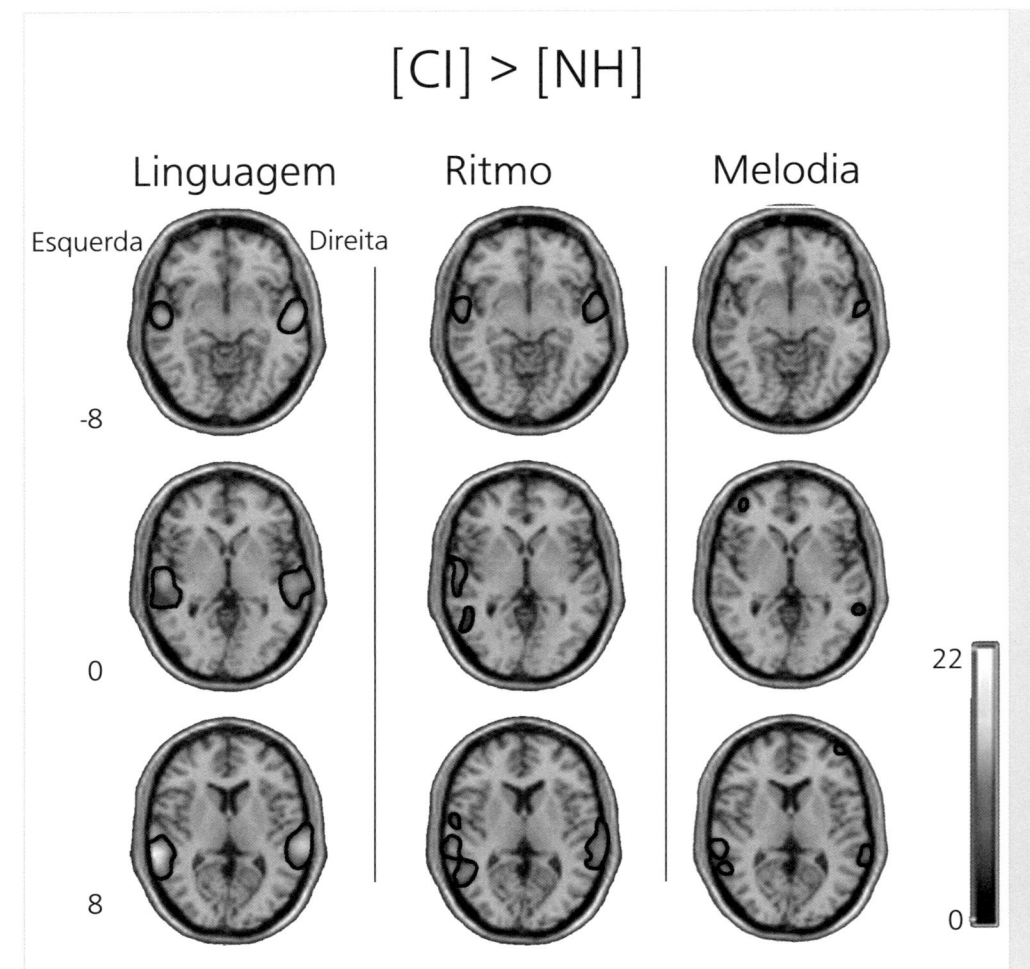

Fig. 19.5 Mapas de ativação dos contrastes entre usuários de CI e ouvintes NH. Usuários de CI demonstraram atividade exaltada nos córtices temporais com as condições de linguagem, ritmo e melodia, em comparação com os ouvintes NH. As regiões de ativação estão delineadas por linhas pretas. Todas as ativações foram obtidas usando-se um limiar de $p < 0,001$. A barra escala mostra intensidade do escore-t (entre 0 e 22) de ativação. Intensidade de escore t corresponde a regiões circunscritas por linhas pretas. (Adaptada de Limb CJ, Molloy AT, Jiradejvong P, Braun AR. Auditory cortical activity during cochlear implant-mediated perception of spoken language, melody, and rhythm. J Assoc Res Otolaryngol 2010;11:133–143. Reimpressa com permissão.)

Técnicas para Melhoria da Percepção de Música

Treinamento de Música

Embora capacidades perceptuais não pareçam melhorar com o tempo como resultado de exposição auditiva regular, diversos estudos indicam que programas de treinamento musical podem melhorar a percepção de música após implantação. Em 2002, Gfeller *et al.*[26] demonstraram que os usuários de CI que participaram em um programa de treinamento de 12 semanas exibiram importantes melhorias em reconhecimento de timbre e apreciação de timbre com relação a um grupo-controle de usuários de CI com exposição apenas incidental à música durante suas rotinas diárias. Em 2009, Driscoll *et al.*[39] relataram que o tipo de programa de treinamento afeta a extensão da melhora no que diz respeito à identificação de instrumentos musicais. Programas que ofereceram informação instrucional sobre os instrumentos musicais e *feedback* sobre o progresso dos participantes resultaram em melhoras mais significantes do que apenas *feedback* isoladamente ou apenas exposição repetida aos estímulos musicais sem *feedback* ou instrução. Além disso, Galvin *et al.*[40] observaram que usuários de CI musicalmente experientes se desempenharam comparavelmente a ouvintes NH em várias tarefas de MCI, e treinamento MCI para usuários de CI menos experientes resultou em desempenho melhorado. Estes resultados e estudos similarmente descritos sugerem que programas de reabilitação de música poderiam trazer benefícios importantes aos usuários de CI.

Estimulação Eletroacústica

Um pequeno subconjunto da população com CI retém audição acústica residual em baixas frequências que é geralmente amplificada com o uso de um aparelho de audição. Combinar audição acústica com audição elétrica (também denominada estimulação eletroacústica [EAS], ou audição bimodal) pode melhorar a percepção de música.[41] Esta audição acústica residual de baixas frequências pode fornecer importante informação de estrutura fina e perceptos F_0. Kong *et al.*[42] testaram reconhecimento de melodia em cinco usuários de CI com perda auditiva moderada a grave (abaixo de 1.000 Hz) no ouvido não implantado que era ajudado com um aparelho de audição. O teste foi realizado em três condições de audição: implante somente, aparelho de audição somente, e implante com aparelho de audição combinados. O reconhecimento médio de melodia na condição aparelho de audição unicamente foi 45%, o que foi 17 pontos percentuais melhor do que a condição de implante unicamente. Curiosamente, os escores foram muito semelhantes entre as condições de aparelho de audição somente e combinada. Estudos separados sugerem que escores de graduação de frequência e discriminação de frequência são significativamente melhores nos usuários de EAS em comparação com usuários de CI unicamente.[1,43] Além disso, os usuários de CI relatam que EAS é extremamente apreciável para ouvir música.[44] Pesquisa significativa permanece por ser feita sobre a viabilidade de preservação da audição de baixas frequências nos usuários de CI, e os benefícios potenciais desta audição residual para percepção de música.

Adaptação do Mapa de Frequências

A fim de transmitir informação de frequência, o aparelho de CI imita o mapa de lugar-frequência que ocorre intrinsecamente no interior da cóclea, tal que os eletrodos mais basais codificam frequências mais altas e os eletrodos mais apicais codificam frequências mais baixas. Esta organização de frequências produzida pelo arranjo de eletrodos implantado é comumente chamada mapa eletrodo-lugar. O mapa eletrodo-lugar em usuários de CI é programado de acordo com o mapa de frequência-lugar encontrado na audição normal (*i. e.*, a função frequência-posição de Greenwood[45]). Evidência sugere, no entanto, que há uma descombinação entre o mapa eletrodo-lugar e o mapa tonotópico que ocorre intrinsicamente, tal que a estimulação de um dado eletrodo produz um percepto de frequência diferente da frequência designada para esse eletrodo.[46-49] Uma representação tonotópica de frequência acurada é necessária para percepção de frequência complexa nos ouvintes NH, e um mapa eletrodo-lugar mais exato poderia melhorar a percepção de música nos usuários de Ci.[50] Em 2011, Di Nardo *et al.*[51] realinharam os mapas eletrodo-lugar em 10 usuários de CI com audição acústica residual. Para fazer isso, o grupo estimulou um eletrodo dentro do arranjo, enquanto, simultaneamente, apresentava estímulo acústico contendo tons puros de diferentes frequências. Os participantes foram solicitados a indicar o tom acústico que melhor combinava com a frequência provocada pela estimulação elétrica. Este procedimento foi repetido até que o melhor pareamento foi encontrado para vários eletrodos dentro do arranjo. A percepção de música foi então avaliada com os mapas de frequência convencionais e com os mapas de frequência realinhados. Os escores de graduação de frequência, MCI e identificação de instrumentos melhoraram imediatamente após mapas realinhados, e ainda maiores melhorias foram demonstradas depois de 1 mês de prática com mapas realinhados. Entretanto, apenas a melhora com MCI 1 mês mais tarde foi estatisticamente significativa. Adicionalmente, seis usuários de CI relataram que, subjetivamente, aquela música soava "mais agradável" com os novos mapas, e oito usuários de CI escolheram manter o novo mapa para escuta diária, mesmo em situações não musicais.

Infelizmente, realinhamento do mapa usando comparações elétricas e acústicas não é exequível para a maioria dos usuários de CI sem audição acústica residual. Como estratégia alternativa, Spahr *et al.*[52] realinharam mapas de frequência apresentando múltiplas versões de melodias familiares (conhecidas dos participantes antes da perda auditiva) nas quais os intervalos entre as notas foram aumentados ou diminuídos. Os participantes foram solicitados a indicar qual versão da melodia soava mais parecida com a que eles lembravam. Se a diferença entre os intervalos das notas fosse grande demais, então a melodia deveria soar "achatada", e se a diferença entre os intervalos das notas fosse grande demais, então a melodia deveria soar "esticada". Foi previsto que a versão da melodia que soava mais correta (*i. e.*, mais "afinada") ocorreria quando o mapa eletrodo-lugar fosse mais bem alinhado com os perceptos de frequência dos ouvintes. Dentre os 11 usuários de CI testados, no entanto, sete demonstraram pouca confiabilidade em identificar um espaçamento preferido frequência-eletrodo. Estes resultados mais provavelmente refletem os perceptos fracos de frequência para a maioria dos usuários de CI em virtude do padrão largo de ativação neural associado à estimulação elétrica. Embora mais trabalho seja claramente necessário para examinar esta abordagem, redução da dispersão da corrente pode resultar em ajustamento de mapa mais confiável com esta técnica.

Em outra tentativa de melhorar os mapas eletrodo-lugar, Kasturi e Loizou[53] modificaram as bancadas de filtros do processador de fala. O aparelho de CI tradicionalmente utiliza filtros com espaçamento logarítmico para alocar larguras de bandas de frequências aos canais, e esses filtros ajudam o reconhecimento da fala. Diferentemente da fala, no entanto, a música ocidental é composta de uma escala baseada em separações de semitons. Este grupo redesignou as bancadas de filtros do processador de fala de filtros com espaçamento logarítmico para larguras de bandas dos filtros que correspondiam ao espaçamento de semitons encontrado na música. Reconhecimento de melodia foi testado em quatro condições diferentes de bancadas de filtros: 12 canais cada um com uma largura de banda do filtro de um semitom, seis canais cada um com uma largura de banda do filtro de dois semitons, quatro canais cada um com uma largura de banda do filtro de três semitons, e dois canais cada um com largura de banda do filtro de seis semitons. Foi observado que os usuários de CI exibiram melhores escores de reconhecimento de melodia com o filtro espaçado de um, dois e três semitons, em comparação com os filtros convencionais espaçados logaritmicamente. Estes resultados indicam que espaçamento de filtro por semitons pode potencialmente aumentar o acesso a dicas de lugar-frequência (espectrais), que, por sua vez, podem aumentar percepção de melodia e qualidade de som musical.

Estratégias de Processamento

Os processadores de CI têm sido desenhados para transmissão de informação de fala, o que leva a dificuldades imediatas quando aplicados a estímulos musicais. Novas estratégias que fornecem transmissão mais fiel das características acústicas específicas da música oferecem o potencial de percepção melhorada de música mediada por CI. Uma estratégia dessas é chamada direcionamento de corrente, ou o uso de "canais virtuais". Estimulando regiões entre eletrodos adjacentes físicos, é criado um percepto de frequência intermediário das frequências produzidas por estimulação de um ou outro eletrodo adjacente. Isto pode melhorar a resolução de frequência aumentando o número de canais espectrais além do número físico de contatos de eletrodos. Luo et al.[55] avaliaram a capacidade dos usuários de CI de identificar contornos de frequências quando utilizando estimulação de canal virtual. Os contornos foram criados aplicando-se um padrão de três pulsos consecutivos ao eletrodo par apical, eletrodo par basal, ou um canal virtual localizado a meio caminho entre o par de eletrodos adjacentes. A maioria dos usuários de CI foi capaz de identificar o contorno de frequência acima do nível de acaso dos três pares de eletrodos testados. Outros estudos indicam que usuários de CI relatam qualidade melhorada do som musical com a estratégia Hi-Res Fidelity 120 (da Advanced Bionics Corporation), em que são utilizados canais virtuais, em comparação com a estratégia padrão Hi-Res em que o espectro de frequência é limitado ao número físico de eletrodos.[55,56] Adicionalmente, Filipo et al.[55] descreveram uma correlação entre o número de canais virtuais percebidos pelos usuários de CI e seus escores de qualidade.

A maioria dos aparelhos atuais transmite informação limitada de cronologia-fina que é necessária para percepção satisfatória de música.[46,57] A estratégia Med-El Fine Structure Processing (FSP), atualmente em uso clínico generalizado, é destinada a fornecer melhor informação de estrutura fina aos eletrodos mais apicais variando as frequências de estimulação para combinar com a cronologia fina do estímulo acústico. Em 2011, Looi et al.[37] compararam a graduação da qualidade de som musical entre a estratégia FSP e uma estratégia precedente sem codificação explícita de estrutura fina. Os resultados mostraram que os usuários de CI que eram acostumados com a estratégia FSP forneceram graduações mais altas de qualidade de som musical. Entretanto, depois de acostumados à estratégia padrão (sem informação de estrutura fina adicional), não houve diferença significante nas graduações entre as estratégias de processamento, sugerindo que a relação entre FSP e percepção de qualidade musical permanece por ser adicionalmente esclarecida.

Outra técnica para melhorar informação de estrutura fina foi desenvolvida por Laneau et al.[58] Este grupo modificou o atual esquema de processamento codificador de combinação avançado (ACE), de tal modo que a informação temporal de frequência foi explicitamente codificada. Neste novo esquema de processamento, chamado "F_0 mod", a frequência fundamental (F_0) foi extraída do estímulo chegando e todos os canais são modulados com 100% de amplitude à frequência F_0, tal que informação temporal adicional da frequência F_0 foi explicitamente fornecida a todos os eletrodos estimulados pela via do padrão de pulsos elétricos. Quando utilizando a estratégia "F_0 mod", os usuários de CI exibiram melhor discriminação de F_0 das notas musicais (para F_0 até 250 Hz). Um estudo subsequente por Milczynski et al.[59] demonstrou que modulações de amplitude em F_0 foram suficientes para melhorar graduação de frequência, MCI e reconhecimento de melodia.

Conclusão

Percepção de música é o mais difícil estímulo auditivo para usuários de CI, e como tal, a capacidade de perceber música com sucesso representa o pináculo do desempenho auditivo para os usuários de CI. Infelizmente, a maioria dos usuários de CI demonstra desempenho extremamente mau em tarefas musicais relacionadas com frequência, melodia e percepção de timbre. Adicionalmente, apreciação musical e qualidade de som são diminuídas após implantação em muitos recebedores. É imperativo que esforços futuros de reabilitação sejam dirigidos para percepção de música em particular, adicionalmente à percepção de linguagem. Os autores acreditam que esses esforços dirigidos para melhorar percepção de música deverão se traduzir por largas melhorias durante uma ampla variedade de ambientes de audição. Treinamento musical, em conjunção com avanços em tecnologia de aparelho de CI e estratégias de processamento, devem resultar em significantes avanços da percepção de música mediada por CI no futuro.

Referências

1. Gfeller K, Christ A, Knutson JF, Witt S, Murray KT, Tyler RS. Musical backgrounds, listening habits, and aesthetic enjoyment of adult cochlear implant recipients. J Am Acad Audiol 2000;11:390-406
2. Lassaletta L, Castro A, Bastarrica M et al. [Musical perception and enjoyment in post-lingual patients with cochlear implants] Acta Otorrinolaringol Esp 2008;59:228-234
3. Gfeller K, Oleson J, Knutson JF, Breheny P, Driscoll V, Olszewski C. Multivariate predictors of music perception and appraisal by adult cochlear implant users. J Am Acad Audiol 2008;19:120-134

4. Kong YY, Cruz R, Jones JA, Zeng FG. Music perception with temporal cues in acoustic and electric hearing. Ear Hear 2004;25:173-185
5. Limb CJ, Molloy AT, Jiradejvong P, Braun AR. Auditory cortical activity during cochlear implant-mediated perception of spoken language, melody, and rhythm. J Assoc Res Otolaryngol 2010;11:133-143
6. Campos PD, Alvarenga KdeF, Frederigue NB et al. Temporal organization skills in cochlear implants recipients. Braz J Otorhinolaryngol 2008;74:884-889
7. Kim I, Yang E, Donnelly PJ, Limb CJ. Preservation of rhythmic clocking in cochlear implant users: a study of isochronous versus anisochronous beat detection. Trends Amplif 2010;14:164-169
8. Licklider JCR. A duplex theory of pitch perception. Experientia 1951;7:128-134
9. Nelson DA, Van Tasell DJ, Schroder AC, Soli S, Levine S. Electrode ranking of "place pitch" and speech recognition in electrical hearing. J Acoust Soc Am 1995;98:1987-1999
10. Pijl S, Schwarz DW. Melody recognition and musical interval perception by deaf subjects stimulated with electrical pulse trains through single cochlear implant electrodes. J Acoust Soc Am 1995;98:886-895
11. McDermott HJ, McKay CM. Musical pitch perception with electrical stimulation of the cochlea. J Acoust Soc Am 1997;101:1622-1631
12. Sucher CM, McDermott HJ. Pitch ranking of complex tones by normally hearing subjects and cochlear implant users. Hear Res 2007;230:80-87
13. Kang R, Nimmons GL, Drennan W et al. Development and validation of the University of Washington Clinical Assessment of Music Perception test. Ear Hear 2009;30:411-418
14. Donnelly PJ, Guo BZ, Limb CJ. Perceptual fusion of polyphonic pitch in cochlear implant users. J Acoust Soc Am 2009;126:EL128-EL133
15. Brockmeier SJ, Fitzgerald D, Searle O et al. The MuSIC perception test: a novel battery for testing music perception of cochlear implant users. Cochlear Implants Int 2011;12:10-20
16. Gfeller K, Turner C, Mehr M et al. Recognition of familiar melodies by adult cochlear implant recipients and normal-hearing adults. Cochlear Implants Int 2002;3:29-53
17. Singh S, Kong YY, Zeng FG. Cochlear implant melody recognition as a function of melody frequency range, harmonicity, and number of electrodes. Ear Hear 2009;30:160-168
18. Gfeller K, Olszewski C, Rychener M et al. Recognition of "real-world" musical excerpts by cochlear implant recipients and normal-hearing adults. Ear Hear 2005;26:237-250
19. Galvin JJ, Fu QJ, Nogaki G. Melodic contour identification by cochlear implant listeners. Ear Hear 2007;28:302-319
20. Galvin JJ, Fu Q-J. Effect of bandpass filtering on melodic contour identification by cochlear implant users. J Acoust Soc Am 2011;129:EL39-EL44
21. Gfeller K, Lansing CR. Melodic, rhythmic, and timbral perception of adult cochlear implant users. J Speech Hear Res 1991;34:916-920
22. Fujita S, Ito J. Ability of nucleus cochlear implantees to recognize music. Ann Otol Rhinol Laryngol 1999;108:634-640
23. Leal MC, Shin YJ, Laborde ML et al. Music perception in adult cochlear implant recipients. Acta Otolaryngol 2003;123:826-835
24. American National Standards Institute. Terminology A. New York: ANSI, 1960
25. Gfeller K, Knutson JF, Woodworth G, Witt S, DeBus B. Timbral recognition and appraisal by adult cochlear implant recipients and normal-hearing adults. J Am Acad Audiol 1998;9:1-19
26. Gfeller K, Witt S, Adamek M et al. Effects of training on timbre recognition and appraisal by postlingually deafened cochlear implant recipients. J Am Acad Audiol 2002;13:132-145
27. Nimmons GL, Kang RS, Drennan WR et al. Clinical assessment of music perception in cochlear implant listeners. Otol Neurotol 2008;29:149-155
28. McDermott HJ. Music perception with cochlear implants: a review. Trends Amplif 2004;8:49-82
29. Looi V, McDermott H, McKay C, Hickson L. Music perception of cochlear implant users compared with that of hearing aid users. Ear Hear 2008;29:421-434
30. Heng J, Cantarero G, Elhilali M, Limb CJ. Impaired perception of temporal fine structure and musical timbre in cochlear implant users. Hear Res 2011;280:192-200
31. Kong YY, Mullangi A, Marozeau J, Epstein M. Temporal and spectral cues for musical timbre perception in electric hearing. J Speech Lang Hear Res 2011;54:981-994
32. Mirza S, Douglas SA, Lindsey P, Hildreth T, Hawthorne M. Appreciation of music in adult patients with cochlear implants: a patient questionnaire. Cochlear Implants Int 2003;4:85-95
33. Migirov L, Kronenberg J, Henkin Y. Self-reported listening habits and enjoyment of music among adult cochlear implant recipients. Ann Otol Rhinol Laryngol 2009;118:350-355
34. Lassaletta L, Castro A, Bastarrica M et al. Changes in listening habits and quality of musical sound after cochlear implantation. Otolaryngol Head Neck Surg 2008;138:363-367
35. Gfeller K, Jiang D, Oleson JJ, Driscoll V, Knutson JF. Temporal stability of music perception and appraisal scores of adult cochlear implant recipients. J Am Acad Audiol 2010;21:28-34
36. Lassaletta L, Castro A, Bastarrica M et al. Does music perception have an impact on quality of life following cochlear implantation? Acta Otolaryngol 2007;127:682-686
37. Looi V, Winter P, Anderson I, Sucher C. A music quality rating test battery for cochlear implant users to compare the FSP and HDCIS strategies for music appreciation. Int J Audiol 2011;50:503-518
38. Roy AT, Jiradejvong P, Carver C, Limb CJ. Assessment of sound quality perception in cochlear implant users during music listening. Otol Neurotol 2012;33:319-327
39. Driscoll VD, Oleson J, Jiang D, Gfeller K. Effects of training on recognition of musical instruments presented through cochlear implant simulations. J Am Acad Audiol 2009;20:71-82
40. Galvin JJ, Fu QJ, Shannon RV. Melodic contour identification and music perception by cochlear implant users. Ann N Y Acad Sci 2009;1169:518-533
41. Dorman MF, Gifford RH, Spahr AJ, McKarns SA. The benefits of combining acoustic and electric stimulation for the recognition of speech, voice and melodies. Audiol Neurootol 2008;13:105-112
42. Kong YY, Stickney GS, Zeng FG. Speech and melody recognition in binaurally combined acoustic and electric hearing. J Acoust Soc Am 2005;117:1351-1361
43. Gfeller K, Turner C, Oleson J et al. Accuracy of cochlear implant recipients on pitch perception, melody recognition, and speech reception in noise. Ear Hear 2007;28:412-423
44. Sucher CM, McDermott HJ. Bimodal stimulation: benefits for music perception and sound quality. Cochlear Implants Int 2009;10 Suppl 1:96-99
45. Greenwood DD. A cochlear frequency-position function for several species–29 years later. J Acoust Soc Am 1990;87:2592-2605
46. Dorman MF, Smith M, Smith L, Parkin JL. The pitch of electrically presented sinusoids. J Acoust Soc Am 1994;95:1677-1679
47. Boëx C, Baud L, Cosendai G, Sigrist A, Kós MI, Pelizzone M. Acoustic to electric pitch comparisons in cochlear implant subjects with residual hearing. J Assoc Res Otolaryngol 2006;7:110-124
48. Nardo WD, Cantore I, Cianfrone F, Melillo P, Fetoni AR, Paludetti G. Differences between electrode-assigned frequencies and cochlear implant recipient pitch perception. Acta Otolaryngol 2007;127:370-377
49. Baumann U, Nobbe A. The cochlear implant electrode-pitch function. Hear Res 2006;213:34-42
50. Oxenham AJ, Bernstein JG, Penagos H. Correct tonotopic representation is necessary for complex pitch perception. Proc Natl Acad Sci U S A 2004;101:1421-1425
51. Di Nardo W, Scorpecci A, Giannantonio S, Cianfrone F, Paludetti G. Improving melody recognition in cochlear implant recipients through individualized frequency map fitting. Eur Arch Otorhinolaryngol 2011;268:27-39
52. Spahr AJ, Litvak LM, Dorman MF, Bohanan AR, Mishra LN. Simulating the effects of spread of electric excitation on musical tuning and melody identification with a cochlear implant. J Speech Lang Hear Res 2008;51:1599-1606
53. Kasturi K, Loizou PC. Effect of filter spacing on melody recognition: acoustic and electric hearing. J Acoust Soc Am 2007;122:EL29-EL34
54. Luo X, Landsberger DM, Padilla M, Srinivasan AG. Encoding pitch contours using current steering. J Acoust Soc Am 2010;128:1215-1223
55. Filipo R, Ballantyne D, Mancini P, D'elia C. Music perception in cochlear implant recipients: comparison of findings between HiRes90 and HiRes120. Acta Otolaryngol 2008;128:378-381
56. Firszt JB, Holden LK, Reeder RM, Skinner MW. Speech recognition in cochlear implant recipients: comparison of standard HiRes and HiRes 120 sound processing. Otol Neurotol 2009;30:146-152
57. McDermott HJ, McKay CM. Pitch ranking with nonsimultaneous dual-electrode electrical stimulation of the cochlea. J Acoust Soc Am 1994;96:155-162
58. Laneau J, Wouters J, Moonen M. Improved music perception with explicit pitch coding in cochlear implants. Audiol Neurootol 2006;11:38-52
59. Milczynski M, Wouters J, van Wieringen A. Improved fundamental frequency coding in cochlear implant signal processing. J Acoust Soc Am 2009;125:2260-2271

20 Implantes Auditivos de Tronco Cerebral

Shaun D. Rodgers, John G. Golfinos e J. Thomas Roland Jr.

■ Introdução

O implante auditivo de tronco cerebral (ABI) foi desenvolvido em 1979 no House Ear Institute para pacientes ensurdecidos pelos schwannomas vestibulares bilaterais da neurofibromatose tipo 2 (NF-2). Os pacientes com NF-2 tipicamente ficam sem nervos cocleares funcionantes bilateralmente, seja como resultado da cirurgia ou dos próprios tumores, e, como consequência, não derivam nenhum benefício com implantes cocleares. O ABI foi projetado para contornar eficazmente esta desconexão e estimular diretamente o núcleo coclear no tronco cerebral em resposta a estímulos auditivos.

■ História e Desenvolvimento

A neurofibromatose tipo 2 (antigamente "neurofibromatose central") foi descrita pela primeira vez por Wishart em 1822 e é caracterizada por neuromas acústicos bilaterais, meningiomas múltiplos, ependinomas espinais, e cataratas pós-capsulares. A herança é dominante autossômica através de um defeito de gene no cromossomo 22,[1] embora 50% de todos os casos representem mutações esporádicas, e a incidência é 1 em 40.000 nascidos.[2] As formas de Gardner e Wishart da NF-2 representam subtipos de menor e maior gravidade, respectivamente. A forma mais grave tende a se apresentar em idade mais jovem e com tumores mais disseminados pelo sistema nervoso central (CNS). Diferentemente de neurinomas acústicos, os quais tipicamente são bem encapsulados, os tumores da NF-2 tendem a infiltrar difusamente os nervos adjacentes.[3] Os pacientes com NF-2 comumente terminam com perda auditiva total pela época dos seus 20 ou 30 anos.[4]

Os neurinomas acústicos (ou mais corretamente "schwannomas vestibulares") bilaterais da NF-2 tendem a danificar ambos os componentes vestibular e coclear do oitavo nervo craniano.[5] Estes nervos são geralmente sacrificados na cirurgia: assim, os pacientes com NF-2 não são candidatos a implantes cocleares convencionais, uma vez que estes aparelhos requerem um nervo coclear intacto. O ABI foi projetado para contornar esta desconexão estimulando diretamente o núcleo coclear no tronco cerebral. Através do trabalho pioneiro de William F. House e William E. Hitselberger, o primeiro aparelho ABI foi implantado em um recebedor humano em 1979.

O desenho do *hardware* do ABI é semelhante ao de um implante coclear, exceto que o alvo é o núcleo coclear dentro do tronco cerebral em vez da rampa do tímpano dentro da cóclea. Como um implante coclear, há componentes externo e interno. Externamente, um aparelho de audição modificado recebe sinais análogos auditivos e os transmite para um processador de fala miniaturizado. O processador de fala analisa, filtra e digitaliza os sinais e, a seguir, os envia para a bobina transmissora. A bobina transmissora, por sua vez, envia os sinais codificados sob forma de sinais de rádio para o implante embaixo da pele. Internamente, o ABI aplica sinais elétricos ao arranjo de eletrodos de platina sobre o núcleo coclear na superfície dorsolateral do tronco cerebral. A informação resultante concernente à intensidade e frequência pode, então, ser retransmitida dentro do sistema auditivo central como som.[6]

A unidade processadora de som (processador de fala) exige programação apropriada e precisa ser adaptada aos usuários individuais. Programar processador de fala envolve avaliação psicofísica de perceptos auditivos eletricamente induzidos, incluindo limiar, nível de conforto e frequência. Estas medidas são programadas dentro do processador e usadas para controlar a amplitude e os padrões sequenciais de estimulação. Em implantes auditivos multicanais, diferentes locais de estimulação podem gerar diferentes perceptos de frequência para o ouvinte. Alterações no espectro de frequência do som podem, portanto, ser codificadas por alterações apropriadas nos padrões de ativação de eletrodos.[6]

O processador de fala e os eletrodos individuais assumem, essencialmente, o papel da cóclea como um analisador de espectro, decompondo sons complexos nos seus componentes de frequências.[6-8]

O desenho original por House e Hitselberger foi um simples par de eletrodos de bola implantados na substância do núcleo coclear de um único paciente. O núcleo coclear foi escolhido como local de implantação porque ele é a primeira junção neuronal na via auditiva depois do nervo coclear e porque é relativamente acessível à cirurgia. Dois anos depois desta primeira implantação, observou-se que o eletrodo tinha migrado, resultando em perda de sensibilidade auditiva e no desenvolvimento de parestesias na extremidade inferior. O ABI foi subsequentemente substituído por um novo implante projetado para colocação na superfície sobre o nervo coclear. Este novo ABI monocanal era feito de duas placas de platina sobre um portador de malha de Dacron (a malha facilitava desenvolvimento de uma cápsula fibrosa em torno do implante, o que impedia migração). Desenvolvimentos subsequentes em dorso de silicone, malha de Dacron, e fios inelásticos melhoraram a "aderência de conformação" à superfície do tronco cerebral. Estudos de autópsia pelo grupo de Otto confirmara crescimento penetrante de tecido conectivo para dentro da malha têxtil portadora do eletrodo. Dano potencial a estruturas neurais circundantes é minimizado pelo uso de onda bifásica com carga balanceada e assegurando-se que a densidade de carga não exceda 20 microcoulomb (μC)/cm^2/fase.[3,6,9,10]

Em 1991, o número de eletrodos no ABI padrão foi aumentado para três. O aspecto mais importante deste avanço foi a descoberta de que a frequência do som *(pitch)* varia com a localização do eletrodo. Além disso, estudos de implantes cocleares tinham demonstrado melhor reconhecimento de fala como resultado da informação espectral (frequência) com aparelhos multicanais. Subsequentemente, em 1995, Laszig *et al.* desenvolveram o primeiro ABI multicanal consistindo em um arranjo de oito eletrodos de disco de platina. Uma experiência clínica multicêntrica de um ABI multicanal começou nos Estados Unidos em 1994. O ABI em uso atual nos EUA é um implante multicanal com 21 eletrodos dispostos em três fileiras. O arranjo é suficientemente pequeno para caber nos limites do recesso lateral, mas suficientemente grande para que os eletrodos individuais não excedam os valores críticos de densidade de carga que poderiam danificar tecido neural. Uma vez que muitos destes pacientes necessitarão de imagem de ressonância magnética (MRI) após tumores de NF-2, a parte do receptor/estimulador contém um magneto removível. Pós-operatoriamente, a percepção de frequência do paciente pode ser ajustada manipulando-se os locais de estimulação por eletrodo. Entretanto, pelo menos um estudo recente observou que além de um número crítico – talvez sete – há limitada utilidade do número aumentado de eletrodos.

A principal limitação do arranjo de eletrodos de superfície do ABI é a organização tonotópica do próprio núcleo coclear. Esta organização tonotópica é perpendicular à superfície do tronco cerebral, limitando assim a utilidade do arranjo de eletrodos de superfície. Um arranjo de eletrodos penetrante foi usado para melhor acesso a esta organização tonotópica tridimensional do núcleo coclear, mas até esta data sem resultado melhorado. Rauschecker e Shannon[11] acreditaram que avanços em neuroimageamento (p. ex., MRI funcional) e técnicas neurocirúrgicas estereotácticas possibilitarão melhor acesso a pequenas estruturas profundas no tronco cerebral e, assim, melhor representação tonotópica por um eletrodo penetrante. Digno de nota, Colletti et al.[12] consideraram que a descombinação tonotópica entre eletrodo e núcleo (e, portanto, o número limitado de eletrodos que pode ser usado) não é um problema em recebedores não tumorais de ABI uma vez que eles não têm a importante distorção anatômica e funcional das estruturas do tronco cerebral.[2,3,5,7,13,14]

Em uma revisão recente, Colletti et al.[15] apresentaram excelentes resultados em pacientes de NF-2. A maioria dos pacientes com NF-2 mostrou benefício de audição funcional com ABI. Esta melhora consistiu em "consciência" do som melhorada e reconhecimento de estímulos ambientais, bem como leitura labial aperfeiçoada. O impacto pode ser tão grande a ponto de permitir aos pacientes com NF-2 conversar ao telefone. Entretanto, o resultado dos pacientes individuais varia amplamente.

Atualmente, há várias companhias de implantes fabricando arranjos auditivos multicanais de tronco cerebral, como a Cochlear Corporation na Austrália; Med-El na Áustria, e MXM Digisonic na França, entre outras. Embora só o aparelho Nucleus (Cochlear) esteja aprovado para uso nos Estados Unidos, as publicações revistas neste capítulo refletem os resultados descritos com o uso de todos os diferentes aparelhos.

Indicações

O ABI foi desenvolvido primeiro para pacientes com surdez resultando dos neuromas acústicos bilaterais da NF-2. Estudos histológicos demonstraram que estes tumores, embora, geralmente, tenham origem no componente vestibular do oitavo nervo, usualmente invadem em vez de comprimir o nervo a ponto de o tornar não funcional.[1] Sem um nervo coclear funcionante (por causa do próprio tumor ou pela transeção subsequente na cirurgia), estes pacientes não eram candidatos à implantação coclear.

Nos Estados Unidos, os critérios para implantação são (1) idade acima de 12 anos, (2) fala inglesa, (3) altamente motivado a participar e obedecer ao protocolo de acompanhamento, (4) expectativas razoáveis, (5) schwannomas vestibulares bilaterais de NF-2, e (6) psicologicamente estáveis.[5,6] Irradiação prévia de neuromas acústicos não impede colocação de ABI, mas em pelo menos uma série foi proposta a hipótese de ter sido responsável pela deterioração retardada da utilidade do ABI.[16,17]

Mais recentemente em centros fora dos Estados Unidos, ABIs foram implantados em pacientes sem NF-2, mas que são similarmente incapazes de receber implantação coclear. Estas indicações incluíram ossificação da cóclea (uma complicação comum das meningite), neuropatia auditiva grave (uma doença multiforme caracterizada por degeneração do nervo coclear e subsequente perda auditiva neurossensorial, com reconhecimento de palavras reduzido fora de proporção ao limiar para tons puros), trauma/avulsão de nervo coclear, aplasia de nervo coclear, e malformação coclear grave. Notavelmente, estes pacientes tipicamente não têm a distorção extensa da anatomia do tronco cerebral que é comumente associada aos tumores frequentemente grandes dos pacientes com NF-2. Esta ausência de distorção facilita a colocação do ABI em pacientes que não são casos tumorais.[7,12,16,18,19]

O uso do ABI em pacientes não tumorais significou implantação em pacientes progressivamente mais jovens. Colletti et al.[12] implantaram ABIs em pacientes não tumorais surdos congênitos tão jovens como com 14 meses de idade. Ramsden et al.[4] afirmam que "A via auditiva exige estimulação com som nos primeiros anos de vida para que seja programada para futura percepção de fala e consequente produção de linguagem. Próximo aos 4 anos de idade, e certamente próximo aos 6 anos de idade, as vias auditivas estão perdendo sua plasticidade e piores resultados a longo prazo devem ser esperados".

A importância da estimulação precoce do sistema auditivo também foi demonstrada em um relato recente de dois pacientes com surdez congênita em uma orelha e o desenvolvimento subsequente de um schwannoma vestibular na outra orelha. Ambos os pacientes não tiveram sucesso em tentativas iniciais de colocar um implante coclear no ouvido surdo congênito uma vez descoberto o schwannoma vestibular contralateral. Ramsden et al.[4] propuseram a hipótese de que a falta de estimulação do neurônio auditivo de primeira ordem tinha deixado as células do gânglio espiral incapazes de transmitir efetivamente sinais auditivos. Alternativamente, ou adicionalmente, pode ter havido uma perda de corpos celulares no núcleo coclear como resultado da falta de estimulação ipsolateral. Eles salientam que em estudos em roedores, a remoção da cóclea antes do dia 12 (quando começa a audição) resulta na morte de neurônios no núcleo coclear. Ambos os pacientes, subsequentemente receberam um ABI no lado da remoção de tumor.

Operação

Inicialmente, ABIs foram implantados após a remoção do segundo schwannoma vestibular em um paciente com NF-2. Mais recentemente, tornou-se relativamente comum colocar o ABI em seguida à ressecção do primeiro tumor, embora benefício do aparelho não vá ser notado até a remoção do tumor contralateral. Brackmann et al.[3] delinearam três razões para implantar o ABI à primeira ressecção de tumor na NF-2: (1) dar ao paciente experiência com o aparelho antes de perder toda audição; (2) diminuir a distorção anatômica ao tempo da implantação; e (3) reter a opção de implantar no lado contralateral caso a implantação inicial se comprove sem sucesso. Independentemente de se o ABI é colocado após remoção do primeiro ou segundo tumor, ele é quase sempre implantado na primeira operação em determinado lado. Implantação em reoperação é extremamente difícil como resultado de fibrose na área da ressecção prévia.[20] Mais recentemente, a U.S. *Food and Drug Administra-*

tion (FDA) deu permissão para implantação em pacientes com ressecções tumorais bilaterais.

Historicamente, a implantação do ABI foi realizada através de uma via de acesso translabiríntica.[5-7,16] As vantagns propostas desta via de acesso incluem acesso direto ao recesso lateral do quarto ventrículo e à superfície do complexo do núcleo coclear, mínimo afastamento cerebelar, identificação bem cedo do nervo facial, remoção completa do tumor a partir da extremidade lateral do canal auditivo interno, e baixas taxas de morbidade.[6,21] Embora esta permaneça a única via de acesso aprovada pela FDA, outras vias de acesso, incluindo retrossigmóidea e subtonsilar, têm sido usadas internacionalmente.

Colletti *et al.*[22] propuseram as vantagens de uma via de acesso retrossigmóidea como sendo (1) curta duração do procedimento (sem broqueamento extenso com a broca); (2) ausência de risco de contaminação intracraniana pela perfuração das células aéreas mastóideas; (3) possível preservação da audição em alguns pacientes – esta é a sua "principal vantagem" proposta; e (4) estabilização do implante colocando o fio em uma calha escavada na parede posterior do osso temporal petroso, o que pode ajudar a evitar migração pós-implantação.[12] Seki *et al.*[23] advogaram colocação subtonsilar do eletrodo estendendo a craniotomia retrossigmóidea convencional com abertura do forame magno e laminectomia de C1. Eles propuseram as seguintes vantagens da exposição mais larga obtida através desta via de acesso subtonsilar (ou "fissura cerebelobulbar"): (1) ela pode ser melhor para colocar eletrodos penetrantes "de profundidade"; (2) não é afetada por aderências de cirurgia precedente, assim tornando exequível uma segunda operação para ABI; e (3) se necessário, é possível fazer colocação bilateral de eletrodos cortando ambas as tênias e a seguir elevando ambas as tonsilas.

Independentemente da via de acesso empregada, o objetivo é colocar o arranjo de eletrodos diretamente sobre a superfície do complexo do núcleo coclear na superfície dorsolateral do tronco cerebral imediatamente rostral à junção pontobulbar.[24] O núcleo coclear é composto de três subnúcleos: os núcleos cocleares dorsal, ventral superior e ventral inferior. Colocação sobre o componente dorsal é considerada como resultando em menos estímulos não auditivos do que a colocação sobre o componente ventral.[3,18] Diferentemente dos vertebrados inferiores, o núcleo coclear não é visível em inspeção macro ou microscópica. Como tal, marcos anatômicos de superfície são essenciais para colocação correta do ABI. Estes marcos anatômicos incluem o coto do VIII nervo craniano transeccionado, o flóculo do cerebelo, os VII e IX nervos cranianos, o plexo coroide, e as tênias (a inserção da tela corioidea no assoalho do recesso lateral) do forame de Luschka. Destes, o plexo coroide é o mais óbvio e constante porque ele deve sempre sair do ventrículo no forame de Luschka. O núcleo coclear dorsal situa-se quase inteiramente dentro do recesso lateral (forame de Luschka) do quarto ventrículo; resultados ótimos têm sido alcançados colocando-se o ABI completamente dentro do recesso lateral. Isto, frequentemente, pode ser ajudado pela identificação e a seguir transecção da tênia quando ele fica sobrejacente à extensão lateral do recesso lateral. A tênia cruza o núcleo coclear ventral imediatamente medial ao limite do V nervo craniano e VIII nervo craniano. Embora esta relação seja bastante constante, a tênia pode ser difícil de identificar. Identificação da tênia pode ser ajudada achando-se o ápice do ângulo entre o VIII nervo craniano e o IX nervo craniano.[6,21,25-27]

Infelizmente, estes marcos anatômicos são muitas vezes significativamente distorcidos pelos tumores frequentemente grandes dos pacientes com NF-2. Na minoria de pacientes que não recebe sensação auditiva após implantação, dificuldades anatômicas foram geralmente consideradas a causa. No caso de reoperação, gliose pode impedir ainda mais a identificação do núcleo coclear. Certo número de testes eletrofisiológicos, incluindo respostas eletricamente evocadas auditivas do tronco cerebral (EABR), potencial de campo próximo (NFP), telemetria de resposta neural (NRT) e estimulação com uma sonda bipolar, pode ajudar a determinar a localização correta do complexo do núcleo coclear. EABR é uma medida de campo distante da atividade do tronco cerebral. Estimulação do núcleo coclear no EABR deve revelar um padrão de onda mono ou bifásica que se correlaciona aproximadamente com as ondas III e V em traçados de ABR tradicionais. Colocação inadequada do arranjo de eletrodos pode ser detectada com EABR por estimulação de nervo craniano intraoperatória subsequente, respostas miogênicas, alterações nos sinais vitais ou traçado de ondas de EABR ausente.[28] NFP é uma medida de campo próximo ao núcleo coclear.[29] O sensor bipolar consiste em uma placa circuito com quatro eletrodos folheados a ouro que se correlacionam identicamente com quatro dos eletrodos de ABI atuais. Os eletrodos podem ser estimulados através de várias combinações de pares de eletrodos exatamente como o ABI.[30] Colocação correta no recesso lateral pode também ser confirmada notando-se saída de líquido cerebrospinal (CSF) pelo forame de Luschka em seguida a uma manobra de Valsalva induzida pelo anestesiologista. Finalmente, orientar o arranjo de eletrodos de tal modo que os eletrodos dão face medialmente e superiormente maximiza a estimulação do núcleo coclear. Monitorização intraoperatória dos nervos cranianos VII (orbicular da boca), IX e X (músculos faríngeos ipsolaterais) também é essencial.[2,5,7,17,21,31,32]

Friedland e Wackym[33] advogaram o uso de um endoscópio para ajudar na visualização do recesso lateral na cirurgia. Em estudos em cadáver, o endoscópio de 30° foi constatado útil em vias de acesso translabiríntica e retrossigmóidea ao recesso lateral e essencial para a via de acesso da fossa média. Com a via de acesso translabiríntica, o endoscópio permitiu visualização anterior ao flóculo e plexo corioide antes de qualquer afastamento. Isto permitiu visualização precoce das zonas de entrada de raízes dos VIII e IX nervos cranianos ao mesmo tempo preservando as delicadas tênias. Além disso, o forame de Luschka pode ser distinguido de estruturas semelhantes pela visualização direta para dentro do seu recesso lateral com o endoscópio. Mínimo afastamento do cerebelo e flóculo também foi considerado a principal vantagem do uso do endoscópio com a via de acesso retrossigmóidea. O endoscópio foi considerado essencial para a via de acesso pela fossa média, raramente usada, apesar de o risco de lesão do nervo facial ter sido considerado significativo. Na nossa experiência com a via de acesso translabiríntica, nós não tivemos necessidade de endoscópio para localizar o forame de Luschka.

Tratamento Pós-Operatório e Complicações

Estimulação inicial tipicamente ocorre aproximadamente 6 semanas após a cirurgia. Conhecimento das consequências da estimulação do nervo vago e efeitos colaterais não auditivo significantes é essencial. Bradicardia, estimulação de tratos longos motores, vertigem, aperto na garganta e desmaio poderiam ocorrer durante estimulação inicial. Por esta razão, monitorização cardíaca e presença do médico fazia parte do protocolo inicial. O audiologista programador é sempre consciente dos sintomas e pode imediatamente "desprogramar" estímulos adversos. O processador de fala do ABI é a seguir programado com relação a vários perceptos auditivos incluindo limiar, volume, nível de conforto, frequência e redução de sensações não auditivas. O estímulo inicial ocorre durante um período de 3 dias durante várias horas por dia. O processo é geralmente mais complicado que em pacientes com implante coclear pelas razões descritas por Otto e Staller:[34] (1) a presença de sensações não auditivas, (2) o lócus mais central de estimulação, (3) a incerteza e irregularidade da estimulação tonotópica, e (4) potencial doença central pela NF-2. Além disso, a adaptação é um processo dinâmico que exige ajustamentos periódicos para levar em consideração pequenas alterações na percepção auditiva com o correr do tempo.[5,7,8,10,22,35]

Em implantes auditivos de tronco cerebral multicanais, diferentes locais de estimulação por eletrodo podem gerar diferentes perceptos de frequência. Alterações no espectro de frequência dos sons podem assim ser codificados por alterações nos padrões de ativação de eletrodos. O sistema é ajudado pela capacidade de estimular entre qualquer par de eletrodo no arranjo (modo bipolar) ou pelo uso de um eletrodo distante com terra (modo unipolar). Uso do modo monopolar frequentemente permite estimulação a níveis de corrente mais baixos e com menos sensações não auditivas. Escalação e gradação de frequência são dois procedimentos usados para determinar a ordem tonotópica apropriada dos eletrodos. Com escalação de frequência, os eletrodos são simulados e os pacientes são solicitados a atribuir ao som uma "graduação de nitidez" entre 1 (frequência mais baixa) e 100 (frequência mais alta).[6,12,21,22,36] Com graduação de frequência, dois eletrodos são estimulados em sucessão e o paciente é solicitado a determinar qual som tem a frequência mais alta. Com base nestes testes, uma ordem tonotópica apropriada dos eletrodos pode ser determinada. Diferentemente dos implantes cocleares com os quais a ordem tonotópica é regularmente constante de paciente para paciente, a ordem tonotópica nos ABIs pode ser altamente variável entre os pacientes. No grupo de Colletti, os eletrodos mais mediais e caudais tenderem a evocar frequências mais altas.[12] Otto et al.[6] encontraram similarmente frequências mais altas associadas aos eletrodos mais mediais, enquanto Vincent et al.[21] observaram que em três de cinco pacientes testáveis as frequências baixas foram encontradas dorsalmente e as frequências altas foram encontradas ventralmente. De acordo com Kuchta et al.,[7] no entanto, a graduação apropriada da frequência foi de maior importância do que o número absoluto de eletrodos usado. Além disso, de acordo com Otto et al.,[34] em 1995, a capacidade de classificar frequência é considerada correlacionada com reconhecimento melhorado da fala. A capacidade de graduar e escalar frequência pode-se desenvolver com o tempo e deve ser testada em cada acompanhamento mesmo se o paciente for incapaz de fazer isto na afinação inicial.[21]

O Nucleus ABI 22 (oito eletrodos) usa estratégia de processamento da fala de pico espectral (SPEAK). O Nucleus ABI 24 (21 eletrodos) acomoda SPEAK, bem como estratégias de codificador de combinação avançado (ACE) e codificador de amostragem intercalada contínua (CIS).

A estratégia SPEAK fornece o sinal a... 250–300 pulsos/segundo e seleciona o número e localização dos eletrodos a serem estimulados dependendo da intensidade e frequência do sinal que está chegando. A estratégia CIS apresenta altas taxas fixas de estimulação (600 a 1.800 pulsos/segundo) a um pequeno número de canais. A estratégia ACE combina as vantagens de ambas as estratégias SPEAK e CIS usando uma alta taxa de estimulação com seleção dinâmica de eletrodo e um grande número de eletrodos disponíveis.[12]

Goffi-Gomez et al.[37] reviram o uso de ABI em cinco adultos e quatro crianças. Seu grupo observou que três a 19 eletrodos ativos não causaram qualquer sensação não auditiva. Eles todos usaram a estratégia SPEAK com larguras de pulsos de 100 a 300 microssegundos. Seus pacientes tiveram limiares de campo livres com tons chilreados variando de muito branda sensação auditiva de 70 dB nível de audição (HL) a 250 Hz a uma média de tons puros de 45 dB HL. Alguns pacientes não tiveram nenhuma percepção de fala, enquanto outros tiveram reconhecimento de conjunto aberto de 60% de sentenças e ligeira melhora nos escores do teste Infant-Toddler Meaningful Auditory Integration os Sound (IT-MAIS)/MAIS. Goffi-Gomez et al. concluíram que ABI era uma boa opção em adultos e crianças.

Um protocolo de avaliação pós-implantação típico foi descrito por Colletti et al.[12] em 2005. Após ativação inicial às 6 semanas pós-implantação, o paciente é avaliado com 1 mês, 6 meses, 1 ano, e a seguir anualmente dali em diante. Os testes de percepção incluem (1) reconhecimento de sons ambientais, (2) teste de confusão de vogais de conjunto fechado, (3) teste de confusão de consoantes de conjunto fechado, (4) teste de reconhecimento de palavras de conjnto fechado, (5) teste de reconhecimento de sentenças de conjunto aberto e (6) teste de rastreamento da fala.

As principais complicações pós-operatórias são vazamento de CSF, migração de implante e estímulos não auditivos. Vazamento de CSF é tratado com aproximadamente 5 dias de desvio lombar de CSF. Raramente é necessária reoperação e reparação de vazamento. Otto et al.,[6] em 2002. Relataram vazamentos de CSF em dois de 61 pacientes (3,3%), uma porcentagem comparável àquelas de outras craniotomias translabirínticas e não diretamente atribuível à implantação de eletrodo. O grupo de Roland[5] relatou esta complicação em dois de 18 (11%) pacientes. Migração de implante ou colocação aberrante do ABI na cirurgia podem resultar em um número aumentado de sensações não auditivas. Conforme discutido acima, melhoras técnicas como dorso de silicone e fios inelásticos melhoraram a aderência de conformação à superfície do tronco cerebral e, assim, diminuíram a complicação de migração de implante pós-cirurgia.[9] Na série descrita por Kuchta et al.,[7] só um de 61 pacientes "perdeu" mais de um eletrodo com o tempo.

Estímulos não auditivos se desenvolvem em até 42% dos usuários e, assim, merecem consideração especial.[6,21,35,36] Estímulos não auditivos são quase sempre localizados ipsolaterais ao lado de implantação. As sensações não auditivas mais comuns são tonteira e "formigamento" ipsolateral.[12,35,38] Outras sensações incluem "jittering" do campo visual (flóculo do cerebelo), contrações musculares (VII e IX nervos cranianos), e formigamento contralateral. Estes efeitos colaterais são geralmente considerados mínimos pelo paciente e, muitas vezes, são eliminados com ajustamento (geralmente aumentando) da duração do estímulo ou selecionando-se um eletrodo terra diferente. Em uma série, redução de sensações não auditivas foi obtida reduzindo-se a taxa de estimulação;

nenhum efeito foi notado mudando-se a duração do estímulo.[21] Adicionalmente, as sensações não auditivas frequentemente diminuem com o tempo,[5,6,12,36] enquanto 9% dos pacientes desenvolvem sensações não auditivas persistentes.[38]

Estes estímulos não auditivos parecem ser relacionados com uma colocação baixa no, e com protrusão do, recesso lateral.[39] Esta colocação aberrante permite dispersão de corrente fora do núcleo coclear, potencialmente estimulando outros nervos cranianos, o flóculo do cerebelo, o pedúnculo inferior do cerebelo, e o trato espinotalâmico. Estudos por Shannon et al.[39] observaram que estruturas necessitariam estar dentro de 2 mm do eletrodo a fim de serem estimuladas inapropriadamente. Manter o eletrodo dentro dos limites do recesso lateral evitaria esta estimulação inapropriada.[6] Estímulos não auditivos também tendem a ser associados à estimulação dos eletrodos mais mediais e laterais.[6,32]

Rauschecker e Shannon[11] acreditam que avanços no neuroimageamento (p. ex., MRI funcional) e técnicas neurocirúrgicas estereotácticas possibilitarão melhor acesso às pequenas estruturas profundas do tronco cerebral e, assim, melhor representação tonotópica por um eletrodo penetrante.

Colletti et al.[40] reviram as complicações do seu grupo com cirurgia de implante no tronco cerebral em 83 adultos e 31 crianças. Eles concluíram que o ABI teve uma taxa muito baixa de grande complicação, e pequenas complicações foram facilmente controladas. As grandes complicações foram observadas em 16 pacientes (14%), que consistiram em 11 adultos com NF-2, três adultos não tumorais, e duas crianças não tumorais. Pequenas complicações foram observadas em 34 pacientes (29,8%), que consistiram em 20 pacientes com NF-2, nove adultos não tumorais e cinco crianças não tumorais. As grandes complicações incluíram mortalidade perioperatória não relacionada ao ABI, contusão e hemorragia cerebelar, paralisia facial permanente, meningite, lesões dos nervos cranianos inferiores, hidrocefalia e pseudomeningocele. As pequenas complicações incluíram vazamento de CSF, hidrocefalia transitória, seroma da ferida, pequena infecção, disfonia temporária, paralisia facial transitória, problemas de equilíbrio, cefaleia, zumbido, infecção do retalho cirúrgico, problemas do retalho, e infecções em torno do implante. As complicações foram significativamente menores nos pacientes não tumorais do que nos pacientes com NF-2. Entretanto, o potencial de complicações intradurais mais graves com ABI foi notado. Os autores aconselharam uma operação por uma equipe experiente.

Resultados

A efetividade do ABI durante os últimos 25 anos foi bem estudado. Um protocolo de acompanhamento típico envolve testar o paciente cada 3 meses no primeiro ano após a estimulação inicial e a seguir anualmente. Um estudo multi-institucional nos EUA observou que globalmente 81% dos implantados recebiam sensações auditivas. Os resultados são semelhantes àqueles dos implantes cocleares monocanais. O ABI parece funcionar melhor como um intensificador de leitura labial e como ferramenta para detectar e diferenciar sons ambientais. No que concerne ao primeiro, ele é particularmente útil para determinar o ritmo, acento, cronologia e intensidade da fala. Quando combinado com dicas de leitura labial 93% dos pacientes demonstram compreensão melhorada de sentença aos 3 a 6 meses. Discriminação e identificação do som são possíveis, mas reconhecimento significativo de palavras de conjunto aberto é raro.

Em geral, desempenho de percepção de fala e qualidade subjetiva do som são melhores com os pacientes que receberam aparelhos multicanais do que nos 25 pacientes originais que receberam implantes monocanais.[2-4,6,8,17,18,21,30,32,35,41]

Um achado importante é que os pacientes melhoram gradualmente no seu uso do ABI com o tempo, com um estudo observando benefício aumentando tão tardiamente quanto 8 anos após implantação.[6,8,32] Adicionalmente, a avaliação subjetiva do ABI pelo paciente é geralmente mais alta do que seria predito por dados audiométricos objetivos.[41] Testagem de sensação auditiva com dicas visuais tem a maior melhora com o tempo, embora testagem auditiva isolada mostre melhora significante também. Como controle, testagem com visão-somente tende a permanecer estável ao longo do tempo.[2]

Aconselhamento, reabilitação multidisciplinar e treinamento auditivo são adjuntos pós-operatórios importantes para todos os recebedores de ABI. Kanowitz et al.,[5] Lenarz et al.[41] e Otto et al.[6,38] observaram que o aconselhamento pré-operatório a respeito de motivação pessoal, expectativas razoáveis e suporte da família foi de particular importância em pacientes adolescentes. Este aconselhamento deve salientar vários pontos: (1) alguns pacientes não recebem sensações auditivas; (2) o ABI não fornece qualidade de som normal; (3) a maioria dos pacientes com ABI não obtém reconhecimento de palavras de conjunto aberto; (4) acompanhamentos regulares são necessários para otimização do processador de fala; e (5) levará tempo e experiência para desenvolver benefício máximo do ABI.

Otto et al.[6] descreveram seus resultados em 61 pacientes implantados com um ABI de oito eletrodos por NF-2. Seis de 61 (9,8%) pacientes não relataram sensações auditivas úteis, embora um destes pacientes subsequentemente derivasse benefício de um ABI colocado contralateralmente. Eles observaram que os seus pacientes ficaram inicialmente desapontados com os sons "abafados" do novo ABI. Entretanto, a maioria dos pacientes afinal descreveu melhora significante na qualidade do som e desempenho após um período de adaptação e aprendizado. Motivação e persistência, particularmente nos primeiros 3 meses pós-implantação, foram notadas de particular importância para melhoria a longo prazo.

O teste SERT de discriminação do som ambiental foi 50% ou mais correto na maioria dos 61 pacientes. Como com outros parâmetros testados da função do ABI, os escores neste teste melhoraram com experiência. No teste MTS, 87% dos pacientes cravaram acima do acaso em identificação de acento de sílaba. O teste *Northwestern University Children's Perception of Speech* (NU-CHIPS) é um teste de som-somente em conjunto fechado no qual o paciente deve escolher a palavra correta de uma lista de quatro palavras monossílabas rimando. Neste teste, 84% dos recebedores de ABI nesta série cravaram escore significativamente acima do acaso.

Escores em reconhecimento de vogais e consoantes foram globalmente menos impressionantes, apesar de alguns pacientes serem capazes de se desempenhar em altos níveis. Além disso, os investigadores observaram que para alcançar reconhecimento de fala com som-somente, o desempenho do paciente nos testes de vogais e consoantes tem que se aproximar de 50%. Um número pequeno, mas importante de pacientes com ABI foi, subsequentemente, capaz de demonstrar algum nível de reconhecimento de sentença de somente som no teste de sentença da *City University of New York* (CUNY).

Experiência regular com o ABI é importante para melhora continuada. Usuários regulares de ABI com mais de 2 anos de experiência geralmente se desempenharam melhor em todos os testes de percepção de fala do que aqueles com menos experiência. Adicionalmente, os escores no MTS continuaram a melhorar até tão tarde quanto 8 anos pós-implantação. Alguns pacientes eventualmente desenvolveram algum grau de reconhecimento de palavras de conjunto aberto.

Ebinger et al.[42] observaram que 85% dos pacientes recebem algum tipo de sensação auditiva. Lenarz et al.[41] observaram que todos os seus pacientes foram capazes de diferenciar fala de sons ambientais. Adicionalmente, nesse grupo, 73% dos pacientes foram capazes de diferenciar entre vozes de adultos e crianças, 64% foram capazes de distinguir vozes de homens e mulheres, e 82% achavam o ABI "muito útil" para diferenciar sons ambientais (p. ex., telefone tocando e cão latindo). Dois dos 11 usuários regulares de ABI desenvolveram habilidades de conjunto aberto e são capazes de conversar ao telefone. O aparelho parece operar melhor em contextos silenciosos e quanto escutando uma voz familiar; entretanto, de acordo com Lenarz et al.,[41] 90% dos pacientes achavam o aparelho útil mesmo com uma foz não familiar.

Vincent et al.[21,43] descreveram seus resultados com um aparelho de 15 eletrodos desenvolvido na França. Globalmente, 12 de 14 pacientes (86%) conseguiram obter sensações auditivas do seu aparelho. Onze de 14 pacientes (79%) receberam sensações auditivas na testagem inicial após uma via de acesso translabiríntica para colocação do aparelho. Um destes pacientes subsequentemente perdeu sensibilidade auditiva após 2 semanas. Três pacientes que se submeteram a uma via de acesso retrossigmóidea não tiveram sensações auditivas na testagem inicial. Dois destes pacientes foram subsequentemente capazes de alcançar sensação auditiva depois de reoperação por uma via de acesso translabiríntica. Na reoperação, foi observado que o arranjo de eletrodos estava fazendo protrusão do recesso lateral em ambos os pacientes.

No grupo de Vincent, a sensação não auditiva ocorreu em cinco dos 12 pacientes testáveis (42%) e envolveu 12 eletrodos (6,7%). Os efeitos colaterais incluíram "tonteira" (67% das sensações não auditivas), formigamento dos braços ou dos ombros (17% das sensações não auditivas), e "estimulação facial" (16% das sensações não auditivas). Em um paciente, sensações auditivas e não auditivas ("tonteira") emanaram dos mesmos eletrodos. Neste caso, a sensação não auditiva foi eliminada baixando-se a frequência de estimulação. Mudar a duração de estimulação não teve efeito sobre efeitos colaterais não auditivos.

Doze pacientes no grupo de Vincent conseguiam detectar a presença de som ambiental e em média marcaram 63% (variação 0-100%) em reconhecimento de conjunto aberto de som ambiental. Todos os pacientes com visão normal demonstraram leitura labial melhorada no modo som mais visão quando comparado com som-somente. Três de nove pacientes (33%) tiveram pelo menos 15% em modo som somente. Uma paciente foi capaz de conversar no telefone com seus familiares.

Kanowitz et al.,[5] em 2004, relataram que 17 de 18 (94%) pacientes tiveram alguma sensação auditiva à estimulação inicial do aparelho. Entretanto, com 6 meses de acompanhamento um paciente relatou contração muscular pelo nervo facial com estimulação de ruído intenso. Uma tomografia computadorizada (CT) demonstrou que a raquete-eletrodo tinha desviado para uma posição mais lateral. Onze de 18 pacientes usam seus ABIs diariamente durante uma média de 9,6 horas por dia. Pacientes com o implante Nucleus 22 (oito eletrodos) demonstraram escores significativamente maiores que o acaso em testagem MTS Word, MTS Stress e NU-CHIPS (reconhecimento de palavras). Entretanto, em acompanhamento subsequente, só os escores em MTS Word e MTS Stress demonstraram melhoria. Pacientes com o aparelho Nucleus 24 (21 eletrodos) similarmente mostraram escores em MTS Word, MTS Stress e NU-CHIPS que foram significativamente melhores que o acaso. Os escores nos pacientes com Nucleus 24 foram consideravelmente mais altos em todos os testes, mas, em decorrência de grandes desvios-padrão, não significativamente mais altos. Nenhum aparelho demonstrou discriminação de fala de conjunto aberto com o teste de sentenças do Central Institute for the Deaf (CID). Um de 18 pacientes (5,6%) desenvolveu um vazamento de CSF. Nenhum paciente teve uso limitado por causa de efeitos colaterais não auditivos.

Colletti et al.[12] relataram seus resultados com recebedores de ABI tumorais (NF-2) e não tumorais. No seu estudo, todos os 29 (20 adultos, 9 crianças) pacientes recebiam sensações auditivas. Em 1 ano, o escore de reconhecimento de palavras de conjunto fechado auditivo-somente médio em adulto foi 86% (melhorado de 56,6% aos 6 meses) em pacientes não tumorais e 24,5% (melhorado de 19,3%) em pacientes tumorais. O escore de reconhecimento de palavras de conjunto auditivo-somente médio em adulto em 1 ano foi de 63% (melhorado de 35% em 6 meses) em pacientes não tumorais e 12% (melhorado de 9,1%) em pacientes tumorais. Com 1 ano, sete pacientes adultos não tumorais e três pacientes adultos tumorais eram capazes de alcançar algum rastreamento de palavras (melhorados de três e um paciente aos 6 meses, respectivamente). Os melhores resultados nos pacientes não tumorais têm como hipótese serem relacionados com a importante distorção anatômica e funcional causada pelos tumores comprimindo o tronco cerebral. Eles relatam ainda que o progresso em crianças tem lugar "a uma velocidade quase exponencial" nos primeiros meses após ativação.

Colletti et al.[31] relataram seus resultados em três adultos e duas crianças tendo implantado um ABI como procedimento de salvamento após implantação coclear sem sucesso. Os adultos todos sofriam de ossificação coclear completa. Uma criança foi diagnosticada com aplasia de nervo coclear bilateral e a outra com neuropatia auditiva. Todos os três adultos tinham sido incapazes de atingir discriminação de palavra/sentença com um implante coclear. Dois dos recebedores de ABI adultos foram subsequentemente capazes de obter algum grau de rastreamento de fala e reconhecimento de sentença de conjunto aberto (auditivo somente). O terceiro adulto foi capaz de detectar 100% dos sons ambientais, e discriminar 80% e identificar 40% de palavras de duas ou três sílabas. As duas crianças não tinham alcançado capacidade auditiva com implante coclear, mas foram capazes de detectar sons e palavras já aos 2 meses após ativação de ABI.

Grayeli et al.,[16] em um relato de caso de um paciente ensurdecido por meningite pneumocócica, similarmente observaram que "os desempenhos globais do ABI são similares a, e em alguns melhores do que, aqueles descritos com implantes cocleares em cócleas totalmente ossificadas".

Uma declaração de consenso foi publicada por Sennaroglu et al.[44] concernente a implantação auditiva no tronco cerebral em crianças e pacientes não de NF-2; 61 casos pediátricos foram discutidos em um congresso em setembro de 2009 pelo grupo de consenso. ABI foi visto como uma intervenção viável em duas categorias de pacientes: pacientes pré-linguais com malformações da orelha interna e hipoplasia/aplasia de nervo coclear; e pacientes com surdez pós-lingual em decorrência da meningite, fratura de osso temporal com avulsão de nervo coclear, otosclerose com destruição macroscópica da cóclea, ou estimulação intratável do nervo facial por implante coclear. A declaração salientou a importância de uma abordagem de equipe multidisciplinar para tratar estes pacientes.

A declaração de consenso definiu as indicações radiológicas nos seguintes três grupos: indicações congênitas bem-definidas, indicações congênitas possíveis e indicações adquiridas. As indicações congênitas bem-definidas são aplasia labiríntica completa, aplasia coclear, aplasia de nervo coclear e aplasia da abertura coclear. As indicações congênitas possíveis são cóclea hipoplástica com hipoplasia da abertura coclear, cavidade comum e casos de partição incompleta tipo I se o nervo coclear não estiver presente, cavidade comum e casos de partição incompleta tipo I se o nervo coclear estiver presente e se a implantação coclear falhar, falhas de implantação coclear em um nervo coclear-vestibular não ramificado, e o nervo coclear hipoplástico se ele tiver menos de 50% do tamanho usual do nervo coclear ou menos que o diâmetro do nervo facial. As indicações adquiridas incluem uma criança com surdez pós-lingual em decorrência de meningite com ossificação grave da cóclea, fraturas transversas do osso temporal bilateralmente com avulsão do nervo coclear, e otosclerose coclear com destruição macroscópica da cóclea.

Ao escolher um lado para o ABI, foi achado que o lado com um recesso lateral mais desenvolvido deve ser preferido. Um recesso lateral desenvolvido é definido como um lado com uma entrada favorável do recesso lateral ou no qual o afastamento do cerebelo puder ser minimizado. Também se achou que o lado com as estruturas neuronais mais desenvolvidas seria melhor quanto à possibilidade de um núcleo coclear mais robusto. O grupo preferiu a via de acesso retrossigmóidea para colocação.

A contraindicação a ABI foi assinalada como sendo neuropatia auditiva. Os autores também observaram que patologias congênitas globais como kernicterus, hemossiderose, agenesia do corpo caloso e paralisia cerebral grave devem ser consideradas com extremo cuidado. Outras considerações incluíram retardos do desenvolvimento, transtorno de déficit de atenção/hiperatividade, comprometimento cognitivo importante, e falta de suporte da família. O grupo ainda recomendou que a idade ótima é entre 18 e 24 meses, mas com uma equipe altamente experiente um ABI poderia ser colocado tão cedo quanto com 1 ano. Foi considerado preferencial efetuar o ABI antes de 3 anos de idade. Os pacientes pré-linguais e pós-linguais não têm limite superior de idade.

Monitorização eletrofisiológica durante e depois da cirurgia são importantes a considerar em pacientes de ABI. O EABR pode guiar a colocação e pode ser usado para finalidades de programação. Reabilitação que acarrete suporte intenso da família deve ser fornecido a todos os pacientes de ABI.

Colletti[25] observou efeitos auditivos e cognitivos benéficos da implantação auditiva de tronco cerebral em crianças. A revisão preliminar dos pacientes implantados demonstrou melhoria em parâmetros cognitivos, como atenção visual/espacial seletiva e raciocínio multissensivo. No seu departamento, 24 crianças na época tinham feito implantação auditiva no tronco cerebral, e algumas mostraram graus variados de melhora. Todas as crianças alargaram suas habilidades de comunicação.

Eisenberg et al.[46] conseguiram avaliar uma criança americana que recebeu um ABI na Itália e começaram a desenvolver protocolos de avaliação para experiências clínicas pediátricas. O grupo usou MAIS, IT-MAIS, bem como *Ling Schedules of Development, Ling Six-Sound Test, Visual Reinforcement Audiometry* (VRA) e *Interactive Play Assessment of Speech Pattern Contrast Perception* (VIPSPAC), e *Early Speech Perception* Teste como modos de avaliar audição. Para fala e linguagem, o grupo usou *Ling Developmental Schedules II–IV. MacArthur–Bates Communicative Development Inventories, Pre-School Language Scale,* e técnicas facilitadoras de linguagem. Para avaliar inteligência e comportamento usaram *Kaufman's Assessment Battery for Children, Vineland Adaptive Behavior Scales,* e *Behavioral Assessment System for Children.* Medidas de qualidade de vida foram avaliadas com escalas análogas visuais. Fatores parentais foram avaliados com o *Parenting Stress Index-Short Form e a Scale of Parental Involvement and Self-Efficacy.*

Recentemente, nosso grupo no *New York University Langone Medical Center* colocou nosso primeiro ABI pediátrico. O paciente foi um menino de 23 meses com perda auditiva neurossensorial profunda bilateral com ausência de cócleas e VIII nervo craniano. Foi realizada uma via de acesso retrossigmóidea direita e implantação de um ABI após fenestração de um cisto aracnóideo no ângulo cerebelopontino direito. A operação foi complicada por um vazamento de CSF depois de uma queda em casa que foi resolvido com revisão da ferida e drenagem lombar. Nós o acompanhamos por 4 meses, e a mãe notou um aumento dramático na sua resposta ao som. Testagem demonstrou detecção de todos os sons de Ling e "consciência" (detecção) de sons e vozes ambientais. Ele usa o aparelho todas as suas horas acordado e raramente demonstra reação adversa à estimulação auditiva, nem apresenta efeitos colaterais não auditivos. Continua brandamente atrasado em grande função motora. ▶ Figura 20.1 mostra a imagem intraoperatória da criança implantada pela equipe da NYU com ausência de cóclea e oitavo nervo.

Conclusão

Desde o trabalho pioneiro de House e Hitselberger, aproximadamente 300 pacientes receberam implantes auditivos de tronco cerebral. Estes implantes cocleares modificados permitem estimulação mais proximal do sistema auditivo em pacientes sem nervos cocleares funcionantes. Embora originalmente desenvolvidos exclusivamente para pacientes com NF-2, ABIs mais recentemente foram implantados para várias outras causas de perda auditiva bilateral, com resultados muito positivos. Os resultados de colocação de ABI em crianças sem cócleas ou nervos auditivos são animadores. Muitos centros estão realizando a cirurgia neste grupo. Colocação apropriada do ABI dentro dos limites do recesso lateral do quarto ventrículo permite a melhor estimulação do complexo do núcleo coclear no tronco cerebral e diminui sensações não auditivas. O aparelho funciona melhor como um intensificador de leitura labial, embora uma pequena minoria de pacientes alcance algum nível de reconhecimento de fala de conjunto aberto. Acesso melhorado ao gradiente tonotópico do núcleo coclear bem como estratégias aperfeiçoadas de codificação da fala poderão algum dia levar a melhorias na qualidade de som do ABI.

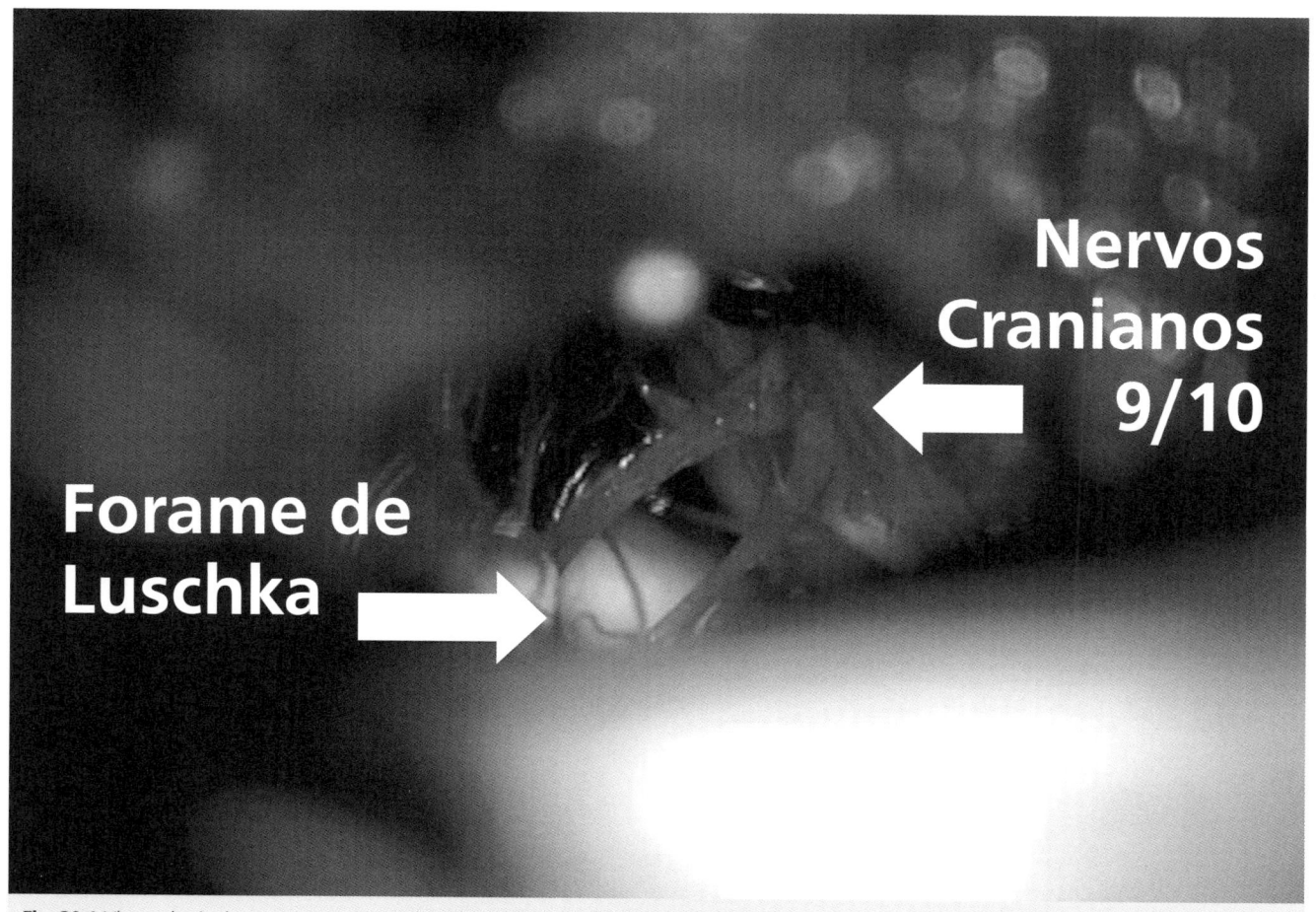

Fig. 20.1 Vista pela via de acesso retrossigmóidea do forame de Luschka com IX nervo craniano, VIII nervo craniano ausente e VII nervo craniano anteriormente sob um véu de aracnoide.

Referências

1. Miyamoto RT, Campbell RL, Fritsch M, Lochmueller G. Preservation of hearing in neurofibromatosis 2. Otolaryngol Head Neck Surg 1990;103:619-624
2. Otto SR, Ebinger K, Staller SJ. Clinical trials with the auditory brainstem implant. In: Waltzman SB, Cohen NL, eds. Cochlear Implants. New York: Thieme, 2000:357-366
3. Brackmann DE, Hitselberger WE, Nelson RA et al. Auditory brainstem implant: I. Issues in surgical implantation. Otolaryngol Head Neck Surg 1993;108:624-633
4. Ramsden R, Khwaja S, Green K, O'Driscoll M, Mawman D. Vestibular schwannoma in the only hearing ear: cochlear implant or auditory brainstem implant? Otol Neurotol 2005;26:261-264
5. Kanowitz SJ, Shapiro WH, Golfinos JG, Cohen NL, Roland JT. Auditory brain-stem implantation in patients with neurofibromatosis type 2. Laryngoscope 2004;114:2135-2146
6. Otto SR, Brackmann DE, Hitselberger WE, Shannon RV, Kuchta J. Multichannel auditory brainstem implant: update on performance in 61 patients. J Neurosurg 2002;96:1063-1071
7. Kuchta J, Otto SR, Shannon RV, Hitselberger WE, Brackmann DE. The multichannel auditory brainstem implant: how many electrodes make sense? J Neurosurg 2004;100:16-23
8. Schwartz MS, Otto SR, Brackmann DE, Hitselberger WE, Shannon RV. Use of a multichannel auditory brainstem implant for neurofibromatosis type 2. Stereotact Funct Neurosurg 2003;81:110-114
9. Kovacs R, Janka M, Hochmair-Desoyer I, Helms J, Roosen K, Hochmair E. A new electrode design for the stable placing of a brainstem electrode. In: Waltzman SB, Cohen NL, eds. Cochlear Implants. New York: Thieme, 2000:368-369
10. McElveen JT, Hitselberger WE, House WF, Mobley JP, Terr LI. Electrical stimulation of cochlear nucleus in man. Am J Otol 1985 Suppl: 88-91
11. Rauschecker JP, Shannon RV. Sending sound to the brain. Science 2002;295: 1025-1029,1027-1028
12. Colletti V, Carner M, Miorelli V, Guida M, Colletti L, Fiorino F. Auditory brain-stem implant (ABI): new frontiers in adults and children. Otolaryngol Head Neck Surg 2005;133:126-138
13. Koch DB, Staller S, Jaax K, Martin E. Bioengineering solutions for hearing loss and related disorders. Otolaryngol Clin North Am 2005;38:255-272
14. McCreery DB, Agnew WF, Yuen TGH, Bullara L. Charge density and charge per phase as cofactors in neural injury induced by electrical stimulation. IEEE Trans Biomed Eng 1990;37:996-1001
15. Colletti L, Shannon R, Colletti V. Auditory brainstem implants for neuro-fibromatosis type 2. Curr Opin Otolaryngol Head Neck Surg 2012;20: 353-357
16. Grayeli AB, Bouccara D, Kalamarides M et al. Auditory brainstem implant in bilateral and completely ossified cochleae. Otol Neurotol 2003;24:79-82
17. Laszig R, Sollmann WP, Marangos N. The restoration of hearing in neuro-fibromatosis type 2. J Laryngol Otol 1995;109:385-389
18. Colletti V, Carner M, Miorelli V, Guida M, Colletti L, Fiorino F. Cochlear implant failure: is an auditory brainstem implant the answer? Acta Otolaryngol 2004;124: 353-357
19. Colletti V, Carner M, Fiorino F et al. Hearing restoration with auditory brain-stem implant in three children with cochlear nerve aplasia. Otol Neurotol 2002;23:682-693
20. Grant IL, Hall BB, Welling DB. Cochlear implantation in neurofibromatosis type 2. In: Waltzman SB, Cohen NL, eds. Cochlear Implants. New York: Thieme, 2000:367-368
21. Vincent C, Zini C, Gandolfi A et al. Results of the MXM Digisonic auditory brainstem implant clinical trials in Europe. Otol Neurotol 2002;23:56-60

22. Colletti V, Fiorino F, Carner M, Sacchetto L, Miorelli V, Orsi A. Auditory brain-stem implantation: the University of Verona experience. Otolaryngol Head Neck Surg 2002;127: 84-96
23. Seki Y, Samejima N, Kumakawa K, Komatsuzaki A. Subtonsillar placement of auditory brainstem implant. Acta Neurochir Suppl (Wien) 2003;87 Suppl: 85-87
24. McElveen JT, Hitselberger WE, House WF. Surgical accessibility of the cochlear nuclear complex in man: surgical landmarks. Otolaryngol Head Neck Surg 1987;96:135-140
25. Terr LI, Fayad J, Hitselberger WE, Zakhary R. Cochlear nucleus anatomy related to central electroauditory prosthesis implantation. Otolaryngol Head Neck Surg 1990;102:717-721
26. Monsell EM, McElveen JT, Hitselberger WE, House WF. Surgical approaches to the human cochlear nuclear complex. Am J Otol 1987;8:450-455
27. Terr LI, Edgerton BJ. Three-dimensional reconstruction of the cochlear nuclear complex in humans. Arch Otolaryngol 1985;111:495-501
28. Waring MD. Electrically evoked auditory brainstem response monitoring of auditory brainstem implant integrity during facial nerve tumor surgery. Laryngoscope 1992;102:1293-1295
29. Zimmerling M, Kovacs R, Janka M, et al. A new method to find the optimal location for an auditory brainstem electrode on the cochlear nucleus: preliminary results. In: Waltzman SB, Cohen NL, eds. Cochlear Implants. New York: Thieme, 2000:371-373
30. Roland JT, Fishman AJ, Cohen NL. Bipolar stimulating probe for cochlear nucleus localization in auditory brainstem implant surgery. In: Waltzman SB, Cohen NL, eds. Cochlear Implants. New York: Thieme, 2000:373-377
31. Colletti V, Fiorino FG, Carner M, Miorelli V, Guida M, Colletti L. Auditory brainstem implant as a salvage treatment after unsuccessful cochlear implantation. Otol Neurotol 2004;25:485-496, discussion 496
32. Toh EH, Luxford WM. Cochlear and brainstem implantation. Otolaryngol Clin North Am 2002;35:325-342
33. Friedland DR, Wackym PA. Evaluation of surgical approaches to endoscopic auditory brainstem implantation. Laryngoscope 1999;109:175-180
34. Otto SR, Staller SJ. Multichannel auditory brain stem implant: case studies comparing fitting strategies and results. Ann Otol Rhinol Laryngol Suppl 1995;166 uppl:36-39
35. Otto SR, Brackman DE, Hitselberger WE, Shannon RV. Brainstem electronic implants for bilateral anacusis following surgical removal of cerebello pontine angle lesions. Otolaryngol Clin North Am 2001;34:485-499
36. Otto SR, Shannon RV, Brackmann DE, Hitselberger WE, Staller S, Menapace C. The multichannel auditory brain stem implant: performance in twenty patients. Otolaryngol Head Neck Surg 1998;118:291-303
37. Goffi-Gomez MV, Magalhães AT, Brito Neto R, Tsuji RK, Gomes MdeQ, Bento RF. Auditory brainstem implant outcomes and MAP parameters: report of experiences in adults and children. Int J Pediatr Otorhinolaryngol 2012;76: 257-264
38. Otto SR, Brackmann DE, Hitselberger WE. Auditory brainstem implantation in 12- to 18-year-olds. Arch Otolaryngol Head Neck Surg 2004;130:656-659
39. Shannon RV, Fayad J, Moore J et al. Auditory brainstem implant: II. Postsurgical issues and performance. Otolaryngol Head Neck Surg 1993;108: 634-642
40. Colletti V, Shannon RV, Carner M, Veronese S, Colletti L. Complications in auditory brainstem implant surgery in adults and children. Otol Neurotol 2010;31:558-564
41. Lenarz M, Matthies C, Lesinski-Schiedat A et al. Auditory brainstem implant part II: subjective assessment of functional outcome. Otol Neurotol 2002;23: 694-697
42. Ebinger K, Otto S, Arcaroli J, Staller S, Arndt P. Multichannel auditory brain-stem implant: US clinical trial results. J Laryngol Otol Suppl 2000:50-53
43. Vincent C, Lejeune JP, Vaneecloo FM. The Digisonic auditory brainstem implant: report of the first three cases. In: Waltzman SB, Cohen NL, eds. Cochlear Implants. New York: Thieme, 2000:369-371
44. Sennaroglu L, Colletti V, Manrique M et al. Auditory brainstem implantation in children and non-neurofibromatosis type 2 patients: a consensus statement. Otol Neurotol 2011;32:187-191
45. Colletti L. Beneficial auditory and cognitive effects of auditory brainstem implantation in children. Acta Otolaryngol 2007;127:943-946
46. Eisenberg LS, Johnson KC, Martinez AS et al. Comprehensive evaluation of a child with an auditory brainstem implant. Otol Neurotol 2008;29:251-257

21 Aplicação da Tecnologia de Implante Coclear em Zumbido e Intervenções Vestibulares

Justin S. Golub, James O. Phillips e Jay T. Rubinstein

Introdução

A maior parte deste livro se refere ao tratamento da perda auditiva neurossensorial através da estimulação elétrica da cóclea. Diversas outras condições, no entanto, podem ser melhoradas usando-se tecnologia semelhante. Embora não seja uma indicação principal hoje, o zumbido que está associado à perda auditiva neurossensorial (SNHL) grave a profunda muitas vezes é melhorado com implantação coclear. No futuro, implantes cocleares (CIs) especialmente desenhados podem ser empregados primariamente no zumbido ou como uma coindicação com SNHL.

O sucesso da implantação coclear também suscitou interesse pelo desenvolvimento de tecnologia análoga para distúrbios vestibulares. Este capítulo discute o uso de implantação coclear em uma variedade de patologias vestibulares. Fazemos uma revisão da fundamentação, mecanismos fisiológicos e potenciais indicações.

Estimulação Elétrica e Implantes Cocleares no Zumbido

Visão Geral do Zumbido

Zumbido é um dos sintomas mais comuns vistos na prática otológica. Aproximadamente 50 milhões de adultos nos Estados Unidos são afetados. Quase 1/3 das pessoas acima de 50 anos de idade sentem zumbido. Em cerca da metade desses casos, o sintoma ocorre diariamente.[1]

Definido com um ruído percebido sem uma fonte extracorpórea, zumbido é subdividido nos tipos objetivo e subjetivo. *Zumbido objetivo* é decorrente de um ruído mecânico, como mioclonia do músculo estapédio ou fluxo vascular turbulento. Correção da patologia anatômica subjacente eliminará o zumbido. *Zumbido subjetivo* é de longe o mais comum e é o assunto desta seção. Deste ponto em diante, o termo *zumbido* se refere especificamente ao tipo subjetivo.

A etiologia do zumbido é complexa e incompletamente compreendida. Ele é, provavelmente, decorrente de uma combinação de processamento central mal adaptativo e perda do *input* periférico apropriado a partir da cóclea.[2-4] Uma vez que a maioria dos casos de zumbido ocorre na presença de perda auditiva, admite-se que desarranjo periférico conduza à disfunção central.

Fundamentação da Estimulação Elétrica

Zumbido tem componentes central e periférico. Imagem de ressonância magnética funcional (fMRI) dos pacientes com zumbido mostra atividade aberrante em numerosas regiões, incluindo os níveis mais altos de função cerebral.[3,5] O desarranjo exato dos circuitos neurais que leva à percepção de zumbido é desconhecido. Em casos de zumbido acompanhado por perda auditiva profunda, a secção do nervo coclear não resulta em alívio do zumbido, confirmando um componente central.[6]

O fato de que um número importante de pacientes com zumbido também tem perda auditiva sugere que uma disfunção periférica representa a etiologia subjacente. Com dano à cóclea, o sinal neural se torna transtornado ou diminuído. É possível que na ausência de um sinal periférico apropriado, a perda de inibição lateral dentro do tronco cerebral resulte em circuitos excitatórios e na percepção de zumbido.[7,8] Restaurar um sinal apropriado a partir da cóclea usando estimulação elétrica pode representar um meio efetivo de tratar zumbido.

Estimulação elétrica do ouvido data no passado pelo menos a Alessandro Volta, que, no começo do século XIX, testou sua invenção da bateria elétrica primeiro a colocando na sua língua e em seguida logo depois nas suas orelhas.[9] Durante todo aquele século, diversas observações foram feitas a respeito da corrente contínua anódica aplicada na mastoide ou no zigoma ser capaz de, transitoriamente, reduzir ou eliminar zumbido. Corrente contínua catódica, em contraste, intensificaria o zumbido.[10] Com o advento da corrente alternada, que permite uso crônico seguro, e mais recentemente do CI, o interesse pelo tratamento do zumbido com estimulação elétrica foi renovado.

Os tratamentos primários atuais para zumbido são limitados e não provados. Mascaramento, terapia de retreinamento em zumbido (TRT) e *Neuromonics* têm resultados variáveis e todos exigem um ouvido com audição.[11-13] Numerosos relatórios observaram a eficácia incidental dos CIs na redução do zumbido.[6,14-21] Esforços foram assim voltados recentemente para investigar implantação coclear como indicação primária no zumbido. Ao mesmo tempo, estimulação de centros cerebrais superiores e outros locais extracocleares também foi explorada.

Locais para Estimulação Elétrica

Na década passada, numerosos estudos clínicos investigaram estimulação elétrica especificamente para tratar zumbido. Quase todo local ao longo da via auditiva, da orelha externa ao córtex auditivo, foi visado. Técnicas transcutânea e implantada foram empregadas em locais centrais e periféricos.

Estudos de estimulação central foram abundantes recentemente e, de fato superaram em número os estudos de estimulação periférica nos anos recentes. Estimulação magnética transcraniana (TMS) usa indução eletromagnética para gerar não invasivamente correntes fracas dentro do cérebro. Um sensor é colocado na pele sobrejacente à região de interesse e um campo magnético mudando rapidamente em uma bobina induz uma corrente no tecido cerebral subjacente.[22,23] fMRI e outras modalidades localizadoras podem ser usadas para dirigir o local de estimulação nesta e em outras técnicas centrais.[5] Na estimulação transcraniana com corrente contínua (tDCS), um anodo e um catodo são colocados na pele e uma corrente contínua é induzida no tecido do sistema nervoso central situado entre eles.[24,25]

Estimulação intracraniana por meio de arranjos de eletrodos implantados também foi efetuada. Eletrodos foram colocados na dura-máter sobrejacente ao córtex auditivo,[22,26,27] em torno do nervo coclear,[28] e mesmo dentro do córtex auditivo.[29]

Os resultados destas técnicas centrais são variáveis, do mesmo modo que a qualidade dos estudos. Efeitos benéficos foram observados em algum grau com todas as tecnologias supramencionadas; entretanto, controles com placebo são raros ou ausentes. Assim, a eficácia verdadeira da estimulação central para supressão de zumbido é desconhecida. A pouca compreensão das vias ventrais no zumbido dificulta seleção do local ideal. As técnicas transcranianas acarretam a limitação primária da impraticabilidade, a não ser que um efeito de duração extremamente longa pudesse ser induzido por uma sessão breve. Estimulação intracraniana é altamente invasiva, exigindo uma craniotomia e seus riscos acompanhantes.

Numerosos locais para estimulação periférica também foram investigados. Estimulação do nervo vago recentemente mostrou melhorar zumbido em um modelo no rato. Pareando estimulação vagal com tons não específicos de zumbido, pode haver maior representação cortical de tons não específicos de zumbido e menor representação de tons zumbido-específicos.[30]

Estimulação nervosa elétrica transcutânea (TENS) usa corrente alternada para estimular nervos periféricos através da pele.[31] Correntes também foram aplicadas em uma maneira menos direcionada à orelha externa, região pré-auricular, mastoide, antro e regiões circundantes.[32-36] Como no caso da estimulação central, os resultados são variáveis, e estudos controlados com placebo são extremamente raros. Além disso, a impraticabilidade e o direcionamento inespecífico da corrente elétrica representam inconvenientes importantes.

Em virtude dos inconvenientes acima, junto com a melhora observada no zumbido após implantação coclear, a cóclea é um local lógico para estimulação elétrica para tratar zumbido. A estimulação poderia ser efetuada com eletrodos intracocleares semelhantes aos dos aparelhos de CI atuais. Alternativamente, eletrodos cuidadosamente colocados no promontório ou na janela redonda[37-40] poderiam possibilitar dispersão da corrente para dentro da cóclea com um risco potencialmente menor de perda auditiva.

Parâmetros de Estimulação para Supressão do Zumbido

Embora tenha sido observado que a implantação coclear tradicional melhora o zumbido, os parâmetros de estimulação para melhorar reconhecimento de fala podem não ser os mesmos que aqueles para melhorar zumbido. No silêncio, o nervo coclear não está quiescente, mas espontaneamente ativo.[7] Esta descarga básica é o resultado da liberação aleatória (estocástica) e não dirigida de neurotransmissor na sinapse da célula ciliada interna.[41] Alteração desta atividade normal pode resultar em zumbido. Além disso, zumbido ocorre mais comumente com perda auditiva, e perda auditiva resulta em alteração ou perda da atividade espontânea.[42] O sinal espontâneo, portanto, pode atuar como um "código de silêncio".

Esta teoria é contrária a uma interpretação mais simplista de que zumbido é decorrente de um nível patologicamente alto de *output* coclear. Secção do nervo coclear, e assim eliminação permanente da transmissão de *output* coclear, de fato não elimina zumbido. Em muitos casos, pode mesmo exacerbar o zumbido.[6] Assim, restaurar o padrão de descarga básica não zero normal do nervo coclear pode representar uma estratégia efetiva para tratar zumbido.

Uma distinção precisa ser feita entre um sinal tônico que codifica silêncio e um que produz um ruído mascarador. Mascaramento, gerado acústica ou eletricamente, simplesmente substitui um ruído indesejado por outro. O sinal apropriado para tratamento elétrico do zumbido em um ouvido com audição deve eliminar zumbido sem produzir um percepto auditivo.

Estudos mostraram que um estímulo de alta frequência não modulado de 5.000 pulsos/segundo é capaz de produzir um sinal no nervo auditivo que é semelhante àquele do estado de repouso espontâneo.[43,44] A hipótese de que isto resultaria na supressão do zumbido foi testada em 13 sujeitos com perda auditiva branda a moderada, através da estimulação transtimpânica da janela redonda. Em quase metade dos sujeitos, o zumbido foi reduzido depois de um ou nenhum percepto auditivo. Em 23% dos sujeitos, o zumbido foi mascarado, isto é, reduzido mas apenas na presença de um percepto auditivo. Nos restantes 31% dos sujeitos, ou nenhuma resposta foi evocada ou o desconforto impediu testagem completa.[40]

Esta testagem foi a seguir repetida em quatro sujeitos com CI, com resultados semelhantes. Metade dos sujeitos experimentou supressão pura do zumbido sem um percepto audível, 1/4 teve mascaramento benéfico, e outro quarto observou ausência de alteração.[40]

Houve diversos achados notáveis nos sujeitos que tiveram supressão do zumbido sem um percepto audível. Primeiro, houve uma demora entre o início da estimulação elétrica e a redução do zumbido. Durante este período de tempo, um percepto auditivo esteve presente transitoriamente. Segundo, houve um retardo entre o desligamento da estimulação elétrica e a retomada do zumbido, isto é, o fenômeno de inibição residual. Isto ocorreu em 83% dos sujeitos transtimpânicos e dois de dois sujeitos com CI. Estes dados sugerem que a percepção de zumbido atuou através de um processo central que pode ser modificado através de estimulação periférica. O processo central parece possuir "memória", exigindo tempo para ser desligado e ligado.

Inibição residual também foi observada em pacientes de CI comuns que recebem supressão de zumbido usando seu implante para ouvir.[45] Isto levanta a intrigante possibilidade de que o sinal supressor de zumbido não necessite ser deixado ligado continuamente para produzir um efeito. Exemplos de supressão de zumbido com estimulação elétrica de alta frequência aparecem na ▶ Fig. 21.1.

Um estudo recente mostrou dados contrastantes quando estimulação de muito baixa frequência teve sucesso em suprimir zumbido em um único sujeito com um CI para surdez unilateral (SSD). Diferentemente de outros relatos de implantação unilateral para suprimir zumbido em SSD,[46,47] foi testada estimulação constante não modulada. Surpreendentemente, estímulos de alta frequência a 5.000 Hz não reduziram zumbido. Um estímulo de baixa frequência a 100 Hz no eletrodo mais apical eliminou completamente o zumbido. O sujeito percebeu um ruído tranquilo de baixa frequência em lugar do seu zumbido de alta frequência, o que levanta a possibilidade de um componente de mascaramento. Medição de potenciais corticais, no entanto, sugeriu que o zumbido na verdade foi reduzido. Similarmente ao estudo por Rubinstein, houve um período de adaptação e também inibição residual.[48]

Uma das dificuldades críticas para demonstrar eficácia de tratamento de zumbido é levar em consideração substancial efeito de placebo.[49,50] Se o sujeito for conhecedor do início do tratamento, então um componente placebo é possível. Quando controles ideais não são disponíveis, fatores que falariam em contrário a um efeito de placebo incluem reprodutibilidade, uma evolução temporal constante

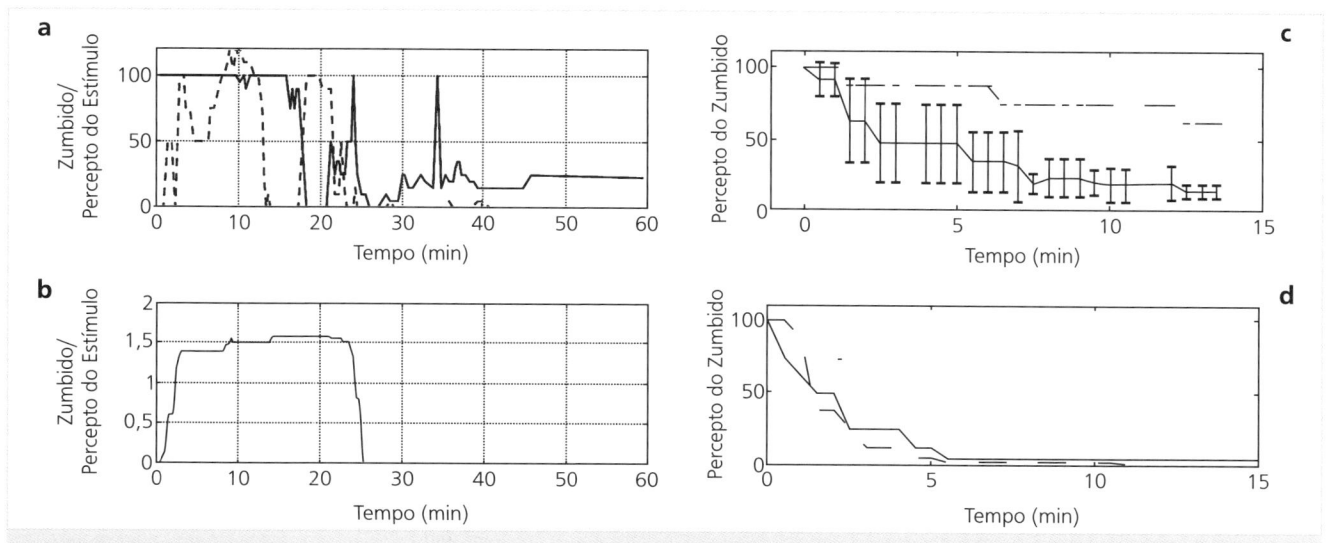

Fig. 21.1 a–d Supressão de zumbido com estimulação elétrica de alta frequência a 4.800 Hz. (a) Estimulação elétrica transtimpânica na janela redonda em um sujeito com perda auditiva branda a moderada. A linha tracejada representa o volume do percepto do estímulo durante o tempo, e a linha sólida representa o volume do zumbido durante o tempo. (b) O mesmo sujeito; o gráfico mostra corrente de estímulo durante o tempo. Notar que supressão de zumbido continuou depois que a estimulação elétrica cessou. (c) Estimulação elétrica em um sujeito com um CI. O gráfico representa o volume do zumbido durante o tempo a um nível de estímulo de 134 unidades clínicas (*linha tracejada*) ou 142 unidades clínicas (*linha sólida*). Estimulação a 142 unidades clínicas foi repetida em 3 dias separados; os valores representam média ± variação. (d) O mesmo sujeito; o gráfico mostra volume do percepto de estímulo durante o tempo. (De: Rubinstein JT, Tyler RS, Johnson A, Brown CJ. Electrical suppression of tinnitus with high-rate pulse trains. Otol Neurotol 2003;24:478–485. Reimpressa com permissão.)

da redução do zumbido, e eficácia apenas com parâmetros de estimulação "ótimos" específicos. Um subconjunto de sujeitos nos estudos acima mencionados satisfez vários destes critérios.

Estimulação Coclear no Zumbido – Indicações Potenciais

Os indivíduos com zumbido subjetivo podem ser divididos em dois grupos principais: aqueles que também têm SNHL importante na orelha(s) afetada e aqueles que não têm. Implantação coclear poderia potencialmente ser usada para tratar ambos os cenários. Melhora do zumbido com implantação coclear é atualmente um efeito colateral conveniente, em vez de uma indicação principal da cirurgia. À medida que as estratégias de processamento de sinal, a capacidade de preservar audição residual e os aparelhos em geral sejam aperfeiçoados, é possível que o zumbido um dia possa se tornar uma indicação principal para implantação coclear também.

As subseções a seguir explicam como CIs podem ser usados para supressão de zumbido no presente e futuro. É útil organizar esta discussão pelas indicações clínicas específicas.

Zumbido com Importante Perda Auditiva Bilateral

Candidatura a implante coclear é atualmente limitada a indivíduos com SNHL grave a profunda bilateral. Embora não seja uma indicação principal, foi observado desde os fins dos anos 1970 que redução do zumbido ocorre após implantação coclear. A eficácia varia amplamente, de 28 a 79%.[6,14-21] Em pacientes que são candidatos a CI, muito perturbados por zumbido, mas não decididos sobre fazer implantação para benefícios auditivos, pode ser apropriado fornecer aconselhamento tendo presentes estas estatísticas.

O mecanismo de redução do zumbido após implantação coclear está incompletamente compreendido. Privação auditiva decorrente de perda auditiva é a teoria proposta como desempenhando um papel na etiologia do zumbido, provavelmente através de um mecanismo central. Segue-se logicamente que se o *input* auditivo for restaurado, o zumbido pode melhorar.

Redução do zumbido no lado contralateral à implantação foi observada em 40 a 71% dos indivíduos.[51-53] Isto ilustra ainda mais o envolvimento central.

Zumbido com Perda Auditiva Unilateral Importante

À medida que a tecnologia de CI avançou, os critérios de implantação se expandiram.[54] Recentemente, interesse foi dirigido à implantação em sujeitos com SNHL grave a profunda unilateral. À parte benefícios auditivos como localização do som,[55] um CI unilateral poderia, também, tratar o zumbido. Diversos dos primeiros estudos investigando CIs em indivíduos com SSD efetuaram implantação para a indicação principal de zumbido incapacitante, em vez de, especificamente, para perda auditiva.

Em um estudo de 22 pacientes com SSD, 21 mostraram uma redução importante no volume do zumbido bem como da perturbação pelo zumbido.[47] Quando o aparelho foi desligado, o efeito foi perdido gradualmente pela maioria dos sujeitos. Isto ocorreu mesmo depois de usar o aparelho por 2 anos. Noventa e cinco por cento dos sujeitos tiveram uma resposta, o que é acima da taxa de 28 a 79% citada com implantação em sujeitos surdos bilateralmente.[6,14-17] Isto pode ser devido a selecionar pacientes com zumbido incapacitante como queixa principal. Não se pode excluir um efeito de placebo em sujeitos sabendo-se implantados para o seu zumbido; entretanto, a recorrência constante de zumbido depois que o aparelho foi desligado ou após descarga das baterias sugere que isto não foi um efeito de placebo. Vários estudos menores também observaram supressão ou eliminação de zumbido com implantação para a mesma indicação.[46,48,56]

Zumbido com Audição Normal ou Residual Ajudável

CIs eletroacústicos ou o Hybrid são destinados a possibilitar implantação em sujeitos com importante audição residual de baixas frequências (Capítulo 18). Um desenho envolve um arranjo curto de eletrodos que entra apenas na cóclea basal. A cóclea apical imperturbada continua a permitir audição acústica fisiologicamente normal com ou sem o uso de um aparelho de audição acústica integrado.

O extremo de um CI Hybrid seria um arranjo de eletrodos ultracurto que apenas penetre a membrana da janela redonda. Isto permitiria estimulação focal da cóclea mais basal. Para sujeitos com excelente audição exceto perda auditiva de frequências muito altas e zumbido incapacitante associado, esse aparelho poderia ser útil. Este desenho poderia prover audição eletroacústica ou um sinal básico não modulado constante para suprimir zumbido. Conforme explicado previamente, este último cenário teoricamente substituiria o sinal básico ausente, restaurando o "código de silêncio" e não produziria um percepto audível. É concebível que esse aparelho pudesse também ser usado em pacientes com zumbido incapacitante mas sem SNHL.

Finalmente, eletrodos extracocleares que estimulem a cóclea por meio de dispersão de corrente, como através da colocação sobre a janela redonda ou o promontório, poderiam representar uma técnica menos invasiva. As limitações incluiriam dificuldade para fixar os eletrodos, e o potencial de dispersão indesejada de corrente. Por exemplo, estimulação do nervo de Jacobson poderia produzir dor.

Implantes Vestibulares
Necessidade Clínica de Implantes Vestibulares

Vestibulopatias são comuns e podem levar à morbidade significante. Se ocorrerem quedas, particularmente em idosos, os resultados podem ser fatais.[57] Com a população envelhecendo, a prevalência de doenças vestibulares certamente aumentará. O impacto econômico em virtude da perda de produtividade é espantoso, estimado em mais de US$1 bilhão por ano.[58,59]

Novos tratamentos para doenças vestibulares são grandemente necessários. Excluído um punhado de avanços recentes, como cirurgia para deiscência de canal superior, adoção difundida de gentamicina intratimpânica, e reabilitação vestibular, nenhum progresso importante em tratamento foi feito em décadas. Para doenças episódicas refratárias, como doença de Ménière, procedimentos destrutivos ainda são comumente a melhor opção. Para doença hipofuncionais, como uma perda unilateral não compensada ou disfunção vestibular bilateral, nenhum tratamento existe além de reabilitação.

O mesmo não é verdadeiro sobre doenças cocleares, para que uma variedade de desenhos de CI é agora disponível. Nos últimos 10 anos, os esforços foram intensificados para desenvolver tecnologia análoga para tratamento de doenças vestibulares.

Anatomia e Função Relevantes do Sistema Vestibular

Em contraste com a cóclea, que contém apenas um órgão sensitivo, o órgão de Corti, o sistema vestibular contém cinco órgãos sensitivos. Os três canais semicirculares situam-se cada um em um plano espacial separado e detectam aceleração rotacional. Eles incluem o canal superior (ou anterior), o canal horizontal (ou lateral), e o canal posterior. Os dois órgãos com otólitos, o utrículo e o sáculo, detectam aceleração linear.

A cápsula externa dos canais semicirculares é composta do osso mais duro do corpo humano. Profundo a este situa-se o espaço perilinfático cheio de líquido. Dentro deste espaço jaz o labirinto membranoso, dentro do qual está o espaço endolinfático cheio de líquido. Aceleração angular da cabeça em um plano específico causará movimento de líquido em um canal semicircular específico. Isto é detectado nas ampolas pela deflexão de estereocílios nas células ciliadas. Dependendo da direção do movimento líquido, ocorre despolarização ou hiperpolarização. Este sinal é, então, codificado pelos aferentes primários como um aumento ou diminuição na frequência de descargas, respectivamente.

Dentro de um canal semicircular, todas as células ciliadas ampulares são orientadas em uma única direção. Assim, cada canal codifica movimento principalmente em torno de um único eixo. Em comparação, as células ciliadas dentro do utrículo e sáculo são orientadas em múltiplas direções, o que torna a codificação de movimento em um único órgão final muito mais complicada. Esta anatomia mais simples é uma razão pela qual os atuais esforços de implante vestibular são dirigidos apenas para a implantação nos canais semicirculares.

Conforme mencionado na seção acima sobre zumbido, há um sinal básico não zero originado da cóclea no estado de repouso (i. e., na ausência de som). Similarmente, há uma frequência de descarga neural tônica originando-se dos órgãos vestibulares em repouso (i. e., na ausência de aceleração). Uma alteração de movimento ou aumentará ou diminuirá a frequência de descarga deste sinal básico dependendo da direção. O sinal neural é assim codificado em frequência.[60,61]

Cada órgão vestibular é pareado com um órgão contralateral para detectar informação de movimento em um plano específico. Os dois canais semicirculares horizontais são pareados. O canal semicircular superior (ou anterior) esquerdo é pareado com o canal semicircular posterior direito. O canal semicircular superior (ou anterior) direito é pareado com o canal semicircular posterior esquerdo. Lembrar que este sistema de pareamento pode ser ajudado com os mnemônicos (em inglês) LARP (*l*eft *a*nterior *r*ight *p*osterior) e RALP (*r*ight *a*nterior *l*eft *p*osterior). Os dois órgãos em um par codificam movimento dentro do mesmo plano mas na direção oposta. Assim, o sistema vestibular em cada lado do corpo é capaz de codificar movimento em todas as direções. A redundância fisiológica deste sistema *push-pull* (empurra-puxa) possibilita a base teórica para restaurar função vestibular em doença bilateral com um implante unilateral.[62-64]

Embora a função do sistema vestibular seja menos óbvia que a do sistema auditivo, desarranjo patológico pode ser incapacitante, enfatizando sua importância-chave. O sistema vestibular tem dois papéis básicos, mas críticos. O primeiro papel é manutenção do equilíbrio e postura. Isto é mediado através do trato vestibuloespinal, que é composto de neurônios de segunda e terceira ordem projetando-se dos núcleos vestibulares no tronco cerebral para interneurônios e neurônios motores que inervam os músculos que controlam a postura e o equilíbrio. A fisiologia subjacente ao equilíbrio é redundante, com o sistema aferente vestibular atuando em concerto com dois outros sistemas separados: propriocepção e *input* visual. Comprometimento de qualquer destes três sistemas torna o equilíbrio mais difícil. Por exemplo, um indivíduo com cataratas será menos capaz de ver a vizinhança se mover se a postura se tornar desarranjada. Similarmente, caminhar sobre tapete felpudo dificulta a propriocepção dos membros inferiores, tornando mais difíceis as correções do equilíbrio. Se um sistema não for funcional, então a função apropriada dos outros dois sistemas se torna crucial. Um paciente com má função vestibular assim pode-se desempenhar adequadamente, até que as luzes sejam desligadas ou não esteja andando sobre uma superfície firme, plana. Comprometimento além de um nível crítico causará quedas e resultante lesão.[65,66]

A segunda função-chave do sistema vestibular é a estabilização de imagens durante movimento da cabeça, isto é, prevenção de borramento visual. Isto é mediado através do reflexo vestíbulo-ocular (VOR), o qual é composto de um arco neural dos núcleos vestibulares para os músculos que controlam os movimentos oculares. O VOR resulta em movimento reflexo do olho que é igual e oposto, em magnitude angular e direção, ao movimento da cabeça. Pode-se testar a função impressionante e subapreciada do VOR segurando um texto impresso a uma confortável distância de leitura na frente da face. Enquanto mantendo a cabeça imóvel, mover o texto rapidamente para a esquerda e direita resulta em borramento das palavras. Em contraste, se o papel for mantido imóvel e a cabeça for rotada à mesma velocidade, as palavras ficarão muito mais nítidas. Isto acontece porque a rotação da cabeça convoca o poderoso VOR, que faz sintonia fina de movimentos compensatórios dos olhos para manter alinhamento das imagens na fóvea. O VOR confere óbvias vantagens evolucionárias, como manter um objeto (p. ex., outro animal) nitidamente visível enquanto a cabeça está se movendo constantemente (p. ex., enquanto correndo em perseguição a uma refeição).

Dois outros sistemas que ajudam a manter estabilização de imagem são as vias de perseguição suave e optocinética.[67] Entretanto, estes sistemas são mais lentos e sua inadequação é ilustrada pelo exemplo supramencionado do texto impresso movimentado. Sem *input* vestibular de pelo menos uma orelha funcionando, o VOR está ausente e estabilização da mirada durante movimento é uma dificuldade extrema. O sintoma clínico nesse estado é conhecido como *oscilopsia,* e detalhado mais adiante.

Indicações Potenciais da Implantação Vestibular

Os sintomas dos distúrbios vestibulares dependem mais da sua cronologia e lateralidade que da etiologia subjacente. Além disso, como a implantação vestibular substitui a função de um órgão doente em vez de reverter a causa da doença, a etiologia subjacente especí-

fica é menos relevante. Assim, é útil organizar a patologia em grupos fundamentados na sua evolução cronológica (aguda *versus* recorrente/episódica *versus* crônica) e sua localização (unilateral *versus* bilateral). Uma vez que os esforços de implante vestibular, pelo menos atualmente, visam doenças periféricas ao nervo vestibular, nós limitamos a discussão a doenças vestibulares periféricas. Doenças centrais que causam sintomas vestibulares e poderiam se beneficiar desses aparelhos estão além do escopo deste capítulo.

A ▶ Tabela 21.1 apresenta uma visão geral desta rubrica organizacional. Nas subseções seguintes, explicamos como os implantes vestibulares podem ser usados para tratar patologia vestibular baseando-se nestas categorias.

Doenças Unilaterais Agudas

Vertigem é o sintoma preponderante em disfunção vestibular unilateral aguda. Vertigem resulta de uma assimetria súbita no *output* neural dos dois sistemas vestibulares, com o sistema doente reduzido em comparação com o sistema contralateral. O cérebro interpreta a descombinação como vertigem, a ilusão de rotação. Este sintoma intenso é frequentemente acompanhado por náusea e vômito. Etiologias subjacentes de doença unilateral aguda incluem neuronite vestibular e vários tipos de trauma.[68,69]

Com o tempo, o sistema vestibular afetado pode-se recuperar ou o cérebro pode compensar a assimetria. Como resultado, os sintomas agudos intensos como vertigem são transitórios. Implantação vestibular assim não estaria indicada. Em raros casos, o sistema vestibular pode não se compensar, resultando em sintomas crônicos mais sutis. Isto é discutido na seção 21.3.3.3 abaixo.

Doenças Unilaterais Agudas Recorrentes (Episódicas)

Em doenças marcadas por breves episódios recorrentes, o cérebro não é capaz de compensar. Vertigem então é experimentada repetidamente com cada novo ataque. Vertigem posicional paroxística benigna (BPPV) é um exemplo de uma doença episódica. Manobras simples de reposicionamento são uma solução direta e altamente efetiva.[70,71] Para casos medicamente refratários, tamponamento do canal semicircular pode ser efetuado e geralmente é bem tolerado.[72] Implantação vestibular assim, provavelmente, não desempenharia um papel no tratamento de BPPV.

Doença de Ménière é a segunda causa mais comum de vertigem recorrente após BPPV. Os sintomas incluem uma tríade de SNHL flutuante, zumbido e ataques vertiginosos. Repleção aural também pode estar presente. A cronologia da vertigem é a chave do diagnóstico, com episódios durando entre 20 minutos e 12 horas. Durante estes episódios, os pacientes frequentemente ficam inca-

Tabela 21.1 Categorias de Doenças Vestibulares Periféricas Baseadas na Evolução Cronológica e Lateralidade[1]

	Unilateral	Bilateral
Aguda	• Neuronite vestibular • Trauma (p. ex., fratura do osso temporal, concussão labiríntica, barotrauma, fístula perilinfática)	• Neuronite vestibular (rara) • Trauma
Aguda Recorrente (Episódica)	• BPPV • *Doença de Ménière*	• BPPV (rara) • *Doença de Ménière (rara)*
Crônica	• *Má compensação após insulto agudo* • Schwannoma vestibular	• *Hipofunção ou arreflexia vestibular bilateral (anastasia)[2]*

BPPV, vertigem posicional paroxística benigna.
[1]Doenças que são alvos lógicos para implantação vestibular estão em itálico.
[2]Múltiplas etiologias subjacentes; p. ex., ototoxicidade.

pacitados, e são incapazes de trabalhar ou dirigir. Doença de Ménière é relativamente comum, com estimativas de prevalência de 43 por 100.000.[73-75]

A patologia da doença de Ménière está incompletamente compreendida. Combinados com a ausência de um modelo animal efetivo,[76] esforços para tratar a causa subjacente têm sido frustrados. Foi proposta a teoria de que rupturas agudas no labirinto membranoso causam mistura de perilinfa e endolinfa. Isto reduz o potencial endolinfático, o que bloqueia a transmissão neural. A perda unilateral aguda de *output* vestibular então causa vertigem, manifestada por um "ataque" de Ménière.[77]

O tratamento inicial da doença de Ménière é clínico e dietético. Cerca de 15% dos pacientes não responderão. Os únicos procedimentos não destrutivos são cirurgia do saco endolinfático e miringotomia com uso do aparelho de Meniett, ambas que podem ter eficácia limitada a longo prazo.[73,74,78] Esteroides intratimpânicos também foram descritos,[79,80] mas são necessários mais dados controlados. As intervenções restantes são todas ablativas, incluindo aminoglicosídeos intratimpânicos, seção do nervo vestibular e labirintectomia. Estas técnicas destrutivas acarretam importantes efeitos colaterais, incluindo perda de audição e instabilidade crônica do equilíbrio por má compensação central.[73-75]

Uma vez que a vertigem é considerada causada por uma perda unilateral aguda de *output* tônico vestibular, os ataques de Ménière poderiam teoricamente ser abortados por um "marca-passo" vestibular. Esse aparelho simplesmente forneceria o *output* vestibular ausente estimulando eletricamente o nervo vestibular. Pacientes ligariam o aparelho só durante a instalação de um ataque de vertigem. Detalhes de um implante vestibular com base em marca-passo são apresentados mais tarde no capítulo.

Doenças Unilaterais Crônicas

O processo de compensação central permite ao cérebro adaptar-se a *input* vestibular assimétrico. Assim, doenças que começam com uma fase aguda caracterizada por vertigem eventualmente parecem regredir, mesmo se permanecer um déficit fixo. Além disso, com um sistema central normal só um ouvido funcionando é necessário para manter função vestibular adequada, conforme explicado anteriormente. Patologia vestibular unilateral crônica é assim usualmente assintomática. Doenças lentamente progressivas que não têm uma fase aguda podem nunca produzir sintomas vestibulares óbvios. Estas condições bem compensada não seriam apropriadas para implantação vestibular.

Em casos incomuns, compensação central apropriada pode não ocorrer após um insulto agudo. Neuronite vestibular, por exemplo, é uma doença vestibular unilateral aguda relativamente comum. Mesmo apesar de a maioria dos casos ser bem compensada, a incidência de neuronite vestibular presumida é tão alta que pode haver prevalência relativamente alta de indivíduos com déficits unilaterais mal compensados. Estes pacientes poderiam potencialmente se beneficiar com implantação vestibular para aumentar ou o ganho ou a frequência de fundo do nervo afetado para se aproximar mais estreitamente do lado contralateral intacto normal. Pode ser possível fazer isto através de um implante vestibular com base em marca-passo ou um implante à base de sensor. No caso de um implante à base de marca-passo, estimulação elétrica suplementar tônica elevaria a frequência de descarga em repouso dos neurônios do núcleo vestibular ipsolateral, o que poderia ajudar na restauração da modulação ipsolateral, seja via inibição pelo núcleo vestibular contralateral seja via *input* intacto residual a partir da orelha afetada.

Doenças Bilaterais Agudas Recorrentes (Episódicas)

Doenças bilaterais episódicas recorrentes são raras. Os exemplos incluem BPPV bilateral e doença de Ménière bilateral. Na doença de Ménière bilateral, procedimentos ablativos, como gentamicina intratimpânica e labirintectomia são risco muito maior e evitados no segundo ouvido. Comprometimento do único ouvido funcional resultará em hipofunção vestibular bilateral, uma doença incapacitante para a qual não existe tratamento atualmente.

Implantação vestibular para doença de Ménière bilateral poderia representar uma opção cirúrgica atraente para tratamento. Se o *input* vestibular natural for reduzido ou eliminado na orelha implantada, mas a frequência básica for restaurada com um implante vestibular, então aumento ou diminuição do *input* vestibular eletricamente evocado poderia ser usado para tratar Ménière em qualquer dos dois ouvidos, porque o *input* básico seria fornecido pelo aparelho. Perda de *input* no ouvido não implantado, durante um ataque, seria tratada com diminuição no *input* com o aparelho, enquanto perda adicional de *input* natural no ouvido implantado seria tratado com um aumento no *input* com o aparelho. Além disso, um implante vestibular com base em sensor poderia fornecer tratamento para hipofunção vestibular bilateral independentemente da etiologia. Esta última indicação é detalhada na seção a seguir.

Doenças Bilaterais Crônicas

Em patologia vestibular bilateral crônica, há uma falta de função vestibular adequada. Sintomas se manifestam de duas maneiras. Primeira, a falta do VOR causa oscilopsia. Sem um VOR funcionando, as imagens não podem ser mantidas estáveis na retina durante movimento da cabeça. Assim, ocorre "balanço visual" e acuidade visual reduzida mesmo durante atividades básicas como andar. Segunda, o prejuízo do *input* vestibuloespinal causa perda de equilíbrio e instabilidade postural. Também resulta desequilíbrio. Embora os sintomas proprioceptivos e visuais também estejam envolvidos no equilíbrio, quedas podem resultar se qualquer um destes sistemas adicionais for prejudicado. Infelizmente, esses cenários são bastante comuns e incluem andar sobre superfícies irregulares ou tapete espesso (propriocepção prejudicada) ou marcha sob baixa iluminação (visão prejudicada).

As causas de patologia vestibular bilateral são variadas e incluem perda de células ciliadas por ototoxicidade (p. ex., administração de cisplatina ou aminoglicosídeo) e presbistasia (*i. e.*, declínio da função vestibular relacionado com a idade). Perda adquirida de função vestibular bilateral resulta nos mesmos sintomas debilitantes independentemente da etiologia subjacente. Esta entidade representa um dos alvos mais óbvios de um implante vestibular à base de sensor, uma vez que não existem terapias além de exercícios reabilitadores. Esse aparelho poderia restaurar função vestibular, incluindo o VOR, e a contribuição vestibuloespinal para o equilíbrio. Propomos o termo *anastasia* como o equivalente vestibular de *anacusia* (*i. e.*, surdez), para descrever esta condição terminal debilitante e importante, mais sucinta e intuitivamente do que a variedade de outros termos atualmente usados.

Projeto e Função de Implantes Vestibulares

Implantação vestibular visa prover funcionalidade ou reduzir sintomas vestibulares pela estimulação do nervo vestibular. Tem sido sabido desde os anos 1960 que a estimulação do nervo vestibular é capaz de induzir o VOR.[81,82] Com o longo retrospecto de estimulação segura e efetiva do nervo coclear com implantes, o interesse se voltou para o desenvolvimento de aparelhos equivalentes para o sistema vestibular.

O projeto de implantes vestibulares pode ser dividido em dois tipos. O primeiro desenho serviria como um sistema vestibular protético total, substituindo órgãos finais sensores de movimento disfuncionais por giroscópios angulares e acelerômetros lineares. Um esquema desse projeto está ilustrado na ▶ Fig. 21.2a. Os três componentes seriam um sensor de movimento, um processador de sinal, e um estimulador de nervo.[83] Este desenho é diretamente análogo ao microfone, processador de fala e estimulador de nervo (*i. e.,* o "receptor/estimulador") de um CI. Os autores referem-se a este aparelho como um implante vestibular à base de sensor.

O segundo projeto é mais simplista e não inclui um sensor de movimento. Esse aparelho usaria um algoritmo pré-programado para substituir a atividade tônica faltando dos aferentes vestibulares (▶ Fig. 21.2b). Em alguns casos, o algoritmo poderia em vez disso tentar suplementar o *input* aferente para aumentar o ganho de VOR fornecendo uma linha básica elevada em torno da qual o *input* natural diminuído restante poderia modular os neurônios centrais (▶ Fig. 21.2c). Os autores se referem a este aparelho como um implante vestibular à base de marca-passo.[84]

Em ambos os projetos, o componente estimulador cria uma corrente pulsátil de carga balanceada bifásico aplicado aos ramos do nervo vestibular nos seus terminais do órgão final. Arranjos de eletrodos individuais são implantados em órgãos finais individuais, e cada arranjo pode conter múltiplos eletrodos. O sinal de estimulação pode ser modificado variando-se a amplitude da corrente (μA) ou a frequência dos pulsos (frequência de pulso, Hz). Aumentar qualquer dos dois parâmetros resultará em velocidade de *input* aumentada para o sistema nervoso central, resultando em mais alta velocidade da fase lenta dos movimentos oculares, enquanto abaixar estes parâmetros produziria o efeito inverso.[61]

Cada canal semicircular codifica movimento em um único eixo de rotação. Os movimentos oculares que resultam da estimulação dos canais semicirculares são, assim, constantes e previsíveis. Em contraste, o utrículo e o sáculo codificam, cada um, movimento em múltiplas direções. Os relatos a respeito da constância dos movimentos oculares por estimulação dos órgãos com otólitos são conflitantes.[85-89] Como resultado, os atuais desenhos de implantes vestibulares são focalizados principalmente em implantação nos canais semicirculares.[64]

Implante Vestibular à Base de Sensor

Em pacientes cujos sintomas se originam de não serem capazes de detectar movimento e transmitir esta informação ao nervo vestibular, é necessário um implante à base de sensor. O exemplo principal é a disfunção vestibular bilateral, muitas vezes decorrente da disfun-

Implante Vestibular à Base de Sensor

a

Condições-alvo: perda vestibular bilateral crônica, doenças unilaterais crônicas não compensadas

Input de movimento 3D → Sensor de movimento (giroscópios, acelerômetros) → Processador de sinal → Estimulador de nervo → Nervo vestibular

Implante Vestibular à Base de Marca-Passo

b

Condições-alvo: doenças unilaterais agudas recorrentes (episódicas)

Aparelho ligado pelo paciente durante um ataque de vertigem → Processador de sinal → Estimulador de nervo → Nervo vestibular

c

Condições-alvo: doenças unilaterais crônicas não compensadas

Aparelho permanece ligado para aumentar ganho de VOR → Processador de sinal → Estimulador de nervo → Nervo vestibular

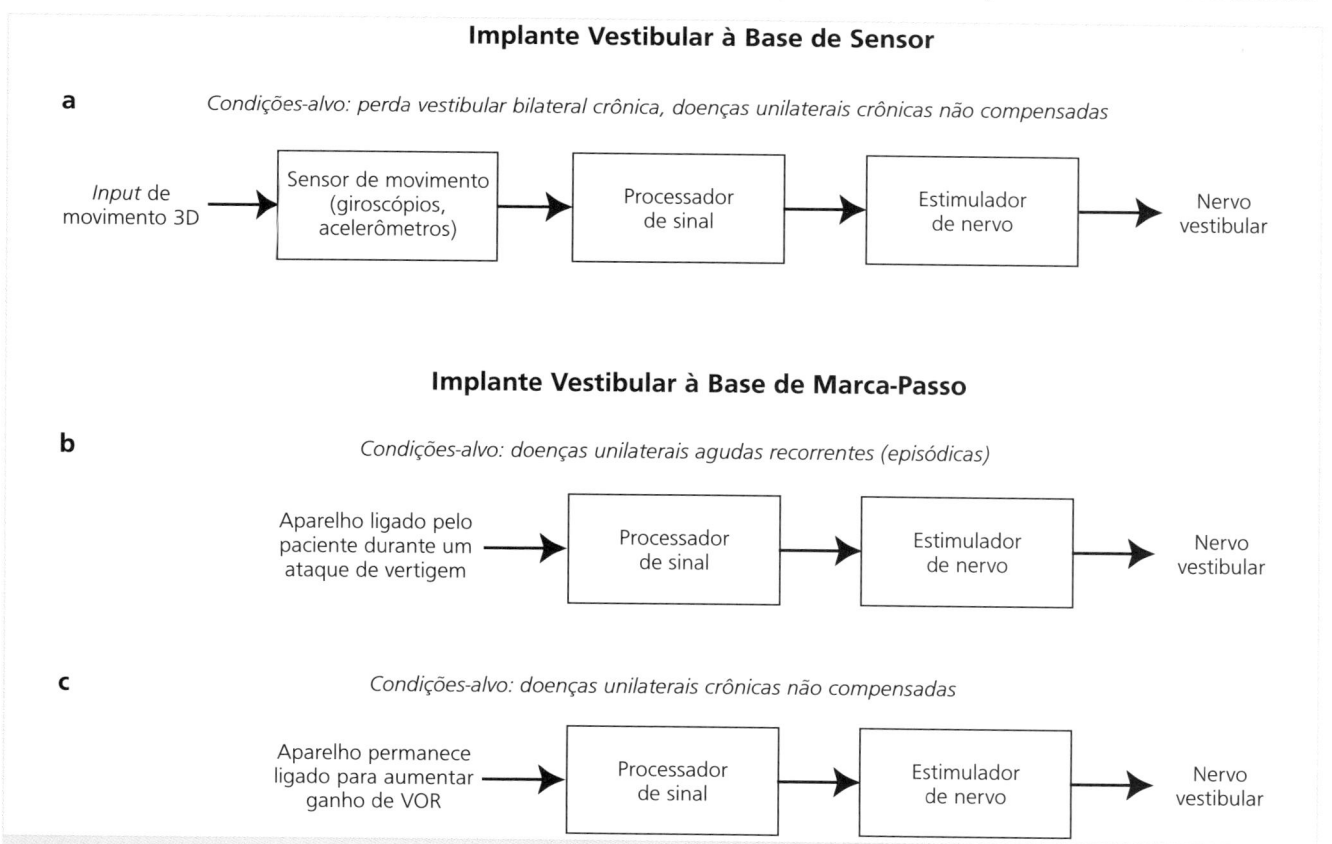

Fig. 21.2 a-c Esquema de projetos alternativos de um implante vestibular. (a) Um aparelho à base de sensor restauraria a capacidade ausente de sentir movimento tridimensional (3D). Um aparelho à base de marca-passo seria ligado durante o início de ataques de vertigem aguda (b), como na doença de Ménière, ou usado continuamente para aumentar o ganho do reflexo vestíbulo-ocular (VOR em doenças unilaterais crônicas não compensadas (c).

ção das células ciliadas mecanossensíveis vestibulares na orelha interna. Componentes eletromecânicos que detectam uma alteração no movimento, como giroscópios angulares e acelerômetros lineares, substituiriam os canais semicirculares, e possivelmente o utrículo e o sáculo. Outras doenças que poderiam teoricamente se beneficiar deste tipo de sistema são doenças unilaterais crônicas não compensadas, nas quais o sinal de *output* vestibular patologicamente baixo poderia ser amplificado para se igualar ao lado contralateral.

Durante repouso, um implante vestibular à base de sensor emitiria *output* de uma estimulação pulsátil básica a uma frequência constante análoga à frequência de repouso de um sistema vestibular sadio. Durante aceleração da cabeça em um plano particular, o sinal seria modulado (*i. e.*, variado) apropriada e especificamente. Por exemplo, se o paciente rotasse sua cabeça no plano do canal semicircular horizontal, o movimento seria detectado por um giroscópio angular neste mesmo plano, enviando um sinal ao eletrodo do canal horizontal. Em uma direção, o sinal seria aumentado; na outra direção, o sinal seria diminuído.

Os sistemas vestibulares bilaterais funcionando normalmente transmitem informação redundante porque cada órgão final vestibular é pareado com um órgão contralateral que detecta movimento no mesmo plano, mas na direção oposta. Isto é conhecido como redundância em *push-pull* (empurra-puxa). Como resultado, implantação vestibular unilateral deve, teoricamente, ser capaz de restaurar movimento sentido de movimento em todos os planos e direções em patologia bilateral.[63,64] Uma dificuldade se relaciona com o nível relativamente baixo do *output* vestibular básico. Há espaço "ilimitado" para aumentar a frequência do sinal, mas espaço limitado para diminuí-la. Uma solução possível é aumentar a faixa dinâmica ajustando o sinal básico em um nível suprafisiologicamente alto. Teoricamente, ainda haveria amplo espaço para modular o sinal para cima, mas também mais espaço para modular para baixo.[64,90] Modular, simultaneamente, ambas a corrente e a frequência do sinal também pode aumentar a faixa dinâmica.[91]

Implante Vestibular à Base de Marca-Passo

Um sistema vestibular à base de marca-passo não contém componentes sensores de movimento e não restauraria o sentido de movimento em pacientes com patologia bilateral. Em vez disso, o objetivo é alterar o *output* de um lado doente, ou para neutralizar sintomas vertiginosos agudos ou para aumentar o ganho na hipofunção vestibular unilateral não compensada.

Doença de Ménière grave clinicamente refratária é o alvo mais óbvio de marca-passo vestibular. Durante ataques, a teoria propõe que o sistema doente se tornaria agudamente hipofuncional, com um sinal básico anormalmente baixo.[77] A assimetria entre o lado doente e o lado contralateral normal produz vertigem. A característica única e frustrante da doença de Ménière é que os ataques são autolimitados (< 12 horas). Assim o cérebro nunca aprende a compensar a assimetria como faria após uma neuronite vestibular. Com cada ataque de Ménière, vertigem incapacitante manifesta-se outra vez.

Um implante necessitaria apenas "ritmar" o nervo vestibular do ouvido afetado durante os episódios agudos para tratar Ménière unilateral. O processador seria programado com um "mapa" de intensidades de sinal estimulando-se o paciente enquanto assintomático. Isto causaria, em um ambiente controlado, vertigem transitória teoricamente semelhante a um ataque de Ménière. O mapa a levar para casa conteria "volumes" variando de 0 a 10, onde 10 é equivalente em intensidade, mas oposto em direção rotacional, ao pior ataque de Ménière que o sujeito jamais teve. Durante o início de um ataque, o paciente digitaria no ajuste da mama começando de 1 até que a vertigem regredisse ou se tornasse controlável.[84]

Alternativamente, para doença de Ménière bilateral, a estimulação seria crônica no ouvido implantado, impulsionando esse ouvido a frequências mais altas que as fornecidas pelo *input* natural sozinho. Ataques em qualquer dos dois ouvidos seriam tratados reduzindo ou aumentando o ritmo dependendo de qual ouvido seja afetado em um ataque particular.

A outra aplicação potencial de um implante vestibular à base de marca-passo seria para aumentar o ganho em hipofunção vestibular unilateral crônica não compensada. Nesta condição, o sinal de ritmo aumentaria o *output* vestibular patologicamente baixo. Este sinal acrescentado, mas não modulado, poderia aumentar o ganho do sistema global fornecendo uma linha básica elevada em torno da qual os *inputs* naturais residuais poderiam modular atividade central.

Uma vez que a fisiologia vestibular se recupera entre os ataques de Ménière,[73,74] seria ótimo que um implante vestibular à base de marca-passo permitisse preservação da função vestibular antiga na doença de Ménière unilateral. Similarmente, em sujeitos com audição útil, preservação da função auditiva nativa é desejada.

Esforços estão sendo aplicados para desenvolver um implante vestibular que preserve função auditiva e vestibular antigas. Isto é análogo a CIs híbridos, ou eletroacústicos, que suplementam audição residual com audição elétrica usando eletrodos de implante e técnicas cirúrgicas minimamente invasivos (Capítulo 18).

Preservação da função vestibular antiga poderia teoricamente ser possível colocando-se eletros ultraestreitos no espaço perilinfático sem distorcer o labirinto membranoso. O eletrodo necessitaria entrar só um pequeno segmento do espaço perilinfático, porque os terminais do nervo ampular são regionalmente limitados à ampola. Em contraste, a cóclea contém terminais nervosos ao longo do comprimento inteiro das duas voltas e meia do órgão. Uma das dificuldades dessa inserção perilinfática rasa, no entanto, pode ser a fixação do arranjo de eletrodos. Dispersão local da corrente pode permitir ativação robusta dos terminais nervosos ampulares estreitamente próximos.[84] Cirurgia preservadora vestibuloauditiva se beneficiaria das mesmas técnicas e princípios já aprendidos com CI eletroacústico[92] e cirurgia de fechamento do canal.[93-95]

Aparelhos Atuais de Implante Vestibular

O primeiro protótipo de implante vestibular foi descrito em 2000 por Merfeld, Gong *et al*. Este aparelho à base de sensor contém um giroscópio vibratório piezoelétrico que atua como um sensor rotacional em torno de um eixo. O giroscópio é integrado em uma placa de circuito com um microprocessador. Afixado está um arranjo de eletrodos com três eletrodos de platina. O arranjo é implantado em um único canal semicircular, adjacente à ampola. O circuito do aparelho (▶ Fig. 21.3a) foi afixado ao topo da cabeça do animal, em vez de ser implantado internamente.

O VOR foi parcialmente restaurado em experimentos envolvendo macacos[62,90,96,97] e cobaias.[61,63,98] Esforços agora estão focalizados em uma versão mais recente do aparelho com a capacidade de sentir movimento em torno de três eixos em vez de um (▶ Fig. 21.3b).[99]

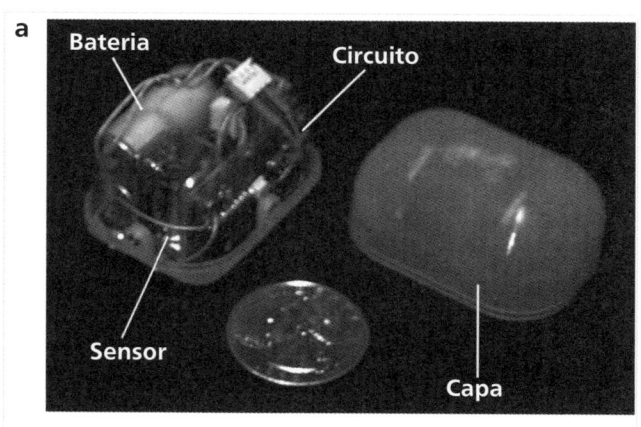

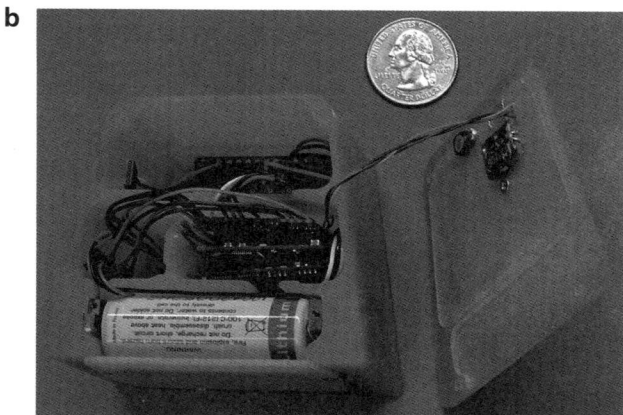

Fig. 21.3 a, b (a) Circuito externo do primeiro protótipo de implante vestibular, desenvolvido por Merfeld, Gong e colegas. A placa de circuito contém um giroscópio único para sentir rotação em torno de um eixo. Não representado está o arranjo de eletrodos, que é inserido dentro de um canal semicircular. Um capa de náilon encerra a eletrônica, trazendo as dimensões para 3 × 3,1 × 2,5 cm.
(b) Um aparelho mais recente com sensores de rotação para três eixos foi desenvolvido recentemente. Está apresentado o circuito externo. (De: Gong W, Merfeld DM. Prototype neural semicircular canal prosthesis using patterned electrical stimulation. Ann Biomed Eng 2000;28:572–581. Reimpressa com permissão.)

A testagem vestibular do MVP2 foi feita em um macaco rhesus com deficiência vestibular bilateral induzida por aminoglicosídeo. A placa de circuito contendo sensores foi montada externamente em uma cobertura de cabeça. Restauração parcial do VOR de todos os três canais semicirculares foi obtida.[101] Testagem auditiva revelou uma pequena queda de 5 a 10 dB na audição em quatro macacos com implante.[102] Testagem mais extensa com o aparelho da geração precedente foi realizada em macacos[103] e chinchilas.[64,91,100,104-109]

Avanços futuros podem ser dirigidos para aumentar o ganho evocado de VOR, diminuição da latência de resposta, e melhora do alinhamento de eixos via direcionamento de corrente e eletrodos virtuais. Também é necessário reduzir consumo de energia dos implantes à base de sensores. Sensores de movimento são relativamente famintos de energia. Apesar de aperfeiçoamentos recentes, o consumo ainda é alto comparado com CIs. Entretanto, com as melhorias rápidas na eletrônica de consumidor, que incorporam tecnologia semelhante em *smartphones* e outros aparelhos móveis difundidos, um implante vestibular à base de sensor totalmente implantável incluindo uma bateria interna recarregável logo poderia exceder um dia inteiro de uso. A carga poderia ser dada à noite por meio de uma conexão transcutânea indutiva.[101,110]

Rubinstein, Phillips *et al.* desenvolveram um implante projetado para implantação humana em conjunção com Cochlear Ltd. O aparelho é fundamentado no amplamente usado sistema Nucleus Freedom (▶ Fig. 21.5). O aparelho humano da geração atual funciona como um implante vestibular à base de marca-passo. Entretanto, um giroscópio multiaxial externo visando ser fixado a um contato osseointegrado restaurou VOR em macacos com hipofunção vestibular bilateral. O receptor/estimulador à base do Freedom contém um arranjo trifurcado desenvolvido sob medida com nove eletrodos. Cada arranjo contém três eletrodos distais. Os eletrodos são implantados 2,5 mm dentro do espaço perilinfático de cada canal semicircular, adjacente aos terminais nervosos ampulares.

O processador de sinal ("fala") externo pode ser programado para permitir um algoritmo de estimulação customizado para cada paciente. Por exemplo, em um paciente com Ménière, um mapa pode ser programado com *settings* de 0 a 10, variando de *off* (0) a uma intensidade excedendo um ataque grave de Ménière (10).

Um dos objetivos deste aparelho é permitir preservação da função auditiva e vestibular nativas. Cada eletrodo tem só 150 μA de largura, o que é mais estreito que o de um implante eletroacústico (Hybrid). Os eletrodos são desenhados em uma tentativa de não comprimir o labirinto membranoso. Uso deste aparelho em oito macacos rhesus demonstrou audição completamente preservada em cinco macacos, uma perda branda transitória em um, e perdas moderada a grave em dois.[111]

A versão atual do implante vestibular UW/Nucleus recebeu aprovação para implantação humana como parte de uma experiência de exequibilidade da Food and Drug Administration (FDA) para pacientes com doença de Ménière refratária à terapia clínica definida pela American Academy of Otolaryngology–Head and Neck Surgery (AAO-HNS). Ao escrevermos, quatro sujeitos humanos tinham sido implantados.

Um protótipo com base em um sistema microeletromecânico (MEMS) com três giroscópios e três acelerômetros lineares e angulares integrados em um *wafer* de silicone ultrafino de 5 × 5 mm também foi desenvolvido. A miniaturização representada neste "equilíbrio em um *chip*" poderia permitir custo reduzido de fabrica-

Logo depois, Della Santina *et al.*[100] desenvolveram um implante vestibular à base de sensor integrado com três sensores rotacionais, chamado prótese vestibular multicanal (MVP1). Um aparelho de mais nova geração, o MVP2, contém três sensores rotacionais (via um giroscópio monoaxial e um biaxial) e um acelerômetro linear triaxial (▶ Fig. 21.4). Vários aperfeiçoamentos acrescentados em miniaturização e consumo de energia tornam o aparelho mais adequado para testagem *in vivo* e implantação cirúrgica. A placa de circuito integrado, que inclui os sensores de movimento, mede apenas 29 × 29 × 5,3 mm. Este tamanho deve permitir que ele seja encaixado em estojo hermético semelhante ao dos receptores/estimuladores de CI comercialmente disponíveis. Distalmente, o aparelho contém três arranjos de eletrodos, um para cada canal semicircular. Cada arranjo contém três eletrodos. Dois eletrodos adicionais servem como terras. O desenho do arranjo de eletrodos foi ajudado pela reconstrução tridimensional de labirintos de macaco rhesus. O objetivo final do aparelho é ser totalmente implantado, requerendo apenas carregamento periódico de uma bateria implantada via uma conexão transcutânea.[101]

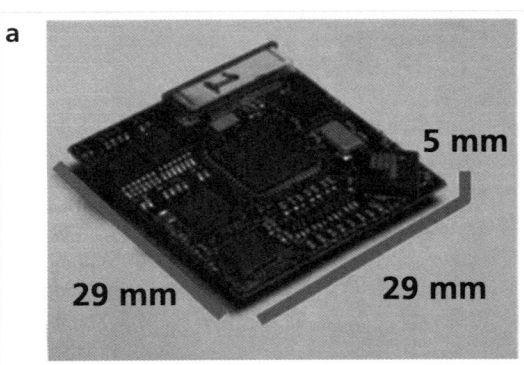

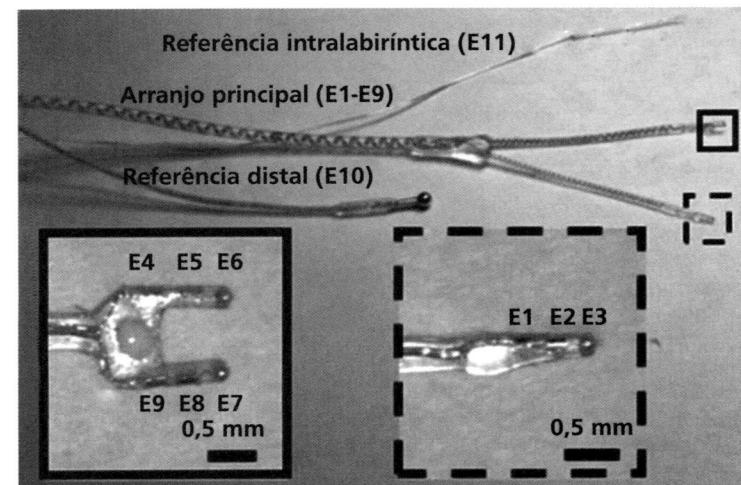

Fig. 21.4 a, b A prótese vestibular multicanal 2 (MVP2) de Johns Hopkins. (a) Placa de circuito. Dimensões são 29 (comprimento) × 29 (largura) × 5 mm (altura), uma redução de 50% do aparelho da geração precedente. Integrados na placa de circuito estão três sensores rotacionais (incluindo um giroscópio monoaxial e um biaxial) bem como um acelerômetro linear triaxial. (b) Arranjo de eletrodos. Como ilustrado em cima, o arranjo principal se bifurca em um arranjo para os canais semicirculares superior e horizontal, e um arranjo para o canal semicircular posterior. O arranjo de canal combinado superior/horizontal então se bifurca outra vez. Ilustrados nos detalhes embaixo estão os arranjos distais para os canais superior e horizontal (i. e., E4–E6 e E7–E9 *(caixa detalhe sólida)* e o arranjo distal para o canal posterior (i. e., E1–E3; *caixa detalhe tracejada*). Três eletrodos são assim empregados para cada um dos três canais semicirculares. Também ilustrados em cima estão os dois eletrodos terra (referência) (E10 e E11). (De: Chiang B, Fridman GY, Dai C, Rhman MA, Della Santina CC. Design and *performance* of a multichannel vestibular prosthesis that restores semicircular canal sensation in rhesus monkey. IEEE Trans Neural Syst Rehabil Eng 2011;19:588–598. Reimpressa com permissão.)

ção e desenvolvimento mais fácil de uma prótese totalmente implantada.[83]

Finalmente, implantes vestibulococleares combinados também foram propostos. Esta tecnologia pode ser particularmente relevante em países em desenvolvimento onde uso mais frequente de aminoglicosídeos resulta em um índice mais alto de comprometimento vestibular bilateral e perda auditiva simultânea. Uma mutação mitocondrial relativamente comum em indivíduos asiáticos torna esta população ainda mais suscetível a insulto combinado auditivo e vestibular. O menor risco incremental de colocar eletrodos vestibulares em um paciente que já está recebendo um CI e no qual o risco de perda auditiva é irrelevante pode conduzir a menos dificuldades regulatórias para experiências clínicas.[112]

Tópicos Básicos em Ciência de Implante Vestibular

Reflexo Vestíbulo-Ocular Evocado (EVOR) e Potencial de Ação Composto Evocado (ECAP)

Embora estimulação elétrica do nervo coclear produza apenas um percepto auditivo, estimulação do nervo vestibular produz não apenas um percepto vestibular mas também um nistagmo mensurável.[81] Isto é decorrente da ativação do VOR. O termo *VOR evocado* (EVOR) é usado para designar esta situação específica.

O EVOR é uma ferramenta poderosa de pesquisa e desenvolvimento, ajudando a otimizar colocação de eletrodo intraoperatória, a testar a função de aparelho pós-operatória e a estudar adaptação e plasticidade do sistema nervoso central. Em uso clínico, implantes vestibulares à base de sensor melhorariam a estabilização da mirada durante movimento substituindo o VOR fisiológico que está faltando por um EVOR.

Diferentemente dos CIs, onde um arranjo de eletrodos é colocado profundamente dentro de um órgão final, a implantação vestibular envolve inserção rasa dentro de múltiplos canais semicirculares. Inserção correta pode assim inicialmente ser um maior desafio técnico. Um método para confirmar colocação apropriada é medir o EVOR intraoperatoriamente imediatamente depois da inserção do eletrodo.[90,98] Por exemplo, um nistagmo horizontal puro rápido após estimulação do eletrodo do canal horizontal seria tranquilizador.

Outra técnica para confirmar colocação de eletrodo intraoperatoriamente é medir um potencial de ação composto eletricamente evocado (ECAP). Esta resposta ocorre após estimulação do nervo coclear. ECAP e EVOR também foram observados correlacionados.[113]

Pós-operatoriamente, EVOR foi medido em numerosos estudos de implante vestibular em animais como técnica para avaliar função apropriada do aparelho. Por exemplo, modulação senoidal da frequência de pulsos resultou em movimentos oculares senoidais.[84,98] EVORs apropriados recentemente foram medidos em um sujeito humano com um eletrodo vestibular conectado a um CI modificado[114] bem como em quatro sujeitos humanos com implante vestibular dedicado.[115,119]

Dispersão de Corrente

Se corrente se dispersar de um eletrodo a alvos não visados, podem resultar efeitos colaterais. Estimulação da ampola do canal superior pelo eletrodo do canal horizontal, por exemplo, resultaria em movi-

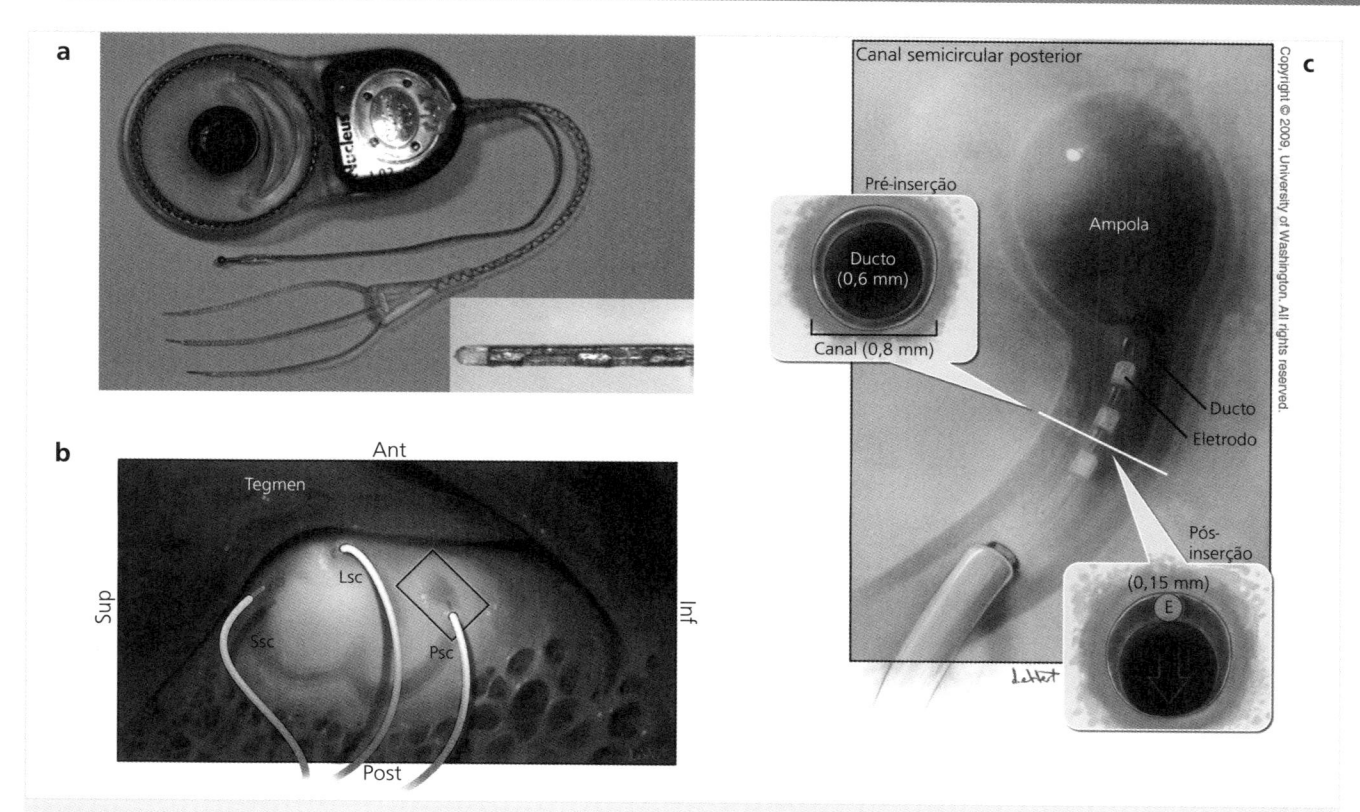

Fig. 21.5 a-c Implante vestibular University of Washington/Nucleus (UW/Nucleus). (a) Receptor/estimulador com base no Cochlear Nucleus Freedom com arranjo de eletrodos trifurcado e eletrodo terra de bola. A caixa atua como terra adicional. Cada um dos três arranjos contém três eletrodos. O detalhe apresenta a porção distal de um dos arranjos, mostrando três eletrodos de platina. (b) Vista ilustrada durante implantação cirúrgica. Cada arranjo é inserido no espaço perilinfático de um canal semicircular com a extremidade terminando adjacente à ampola. A trajetória do arranjo segue a curvatura do canal. Lsc, canal semicircular lateral; Psc, canal semicircular posterior; Ssc, canal semicircular superior. (c) Ampliação da caixa na parte b, ilustrando a inserção de um arranjo de eletrodo dentro do espaço perilinfático do canal semicircular. O eletrodo teoricamente deve distorcer minimamente o labirinto membranoso (rotulado "ducto"). E, arranjo de eletrodo. (De: Rubinstein JT, Bierer S, Kaneko C et al. Implantation of the semicircular canals with preservation of hearing and rotational sensitivity: a vestibular neurostimulator suitable for clinical research. Otol Neurotol 2012;33:789–796. Reimpressa com permissão.)

mentos oculares verticais e na ilusão de movimento no plano incorreto.[64,116] Focalização e direcionamento da corrente pode ser capaz de superar este problema dirigindo a corrente para a ampola apropriada.[108,117] Finalmente, a adaptação representa um mecanismo central que pode corrigir desalinhamentos.[90,96,104]

Dispersão de corrente para a cóclea causaria perceptos auditivos errôneos, enquanto dispersão de corrente para o nervo facial causaria contração na face. Em um estudo de quatro macacos *rhesus* implantados com o aparelho tricanal MVP2, limiares de audição de respostas auditivas do tronco cerebral (ABR) aumentaram aproximadamente 5 dB durante estimulação elétrica.[102] Em um humano implantado com o aparelho UW/Nucleus, perceptos auditivos foram raros, com um tom de frequência alta ouvido durante estimulação do eletrodo do canal horizontal em duas frequências altas durante uma das sessões de teste. Movimento provocado através do nervo facial não foi visto no humano, mas foi visto em macacos apenas com altas correntes.[115]

Diversas estratégias foram desenvolvidas para minimizar dispersão de corrente. Usar pulsos de alta frequência, por exemplo, causa menos dispersão de corrente do que usar pulsos de baixa frequência.[98,118] Estimulação bipolar também produz menos dispersão do que estimulação monopolar.

Conclusão

O sucesso do CI gerou pesquisa e desenvolvimento de aparelhos análogos para tratar zumbido e patologia vestibular. Para zumbido, arranjos de eletrodos ultracurtos que são inseridos através da janela redonda por técnicas minimamente invasivas poderiam um dia fornecer o "código de silêncio" ao mesmo tempo preservando audição antiga. CIs tradicionais podem também ter uma expansão de indicações, como em pacientes com surdez unilateral e zumbido grave. Para patologia vestibular, uma variedade de aparelhos está sendo desenvolvida, os quais podem, eventualmente, ser usados para tratar hipofunção vestibular bilateral, hipofunção unilateral com má compensação e doença de Ménière. Embora esses aparelhos ainda estejam em estágios nascentes, ele oferecem o potencial de expandir nossas capacidades de tratamento em otologia/neurotologia e sinalizar migração de procedimentos ablativos para outros que preservem e intensifiquem a função.

Referências

1. Shargorodsky J, Curhan GC, Farwell WR. Prevalence and characteristics of tinnitus among US adults. Am J Med 2010;123:711-718
2. Rubinstein JT, Tyler RS. Electrical Suppression of Tinnitus. In: Snow JB, ed. Tinnitus: Theory and Management. Hamilton, Ontario: BC Decker, 2004:326-36
3. Lockwood AH, Salvi RJ, Coad ML, Towsley ML, Wack DS, Murphy BW. The functional neuroanatomy of tinnitus: evidence for limbic system links and neural plasticity. Neurology 1998;50:114-120
4. Melcher JR, Sigalovsky IS, Guinan JJ, Levine RA. Lateralized tinnitus studied with functional magnetic resonance imaging: abnormal inferior colliculus activation. J Neurophysiol 2000;83:1058-1072
5. Plewnia C. Brain stimulation: new vistas for the exploration and treatment of tinnitus. CNS Neurosci Ther 2011;17:449-461
6. House JW, Brackmann DE. Tinnitus: surgical treatment. Ciba Found Symp 1981;85:204-216
7. Liberman MC. Auditory-nerve response from cats raised in a low-noise chamber. J Acoust Soc Am 1978;63:442-455
8. Kaltenbach JA, Godfrey DA, Neumann JB, McCaslin DL, Afman CE, Zhang J. Changes in spontaneous neural activity in the dorsal cochlear nucleus following exposure to intense sound: relation to threshold shift. Hear Res 1998;124:78-84
9. Volta A. On the electricity excited by the mere contact of conduction substances of different kinds. Philos Trans R Soc Lond B Biol Sci 1800;90:403-431
10. Brenner R. Untersuchungen und Beobachtungen uber die Wirkung elektrischer Strome auf das Gehororgan im gesunden und kranken Zustande. Leipzig, 1868
11. Tyler RS, Noble W, Coelho CB, Ji H. Tinnitus retraining therapy: mixing point and total masking are equally effective. Ear Hear 2012;33:588-594
12. Bauer CA, Brozoski TJ. Effect of tinnitus retraining therapy on the loudness and annoyance of tinnitus: a controlled trial. Ear Hear 2011;32:145-155
13. Newman CW, Sandridge SA. A comparison of benefit and economic value between two sound therapy tinnitus management options. J Am Acad Audiol 2012;23:126-138
14. Ito J, Sakakihara J. Tinnitus suppression by electrical stimulation of the cochlear wall and by cochlear implantation. Laryngoscope 1994;104:752-754
15. Aschendorff A, Pabst G, Klenzner T, Laszig R. Tinnitus in cochlear implant users: the Freiburg experience. Int Tinnitus J 1998;4:162-164
16. Ito J. Tinnitus suppression in cochlear implant patients. Otolaryngol Head Neck Surg 1997;117:701-703
17. Mo B, Harris S, Lindbaek M. Tinnitus in cochlear implant patients—a comparison with other hearing-impaired patients. Int J Audiol 2002;41:527-534
18. Tyler RS, Kelsay D. Advantages and disadvantages reported by some of the better cochlear-implant patients. Am J Otol 1990;11:282-289
19. Dauman R, Tyler RS, Aran JM. Intracochlear electrical tinnitus reduction. Acta Otolaryngol 1993;113:291-295
20. Tyler RS. Tinnitus in the profoundly hearing-impaired and the effects of cochlear implants. Ann Otol Rhinol Laryngol Suppl 1995;165:25-30
21. Ruckenstein MJ, Hedgepeth C, Rafter KO, Montes ML, Bigelow DC. Tinnitus suppression in patients with cochlear implants. Otol Neurotol 2001;22:200-204
22. De Ridder D, De Mulder G, Walsh V, Muggleton N, Sunaert S, Møller A. Magnetic and electrical stimulation of the auditory cortex for intractable tinnitus. Case report. J Neurosurg 2004;100:560-564
23. De Ridder D, Verstraeten E, Van der Kelen K et al. Transcranial magnetic stimulation for tinnitus: influence of tinnitus duration on stimulation parameter choice and maximal tinnitus suppression. Otol Neurotol 2005;26:616-619
24. Frank E, Schecklmann M, Landgrebe M et al. Treatment of chronic tinnitus with repeated sessions of prefrontal transcranial direct current stimulation: outcomes from an open-label pilot study. J Neurol 2012;259:327-333
25. Vanneste S, Langguth B, De Ridder D. Do tDCS and TMS influence tinnitus transiently via a direct cortical and indirect somatosensory modulating effect? A combined TMS-tDCS and TENS study. Brain Stimulat 2011;4:242-252
26. Litré CF, Theret E, Tran H et al. Surgical treatment by electrical stimulation of the auditory cortex for intractable tinnitus. Brain Stimulat 2009;2:132-137
27. Friedland DR, Gaggl W, Runge-Samuelson C, Ulmer JL, Kopell BH. Feasibility of auditory cortical stimulation for the treatment of tinnitus. Otol Neurotol 2007;28:1005-1012
28. Holm AF, Staal MJ, Mooij JJ, Albers FW. Neurostimulation as a new treatment for severe tinnitus: a pilot study. Otol Neurotol 2005;26(3):425-428
29. Seidman MD, Ridder DD, Elisevich K et al. Direct electrical stimulation of Heschl's gyrus for tinnitus treatment. Laryngoscope 2008;118:491-500
30. Engineer ND, Riley JR, Seale JD et al. Reversing pathological neural activity using targeted plasticity. Nature 2011;470:101-104
31. Aydemir G, Tezer MS, Borman P, Bodur H, Unal A. Treatment of tinnitus with transcutaneous electrical nerve stimulation improves patients' quality of life. J Laryngol Otol 2006;120:442-445
32. Vernon JA, Fenwick JA. Attempts to suppress tinnitus with transcutaneous electrical stimulation. Otolaryngol Head Neck Surg 1985;93:385-389
33. Steenerson RL, Cronin GW. Treatment of tinnitus with electrical stimulation. Otolaryngol Head Neck Surg 1999;121:511-513
34. Kapkin O, Satar B, Yetiser S. Transcutaneous electrical stimulation of subjective tinnitus. A placebo-controlled, randomized and comparative analysis. ORL J Otorhinolaryngol Relat Spec 2008;70:156-161
35. Kuk FK, Tyler RS, Rustad N, Harker LA, Tye-Murray N. Alternating current at the eardrum for tinnitus reduction. J Speech Hear Res 1989;32:393-400
36. Dobie RA, Hoberg KE, Rees TS. Electrical tinnitus suppression: a double-blind crossover study. Otolaryngol Head Neck Surg 1986;95:319-323
37. Di Nardo W, Cianfrone F, Scorpecci A, Cantore I, Giannantonio S, Paludetti G. Transtympanic electrical stimulation for immediate and long-term tinnitus suppression. Int Tinnitus J 2009;15:100-106
38. Konopka W, Zalewski P, Olszewski J, Olszewska-Ziaber A, Pietkiewicz P. Tinnitus suppression by electrical promontory stimulation (EPS) in patients with sensorineural hearing loss. Auris Nasus Larynx 2001;28:35-40
39. Watanabe K, Okawara D, Baba S, Yagi T. Electrocochleographic analysis of the suppression of tinnitus by electrical promontory stimulation. Audiology 1997;36:147-154
40. Rubinstein JT, Tyler RS, Johnson A, Brown CJ. Electrical suppression of tinnitus with high-rate pulse trains. Otol Neurotol 2003;24:478-485
41. Sewell WF. The relation between the endocochlear potential and spontaneous activity in auditory nerve fibres of the cat. J Physiol 1984;347:685-696
42. Liberman MC, Dodds LW. Single-neuron labeling and chronic cochlear pathology. II. Stereocilia damage and alterations of spontaneous discharge rates. Hear Res 1984;16:43-53
43. Rubinstein JT, Wilson BS, Finley CC, Abbas PJ. Pseudospontaneous activity: stochastic independence of auditory nerve fibers with electrical stimulation. Hear Res 1999;127:108-118
44. Litvak LM, Smith ZM, Delgutte B, Eddington DK. Desynchronization of electrically evoked auditory-nerve activity by high-frequency pulse trains of long duration. J Acoust Soc Am 2003;114:2066-2078
45. Gibson WPR. The effects of electrical stimulation and cochlear implantation on tinnitus. Amsterdam: Kugler, 1992
46. Kleinjung T, Steffens T, Strutz J, Langguth B. Curing tinnitus with a Cochlear Implant in a patient with unilateral sudden deafness: a case report. Cases J 2009;2:7462
47. Van de Heyning P, Vermeire K, Diebl M, Nopp P, Anderson I, De Ridder D. Incapacitating unilateral tinnitus in single-sided deafness treated by cochlear implantation. Ann Otol Rhinol Laryngol 2008;117:645-652
48. Zeng FG, Tang Q, Dimitrijevic A, Starr A, Larky J, Blevins NH. Tinnitus suppression by low-rate electric stimulation and its electrophysiological mechanisms. Hear Res 2011;277:61-66
49. Duckert LG, Rees TS. Placebo effect in tinnitus management. Otolaryngol Head Neck Surg 1984;92:697-699
50. Dobie RA, Sakai CS, Sullivan MD, Katon WJ, Russo J. Antidepressant treatment of tinnitus patients: report of a randomized clinical trial and clinical prediction of benefit. Am J Otol 1993;14:18-23
51. Fukuda Y, Albernaz PL. The AllHear cochlear implant and tinnitus. Int Tinnitus J 1998;4:159-161
52. Souliere CR, Kileny PR, Zwolan TA, Kemink JL. Tinnitus suppression following cochlear implantation. A multifactorial investigation. Arch Otolaryngol Head Neck Surg 1992;118:1291-1297
53. Kim HN, Shim YJ, Kim YM, Kim ES. Effects of electrical stimulation on tinnitus in the profoundly deaf. Portland, OR: American Tinnitus Association, 1995
54. Rubinstein JT. Cochlear implants: the hazards of unexpected success. CMAJ 2012;184:1343-1344
55. Firszt JB, Holden LK, Reeder RM, Waltzman SB, Arndt S. Auditory abilities after cochlear implantation in adults with unilateral deafness: a pilot study. Otol Neurotol 2012;33:1339-1346
56. Buechner A, Brendel M, Lesinski-Schiedat A et al. Cochlear implantation in unilateral deaf subjects associated with ipsilateral tinnitus. Otol Neurotol 2010;31:1381-1385
57. Sattin RW. Falls among older persons: a public health perspective. Annu Rev Public Health 1992;13:489-508

58. NIDCD. A Report of the Task Force on the National Strategic Research Plan. NIDCD, National Institute on Deafness and other Communication Disorders, National Institutes of Health, Bethesda, MD, 1989:74
59. Schappert SM. National Ambulatory Medical Care Survey: 1991 summary. Vital Health Stat 13 1994;116:1-110
60. Goldberg JM, Fernandez C. Physiology of peripheral neurons innervating semicircular canals of the squirrel monkey. I. Resting discharge and response to constant angular accelerations. J Neurophysiol 1971;34:635-660
61. Gong W, Merfeld DM. Prototype neural semicircular canal prosthesis using patterned electrical stimulation. Ann Biomed Eng 2000;28:572-581
62. Gong W, Haburcakova C, Merfeld DM. Vestibulo-ocular responses evoked via bilateral electrical stimulation of the lateral semicircular canals. IEEE Trans Biomed Eng 2008;55:2608-2619
63. Gong W, Merfeld DM. System design and performance of a unilateral horizontal semicircular canal prosthesis. IEEE Trans Biomed Eng 2002;49:175-181
64. Della Santina CC, Migliaccio AA, Patel AH. A multichannel semicircular canal neural prosthesis using electrical stimulation to restore 3-d vestibular sensation. IEEE Trans Biomed Eng 2007;54:1016-1030
65. Wall C, Merfeld DM, Rauch SD, Black FO. Vestibular prostheses: the engineering and biomedical issues. J Vestib Res 2002-2003-2003;12:95-113
66. White JA. Laboratory tests of vestibular and balance functioning. In: Hughes GB, Pensak ML eds. Clinical Otology. New York: Thieme, 2007
67. Carey JP, Della Santina CP. Principles of applied vestibular physiology. In: Cummings CW, Flint PW, Haughey BH, Robbins KT, Thomas JR, Harker LA, Richardson MA, Schuller DE eds. Cummings Otolaryngology-Head & Neck Surgery. Philadelphia: Elsevier, 2005:3115-59
68. Lempert T, Neuhauser H. Epidemiology of vertigo, migraine and vestibular migraine. J Neurol 2009;256:333-338
69. Neuhauser HK, Radtke A, von Brevern M, Lezius F, Feldmann M, Lempert T. Burden of dizziness and vertigo in the community. Arch Intern Med 2008;168:2118-2124
70. Bhattacharyya N, Baugh RF, Orvidas L et al. American Academy of Otolaryngology-Head and Neck Surgery Foundation. Clinical practice guideline: benign paroxysmal positional vertigo. Otolaryngol Head Neck Surg 2008;139 Suppl 4:S47-S81
71. Epley JM. The canalith repositioning procedure: for treatment of benign paroxysmal positional vertigo. Otolaryngol Head Neck Surg 1992;107:399-404
72. Agrawal SK, Parnes LS. Human experience with canal plugging. Ann N Y Acad Sci 2001;942:300-305
73. Gates GA. Ménière's disease review 2005. J Am Acad Audiol 2006;17:16-26
74. Thorp MA, James AL. Prosper Ménière. Lancet 2005;366:2137-2139
75. Van de Heyning PH, Wuyts F, Boudewyns A. Surgical treatment of Meniere's disease. Curr Opin Neurol 2005;18:23-28
76. Kimura RS. Animal models of endolymphatic hydrops. Am J Otolaryngol 1982;3:447-451
77. Schuknecht HF. Ménière's disease, pathogenesis and pathology. Am J Otolaryngol 1982;3:349-352
78. Boudewyns AN, Wuyts FL, Hoppenbrouwers M et al. Meniett therapy: rescue treatment in severe drug-resistant Ménière's disease? Acta Otolaryngol 2005;125:1283-1289
79. Boleas-Aguirre MS, Lin FR, Della Santina CC, Minor LB, Carey JP. Longitudinal results with intratympanic dexamethasone in the treatment of Ménière's disease. Otol Neurotol 2008;29:33-38
80. Silverstein H, Isaacson JE, Olds MJ, Rowan PT, Rosenberg S. Dexamethasone inner ear perfusion for the treatment of Meniere's disease: a prospective, randomized, double-blind, crossover trial. Am J Otol 1998;19:196-201
81. Cohen B, Suzuki JI. Eye movements induced by ampullary nerve stimulation. Am J Physiol 1963;204:347-351
82. Suzuki JI, Cohen B, Bender MB. Compensatory eye movements induced by vertical semicircular canal stimulation. Exp Neurol 1964;9:137-160
83. Shkel AM, Zeng FG. An electronic prosthesis mimicking the dynamic vestibular function. Audiol Neurootol 2006;11:113-122
84. Rubinstein JT, Bierer S, Kaneko C et al. Implantation of the semicircular canals with preservation of hearing and rotational sensitivity: a vestibular neurostimulator suitable for clinical research. Otol Neurotol 2012;33:789-796
85. Goto F, Meng H, Bai R et al. Eye movements evoked by the selective stimulation of the utricular nerve in cats. Auris Nasus Larynx 2003;30:341-348
86. Goto F, Meng H, Bai R et al. Eye movements evoked by selective saccular nerve stimulation in cats. Auris Nasus Larynx 2004;31:220-225
87. Curthoys IS. Eye movements produced by utricular and saccular stimulation. Aviat Space Environ Med 1987;58:A1 92-A1 97
88. Curthoys IS, Oman CM. Dimensions of the horizontal semicircular duct, ampulla and utricle in rat and guinea pig. Acta Otolaryngol 1986;101:1-10
89. Fluur E, Mellström A. The otolith organs and their influence on oculomotor movements. Exp Neurol 1971;30:139-147
90. Merfeld DM, Haburcakova C, Gong W, Lewis RF. Chronic vestibulo-ocular reflexes evoked by a vestibular prosthesis. IEEE Trans Biomed Eng 2007;54:1005-1015
91. Davidovics NS, Fridman GY, Della Santina CC. Co-modulation of stimulus rate and current from elevated baselines expands head motion encoding range of the vestibular prosthesis. Exp Brain Res 2012;218:389-400
92. Gantz BJ, Turner C, Gfeller KE, Lowder MW. Preservation of hearing in cochlear implant surgery: advantages of combined electrical and acoustical speech processing. Laryngoscope 2005;115:796-802
93. Agrawal SK, Parnes LS. Transmastoid superior semicircular canal occlusion. Otol Neurotol 2008;29:363-367
94. Beyea JA, Agrawal SK, Parnes LS. Transmastoid semicircular canal occlusion: a safe and highly effective treatment for benign paroxysmal positional vertigo and superior canal dehiscence. Laryngoscope 2012;122:1862-1866
95. Ward BK, Agrawal Y, Nguyen E et al. Hearing outcomes after surgical plugging of the superior semicircular canal by a middle cranial fossa approach. Otol Neurotol 2012;33:1386-1391
96. Lewis RF, Gong W, Ramsey M, Minor L, Boyle R, Merfeld DM. Vestibular adaptation studied with a prosthetic semicircular canal. J Vestib Res 2002-2003-2003;12:87-94
97. Lewis RF, Haburcakova C, Gong W, Makary C, Merfeld DM. Vestibuloocular reflex adaptation investigated with chronic motion-modulated electrical stimulation of semicircular canal afferents. J Neurophysiol 2010;103:1066-1079
98. Merfeld DM, Gong W, Morrissey J, Saginaw M, Haburcakova C, Lewis RF. Acclimation to chronic constant-rate peripheral stimulation provided by a vestibular prosthesis. IEEE Trans Biomed Eng 2006;53:2362-2372
99. Lewis RF, Haburcakova C, Gong W et al. Vestibular prosthesis tested in rhesus monkeys. Conf Proc IEEE Eng Med Biol Soc 2011;2011:2277-2279
100. Della Santina C, Migliaccio A, Patel A. Electrical stimulation to restore vestibular function development of a 3-d vestibular prosthesis. Conf Proc IEEE Eng Med Biol Soc 2005;7:7380-7385
101. Chiang B, Fridman GY, Dai C, Rahman MA, Della Santina CC. Design and performance of a multichannel vestibular prosthesis that restores semicircular canal sensation in rhesus monkey. IEEE Trans Neural Syst Rehabil Eng 2011;19:588-598
102. Dai C, Fridman GY, Della Santina CC. Effects of vestibular prosthesis electrode implantation and stimulation on hearing in rhesus monkeys. Hear Res 2011;277:204-210
103. Dai C, Fridman GY, Davidovics NS, Chiang B, Ahn JH, Della Santina CC. Restoration of 3D vestibular sensation in rhesus monkeys using a multichannel vestibular prosthesis. Hear Res 2011;281:74-83
104. Dai C, Fridman GY, Chiang B et al. Cross-axis adaptation improves 3D vestibulo-ocular reflex alignment during chronic stimulation via a head-mounted multichannel vestibular prosthesis. Exp Brain Res 2011;210:595-606
105. Sun DQ, Rahman MA, Fridman G, Dai C, Chiang B, Della Santina CC. Chronic stimulation of the semicircular canals using a multichannel vestibular prosthesis: effects on locomotion and angular vestibulo-ocular reflex in chinchillas. Conf Proc IEEE Eng Med Biol Soc 2011;2011:3519-3523
106. Hayden R, Sawyer S, Frey E, Mori S, Migliaccio AA, Della Santina CC. Virtual labyrinth model of vestibular afferent excitation via implanted electrodes: validation and application to design of a multichannel vestibular prosthesis. Exp Brain Res 2011;210:623-640
107. Davidovics NS, Fridman GY, Chiang B, Della Santina CC. Effects of biphasic current pulse frequency, amplitude, duration, and interphase gap on eye movement responses to prosthetic electrical stimulation of the vestibular nerve. IEEE Trans Neural Syst Rehabil Eng 2011;19:84-94
108. Fridman GY, Davidovics NS, Dai C, Migliaccio AA, Della Santina CC. Vestibulo-ocular reflex responses to a multichannel vestibular prosthesis incorporating a 3D coordinate transformation for correction of misalignment. J Assoc Res Otolaryngol 2010;11:367-381
109. Tang S, Melvin T-A, Della Santina CC. Effects of semicircular canal electrode implantation on hearing in chinchillas. Acta Otolaryngol 2009;129:481-486
110. Rahman MA, Dai C, Fridman GY et al. Restoring the 3D vestibulo-ocular reflex via electrical stimulation: The Johns Hopkins multichannel vestibular prosthesis project. Conf Proc IEEE Eng Med Biol Soc 2011:3142-3145
111. Bierer SM, Ling L, Nie K et al. Auditory outcomes following implantation and electrical stimulation of the semicircular canals. Hear Res 2012;287:51-56

112. Lu T, Djalilian H, Zeng FG, Chen H, Sun X. An integrated vestibular-cochlear prosthesis for restoring balance and hearing. Conf Proc IEEE Eng Med Biol Soc 2011:1319-1322
113. Nie K, Bierer SM, Ling L, Oxford T, Rubinstein JT, Phillips JO. Characterization of the electrically evoked compound action potential of the vestibular nerve. Otol Neurotol 2011;32:88-97
114. Guyot JP, Sigrist A, Pelizzone M, Kos MI. Adaptation to steady-state electrical stimulation of the vestibular system in humans. Ann Otol Rhinol Laryngol 2011;120:143-149
115. Golub JS, Ling L, Nie K, Nowack A, Shepherd SJ, Bierer SM, Jameyson E, Kaneko CRS, Phillips JO, Rubinstein JT. Prosthetic implantation of the human vestibular system. [Accepted to Otol Neurotol 2013.]
116. Weinberg MS, Wall C, Robertsson J, O'Neil E, Sienko K, Fields R. Tilt determination in MEMS inertial vestibular prosthesis. J Biomech Eng 2006;128:943-956
117. Bonham BH, Litvak LM. Current focusing and steering: modeling, physiology, and psychophysics. Hear Res 2008;242:141-153
118. Rubinstein JT, Spelman FA. Analytical theory for extracellular electrical stimulation of nerve with focal electrodes. I. Passive unmyelinated axon. Biophys J 1988;54:975-981
119. Phillips C, Defrancisci C, Ling L, Nie K, Nowack A, Phillips JO, Rubinstein JT. Postural responses to electrical stimulation of the vestibular end organs in human subjects. Exp Brain Res. 2013. [ePub ahead of print.]

22 Impacto da Implantação Coclear na Qualidade de Vida relacionada com a Saúde do Recebedor

Selena E. Heman-Ackah

Introdução

Na reabilitação auditiva de pacientes pediátricos e adultos com perda auditiva neurossensorial grave a profunda, implantação coclear esta ganhando popularidade generalizada internacionalmente. Como está bem descrito nos capítulos antecedentes, os implantes cocleares convertem energia acústica em estimulação elétrica, contornando a estrutura coclear endogenamente disfuncional. O desempenho dos pacientes após implantação coclear pode ser muito variável; desempenho é dependente de vários fatores incluindo idade de início da surdez, uso de aparelhos de audição, modo de comunicação, capacidade cognitiva, motivação e sistema de suporte psicossocial.[1-4] Implantação coclear tem um impacto significativamente positivo na vida dos indivíduos surdos, como é evidente pelos numerosos testemunhos de recebedores agradecidos de implante coclear que descrevem o notável impacto que a implantação coclear exerceu sobre vários aspectos da sua vida.[5] Além destes valiosos relatos de casos pessoais, é criticamente importante quantificar este impacto positivo que a implantação coclear exerce na vida dos recebedores de implante coclear para ganhar mais suporte para evolução e avanço das políticas de assistência à saúde relacionadas com implantação. Este é o papel dos instrumentos de qualidade de vida relacionada com a saúde (HRQL), que facilitam a medição quantitativa de dados da experiência subjetiva e tornam possíveis análises comparativas dos efeitos de várias intervenções.

Qualidade de vida relacionada com a saúde pode ser definida como a avaliação subjetiva da influência que o estado de saúde de alguém tem sobre os aspectos positivos e negativos da vida dentro do constructo multidimensional dos domínios físico, mental e social. A avaliação da HRQL ganhou crescente importância e interesse internacionalmente para dirigir mudanças em tratamento de pacientes e política de assistência à saúde. Com relação à implantação coclear, grande esforço está sendo aplicado em avaliar e quantificar o impacto das implantações cocleares sobre a HRQL nos indivíduos surdos. Este capítulo apresenta a fundamentação dos instrumentos atuais de HRQL utilizados na avaliação de recebedores de implante coclear. Adicionalmente, os resultados de estudos de qualidade de vida pediátrica e adulta envolvendo recebedores de implante coclear são revistos.

Instrumentos de Qualidade de Vida Relacionada com a Saúde

Medidas de qualidade de vida relacionada com a saúde (muitas vezes ditas simplesmente qualidade de vida) são instrumentos utilizados para transformar experiências subjetivas e percepções dos pacientes em dados objetivos quantificáveis, confiáveis, reprodutíveis que possam ser usados para avaliar cientificamente o impacto de várias intervenções e tratamentos. Os instrumentos de HRQL tipicamente tomam a forma de questionários que podem ser administrados como uma entrevista ou em forma escrita, conforme o desenho, incluindo perguntas de terminação aberta, perguntas de terminação fechada, ou uma combinação das duas. Estes instrumentos podem ser classificados de acordo com a validade (questionários validados *versus ad hoc*), a especificidade (genéricos *versus* perguntas específicas de uma condição), e o respondedor (autorrelatados *versus* suportados por substituto).

Medidas Validadas de Qualidade de Vida Relacionada com a Saúde

Instrumentos validados de HRQL foram submetidos à testagem psicométrica objetiva e foi constatado que exibiram confiabilidade, validade e sensibilidade a respeito dos parâmetros e a medição incluídos no instrumento. A ▶ Tabela 22.1 apresenta uma lista de instrumentos de HRQL validados que não é de nenhum modo exaustiva, mas é apresentada para fornecer uma lista dos instrumentos de HRQL genérica mais comumente empregados na avaliação de recebedores de implante coclear.

Tabela 22.1 Instrumentos de Qualidade de Vida Atuais Utilizados em Recebedores de Implante Coclear

Classificação	Instrumentos de qualidade de vida
Genéricos	Escalas Análogas Visuais (Visual Analog Scales [VASs])
	Índice de Utilidade de Saúde (Health Utility Index [HUI])
	Negociação de Tempo (Time trade off [TTO])
	EuroQol (EQ-5D)
	Estudo de Resultados Médicos 36 Formulário Curto (Medical Outcomes Study 36 Short Form [SF-36])
	Escala de Qualidade de Bem-Estar (Quality of Well-Being Scale [QWB])
	KINDL-R
	Inventário de Benefício de Glasgow (Glasgow Benefit Inventory [GBI])
Pediátricos	Inventário de Qualidade de Vida Pediátrico (Pediatric Quality-of-Life Inventory [PedsQL])
	Inventário de Benefício de Crianças de Glasgow (Glasgow Children's Benefit Inventory [GCBI])
	Kiddy KINDL-R
	Escala de Comportamento Adaptativo de Vineland (Vineland Adaptive Behavior Scale)
Condição-específicos	Questionário de Implante Coclear de Nijmegen (Nijmegen Cochlear Implant Questionnaire [NCIQ])
	Escala de Fala, Espacial e Qualidades de Audição (Speech, Spatial, and Qualities of Hearing Scale [SSQ])
	Questionário Crianças com Implantes Cocleares: Perspectivas Parentais (Children with Cochlear Implants: Parental Perspectives Questionnaire)
	Questionário de Vistas e Experiências dos Pais com Implantação Coclear Pediátrica (Parents Views and Experiences with Pediatric Cochlear Implantation Questionnaire [PVECIQ])
	Hearing Environments and Reflection on Quality of Life (HEAR-QL)

Os instrumentos de HRQL validados podem ser genéricos ou específicos para uma condição. Os instrumentos de HRQL genéricos avaliam um largo espectro de parâmetros inespecíficos de qualidade de vida e não são especializados para qualquer condição, processo de doença ou procedimento específicos. Numerosos questionários genéricos de HRQL foram desenvolvidos e validados, muitos dos quais foram utilizados na avaliação da HRQL em recebedores de implante coclear, tanto pediátricos quanto adultos. Exemplos de instrumentos de HRQL genéricos incluem as escalas análogas visuais (VASs), o Health Utility Index Mark 3 (HUI3), time trade off (TTO), o Pediatric Quality-of-Life Inventory (PedsQI), KINDL-R, o Glasgow Children's Benefit Inventory (GCBI), Medical Outcomes Study Short Forms (SF-36), EuroQol (EQ-5D), e a Quality of Well-Being Scale (QWB).[6-15] Os appendices no fim do capítulo apresentam um exemplo de um questionário HRQL genérico. Os questionários de HRQL doença-específicos são destinados a avaliar parâmetros específicos de uma condição ou processo de doença particular. No que concerne ao comprometimento da audição e implantação coclear, o Nijmegen Cochlear Implant Questionnaire (NCIQ), a Speech, Spatial, and Qualities of Hearing Scale (SSQ), o questionário Children with Cochlear Implants: Parent Perspectives, HEAR-QL, e o Parent's Views and Experiences with Pediatric Cochlear Implant Questionnaire (PVECIQ) foram desenvolvidos como medidas de qualidade de vida doença-específicas.[16-19] Os Apêndices também incluem um exemplo de questionário de HRQL doença-específico.

Medidas *Ad Hoc* de Qualidade de Vida Relacionada com a Saúde

A validação do *design* do questionário é o principal fator que diferencia os instrumentos *ad hoc* de HRQL dos instrumentos validados de HRQL. Os instrumentos *ad hoc* de HRQL são questionários criados, especificamente, para um estudo particular a fim de avaliar a questão e objetivo em estudo.[20] Esta forma de instrumento de HRQL foi comumente utilizada na literatura para colher as vantagens e desvantagens da implantação coclear.[17,21-24] O Apêndice C apresenta um instrumento de HRQL de amostra e *ad hoc*. Permanece havendo uma relativa escassez de instrumentos validados de HRQL doença-específicos para prejuízo da audição e implantação coclear. Como tal, além de medidas de HRQL genéricas, os questionários *ad hoc* de HRQL representam a maioria dos questionários de HRQL utilizados na investigação da qualidade de vida na população com implante coclear.

Respondedores

Instrumentos de qualidade de vida relacionada com a saúde podem ser projetados para autorresposta ou resposta por substituto. Quando efetuando avaliação de HRQL com uma população adulta, medidas de HRQL autorrespondidas são mais comumente usadas, porque a maioria dos adultos tem a capacidade intelectual para resposta bem como o *insight* para lidar com as dimensões desejadas de investigação. Evidentemente, há exceções, como indivíduos com grave retardo do desenvolvimento ou necessidades especiais, caso no qual um desenho de resposta por substituto é mais apropriado. Similarmente, o desenho de respondedor substituto é utilizado muito frequentemente em instrumentos de HRQL com a população pediátrica. Entretanto, isto é em grande parte dependente da idade dos sujeitos e da natureza das dimensões a serem investigadas. Particularmente na população pediátrica muito jovem, autorrelatos a respeito de HRQL podem ser imprecisos ou inconfiáveis devido a limitações de compreensão ou percepção do tempo.[25] O uso de representantes (p. ex., pais, professores, cuidadoras), portanto, permite a coleta de informação valiosa a respeito da percepção pelo substituto das alterações observadas na HRQL da criança, que de outro modo podem não ser disponíveis dadas as limitações na população pediátrica. Tradicionalmente, admite-se que pela idade de 5 anos as crianças sejam capazes de autorrelatar confiavelmente sobre conceitos concretos de HRQL (p. ex., dor), enquanto a confiabilidade empírica de autorrespostas sobre conceitos mais subjetivos (p. ex., comportamento e autoestima) não ocorre até aproximadamente a idade de 9 anos.[26] Entretanto, dados recentes sobre a população de crianças em idade escolar com implante coclear indica que crianças mais novas podem avaliar adequadamente sua própria qualidade de vida quando relatos parentais forem também utilizados para fornecer perspectiva complementar sobre o bem-estar socioemocional e físico da criança.[27] Medidas de HRQL de resposta por representante parental comprovaram-se fortemente correlacionadas com autorresposta das crianças, quanto relatando sobre as capacidades e os conceitos de estado funcional da criança.[28,29]

■ Qualidade de Vida após Implantação Coclear na População Pediátrica

Implantação coclear pediátrica foi aprovada pela primeira vez nos Estados Unidos em 1990. Desde aquela época, a implantação coclear demonstrou ter um impacto positivo em múltiplos aspectos da vida dentro da população pediátrica. Implantação coclear demonstrou melhorar a percepção da fala, aquisição de linguagem oral, comunicação oral e produção de fala, capacidade de leitura, e realização acadêmica na população pediátrica.[30-39] A vasta maioria da pesquisa em implante coclear focalizou técnicas cirúrgicas, tecnologias de aparelho, audição (em ruído e silêncio) e desenvolvimento de fala e linguagem. Entretanto, recentemente, um foco em HRQL dentro da população de implante coclear pediátrico começou a emergir.

Um dos primeiros estudos a investigar a questão de HRQL em implantação coclear foi efetuado por Chmiel et al.[40] Em um estudo limitado de 21 famílias de crianças com implantes cocleares, um questionário *ad hoc* foi utilizado para avaliar melhora na HRQL. Em adição, 11 famílias optaram por permitir que suas crianças participassem no estudo completando um questionário de HRQL autorrespondido. Escores de alto benefício foram observados para audição de sons ambientais, percepção de fala, produção de fala, o senso de segurança da criança, a autoestima, habilidades de vocabulário ou linguagem, e relacionamento com a família. Similarmente, altos índices de benefício foram reportados pelas crianças respondedoras em termos da atitude ou comportamento da criança, dedicar-se a uma maior variedade de atividades, fazer novos amigos e melhora no nível de frustração da criança. Todas as 11 crianças relataram que o implante coclear as ajudara a "sentir-se mais feliz". Os problemas com as graduações mais altas relatados pelos pais e pelas crianças foram relacionados com o próprio aparelho de implante coclear.

Achados semelhantes de poucas desvantagens associadas à implantação coclear pediátrica foram descritos por Kelsay e Tyler.[22] Em uma revisão dos pais de 50 recebedores de implante coclear pediátrico surdos pré-linguais, Kelsay e Tyler investigaram as desvantagens associadas à implantação coclear conforme relatado com 1, 2 e 3 anos pós-operatoriamente. A maioria dos pais relatou ausência de desvantagens em associação com a implantação coclear. As desvantagens mais comuns que foram relatadas relacionaram-se com o tamanho do aparelho e com a manutenção do aparelho, e menos a psicologia de usar um aparelho. Isto se correlacionou bem com os primeiros relatos de um questionário por representante parental usado por Cunningham.[41] Embora a tecnologia e o tamanho do aparelho tenham progredido significativamente durante as últimas 2 décadas, estas provavelmente permanecem sendo áreas de preocupação para alguns pais. Dados mais recentes avaliando este aspecto da qualidade de vida relacionada com implante coclear são limitados.

A capacidade de uma criança de se comunicar bem com os outros é criticamente importante para desenvolver relações estreitas interpessoais e uma identidade positiva.[42] Numerosos estudos indicaram que implantação coclear melhora significativamente as habilidades de linguagem oral das crianças profundamente surdas, particularmente em crianças implantadas em idade apropriada.[43-47] De fato, crianças implantadas antes da idade de 5 anos demonstraram alcançar habilidades de desenvolvimento de linguagem próximas ou iguais àquelas dos seus pares com audição.[32,48]

Nicholas e Geers[49] efetuaram uma análise de 181 pacientes pediátricos e suas famílias após implantação coclear. Três instrumentos foram administrados: um instrumento de autorrelato destinado a avaliar autocompetência percebida em crianças, uma escala completada pelos pais desenhada para avaliar o grau de ajustamento pessoal-social do seu filho, e um questionário dado aos pais para graduar sua satisfação com aspectos do implante coclear e seu impacto sobre o funcionamento do seu filho dentro do contexto da vida da família. Os instrumentos foram administrados a recebedores pediátricos de implante coclear e suas famílias 4 a 6 anos após implantação em uma idade média de 8 a 9 anos. Pais e crianças similarmente percebem o recebedor de implante coclear como competente e bem ajustado na maioria dos aspectos da vida diária. É interessante que os pais relataram um efeito positivo do implante coclear sobre a vida da família. O grau de satisfação parental com implantação coclear foi observado significativamente correlacionado com a realização de fala e linguagem do seu filho, do mesmo modo que medidas de autocompetência autorreportadas. Globalmente, estas crianças foram consideradas como se confrontando com sucesso com as demandas dos seus ambientes social e escolar.

Em associação com a acentuada melhora no desenvolvimento de linguagem oral em pacientes de implante coclear pediátrico, observou-se que a socialização entre recebedores de implante coclear pediátrico com seus pares com audição recebeu impacto positivo. Em um estudo por Bat-Chava et al.[38] acentuada melhora nas habilidades sociais foi identificada em pacientes de implante coclear pediátrico durante o tempo após a implantação. Neste estudo de 29 recebedores pediátricos de implante coclear, foram utilizadas as Vineland Adaptive Behavior Scales.[50] Elas são um instrumento projetado para avaliar habilidade pessoal e social do nascimento aos 18 anos de idade em uma entrevista com um pai ou um adulto "que é mais familiarizado com o comportamento do indivíduo que está sendo avaliado" sobre os parâmetros de comunicação, habilidades da vida diária e socialização. O instrumento foi administrado inicialmente, em média, 1,7 anos antes da implantação, e subsequentemente, em média, 5,5 anos após implantação. Melhoria foi observada na comunicação bem como socialização e habilidades da vida diária.[38] O grau de melhoria em socialização e habilidades da vida diária parece se correlacionar e ficar atrás do grau de melhoria da comunicação. Estes achados foram semelhantes a relatos prévios na literatura de que os pais dos recebedores de implante coclear pediátrico perceberam um impacto positivo da implantação coclear sobre a capacidade do seu filho de socializar com os pares com audição em um ambiente da corrente principal.[51,52]

Nem todos os estudos investigando qualidade de vida após implantação coclear encontraram esses resultados notáveis. Stacey et al.[53] encontraram resultados mais modestos em termos de melhora de qualidade de vida na avaliação de relatos por substituto de crianças com perda auditiva neurossensorial grave a profunda com e sem implantes cocleares. Stacey et al. administraram análise de qualidade de vida empregando questionários de substituto e ad hoc administrados a pais e professores de crianças com perda auditiva neurossensorial grave a profunda com e sem implantes cocleares. Um total de 2.858 questionários de pais foram retornados, 468 dos quais foram de pais de crianças com implantes cocleares, e um total de 2.241 questionários de professoras foram retornados, 383 dos quais foram de professoras de crianças com implantes cocleares. Como esperado, níveis mais altos de percepção de fala foram associados a certas características das crianças incluindo melhor audição, idade mais velha, menos incapacidades adicionais, idade mais velha ao se iniciar o prejuízo da audição, e, curiosamente, sexo feminino. Crianças com implantes cocleares foram significativamente mais tendentes a ser colocadas em um nível mais alto em categorias de percepção de fala do que crianças sem. Quando comparando realização educacional e categorias de qualidade de vida entre crianças com e sem implantes cocleares, melhoria significante foi notada em certos domínios avaliados.

Um grau maior de HRQL foi relatado em vários estudos mais recentes utilizando medidas genéricas de HRQL. Utilizando o questionário KIND-L, Loy et al.[54] investigaram o impacto da implantação coclear sobre a qualidade de vida em crianças de idades 8 a 11 anos e crianças de idades 12 a 16 anos comparadas com crianças com audição normal. Nenhuma diferença significativa foi notada em qualidade de vida entre crianças nos grupos de implante coclear quando comparadas com seus pares com audição normal globalmente ou nos domínios de bem-estar físico, bem-estar emocional, autoestima, amizades ou escola.

Mais recentemente, usando o instrumento HRQL específico para a condição, o questionário Children with Cochlear Implants: Parental Perspectives desenvolvido por Archbold e Lutman,[17] Huttunen et al.[55] investigaram o impacto da implantação coclear em pacientes pediátricos pela perspectiva parental 2 a 3 anos após implantação coclear. A uma idade média do recebedor de implante coclear de 5 anos, os pais relataram mais satisfação com relações sociais melhoradas ou expandidas, comunicação melhorada (o desenvolvimento de linguagem falada), funcionamento geral com a ajuda da audição e autoconfiança melhorada do seu filho.

Diferenças na magnitude do impacto sobre a qualidade de vida relatadas na população pediátrica tendem a variar de acordo com certo número de fatores, incluindo percepção auditiva, desenvolvimento da fala e linguagem oral, idade e sexo do recebedor, nível de educação parental, e a presença ou ausência de necessidades adicionais. Pacientes pediátricos com desempenho mais fraco em percepção auditiva, pacientes com um grau mais baixo de desenvolvimento da fala e linguagem oral, pacientes no grupo etário adolescente, pacientes com pais que deixaram a escola antes de 18 anos, e pacientes com necessidades adicionais demonstraram ter taxas mais baixas de melhoria na qualidade de vida na avaliação em múltiplos estudos.[11,53,56,57] Entretanto, foi observado globalmente que implantação coclear teve algum grau de impacto positivo sobre HRQL na população pediátrica.

Impacto da Implantação Coclear na HRQL em Crianças com Necessidades Adicionais

Aproximadamente 40% das crianças com perda auditiva neurossensorial profunda também apresentam necessidades adicionais.[57,58] Historicamente, crianças com necessidades adicionais não eram consideradas candidatas à implantação coclear porque estas necessidades secundárias limitavam sua capacidade de participar em reabilitação auditiva após implantação coclear. Entretanto, dentro da última década o benefício e utilidade da implantação coclear em crianças com necessidades adicionais se tornou mais amplamente aceito. Embora crianças com necessidades adicionais tendam a exibir progresso significativamente pior em medidas tradicionais de resultado de percepção de fala, inteligibilidade da fala e aquisição de linguagem, foi observado que as crianças com necessidades especiais com implantes cocleares se beneficiam de maior "consciência" ambiental, capacidade de comunicar seus desejos e uma conectividade maior com as outras pessoas.[59-64]

Em um estudo recente de HRQL em pacientes pediátricos com necessidades adicionais, Edwards et al.[57] relataram melhoras significantes após implantação coclear. Usando um novo instrumento de HRQL condição-específico por representante, o questionário Pediatric Audiology Quality of Life (PAQL), 89 pais de crianças com implantes cocleares, incluindo 35 pais de crianças com necessidades adicionais, foram solicitados a avaliar a qualidade de vida do seu filho em termo de comunicação e independência, bem-estar emocional, comparações com os pares, aceitação pelos pares e global. Os escores foram mais baixos estatisticamente significantes no grupo com necessidades adicionais em comparação com o grupo sem necessidades adicionais. Nenhuma melhoria em qualidade de vida foi relatada por 8,6% dos pais de recebedores de implante coclear pediátrico com necessidades especiais, em comparação com 2,1% entre os pais de recebedores sem necessidades especiais. Dos pais de recebedores de implante coclear com necessidades adicionais, 96,9% relataram melhora na qualidade de vida da criança; a qualidade de vida foi descrita como moderadamente ou muito melhorada por 25 ou 71,9% dos respondedores, respectivamente. As diferenças em comunicação e independência, bem-estar emocional, aceitação pelos pares, e qualidade de vida global relatadas pelos pais de recebedores de implante coclear pediátrico com necessidades adicionais são provavelmente atribuídas a diferenças relacionadas com as necessidades adicionais dentro da população de pacientes (i. e., o impacto das necessidades adicionais sobre o desenvolvimento global da linguagem, diferenças físicas visíveis, ou problemas comportamentais).

Implantação coclear em pacientes pediátricos com necessidades adicionais exerce impacto positivo em numerosos aspectos da vida destes pacientes, resultando em uma melhora na qualidade de vida. Entretanto, estudo adicional é necessário para quantificar o grau de melhoria.

Qualidade de Vida após Implantação Coclear na População Adulta

Os relatórios de resultados em implantação coclear na população adulta são tipicamente categorizados conforme a surdez tenha sido pré-lingual ou pós-lingual. Avaliação de qualidade de vida na população adulta, até agora, tem sido em grande parte limitada a adultos com surdez pós-lingual. Instrumentos de HRQL autorrelatados são mais comumente usados. Similarmente à população pediátrica, foi demonstrado que a implantação coclear na população surda pós-lingual adulta proporcionou melhora na HRQL.

Em um estudo prospectivo de 34 pacientes adultos utilizando uma medida genérica de HRQL, implantação coclear resultou em melhoria importante na HRQL.[65] Chung et al.[66] efetuaram uma avaliação da HRQL em 283 recebedores de implante coclear adultos usando o Medical Outcomes Study 36 Short Form Survey (SF-36). Aumentos significantes na vitalidade, função de papel físico, saúde mental, função de papel emocional e função social foram observados. Similarmente, utilizando o Nijmegen Cochlear Implant Questionnaire em adição ao SF-36, Olze et al.[67] identificaram melhoria significante na função social, saúde mental, produção de fala, autoestima, atividade e contato social em adultos surdos póslinguais abaixo da idade de 70 anos. Assim, implantação coclear demonstrou melhorar qualidade de vida significativamente em adultos implantados pós-lingualmente.

Aperfeiçoamentos em HRQL foram notados na população geriátrica também. Perda auditiva relacionada com a idade ou presbiacusia é a terceira mais comum condição que afeta a população em envelhecimento e a mais comum doença da comunicação que afeta os idosos.[68,69] A prevalência de perda auditiva relacionada com a idade é entre 25 e 50% em indivíduos acima da idade de 65 anos, subindo para 40 a 66% nos indivíduos acima da idade de 75 anos, e 80% nos indivíduos com mais de 85 anos.[68] Dos indivíduos afetados por perda auditiva relacionada com a idade, aproximadamente 2% dos indivíduos das idades 60 a 80 anos experimentam perda auditiva profunda, aumentando para 17% em indivíduos acima da idade de 80 anos.[70] Foi demonstrado que a presbiacusia tem um importante impacto psicossocial dentro da população em envelhecimento, levando a uma capacidade diminuída de se comunicar, autonomia diminuída, isolamento social, alterações de personalidade, comprometimento cognitivo e mesmo depressão.[71,72] Implantação coclear demonstrou melhorar a percepão da fala e diminuir zumbido na população geriátrica.[73-77]

Implantação coclear melhorou a qualidade de vida em pacientes geriátricos com perda auditiva neurossensorial grave a profunda. Em uma revisão de 31 recebedores de implante coclear acima da idade de 60 anos, Djalilian et al.[78] relataram os resultados de um questionário ad hoc incluindo medidas de HRQL. Noventa e quatro por cento dos pacientes relataram melhora na qualidade de vida após implantação coclear. Adicionalmente, 94% dos pacientes descreveram melhora na autoconfiança após implantação coclear. Melhoras em HRQL foram constatadas associadas ao grau de melhora na percepção de fala observado na população geriátrica.[79]

Cohen et al.[80] efetuaram uma análise comparativa do impacto relativo de implantes cocleares e aparelhos de audição sobre a HRQL de pacientes com as idades médias de 67 e 77 anos, respectivamente. Duas vezes mais melhora em qualidade de vida foi relatada pelos recebedores de implante coclear quando comparados com usuários de aparelho de audição. Estas melhorias foram observadas através de diversos subdomínios de análise, incluindo qualidade física, psicológica e social.

Vermeire et al.[81] realizaram uma investigação de HRQL após implantação coclear geriátrica utilizando um instrumento de HRQL validado genérico, o Glasgow Benefit Inventory. Um total de 89 pacientes surdos pós-linguais, dos quais 25 tinham mais de 70 anos de idade, foram incluídos no estudo. Benefício significante ($p < 0,001$) em HRQL foi observado em subescalas geral e social após implantação coclear. As melhoras em qualidade de vida entre os pacientes geriátricos foram semelhantes às relatadas por recebedores de implante coclear adultos mais jovens. Mais recentemente, Olze et al.[67] administraram dois questionários de HRQL validados a indivíduos em duas coortes: idade abaixo de 70 anos, e idade 70 anos ou acima. Os questionários incluíram um questionário de HRQL condição-específico (o Nijmegen Cochlear Implant Questionnaire) e um questionário de HRQL genérico (SF-36). Na avaliação de HRQL utilizando o instrumento genérico, foi observada melhora nas subescalas de funcionamento social e saúde mental, embora significância estatística não fosse alcançada ($p = 0,59$). Similarmente, um nível mais baixo de estresse foi descrito após implantação coclear na coorte ≥ 70 anos; contudo, não foi atingida significância estatística. Implantação coclear resultou em um aumento estatisticamente significante ($p < 0,0001$) na HRQL utilizando a medida condição-específica. Nas subescalas de produção de fala, autoestima, atividade e contato social, um grau mais alto de melhoria foi notado na coorte mais velha em comparação com a coorte mais jovem.

Perda auditiva relacionada com a idade representa uma potencial preocupação importante de saúde pública. Está projetado que por volta de 2025 aproximadamente 25 milhões de americanos serão afetados por perda auditiva relacionada com a idade. Implantação coclear provê uma excelente oportunidade para melhoria da percepção de fala e tratamento de zumbido bem como melhorias significantes na HRQL.

Impacto da Implantação Coclear Bilateral

Implantação coclear bilateral está ganhando popularidade em ambas as populações pediátrica e adulta por causa dos benefícios derivados demonstrados na percepção em ruído e localização do som. Entretanto, a avaliação do impacto da implantação coclear bilateral versus implantação coclear unilateral impõe um desafio. Medidas genéricas de HRQL podem não ser suficientemente sensíveis ou podem ter um efeito de teto prejudicando a capacidade de alguém para elucidar o verdadeiro nível de melhora na HRQL derivada de implantação coclear bilateral. Como tal, instrumentos de HRQL condição-específicas podem fornecer uma representação mais precisa das melhoras quantitativas na HRQL derivadas da implantação coclear bilateral.

Utilizando três medidas incluindo um questionário condição-específico (SSQ) e questionários genéricos (o HUI3 e VAS), Lovett et al.[13] investigaram o impacto da implantação coclear bilateral sobre a HRQL na população pediátrica. Neste estudo observacional de 20 crianças com implantes cocleares unilaterais, 30 crianças com implantes cocleares bilaterais e 56 crianças com audição normal, não foram observadas diferenças significantes entre as graduações parentais de HRQL em pacientes com implante coclear unilateral e pacientes com implantes cocleares bilaterais. Curiosamente, as únicas diferenças notadas foram identificadas pelo questionário condição-específico (SSQ) nos domínios da fala e espacial. Similarmente, utilizando o instrumento genérico de HRQL, o PedsQL, e o instrumento condição-específico, o SSQ, Beijen et al.[82] identificaram ausência de diferenças significantes em HRQL relacionadas com a implantação coclear bilateral, com a exceção de um escore significativamente mais alto no domínio espacial no SSQ.

Alternativamente, em um estudo de caso-controle prospectivo empregando uma medida genérica de HRQL, Bichey e Miyamoto[83] relataram melhoria significante na HRQL após implantação coclear bilateral. Neste estudo, o HUI3 foi administrado a pacientes adultos em três pontos no tempo: antes do primeiro implante coclear, antes do segundo implante coclear, e depois do segundo implante coclear. Significância estatística ($p = 0,0001$) foi notada em escores de qualidade de vida quando comparando o ponto no tempo do implante coclear unilateral com o ponto no tempo do implante coclear bilateral.

Adicionalmente, melhora positiva na HRQL após implantação coclear bilateral foi encontrada em uma análise usando uma medida de HRQL condição-específica. Sparreboom et al.,[14] recentemente, investigaram o impacto da implantação coclear bilateral em comparação com implantação coclear unilateral na qualidade de vida. Este estudo incluiu um total de 39 crianças: 30 com implantes cocleares bilaterais sequenciais e nove com um implante coclear unilateral. Avaliação de qualidade de vida foi realizada usando-se múltiplos instrumentos de qualidade de vida, incluindo uma VAS, o HUI3, o Pediatric Quality of Life Inventory, o Glasgow Children's Benefit Inventory, o SSQ, e o Nijmegen Cochlear Implant Questionnaire. Os instrumentos de qualidade de vida foram administrados ao pai/mãe antes do segundo procedimento de implante, 12 meses após o segundo procedimento de implante, e 24 meses após o segundo procedimento de implante. Os instrumentos foram administrados aos controles de implante unilateral nos mesmos ou em torno dos mesmos pontos no tempo. Nenhum ganho significativo em qualidade de vida foi identificado em comparação de implantação coclear unilateral versus bilateral, com a medida de HRQL genérica provavelmente secundária a um efeito de teto e falta de resolução no domínio da audição obtida destas medidas. Entretanto, na avaliação dos resultados dos três instrumentos de qualidade de vida condição-específicos, melhora significante ($p < 0,05$) foi notada entre os recebedores de implante coclear bilateral sequencial quando comparados com os pacientes unilaterais e em comparação com valores pré-operatórios. Adicionalmente, diferentes dos recebedores de implante unilateral, os pacientes bilaterais sequenciais exibiram melhoria continuada em medidas de qualidade de vida relacionadas com a condição, durante um tempo mais longo. Estas diferenças foram notadas independentemente da idade de implantação.

Há alguma discrepância no benefício relatado da implantação coclear bilateral sobre HRQL. Entretanto estas diferenças podem ser secundárias aos instrumentos de HRQL utilizados nas respectivas avaliações. Com os instrumentos genéricos de HRQL, limitações ou um efeito de teto podem estar presentes, impedindo que estes instrumentos sejam capazes de decifrar melhorias em HRQL, o que pode ser mitigado usando-se um modelo de caso-controle prospectivo. Entretanto, com o uso de um modelo de caso-controle prospectivo ou empregando medidas de HRQL condição-específicas, melhoria estatisticamente significante na HRQL foi observada em pacientes pediátricos e adultos após implantação coclear bilateral.

Anos de Vida de Qualidade Ajustada – Economia da Implantação Coclear

No meio do clima econômico atual e com a crescente preocupação com despesas de assistência à saúde, a justificativa da melhoria na qualidade de vida em função dos gastos com assistência à saúde é de importância central. Um meio de avaliar a relação entre benefício de qualidade de vida e dispêndio econômico é a avaliação dos custos de assistência à saúde em função dos anos de vida de qualidade ajustada (QALY), que constitui uma medida padrão de utilidade (a força de preferência de um indivíduo por um estado de saúde em uma escala variando de 0 para morte a 1 para saúde perfeita) calculada sob a forma que tem em um estado de saúde ponderado pela utilidade do estado.[84-86] A análise da utilidade de custo das tecnologias de saúde inclui especificação do período afetado pelas intervenções, averiguação da utilidade ligada aos estados de saúde experimentados durante o período, e tabulação dos custos atribuídos a cada intervenção.[86] Um volume de literatura está emergindo para avaliar a utilidade de custo da implantação coclear relacionando-a com vários parâmetros e em múltiplas regiões geográficas.

Um dos estudos prospectivos iniciais da utilidade de custo em implantação coclear foi efetuado por Palmer et al.[86] Neste estudo de 62 pacientes adultos com uma idade média de 54 anos, melhoria na HRQL foi avaliada utilizando-se o questionário HUI administrado ao tempo da inscrição, 6 meses após implantação e 12 meses após implantação. O ganho de utilidade de saúde marginal de 12 meses da implantação coclear foi identificado como 0,20. Com uma expectativa média de 22 anos de vida, o custo marginal por QALY foi estimado em US$14.670. Taxa similar de custo por QALY foi identificada em estudos australianos, britânicos e coreanos da utilidade de custo da implantação coclear, com as taxas mais baixas relatadas de $16.000. $13.540 e $17.387 por QALY, respectivamente.[87-89]

Na sua avaliação da utilidade de custo da implantação coclear em pacientes com síndrome aqueduto vestibular alargado, Bichey et al.[90] também notaram um ganho de 0,20 em utilidade de saúde utilizando o instrumento HUI3. Nesta população, o custo por QALY da implantação coclear foi observado em $12.774 a $17.832. Na população pediátrica, com várias causas de surdez, o custo por QALY foi estimado variando de aproximadamente $2.000 a $18.000.[91,92]

Em comparação com o custo contemporâneo para a sociedade da assistência a outros processos de doença como hipertensão ($21.964 a $27.519 por QALY), desfibrilador implantável (> $50.000 por QALY), biópsia de próstata (> $60.000 por QALY), angioplastia coronariana transluminal percutânea para doença univascular com angina branda ($80.000 a $100.000 por QALY), e enxerto de pontes em artérias coronárias para doença univascular com angina moderada a grave ($83.688 por QALY), o custo para a sociedade da implantação coclear foi constatado bem dentro da faixa padrão aceitável.[86,93-98] Nos Estados Unidos, embora muitas intervenções médicas comumente usadas excedam o limite estabelecido, uma utilidade de custo aceitavelmente custoefetiva é considerada como sendo inferior a $50.000 por QALY; por todas as medidas, a implantação coclear satisfaz este padrão de utilidade de custo estabelecido nos E.U.[99,100]

Conclusão

Há várias limitações concernentes às avaliações atuais de qualidade de vida de pacientes após implantação coclear. A maioria dos estudos avaliando qualidade de vida em implantação coclear utiliza os instrumentos *ad hoc*. Instrumentos de HRQL validados atualmente são limitados a medidas genéricas não específicas para surdez. Embora alguns instrumentos validados de HRQL específicos para audição ou implante coclear tenham sido desenvolvidos, permanece uma necessidade de desenvolvimento de instrumentos de HRQL adicionais validados com medidas específicas para surdez e implante coclear. Mesmo assim, utilizando as medidas de HRQL atualmente disponíveis, informação valiosa foi colhida a respeito do impacto da implantação coclear sobre a HRQL em múltiplas populações. Uniformemente, implantação coclear demonstrou melhorar HRQL em todas as populações em termos de segurança, autoestima, comunicação, independência, bem-estar emocional, aceitação pelos pares e qualidade de vida global. Contudo, a magnitude da melhora foi observada dependente de vários fatores. Apesar disto, de acordo com todos os relatos disponíveis na literatura, a utilidade de custo da implantação coclear satisfaz o padrão atual nos E.U de efetividade de custo para intervenções e terapias médicas.

Apêndices

Apêndice A1. Questionário de Qualidade de Vida Genérico Validado

Tabela 22.2 Questionário de Qualidade de Vida Genérico Validado: Health Utilities Index (HUI) Mark 3

Atributo	Nível	Descrição
Visão	1	Capaz de ver suficientemente bem para ler jornal comum e reconhecer um amigo no outro lado da rua, sem óculos ou lentes de contato
	2	Capaz de ver suficientemente bem para ler jornal comum e reconhecer um amigo no outro lado da rua, mas com óculos
	3	Capaz de ler jornal comum com ou sem óculos, mas incapaz de reconhecer um amigo no outro lado da rua, mesmo com óculos
	4	Capaz de reconhecer um amigo no outro lado da rua com ou sem óculos, mas incapaz de ler jornal comum, mesmo com óculos
	5	Incapaz de ler jornal comum e incapaz de reconhecer um amigo no outro lado da rua, mesmo com óculos
	6	Incapaz de ver absolutamente
Audição	1	Capaz de ouvir o que é dito em uma conversa de grupo com pelo menos outras três pessoas sem um aparelho de audição
	2	Capaz de ouvir o que é dito em uma conversa com outra pessoa em uma sala silenciosa sem um aparelho de audição, mas necessita de um aparelho de audição para ouvir o que é dito em uma conversa em grupo com pelo menos três outras pessoas
	3	Capaz de ouvir o que é dito em uma conversa com outra pessoa em uma sala silenciosa com um aparelho de audição, e capaz de ouvir o que é dito em uma conversa em grupo com pelo menos três outras pessoas, com um aparelho de audição
	4	Capaz de ouvir o que é dito em uma conversa com outra pessoa em uma sala silenciosa sem um aparelho de audição, mas incapaz de ouvir o que é dito em uma conversa em grupo com pelo menos três outras pessoas mesmo com um aparelho de audição
	5	Capaz de ouvir o que é dito em uma conversa com outra pessoa em uma sala silenciosa com um aparelho de audição, mas incapaz de ouvir o que é dito em uma conversa em grupo com pelo menos três outras pessoas mesmo com um aparelho de audição
	6	Incapaz de ouvir absolutamente
Fala	1	Capaz de ser compreendido completamente ao falar com estranhos ou pessoas que me conhecem bem
	2	Capaz de ser compreendido parcialmente ao falar com estranhos mas capaz de ser compreendido completamente ao falar com pessoas que me conhecem bem
	3	Capaz de ser compreendido parcialmente ao falar com estranhos ou pessoas que me conhecem bem
	4	Incapaz de ser compreendido ao falar com estranhos, mas capaz de ser compreendido parcialmente por pessoas que me conhecem bem
	5	Incapaz de ser compreendido ao falar com outras pessoas (ou incapaz de falar absolutamente)
Deambulação	1	Capaz de andar pela vizinhança sem dificuldade, e sem equipamento de marcha
	2	Capaz de andar pela vizinhança com dificuldade, mas não necessita de equipamento de marcha ou da ajuda de outra pessoa
	3	Capaz de andar pela vizinhança com equipamento de marcha, mas sem a ajuda de outra pessoa
	4	Capaz de andar apenas curtas distâncias com equipamento, e necessita de uma cadeira de rodas para sair pela vizinhança
	5	Incapaz de andar sozinho, mesmo com equipamento de marcha; capaz de andar curtas distâncias com a ajuda de outra pessoa, e necessita uma cadeira de rodas para sair pela vizinhança
	6	Não pode andar absolutamente
Destreza	1	Uso completo de duas mãos e dez dedos
	2	Limitações no uso das mãos ou dedos, mas não exige instrumentos especiais ou ajuda de outra pessoa
	3	Limitações no uso das mãos ou dedos; é independente com uso de instrumentos especiais (nem necessita da ajuda de outra pessoa)
	4	Limitações no uso das mãos ou dedos; necessita da ajuda de outra pessoa para algumas tarefas (não independente mesmo com o uso de ferramentas especiais)
	5	Limitações no uso das mãos ou dedos; necessita da ajuda de outra pessoa para a maioria das tarefas (não independente mesmo com o uso de ferramentas especiais)
	6	Limitações no uso das mãos e dedos; necessita da ajuda de outra pessoa para todas as tarefas (não independente mesmo com o uso de instrumentos especiais)
Emoção	1	Feliz e interessado na vida
	2	Um bocado feliz
	3	Um bocado infeliz
	4	Muito infeliz
	5	Tão infeliz que a vida não vale a pena

(Continua)

Tabela 22.2 *Continuação*

Atributo	Nível	Descrição
Cognição	1	Capaz de lembrar a maioria das coisas, pensar claramente e resolver problemas do dia a dia
	2	Capaz de lembrar a maioria das coisas, mas tem um pouco de dificuldade ao tentar pensar e resolver problemas do dia a dia
Ipar	3	Um pouco de esquecimento, mas capaz de pensar com clareza e resolver problemas do dia a dia
	4	Um pouco de esquecimento, e tem uma pequena dificuldade ao procurar pensar ou resolver problemas do dia a dia
	5	Muito esquecimento, e tem grande dificuldade para pensar ou resolver problemas do dia a dia
	6	Incapaz de lembrar qualquer coisa absolutamente, e incapaz de pensar ou resolver problemas do dia a dia
Dor	1	Livre de dor e desconforto
	2	Dor branda a moderada que não impede atividades
	3	Dor moderada que impede poucas atividades
	4	Dor moderada a grave que impede algumas atividades
	5	Dor grave que impede a maioria das atividades

De: Horsman J, Furlong W, Feeny D, Torrance G. The Health Utilities Index (HUI): Concepts, measurement properties and applications. Health Qual Life Outcomes 2003;1:54. Reimpressa com permissão.

Apêndice A2. Questionário de Qualidade de Vida Pediátrico-Específico Genérico Validado

Questionário de Qualidade de Vida Pediátrico-Específico Genérico Validado: Glasgow Children's Benefit Inventory

Neste questionário, estamos interessados em saber quanta mudança você acha que houve na condição geral do seu filho desde a operação dele.

1. A operação do seu filho(a) tornou sua vida global melhor ou pior?
2. A operação do seu filho(a) afetou as coisas que ele(a) faz?
3. A operação do seu filho(a) tornou seu comportamento melhor ou pior?
4. A operação do seu filho(a) afetou seu progresso e desenvolvimento?
5. A operação do seu filho(a) afetou sua vivacidade durante o dia?
6. A operação do seu filho(a) afetou quão bem ele(a) dorme à noite?
7. A operação do seu filho(a) afetou sua apreciação de alimento?
8. A operação do seu filho(a) afetou quão autoconsciente ele(a) é com outras pessoas?
9. A operação do seu filho(a) afetou quão bem ele(a) se dá com o resto da família?
10. A operação do seu filho(a) afetou sua capacidade de passar tempo e divertir-se com amigos?
11. A operação do seu filho(a) afetou quão embaraçado ele(a) é com outras pessoas?
12. A operação do seu filho(a) afetou quão facilmente distraído ele(a) tem sido?
13. A operação do seu filho(a) afetou seu aprendizado?
14. A operação do seu filho(a) afetou a quantidade de tempo que ele(a) tem tido para estar fora da creche, grupo de brincar, ou escola?
15. A operação do seu filho(a) afetou sua capacidade de se concentrar em uma tarefa?
16. A operação do seu filho(a) afetou quão frustrado ou irritável ele(a) é?
17. A operação do seu filho(a) afetou como ele(a) se sente sobre si mesmo(a)?
18. A operação do seu filho(a) afetou quão feliz e contente ele(a) é?
19. A operação do seu filho(a) afetou sua confiança?
20. A operação do seu filho(a) afetou sua capacidade de cuidar de si próprio(a) tão bem quanto você acha que deve, como lavar-se, vestir-se e usar o banheiro?
21. A operação do seu filho(a) afetou sua capacidade de apreciar atividades de lazer como natação e esportes, e brincar em geral?
22. A operação do seu filho(a) afetou quão propenso ele(a) é a pegar resfriados ou infecções?
23. A operação do seu filho(a) afetou quão frequentemente ele(a) necessita visitar um médico?
24. A operação do seu filho(a) afetou quanta medicação ele(a) tem necessitado tomar?

Questionário real tem estas escolhas embaixo de cada pergunta: muito melhor, um pouco melhor, inalterado, um pouco pior e muito pior. Este questionário é projetado para ser respondido pelos pais ou curador.

De: Kubba H, Swan IRC, Gatehouse S. The Glasgow Children's Benefit Inventory: A new instrument for assessing health-related benefit after an intervention. Ann Otol Rhinol Laryngol 2004;13:980–986. Reimpresso com permissão.

Apêndice B. Questionário de Qualidade de Vida Condição-Específico Validado

Tabela 22.3 Nijmegen Cochlear Implant Questionnaire: Favor Responder as 60 Perguntas Seguintes a Respeito da Situação do Implante Coclear: Use "Não Aplicável" [N/A] só se Nenhuma das Outras Possibilidades For Aplicável

1.	Você consegue ouvir ruídos de fundo (descarga do vaso, aspirador de pó)?	nunca	às vezes	regularmente	usualmente	sempre	N/A
2.	Sua deficiência auditiva representa um obstáculo sério no seu contato com pessoas com audição normal?	nunca	às vezes	regularmente	usualmente	sempre	N/A
3.	Você é capaz de sussurrar se tiver que o fazer?	nunca	às vezes	regularmente	usualmente	sempre	N/A
4.	Você se sente à vontade com companhia apesar da sua deficiência auditiva	nunca	às vezes	regularmente	usualmente	sempre	N/A
5.	Você consegue manter uma conversa em um ambiente silencioso (com ou sem leitura labial) com uma pessoa?	nunca	às vezes	regularmente	usualmente	sempre	N/A
6.	Sua deficiência auditiva representa um problema sério durante seu trabalho ou estudos?	nunca	às vezes	regularmente	usualmente	sempre	N/A
7.	Você consegue ouvir os passos de outras pessoas na sua casa (p. ex., no *hall* ou nas escadas?	nunca	às vezes	regularmente	usualmente	sempre	N/A
8.	Sua deficiência auditiva representa um problema sério no seu contato com pessoas surdas?	nunca	às vezes	regularmente	usualmente	sempre	N/A
9.	Você é capaz de gritar se tiver necessidade?	nunca	às vezes	regularmente	usualmente	sempre	N/A
10.	Você fica aborrecido de ter dificuldade para ouvir	nunca	às vezes	regularmente	usualmente	sempre	N/A
11.	Você é capaz de manter uma conversa com duas ou mais pessoas em um ambiente silencioso (com ou sem leitura labial)?	nunca	às vezes	regularmente	usualmente	sempre	N/A
12.	Sua deficiência auditiva representa um problema sério no trânsito?	nunca	às vezes	regularmente	usualmente	sempre	N/A
13.	Você consegue ouvir seu próprio telefone ou a campainha da porta tocando?	nunca	às vezes	regularmente	usualmente	sempre	N/A
14.	Sua deficiência auditiva representa um problema sério quando você está com um grupo de pessoas (p. ex., *hobbies*, esportes, feriados)?	nunca	às vezes	regularmente	usualmente	sempre	N/A
15.	Você é capaz de se fazer compreender a estranhos sem usar gestos de mãos?	nunca	às vezes	regularmente	usualmente	sempre	N/A
16.	Você fica irritado se não conseguir acompanhar uma conversa?	nunca	às vezes	regularmente	usualmente	sempre	N/A
17.	Quando você está em uma loja movimentada, consegue compreender o atendente da loja?	nunca	às vezes	regularmente	usualmente	sempre	N/A
18.	Sua deficiência auditiva represente um problema sério durante atividades de lazer?	nunca	às vezes	regularmente	usualmente	sempre	N/A
19.	Você consegue ouvir (ouvir, não sentir) a porta da frente bater quando está atarefado em casa?	nunca	às vezes	regularmente	usualmente	sempre	N/A
20.	Sua deficiência auditiva representa um problema sério no seu contato com as pessoas com quem vive (família/parceiro)?	nunca	às vezes	regularmente	usualmente	sempre	N/A
21.	Você consegue adaptar sua voz a diferentes situações (ambiente ruidoso, ambiente silencioso)?	nunca	às vezes	regularmente	usualmente	sempre	N/A
22.	Você evita falar com estranhos?	nunca	às vezes	regularmente	usualmente	sempre	N/A
23.	Você consegue apreciar música?	nunca	às vezes	regularmente	usualmente	sempre	N/A
24.	Sua deficiência auditiva representa um problema sério para o funcionamento em casa?	nunca	às vezes	regularmente	usualmente	sempre	N/A
25.	Você consegue ouvir carros se aproximando no trânsito?	nunca	às vezes	regularmente	usualmente	sempre	N/A
26.	Você é deixado de lado em companhia por causa da sua deficiência auditiva?	nunca	às vezes	regularmente	usualmente	sempre	N/A
27.	Estranhos conseguem ouvir pela sua voz que você é surdo ou deficiente auditivo?	nunca	às vezes	regularmente	usualmente	sempre	N/A
28.	Você pede a outras pessoas para falar mais alto ou mais claro se elas estiverem falando demasiado brandamente ou não claramente?	nunca	às vezes	regularmente	usualmente	sempre	N/A
29.	Você consegue reconhecer certas melodias na música?	nunca	às vezes	regularmente	usualmente	sempre	N/A
30.	Sua deficiência auditiva representa um problema sério quando você está fazendo compras?	nunca	às vezes	regularmente	usualmente	sempre	N/A
31.	Você consegue ouvir ruídos brandos (chave caindo no chão, micro-ondas apitando)?	nunca	às vezes	regularmente	usualmente	sempre	N/A
32.	Você vai a lugares onde sua deficiência auditiva poderia representar uma desvantagem séria?	nunca	às vezes	regularmente	usualmente	sempre	N/A
33.	Você consegue se fazer compreender a conhecidos sem usar gestos de mãos?	nunca	às vezes	regularmente	usualmente	sempre	N/A

(Continua)

Tabela 22.3 *Continuação*

34.	Você se sente ansioso ao falar com estranhos?	nunca	às vezes	regularmente	usualmente	sempre	N/A
35.	Você consegue reconhecer certos ritmos em música?	nunca	às vezes	regularmente	usualmente	sempre	N/A
36.	Sua deficiência auditiva representa um problema sério ao assistir à televisão?	nunca	às vezes	regularmente	usualmente	sempre	N/A
37.	Você consegue ouvir (ouvir, não sentir) alguém se aproximando de você por trás?	nunca	às vezes	regularmente	usualmente	sempre	N/A
38.	Sua deficiência auditiva representa um obstáculo sério no seu contato com pessoas que vivem na sua vizinhança?	nunca	às vezes	regularmente	usualmente	sempre	N/A
39.	Com que frequência aborrece você que as pessoas consigam saber pela sua voz/fala que você tem um problema de audição?	nunca	às vezes	regularmente	usualmente	sempre	N/A
40.	Você consegue compreender estranhos sem leitura labial?	nunca	às vezes	regularmente	usualmente	sempre	N/A
41.	Sua deficiência auditiva representa um problema sério em festas (p. ex., aniversários)?	nunca	às vezes	regularmente	usualmente	sempre	N/A
42.	Você é capaz de ouvir (não necessariamente compreender) pessoas falando no rádio?	nunca	às vezes	regularmente	usualmente	sempre	N/A
43.	Sua deficiência auditiva representa um problema sério quando você está com amigos?	nunca	às vezes	regularmente	usualmente	sempre	N/A
44.	Você consegue fazer contato facilmente com outras pessoas apesar dos seus problemas de audição?	nunca	às vezes	regularmente	usualmente	sempre	N/A
45.	Você consegue ouvir a diferença entre uma voz de homem, uma voz de mulher e uma voz de criança?	nunca	às vezes	regularmente	usualmente	sempre	N/A
46.	Sua deficiência auditiva representa um problema sério ao lidar com assuntos formais (p. ex., seguro, advogado, repartição municipal)?	nunca	às vezes	regularmente	usualmente	sempre	N/A
47.	Você consegue ouvir quando alguém o chama?	nunca	às vezes	regularmente	usualmente	sempre	N/A
48.	Sua deficiência auditiva representa um problema sério nos seus contatos com membros da família?	nunca	às vezes	regularmente	usualmente	sempre	N/A
49.	Há situações nas quais você se sentiria mais feliz se não tivesse deficiência auditiva?	nunca	às vezes	regularmente	usualmente	sempre	N/A
50.	Você acha cansativo escutar (com ou sem leitura labial)?	nunca	às vezes	regularmente	usualmente	sempre	N/A
51.	Sua deficiência auditiva representa um problema sério quando você sai de viagem?	nunca	às vezes	regularmente	usualmente	sempre	N/A
52.	Você consegue ouvir vozes de outro aposento (p. ex., crianças brincando, bebê chorando)?	nunca	às vezes	regularmente	usualmente	sempre	N/A
53.	Quando você está em um grupo, você acha que a sua deficiência de audição impede os outros de levarem você a sério?	nunca	às vezes	regularmente	usualmente	sempre	N/A
54.	Sua deficiência auditiva mina a sua autoconfiança?	nunca	às vezes	regularmente	usualmente	sempre	N/A
55.	Sua deficiência auditiva impede você de afirmar-se por si mesmo (no trabalho, em relações)?	nunca	às vezes	regularmente	usualmente	sempre	N/A
56.	Você consegue fazer sua voz soar zangada, amistosa ou triste?	não	mal	regular	bem	muito bem	N/A
57.	Você consegue controlar a tonalidade da sua voz (alta, baixa)?	não	mal	regular	bem	muito bem	N/A
58.	Você consegue controlar o volume da sua voz?	não	mal	regular	bem	muito bem	N/A
59.	Você consegue fazer sua voz soar "natural" (de modo que não soe como a voz de uma pessoa surda)?	não	mal	regular	bem	muito bem	N/A
60.	Você consegue manter uma conversa telefônica simples?	não	mal	regular	bem	muito bem	N/A

Físicas
Percepção básica do som (Questões: 1, 7, 13, 19, 25, 31, 37, 42, 47, 52)
Percepção avançada do som (Questões: 3, 9, 15, 21, 27, 33, 56, 57, 58, 59)
Produção do som (Questões: 5, 11, 17, 23, 29, 35, 40, 45, 50, 60)
Psicológicas
Autoestima (Questões: 4, 10, 16, 22, 28, 34, 39, 44, 49, 54)
Sociais
Limitações de atividade (Questões: 6, 12, 18, 24, 30, 36, 41, 46, 51, 55)
Interações sociais (Questões: 2, 8, 14, 20, 26, 32, 38, 43, 48, 53)

De: Hinderink JB, Krabbe PFM, Van Den Broek P. Development and application of a hearing-related quality-of-life instrument for adults with cochlear implantation: The Nijmegen Cochlear Implant Questionnaire. Otolaryngol Head Neck Surg 2000;123:756–765. Reimpressa com permissão.

Apêndice C. Exemplo de Questionário *Ad Hoc* de Qualidade de Vida

Tabela 22.4 Exemplo de Questionário *Ad Hoc* de Qualidade de Vida

Categoria	Exemplo(s)
Vantagens	
Sons ambientais	Capaz de ouvir sons no ambiente (p. ex., bebê chorando, campainha da porta, telefone, micro-ondas, buzinas, sirenes)
	Mais consciente das vizinhanças, mais sintonizado com o mundo
Percepção da fala	Mais consciente das vozes
	Leitura labial melhorada
	Capaz de responder ao nome quando chamado
	Capaz de se comunicar com não sinalizadores
Produção da fala	Habilidades melhoradas de imitação
	Mais capaz de monitorizar a intensidade da própria fala
	Capaz de se comunicar com não sinalizadores
Estilo de vida	Mais seguro porque a criança pode responder a sons de aviso no ambiente
	Mais independente
	Capaz de participar em uma maior variedade de atividades (p. ex., esportes, teatro, aulas de piano)
	Tem mais amigos
Audição (em geral)	Melhor audição
Educacionais	Capaz de ter sucesso em sala de aula da corrente principal
	Habilidades de leitura melhoradas
Linguagem	Vocabulário melhorado
	Habilidades de linguagem melhoradas
Psicológica	Autoestima melhorada
	Confiança aumentada
Comportamento da criança	Mais desejosa de experimentar
Outras	Criança aprenderá a apreciar som
	Cada dia fica melhor
Desvantagens	
Equipamento	Equipamento é incômodo de usar
	Manutenção e reparo
	Cuidado extra a ser tomado quando usando o aparelho
	Necessidade de substituir baterias
Ajustamento/progresso	Necessidade de treinamento auditivo e terapia da fala intensivos
Comportamento da criança	Resiste a usar o aparelho
Cirurgia	Necessidade de cirurgia
Estilo de vida	Limitações a participar em atividades de esportes de contato
Outras expectativas	Outros pensam que implante coclear é "cura-tudo" e que a criança é capaz de ouvir normalmente
	Concepções erradas pela comunidade surda
Educacionais	Baixas expectativas pelo pessoal escolar
	Difícil obter serviços escolares apropriados
Financeiras	Viagens ao centro de implante resultam em desvantagens financeiras
Físicas	Local da incisão é sensível e coça
	Potencial de dano ao aparelho interno se bater a cabeça durante jogo
Psicológicas	Embaraçado com a aparência do aparelho
	Preocupação de que a criança não seja aceita pela comunidade surda
Sons ambientais	Alguns sons ambientais intensos são incômodos (p. ex., cortador de grama, bebê chorando, coro e órgão de igreja)
Percepção da fala no ruído	Difícil compreender fala no ruído
Outras	Crianças necessitam de interrupção após usar o implante coclear o dia todo

Antes da implantação, os pais foram solicitados a "Listar os benefícios esperados para o seu filho como resultado da implantação" e a "Listar os problemas esperados como resultado da implantação". Após implantação coclear, os pais foram solicitados a "Listar os benefícios que o seu filho experimenta como resultado da implantação coclear" e a "Listar os problemas que o seu filho experimenta como resultado da implantação coclear". Os resultados foram apresentados sob forma de porcentagem de respondedores que listaram o respectivo parâmetro.

De: Kelsay DMR, Tyler RS. Advantages and disadvantages expected and realized by pediatric cochlear implant recipients as reported by their parent. Otol Neurotol 1996;17:866–873. Reimpressa com permissão.

Agradecimento

A autora agradece a Erica Richman, interna de audiologia no New York University Cochlear Implant Center, pela sua assistência na compilação dos dados das referências.

Referências

1. Davidson LS, Geers AE, Blamey PJ, Tobey EA, Brenner CA. Factors contributing to speech perception scores in long-term pediatric cochlear implant users. Ear Hear 2011;32 Suppl:19S-26S
2. Geers AE, Strube MJ, Tobey EA, Pisoni DB, Moog JS. Epilogue: factors contributing to long-term outcomes of cochlear implantation in early childhood. Ear Hear 2011;32 Suppl:84S-92S
3. Wang NM, Liu CJ, Liu SY, Huang KY, Kuo YC. Predicted factors related to auditory performance of school-aged children with cochlear implants. Cochlear Implants Int 2011;12 Suppl 1:S92-S95
4. Moon IJ, Kim EY, Jeong JO, Chung WH, Cho YS, Hong SH. The influence of various factors on the performance of repetition tests in adults with cochlear implants. Eur Arch Otorhinolaryngol 2012;269:739-745
5. Chaikof R. "Life" Cochlear Implant Online. http://cochlearimplantonline.com/site/life/, 2012
6. Cheng AK, Rubin HR, Powe NR, Mellon NK, Francis HW, Niparko JK. Cost-utility analysis of the cochlear implant in children. JAMA 2000;284:850-856
7. Horsman J, Furlong W, Feeny D, Torrance G. The Health Utilities Index (HUI): concepts, measurement properties and applications. Health Qual Life Outcomes 2003;1:54
8. Kubba H, Swan IRC, Gatehouse S. The Glasgow Children's Benefit Inventory: a new instrument for assessing health-related benefit after an intervention. Ann Otol Rhinol Laryngol 2004;113:980-986
9. Huber M. Health-related quality of life of Austrian children and adolescents with cochlear implants. Int J Pediatr Otorhinolaryngol 2005;69:1089-1101
10. Varni JW, Burwinkle TM, Seid M. The PedsQL 4.0 as a school population health measure: feasibility, reliability, and validity. Qual Life Res 2006;15:203-215
11. Sach TH, Barton GR. Interpreting parental proxy reports of (health-related) quality of life for children with unilateral cochlear implants. Int J Pediatr Otorhinolaryngol 2007;71:435-445
12. Smith-Olinde L, Grosse SD, Olinde F, Martin PF, Tilford JM. Health state preference scores for children with permanent childhood hearing loss: a comparative analysis of the QWB and HUI3. Qual Life Res 2008;17:943-953
13. Lovett RE, Kitterick PT, Hewitt CE, Summerfield AQ. Bilateral or unilateral cochlear implantation for deaf children: an observational study. Arch Dis Child 2010;95:107-112
14. Sparreboom M, Snik AF, Mylanus EA. Sequential bilateral cochlear implantation in children: quality of life. Arch Otolaryngol Head Neck Surg 2012;138:134-141
15. Clark JH, Wang NY, Riley AW et al. CDaCI Investigative Team. Timing of cochlear implantation and parents' global ratings of children's health and development. Otol Neurotol 2012;33:545-552
16. Hinderink JB, Krabbe PFM, Van Den Broek P. Development and application of a health-related quality-of-life instrument for adults with cochlear implants: the Nijmegen cochlear implant questionnaire. Otolaryngol Head Neck Surg 2000;123:756-765
17. Archbold SM, Lutman ME, Gregory S et al. Parents and their deaf child: their perceptions 3 years after cochlear implantation. Deafness Educ Int 2002;4:12-40
18. Gatehouse S, Noble W. The speech, spatial and qualities of hearing scale (SSQ). Int J Audiol 2004;43:85-99
19. Umansky AM, Jeffe DB, Lieu JE. The HEAR-QL: quality of life questionnaire for children with hearing loss. J Am Acad Audiol 2011;22:644-653
20. Lin FR, Niparko JK. Measuring health-related quality of life after pediatric cochlear implantation: a systematic review. Int J Pediatr Otorhinolaryngol 2006;70:1695-1706
21. Vidas S, Hassan R, Parnes LS. Real-life performance considerations of four pediatric multi-channel cochlear implant recipients. J Otolaryngol 1992;21:387-393
22. Kelsay DMR, Tyler RS. Advantages and disadvantages expected and realized by pediatric cochlear implant recipients as reported by their parent. Otol Neurotol 1996;17:866-873
23. Beadle EA, Shores A, Wood EJ. Parental perceptions of the impact upon the family of cochlear implantation in children. Ann Otol Rhinol Laryngol Suppl 2000;185 Suppl:111-114
24. Vlahovic S, Sindija B. The influence of potentially limiting factors on paediatric outcomes following cochlear implantation. Int J Pediatr Otorhinolaryngol 2004;68:1167-1174
25. Marra CA, Levine M, McKerrow R, Carleton BC. Overview of health-related quality-of-life measures for pediatric patients: application in the assessment of pharmacotherapeutic and pharmacoeconomic outcomes. Pharmacotherapy 1996;16:879-888
26. Landgraf JM, Abetz LN. Measuring health outcomes in pediatric populations: issues in psychometrics and applications. In: Spilker B, ed. Quality of Life and Pharmacoeconomics in Clinical Trials. Philadelphia: Lippincott-Raven, 1996
27. Warner-Czyz AD, Loy B, Roland PS, Tong L, Tobey EA. Parent versus child assessment of quality of life in children using cochlear implants. Int J Pediatr Otorhinolaryngol 2009;73:1423-1429
28. Pantell RH, Lewis CC. Measuring the impact of medical care on children. J Chronic Dis 1987;40 Suppl 1:99S-115S
29. Howe S, Levinson J, Shear E et al. Development of a disability measurement tool for juvenile rheumatoid arthritis. The Juvenile Arthritis Functional Assessment Report for Children and their Parents. Arthritis Rheum 1991;34:873-880
30. Connor CM, Hieber S, Arts HA, Zwolan TA. Speech, vocabulary, and the education of children using cochlear implants: oral or total communication? J Speech Lang Hear Res 2000;43:1185-1204
31. Kluwin TN, Stewart DA. Cochlear implants for younger children: a preliminary description of the parental decision process and outcomes. Am Ann Deaf 2000;145:26-32
32. Svirsky MA, Robbins AM, Kirk KI, Pisoni DB, Miyamoto RT. Language development in profoundly deaf children with cochlear implants. Psychol Sci 2000;11:153-158
33. Tomblin JB, Spencer LJ, Gantz BJ. Language and reading acquisition in children with and without cochlear implants. Adv Otorhinolaryngol 2000;57:300-304
34. Blamey PJ, Barry JG, Bow C et al. The development of speech production following cochlear implantation. Clin Linguist Phon 2001;5:363-382
35. Blamey PJ, Sarant JZ, Paatsch LE et al. Relationships among speech perception, production, language, hearing loss, and age in children with impaired hearing. J Speech Lang Hear Res 2001;44:264-285
36. Geers AE, Nicholas JG, Sedey AL. Language skills of children with early cochlear implantation. Ear Hear 2003;24 Suppl:46S-58S
37. Geers AE. Speech, language, and reading skills after early cochlear implantation. Arch Otolaryngol Head Neck Surg 2004;130:634-638
38. Bat-Chava Y, Martin D, Kosciw JG. Longitudinal improvements in communication and socialization of deaf children with cochlear implants and hearing aids: evidence from parental reports. J Child Psychol Psychiatry 2005;46:1287-1296
39. Fagan MK, Pisoni DB, Horn DL, Dillon CM. Neuropsychological correlates of vocabulary, reading, and working memory in deaf children with cochlear implants. J Deaf Stud Deaf Educ 2007;12:461-471
40. Chmiel R, Sutton L, Jenkins H. Quality of life in children with cochlear implants. Ann Otol Rhinol Laryngol Suppl 2000;185 Suppl:103-105
41. Cunningham JK. Parents' evaluations of the effects of the 3M/House cochlear implant on children. Ear Hear 1990;11:375-381
42. Stinson MS, Whitmire K. Adolescents who are deaf and hard of hearing: a communication perspective on educational placement. Top Lang Disord 2000;20:58-72
43. Dawson PW, Blamey PJ, Dettman SJ et al. A clinical report on speech production of cochlear implant users. Ear Hear 1995;16:551-561
44. NIH Consensus Statement. Cochlear implants in adults and children. NIH Consens Statement 1995;13:1-30
45. Brackett D, Zara CV. Communication outcomes related to early implantation. Am J Otol 1998;19:453-460
46. Moog JS, Geers AE. Speech and language acquisition in young children after cochlear implantation. Otolaryngol Clin North Am 1999;32:1127-1141
47. Sarant JZ, Blamey PJ, Dowell RC, Clark GM, Gibson WP. Variation in speech perception scores among children with cochlear implants. Ear Hear 2001;22:18-28
48. Waltzman SB, Shapiro WH. Cochlear implants in children. In: Valente M, ed. Trends in Amplification. New York: Woodland Publications, 1999:143-162
49. Nicholas JG, Geers AE. Personal, social, and family adjustment in school-aged children with a cochlear implant. Ear Hear 2003;24 Suppl:69S-81S
50. Sparrow SS, Balla DA, Cicchetti DV. Vineland Adaptive Behavior Scales, interview edition. Circle Pines, MN: American Guidance Service, 1984
51. Bat-Chava Y, Deignan E. Peer relationships of children with cochlear implants. J Deaf Stud Deaf Educ 2001;6:186-199
52. Christiansen JB, Leigh IW. Cochlear Implants in Children: Ethics and Choices. Washington, DC: Galludet University Press, 2002

53. Stacey PC, Fortnum HM, Barton GR, Summerfield AQ. Hearing-impaired children in the United Kingdom, I: auditory performance, communication skills, educational achievements, quality of life, and cochlear implantation. Ear Hear 2006;27:161-186
54. Loy B, Warner-Czyz AD, Tong L, Tobey EA, Roland PS. The children speak: an examination of the quality of life of pediatric cochlear implant users. Otolaryngol Head Neck Surg 2010;142:247-253
55. Huttunen K, Rimmanen S, Vikman S et al. Parents' views on the quality of life of their children 2-3 years after cochlear implantation. Int J Pediatr Otorhinolaryngol 2009;73:1786-1794
56. Warner-Czyz AD, Loy B, Tobey EA, Nakonezny P, Roland PS. Health-related quality of life in children and adolescents who use cochlear implants. Int J Pediatr Otorhinolaryngol 2011;75:95-105
57. Edwards L, Hill T, Mahon M. Quality of life in children and adolescents with cochlear implants and additional needs. Int J Pediatr Otorhinolaryngol 2012;76:851-857
58. Edwards LC. Children with cochlear implants and complex needs: a review of outcome research and psychological practice. J Deaf Stud Deaf Educ 2007;12:258-268
59. Waltzman SB, Schalchunes V, Cohen NL. Performance of multiple handicapped children using cochlear implants. Am J Otolaryngol 2000;21:329-335
60. Hamzavi J, Baumgartner WD, Egelierler B, Franz P, Schenk B, Gstoettner W. Follow up of cochlear implanted handicapped children. Int J Pediatr Otorhinolaryngol 2000;56:169-174
61. Donaldson AI, Heavner KS, Zwolan TA. Measuring progress in children with autism spectrum disorder who have cochlear implants. Arch Otolaryngol Head Neck Surg 2004;130:666-671
62. Edwards LC, Frost R, Witham F. Developmental delay and outcomes in paediatric cochlear implantation: implications for candidacy. Int J Pediatr Otorhinolaryngol 2006;70:1593-1600
63. Nikolopoulos TP, Archbold SM, Wever CC, Lloyd H. Speech production in deaf implanted children with additional disabilities and comparison with age-equivalent implanted children without such disorders. Int J Pediatr Otorhinolaryngol 2008;72:1823-1828
64. Berrettini S, Forli F, Genovese E et al. Cochlear implantation in deaf children with associated disabilities: challenges and outcomes. Int J Audiol 2008;47:199-208
65. Hawthorne G, Hogan A, Giles E et al. Evaluating the health-related quality of life effects of cochlear implants: a prospective study of an adult cochlear implant program. Int J Audiol 2004;43:183-192
66. Chung J, Chueng K, Shipp D et al. Unilateral multi-channel cochlear implantation results in significant improvement in quality of life. Otol Neurotol 2012;33:566-571
67. Olze H, Gräbel S, Förster U et al. Elderly patients benefit from cochlear implantation regarding auditory rehabilitation, quality of life, tinnitus, and stress. Laryngoscope 2012;122:196-203
68. Yueh B, Shapiro N, MacLean CH, Shekelle PG. Screening and management of adult hearing loss in primary care: scientific review. JAMA 2003;289:1976-1985
69. Frisina ST, Mapes F, Kim S, Frisina DR, Frisina RD. Characterization of hearing loss in aged type II diabetics. Hear Res 2006;211:103-113
70. Davis A. Hearing in Adults. London: Whurr, 1995
71. Cacciatore F, Napoli C, Abete P, Marciano E, Triassi M, Rengo F. Quality of life determinants and hearing function in an elderly population: Osservatorio Geriatrico Campano Study Group. Gerontology 1999;45:323-328
72. National Council on the Aging. The consequences of untreated hearing loss in older persons. ORL Head Neck Nurs 2000;18:12-16
73. Chatelin V, Kim EJ, Driscoll C et al. Cochlear implant outcomes in the elderly. Otol Neurotol 2004;25:298-301
74. Williamson RA, Pytynia K, Oghalai JS, Vrabec JT. Auditory performance after cochlear implantation in late septuagenarians and octogenarians. Otol Neurotol 2009;30:916-920
75. Lenarz M, Sönmez H, Joseph G, Büchner A, Lenarz T. Cochlear implant performance in geriatric patients. Laryngoscope 2012;122:1361-1365
76. Lin FR, Chien WW, Li L, Clarrett DM, Niparko JK, Francis HW. Cochlear implantation in older adults. Medicine (Baltimore) 2012;91:229-241
77. Lundin K, Näsvall A, Köbler S, Linde G, Rask-Andersen H. Cochlear implantation in the elderly. Cochlear Implants Int 2012
78. Djalilian HR, King TA, Smith SL, Levine SC. Cochlear implantation in the elderly: results and quality-of-life assessment. Ann Otol Rhinol Laryngol 2002;111:890-895
79. Francis HW, Chee N, Yeagle J, Cheng A, Niparko JK. Impact of cochlear implants on the functional health status of older adults. Laryngoscope 2002;112:1482-1488
80. Cohen SM, Labadie RF, Dietrich MS, Haynes DS. Quality of life in hearing-impaired adults: the role of cochlear implants and hearing aids. Otolaryngol Head Neck Surg 2004;131:413-422
81. Vermeire K, Brokx JP, Wuyts FL, Cochet E, Hofkens A, Van de Heyning PH. Quality-of-life benefit from cochlear implantation in the elderly. Otol Neurotol 2005;26:188-195
82. Beijen JW, Snik AF, Mylanus EA. Sound localization ability of young children with bilateral cochlear implants. Otol Neurotol 2007;28:479-485
83. Bichey BG, Miyamoto RT. Outcomes in bilateral cochlear implantation. Otolaryngol Head Neck Surg 2008;138:655-661
84. Torrance GW, Feeny D. Utilities and quality-adjusted life years. Int J Technol Assess Health Care 1989;5:559-575
85. Bennett KJ, Torrence GW. Measuring health state preferences and utilities: Rating scale, time trade-off, and standard gamble technique. In: Spilker B, ed. Quality of Life and Pharmacoeconomics in Clinical Trials, 2nd ed. Philadelphia: Lippincott-Raven, 1996:253-265
86. Palmer CS, Niparko JK, Wyatt JR, Rothman M, de Lissovoy G. A prospective study of the cost-utility of the multichannel cochlear implant. Arch Otolaryngol Head Neck Surg 1999;125:1221-1228
87. Lea AR. Cochlear Implants. Health Care Technology Series 6. Canberra, Australia: Australian Institute of Health, 1992
88. Summerfield AQ, Marshall DH, Davis AC. Cochlear implantation: demand, cost, and utility. Ann Otol Rhinol Laryngol Suppl 1995;104:S245-S248
89. Lee HY, Park EC, Kim HJ, Choi JY, Kim HN. Cost-utility analysis of cochlear implants in Korea using different measures of utility. Acta Otolaryngol 2006;126:817-823
90. Bichey BG, Hoversland JM, Wynne MK, Miyamoto RT. Changes in quality of life and the cost-utility associated with cochlear implantation in patients with large vestibular aqueduct syndrome. Otol Neurotol 2002;23:323-327
91. O'Neill C, O'Donoghue GM, Archbold SM, Normand C. A cost-utility analysis of pediatric cochlear implantation. Laryngoscope 2000;110:156-160
92. O'Neill C, Archbold SM, O'Donoghue GM, McAlister DA, Nikolopoulos TP. Indirect costs, cost-utility variations and the funding of paediatric cochlear implantation. Int J Pediatr Otorhinolaryngol 2001;58:53-57
93. Littenberg B, Garber AM, Sox HC. Screening for hypertension. Ann Intern Med 1990;112:192-202
94. Hatziandreu EJ, Brown RE, Revicki DA et al. Cost utility of maintenance treatment of recurrent depression with sertraline versus episodic treatment with dothiepin. Pharmacoeconomics 1994;5:249-268
95. Tengs TO, Adams ME, Pliskin JS et al. Five-hundred life-saving interventions and their cost-effectiveness. Risk Anal 1995;15:369-390
96. Cohen DJ, Sukin CA. Cost-effectiveness of coronary interventions. Heart 1997;78 Suppl 2:7-10
97. Owens DK, Sanders GD, Harris RA et al. Cost-effectiveness of implantable cardioverter defibrillators relative to amiodarone for prevention of sudden cardiac death. Ann Intern Med 1997;126:1-12
98. Owens DK. Interpretation of cost-effectiveness analyses. J Gen Intern Med 1998;13:716-717
99. Rich MW, Nease RF. Cost-effectiveness analysis in clinical practice: the case of heart failure. Arch Intern Med 1999;159:1690-1700
100. Braithwaite RS, Meltzer DO, King JT et al. What does the value of modern medicine say about the $50,000 per quality-adjusted life-years decision rule? Med Care 2008;46:343-345

23 Tecnologia Futura

Susan B. Waltzman e J. Thomas Roland Jr.

A tecnologia de implante coclear representa uma prótese neural altamente bem-sucedida que restaura função de audição a centenas de milhares de crianças e adultos com prejuízos auditivos. Embora os implantes tenham um registro provado, impressionante e extraordinário, muito trabalho permanece por ser feito. Embora os componentes básicos dos sistemas de implante tenham permanecido geralmente inalterados através dos anos, alterações em vários aspectos da tecnologia produziram níveis aumentados de compreensão da fala no silêncio e no ruído. A variabilidade no resultado de desempenho, no entanto, ainda permanece, e os esforços de pesquisa são focalizados nas seguintes áreas a fim de aumentar as possibilidades dos implantes cocleares:

- Desenho e colocação dos eletrodos para fornecer o sinal elétrico tão eficientemente quanto possível enquanto causando a menor quantidade de trauma e preservação da audição residual, a fim de possibilitar aos pacientes continuarem a ter os benefícios da audição acústica em baixas frequências.
- Uma atualização na tecnologia de microfone para fornecer estímulos mais claros.
- Estratégias de processamento têm sido atualizadas para incluir pré-processamento e sinais mais refinados, os quais têm conduzido ao desempenho aumentado. Embora o cérebro seja capaz de decifrar os sinais transmitidos apesar de uma representação bastante bruta ou imitação da periferia, o pensamento recente tem conduzido à possibilidade de uma abordagem mais superoinferior que leve em consideração a função cerebral do indivíduo.
- Um aumento nos canais que aplicam os estímulos.
- Técnicas cirúrgicas avançadas para preservar audição residual.
- O uso de técnicas de cirurgia robótica.
- Programas para compreensão de fala em ruído, apreciação de música, e outras condições de escuta ambientais, que automaticamente se adaptam e mudam conforme a necessidade.
- Procedimentos de adaptação cada vez mais automatizados e eficientes para melhorar o desempenho e maximizar efetividade de custo para adaptações unilaterais e bilaterais.
- Aperfeiçoamentos das características de projeto aumentando facilidade de uso nos pacientes; as modificações incluem, mas não são limitadas a, aparelhos menores, remotos e à prova de "mau tempo".
- O objetivo último é um aparelho totalmente implantável. Embora a pesquisa continue nesta área, restam muitos desafios, incluindo os efeitos de uma bateria e microfone internos. O conceito é provocante, mas os pais das crianças e muitos adultos improvavelmente sacrificariam desempenho a fim de ter um aparelho mais atraente cosmeticamente.
- O Capítulo 4 deste livro salienta a possibilidade de desenvolver materiais de treinamento que criam mudanças no sistema nervoso e manipulam a plasticidade auditiva central, o que poderia resultar em níveis aumentados de desempenho. Embora esta pesquisa esteja na sua infância, as possibilidades são provocantes e estimulantes.

O principal objetivo das direções e tendências futuras é fornecer o nível mais alto possível de desempenho sonoro, seja para fala ou música em silêncio ou ruído, para aqueles com implantes cocleares. Estes avanços aumentarão a faixa de populações jovem e idosa que pode-se beneficiar, incluindo aqueles com maiores quantidades de audição bem como aqueles com sistema auditivo gravemente comprometido.

Apesar dos numerosos avanços tecnológicos inovadores que ocorreram e que sem dúvida continuarão a ocorrer, atualmente a tecnologia permanece sendo apenas uma das variáveis que afetam o desempenho com um implante coclear. Os outros fatores incluem os seguintes:

- Duração da surdez.
- Plasticidade do sistema auditivo.
- Sobrevida neural.
- Idade à implantação.
- Presença de múltiplas deficiências.
- Problemas clínicos/cirúrgicos.
- Técnicas e expertise de programação.
- Duração de uso de aparelho.
- Modo de comunicação, educação, treinamento pós-operatório.

À medida que a tecnologia continua a evoluir, as interações entre estas variáveis se desviam em favor do paciente. Os efeitos são multifatoriais, e, assim, é complicado fazer predições de resultados em certas populações de alto risco. Com pesquisa continuada em todas as áreas progredindo, espera-se que benefícios mais uniformes possam ser alcançados em crianças e adultos com vários tipos e graus de perda auditiva. Embora as realizações passadas tenham trazido benefícios inimagináveis a centenas de milhares de indivíduos deficientes auditivos, o objetivo de fornecer melhor audição em todas as condições a uma população mais ampla permanece sendo o assunto e objeto dos esforços atuais de pesquisa, e o futuro é de fato muito promissor!

Índice Remissivo

Entradas acompanhadas pelas letras *f* em *itálico* e **q** em **negrito** indicam figuras e quadros respectivamente.

A

AGC
    parâmetros de, 57
Anomalias
    cocleovestibulares, 74
Aparelho
    multicanal, 8
Apêndices, 241
Aprendizado perceptual, 38
Aqueduto coclear, 81
Aqueduto vestibular, 84
    síndrome do, 85
Arranjo de eletrodos
    inserção do, 122
Arranjo dividido
    obstrução da luz da cóclea com, 95
Audição eletrônica, 1
Audição monoaural
    cerne da, 64

B

Bilger
    relatório, 7
Bins, 51
Blocos construtivos
    da percepção binaural, 64

C

Cabo eletrodo, 124
Canal auditivo interno
    anormalidades do, 76
Canal de Rosenthal, 20
Centros auditivos superiores, 27
CHARGE
    síndrome, 71
Cóclea, 20
    fisiopatologia após a surdez, 20
        patologia, 20
    hipoplasia da, 76
Cocleostomia, 79, 94, 122, 122*f*
    técnica de, 198
    tradicional, 198
Colículo inferior, 27
Complexo olivar superior, 27
Correlações
    genótipo-fenótipo
        limitações das, 16
Córtex
    auditivo, 29
Corti
    órgão de, 20

D

Difusão da excitação, 101
Drogas
    ototóxicas, 19
Duplo arranjo
    inserção de, 126

E

Efeito
    de somação, 64
    de supressão, 64
Eletrodo(s)
    Advanced Bionics, 110
    HiFocus, 110
    impedância do, 100
    multicanais, **111q**
    reto Med-El Standard, 112
Equação de Greenwood, 53
Especificidade espacial
    alta, 109
Estimulação elétrica
    crônica
        resposta à, 31
    do sistema auditivo periférico e central, 19
    efeitos da, 22, 25
        nas células ciliadas, 22
Estimulação multicanal, 108
Estímulo elétrico e acústico
    integração de, 113
Estrutura fina temporal, 51

F

Faixa dinâmica
    problema da, 50
Fluoroscopia
    implante coclear assistido por, 92
        intraoperatório, 92
Fossa média
    via de acesso da, 125
Frequências
    descombinações de, 52
Função auditiva
    normal
        imitação da, 50

G

Gânglio espiral
    genes expressados no, 15
    neurônios do
        controle da inflamação, 23
        resgate de, 23
        suporte terapêutico dos, 23
Genética da perda auditiva
    e preditores de resultado de implante coclear, 10
        base genética da, 10
        genes expressados, 15
        impacto da mutação genética, 14
        implantes em neuropatia auditiva, 16
        introdução, 10
        limitações das correlações genótipo-fenótipo, 16

Índice Remissivo

medicina genômica, 13
painéis multigênicos, 12
papel da testagem, 13
surdez mitocondrial, 15
tecnologia de sequenciação avançada
    para testagem genética de surdez, 10
triagem genética, 14
Greenwood
    equação de, 53

H

Hipoplasia
    coclear bilateral, 78f

I

Idade adulta
    implantação coclear na, 43
Idoso
    implante coclear no, 63
Imagem radiográfica, 102
Imitação das funções auditivas normais
    com processamento do som
        do implante coclear
            passado, presente e futuro, 47
                amostragem, 48
                estimulação análoga comprimida, 48
                implantes monocanais, 47
                introdução, 47
                processadores de pico espectral, 48
                representação espacial, 47
Implante coclear
    avanços em programação de, 148
        administração de falha de implante, 155
        administração de preocupações de programação, 154
        EABR, 152
        ECAP, 153
        EART, 152
        futuro da programação, 155
        introdução, 148
        programação de acompanhamento, 155
        programação geral do aparelho, 148
            estimulação inicial, 150
            monitorização intraoperatória, 148
        técnicas objetivas de programação, 152
    candidatos a, 61
        avaliação dos, 61
            critérios em expansão para, 61
                bilateral, 64, 65
                    benefícios físicos, 65
                    considerações médicas, 65
                desvantagens, 68
                idade, 61
                    implantação pediátrica, 61
                    no idoso, 63
                introdução, 61
    condutas terapêuticas após, 182
        ajudando adolescentes e adultos, 189
        crianças com doença do espectro de
            neuropatia auditiva, 186
        diagnóstico e intervenção, 182
        escolha da, 183
        intervenção auditivo-verbal, 185
        introdução, 182
        mudança de paradigma, 184
        para crianças com perda auditiva, 182
        populações e considerações terapêuticas especiais, 186
        prática auditivo-verbal, 183
            definição da, 183
        reconhecimento de problemas, 187, 188
        relação colaborativa, 187
        terapia pós-implante, 189
        terapia pré-implante, 189
        variáveis para sucesso, 184
    genética da perda auditiva
        e preditores de resultado de, 10
    história do, 1
        conclusão, 9
        controvérsias e dúvidas, 6
        desenvolvimento de um aparelho multicanal, 7
        introdução, 1
        pioneiros, 1
        precursores, 1
        primeiras reuniões de, 7
        primeiros avanços no hemisfério ocidental, 4
        projeto dos eletrodos do, 108
            introdução, 108
            outras considerações, 115
            princípios-chave que afetam o, 108
        relatório Bilger, 7
    impacto na qualidade de vida, 235
        após implantação na população adulta, 238
        após implantação na população pediátrica, 236
        da implantação bilateral, 239
        introdução, 235
        instrumentos, 235
        medidas, 235
        respondedores, 236
    monitorização intraoperatória durante, 100
        difusão da excitação, 101
        imagem radiográfica, 102
        introdução, 100
        limiar do reflexo estapédico, 102
        potencial de ação composto eletricamente evocado, 101
        protocolo da New York University, 105
        técnicas emergentes, 103
        testagem eletrofisiológica, 100
            impedância do eletrodo, 100
            potencial de ação, 101
    pediátrica
        resultados auditivos e linguísticos em, 158
            aceitação e compreensão do desempenho precário, 163
            alargando medidas de resultado, 164
            ambiente da família, 164
            barreiras ao progresso, 163
                modo de comunicação e colocação educacional, 163
            criança bilíngue, 165
            desenvolvimentos da linguagem falada, 161
            fundamentos neurocognitivos, 159
            implantação coclear bilateral, 164
            introdução, 158
            panorama em mutação da surdez infantil, 158
            reconhecimento do som ambiental, 165
            resultados clínicos, 160
                após implantação, 164
            variabilidade e diferenças individuais, 162
    princípios da imagem em, 74
        assistida por fluoroscopia, 92
        exames de imagem, 74, 86
            achados adicionais, 82

anomalias que impedem a implantação, 74
  determinação e monitoramento da posição do eletrodo, 86
  evidência de obstrução da luz?, 74
  introdução, 74
  radiografias, 87
 projeto de, 38
 revisão de, 141
  considerações especiais em crianças, 143
   anatomia anormal da orelha interna, 144
  introdução, 141
  para implantes híbridos, 146
  protocolo de avaliação, 143
  razões para, 141
   médico-cirúrgicas, 141
  técnica cirúrgica de, 144
 simulação acústica de um, 55
 técnica cirúrgica da, 118
  abordagens alternativas, 124
  considerações pré-operatórias, 118
   aconselhamento, 119
   colocação do receptor, 120
   equipamento, 119
   incisão, 119
  fechamento, 123
  introdução, 118
  manejo de malformações cocleares, 126
  procedimentos de conservação da audição, 123
Implantes auditivos
 de tronco cerebral, 212
  história e desenvolvimento, 212
  indicações, 212
  introdução, 212
  operação, 213
  resultados, 216
  tratamento pós-operatório e complicações, 214
Implantes vestibulares, 224
 anatomia e função relevantes, 224
 indicações potenciais, 225
 necessidade clínica, 224
 projeto e função, 227
 tópicos básicos, 230
Infância avançada
 implantação coclear na, 43
Infecção ascendente
 prevenção da, 115

J

Janela redonda
 via de acesso da, 199

L

Labirinto membranoso
 genes expressados no, 14
Labirinto ossificado, 125
Labirintotomia transmastóidea, 126
 dupla, 126

M

Mastoide, 84
Mastoidectomia, 121
Med-El, 58
Meningute, 118
Microfonia coclear, 1

Música
 percepção de, 203
  adaptação do mapa de frequências, 209
  atividade cortical, 208
  estimulação eletroacústica, 209
  estratégias de processamento, 210
  frequência, 204
  introdução, 203
  melodia, 204
  métodos/apreciação, 206
  prazer da música, 206
  precisão perceptual, 203
  qualidade musical do som, 207
  ritmo, 203
  técnicas de melhora, 209
  timbre, 205

N

Nervo auditivo
 estimulação intraneural, 130
 estimulação óptica do, 130
Neuropatia auditiva
 implantes cocleares em, 16
Neuroplasticidade auditiva, 38
 direções futuras, 44
 em modelos animais, 38
 no sistema auditivo central humano, 38
 perspectiva clínica, 42
 pesquisa básica, 38
 reabilitação auditiva e treinamento, 44
Núcleo coclear, 24

O

Orelha interna
 anatomia anormal da, 144
 malformações da, 93
Orelha média
 anatomia vascular aberrante da, 83
Ossificação labiríntica
 fisiopatologia da, 81]
Otite média crônica
 implantação em face de, 125

P

Painéis multigênicos
 usando enriquecimento genômico direcionado, 12
 usando microarranjos, 12
Perda auditiva
 assimétrica, 64
 diagnóstico de, 61
 genética da, 10
  base, 10
Perijanela redonda
 técnica de, 198
Pico espectral
 processadores de, 48
Pioneiros, 1
Patência coclear
 avaliação da, 82
Pneumatização, *121f*
População adulta
 resultados auditivos na, 167
  benefícios da estimulação combinada, 175
  custo-utilidade, 178

estimulação bimodal, **176q**
implantação coclear bilateral, 173, **173q**
 e percepção de música, 176
implantação sequencial *versus* simultânea, 174
introdução, 167
materiais de percepção de fala, 169
medidas de percepção de música, 170
medidas de qualidade de vida, 170
medidas de resultado, 167
predição de benefício pós-operatório, 171
preditores de benefício em adultos, 171
preservação da audição, 174
qualidade de vida, 177, **178q**
resultados cirúrgicos, 167
Preditores de resultado
 de implante coclear, 10
Privação auditiva
 impacto clínico da, 42
Processamento da fala acústico e elétrico, 194
 alteração da técnica, 197
 aparelhos e métodos de preservação da audição, 196
 apreciação de música, 195
 audição no ruído, 195
 benefício da fala combinada, 194
 discrinação da fala, 194
 eletrodos padrão, 197
 eletrodos moles e finos, 197
 introdução, 194
 preservação da audição, 194
 problema da perda auditiva, 194
Protocolo da New York University, 105

R
Radiografia
 simples, 87
Recesso facial, 121
 estreito, 125
Relatório Bilger, 7
Resolução espectral
 poder de, 50
Rosenthal
 canal de, 20
Ressonância magnética, 87

S
Síndrome
 CHARGE, 71
 de Usher, 14
Sistema auditivo central humano
 neuroplasticidade no, 38
SPEAK
 estimulação, 53
Surdez
 alterações fisiológicas subsequentes à, 29
 consequências da
  e estimulação elétrica do sistema auditivo periférico e central, 19
   centros auditivos superiores, 27
   cóclea, 20
   córtex auditivo, 29
   introdução, 19
   modelos de surdez, 19
   núcleo coclear, 24
 fisiopatologia subsequente à, 24
 mitocondrial, 15
 neurossensorial unilateral
  implante coclear em, 64
 testagem genética de, 10

T
Técnicas cirúrgicas
 novos horizontes em, 128
  cocleostomia, 128
  estimulação óptica do nervo auditivo, 130
  implantação coclear percutânea robótica, 129
  inserção de eletrodo, 129
  introdução, 128
  perfuração mastóidea, 128
  uso da robótica, 128
Tecnologia futura, 248
Testagem eletrofisiológica, 100
Testagem genética
 de surdez, 10
 implantação coclear com, 14
Teste
 de audição, 57
Tronco cerebral
 implantes auditivos no, 212

U
Usher
 síndrome de, 14

V
Vestíbulo
 rampa do
  inserções na, 125
Visão global
 da confiabilidade do aparelho, 132
  desenvolvimentos futuros, 139
  global consensus group, 133
  introdução, 132
  literatura, 137
  padronização de aparelhos, 136
  primeiros dias, 132
  taxa de sobrevida cumulativa, 132

Z
Zumbido e intervenções vestibulares
 aplicação da tecnologia de implante coclear em, 221
  estimulação elétrica, 221
   fundamentação da, 221
   locais para, 221
  indicações potenciais, 223
  introdução, 221
  parâmetros de estimulação, 222